AF613554

PRÉCIS

DE

MANUEL OPÉRATOIRE

25 899. — Imprimerie LAHURE, rue de Fleurus, 9, à Paris.

PRÉCIS

DE

MANUEL OPÉRATOIRE

PAR

L. H. FARABEUF

PROFESSEUR A LA FACULTÉ DE MÉDECINE DE PARIS

TOME PREMIER

AVEC 532 FIGURES DANS LE TEXTE

I. LIGATURES DES ARTÈRES

CINQUIÈME ÉDITION AUGMENTÉE DE NOMBREUSES FIGURES

II. AMPUTATIONS

QUATRIÈME ÉDITION ENTIÈREMENT REVUE

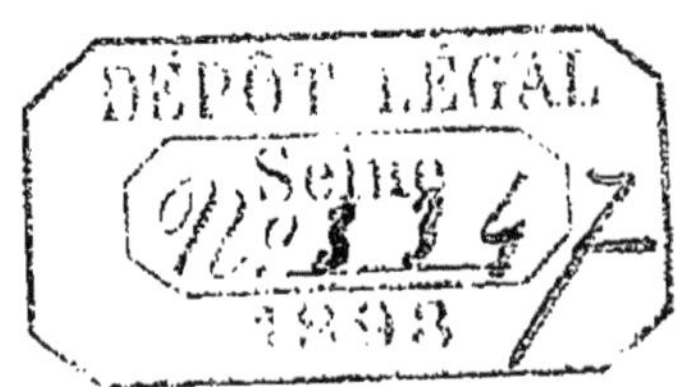

PARIS

G. MASSON, ÉDITEUR

LIBRAIRE DE L'ACADÉMIE DE MÉDECINE

BOULEVARD SAINT-GERMAIN, 120

—

M D CCC XCIII

AVERTISSEMENT

DE L'ÉDITEUR

Les modifications et les additions que l'auteur désire apporter à la fin de son ouvrage demanderont quelques mois encore.

Les Étudiants et tous ceux qui s'exercent dans les amphithéâtres, ayant surtout besoin des *Ligatures* et des *Amputations*, nous les publions dès aujourd'hui. Elles forment le premier volume de cette édition nouvelle.

Les *Résections*, qui commenceront le deuxième volume, paraîtront pendant les vacances, avec d'importantes additions pour lesquelles M. Pierre Delbet, agrégé et chirurgien des hôpitaux, a donné sa collaboration; *elles seront remises gratuitement aux acheteurs du tome I en échange du bon ci-annexé.*

Un dernier fascicule aura pour objet principal la technique des opérations de chirurgie viscérale. Ainsi, la collaboration de M. Pierre Delbet va permettre à M. Farabeuf de terminer cette édition en donnant satisfaction aux demandes réitérées du public.

Ce fascicule complétera le tome II. Nous espérons être en mesure d'en fixer le prix et la date de publication, au moment prochain de la livraison des Résections.

1er juillet 1895.

DÉDICACE.

DU 1er JANVIER 1889
RENOUVELÉE LE 1er JUILLET 1893.

A mes **maîtres** de Paris et à mes **élèves**,
particulièrement à ceux qui m'ont cordialement aidé
dans l'organisation et la gestion
de l'ancienne et de la nouvelle École pratique,
je veux dédier la plus grosse partie de cet ouvrage,
LES AMPUTATIONS.

Mais, il est deux hommes qui, sans le savoir
et de fort loin, ont été pour moi, depuis vingt ans,
des guides suivis et aimés; ils sont cent fois cités dans mon livre :

A l'un, M. **Marcellin Duval**, de Brest,
j'offre
LES LIGATURES D'ARTÈRES;

A l'autre, M. **L. Ollier**, de Lyon,
LES RÉSECTIONS.

L. H. FARABEUF.

PRÉFACE

DE LA PREMIÈRE ÉDITION DES LIGATURES (1872)

Au moment où je résolus d'écrire sur le *manuel opératoire*, je crus devoir bien préciser mon but et arrêter la forme que je donnerais à mon ouvrage.

Mon but était de combler les lacunes qui rendent nos meilleurs traités de médecine opératoire insuffisants pour les futurs praticiens qui hantent l'amphithéâtre, afin d'y acquérir cette habileté manuelle qui est la moitié du chirurgien.

Ce n'était pas de remplacer un livre quelconque; on le verra sans peine aux soins que j'ai pris pour restreindre ma tâche.

Rien ne me forçait à écrire un précis complet de médecine opératoire. J'étais absolument maître de mon programme et n'avais à répondre qu'aux sollicitations de quelques élèves restés mes aveugles amis; aussi ai-je éliminé d'emblée les opérations spéciales que je ne pouvais décrire avec compétence. Je gardai seulement les opérations courantes et urgentes (ligatures, amputations, etc.), que tout praticien est appelé à exécuter et qui, contrairement à ce qui a lieu pour les opérations spéciales, sont à peine indiquées dans les livres de pathologie.

C'est cette chirurgie élémentaire et fondamentale que l'étudiant doit apprendre, tant pour ses examens que pour les exigences de sa future pratique. Aussi est-il généralement désappointé, lorsqu'à l'amphithéâtre et le couteau à la main il ouvre ses classiques et n'y trouve que des chapitres écourtés ou dévoyés vers l'histoire, l'anatomie ou la clinique. Lui qui ne demande pour le moment qu'à apprendre à opérer, il ne peut se contenter de vagues descriptions. Il voudrait saisir un fil d'Ariane et le trouver solide, continu et tirant droit au but.

Il voudrait qu'on ne lui dît pas seulement ce qu'il faut faire et ce qu'il faut éviter, mais aussi *comment* il faut le faire. J'imagine que les auteurs qui ont particulièrement négligé ce dernier point, ont redouté l'insuffisance de l'enseignement écrit et qu'ils ont voulu laisser de la besogne au répétiteur dont quelques élèves réclament encore les leçons pratiques.

Ils ont supposé à celui-ci du métier et de la tradition, sans songer que la tradition peut se perdre si on ne la couche sur le papier.

C'est parce que je suis convaincu qu'il y a possibilité de combler cette lacune et utilité à le faire, que j'ai voulu l'essayer. Je vais donc chercher à montrer *comment* il faut opérer, ce point capital de tout enseignement professionnel manuel.

Je n'ai pas voulu écrire d'abord sur les amputations, craignant de prendre ma tâche par le gros bout. Quoiqu'on dise volontiers dans le monde médical, entre augures, qu'on se tire toujours d'une amputation, je pense qu'il est plus difficile de *bien* amputer un membre que de lier une artère.

Or, la difficulté d'enseigner une manœuvre est généralement en rapport avec la difficulté qu'on trouve à l'exécuter.

Une autre raison capable de me pousser à commencer par les ligatures d'artères, c'est que ces opérations, souvent urgentes, sont un peu la terreur des praticiens. On ne peut les improviser : il faut avoir appris à lier chaque artère méthodiquement, comme on fait la manœuvre du fusil de guerre; il n'y a pas qu'à trancher, comme dans une amputation; il faut trouver ce qu'on cherche, et pour le trouver sûrement, il faut connaître son chemin et l'avoir maintes fois parcouru.

J'ai donc tâché de composer pour les ligatures un guide clair et précis qui, ouvert sous les yeux de l'élève, avant d'être dans la mémoire du praticien, puisse lui permettre d'opérer avec succès. Qu'on ne se méprenne pas sur mes intentions : je n'ai songé qu'à venir en aide à l'enseignement pratique et mimique de l'atelier et non à le rendre superflu; car rien ne peut remplacer le concours du répétiteur qui opère sous les yeux de ses élèves et les fait opérer après lui.

Je n'ai point oublié un seul instant que l'on devait opérer sur le sujet mort comme s'il était vivant, prévoyant les mêmes dangers, prenant les mêmes précautions, supposant aux parties intéressées par le couteau toutes leurs propriétés physiologiques, etc. C'est afin que l'exercice de l'amphithéâtre soit un vrai début dans la pratique des ligatures d'artères.

Car il faut convenir, avec T. Holmes (*A System of Surgery*, t. III, p. 464, 1re édit.), qu'une ligature sur le vivant ressemble beaucoup à la même opération faite sur le cadavre. Il y a peu d'imprévu à craindre pour un opérateur exercé aux opérations cadavériques. Mais il faut être exercé, car Holmes rappelle le fait de P. Crampton qui, malgré sa grande habileté, avant de lier l'artère iliaque interne, répéta sept fois cette opération sur le cadavre et trouva chaque fois quelque chose à apprendre.

Quiconque écrit sur la médecine opératoire trouve deux rôles à remplir. Dans le chirurgien, en effet, il y a deux hommes : le clinicien, qui juge des indications, de l'opportunité d'une opération, etc., et l'opérateur, qui l'exécute. Je me hâte de me récuser au point de vue clinique; j'aurais pu compiler, mais pour rester en paix avec ma conscience, je préfère renvoyer aux livres des chirurgiens expérimentés qui ont écrit sur la matière, et aux traités de pathologie externe suffisants à ce point de vue.

Enfin, je n'ai pas décrit tous les procédés connus pour lier les artères; je m'en suis bien gardé. J'ai fait un choix, ou j'ai accepté le choix fait d'avance par les chirurgiens les plus éminents de notre époque.

Le lecteur reconnaîtra sans doute que, si j'ai mis à profit les écrits de mes devanciers, je ne les ai pas copiés servilement, il trouvera quelque trace de personnalité en plusieurs points. S'il désire apprendre l'art d'opérer autrement qu'en amateur[1], et s'il met mes conseils en pratique, je suis sûr qu'il me saura gré des efforts que j'ai faits pour guider sa main.

On s'étonnera sans doute au premier abord de la forme toute nouvelle donnée à cet ouvrage. La pratique de l'enseignement m'a démontré qu'il n'est rien de facile pour un apprenti; et si quelqu'un est tenté de me reprocher de me montrer trop méticuleux, ce ne sera qu'un opérateur déjà exercé : je me justifierai en le renvoyant à ses débuts.

Mes descriptions sont imprimées en gros caractères. Je les ai voulues courtes, rapides et continues, pour que l'élève saisisse vite l'ensemble de l'opération. Aussi, ai-je dû les faire précéder et suivre de notes en petit texte, tant sur l'anatomie que sur certaines précautions et manœuvres opératoires. Après avoir rappelé à l'élève les notions anatomiques indispensables, je lui commande pour ainsi dire l'exercice, lui indiquant avec soin et successivement toutes les manœuvres qu'il doit exécuter pour arriver à son but; chemin faisant, je lui donne les explications nécessaires pour qu'il saisisse et retienne l'utilité de toutes les phases de l'opération, pour qu'il ne se borne pas à opérer machinalement. . . . .

. . . .

Quelque imparfaite (disais-je encore) que soit la partie iconographique de cet opuscule, j'ai mieux aimé la faire comme elle est, représentant les principales manœuvres indiquées dans le texte, que d'imiter les auteurs qui se bornent à figurer le résultat de l'opération. Que penser, en effet, de ces gravures qui, à travers une fente de la peau, sur un membre sans modelé, montrent l'artère chargée sur la sonde? Ne rappellent-elles pas le prestidigitateur exhibant tout à coup la muscade? Nous la voyons bien, mais d'où vient-elle et comment est-elle venue? S'il nous fallait répéter le tour, nous serions bien embarrassés!

1. Les arts mécaniques les plus simples exigent un long apprentissage. (La Bruyère.)

PRÉFACE

DE LA PREMIÈRE ÉDITION DES AMPUTATIONS (1881)

Le premier fascicule de cet ouvrage ayant été spontanément bien accueilli par plusieurs chirurgiens expérimentés d'Europe et d'Amérique, je me suis enhardi à travailler pendant quelques années pour donner un assez gros précis du manuel opératoire des *amputations*. Ultérieurement paraîtra une dernière partie consacrée aux résections et à certaines opérations fréquemment pratiquées, et qu'il est utile et possible de répéter sur un cadavre : « Parmi les opérations, il en est, dit Chassaignac, dont l'étude exige des manœuvres cadavériques ; il en est pour lesquelles on n'a rien à retirer de ce genre d'exercices.... On répète sur le cadavre une ligature d'artère, une amputation et surtout une résection. On ne répète pas une opération de hernie étranglée ou une ablation de tumeurs ».

C'est donc volontairement que je n'ai jamais songé à traiter de cette multitude d'opérations qui, sans grand profit pour les études sérieuses, prennent la majeure partie de la place dans les traités de médecine opératoire — opérations de petite chirurgie — opérations impossibles à répéter sur le cadavre, — opérations spéciales qui ne peuvent être enseignées que par des maîtres devenus spécialistes à des élèves spéciaux. Ne forçons point notre talent : c'est de la grosse ou grande chirurgie qu'on trouvera ici, celle-là même qui, au point de vue des études d'amphithéâtre, c'est-à-dire de l'*éducation de la main*, mérite la première place.

On trouvera dans ce livre bien des procédés justement abandonnés et bien d'autres très médiocres que la nécessité seule peut imposer. Les premiers ont été seulement indiqués ou figurés, les seconds n'ont reçu que les développements strictement nécessaires [1].

1. Malgré cette sobriété, il paraît que l'on m'a reproché d'avoir consacré quelques pages à figurer ou à décrire en peu de mots, des procédés qui n'auraient qu'un intérêt historique.

Si cela était, je ne serais excusable qu'en raison de la gêne apportée au commerce des imposteurs qui trouvent leurs découvertes dans les bibliothèques.

Mais ne le devine-t-on pas? En m'appliquant à donner la formule ou l'image des procédés historiques j'ai voulu fournir comme aliment à la réflexion et à l'imagination du lecteur, le génie et l'expérience des autres, accumuler en lui, pour les cas irréguliers, rares, urgents, qui ne s'accommodent pas d'un procédé unique, une grande puissance d'improvisation.

Quant aux procédés de choix ou d'élection, je n'ai rien épargné pour mettre le lecteur en mesure de les comprendre, de les apprécier et de les exécuter dans les meilleures conditions, pour que le malade guérisse et possède un moignon régulier, indolent et *utile*. J'ai donc été long, fort long, ne craignant pas les répétitions, cherchant, à l'imitation d'A. Paré, à faire si bien et si clair « qu'il n'y eût personne qui ne devînt par mes écrits beaucoup plus habile que moi ». Certes, nul ne me fera le reproche, adressé par Bichat aux auteurs de son temps, de forcer le lecteur à « parcourir péniblement dix pages de ce qui ne se fait plus pour arriver à dix lignes de ce qu'on doit faire ». Car ce qui ne se fait plus ou ce qui se fait encore, mais ne devrait plus se faire, a été relativement écourté ; tandis que ce qu'il faut faire recevait des développements tout à fait inusités.

Pour chaque procédé d'élection, j'ai donné les raisons de mon choix. Dédaigneux de faire des élèves crédules et inconscients, cherchant des disciples d'ordre plus relevé, librement convaincus, ne désirant m'imposer à personne, je fais un appel constant aux connaissances et au jugement de ceux à qui je propose tel ou tel procédé, telle ou telle manœuvre.

Je n'attache pas, du reste, une importance extrême à la manière dont un opérateur s'y prend pour exécuter un procédé. Chacun a ses attitudes préférées, ses habitudes, etc. Je voudrais même que les juges des examens et des concours fussent, comme moi, à peu près indifférents au mode d'exécution, chaque fois qu'il reste méthodique, et gardassent leur sévérité pour apprécier le résultat. Le juge B. veut que le couteau attaque d'abord la face dorsale ; le juge C. tient pour le contraire. A quoi bon faire subir aux candidats les conséquences de ce futile désaccord, puisque vous vous entendez, messieurs, sur la forme, la situation, la vitalité, les dimensions du lambeau, etc. ?

On reconnaîtra, je l'espère, que je ne me suis pas contenté de mes études d'amphithéâtre et que c'est de la médecine opératoire applicable au vivant que je me suis efforcé d'enseigner. Au peu que j'ai vu moi-même j'ai voulu ajouter tout ce que je pouvais prendre dans les auteurs français, anglais et allemands.

On ne trouvera pas ici de séries de faits à l'appui du jugement porté, avec prudence et réserve, sur les procédés opératoires. A ce point de vue surtout, la statistique est d'un primitif désespérant. Certes, le temps n'est pas loin où tout le bagage statistique chirurgical accumulé jusqu'à nos jours sera rejeté avec dédain comme une matière brute et avariée. Car n'est-il pas urgent de catégoriser les amputations de chaque segment de membre suivant la cause, l'état général et local, suivant le lieu ou la hauteur de l'amputation ; enfin, suivant le procédé et le mode de réunion et de pansement ? Peut-on se contenter d'observations comme j'en ai tant lu, surtout dans les recueils anglais, où il est dit à la fin : *recovered*, guéri ! C'est le principal. Mais dans quel état est la cicatrice ? Le moignon est-il indolent ou utilisable? On n'en dit rien. Et que de fois aussi j'ai, à propos des amputations du membre inférieur, trouvé comme résultat indiqué : le malade marche; sans qu'il soit dit s'il s'appuie sur le moignon ou sur l'ischion!

Jusqu'à présent et malgré les commodités de l'anesthésie, les procédés rapides ont été conservés par la grande majorité des chirurgiens, « comme si un sablier devait être la mesure du mérite d'un opérateur ». (Pouteau, III, 214.)

J'ai voulu réagir hardiment contre cette pratique, qui devait disparaître avec l'avènement du chloroforme, car ce qu'on gagne en vitesse on le perd en précision. Je me permettrais même de ne pas accorder à Sédillot que les procédés rapides doivent être conservés près des champs de bataille; car ce n'est pas l'amputation proprement dite qui prend du temps, mais bien les soins préliminaires et consécutifs, l'anesthésie, l'hémostase et le pansement. Qu'y a-t-il à gagner à choisir un procédé dit rapide? Des secondes, très rarement des minutes. Qu'y a-t-il à perdre? La sécurité, le *tuto*, auquel tout doit être sacrifié, le *cito* comme le *jucunde*.

Plusieurs chirurgiens français tendent à se montrer moins soucieux qu'autrefois de l'effet à produire sur les assistants : pour amputer le mieux possible, ils se placent commodément; ils *extirpent* les membres et ne les *abattent* plus avec la furia, la recherche de pose et les grands gestes incommodes de leurs prédécesseurs. Toutefois, la simplicité dans l'attitude, la brièveté du couteau employé, la volonté de faire un bon moignon, ne doivent point empêcher le chirurgien d'opérer avec élégance.

Est-il donc si utile de bien opérer? Les vrais chirurgiens disent oui, les autres non. Pour ceux-ci, les malades guériraient aussi vite et aussi bien, les moignons seraient aussi bons, quelles qu'aient été la méthode employée et l'habileté de l'opérateur. Ceux qui parlent ainsi, contestant, en fait, l'utilité des longues études anatomiques et opératoires, contempteurs de ce qu'ils ignorent, ne méritent le nom de chirurgiens que parce qu'ils font de la chirurgie.

Nous savons mieux qu'autrefois choisir le moment opportun pour pratiquer les opérations; nous respectons les contre-indications de l'état général; nous sommes maîtres, où à peu près, de la septicémie. Par conséquent, puisque nous pouvons presque répondre de la vie des opérés, le moment n'est-il pas venu de concentrer notre attention sur les procédés opératoires, afin que cet idéal, la réunion rapide, se produise sûrement et que le résultat, le moignon, reste non seulement régulier et indolent, mais encore et surtout puissant et bien conformé pour le travail?

Je n'ai rien à dire sur la forme de ce travail que je n'aie déjà dit dans le préambule de la première partie. Ici encore les figures ont été faites par moi et gravées sous la direction de M. Blanadet dont la complaisance ne s'est pas démentie un seul instant pendant notre longue collaboration. La plupart de celles des résections sont dues au burin de M. Thomas.

Ces figures ne sont pas toutes ce que j'aurais voulu qu'elles fussent : elles m'ont cependant coûté beaucoup à tous les points de vue. J'ai vainement voulu trouver un dessinateur capable de représenter plusieurs mains attelées à la fois à la même manœuvre opératoire. Telles qu'elles sont, j'espère que les figures de cet ouvrage contribueront à le rendre clair et précis. Elles ont été faites pour cela et ne sont pas empruntées à des ouvrages antérieurs. C'est un trait d'originalité rare et incontestable que je me permets de signaler.

Si je voulais citer les ouvrages lus ou consultés pendant la rédaction de ce précis, le premier serait un recueil manuscrit de mes leçons orales d'autrefois, et que m'a laissé M. Charles Monod en quittant l'École pratique après s'y être exercé trois années...; le dernier, le volume de mémoires sur les amputations que vient de publier le professeur Verneuil. En relisant ces mémoires, que je ne connaissais pas tous dans leur état actuel, je me suis aperçu qu'ayant été imprégné de l'enseignement de ce maître depuis quinze ans, je tenais de lui un certain nombre d'idées que j'étais arrivé à croire miennes.

AVIS IMPORTANT

Quand vous lirez dans ce livre : Incisez de gauche à droite... attaquez le bord gauche du pied... ; poursuivez jusque sur la face droite du membre..., sachez que les termes *gauche* et *droite* visent l'opérateur et non l'opéré.

Par conséquent, incisez de gauche à droite, veut dire : de votre gauche à votre droite ; — attaquez le bord gauche du pied, signifie : attaquez, sur le pied quelconque, le bord situé à votre gauche ; — poursuivez jusque sur la face droite du membre, est mis au lieu de : poursuivez jusque sur la face du membre qui regarde votre main droite.

PRÉCIS
DE
MANUEL OPÉRATOIRE

I. — LIGATURES DES ARTÈRES

PREMIÈRE PARTIE

GÉNÉRALITÉS

CHAPITRE PREMIER

DESCRIPTION D'UNE LIGATURE D'ARTÈRE

Lorsque, en 1872, je publiai la première édition de ce livre, j'avais lu et médité tout ou presque tout ce qui a été écrit sur les ligatures d'artères; j'avais mis à l'épreuve les méthodes, les procédés ou les simples conseils. Cependant je n'en dis rien. Au lieu de faire étalage d'une facile et récente érudition, de décrire deux, quatre, six procédés pour chaque opération, je me donnai l'air de n'en connaître qu'un. Je ne changerai pas de manière aujourd'hui, puisque le public, sans doute parce que j'ai fait, fait faire et vu faire plus d'opérations cadavériques que personne au monde, a bien voulu m'accorder sa confiance sans discussion. Depuis vingt ans, j'ai soin de lire ce que je puis me procurer sur la technique, opératoire, et l'on trouvera ici tout ce qui, après réflexion et expérimentation, m'a paru utile, si peu que ce soit.

L'importance des exercices pratiques relatifs aux ligatures d'artères n'est pas à démontrer. Les *étudiants*, si modestes chirurgiens qu'ils doivent devenir, font bien de se rompre à la recherche des vaisseaux sur le cadavre. C'est une revision utile de l'anatomie des régions. Apprendre à trouver méthodiquement les artères, n'est-ce pas apprendre à les éviter sûrement lorsqu'il faudra ouvrir des phlegmons, extirper des tumeurs?

L'opération se compose de trois phases qui se succèdent sans interruption : I. la *découverte* du faisceau vasculo-nerveux dont l'artère à lier fait partie; II. l'*isolement* de ce vaisseau; enfin III. la *ligature* proprement dite.

ARTICLE PREMIER

DÉCOUVERTE DU FAISCEAU VASCULO-NERVEUX

On ne saurait, sans présomption, entreprendre de découvrir une artère, si l'on ignore la topographie de la région où l'on va porter le bistouri. Les jeunes Français sont sans excuse lorsqu'ils commencent les exercices de médecine opératoire avec des connaissances anatomiques insuffisantes. Néanmoins, tout en supposant mon lecteur un anatomiste exercé, je ne manquerai pas, en temps et lieu convenables, de lui rappeler les rapports principaux des artères avec les organes (nerfs, muscles, tubérosités osseuses, etc.) qui constituent des *points de repère* ou de ralliement, des poteaux indicateurs placés sur la route, pour y être consultés par l'opérateur qui veut aller sûrement au but.

§ 1. Le premier paragraphe de ces généralités, comme la première phrase de chaque article particulier, doit donc être purement anatomique.

Puisqu'il s'agit de découvrir le faisceau vasculo-nerveux, avant de couper il faut se demander *où* l'on va couper, c'est-à-dire déterminer et *tracer sur la peau* une ligne correspondant le mieux possible au trajet de l'artère à lier. Cette recherche préliminaire, ce tracé, a la plus grande importance. Quand on fait l'incision en bon lieu, on trouve presque toujours, fatalement et successivement, les points de repère et l'artère. Donc, avant d'inciser le tégument,

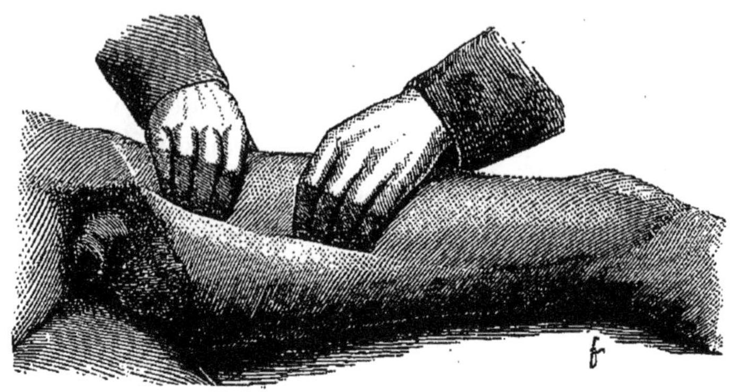

Fig. 1. — **Exploration de la région.** — Les mains recherchent la gouttière musculaire où chemine le faisceau vasculo-nerveux (*de la cuisse prise comme exemple*).

il faut avoir mis le doigt sur l'artère et même.... juste sur le point de l'artère où le fil sera posé.

Pour tracer sur la peau la *ligne d'opération*, c'est-à-dire le trajet du faisceau vasculo-nerveux, à l'aide des *repères superficiels*, nous avons à exploiter les données de la mémoire, de l'œil et du doigt. La mémoire fournit les connaissances anatomiques. Explorant la région, l'œil voit les reliefs, les gouttières, les plis, les veines, et apprécie les distances. Le doigt sent les *tubérosités osseuses*, les *interstices musculaires dépressibles*, quelquefois même les *battements de l'artère* sur un point de son parcours, etc... On peut aussi, pendant l'exploration digitale, modifier la tension des muscles et des tendons, soit en commandant des contractions actives, soit en imposant des distensions passives.

Un exemple va me servir à montrer la rigueur et la précision avec lesquelles on doit procéder dans ce premier temps de l'opération. Il s'agit, je suppose, de marquer le trajet de l'artère radiale (fig. 2) : 1° Nous savons que ce vaisseau, à son origine, répond au milieu du pli du coude. Il nous faut donc chercher d'abord le pli du coude par la flexion de l'avant-bras ; ensuite, portant les doigts sur les tubérosités latérales de l'humérus qui sont aux extrémités de ce pli, en déterminer le milieu et marquer ce point à la *tein-*

ture[1]. 2° Près du poignet, l'artère radiale passe dans la gouttière formée par le grand palmaire et le long supinateur, gouttière que le doigt est habitué d'explorer et où il a bientôt senti les battements

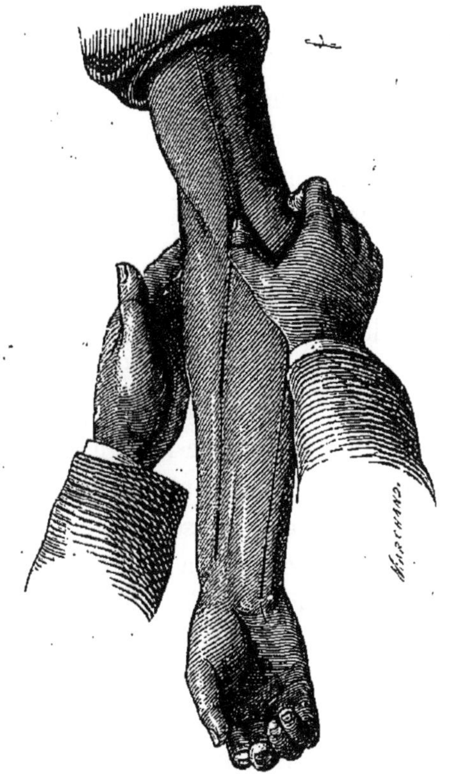

FIG. 2. — **Tracé de la ligne d'opération** (*art. radiale prise comme exemple*). — Pour trouver le milieu du pli du coude, le chirurgien regarde le membre en face; l'indicateur gauche est sur l'épicondyle et refoule les muscles dont la saillie ne compte pas; la main droite a l'index sur l'épitrochlée et le pouce au milieu du pli du coude, sur le côté interne tangible du tendon bicipital. De ce point, une ligne dirigée vers la gouttière du pouls marque le trajet de l'artère.

du pouls. — Traçons une ligne droite du milieu du pli du coude au point où le pouls se fait sentir, et voilà notre ligne d'opération..., que nous voulions lier l'artère en haut, en bas, au milieu de l'avant-bras.

1. Je recommande l'emploi de la teinture d'iode ou d'une autre teinture alcoolique qui sèche rapidement, soit visible tout de suite et marque dans tous les cas. L'encre ne sèche pas, le nitrate d'argent noircit trop lentement, le crayon dermographique gras marque mal. — La teinture rouge que j'ai fait employer à l'École pratique de la Faculté de Paris est une simple dissolution de coralline dans l'alcool. La substance colorante ne doit pas être soluble dans l'eau, car elle serait lavée dans le sang et la sérosité comme les tracés du crayon d'aniline, d'ailleurs si commodes, qui salissent les doigts et, par les doigts, le visage. Les pinceaux sont de très petites brosses rondes de peintre dont le long manche aiguisé est planté, fixé, dans le bouchon de liège qui forme la courte et large bouteille à teinture.

Mais, deux sûretés valant mieux qu'une, faisons, s'il est possible, la preuve de notre détermination. — L'artère radiale continue l'humérale en dedans du *tendon du biceps* que le doigt peut reconnaître facilement; là est le milieu du pli du coude; de là doit partir notre ligne d'incision. — En outre, le vaisseau chemine, à l'avant-bras, dans la gouttière qui sépare les muscles épitrochléens des muscles épicondyliens. Or cette gouttière, visible, est surtout facile à sentir aux doigts; répond-elle à notre ligne d'opération, plus de doute, celle-ci est bien tracée.

C'est avec cette précision et ces minuties qu'on marque sur la peau, à coup sûr, le trajet d'une artère, et qu'avant de toucher le bistouri on assure la réussite de l'opération. « On est loin de se douter, dit Chassaignac, que ce qu'il y a peut-être de plus important pour la réussite immédiate de l'opération, dans la ligature des artères, c'est la manière dont on place l'incision de la peau. »

Jamais, jamais il ne faut inciser avant d'avoir soigneusement exploré la région pour reconnaître les grosses veines, normales ou anormales, les artères accidentellement superficielles, etc., mais surtout pour bien *déterminer* et *marquer* le trajet de l'artère. On voit ici l'importance des connaissances anatomiques.

§ 2. La ligne d'opération étant déterminée et tracée à la teinture ou autrement (excellente précaution pour tout le monde), *on incise la peau* sur cette ligne[1], dans une longueur proportionnelle à la profondeur du vaisseau, d'un seul coup de bistouri donné *de gauche à droite*, comme toujours. Les téguments suivraient le bistouri en glissant, si la main gauche du chirurgien, appliquée sur le membre, ne les fixait dans tous les sens sans les déplacer. Il faut couper la peau d'un bout à l'autre dans toute son épaisseur, c'est-à-dire ne point faire de *queues*. On appelle ainsi les deux extrémités d'une incision qui devient de moins en moins profonde à partir de son milieu. Les queues n'intéressant que la couche superficielle du

1. Quand l'incision semble devoir répondre *longitudinalement* à une grosse veine superficielle, il est permis, mais seulement dans ce cas, de s'écarter un peu de la ligne d'opération pour éviter de pourfendre le vaisseau. Sur le vivant, les veines se révèlent quand on y retient le sang; sur le cadavre, quand on y amène du liquide par un massage centripète de leur région originelle. Cette dernière manœuvre est un truc d'amphithéâtre que je recommande depuis vingt ans.

derme, ne peuvent compter dans la *longueur utile* d'une incision, car elles ne permettent aucun écartement. Pour les éviter, il faut, en commençant la section cutanée, tenir le bistouri légèrement relevé, appuyer, faire mordre le taillant de la pointe; puis abaisser, coucher le tranchant afin de couper plus facilement; enfin redresser de nouveau l'instrument en terminant l'incision.

Quant à la manière de tenir le bistouri, elle importe peu. Veut-

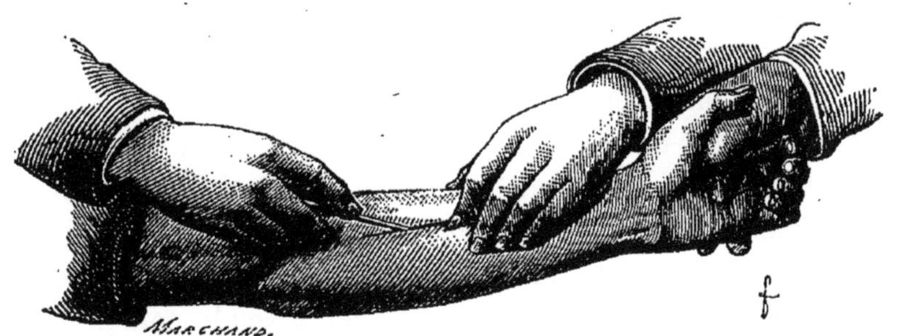

Fig. 3. — **Incision de la peau** (*art. radiale prise comme exemple*). — La main gauche fixe la peau, l'index s'enfonce sur le trajet du vaisseau et marque le point de départ de l'incision que fait la main droite appuyée sur le malade par ses derniers doigts et tenant le bistouri comme un couteau à découper.

on de la précision? on tient l'instrument comme une plume à écrire (fig. 6, p. 13). A-t-on besoin de force? on le tient comme un couteau de table (fig. 3). Cette dernière manière est classique et traditionnelle pour l'incision de la peau. Dans les deux cas, il vaut mieux appuyer les derniers doigts de la main droite sur le sujet que d'opérer à main levée et tremblante.

Lorsqu'on agit dans une région périlleuse, il est bon de ne pas couper trop hardiment, au risque de repasser deux fois le bistouri. Le plus habile est exposé à pécher par excès ou par défaut, quand il opère avec un tranchant dont il n'a pas éprouvé récemment la valeur : avis aux concurrents!

La peau n'est pas plus tôt incisée que l'on a quelquefois des précautions à prendre pour éviter de blesser de grosses veines, de gros ganglions lymphatiques, etc., reconnus déjà par l'exploration.

Quoi qu'il en soit, il faut inciser le tissu cellulaire dans toute son épaisseur, *d'un bout à l'autre* de la plaie. Pour ce faire, le pouce et l'index gauche appliqués de chaque côté de la plaie, en écartent les lèvres *également*, sans les entraîner du même côté. Dans beaucoup de cas particuliers, l'on doit dénuder l'aponévrose parfaitement en se gardant bien de l'attaquer : plusieurs coups de bistouri sont alors nécessaires pour couper le tissu cellulaire, y compris le fascia pellucida (couche profonde dépourvue de graisse) qui, s'il n'est pas complètement divisé, s'ecchymose et masque la toile fibreuse.

§ 3. *L'aponévrose superficielle* étant à nu, on la voit et on la sent. Tantôt on l'incise hardiment d'un coup de bistouri, *d'un bout à l'autre* de la plaie. Tantôt, et c'est le cas où elle recouvre immédiatement quelque organe important, on passe dessous une sonde cannelée qu'on enfonce à *un bout* de l'incision pour la faire ressortir *à l'autre* et l'on s'assure avec le doigt que l'aponévrose *seule* est soulevée par la sonde. Celle-ci, fixée par la main gauche qui l'empêche de verser, reçoit dans sa cannelure le dos du bistouri, qui, le tranchant en l'air, poussé par la droite, s'éloigne de la main gauche en glissant vers le bec de la sonde pour diviser sans danger la partie soulevée.

Ordinairement l'aponévrose est d'abord explorée, car elle peut contenir et laisser voir ou sentir un repère. C'est ainsi que l'on aperçoit par transparence les muscles, les artères superficielles, les interstices musculaires ou tendineux, quand ils sont remplis de graisse[1]; que l'on sent ces interstices s'enfoncer sous la pression du doigt, etc. Après cette inspection, on incise l'aponévrose comme il a été dit : ou de dehors en dedans, magistralement, d'un seul coup de bistouri; ou, s'il y a du danger, de dedans en dehors sur la sonde cannelée introduite par une ouverture faite au besoin avec la pince et le bistouri.

§ 4. Après la section de l'aponévrose, il devient urgent de procéder à la reconnaissance et à la recherche des points de repère, qui sont, en effet, presque toujours des muscles, des tendons, des nerfs ou des tubercules osseux. C'est l'*index* de la main *gauche* qui,

1. Ces lignes jaunes, points de repère indiqués par tous les auteurs, n'ont pas l'importance qu'on leur avait donnée. Elles manquent dans la plupart des régions chez les sujets maigres, et ne sont bien visibles que sur le cadavre qui ne saigne pas ou sur un membre ischémié par la méthode d'Esmarch. C'est au doigt qu'il faut avoir recours sur le vivant; lui seul voit clair au fond des plaies inondées de sang. Cependant, on recommande avec raison d'*opérer à sec*, c'est-à-dire de lier à mesure qu'on les coupe toutes les artérioles intéressées. On y voit *plus clair* et l'on n'a pas à craindre que ces artérioles qui cesseraient de saigner spontanément, se rouvrent plus tard, dilatées par le fait même de la ligature.

écartant doucement les organes, explore le fond de la plaie; la sonde cannelée, tenue de la main droite, sert à préparer la voie, à déchirer le tissu cellulaire, ce qui permet au doigt de pénétrer de plus en plus profondément. Ce travail de l'indicateur *gauche* et de l'œil qui l'accompagne doit être facilité par deux aides : celui qui tient le membre relâche, ordinairement par une flexion légère, les muscles entre lesquels on cherche l'artère (attitude de recherche); un autre tient les deux *lèvres de la plaie écartées jusque dans la profondeur*, mal avec les doigts, mieux avec des écarteurs mousses appropriés (fig. 4.). Si la plaie est bien abstergée, l'opérateur peut y voir

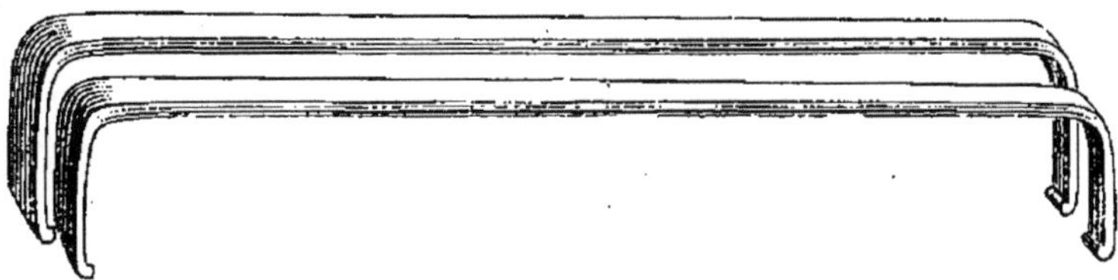

Fig. 4. — Mes doubles crochets écarteurs.

clair. Mais, que ce soit par l'œil ou par le doigt qu'un point de repère ait été découvert, il faut le *regarder* et le *toucher*, le *reconnaître*, en un mot. La mémoire intervient alors, rappelle les rapports du paquet vasculo-nerveux et indique la voie à suivre pour continuer l'opération. Maintes fois (ligat. des artères axillaire, carotide, linguale, etc., etc.) se rencontrent plusieurs organes pouvant servir de points de ralliement; on doit les découvrir et les reconnaître successivement.

Enfin, *d'étape en étape*, on arrive sur le faisceau vasculo-nerveux, souvent noyé dans une traînée graisseuse et plus ou moins masqué par une aponévrose profonde que le bec de la sonde peut ordinairement déchirer, mais que l'on est quelquefois obligé de couper sur la sonde cannelée insinuée avec précaution. Les vaisseaux et les nerfs réunis en paquet sont en effet, comme les muscles, engaînés par des dédoublements aponévrotiques. Cette *gaine* dite *fibreuse*, qui applique les vaisseaux sur l'organe sous-jacent, ou plutôt sa lame superficielle, quoique la plus forte, est presque toujours très mince et très transparente. Dans les cas les plus ordinaires, on la néglige complètement et, sans l'ouvrir, on procède au diagnostic des divers éléments du faisceau vasculo-nerveux, diagnostic quelquefois délicat et qui exige encore de sérieuses connaissances anatomiques.

§ 5. *Anatomie.* — Chaque grosse artère est accompagnée d'une plus grosse veine munie d'un ou de plusieurs canaux de dérivation irrégulièrement placés à côté de l'artère, mais que l'on peut intéresser sans grand danger.

Les artères moyennes et petites sont placées entre deux veines à peu près égales, qui présentent de fréquentes anastomoses transversales croisant l'artère par-dessus et par-dessous. Les trois canaux sanguins parallèles et juxtaposés sont placés au mieux entre les couches musculaires. Quand l'interstice est formé par deux muscles superposés, placés l'un devant l'autre, comme à la région jambière postérieure, les veines sont de chaque côté de l'artère. Mais, si l'interstice est antéro-postérieur, comme celui qui sépare le jambier antérieur des extenseurs des orteils, une veine est devant et l'autre derrière le canal artériel ; on ne peut isoler celui-ci sans déchirer la veine superficielle, qu'en attaquant la gaine celluleuse par le côté.

Les nerfs sont presque toujours plus superficiels que les vaisseaux; quelquefois ils en sont assez éloignés : le faisceau cherché est alors simplement vasculaire.

Pour dénuder l'artère, rien que l'artère, il faut savoir *au juste* où elle est. L'opérateur ayant le paquet vasculo-nerveux sous l'œil et sous le doigt, comment et à quoi reconnaîtra-t-il le canal artériel?

Sur le cadavre, non infiltré et bien embaumé, on voit clair; les nerfs sont blancs, les veines sont noires ou le deviennent par le massage centripète, les artères sont vides, rubanées, pâles. Sur le vivant, les artères battent, mais pas tant qu'on le croirait (Richet), pas toujours au voisinage des anévrysmes (Hogdson), et leurs battements ne sont pas tellement limités qu'on ne puisse les sentir à travers un nerf (S. Cooper) ou une veine collatérale; d'autre part, le sang peut masquer le fond de la plaie.

L'élève opérateur ne doit jamais l'oublier : il faut, s'il ne veut se trouver impuissant sur le vivant, qu'il fasse à l'amphithéâtre l'*éducation* de son doigt, de son *index gauche*, plutôt que celle de ses yeux, qu'il a dû faire en disséquant. C'est donc les yeux en l'air et le doigt dans la plaie qu'il s'habituera à lier certaines artères, une fois les incisions superficielles accomplies. Écoutons Sabatier : « Les vaisseaux, les nerfs, le tissu cellulaire, les muscles, qu'il est si facile de distinguer, de séparer et d'éviter sur le cadavre, paraissent uniformément colorés par le sang qui les couvre et se confondent, sur l'homme vivant, pour tout autre que pour le chirurgien habile. » Et plus loin : « L'œil et surtout la main, dont l'opérateur fait un si fréquent et si heureux usage, ne sauraient être doués de trop de justesse, de légèreté, d'aplomb, de mobilité; *le tact ne saurait être trop fini, trop exercé.* » Cette dernière proposition est surtout applicable aux ligatures d'artères et au doigt indicateur gauche, qui est le principal agent. C'est donc avec ce doigt, aidé, quelquefois même suppléé par l'œil, qu'il faut analyser le faisceau vasculo-nerveux, en comprimant ses éléments sur les plans sous-jacents, ou sur le pouce, si ces plans n'ont pas de résistance et si l'on peut le faire sans inconvénient. Le chirurgien, jeune ou vieux, ne manque jamais de regarder tant qu'il peut. Il a raison. Mais il aurait tort de ne pas se servir du doigt, du seul index gauche, délicatement et opportunément utilisé..., non dans tous les cas et de tous les doigts des deux mains, comme je le vois avec colère faire à certains maladroits dont le faire devient ainsi malpropre, brutal et grossier. Mais, *abusus non tollit usum.* Sans le toucher, la ligature d'une artère deviendrait souvent une vaste dissection : ce ne serait plus une opération à traumatisme limité. En résumé, *regarder et toucher beaucoup*, telle doit être la pratique de l'amphithéâtre, car c'est la pratique obligatoire sur le vivant.

Diagnostic par la vue. — Sur le cadavre les nerfs sont ronds et blancs, fibreux, les veines contiennent du sang noir qu'on peut y amener de la périphérie. Les artères sont des *rubans* unis, gris, rosés, clairs, quelquefois jaunâtres, mais en général d'une couleur caractéristique que l'on n'oublie pas facilement; les bords des grosses sont *épais*, saillants, lumineux comme les lèvres d'une gouttière.

Sur le vivant, tout est rouge ou à peu près, à moins que l'on n'ait employé la bande d'Esmarch ou lié tous les petits vaisseaux à mesure qu'on les divisait.

Diagnostic par le toucher. — Sur le cadavre, les nerfs donnent au doigt qui les explore la sensation d'un cordon plein, inextensible, fasciculé, qui ne *s'aplatit pas;* les veines sont ordinairement tellement minces qu'on ne peut les sentir; au contraire, l'artère est une lanière élastique, *épaisse*, *plate*, lisse, creusée en *gouttière* à bords plus épais que le milieu, semblable en tout à un *tube* de caoutchouc tendu et contournant un corps résistant. Si le doigt hésite entre deux cordons, la mémoire intervient pour rappeler la position respective des éléments du faisceau exploré; quand une artère a deux veines satellites, elle se tient au milieu.

Sur le vivant, les nerfs donnent au doigt la même sensation que sur le mort. Isolés, séparés de l'artère par un écarteur, ils ne battent pas et ne semblent pas battre. Les veines se gonflent et durcissent si on les comprime dans l'angle cardiaque de la plaie; le doigt les aplatit facilement et, aplaties, ne les sent généralement plus. L'artère enfin, bat; et ses battements sont précieux pour trouver le faisceau vasculo-nerveux plutôt que pour en isoler les éléments. Ils se maintiennent quand on comprime dans l'angle périphérique de la plaie, et s'interrompent généralement quand on comprime dans l'angle cardiaque. Dans les deux cas, la région où se distribue l'artère cesse de recevoir du sang et pâlit, l'anévrysme ne bat plus, l'hémorrhagie est suspendue. Mais les pulsations d'une artère presque dénudée ne sont point ce qu'on s'attend à les trouver. C'est encore en aplatissant le vaisseau sous le doigt (Chaumet) et en cherchant à retrouver les caractères qu'il présente sur le cadavre qu'on arrive le plus sûrement au diagnostic. Du reste, quand on lie sur un blessé une artère qu'un aide comprime plus haut, ou bien quand on a fait l'expression et l'hémostase par la méthode d'Esmarch, on se trouve presque dans les conditions de l'amphithéâtre[1]. Lorsque le vaisseau cherché ne repose pas sur un plan résistant (la linguale, par exemple), on doit, à mesure qu'on incise les parties molles, oblitérer les artérioles et bien absterger la plaie afin d'utiliser la vue, le toucher devant être insuffisant.

ARTICLE II

ISOLEMENT OU DÉNUDATION DE L'ARTÈRE

La situation de l'artère étant déterminée, l'aide tenant la plaie béante à l'aide des écarteurs *placés par le chirurgien lui-même*, il s'agit maintenant de dénuder le vaisseau, c'est-à-dire d'ouvrir sa

1. Heureusement, un doigt exercé est plein de ressources : il sent et distingue les artères, les nerfs et même les petits muscles plats : « The cord-like nerves and the smooth flat muscle may thus (by the touch) be readily distinguished. » (J. et R. Quain et Scharpey. *Anatomie*, art. *Sous-clavière*.)

gaine celluleuse afin de passer le fil sous le cylindre artériel qu'il faut comprendre seul dans la ligature.

§ 1. *Anatomie.* — J'ai indiqué précédemment les rapports des éléments du faisceau vasculo-nerveux, je suis obligé maintenant de dire quelques mots sur la structure et les gaines des artères.

Les parois artérielles sont formées de trois tubes emboîtés dont la structure présente des différences capitales, mais que l'on ne peut séparer que par la dissection. La tunique interne est mince, élastique et *fragile;* la moyenne est à la fois élastique et musculaire, et aussi *très fragile* quoique très épaisse. L'externe enfin tient le milieu comme épaisseur entre les précédentes : elle est formée de tissu conjonctif et de fibres élastiques accumulées surtout dans les couches profondes : elle est seule notoirement vasculaire, résiste seule au fil constricteur, et joue le principal rôle dans la cicatrisation des autres tuniques rompues par ce fil. Il suffit qu'elle soit intacte pour donner l'espoir du succès de la ligature, mais il faut qu'elle soit intacte. Ce serait donc une faute que d'ouvrir cette tunique externe pour appliquer le fil directement sur la tunique moyenne qui, plus encore que l'interne, se coupe avec une grande facilité. Les chirurgiens qui pensent ouvrir la tunique adventice ne le font pas, heureusement pour leurs malades. Tout au plus dissèquent-ils une mince couche superficielle lamineuse et facile à pincer. Ils laissent dans toute son intégrité l'épaisse couche profonde formée de faisceaux solides entre-croisés en sautoir et fortement appliquée, par son élasticité, sur la vraie tunique moyenne avec laquelle elle est en continuité de tissu, malgré les changements rapides qu'on remarque à ce niveau dans la structure et la texture de la paroi artérielle.

Ainsi constitué par ses trois tuniques, incluses et très adhérentes, le tube artériel, qu'il soit isolé (sous-clavière) ou accompagné de veines et

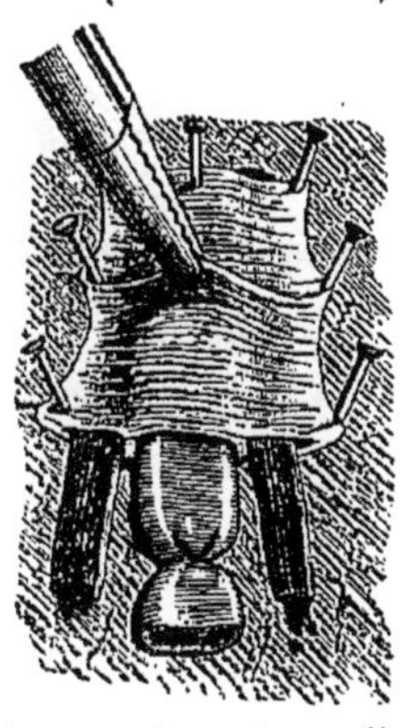

Fig. 5. — Une artère avec ses veines et la gaine celluleuse qui les enveloppe ont été fixées, étalées sur un liège. Sur l'artère se voit l'étranglement froncé produit par une ligature temporaire. Une pince a formé et soulève un pli transversal de la gaine celluleuse, comme cela doit se faire pour l'offrir au bistouri qui dénude une artère.

de nerfs, est logé dans un fourreau de tissu lamineux (*gaine celluleuse*) comme un tendon dans sa gaine, avec cette différence que l'isolement et la mobilité sont moindres pour l'artère que pour le tendon. Grâce à cette disposition, l'artère glisse légèrement à chaque pulsation cardiaque; coupée en travers, ses deux bouts s'écartent et rentrent profondément dans la gaine; la suppuration peut s'infiltrer autour du tube artériel, détruire les adhérences, les *vasa vasorum* qui vont à la tunique externe, et causer cette friabilité inflammatoire que redoutait Dupuytren, mais qui semble exceptionnelle comme sa cause elle-même; enfin, aussitôt que la gaine est ouverte, il devient facile de passer un fil sous le vaisseau. Il y a donc autour des artères une espèce de cavité ou bourse muqueuse incomplètement développée que l'on a pu appeler cavité ou *séreuse péri-artérielle*.

La mobilité de l'artère dans sa gaine est amoindrie par diverses causes et peut être détruite par l'inflammation adhésive : cela rend la dénudation extrêmement laborieuse.

Les veines et les nerfs collatéraux sont pareillement engainés, et c'est dans une même masse de tissu cellulaire que sont contenus tous les cordons du faisceau vasculo-nerveux, qui ont chacun leur canal particulier, comme deux, trois tubes de verre dans un bouchon de chimiste percé d'autant de trous. Quand on a la maladresse, en opérant avec la sonde cannelée, de décoller tout le paquet vasculaire du plan sous-jacent, on éprouve la plus grande difficulté à séparer ensuite les veines de l'artère à cause du manque de fixité.

§ 2. C'est donc sur l'artère elle-même qu'il faut ouvrir la gaine celluleuse, *dans une faible étendue*, 5 à 10 millimètres, afin de détruire le moins possible de *vasa vasorum* dont le vaisseau a besoin pour vivre, se cicatriser et nourrir le futur caillot.

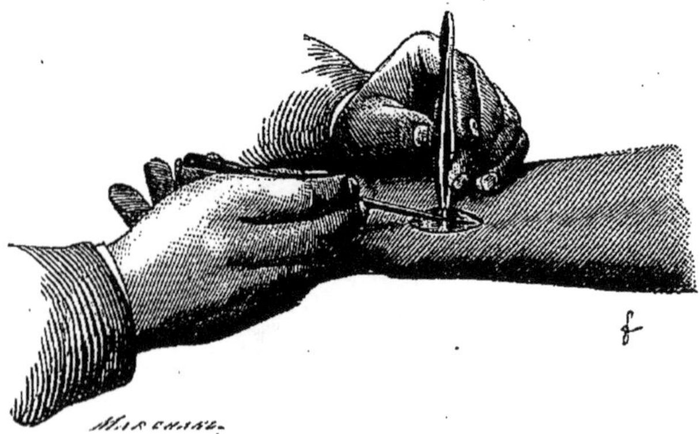

FIG. 6. — **Dénudation d'une artère**, 1er temps (*la radiale prise comme exemple*). — Les mors de la pince d'abord écartés et appuyés sur l'artère, en long, ont été rapprochés; le pli transversal de la gaine celluleuse ainsi formé, a été légèrement soulevé et la pointe du bistouri s'apprête à l'inciser *sur* l'artère.

Deux procédés sont employés pour dénuder les artères : la *déchirure* avec le bec de la sonde cannelée ou des pinces, et l'*incision*.

L'incision de la gaine des artères est une opération délicate qu'on ne fait bien qu'avec de la patience et de l'adresse innée ou acquise. Elle exige une bonne lumière. Voici en quoi elle consiste : de la main gauche armée d'une bonne pince, saisir et soulever la gaine celluleuse pour permettre à la main droite, armée du bistouri, de l'ouvrir sans blesser les vaisseaux. Voici comment elle se pratique : tenir les mors de la pince légèrement écartés (5 à 10 millimètres), les appliquer tous deux dans le sens de la longueur, *sur* le milieu de l'artère, appuyer légèrement, serrer et soulever le *pli transversal* ainsi formé pour l'offrir au bistouri (fig. 6).

En agissant de cette manière, on ne tient que la gaine celluleuse, tandis que si l'on pince en travers, on risque fort de comprendre dans un pli longitudinal ou l'artère ou l'une de ses veines. La gaine soulevée, on incise le *pli transversal* avec la pointe du bistouri agissant prudemment, mais *en long et sur le milieu de l'artère*, qui ne se laisse pas percer facilement, comme les minces parois veineuses (rev. fig. 6, p. 13). On reconnaît que l'incision est assez profonde quand elle s'ouvre comme une petite cavité séreuse et laisse voir la surface lisse de l'artère.

Une boutonnière longitudinale de 10 millimètres au plus étant faite, l pince qui n'a rien lâché (comparez les fig. 6 et 7), tient et

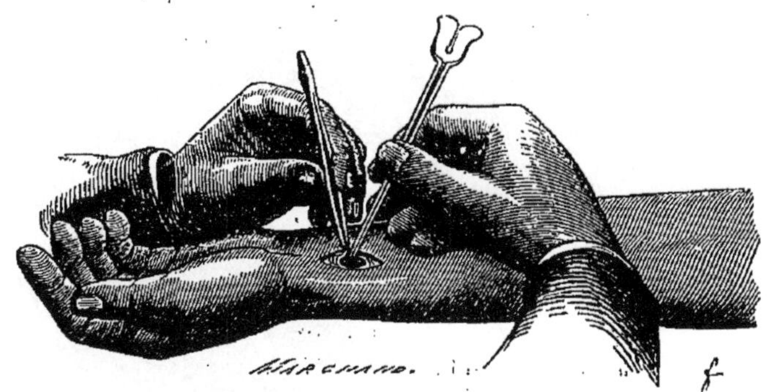

Fig. 7. — **Dénudation d'une artère,** 2e temps (*la radiale prise comme exemple*). — La gaine celluleuse est ouverte ; la pince en tient la lèvre interne ; le bec de la sonde en a écarté, détaché le bord du vaisseau ; insinué en dessous, il décolle maintenant par va-et-vient suivant la longueur de l'artère.

écarte une des lèvres de la petite plaie béante (ce doit être la lèvre éloignée de l'écueil, s'il y en a un); le bec de la sonde la décolle facilement de la ferme tunique externe de l'artère, en détruisant par des mouvements d'écartement et de va-et-vient les adhérences, faibles en l'absence d'inflammation, qui obstruent la séreuse périartérielle (fig. 7). — Après avoir travaillé aussi loin que possible en travers sous le vaisseau, la sonde s'y arrête un instant comme fixateur et repère, pendant que la pince va saisir la deuxième lèvre qu'il faut séparer à son tour, pour rejoindre en dessous le premier décollement et permettre de passer sans la moindre résistance un porte-fil quelconque. — Le bec de cet instrument, engagé d'un côté sous l'artère, ne saurait se dégager facilement et heureusement de l'autre côté, si la pince ne retournait saisir la lèvre correspondante pour l'écarter et l'abaisser (fig. 8).

La dénudation par la pince et le bistouri est certes ce qu'il y a de plus chirurgical : on ne meurtrit pas les tissus, et si le blessé n'a pu être endormi, il souffre peu et ne remue pas ; mais *il faut voir clair*. En conséquence, il est bon de s'exercer à dénuder les

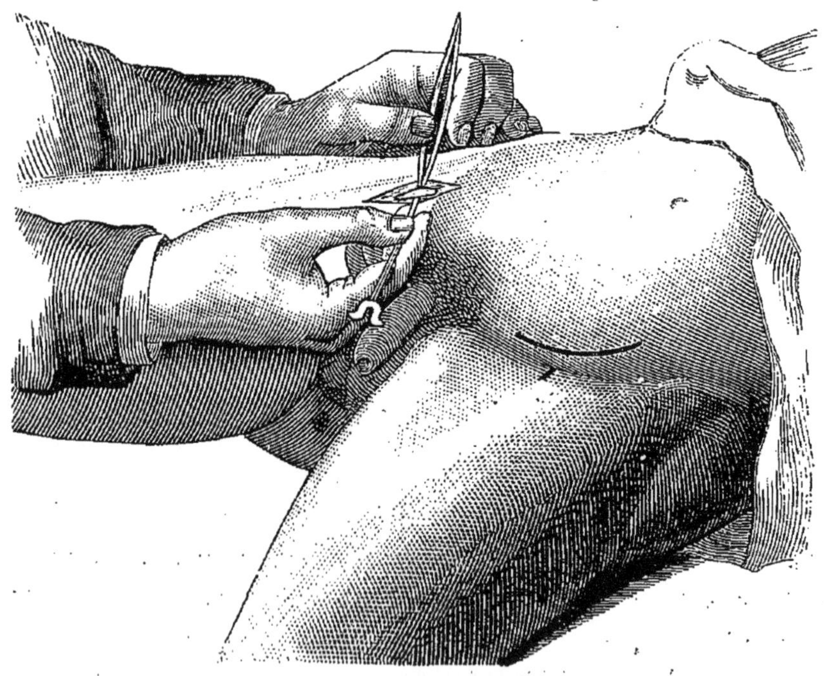

Fig. 8. — **Dénudation d'une artère,** dernier temps, et *passage du porte-fil*. — Après la première (ici l'externe), la deuxième lèvre de la gaine (ici l'interne) a été décollée par le bec de la sonde qui, à défaut de porte-fil, reste engagé sous le vaisseau ; la pince a repris la lèvre externe ; elle va l'abaisser pour permettre à la sonde de se dégager en chargeant l'artère.

artères sans le secours de l'instrument tranchant, dont il est toujours quelque peu dangereux de se servir à l'aveuglette.

Si donc on se trouve gêné par le sang, on peut, après avoir pincé convenablement la gaine, la déchirer avec le tranchant du bec de la sonde renforcé du bout du médius.

On peut encore se servir d'une seconde pince pour déchirer le tissu cellulaire péri-artériel, couche par couche s'il est épais et résistant : c'est même la seule manière de dénuder facilement une artère mobile comme l'épigastrique (fig. 9), la linguale, etc.

Bien souvent on se passe de pince et de bistouri. Pendant que

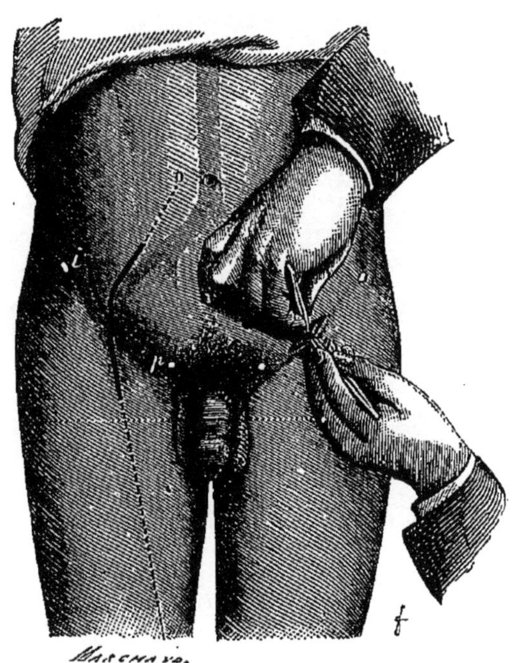

Fig. 9. — **Dénudation avec deux pinces** (*artère épigastrique*). — Les pinces ayant saisi la gaine celluleuse en un même point, tirent chacune dans un sens différent, afin de déchirer la gaine et de dépouiller l'artère sur une étendue suffisante.

l'index gauche est au fond de la plaie, près de l'artère qu'il surveille et qu'il découvre, la main droite porte la sonde cannelée, *perpendiculairement* sur le milieu du vaisseau, et cherche à perforer, accrocher et déchirer la gaine celluleuse en la grattant avec le bec de l'instrument (fig. 10). La sonde, doublée et fortifiée par le médius enfoncé avec elle dans la plaie, *ne peut agir que par le tranchant de son cul-de-sac;* le dos du bec glisserait et n'accrocherait rien. Elle doit être parfaitement perpendiculaire à l'artère. On accroche donc le tissu pré-artériel, et l'on refoule successivement vers le cœur et vers les extrémités, ayant soin de faire faire demi-tour à la sonde dont le bec de cuiller, je le répète, peut seul accrocher solidement. Il suffit quelquefois de deux coups de sonde, d'un aller et d'un retour, pour isoler une artère. La prudence exige, ordinairement, qu'on aille moins vite et qu'on s'y reprenne à plusieurs fois. L'index explorateur ou l'œil suit les progrès de la dénudation; quand la sonde ou le porte-fil, après avoir cherché à passer sous le vaisseau, a réussi, c'est ce doigt qui protège les organes adjacents, coiffe le bec de l'instrument avec sa pulpe et l'amène à l'extérieur sans danger. Cette manière de dénuder n'est point applicable aux artères athéromateuses si fragiles; elle exige du vaisseau fixité et intégrité, ne convient qu'aux gaines minces et peu solides de quelques artères, mais... écolier qui ne sait pas s'en servir !

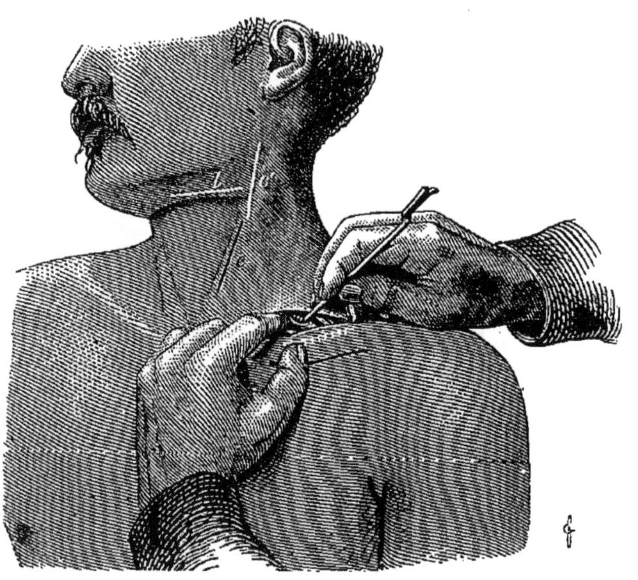

FIG. 10. — **Dénudation d'une artère par la sonde** (*sous-clavière comme exemple*). — L'instrument, renforcé par le médius qui s'allonge jusque près de son bec-gratte prudemment sur le vaisseau, accroche la gaine celluleuse et la déchire.

§ 3. Passer la sonde sous l'artère, cela s'appelle, en argot professionnel, *charger* l'artère. Le meilleur instrument pour charger une artère sans la soulever ni courir le risque de la rompre, c'est l'aiguille de Cooper (fig. 11), simplification de celle de Deschamps. Elle suffit à tous les cas. La sonde cannelée de Cusco, les stylets, les instruments rectilignes, en un mot, ne sont pas applicables aux artères profondes. Le praticien le plus mal monté a toujours dans sa trousse une aiguille courbe et une pince capable de la fixer soli-

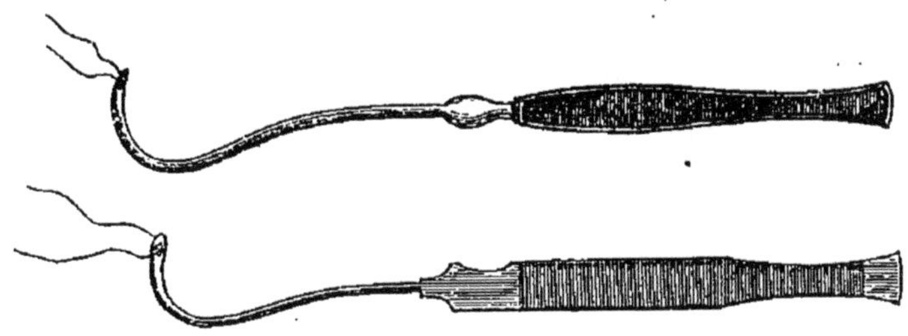

Fig. 11. — Aiguilles porte-fil de Cooper, manches d'anciens modèles.

dement, soit dans l'axe, soit sur le côté comme un crochet de davier; il cassera la pointe de son aiguille, l'émoussera avec soin et, l'ayant enfilée et montée, il aura un excellent porte-fil d'occasion pouvant servir même pour lier l'iliaque externe et le tronc brachio-céphalique.

Quel que soit l'instrument sur lequel on charge l'artère, il faut le manœuvrer avec précaution, pour ne pas embrocher les veines ou autres organes voisins. Il est de règle de l'engager d'abord du *côté où est l'écueil*, pour le faire ressortir ensuite de l'autre côté, où le doigt indicateur gauche qui l'a précédé vient le recevoir. Par exemple, on charge la carotide primitive de dehors en dedans, parce que l'énorme et mince veine jugulaire est en dehors.

Le chargement est plus facile quand on opère à ciel ouvert, alors qu'on a pu bien dénuder avec la pince et le bistouri et bien placer les écarteurs.

Après que l'artère est chargée, il faut une dernière fois porter le doigt dessus et s'assurer : 1° qu'en comprimant ou pinçant le cordon soulevé, on suspend le cours du sang dans la région irriguée par le vaisseau cherché, région qui doit pâlir..., c'est-à-dire qu'on a bien trouvé l'artère; 2° que ce cordon s'aplatit parfaitement sous le doigt, et que, par conséquent, on ne va lier que l'artère.

ARTICLE III

LIGATURE DE L'ARTÈRE

Cette exploration terminale ayant donné les résultats attendus, le fil étant retenu et le porte-fil retiré, il n'y a plus qu'à nouer les deux bouts. Mais où et comment?

L'artère est dénudée dans une certaine étendue, un centimètre environ, et le fil peut toujours être appliqué plus ou moins haut; il n'est pas indifférent de le serrer au hasard. En effet, quand on fait une ligature, on se propose d'oblitérer les *deux bouts* du vaisseau et non pas seulement le bout central. On doit donc se préoccuper de poser le fil à une certaine distance des troncs ou des collatérales que le sang continuera à parcourir, que ces vaisseaux appartiennent au bout central ou au bout périphérique. Et, dans le cas possible où, pour s'éloigner avec raison d'une collatérale centrale, on risquerait de trop s'approcher d'une collatérale périphérique capable de ramener le sang en grande quantité, il conviendrait sans doute de comprendre la collatérale périphérique dans la ligature et au besoin de prolonger un peu la dénudation à cet effet.

En général, on lie au milieu de la partie dénudée qui doit être courte, car il y a des raisons de craindre que les tuniques de l'artère dépouillées de la gaine celluleuse sur une grande étendue, ne puissent produire une oblitération solide.

C'est le moment de nouer le fil sans soulever l'artère, sans la déplacer ni la tirailler. On fait un demi-nœud et on le serre assez fort pour rompre les tuniques élastiques; puis, laissant flotter le

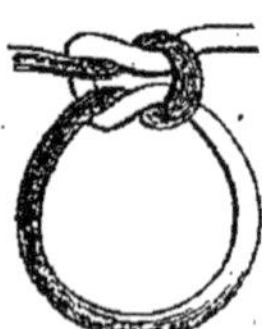

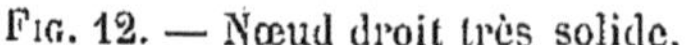

Fig. 12. — Nœud droit très solide.

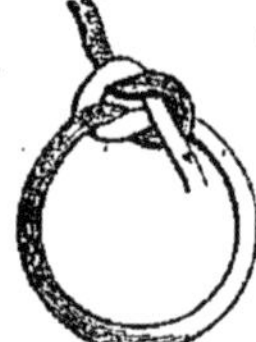

Fig. 13. — Nœud de travers, peu solide.

fil pour ne pas défaire ce qu'on a fait, on termine le nœud, que l'on doit toujours faire *droit*, comme le représente la figure 12, afin qu'il ne se desserre pas, comme pourrait le faire le nœud représenté à côté (fig. 15). Il ne faut pas serrer énormément, surtout quand on fait, dans la continuité, une ligature qui n'a aucune chance de glisser. Pour rompre les tuniques élastiques, une constriction modérée, pourvu qu'elle soit brusque et bien circulaire, pas oblique, suffit toujours. Cela est vrai, même si on lie des vaisseaux coupés à la surface d'un moignon; seulement il faut avoir soin d'embrasser dans la ligature toute la circonférence de l'artère, sans quoi le fil glisserait.

Quelques chirurgiens passent un fil double pour faire deux ligatures distantes et couper l'artère dans l'intervalle.

Si l'on veut se rendre compte de la résistance des tuniques artérielles et de la sensation qu'elles donnent aux doigts qui les coupent en serrant le fil, il est indispensable de s'exercer à lier les artères du cadavre après qu'elles sont découvertes. Cela n'est pas dans les mœurs des élèves. Pourtant, la plupart d'entre eux, employés plus tard comme aides plutôt que comme opérateurs, n'auront guère que cela à faire. Il faut apprendre à serrer juste; car, si l'on serre trop, on s'expose à deux accidents : 1° couper l'artère; c'est arrivé sur des vieillards et des anévrysmatiques : les fils très fins, la dénudation parfaite[1], la constriction considérable ne conviennent qu'aux artères saines; 2° casser le fil. Ceci n'est rien, en apparence, qu'un sujet de honte pour le ligateur vexé qui accuse le fil et oublie de s'accuser de ne pas l'avoir essayé. Mais il faut recharger l'artère, repasser un nouveau lien — à la même place — car si on le met à côté de la première ligature, qui sait si quelques jours après l'opération, alors que le caillot sera encore peu adhérent et la cicatrice molle, la partie étranglée par le premier fil, à moitié coupée, gangrenée peut-être, ne cédera pas ?

Le fil imbibé de sang, d'eau ou d'huile, a tendance à glisser dans les doigts quand on veut serrer le nœud. Cet inconvénient peut être évité en roulant les chefs autour d'un doigt de chaque

1. Aujourd'hui on n'interpose plus jamais de corps étranger, cylindre de diachylon ou autre, au fil et à l'artère, faisant ce qu'on appelait une ligature médiate (Scarpa, Roux). Cependant plusieurs chirurgiens recommandent, quand on a affaire à une artère friable, de lier avec elle le plus de tissu cellulaire possible. Wenzel von Linhart (*Compendium der chirurgischen Operationslehre*) donnait ce conseil. L'interposition d'un tampon aseptique et élastique est un bon moyen de suspendre *momentanément* le cours du sang dans un vaisseau sans s'exposer à couper les tuniques fragiles.

main, le petit ou l'annulaire, afin de les tenir solidement pendant que les deux pouces réunis dos à dos s'enfoncent comme un coin dans la plaie entre ces chefs assujettis par les doigts. Il suffit alors, pour bien serrer le nœud, d'écarter brusquement, par la flexion, les extrémités unguéales des pouces qui se touchent toujours et se fournissent un point d'appui par leurs articulations phalangiennes (fig. 14, p. 24). On a de la sorte beaucoup de précision, on serre d'un petit coup sec, modéré, sans trembler, car les deux mains sont en contact. Généralement on se sert des index placés dos à dos et agissant comme les pouces : on a ainsi moins de précision, moins de force, mais plus de facilité pour lier au fond d'une plaie profonde.

A l'amphithéâtre, sur le cadavre, on peut se rendre compte des effets immédiats d'une ligature bien faite. L'artère est froncée; ses deux tuniques interne et moyenne, complètement rompues, sont même, surtout si le fil est gros, légèrement rebroussées de chaque côté dans le calibre du vaisseau. Elles sont assez bien affrontées pour pouvoir se réunir, grâce aux matériaux apportés, sur le vivant, par la tunique externe et grâce à la contention qu'exerce le lien constricteur permanent. Ce travail de cicatrisation, pour être solide, demande plusieurs jours; mais en même temps se forme, ordinairement dès les premières heures, un caillot intra-artériel adhérent aux fronces des tuniques rompues et qui remonte jusqu'à la première collatérale. Ce caillot devant persister avec quelques modifications et jouer un grand rôle dans l'hémostase, il faut en favoriser la production en liant loin des collatérales, et la conservation en ne dénudant pas l'artère sur une trop grande longueur. Je dois dire cependant que le caillot n'est pas indispensable, la cicatrice des tuniques pouvant à la rigueur se montrer suffisante; mais c'est alors surtout qu'importe la conservation des *vasa vasorum*, c'est-à-dire la brièveté de la dénudation. Vers 1872, j'ai vu une artère carotide externe bien oblitérée et sans caillot appréciable; la ligature avait porté à l'origine même du vaisseau, très près de la thyroïdienne supérieure et de la carotide interne. Mais cette dernière, par ses anastomoses à la base du cerveau, est une voie si largement ouverte au sang, qu'on ne peut guère la comparer à une collatérale ordinaire qui, en même temps qu'elle entretient le mouvement et la fluidité du sang, se montre insuffisante pour son écoulement, d'où résulte, sur la ligature, un choc violent et dilatateur à chaque systole ventriculaire. Je me reprocherais d'avoir cité la possibilité de réussir en liant près d'une collatérale, si je ne répétais ici une fois encore qu'il faut s'efforcer d'éviter cette pratique et de réunir les deux facteurs de l'oblitération : la cicatrice et le caillot.

Et pour bien montrer l'utilité de celui-ci, je rappellerai ce que l'on avait fréquemment l'occasion d'observer au temps de la suppuration : les hémorrhagies par le bout périphérique. La cicatrice pouvait se faire sur les deux bouts ; mais, dans le bout périphérique d'abord privé de sang à peu près complètement, le caillot est toujours tardif, très petit, absent même dans la moitié des cas. Il en résultait qu'à la chute du fil ou même pendant la section lente de la tunique externe, il n'opposait qu'une fragile barrière au sang ramené par les collatérales dilatées et permettait une rupture de la cicatrice des tuniques élastiques et une hémorrhagie.

Après avoir longuement montré comment il faut s'y prendre pour lier une artère dans la continuité, résumons les règles de cette opération et signalons les écueils semés sur la route.

Le chirurgien ayant préparé ses instruments (bistouri, écarteurs, pinces, sonde cannelée, fils, porte-fil, ciseaux), *place son malade* en bonne lumière et *se place lui-même.* — Il *explore la région* et trace la *ligne d'opération.* — Il incise la *peau*, le *tissu cellulaire*, l'*aponévrose;* recherche et reconnaît les *points de ralliement*, arrive sur le *faisceau vasculo-nerveux.* — Les muscles étant relâchés par l'aide qui tient le membre, et la plaie tenue béante par les *écarteurs*, l'opérateur *reconnaît l'artère*, puis la *dénude;* il la *charge*, la *reconnaît une dernière fois* et songe aux collatérales. — Il choisit le point de l'artère qu'il va étreindre, serre le fil et noue.

Autrefois, après avoir coupé l'un des chefs, on fixait l'autre à l'extérieur sans le confondre avec les pièces du pansement. Avec le catgut absorbable et même avec la soie, pourvu qu'on soit parfaitement *aseptique*, on peut couper les deux chefs à ras du nœud et enfermer le fil dans la plaie.

Voici les fautes qui peuvent être évitées ; elles se rapportent à quatre chefs principaux : l'inattention, l'ignorance anatomique, la maladresse, l'inexpérience.

Chercher à sa place ordinaire une artère accidentellement superficielle qu'on aurait dû sentir sur le vivant, en explorant la région. Ex. : la cubitale pour une plaie de la main ou du poignet.

Faire *fausse route* parce qu'on a négligé de tracer sa ligne, oublié ou dédaigné de reconnaître successivement tous les points de repère. C'est la faute la plus commune, celle du présomptueux qui a réussi cent fois : allez à mille, mon ami, la prudence vous reviendra ! En cas d'anomalie, on doit toujours arriver sur la place du faisceau vasculo-nerveux, occupée par le nerf avec une artériole et deux veinules qui tiennent lieu des vaisseaux déplacés.

Chemin faisant, couper ou déchirer une grosse veine, pincer, entamer ou effilocher un nerf, ouvrir la gaine d'un tendon ou, plus communément, croyant ouvrir un interstice, fendre un muscle et se perdre dans son épaisseur.

Pendant la dénudation, perforer l'artère ou une veine, dépouiller le vaisseau de sa tunique adventice propre en même temps que de sa gaine celluleuse, détruire celle-ci sur une trop grande longueur. Au contraire, dénuder incomplètement et, en chargeant, embrocher un organe voisin, l'artère elle-même,... rompre ce vaisseau en le soulevant et l'amenant inutilement au dehors.

Enfin, lier une veine, un nerf, etc., avec ou sans l'artère ; couper l'artère en serrant trop fort, casser son fil, ne pas serrer assez ou lier obliquement, ce qui revient au même, ou desserrer le premier demi-nœud en faisant le second.

CHAPITRE II

LIGATURES DES ARTÈRES PRÉALABLEMENT COUPÉES EN TRAVERS

Les élèves devraient s'exercer, à l'amphithéâtre, à lier les artères à la surface des moignons. Je n'en veux pour preuve que ce qui se passe dans les hôpitaux où ils servent d'aides lorsqu'un chirurgien fait une amputation.

Il faut le concours de deux personnes exercées pour faire *cito*, *tuto et jucundo :* celle qui saisit le bout de l'artère et le présente; celle qui jette le fil, l'amène sur le vaisseau et lie. Si la pince qui a saisi l'artère, quelquefois difficilement, pouvait l'attirer au dehors, la ligature serait facile; mais il n'en est rien, tout au plus peut-on amener l'artère au niveau des autres parties molles. Quoi qu'il en soit, le fil est jeté par-dessus la pince d'abord tenue dans l'axe du vaisseau, puis relevée perpendiculairement, ce qui fait glisser le fil jusqu'au delà des mors de l'instrument, pour peu que le ligateur s'y emploie avec le bout de ses doigts. Il fait alors en dessous le premier demi-nœud qu'il enfonce profondément autour du vaisseau avant de le serrer, et termine à l'ordinaire (fig. 14). J'ai vu des aides ne pas savoir lier, cela se comprend, mais j'ai vu aussi des chirurgiens ne pas savoir présenter l'artère, ou tout au moins négliger de le faire, rendant ainsi la besogne de leur aide extrêmement difficile.

Seul, on peut étancher un moignon. « Une fois saisie avec cet instrument (la pince à coulisse) que l'on abandonnerait à son propre poids, l'artère serait un peu allongée, rien ne gênerait; et libre de ses deux mains, l'opérateur pourrait seul faire aisément la ligature du vaisseau » (Ribes). Dans cette manière de faire fréquemment employée, on lie par-dessus au lieu de lier par-dessous comme

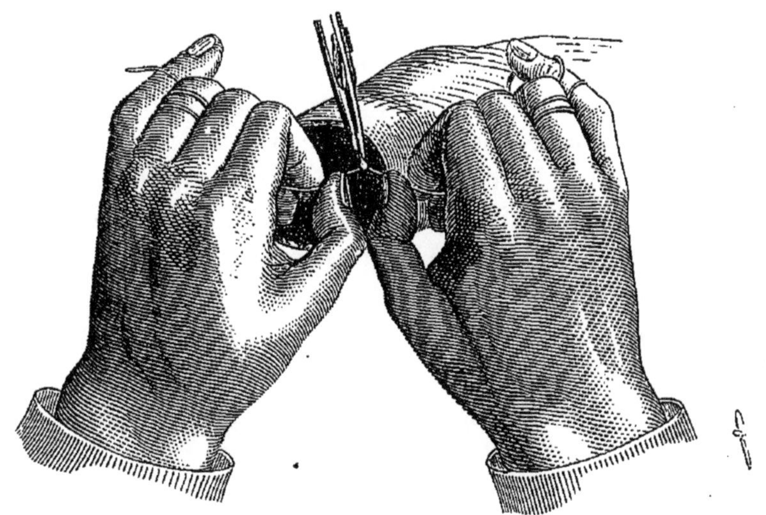

FIG. 14. — **Serrement du fil.** — La pince qui tient l'artère a été relevée. Les chefs du fil ont été noués, enroulés et assujettis sur les derniers doigts. Les pouces rapprochés dos à dos, en contact, sont fléchis brusquement dans leur articulation phalangienne.

lorsque le chirurgien lui-même tient la pince relevée; il faut veiller à ce que le poids de l'instrument n'arrache pas l'artère.

Mais lorsqu'il est impossible d'isoler le bout du vaisseau, de l'attirer légèrement avec la pince, ou bien on laisse celle-ci en place, ou bien on recourt au *tenaculum* avec lequel on embroche l'artère et les tissus voisins pour faire, en définitive, une ligature médiate. Il arrive trop souvent qu'aussitôt l'instrument retiré, le fil glisse et tombe. J'ai vu Huguier éviter cet inconvénient en laissant le ténaculum à demeure; seulement, au lieu de l'instrument ordinaire, il se servait d'une simple épingle courbée en hameçon, d'abord montée sur une pince, puis abandonnée dans la plaie, un fil à la tête, une boulette de cire jaune sur la pointe.

CHAPITRE III

AUTRES MOYENS D'OBLITÉRER LES ARTÈRES

Je ne me propose pas de décrire ici tous les procédés qu'on pourrait appeler succédanés de la ligature (*cautérisation*, *bouchage* chimique ou simplement mécanique, *séton*, *acupuncture*, *galvanopuncture*, *mâchure*, *renversement*, *arrachement*, *perplication*, *ligature médiate* avec ou sans *presse-artère*, *acupressure*, etc.). Cependant, comme pour exécuter convenablement les principaux d'entre eux, la *torsion* et le *refoulement*, il faut des exercices cadavériques, j'en dirai quelques mots. L'immortalité d'A. Paré a été promise par Malgaigne à qui trouvera le moyen d'oblitérer les artères sans laisser de corps étrangers au fond de la plaie : c'était avant l'antisepsie!

TORSION DES ARTÈRES.

Presque aussi vieille que la chirurgie (Galien), la torsion des bouts d'artères coupées a été sérieusement étudiée au commencement de notre siècle par Thierry, Amussat et leurs contemporains, principalement dans le dessein de favoriser la réunion immédiate des moignons alors si rare. On chercha aussi à tordre les artères dans la continuité, afin de guérir les anévrysmes.

§ 1. **Torsion d'un bout d'artère coupée en travers.** — Il faut distinguer deux procédés : A. *Torsion simple* (*refoulement aléatoire*); B. *Torsion avec refoulement prémédité.*

A. *Torsion simple.* — La torsion simple se pratique ainsi : le bout de l'artère est attiré au dehors et débarrassé de ses adhérences celluleuses; on le saisit dans les mors *larges* d'une pince à verrou *très solide* (fig. 15) et tenue dans l'axe du vaisseau.

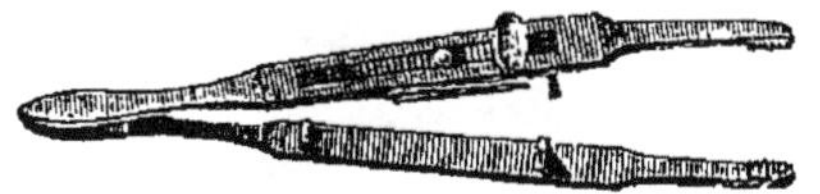

Fig. 15. — Pince à verrou et mors larges, pour saisir et tordre les bouts d'artère.

On fait ensuite exécuter à l'instrument un nombre de tours variable avec le volume et l'état de l'artère, jusqu'à ce qu'il se détache emportant le morceau. On peut aussi s'arrêter avant la rupture complète du pas de vis ou tourillon. Bryant recommande 10 tours pour les grosses artères, 6 pour les moyennes, 4 pour les petites. Hill s'arrête encore plus tôt. (*The Lancet*, 5 nov. 1870).

Quand la torsion simple réussit bien, voici ce qui se passe : la tunique externe seule résiste et se tord; les deux autres, rompues et décollées, sont refoulées dans le calibre du vaisseau (fig. 16).

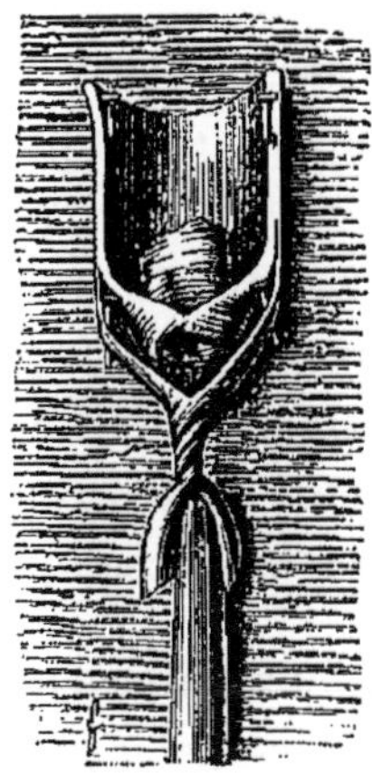

Fig. 16. — **Fragment d'artère carotide primitive tordue et disséquée** (*expérience cadavérique*). — On voit les tuniques élastiques rompues presque régulièrement et refoulées. La tunique adventice est seule tordue.

Mais pour bien réussir, il faut que le bout tordu soit *sain* et *dépourvu de collatérales* dans l'étendue de 0m,01 environ; il ne faut pincer que l'artère et la pincer solidement dans toute sa largeur. Il est bon aussi de rompre les tuniques élastiques d'une manière quelconque au point où l'on désire voir la torsion s'opérer, et même quelquefois de fixer l'artère au-dessus de cette rupture avec des pinces inoffensives afin de *limiter* la torsion.

B. *Torsion et refoulement.* — Afin d'assurer la rupture circulaire et le refoulement des tuniques interne et moyenne, Amussat,

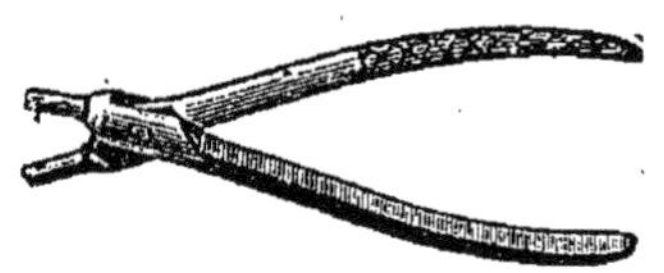

Fig. 17. — Pince à baguettes d'Amussat.

tenant d'une main le bout de l'artère comme à l'ordinaire, se servait d'une pince à baguettes (fig. 17) tenue de l'autre main pour écraser l'artère en travers et rompre ses tuniques élastiques en respectant la tunique externe. Avec cette pince il commençait le refoulement et tordait ensuite ou simultanément.

Pourvu que la rupture des tuniques élastiques soit complète, la torsion suffit à opérer leur refoulement. La pince à verrou peut tout faire en saisissant le bout de l'artère, si elle a des mors carrés du bout et *aussi larges* que le vaisseau.

La torsion si communément appliquée aux petites artères est applicable aux plus grosses. Je pense qu'il convient alors d'assurer le refoulement des tuniques élastiques. Mais le chirurgien trouve-t-il dans la torsion *bien faite* et *opportunément* faite autant de sécurité que dans la ligature? Cela peut être et M. Tillaux a essayé de nouveau de le prouver. Remarquez toutefois les deux points soulignés : *bien faite* signifie qu'il est plus difficile de tordre que de lier, et *opportunément* veut dire que la torsion ne convient pas à tous les cas ni à toutes les artères, comme la ligature.

Je renvoie aux éditions antérieures ceux qui voudraient lire quelques pages sur la *torsion d'une artère dans la continuité*, sur la *constriction* de Fleet Speer, sur le *refoulement sans torsion*, sur le *refoulement combiné à la ligature*.

DEUXIÈME PARTIE

DES LIGATURES EN PARTICULIER

CHAPITRE PREMIER

SYSTÈME AORTIQUE SUPÉRIEUR

ARTICLE PREMIER

LIGATURES DE L'ARTÈRE RADIALE

Ce vaisseau peut être lié à la face antérieure de l'avant-bras, dans tous les points de son trajet, et derrière le carpe, dans la tabatière anatomique.

A. Dans la tabatière anatomique. — Au niveau du poignet, l'artère radiale abandonne la face antérieure du radius, passe sur le côté de l'articulation radio-carpienne, sous les tendons réunis des muscles long abducteur et court extenseur; elle paraît ensuite dans la tabatière anatomique dont elle traverse obliquement la partie *inférieure*, puis se glisse sous le tendon long extenseur du pouce; presque immédiatement après, elle perfore le muscle premier interosseux dorsal pour aller former l'arcade palmaire profonde.

L'artère a pour lit l'os trapèze; pour couvertures la *peau*, la *veine* céphalique et des *filets nerveux* radiaux, l'*aponévrose*, et enfin, une certaine quantité de *tissu cellulo-graisseux* plus ou moins résistant et feuilleté.

Le membre à opérer doit reposer sur le bord cubital, fixé par un aide qui d'une main tient les doigts, et de l'autre étend et écarte le pouce pour faire saillir les tendons. L'opérateur cherche la pointe du radius. Sur le vivant, il a fait exécuter des mouvements volontaires et marqué le trajet des tendons; il a de plus fait saillir la veine céphalique du pouce qui est superficielle, afin de passer à côté.

Entre les tendons, à égale distance des tendons, et parallèlement aux tendons (a), à partir de la pointe du radius jusqu'à 0^{m},03 plus

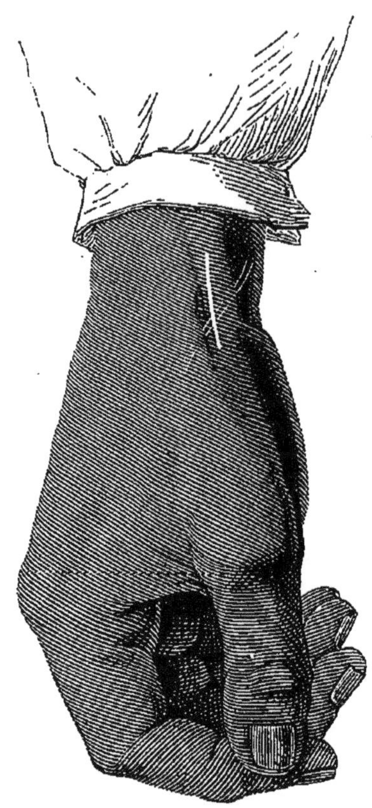

Fig. 18. — **Ligature de l'art. radiale** dans la tabatière. Le trajet de l'artère est marqué par deux traits fins parallèles; l'incision par un gros trait blanc.

bas, coupez la peau, seulement la peau, afin d'épargner la veine céphalique du pouce. Mobilisez ce vaisseau et faites-le rejeter sur le côté *ad libitum*, de même que les nerfs si vous les voyez. — Coupez l'aponévrose comme la peau, entre les tendons, etc. — Avec le bec de la sonde qui déchire la graisse et les feuillets cellulo-fibreux, au besoin avec la pince et le bistouri, cherchez *profondément*, dans la *partie inférieure* de la plaie (b) : l'artère y passe avec ses veines, se portant *obliquement* en arrière et en bas.

Notes. — (a) Avec une asepsie douteuse, il faut à tout prix éviter d'ouvrir les très longues gaines de ces tendons.

(b) A ce niveau on opère sur la face dorsale du trapèze, sans crainte d'ouvrir l'articulation du poignet.

B. A L'AVANT-BRAS. — L'artère radiale, née profondément, descend appliquée devant le muscle rond pronateur par une aponévrose que recouvre

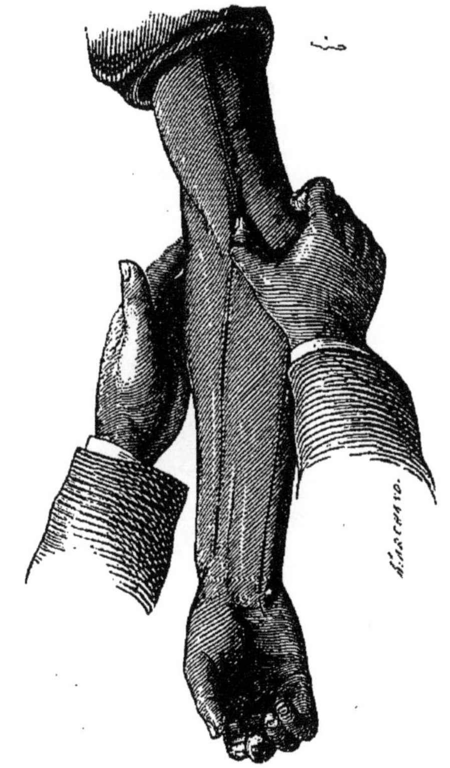

FIG. 19. — **Détermination du milieu du pli du coude.** — Le chirurgien regarde le membre en face. L'indicateur gauche est sur l'épicondyle et refoule les muscles dont la saillie ne compte pas. La main droite a l'index sur l'épitrochlée et le pouce au milieu du pli du coude sur le côté interne du tendon bicipital tangible. La ligne de la radiale est tracée dans la gouttière antibrachiale.

le muscle *long supinateur* (muscle satellite), recouvert lui-même par l'aponévrose superficielle (voy. fig. 23 et 24, p. 34 et 35). Au milieu de l'avant-bras, l'artère devient sous-aponévrotique; là comme plus bas, entre les tendons du long supinateur et du grand palmaire où elle semble presque sous-cutanée, une incision bien placée conduit directement sur le paquet artério-veineux. La branche antérieure du nerf radial reste en dehors et à quelque distance des vaisseaux. Le trajet de l'artère radiale répond à la *gouttière antibrachiale* tangible et dépressible, formée par les muscles épitrochléens et épicondyliens.

L'opérateur marque d'abord sa *ligne d'opération :* du milieu du pli du coude, en dedans du tendon du biceps, à la gouttière du pouls, le long de la gouttière antibrachiale sentie avec les doigts (fig. 19). Il fait saillir les veines pour éviter les très grosses, et se place en dehors pour opérer. Le membre est couché sur la table, en supination, fixé par un aide.

§ 1. **Au tiers inférieur.** — Sur la ligne indiquée, dans la gouttière du pouls, à 1 centimètre en dehors du tendon grand palmaire, et parallèlement à ce tendon, sur l'artère que vous sentez battre, incisez avec légèreté la peau et le tissu cellulaire, dans l'étendue de $0^m,03$ (a).

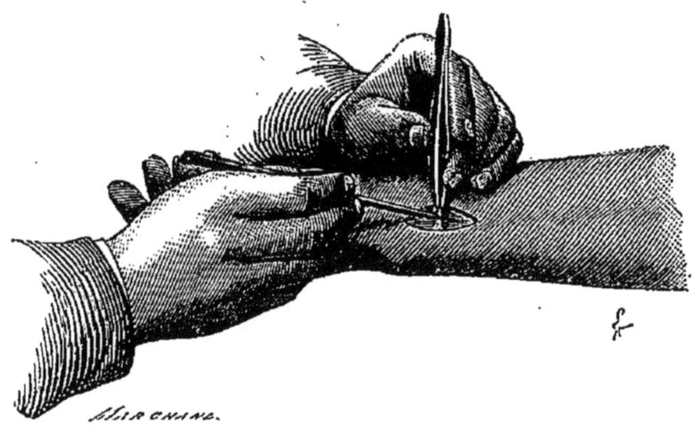

FIG. 20. — **Ligature de l'art. radiale** (*au-dessus du poignet*). — L'aponévrose est soulevée avec la pince. Le bistouri va inciser le pli transversal ainsi formé, juste sur l'artère. La dénudation sera faite ensuite méthodiquement, bien qu'en pratique cela soit peu utile, vu le petit volume du vaisseau.

Faites écarter les lèvres de la plaie; regardez et touchez l'artère à travers l'aponévrose.

Pincez cette aponévrose (fig. 20) et ouvrez-la (b).

Isolez (fig. 21) et chargez, *ad libitum* (c).

Comme toutes les artères superficielles, la radiale doit être dénudée avec soin, à l'amphithéâtre. Cela donne à la main de l'habitude et de la légèreté.

Au **tiers moyen**, même opération : peau, peut-être quelque veine à épargner, aponévrose unique, artère.

Notes. — (a) L'incision peut aboutir au niveau de l'extrémité inférieure du radius, mais ne doit pas descendre davantage : l'artère radiale se déviant en arrière, ne peut être cherchée, comme la cubitale, à la partie antérieure du carpe.

(b) Par excès de précaution, vous pouvez ouvrir l'aponévrose à l'extrémité supérieure de la plaie avec la pince et le bistouri, et fendre ensuite sur la sonde cannelée insinuée par l'ouverture.

(c) Quand on lie la radiale immédiatement au-dessus du poignet, on ne peut voir le nerf satellite déjà porté derrière l'avant-bras; quand on lie plus haut, on ne le rencontre généralement pas non plus, car on ne le cherche pas : il est à plusieurs millimètres en dehors des vaisseaux. — Étudiez les coupes figure 24, page 35.

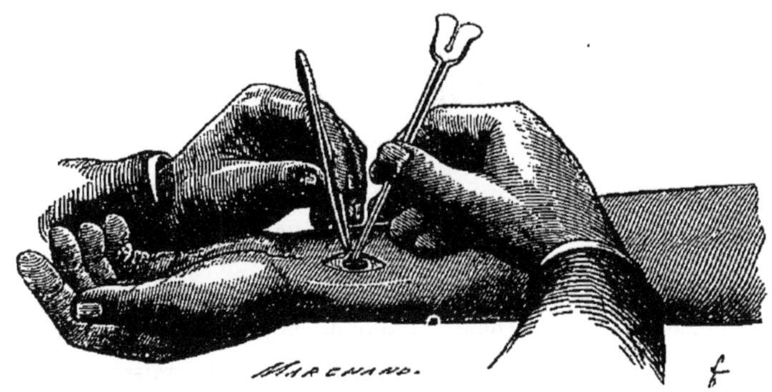

Fig. 21. — **Ligature de la radiale** (*au-dessus du poignet*). — 2e temps de la dénudation. La pince tient une lèvre de la boutonnière : le bec de la sonde en a décollé le bord du vaisseau par quelques écartements; insinué maintenant en dessous, il opère par va-et-vient dans le sens de la longueur de l'artère.

§ 2. **Au tiers supérieur** (a). — La main gauche fixe la peau son index enfoncé dans la gouttière marque le point de départ de l'incision (fig. 22). Sur la ligne indiquée, évitant les grosses veines, faites à la peau une incision de $0^{m},06$. Coupez le tissu cellulaire,

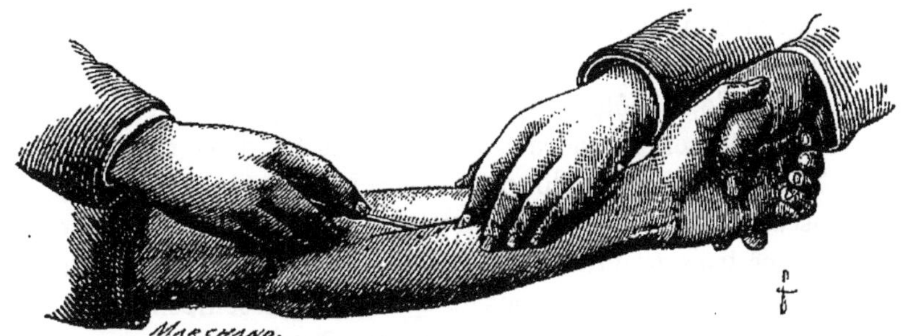

Fig. 22. — **Ligature de l'art. radiale** (*au-dessus du milieu de l'avant-bras*). — La main gauche fixe la peau, l'index s'enfonçant dans la gouttière où chemine le vaisseau. La droite, appuyée sur le bras malade par les derniers doigts, tient le bistouri comme un couteau et incise.

dénudez bien l'aponévrose; grâce à l'écartement des lèvres tégumentaires, regardez et tâtez de nouveau la gouttière antibrachiale, souvent blanche et graisseuse. — Très près, mais à côté et en dehors de la gouttière, incisez l'aponévrose superficielle. Reconnaissez le bord interne du muscle *long supinateur* ainsi mis à nu;

disséquez-le proprement; faites-le rejeter ou attirez-le vous-même légèrement en dehors, pendant qu'un aide maintient la lèvre interne de la plaie (b). — Cherchez à voir ou à sentir l'artère à travers la mince aponévrose profonde qui l'engaine et l'applique devant le rond pronateur, etc. Déchirez ou coupez cette *seconde* aponévrose juste sur l'artère (c). Ne cherchez pas le petit nerf radial antérieur qui est en dehors de l'artère. Dénudez avec la pince et le bistouri pour vous faire la main et chargez de dehors en dedans.

Notes. — (a) L'artère a pour lit le muscle rond pronateur; pour couvertures, la *peau*, une première *aponévrose*, le bord interne du muscle *long supinateur*, enfin une seconde *aponévrose*.

(b) Chez les sujets peu musclés, il est à peine besoin d'écarter le muscle; on ouvrira cependant sa gaine et on le reconnaîtra, afin de ne pas dévier du bon chemin.

(c) Il n'est pas élégant d'ouvrir l'aponévrose à côté des vaisseaux et de montrer les fibres du muscle rond pronateur. Mieux vaut n'intéresser que le feuillet prévasculaire et respecter la mince pellicule sous-jacente.

ARTICLE II

LIGATURES DE L'ARTÈRE CUBITALE

L'artère cubitale née à $0^m,03$ au-dessous du milieu du pli du coude, se porte d'abord obliquement en dedans, sous les muscles épitrochléens où se trouvent le nerf médian, derrière lequel elle passe, et le nerf cubital dont elle aborde le côté externe (fig. 23, 4), pour devenir longitudinale comme ce nerf, et répondre avec lui, dans les deux tiers inférieurs de l'avant-bras, à l'interstice du *muscle cubital antérieur* (muscle satellite) et du faisceau superficiel du fléchisseur sublime. Elle n'est donc pas accessible dans les trois premiers travers de doigt de l'avant-bras, à moins qu'on ne coupe presque en travers tous les muscles épitrochléens, sauf le cubital, risquant aussi la section du nerf médian. Au-dessous de ces trois doigts, qu'il faut toujours respecter, on peut atteindre l'artère par l'interstice indiqué, mais d'autant plus difficilement qu'on opère plus haut (voy. et étudiez les fig. 23 et 24, A, B, C, p. 34 et 35).

Dans tout leur trajet, les vaisseaux et nerfs cubitaux reposent sur le fléchisseur commun profond, devant lequel ils sont maintenus par une aponévrose qui, imperceptible près du coude, devient résistante au voisinage du poignet (fig. 23, 6). — Dans la moitié inférieure de l'avant-bras, le tendon du cubital (fig. 23, 7) empiète sur l'artère et *à fortiori* sur le nerf placé en dedans; il est éloigné des autres tendons et *facile à*

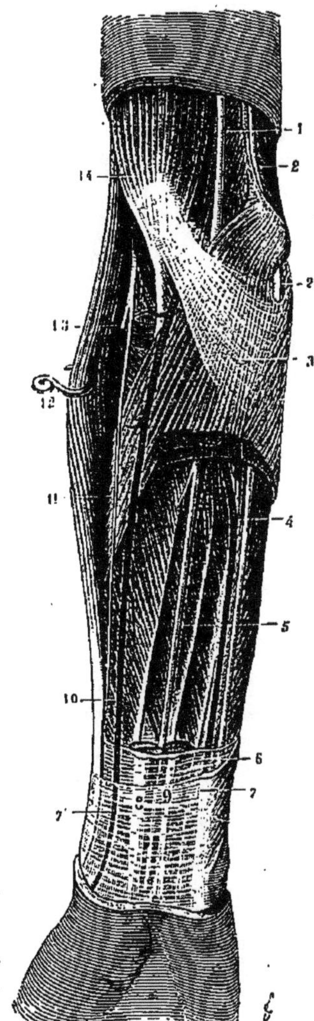

Fig. 23. — **Trajet et rapports des artères de l'avant-bras droit.** — 1, nerf médian et *artère humérale* sur le muscle brachial ant.; 2, 2', nerf cubital; 3, expansion du biceps recouvrant les muscles épitrochléens : cubital antérieur, fléchisseur sublime, petit palmaire, grand palmaire coupés, rond pronateur intact; 4, *artère cubitale* s'approchant du nerf cubital; 5, nerf médian; 6, aponévrose relativement profonde contenant les tendons grand et petit palmaire, appliquant sur le muscle fléchisseur profond, l'artère cubitale, les nerfs cubital et médian, même les tendons coupés du fléchisseur sublime; 7, tendon coupé du cubital antérieur et aponévrose superficielle; 7', la même qui recouvre seule l'artère radiale; 8, grand palmaire; 9, petit palmaire; 10, *artère radiale* reposant sur le muscle fléchisseur propre du pouce; 11, branche antérieure du nerf radial; 12, long supinateur écarté; 13, nerf radial, sa branche postérieure pénétrant dans le court supinateur; 14, biceps.

Fig. 24 (p. 35 ci-contre). — **Trois coupes de l'avant-bras gauche** : *A*, dans le tiers supérieur; *B*, au milieu; *C*, près du poignet.

C, cubitus; **R**, radius.

Les muscles portent le même numéro sur les trois figures, de sorte qu'on peut les suivre de haut en bas, comme aussi les nerfs et les vaisseaux.

Région antéro-interne. Sur la coupe *A*, 7 muscles rangés en deux couches. — *Superficiels* : 1, cubital antérieur; 2 fléchisseur sublime étalé aussi en profondeur sous les muscles suivants; 3, petit palmaire; 4, grand palmaire; 5, rond pronateur. *Profonds* : 6, fléchisseur propre du pouce; 7, fléchisseur commun profond.

Tous ces muscles se retrouvent sur la coupe *B*.

Sur la coupe *C*, le rond pronateur 5 n'est plus et le carré pronateur 8 se montre.

Les *nerfs et vaisseaux* se voient sous les muscles superficiels. Le nerf *cubital* toujours sous le muscle cubital antérieur 1 et sur le fléchisseur commun profond 7, dans les trois figures, avec les vaisseaux homonymes à son côté externe, à distance sur la coupe *A*. Le nerf *médian* est sous le fléchisseur sublime 2, sur l'interstice des fléchisseurs profonds propre 6 et commun 7, dans lequel interstice il envoie le nerf du carré pronateur que l'on voit sur la coupe *B*, devant les vaisseaux interosseux antérieurs.

Région postéro-externe. Deux couches musculaires. *Sept superficiels* : un seul, l'anconé 9, n'est visible que sur la coupe *A* ; 10, cubital postérieur; 11, extenseur du petit doigt; 12, extenseur commun; 13, second radial; 14, premier radial; 15, long supinateur.

Celui-ci couvre ou avoisine l'artère et les veines radiales ainsi que la branche antérieure du nerf *radial* passée à la face dorsale sur la coupe *C*.

Cinq profonds : comme ces cinq muscles sont de longueur inégale et naissent échelonnés de haut en bas, les trois coupes diffèrent sensiblement. Sur *A* : 16, court supinateur avec la branche postérieure du nerf radial et les vaisseaux satellites inclus; 17, origine du long abducteur du pouce couvert par les vaisseaux interosseux postérieurs. — Sur *B* : 16 a disparu; 17 s'est appliqué au radius; 18, court extenseur du pouce est né. — Sur *C* : 17 et 18, transportés en dehors, ont cédé la place à 19, long extenseur du pouce, et 20, extenseur de l'index.

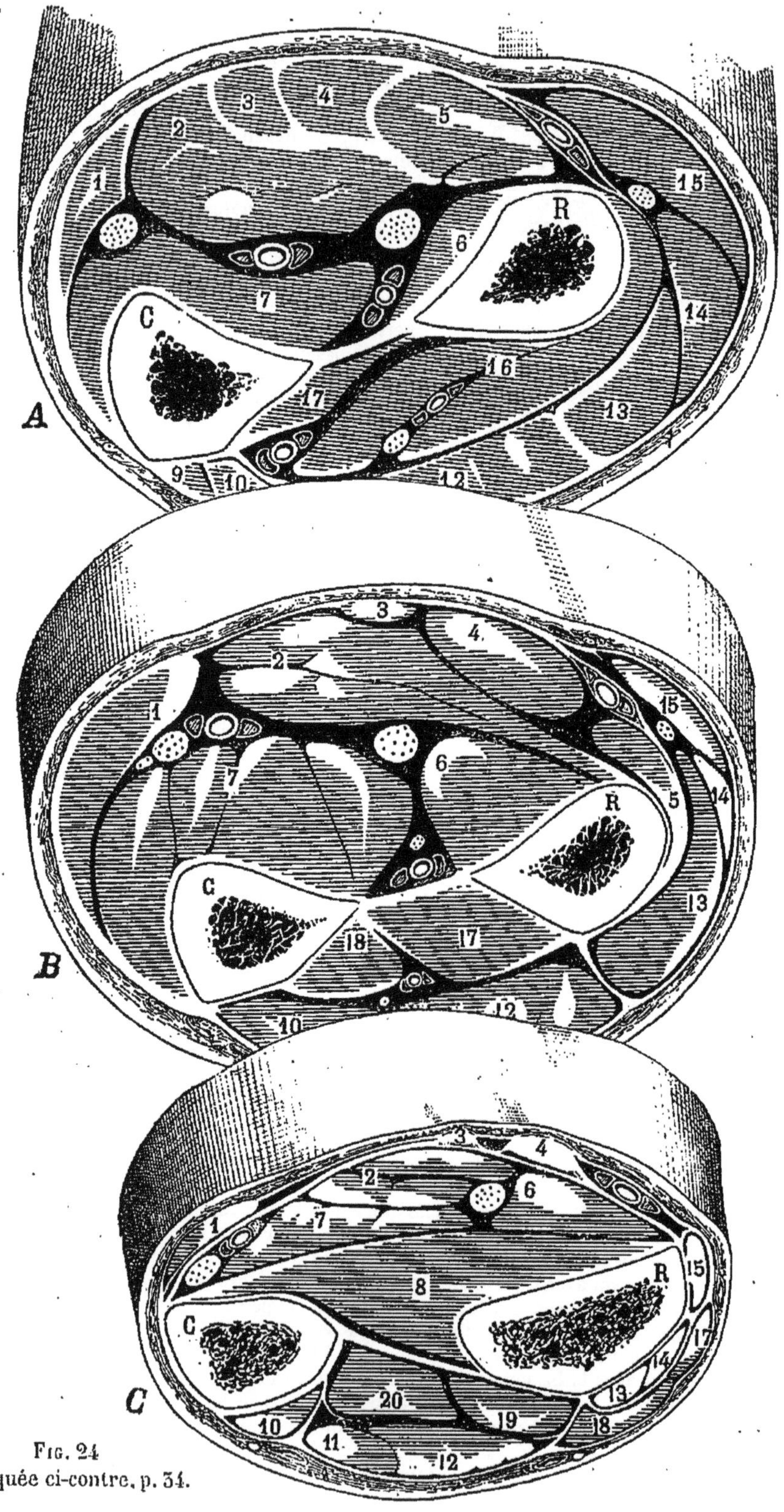

Fig. 24
expliquée ci-contre, p. 34.

sentir, car il aboutit au pisiforme. Mais, à la partie supérieure, l'interstice que l'on doit ouvrir s'efface de plus en plus à mesure qu'on s'approche de l'épitrochlée. On doit, pour le trouver, se rappeler la *grande largeur* du muscle cubital antérieur (0m,03 environ); et pour l'ouvrir, savoir que la *cloison* fibreuse intermusculaire qui l'occupe est *adhérente par sa face interne* aux fibres du muscle cubital qui s'y attachent, mais simplement juxtaposée ,par sa face externe, au muscle fléchisseur sublime, qui ne s'y insère en effet que tout à fait en haut de l'avant-bras. Cependant, comme ces dernières insertions peuvent se prolonger plus bas, on ne doit pas, pour écarter le muscle fléchisseur, porter d'abord la sonde dans la partie supérieure de la plaie, de peur d'entrer dans ce muscle et de s'y perdre en suivant l'obliquité de ses fibres, mais bien dans la partie inférieure, afin de décoller les insertions possibles, en agissant de bas en haut. — Pour ouvrir le fond de l'interstice, on se rappellera encore que le muscle cubital recouvre un peu le fléchisseur, et que, par conséquent, il faut introduire obliquement la sonde pour venir chercher celui-ci sous celui-là et le rejeter tout entier en dehors. Ayez dans l'œil les coupes A, B, C..

Pour être en mesure de trouver l'artère cubitale dans tous les points où elle est accessible, il suffit de s'exercer à la lier 1° au-dessus et près du poignet; 2° au-dessus du milieu de l'avant-bras ou, autrement dit, à l'union du tiers supérieur avec le tiers moyen.

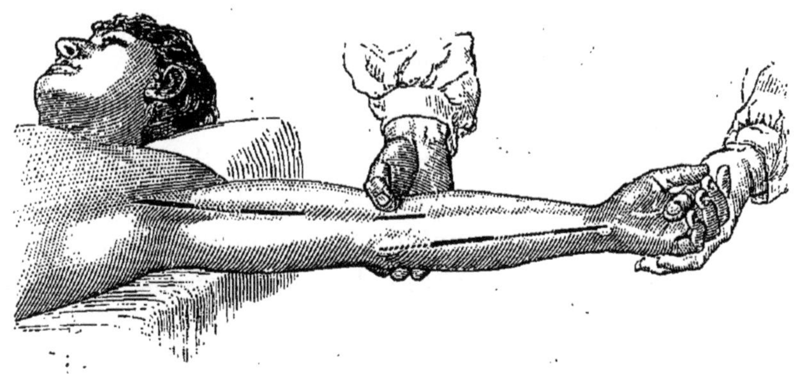

Fig. 25. — **Ligatures de l'artère cubitale.** — Le membre, fortement écarté du corps et en supination, repose dans les mains d'un aide qui en présente le bord interne. L'opérateur, placé en dedans, a tracé la ligne de la cubitale, de la pointe de l'épitrochlée au côté externe, c'est-à-dire radial, du pisiforme qui se détache en blanc.

Dans les deux cas, l'avant-bras, en supination, est écarté du tronc et repose dans les mains d'un aide. L'opérateur se place *en dedans* et trace la *ligne d'opération* : de la pointe de l'épitrochlée au côté externe ou radial de l'os pisiforme, le long du bord externe du tendon cubital antérieur, facile à sentir dans la moitié inférieure de l'avant-bras (fig. 25). Rappelez-vous bien que la ligne d'opération ne doit partir ni de la partie antérieure de l'épitrochlée (faute commune), ni de la partie postérieure (faute rare), mais de la *pointe*, du sommet saillant en dedans.

§ 1. **Au-dessus du poignet** (a). — Sur la ligne indiquée, le long et *en dehors* du relief du tendon cubital antérieur, là où bat quelquefois l'artère (b), faites à la peau une incision de 0m,05. — Ayant attiré en dedans la lèvre interne de la peau pour découvrir le tendon cubital, que cette lèvre doit cacher, coupez l'aponévrose superficielle sur le bord même de ce tendon. — Faites fléchir la main pour relâcher celui-ci; écartez-le en dedans et, à la place qu'il occupait, cherchez à sentir l'artère à travers l'aponévrose profonde que vous inciserez sur la sonde cannelée. — Le nerf est en dedans des vaisseaux. — Dénudez et chargez de dedans en dehors.

Notes. — (a) L'artère a pour couvertures : la *peau*, une première *aponévrose* superficielle et le bord externe du *tendon* cubital antérieur, une *seconde aponévrose* profonde (analogie avec la radiale à la partie supérieure).

(b) On peut sentir les battements de l'artère et même les voir, en renversant la main en arrière si le malade est maigre. Mais, quand on sent le vaisseau, on sent encore mieux le tendon, et c'est celui-ci qu'il faut d'abord chercher pour inciser ensuite les téguments non dessus, mais en dehors, du côté du pouce, à un demi-centimètre. En divisant la peau trop près du tendon, la béance due à l'élasticité expose celui-ci aux regards plus qu'il ne faut pour satisfaire des juges.

§ 2. **Au-dessus du milieu de l'avant-bras.** — L'opérateur se place en dedans, assis ou accroupi (a). Il examine les grosses veines et passe la main pour s'assurer qu'il n'y a pas de battements sous la peau, c'est-à-dire que l'artère n'est pas superficielle.

Sur la ligne indiquée, à trois doigts au-dessous de l'épitrochlée, commencez ou terminez (suivant le côté) une incision de 0m,07 qui n'intéresse que la peau. Coupez soigneusement le tissu cellulaire afin de bien voir l'aponévrose sans l'inciser. — Avec l'indicateur ou le pouce gauche, abaissez la lèvre postérieure de la peau pour explorer la surface aponévrotique du muscle cubital antérieur; reconnaissez ses faisceaux blancs obliques. Ramenant alors en avant et l'œil et le doigt, arrêtez-vous sur le *premier interstice* jaunâtre bien visible et bien dépressible *dans l'angle inférieur* de la plaie : regardez et touchez; vous sentirez mieux si vous faites étendre la main pour un instant. — Rappelez-vous maintenant que la cloison adhère au muscle cubital, beaucoup plus qu'au muscle fléchisseur : donc, parallèlement à l'interstice, mais à plusieurs millimètres *en avant et en dehors*, incisez l'aponévrose, *sur* le muscle fléchisseur sublime, qui fera aussitôt hernie. Avec la sonde, ouvrez délicatement l'extrémité *inférieure* de l'interstice pour y introduire le bout de l'index gauche et, *de bas en haut*, décoller d'un seul coup et très bien, le muscle fléchisseur sublime de la cloison fibreuse intermusculaire. Au fond apparaîtra le nerf cubital : reconnaissez-le. — Faites tenir la main fléchie pour relâcher les muscles. Retenant vous-même en dedans le muscle cubital antérieur avec le doigt, placez un écarteur à fond de l'autre côté, pour donner le muscle fléchisseur à un aide qui l'écarte et *le soulève*. Sous ce muscle, à côté et à quelque distance du nerf, vers l'axe de l'avant-bras, cherchez l'artère, de préférence dans la partie inférieure de la plaie (b). Dénudez au milieu de la plaie et passez le fil avec une aiguille courbe, de dedans en dehors.

Notes. — (a) Pour trouver l'artère à ce niveau et surtout un peu plus haut, il ne suffit pas d'écarter les muscles cubital antérieur et fléchisseur sublime, il faut ensuite soulever celui-ci et se baisser pour regarder dessous. Tout opérateur qui se met en dehors du membre ou qui, placé en dedans, oublie de se baisser, s'expose à manquer l'artère. Il la cherche dans le fléchisseur profond ou plus en dedans entre ce muscle et le cubital antérieur, vers la crête postérieure de l'os. Si l'on tient à rester debout, il faut porter l'avant-bras dans la supination forcée. Je ne craindrai pas de dire que, pour arriver sur l'artère cubitale en haut, il faut creuser : 1° un puits entre le muscle cubital et le fléchisseur sublime ; 2° une galerie horizontale sous le fléchisseur sublime.

(b) On trouve toujours là un vaisseau artériel avec deux veines. Mais ces vaisseaux normaux sont très petits et se perdent bientôt lorsque la grosse artère cubitale, née prématurément, rampe sous l'aponévrose superficielle. Cette anomalie fréquente ne saurait passer inaperçue sur le vivant, car on ne fait jamais d'incision sur un avant-bras sans glisser la main dessus, autant pour s'assurer qu'il n'y a pas de battements artériels, que pour faire saillir les grosses veines à épargner.

L'opérateur candidat qui, arrivé sur l'artériole qu'il voit s'épuiser à la place de la cubitale, manifeste de l'étonnement et continue à chercher, montre par là son ignorance. Il ferait mieux de proposer à ses juges de découvrir l'artère : il la trouverait flanquée de ses deux veines, sous l'aponévrose superficielle ordinairement assez transparente pour la laisser voir.

Fig. 26. — **Artères de la main, type et genres d'anomalies**, paume gauche.

Type (la grande figure $C^7 + R^3$) : la cubitale C donne 7 collatérales digitales et la radiale profonde 3 ; mais *la suppléance est préparée par des anastomoses.*

En effet, les collatérales 8, 9, 10, d'origine radiale profonde, reçoivent 3 fines branches de l'arcade superficielle. Viennent ces artérioles à se développer et l'on pourra voir les 10 collatérales naître de la cubitale : genre $C^{10}R^0$. (1re petite fig.)

Encore sur le type : de la radiale profonde ou d'une de ses branches 8, une artériole descend au tronc commun des collatérales 6 et 7 ; si elle se développe, la cubitale perd les deux collatérales que gagne la radiale profonde, genre $C^5 + R^5$. (2e petite fig.)

Mais la radiale profonde peut ne donner aucune collatérale sans que pour cela la cubitale fournisse les 10 ; alors 3 à 5 naissent d'artères superficielles extraordinairement développées (radio-palmaire, médiane ou l'une et l'autre) ; ex. : $C^5 + m$ ou r^5. (3e petite fig.)

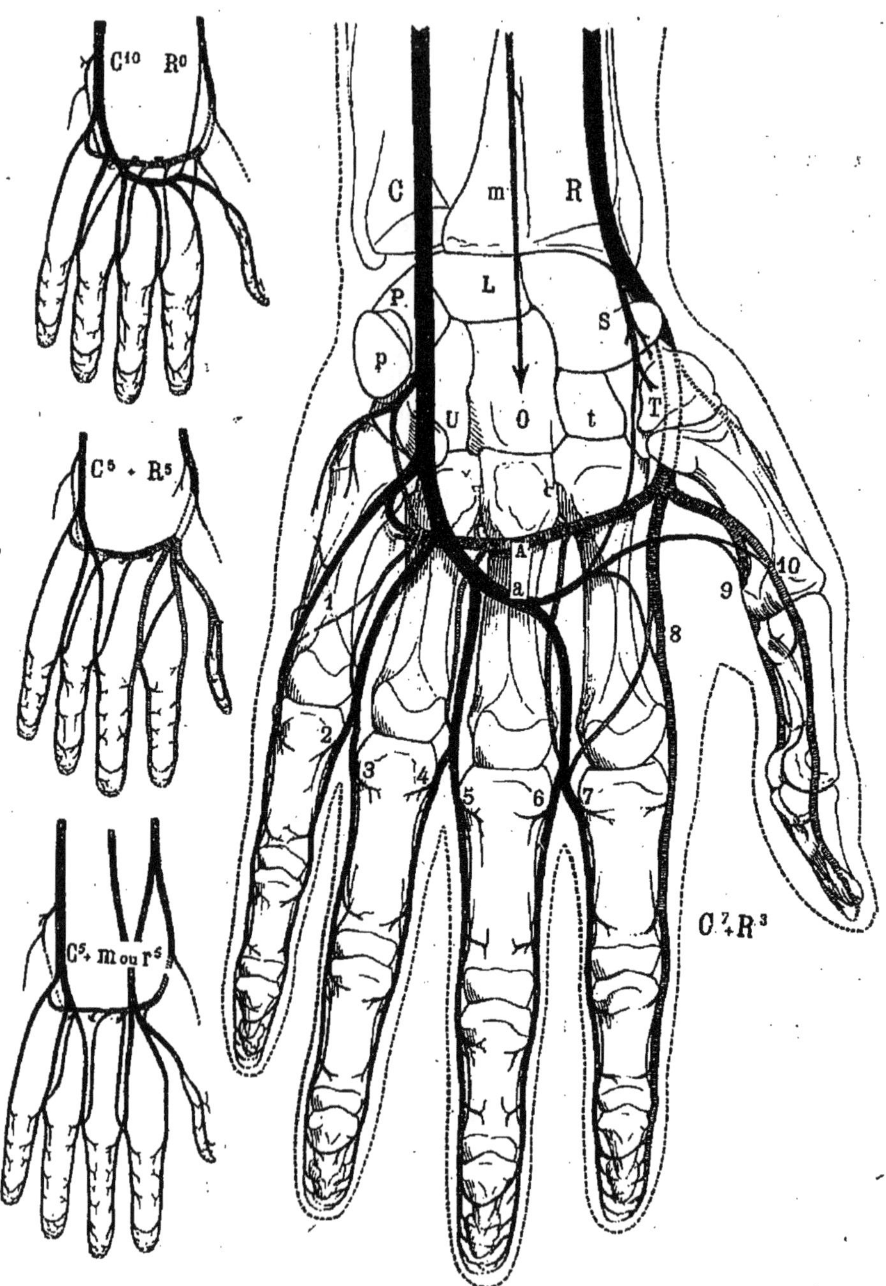

FIG. 26, expliquée ci-contre, p. 38.

En manœuvrant comme il a été dit (§ I, p. 37), on peut lier à une hauteur variable et même dans l'éminence hypothénar, en dehors du pisiforme. L'artère, facilement accessible jusqu'à 0m,03 au-dessous de cet os, repose sur le très fort ligament annulaire du carpe avec le nerf cubital à son côté interne; le muscle palmaire cutané les recouvre.

Si l'on prolongeait l'incision en la recourbant de manière à en faire la bissectrice du V formé par les deux plis palmaires supérieurs, on découvrirait **l'arcade palmaire superficielle** sous l'aponévrose palmaire (fig. 27).

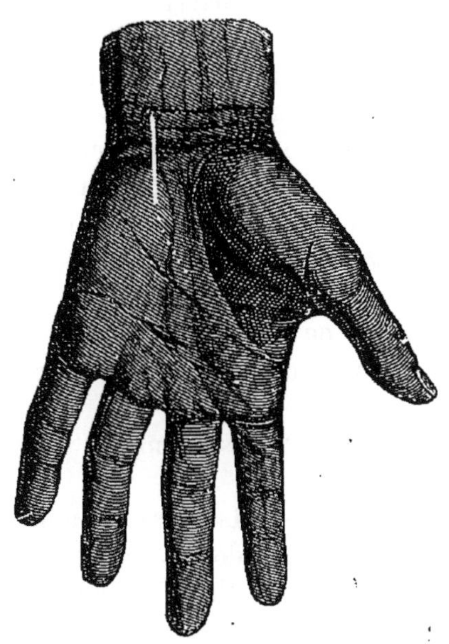

FIG. 27. — Incision pour lier l'artère cubitale dans la racine de l'éminence hypothénar; et même l'arcade palmaire superficielle suivant le trajet pointillé.

ARTICLE III

LIGATURES DE L'ARTÈRE BRACHIALE ET DE L'ARTÈRE AXILLAIRE DANS L'AISSELLE

La ligne d'opération, le procédé, les points de ralliement étant les mêmes pour les deux artères, je réunis ces ligatures dans un même article. Je me suis assuré d'ailleurs que, dans l'opération désignée sous le nom de ligature de l'axillaire dans l'aisselle, c'est presque toujours sur l'origine de la brachiale que l'on pose le fil.

Quand l'artère axillaire sortant des racines du nerf médian devient accessible, voici quels sont ses rapports en avant dans le sens de l'attaque : le *nerf médian* la recouvre, et le *muscle coraco-huméral*, perforé par le nerf musculo-cutané, recouvre le nerf médian. Les autres nerfs sont derrière. Plus bas, au bras, ces rapports ne changent pas; seulement, le faisceau coracoïdien du biceps remplace le muscle coraco-huméral, et le nerf médian toujours en avant (sauf anomalie assez commune) se porte peu à peu en dedans des vaisseaux, devant le brachial antérieur.

La veine basilique, accompagnée du nerf cutané interne, est *interne* et *postérieure* relativement au trajet artériel. D'abord sous-cutanée et mobile, bientôt attachée et comme incluse dans l'aponévrose, enfin tout à fait sous-aponévrotique, elle se jette, plus ou moins haut, dans la veine humérale interne pour constituer la *grosse veine axillaire* qui, en arrivant dans l'aisselle, reste interne et même simplement postérieure quand elle n'est pas gonflée. Interne ici équivaut à superficielle, immédiatement sous-aponévrotique; postérieure à devant être rejetée en arrière.

La *petite veine axillaire* est un canal collatéral collecteur des circonflexes, quelquefois en continuation de la veine humérale externe et qui chemine au côté externe ou profond de l'artère avant de passer devant celle-ci, plus ou moins près de la clavicule, pour se jeter dans la grosse veine interne.

Il faut absolument connaître les anomalies les plus fréquentes de l'artère brachiale.

1° Anomalies de situation. — α. La plus commune, peut-être 10 pour 100, consiste en ce que l'artère passe devant le nerf médian au lieu de passer derrière. — β. Un faisceau musculaire ou tendineux, axillaire-coraco-sus-épitrochléen, — huméro-cubital, — huméro-radial, — passe devant les nerfs et vaisseaux. — Les figures 28 et 29 représentent six de ces anomalies que j'ai toutes observées plusieurs fois.

2° Anomalies de division. — L'avant-bras a trois artères : radiale, cubitale, interosseuse, qui peuvent naître dès la hauteur de l'aisselle par deux troncs, de la manière suivante : α (rare), l'artère qui finira par l'interosseuse occupe la situation normale, l'autre tronc, plus superficiel, fournit la cubitale et la radiale (fig. 30, IV) ; β (assez commune), l'artère située à la place ordinaire sous le nerf médian est radio-interosseuse, l'autre, cubitale, est superficielle (fig. 30, III) ; γ (la plus fréquente), le tronc bien placé est cubito-inter-osseux, c'est la radiale qui est superficielle (fig. 30, I et II).

On voit aussi l'artère humérale produire un *vaisseau aberrant* qui, après un trajet long et variable, revient se jeter dans l'artère originelle ou dans l'une de ses branches.

Dans ces cas de bifurcation anticipée de l'artère humérale, il y a généralement une artère superficielle immédiatement au-dessous ou dans l'épaisseur de l'aponévrose, et une autre qui, je crois, ne manque jamais, placée au lieu normal. C'est celle-ci et *seulement celle-ci* qu'il faut lier sur le cadavre, où l'on ne peut deviner l'existence d'une branche superficielle qui ne bat pas. Chacune est flanquée de deux veines. Plus on lie l'artère humérale près de l'aisselle, plus on a de chances de tomber sur un vaisseau unique, quoique l'axillaire elle-même puisse être double.

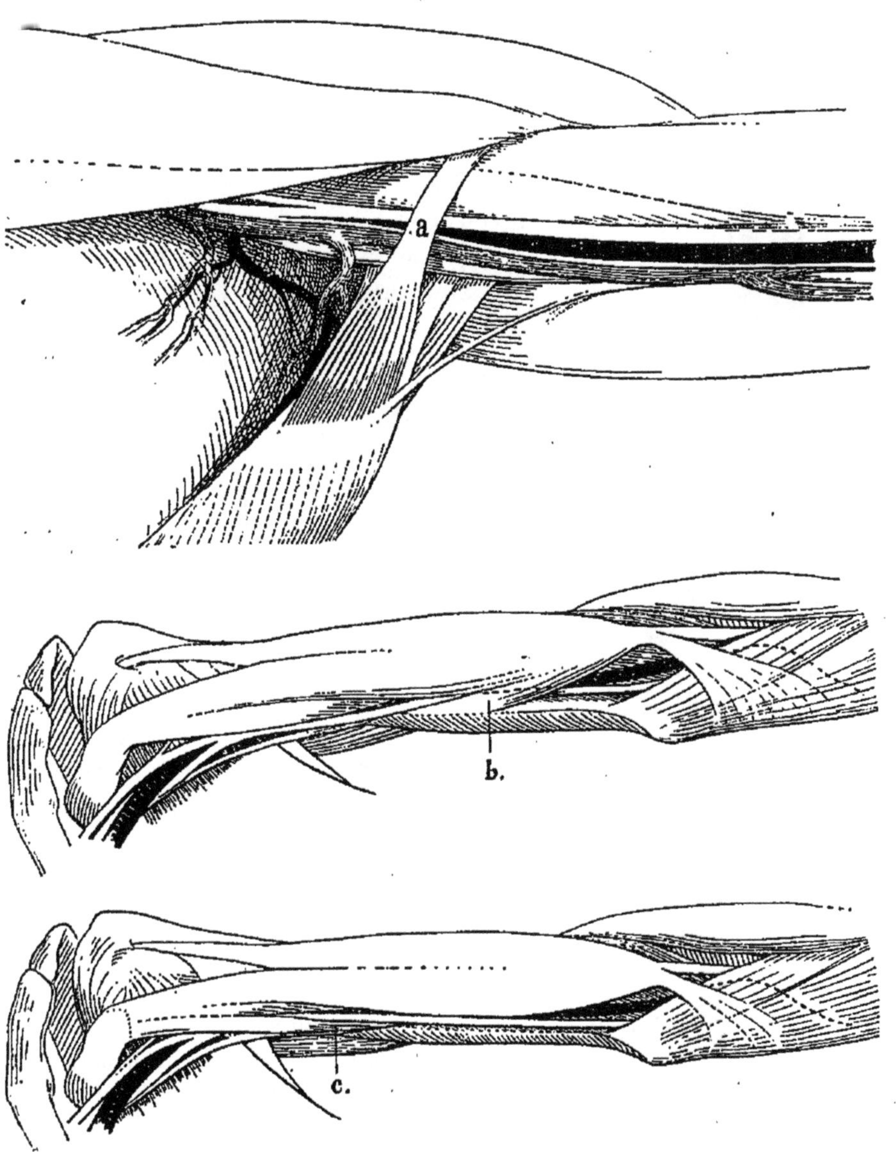

Fig. 28. — **Anomalies musculaires de l'aisselle et du bras.**

a. *Muscle axillaire* né de la face antérieure du tendon grand dorsal et donnant un tendon plat qui croise les vaisseaux et nerfs de l'aisselle, ainsi que le muscle repère coraco-huméral pour aller s'appliquer à la face profonde du tendon grand pectoral. Plus communément l'on rencontre un simple *arc axillaire* fibreux qui ne peut gêner que des débutants non avertis ou timorés.

b. *Chef huméral interne* du biceps croisant et couvrant l'artère humérale, etc. Cette anomalie n'est pas commune tandis que rien n'est moins rare qu'un chef huméral du biceps qui naît et chemine en dehors des vaisseaux sans se montrer à l'opérateur.

c. *Long coraco-brachial* séparé de son congénère normal, le court coraco-brachial, par le nerf médian, l'artère et les veines qu'il couvre pour aller s'insérer quelquefois très bas.

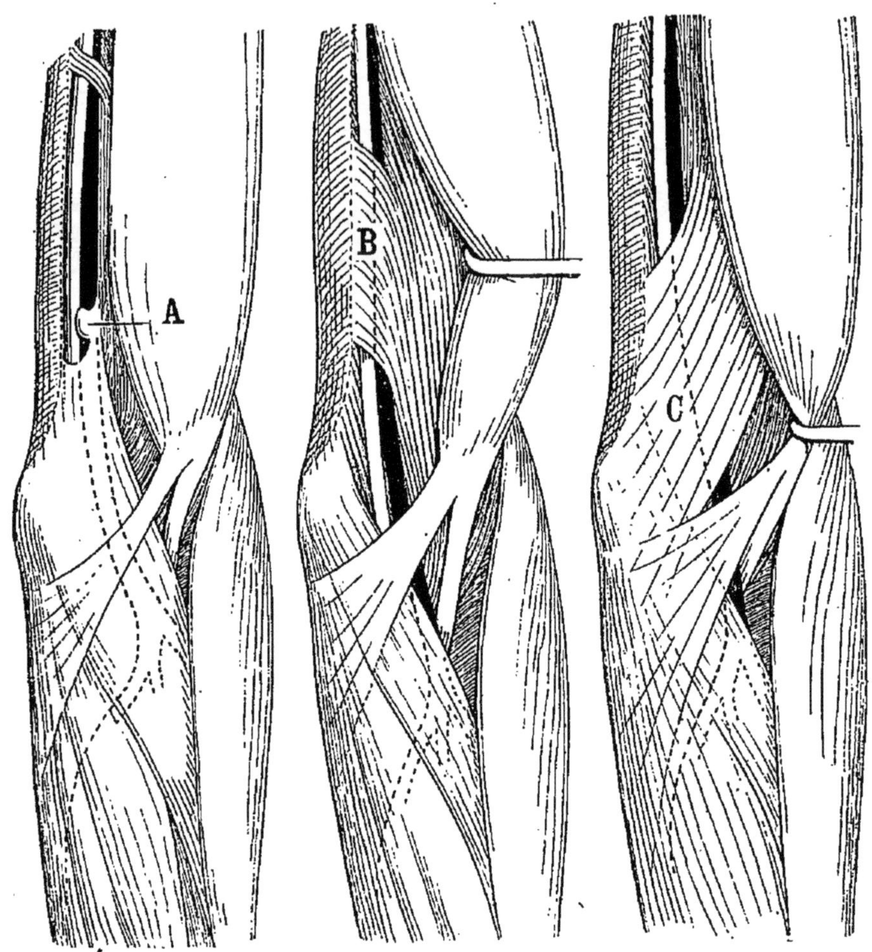

Fig. 29. — **Anomalies musculaires du bras.**

A. *Apophyse sus-épitrochléenne de l'humérus et insertion très étendue en hauteur du muscle rond pronateur.* Avec ou sans apophyse, je viens de voir ce muscle élargi comme le montre la figure, trois fois dans la même semaine. C'est cependant assez rare à Paris.

Ordinairement, le nerf et l'artère sont maintenus, comme dans cette figure, fortement déviés en dedans, quelquefois inclus l'un et l'autre dans un dédoublement de la chair musculaire. L'artère n'est donc pas apparente au pli du coude et la radiale se dégage plus bas que d'habitude.

B. *Dédoublement des insertions humérales internes du brachial antérieur.* Il en résulte pour les vaisseaux et le nerf une couverture musculaire ordinairement mince, quelquefois même transparente ou laciniée.

C. *Insertion cubitale superficielle du brachial antérieur.* C'est une lame musculaire large et peu épaisse qui se détache de la face antérieure du muscle, descend devant le paquet vasculo-nerveux et vient s'insérer en dedans, partie au bord huméral épitrochléen, partie à la crête cubitale, sous et avec l'expansion bicipitale. J'ai vu plusieurs fois ces lames envoyer au même but un dédoublement par-dessous les muscles épitrochléens.

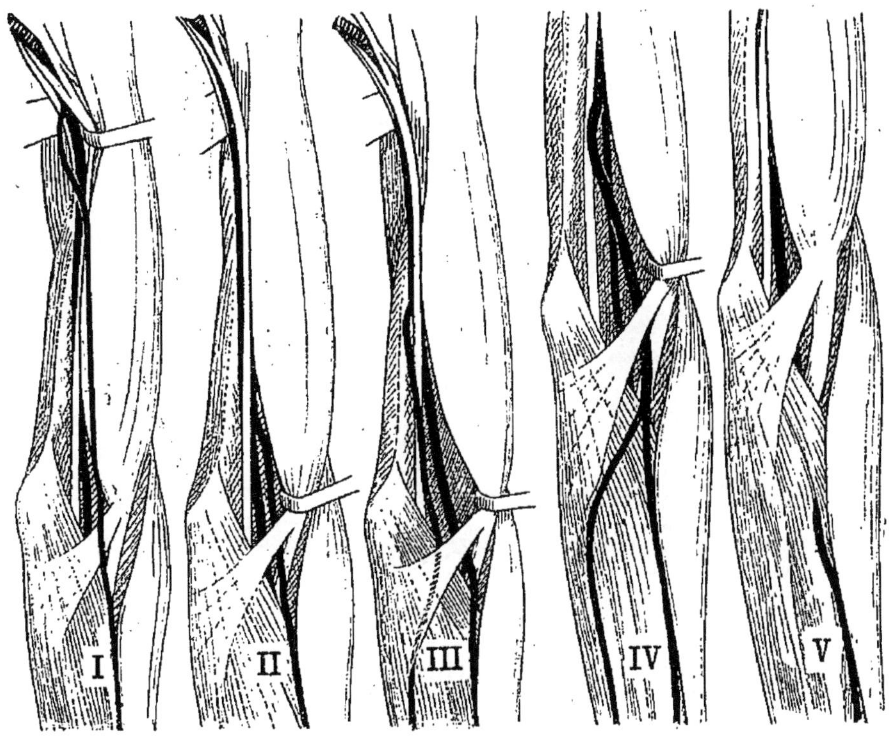

Fig. 50. — **Genres d'anomalies des artères du bras et de l'avant-bras.**

Rien n'est plus commun que la division anticipée de l'artère humérale en deux branches dont l'une, réputée l'humérale vraie, donne plus tard l'interosseuse et l'une des deux artères majeures de l'avant-bras. Cette humérale vraie est celle qu'il faut lier pour que l'opération soit cotée bonne. On la trouve profonde dans la gaine du biceps, sous le nerf médian, tandis que la branche détachée prématurément est plus superficielle que le nerf, quelquefois incluse dans l'épaisseur de l'aponévrose ou même tout à fait sous-cutanée.

I. Naissance très prématurée de la radiale qui vient se placer devant le nerf médian et, plus bas, devant l'expansion cubitale du biceps.

II. Naissance moins prématurée de la radiale. Elle reste au côté externe de l'humérale, devant le muscle brachial antérieur, sous l'expansion bicipitale.

III. Naissance prématurée de la cubitale. On la voit devant le nerf et même devant les muscles épitrochléens, couverte seulement par l'aponévrose. L'humérale vraie se bifurque au lieu ordinaire en interosseuse et radiale.

IV. Origine prématurée commune de la radiale et de la cubitale. Le tronc des interosseuses est resté profond à la place ordinaire de l'humérale. L'autre, plus superficiel, vient devant le rond pronateur se bifurquer et fournir la radiale à trajet normal et la cubitale à direction normale mais à trajet superficiel.

V. Origine retardée de la radiale, obligée ainsi de perforer le rond pronateur ou de se dégager au-dessous pour arriver à sa place.

Je n'ai pas figuré ces canaux artériels collatéraux ou anastomoses longitudinales, *vasa aberrantia*, si fréquents au membre supérieur, parce qu'ils passent généralement inaperçus dans les exercices opératoires.

Le malade sera couché sur le dos, *au bord* du lit, le bras écarté à angle droit, l'avant-bras étendu en demi-supination, soutenu par un aide. Le chirurgien se place en dedans, entre le bras et la poitrine.

Pour tracer la *ligne d'opération*, enfoncez le doigt dans la partie culminante de l'aisselle, *immédiatement* derrière le muscle grand pectoral. De ce point, au milieu du pli du coude déterminé avec soin (voy. pages 3 et 4), tracez une ligne droite. Assurez-vous qu'elle longe le *bord interne du coraco-huméral et du biceps*,

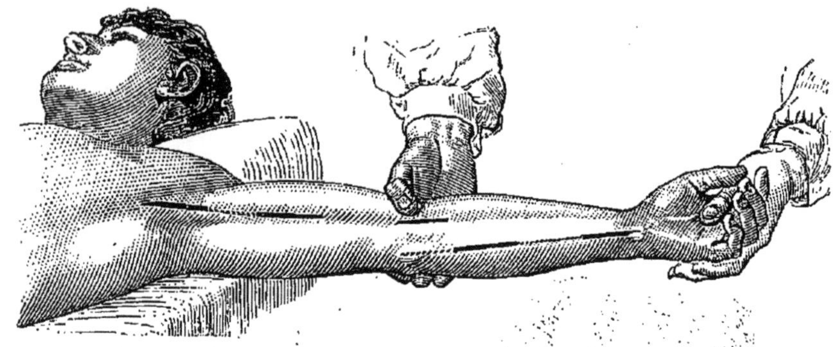

Fig. 31. — **Ligatures des art. brachiale et axillaire.** — Le membre, fortement écarté du corps, repose horizontalement dans les mains d'un aide. Le chirurgien, placé en dedans, a tracé la ligne d'opération qui longe le biceps. C'est au niveau des lignes noires pleines qu'on fait d'habitude les incisions.

bord que vous pouvez et devez sentir ou pincer entre les doigts et dont vous voyez le relief (fig. 31). — Vous chercherez encore : 1° en promenant la main le long du bras, à sentir les battements artériels et la *corde* que forme le nerf médian sur les sujets maigres ; 2° en comprimant la veine axillaire, à voir et à sentir la veine basilique devant laquelle il faut inciser.

§ 1. **Au pli du coude.** — Après avoir tracé la ligne d'opération et fait saillir la veine basilique, fléchissez encore une fois le membre pour bien marquer le pli du coude qui coupe la racine de l'avant-bras, *au-dessous* des éminences latérales de l'humérus.

En dedans du tendon du biceps, près et en dehors de la veine basilique, au milieu du pli du coude, faites prudemment une incision longitudinale ou un peu oblique comme la veine, de 0m,06 (maximum), commençant à 0m,03 au-dessus et finissant à 0m,03 au-dessous de ce pli (a). En coupant le tissu cellulaire, évitez de pourfendre la veine et, après l'avoir mobilisée, rejetez-la en dedans.

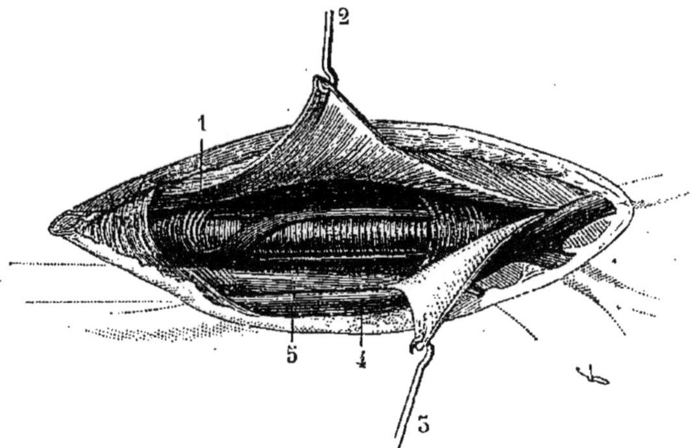

Fig. 32. — **Ligature de l'artère humérale gauche au pli du coude.** Opérateur en dedans. — Plaie disséquée : 1, tendon du biceps ; 2, lambeau externe et 3, lambeau interne écartés de l'expansion aponévrotique du biceps incisée ; 4, origine de la veine basilique ; 5, nerf médian. — On voit l'artère flanquée de ses deux veines.

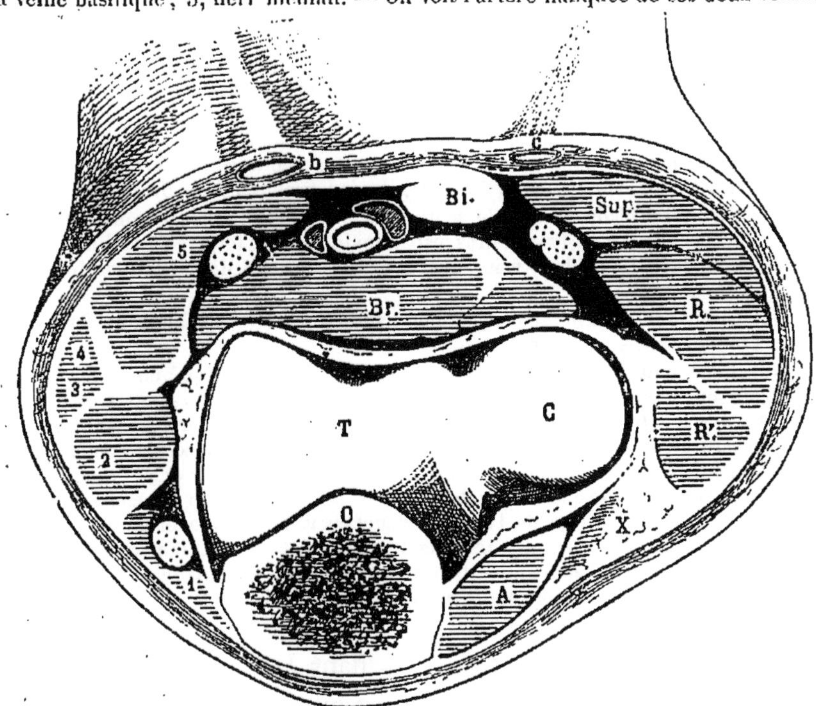

Fig. 33. — **Coupe au niveau de l'interligne du coude gauche.**

O, coupe de l'olécrâne ; **T**, trochlée ; **C**, condyle de l'humérus.

Du côté interne se voient les origines des cinq muscles épitrochléens : **1**, cubital antérieur et nerf cubital inclus ; **2**, fléchisseur sublime ; **3** et **4**, petit et grand palmaires ; **5**, rond pronateur couvrant le nerf médian, couvert par la veine basilique **b**.

Br. Muscle brachial antérieur couvert par l'artère et les veines humérales, couvertes elles-mêmes par l'expansion cubitale du tendon du biceps **Bi**.

Le bord du long supinateur **Sup.** couvert par la veine céphalique **c**, couvre le nerf radial préparé pour sa bifurcation. **R**, premier radial ; **R'**, second radial. **A**, anconé. **X**, faisceau tendineux originel commun aux muscles épicondyliens : cubital postérieur, extenseurs du petit doigt et des doigts.

— Dénudez bien et regardez dans la moitié inférieure de la plaie, les fibres obliques et fortes de l'expansion aponévrotique du biceps; touchez son bord supérieur; dessous, passez la sonde de haut en bas (b). Assurez-vous avec le doigt que la toile fibreuse est seule soulevée et coupez-la, tenant ferme la sonde et le bistouri qui pourrait dérailler (c). — L'extension de l'avant-bras est un peu diminuée; deux écarteurs sont placés avec attention : l'œil voit et le doigt sent, dans l'axe de la plaie, l'artère collée avec ses veines *devant* le muscle brachial antérieur par un mince feuillet celluleux. Il est rare que la graisse soit assez abondante pour masquer ces vaisseaux qui, une fois l'expansion bicipitale coupée, sont tout à fait *superficiels* (d). La dénudation et le passage du fil sont faciles, malgré la mobilité du faisceau artério-veineux et la présence assez fréquente de l'une des deux veines en avant de l'artère (Marcellin Duval).

Notes. — (a) L'artère se bifurquant à 2 ou 3 centimètres au-dessous du pli du coude, c'est sur son extrémité inférieure que va porter la ligature. Ce procédé permet, si l'on prolonge l'incision, de lier à leur origine l'une ou l'autre des artères de l'avant-bras, mais en sacrifiant des veines.

L'artère a pour lit, le muscle brachial antérieur; pour couvertures : la *peau*, le tissu cellulaire et la grosse *veine*, la forte *expansion* aponévrotique du biceps (voy. fig. 33).

(b) Rien n'est facile comme de sentir le bord supérieur de l'expansion bicipitale sur le vivant pendant que l'avant-bras est volontairement tenu en demi-flexion. Le doigt cherchant de haut en bas, rencontre une fosse qui lui donne la sensation de l'orifice inguinal externe.

(c) Le bistouri a de la tendance à filer dans l'intervalle des faisceaux forts et obliques qui croisent l'incision à angle aigu.

(d) Il ne faut pas chercher sans nécessité le nerf médian : en bas il se cache en dedans sous le muscle rond pronateur; mais si on l'aperçoit (sujets très peu musclés), c'est une sécurité : en dehors est l'artère. Dans la moitié supérieure de la plaie, le nerf est encore assez près des vaisseaux pour qu'on puisse s'en servir comme de point de ralliement. Sur les sujets gras et musclés, les vaisseaux sont à demi enfouis. Que de fois j'ai vu sauter par-dessus pour aller trop en dehors (avec le concours maladroit, mal intentionné ou mal dirigé de l'aide-écarteur) chercher sous le biceps et même au delà! En pareil cas, après quelques instants de vaine recherche, il faut revenir en dedans et explorer la face antérieure du lit musculaire *de dedans en dehors, à partir du nerf* cherché où il est caché, sous la lèvre interne de la plaie.

§ 2. **Au milieu du bras.** — Dans la direction indiquée, *sur* le bord interne du muscle biceps, coupez la *peau* ($0^m,06$), puis le *tissu cellulaire*, enfin l'*aponévrose* avec précaution. Suivez de l'œil et du doigt ce travail du bistouri, pour éviter sûrement la veine basilique et reconnaître la branche artérielle aponévrotique en cas de bifurcation anticipée. — Arrivé sur le *biceps nu* (a), mobilisez bien son bord interne avec la sonde et donnez-le délicatement et seul, à un aide qui l'écartera très légèrement en dehors, fléchissant un peu l'avant-bras, s'il est besoin (b). — A la place qu'occupait le bord du muscle, touchez du doigt gauche et regardez le *nerf médian*. Mobilisez-le d'un coup de sonde, d'un coup de bistouri si sa gaine résiste. Quand il sera écarté, en avant et en dehors si vous

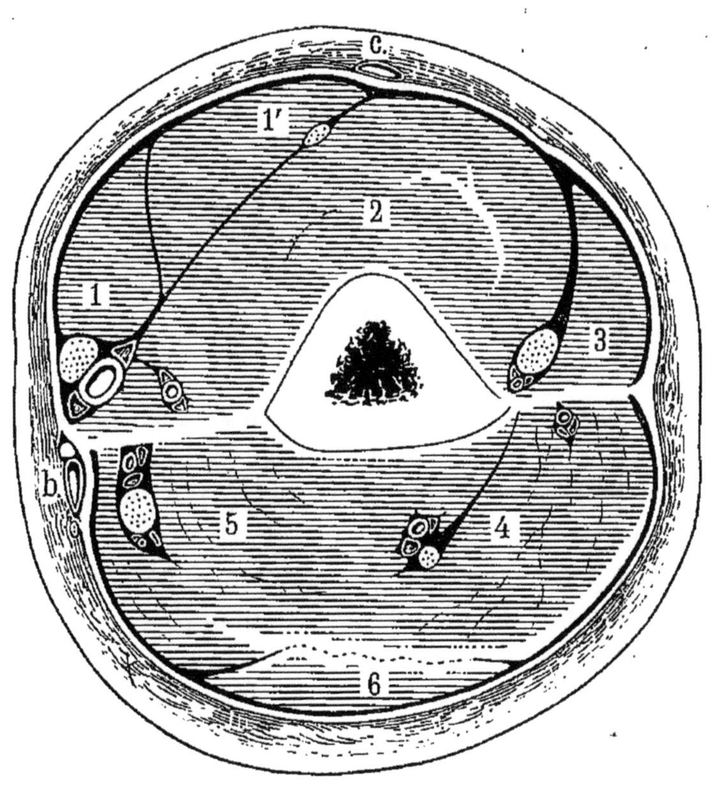

Fig. 51. — **Coupe du bras gauche à 0m,10 au-dessus du coude.**

Deux cloisons tendineuses parties des bords latéraux de l'humérus divisent le tube aponévrotique en 2 loges antérieure et postérieure.

Dans l'antérieure on voit, appliqué à l'os et enveloppant ses deux faces latérales, le m. brachial antérieur (**2**) avec ses vaisseaux inclus dans son bord interne et, en dehors, la strie blanche du commencement de son tendon terminal. En avant et en dedans, les deux portions du biceps accolées : le bord externe (**1'**) de la longue portion couvre le n. musculo-cutané ; la v. céphalique **c** est sous la peau dans le voisinage. Le bord interne de la portion coracoïdienne (**1**) couvre le n. médian qui lui-même couvre l'a. humérale et ses veines. En arrière, sous la peau, la v. basilique **b** et le n. cutané interne.

En dehors du brachial antérieur, le nerf radial se voit au fond de l'interstice qui sépare ce muscle du long supinateur **3** ; avec le nerf sont les ramuscules terminaux antérieurs des vaisseaux huméraux profonds, tandis que les postérieurs sont dans l'épaisseur du triceps derrière la cloison.

Dans la loge postérieure, la coupe du triceps montre bien la longue portion (**6**) et son tendon terminal qui est profond et accolé à celui des vastes. Le vaste interne (**5**) contient en dedans le nerf cubital et ses vaisseaux satellites ; il s'avance jusqu'au bord huméral externe confondu d'abord avec le vaste externe (**4**) mais séparé ensuite par un interstice où sont (à côté du chiffre **4**) les vaisseaux et nerfs dits de l'anconé, qui plus bas s'introduiront complètement dans la chair du vaste interne.

opérez très haut, en dedans si vous opérez plus bas, l'artère flanquée de ses veines pourra être reconnue, dénudée et liée facilement (c).

Notes. — (a) Il faut toujours chercher le bord interne du biceps, car il empiète sur l'artère (excepté chez les sujets très peu musclés); par conséquent, inciser l'aponévrose *sur* le muscle, ouvrir sa gaine : le feuillet postérieur en est si mince qu'il ne masque ni le nerf ni les vaisseaux, quoiqu'il les recouvre.

En incisant en dedans du biceps sans en ouvrir la gaine, on s'expose : 1° à blesser la veine basilique; 2° à lier une branche superficielle anormale de l'artère; 3° et même, pénétrant derrière la cloison intermusculaire interne, à découvrir le nerf cubital accompagné d'une artériole et de veinules quelquefois assez grosses pour en imposer. Rendez-vous compte de cela sur la figure 34.

(b) Que l'écarteur ne tienne que le muscle afin de ne pas entraîner avec lui le paquet vasculo-nerveux qui est dessous et qui se déplace facilement, surtout après la flexion de l'avant-bras. Faites écarter *très peu*, afin de ne pas découvrir le nerf musculo-cutané, qu'inexpérimenté l'on peut, dans le haut du bras, prendre pour le médian.

(c) Très près de l'aisselle, le premier repère est le m. coraco-huméral; on se comporte avec lui comme plus bas avec le biceps. Cela ne change rien à l'opération.

§ 3. **Ligature de l'axillaire dans l'aisselle.** — Le malade est couché sur le dos, au bord du lit, le bras très écarté du corps. L'avant-bras en *position moyenne* (a) et légèrement fléchi est soutenu horizontalement par un aide. L'aisselle est rasée.

A gauche, l'opérateur se tiendra toujours en dedans du bras, près du flanc, assis ou à moitié accroupi (b).

A droite, on se place de même, mais la main qui incise est gênée par le tronc pour diviser les téguments de gauche à droite. Je conseille à l'opérateur de se porter momentanément vers la main du malade, pour tirer l'incision de l'aisselle vers le bras. L'on m'avait appris à me tenir en dehors du membre droit et à opérer debout, par-dessus l'épaule, en baissant la tête pour voir dans l'aisselle. La figure 38 est un souvenir de ce temps.

A partir du sommet ou point culminant de l'aisselle que fixe et enfonce l'indicateur gauche (fig. 35), *immédiatement* derrière la paroi antérieure, faites, le long du bord interne et postérieur du muscle coraco-brachial (fig. 36), une incision de 0m,08, en tenant le bistouri *horizontal*. Coupez de même avec précaution le tissu cellulaire sous la *lèvre antérieure* de la peau *relevée* avec le grand pectoral (c). Touchez entre le pouce et l'index gauches et regardez le relief du muscle *coraco-huméral*. — Incisez l'aponévrose *sur* le bord postérieur de ce muscle; reconnaissez-le bien (1er repère). Isolez-le d'un coup de sonde cannelée centripète; relâchez-le en diminuant un peu l'abduction du bras et confiez-le au crochet de l'aide qui le soulèvera en avant. — Avec un doigt de la main gauche (d) enfoncé dans la plaie jusqu'à l'humérus, abaissez tout le paquet vasculo-nerveux en arrière. Retirez un peu votre doigt : un pre-

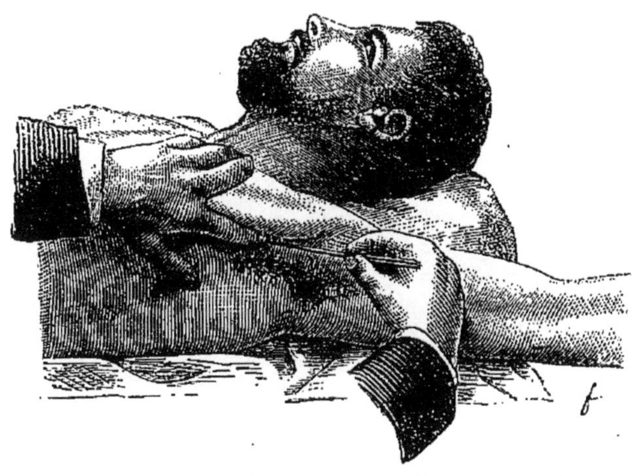

FIG. 35. — **Ligature de l'art. axillaire** (*dans l'aisselle*). — Le membre est très écarté du corps, *non tordu*. L'indicateur gauche a cherché et fixe le sommet du creux de l'aisselle, immédiatement derrière le grand pectoral où commence l'incision. Le bistouri se meut dans un plan horizontal.

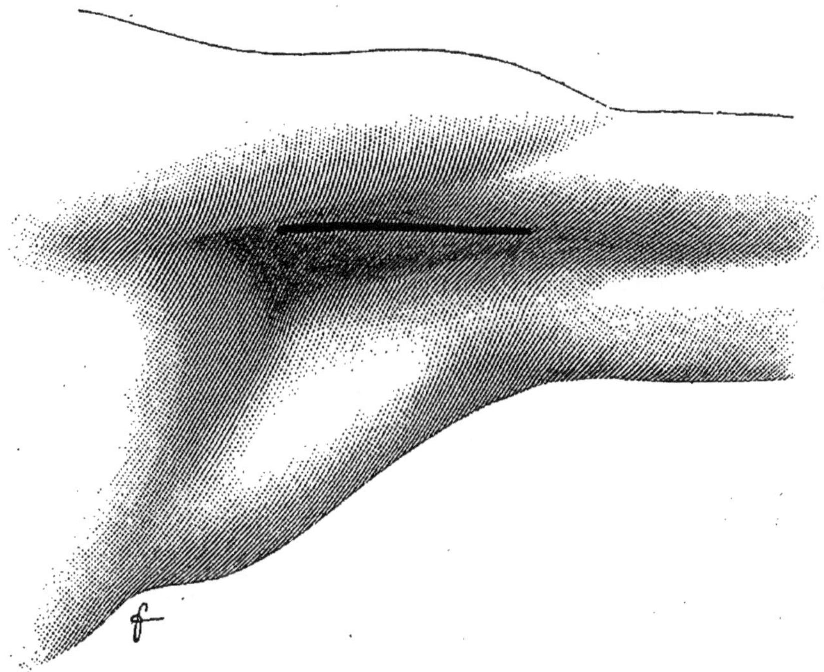

FIG. 36. — **Ligature de l'art. axillaire.** — Tracé de l'incision commençant au *sommet* de l'aisselle *immédiatement* derrière le grand pectoral et se continuant le long du coraco-brachial, *devant* le relief du plexus brachial tangible.

mier *gros* cordon s'échappe en avant (c'est-à-dire en haut, le malade étant couché), il est libre, ne perfore pas le muscle comme le n. musculo-cutané; c'est le *n. médian* (2e repère). Isolez-le d'un coup de sonde dirigé vers l'aisselle pour ne pas risquer d'entrer

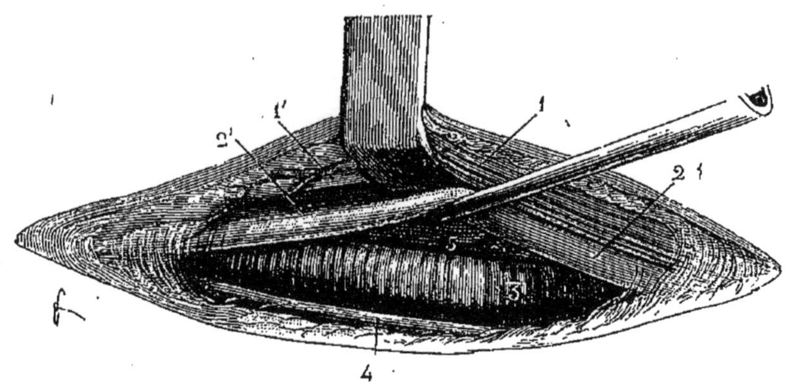

Fig. 57. — **Ligature de l'artère axillaire.** — Déjà l'écarteur soulève le 1er point de repère, le muscle coraco-brachial 1 avec le nerf musculo-cutané y contenu 1'; la sonde a dégagé et soulevé le 2e point de repère, le nerf médian 2, 2' pour le donner à l'écarteur. — On voit l'artère 3. — Le petit nerf cutané interne 4 est resté en place, en arrière, généralement inaperçu, comme les autres nerfs et la grosse veine placés plus en arrière encore. La petite veine collatérale 5, se devine dans la profondeur.

dans la fourche du nerf, et donnez-le à l'écarteur qui déjà soulève le muscle (fig. 37).

Le deuxième *gros* cordon, découvert par l'écartement du premier et maintenant sous le bout de votre doigt, est l'artère; vous la voyez et la sentez. Dénudez avec la sonde (c). Chargez d'arrière en avant, le doigt gauche abaissant toujours la lèvre postérieure de la plaie et le reste du paquet vasculo-nerveux (f).

Si vous voulez être sûr de lier l'axillaire au-dessus des artères circonflexes et non la brachiale, cherchez l'artère tout à fait dans la partie supérieure de la plaie (g).

Notes. — (a) Cela est important, car la supination forcée tord le bras, détruit les rapports indiqués et rend visible le nerf perforateur ou musculo-cutané qui doit passer inaperçu.

(b) Assis ou accroupi, afin de faire agir son bistouri dans un plan horizontal pour atteindre le muscle coraco-huméral (1er repère) et ne pas se porter trop en arrière au milieu des nerfs et des veines, faute très commune pour ne pas dire ordinaire.

(c) Aussitôt que la peau est incisée, la lèvre postérieure tombe et découvre le plexus brachial et la grosse veine visibles à travers l'aponévrose. C'est *en avant, sous la lèvre antérieure* relevée avec le grand pectoral par un large écarteur, qu'il faut inciser le tissu cellulaire et ensuite l'aponévrose pour trouver le muscle repère. Il n'est pas rare de rencontrer un petit muscle surnuméraire antérieurement figuré, ou un arc fibreux tendu à travers l'aisselle et qu'il faut couper.

(d) Si le chirurgien est placé près du flanc, il se sert généralement de l'index, mais si, pour le côté droit, il a voulu opérer par-dessus l'épaule, afin de faire commodément l'incision cutanée, il ne peut se servir que du pouce (voy. fig. 58).

(e) Cette artère est en général facile à isoler, ses collatérales faciles à voir, car elle est naturellement séparée de sa veine; c'est pourquoi la sonde suffit généralement. S'il en était autrement, le chirurgien, ayant besoin de sa main gauche, placerait un rétracteur sur la veine et les nerfs situés derrière l'artère et le confierait à un aide.

(f) Si l'on avait trop retiré le doigt qui, enfoncé dans la plaie, abaisse la lèvre postérieure, nerfs et veine y compris, le petit nerf brachial cutané pourrait se présenter, mais il est tout petit. Une veine peut, dans les mêmes circonstances, en faire autant; il suffit de la pincer entre deux doigts pour reconnaître que ce n'est pas l'artère. Une bifurcation anticipée de l'artère seule embarrasserait : il faut lier le vaisseau normalement placé. En cas de confluence tardive des racines du nerf médian, c'est dans la partie brachiale de la plaie qu'on se reconnaît le plus facilement.

(g) Le procédé qui vient d'être décrit arrive à l'artère par le chemin le plus sûr pour éviter, soit la grosse veine humérale interne et axillaire, soit la veine humérale externe ou le canal collatéral. Ces derniers vaisseaux, que j'ai vus quelquefois très gros, peuvent être blessés quand, suivant de mauvais conseils, on attaque l'artère par-dessus le nerf médian qu'alors on attire en dedans et en bas au lieu de le soulever pour passer dessous.

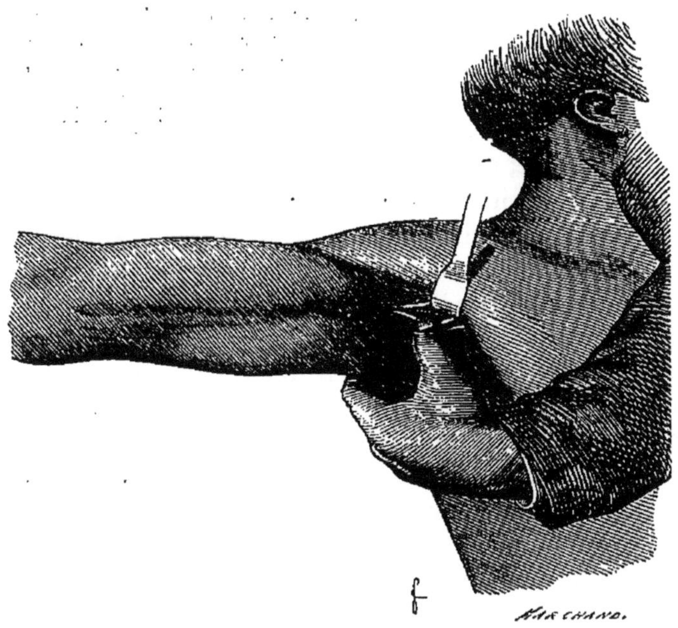

Fig. 58. — **Ligature de l'art. axillaire** (*dans l'aisselle droite*). — L'incision étant faite, le muscle coraco-huméral est reconnu, puis le premier cordon (nerf médian). Tous deux sont écartés en avant par le rétracteur; le pouce de la main gauche abaisse en arrière le reste des nerfs et la veine avec la lèvre postérieure de la plaie; il découvre ainsi le second cordon qui est l'artère. — Pour le côté gauche, au lieu d'opérer par-dessus l'épaule et de se servir du pouce, le chirurgien se place dans l'aisselle et abaisse la lèvre postérieure de la plaie avec l'indicateur.

Les débutants peu familiarisés avec les attitudes extraordinaires et les chirurgiens qui ne peuvent baisser la tête sans étourdissement, feront bien de rester en dedans du membre et d'user de l'index, à droite comme à gauche.

ARTICLE IV

LIGATURE DE L'ARTÈRE AXILLAIRE AU-DESSOUS DE LA CLAVICULE [1]

Au-dessous de la clavicule, l'artère axillaire continue la sous-clavière et naît sous *le milieu* de la clavicule. Elle donne bientôt l'acromio-thoracique qui, tout de suite, se divise en nombreux rameaux. Le côté externe de l'artère axillaire touche les nerfs du plexus brachial dont la branche pectorale (*repère*) la croise en avant; son côté interne touche la veine axillaire, qui le déborde quand elle est pleine.

Étudiez les figures 39, côté droit, et 40, côté gauche. Sur celle-ci, remarquez 7, le précieux petit nerf.

Sans parler du muscle grand pectoral, le faisceau vasculo-nerveux est recouvert de haut en bas successivement par le muscle sous-clavier (*s*) intra-aponévrotique; par l'aponévrose clavi-pectorale, tellement forte près de l'apophyse coracoïde (*c*), qu'on l'appelle ligament coraco-claviculaire interne; par le muscle petit pectoral; enfin, plus bas, par la continuation de l'aponévrose clavi-pectorale (*c'*) ou coraco-clavi-pectoro-axillaire.

C'est dans le triangle sous-claviculaire, entre le bord supérieur du muscle petit pectoral et le sous-clavier, à distance au-dessus de la rameuse acromio-thoracique, qu'il faut lier l'artère.

Le principal écueil à éviter est la *veine céphalique* (*b*) qui, plus superficielle au bras, s'enfonce de bas en haut, entre le deltoïde (*d*) et le grand pectoral (*a*); puis se porte en dedans sous ce dernier muscle, formant crosse accolée à la gaine du sous-clavier et, après un trajet assez court pendant lequel elle croise et recouvre l'artère, perforant l'aponévrose clavi-pectorale, pour se jeter dans la veine axillaire.

Pour arriver sur l'artère en évitant et ménageant les *nombreux rameaux artériels et veineux* acromio-thoraciques, la crosse de la *veine céphalique*, celle du profond *canal veineux collatéral* formé par la convergence des veines circonflexes humérales, il faut nécessairement refouler le tout *en bas et en dedans*.

Quand, à la salle de dissection, on cherche, par-dessous l'arc de la veine céphalique, à découvrir le tronc artériel au niveau du bord supérieur du petit pectoral, on tombe dans la ramure inextricable des artères et veines acromio-thoraciques, sur les nerfs pectoraux, souvent sur le fragile canal veineux collecteur des circonflexes, et l'on découvre quoi? qu'au lieu d'être restés étalés côte à côte comme sous la clavicule, les éléments du paquet vasculo-nerveux se sont rapprochés, que de gros nerfs tendent à se placer devant les vaisseaux, et que la veine adhère à l'artère.

1. Voy. Farabeuf, *Bull. Soc. de chirurg.*, 1880, p. 541.

C'est pour cela qu'il faut absolument découvrir celle-ci très près de la clavicule, en rasant le muscle sous-clavier pour en détacher la veine céphalique et l'abaisser.

Je vais plus loin, je conseille d'imiter Marcellin Duval et de fendre l'étui fibreux du muscle sous-clavier afin d'abaisser sûrement avec sa lèvre inférieure, et sans danger, la crosse veineuse céphalique et tous les autres

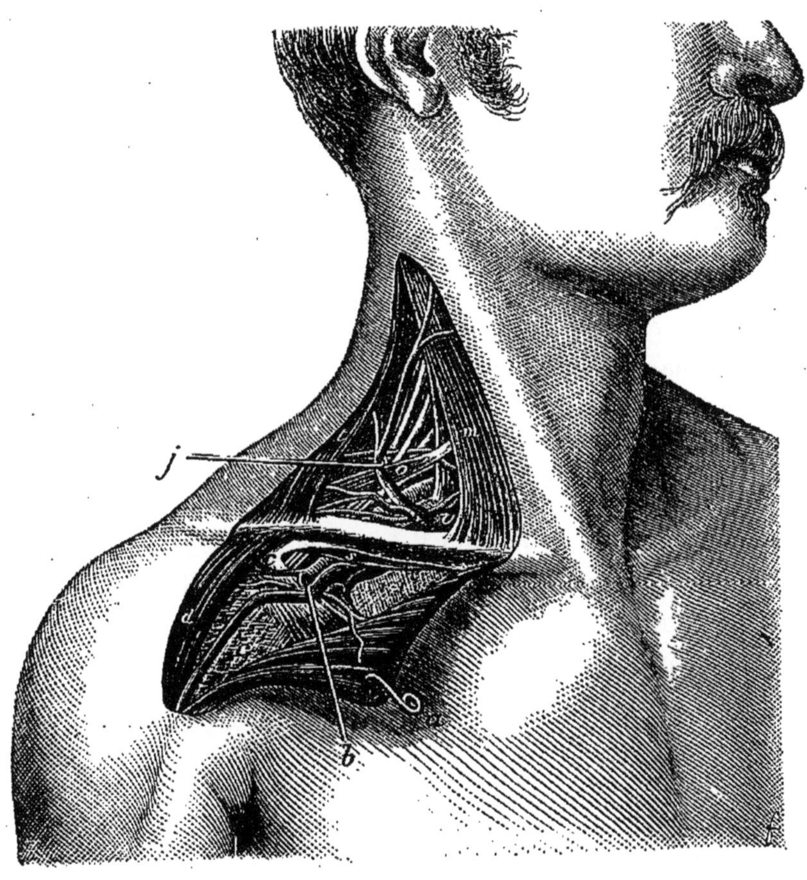

Fig. 39. — **Trajet et rapports des artères sous-clavière et axillaire.** — 1° **Art. sous-clavière** dans la région sus-claviculaire : *m*, muscle cléido-mastoïdien ; *t*, m. trapèze; *o*, m. omo-hyoïdien. Le crochet *j* écarte en dehors la veine jugulaire externe qui se jette dans *v*, la veine sous-clavière ; il découvre la sortie de l'artère en dehors du tendon du muscle scalène ant., au-dessous des nerfs. Deux artérioles horizontales se portent de dedans en dehors, l'une très près et en arrière de la clavicule, *art. sus-scapulaire*, l'autre, plus haut, au-dessus de la sous-clavière, entre les nerfs, la *scapulaire post.* ou cervicale transverse profonde.

2° **Art. axillaire** dans la région sous-claviculaire : *d*, muscle deltoïde; *a*, crochet abaissant la portion claviculaire du m. grand pectoral coupée au niveau de ses insertions et découvrant : *c*, apophyse coracoïde où s'attache le m. petit pectoral ; *c'*, la partie inférieure conservée de l'aponévrose de ce muscle ou coraco-clavi-axillaire; *b*, crochet abaissant la crosse de la veine *céphalique* détachée du muscle sous-clavier auquel elle adhérait, pour laisser voir l'artère qui donne les artérioles acromio-thoraciques.

écueils. Ce procédé conduit sur le lieu d'élection, au-dessus de l'origine de l'acromio-thoracique dont on ne rencontre pas la moindre branche, au-dessus de l'embouchure du canal veineux collecteur des circonflexes. A ce niveau, la veine et les nerfs flanquent l'artère, mais *à distance* : le chargement est donc facile. Tenons-en compte : sur le vivant, en opérant plus bas, n'a-t-on pas lié avec l'artère, qui la veine, qui un nerf?

Par la voie de la gaine du sous-clavier on ne trouve devant l'artère que le nerf du muscle grand pectoral venant du côté externe : je le donne comme un point de repère sûr et précieux qui parle au doigt, à l'œil, et ne craint rien (voy. fig. 40, 7).

Je ne puis omettre de dire que la jugulaire externe est quelquefois anastomosée avec la céphalique, comme chez les singes, par un rameau vertical de volume variable, qui passe devant la clavicule et peut être reconnu sur le vivant. Dans un cas pareil, il faut couper cette anastomose entre deux ligatures pour mobiliser la céphalique avant de la rabattre.

J'ai vu aussi maintes fois la veine céphalique, ou un rameau efférent, perforer le muscle sous-clavier ou passer entre la clavicule et l'insertion costale de ce muscle, pour aller se jeter plus haut dans la veine sous-clavière.

Opération. — Le malade est couché sur le dos, au bord du lit, l'épaule *portant à faux*, dans le vide. Un aide tient le bras peu écarté du tronc et refoule l'omoplate *en arrière et en haut*, pour diminuer la profondeur et augmenter l'aire du creux sous-claviculaire. L'attitude de l'opéré a une importance capitale. Un billot ou coussin plat est mis en long sous l'échine, ne touchant pas l'omoplate du côté opéré.

L'opérateur se place en dehors du bras : près du flanc pour le côté gauche (côté facile), près de la tête pour le côté droit.

Il reconnaît l'*articulation sterno-claviculaire* avec l'ongle, longe le bord inférieur de la clavicule, sent l'apophyse coracoïde, l'interstice du grand pectoral et du deltoïde; le cas échéant, il constate l'anomalie de la veine céphalique. Il détermine ensuite l'extrémité externe et, enfin, marque le *milieu de la clavicule* au-dessous duquel doit être le *milieu de l'incision*, puisque là passe l'artère (a).

A 1 centimètre au-dessous de la clavicule (b), *parallèlement* à la clavicule qui est courbe, faites à la peau une incision de $0^m,08$ dont le milieu soit sous le point qui marque le milieu de l'os. En termes moins précis, commencez à deux doigts de l'articulation sterno-claviculaire et finissez près de l'apophyse coracoïde, au bord antérieur du deltoïde quelquefois tangible et visible. Coupez le tissu cellulaire avec précaution dans l'angle externe de la plaie où quelques collatérales de la veine céphalique sont plongées. — Les lèvres de la peau s'étant écartées, la clavicule apparaît. Immédiatement au-dessous, divisez les faisceaux claviculaires du grand pectoral : tenez le bistouri droit et ferme, rasez l'os, mais coupez en plusieurs temps. Les fibres se rétractent à mesure et bientôt découvrent l'aponévrose clavi-pectorale. — Fendez celle-ci le long et très près de la clavicule, sur le sous-clavier, prudemment. Si le muscle est très petit, le bistouri doit être incliné comme pour raser le dessous de l'os et fuir la portion horizontale de la veine céphalique (c). Accrochez alors la lèvre inférieure de la gaine aponévrotique du bout du doigt; vous la sentirez tendue, résistante. Dé-

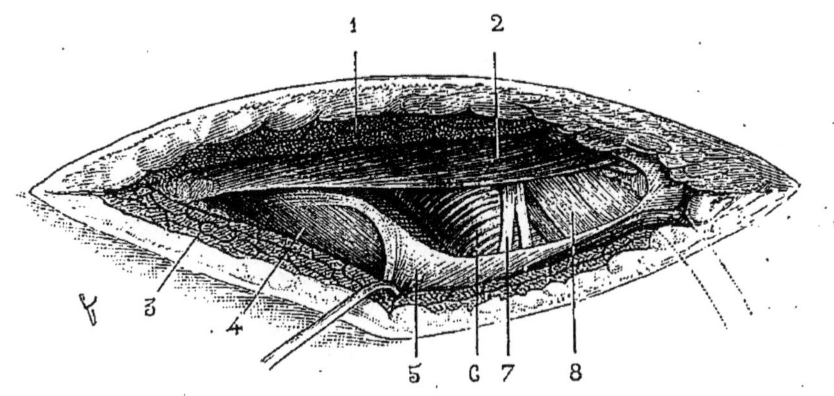

Fig. 40. — **Ligature de l'artère axillaire gauche sous la clavicule,** plaie disséquée : 1, insertions claviculaires du grand pectoral ; 2, muscle sous-clavier ; 3, coupe du chef claviculaire du grand pectoral désinséré et abaissé ; 4, veine axillaire ; 5, feuillet aponévrotique qui engainait le sous-clavier et qui, abaissé, a entraîné et couvert la crosse ou embouchure de la veine céphalique ; 6, artère ; 7, nerfs du grand pectoral ; 8, gros troncs du plexus brachial.

bridez-la par déchirure ou autrement, dans la partie externe de l'incision où elle est très forte, où le danger est moindre. Faites ensuite abaisser toute l'épaisseur du bord inférieur de la plaie : une mince aponévrose (le feuillet profond de la gaine du muscle) vous sépare encore du but, mais permet l'exploration digitale. — Parcourez donc la plaie d'un bout à l'autre avec l'index gauche, en appuyant légèrement : la veine placée en dedans est mince et difficile à sentir sur le cadavre; après, vient l'artère *plate et épaisse*, qui est en réalité le *premier cordon sensible* que l'on trouve en allant de dedans en dehors; enfin, très près de l'artère et comme sur un plan antérieur, les cordons ronds du plexus brachial, d'où se détache pour descendre en dedans *devant* l'artère le *petit nerf* du grand pectoral (fig. 40, 7), excellent repère que le doigt peut *accrocher*, que tout à l'heure l'œil devra *voir*. — Aussitôt que vous avez trouvé l'artère (sous le milieu de la clavicule), laissez ou portez le doigt dessus puis en dedans, *refoulant*, *retenant et protégeant la veine* et ses affluents, pendant que la sonde cannelée déchirera successivement la mince paroi postérieure de la gaine du sous-clavier et la gaine celluleuse (fig. 41). Cet index

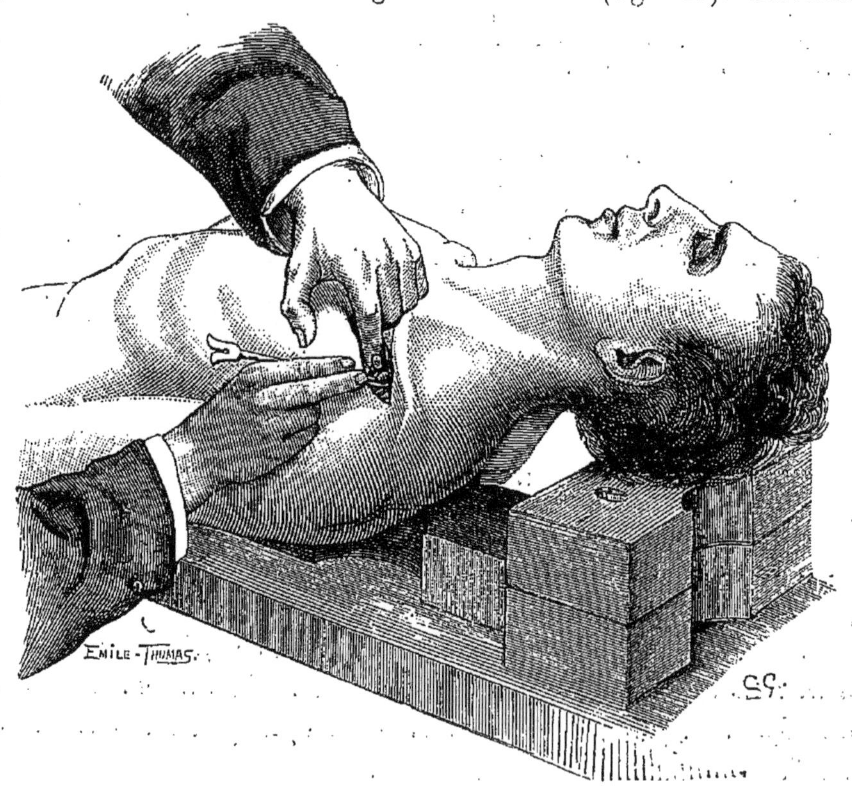

FIG. 41. — **Ligature de l'art. axillaire** (*sous la clavicule*). — Le moignon de l'épaule portant à faux est repoussé en arrière et en haut. L'indicateur gauche ayant senti l'artère a refoulé en dedans la veine qu'il maintient et protège : c'est sa besogne principale. Le bec de la sonde déchire en long la gaine de l'artère.

gauche, bien placé pour vous renseigner sur les effets du travail de la sonde, tiendra donc la veine à distance jusqu'à ce que vous ayez engagé l'aiguille porte-fil courbé en dedans sous l'artère. Lâchant la veine alors seulement, le bout du doigt ira en dehors écarter les nerfs et recevoir le bec du porte-fil que vous n'essayerez pas de dégager prématurément (d).

Notes. — (a) L'artère a pour couvertures : les *téguments*, le chef claviculaire du muscle *grand pectoral*, le muscle *sous-clavier* dans son étui fibreux, un *petit nerf* qui va au grand pectoral.

(b) Bien que le muscle doive être coupé à ras de la clavicule, il faut inciser la peau à 0^m,01 au-dessous, car le peaucier et l'élasticité entraîneront ensuite la lèvre supérieure bien assez haut.

(c) Si l'on a vu la céphalique après la section du muscle grand pectoral et constaté que la portion horizontale de cette veine, nulle ou très courte, n'adhère pas au sous-clavier, on peut essayer de déchirer ou de couper l'aponévrose sans ouvrir la gaine de ce muscle. Pour déchirer, il faut n'accrocher que peu de chose à la fois et s'assurer à chaque instant des progrès que l'on fait. Pour couper, il convient d'user de la sonde comme on le fait dans l'opération de la hernie, soulevant et divisant successivement les feuillets de l'aponévrose. Sur un cadavre gorgé de sang ou de liquide conservateur, les veines sont énormes, comme sur le vivant au moment de l'effort. On rencontre aussi, à l'amphithéâtre, des caillots dans les veines et, après un embaumement mal fait, un durcissement et une coloration uniforme de tous les organes de la région.

(d) Au moment de dénuder l'artère, on peut faire écarter la veine et user de ses deux mains pour manier les pinces et la sonde, voire le bistouri, mais mon doigt, sentinelle avancée, voit mieux que l'œil ce qui se passe au fond d'une plaie ; il guide les instruments, éloigne les obstacles et protège les parties. Surtout, mes deux mains s'entendent entre elles : si la gauche laisse échapper ce qu'elle écartait, la droite, avertie aussitôt, retire l'instrument qu'elle maniait. Une telle entente ne peut s'établir entre l'opérateur et l'aide armé d'un crochet qui ne sent pas.

ARTICLE V

LIGATURE DE L'ARTÈRE SOUS-CLAVIÈRE

En dehors des scalènes. — Le procédé qui convient à cette opération permet aussi de lier *entre* les scalènes.

Au contraire, pour poser un fil sur l'origine même de l'artère, *en dedans des scalènes*, il faudrait imiter la ligature du tronc brachio-céphalique ; à gauche le canal thoracique pourrait être blessé (W. Fergusson) (voy. fig. 49, p. 77).

L'artère sous-clavière naît, la gauche très profondément, en dedans des muscles scalènes. Ordinairement, elle a fourni toutes ses branches avant de se dégager de l'intervalle de ces muscles. Plusieurs fois, j'ai vu l'artère sous-clavière sortir devant ou à travers le scalène antérieur. Comme d'autres, j'ai vu aussi la première côte remplacée en partie par une bandelette fibreuse, etc. Ces anomalies sont rares néanmoins. Dans le creux sus-claviculaire, le tronc artériel est *accessible* et *dépourvu de collatérales* sur une longueur de plusieurs centimètres : c'est donc le lieu d'élection pour placer une ligature sur ce vaisseau. A ce niveau (fig. 39, p. 54), l'artère repose *sur* la première côte, *immédiatement* en dehors et en arrière du *tubercule* (Lisfranc) du bord interne de cet os, auquel descend s'attacher le tendon du muscle *scalène antérieur*. — Les *nerfs* sortent de l'intervalle des scalènes étagés au-dessus de l'artère; ils ne s'en rapprochent qu'au voisinage de la clavicule. Cependant les deux dernières racines sont quelquefois derrière le vaisseau, particulièrement lorsque, en raison d'une conformation spéciale, celui-ci descend de très haut. — La *veine* (*v*), sauf de très rares exceptions, passe devant le scalène antérieur, éloignée du vaisseau artériel de toute l'épaisseur de ce muscle, protégée par la clavicule, mais énorme quand elle est pleine. Elle reçoit la *veine jugulaire externe* (*j*) qui, recourbée de dehors en dedans, croise l'artère et doit être nécessairement écartée, en dedans ou en dehors, de préférence *en dehors* à cause de ses affluents externes. Sans cette veine, écueil de l'opération et variable, l'artère serait facilement abordable entre le trapèze (*t*) et le cléido-mastoïdien superficiel (*m*) qu'on peut, qu'on doit entamer s'il est trop large; abordable, dis-je, au-dessus de la clavicule, de la veine sous-clavière (*v*) et de l'artère sus-scapulaire ou rétro-claviculaire, qui côtoient l'os et que l'os protège; au-dessous du muscle omo-hyoïdien (*o*) et de l'artère cervicale transverse ou scapulaire postérieure interposée aux racines du plexus brachial, trop haut pour qu'elle soit gênante. Sur le cadavre, quand la jugulaire externe a été reconnue, mobilisée et écartée, l'opération est faite : cependant il n'est pas rare d'être gêné par des veinules profondes scapulaires ou cervicales transverses.

Le tubercule du scalène est tout au plus à trois doigts de l'articulation sterno-claviculaire; l'embouchure de la jugulaire externe à un doigt plus en dehors. C'est donc très près et en dedans de celle-ci qu'il faut chercher l'artère, dans l'angle formé par le bord acromial du scalène et la première côte (Hodgson).

Le bord interne du scalène antérieur, caché par le cléido-mastoïdien, est longé par le nerf phrénique, fait qu'il ne faut pas oublier quand on se résout à entamer le bord externe de ce muscle pour lier l'artère *entre* les scalènes.

Le malade est couché sur le dos, le cou tendu, le sommet de la tête en pleine lumière, la face détournée du côté sain. Un coussin élève la poitrine, mais l'omoplate du côté malade *porte à faux* pour rester mobile. L'avant-bras est replié sur le ventre. Le moignon de l'épaule est porté *en arrière* pour diminuer la profondeur du creux sus-claviculaire, et *en bas* pour découvrir largement la première côte et la portion extra-scalénienne de l'artère (a).

Le chirurgien se place près de la tête pour le côté droit, près du flanc pour le côté gauche; c'est important.

Il reconnaît les deux extrémités de la clavicule, son milieu qu'il marque; *à un doigt en dedans*, il marque aussi le passage de l'artère auquel va répondre le milieu de l'incision. Il suit avec les doigts le bord supérieur de l'os et tâche de voir l'embouchure de la jugulaire externe (b).

A la base du triangle sus-claviculaire, à 1 centimètre au-dessus de la clavicule, longeant la clavicule, faites une incision de $0^m,07$, commençant ou finissant à deux doigts de l'articulation sterno-claviculaire (c). Incisez *doucement* le peaucier d'abord, l'aponévrose superficielle ensuite. Travaillez surtout dans la moitié interne de la plaie et ne craignez pas d'entamer les fibres les plus externes du cléido-mastoïdien. Vous arriverez, par la rétention ou l'adduction du sang, à voir la veine jugulaire externe et quelquefois ses rameaux (d). — Rejetez-la en dehors (exceptionnellement en dedans), et, pour ce faire, *mobilisez-la* en traînant le bistouri le long de son bord interne, dans la concavité de sa crosse que vous ferez ensuite accrocher par un large rétracteur mousse.

Maintenant, à *un doigt en dedans du milieu marqué de la clavicule*, au milieu de votre incision bien faite, essayez de plonger

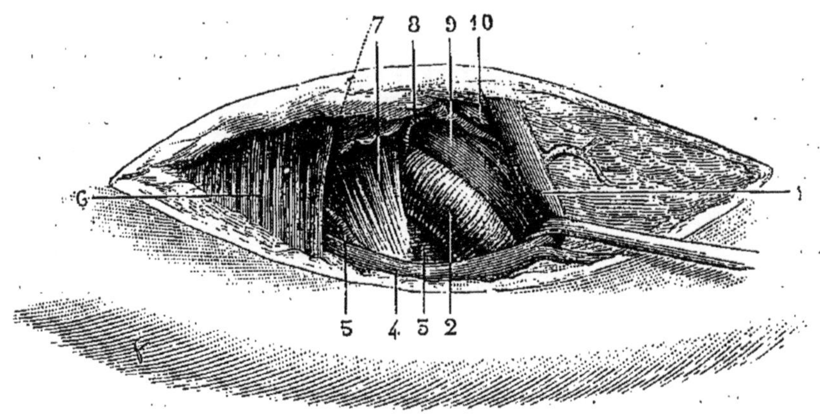

Fig. 42. — **Ligature de l'art. sous-clavière gauche en dehors des scalènes**, plaie disséquée. — 1, veine jugulaire externe fortement écartée en dehors 2, artère; 3, face supérieure de la première côte; 4, veine sous-clavière; 5, artère sus-scapulaire, rétro-claviculaire; 6, muscle cléido-mastoïdien; 7, scalène antérieur; 8, artère scapulaire postérieure ou cervicale transverse; 9, nerfs du plexus brachial; 10, muscle omoplato-hyoïdien haut situé quand la clavicule est abaissée.

l'index gauche vers la première côte, à travers l'aponévrose omo-claviculaire, les ganglions et la graisse (e). Aidez-vous, pour déchirer l'aponévrose, des pinces, de la sonde, du bistouri, agissant *immédiatement au-dessus de la clavicule*, mais vous gardant bien de porter ces instruments derrière la clavicule, vers la veine sous-clavière. Sentez avec le doigt trois choses : le tendon du *scalène antérieur* qui descend du cou ; la côte et le *tubercule;* derrière le tendon, un creux dépressible qui est l'*intervalle* des scalènes. Immédiatement en dehors du tubercule d'insertion, dans l'angle costo-scalénien, où se trouve votre doigt, touchez et reconnaissez l'artère appliquée *sur* la côte (f). — Laissant l'artère en place, ramenez le doigt sur le tubercule saisi entre la pulpe et l'ongle, votre main gauche étant en pronation, le coude écarté du corps au-dessus de l'épigastre (côté gauche) (fig. 43), ou au-dessus de la tête (côté droit). Le long et en dehors de ce doigt (g), glissez la sonde sur le

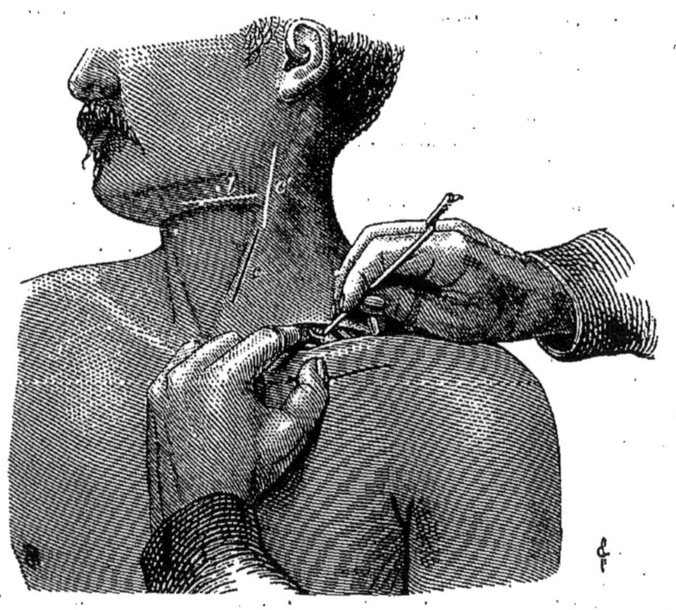

Fig. 43. — **Ligature de l'art. sous-clavière** (*au-dessus de la clavicule*). — L'index gauche, introduit dans l'angle interne de la plaie, est *sur* le tubercule du muscle scalène antérieur, refoulant en bas la veine axillaire; il a senti l'artère dont la main droite déchire la gaine en long, avec le bec de la sonde cannelée. Les nerfs passent dans l'angle externe de la plaie. La veine jugulaire externe devrait être représentée écartée en dehors, comme dans la fig. 35. — *c*, incision pour lier la carotide primitive; *c'*, pour les carotides externe ou interne; *l*, pour la linguale.

vaisseau, accrochez et déchirez sa gaine celluleuse dans le champ de la côte pour ne pas percer la plèvre. Avec le doigt resté en faction sur le tubercule, assurez-vous de temps en temps des progrès de la dénudation en touchant l'artère (h). Lorsque celle-ci se laisse bien sentir, facilement déplacer et voir, apprêtez-vous à la charger. — Du bout du doigt, attirez l'artère et maintenez-la en dedans vers le tubercule; glissez le chas du porte-fil courbe en dehors jusque sur la côte où vous l'appuierez; lâchez alors l'artère qui, reprenant sa place, se chargera d'elle-même à moitié. Poussez-la un peu, s'il le faut, pour que le bec de l'instrument atteigne la pulpe du doigt et se dégage coiffé, facilement et sans danger.

Notes. — (a) Malheureusement, comme on lie fréquemment le vaisseau pour guérir un anévrysme axillaire qui a déterminé une élévation considérable de la clavicule, le chirurgien est obligé d'opérer dans un creux sus-claviculaire d'une profondeur exagérée. Dans un cas pareil, il ne faut pas s'attarder, comme je l'ai vu faire deux fois sur le vivant, à chercher l'artère dans le cou; il faut se porter derrière la clavicule, au niveau du point d'émergence déterminé d'abord du côté sain à l'aide des données anatomiques normales.

(b) La veine jugulaire externe est toujours un grand embarras (P. Bérard, *Dictionnaire* en 30 volumes, t. IV, p. 501 et suiv.); on peut la couper entre deux ligatures, comme dut le faire Le Dentu en 1877 (*Bull. de la Soc. de chir.*); mais on doit s'efforcer d'éviter cette petite opération. C'est pour cela qu'il faut d'avance s'assurer de la position de ce vaisseau et déterminer, s'il est possible, dans quel sens on devra le rejeter afin de faire l'incision en conséquence, un peu plus en dedans si l'on écarte la veine en dehors comme je le conseille, et *vice versa*.

(c) Cette incision doit empiéter sur le muscle cléido-mastoïdien superficiel, plus ou moins suivant qu'il est large ou étroit.

Sous la *peau* vous pourrez reconnaître successivement : 1° le *peaucier* dans son enveloppe celluleuse; 2° l'*aponévrose superficielle* qui engaine le sterno-mastoïdien visible en avant et le trapèze invisible en arrière, et qui couvre la veine jugulaire externe; 3° l'*aponévrose moyenne* omo-clavi-hyoïdienne, à laquelle adhère la *jugulaire externe* qui la perfore et en dedans de laquelle il faut pénétrer; 4° de la *graisse*, des ganglions; 5° enfin l'*aponévrose profonde*, gaîne celluleuse des nerfs, de l'artère, des scalènes.

(d) Un artifice, utile dans la recherche des veines du cadavre, consiste à y amener du sang en allant le chercher dans la région d'origine. Dans le cas particulier, si, après avoir comprimé les régions parotidienne et sus-hyoïdienne avec la main, on exécute un massage centripète, une pression douce et descendante sur le trajet de la veine, on la voit généralement se révéler grosse et noire dans le champ opératoire. Sur le vivant, la compression suffit.

(e) En plongeant le doigt directement d'avant en arrière comme un coup droit d'épée, au contact même du dessus de la clavicule, on tombe ordinairement d'emblée sur le tubercule qui se laisse sentir à travers la graisse réductible et les aponévroses dépressibles.

(f) On peut dire que le tendon ou bord externe du scalène antérieur, tendu et comme tranchant, est toujours facile à trouver. Le tubercule peut être très petit, presque insensible; d'autre part, il y a quelquefois en dehors et en arrière de l'artère, à l'insertion du scalène postérieur, une saillie dure assez marquée pour donner le change. Quand on a trouvé un tubercule, il faut explorer les environs, le tendon, l'*intervalle dépressible* des scalènes, etc., et ne pas s'arrêter sur la première *dureté* qu'on sent. L'artère est « dans l'angle formé par l'origine du muscle et la première côte » (Hodgson). Retenez cette formule d'un homme qui s'y connaissait et cherchez cet angle avec le doigt.

(g) L'indicateur ne doit pas quitter le tubercule point de repère; sa présence dans l'angle interne de la plaie abaisse et protège la veine sous-clavière.

(h) On peut dénuder autrement, soit avec deux pinces, soit avec le bistouri, mais alors à ciel ouvert, après avoir placé deux ou trois écarteurs tenus par des aides attentifs. La manière que je conseille est rapide et sûre mais... *non licet omnibus*.

ARTICLE VI

LIGATURES DES ARTÈRES CAROTIDES

§ 1. **Carotide primitive.** — Cette artère peut être liée sur tous les points de son parcours, mais avec des chances de succès différentes. Wyeth[1] a réuni un peu moins de 800 cas qui ont donné plus de 300 morts. Au-dessous du muscle omoplato-hyoïdien, les morts sont plus nombreuses que les guérisons; au-dessus, les guérisons l'emportent sur les morts.

Le lieu d'élection est au niveau du cartilage thyroïde, au-dessus du muscle omo-hyoïdien, à quelques centimètres de la bifurcation.

On trouvera plus loin le procédé qui convient à la ligature de l'extrémité inférieure de la carotide (voy. LIGATURE DU TRONC BRACHIO-CÉPHALIQUE, page 82).

La carotide primitive est couchée devant les apophyses transverses cervicales, en dedans de leurs tubercules antérieurs. Celui de la sixième est tellement saillant, surtout relativement à l'apophyse de la septième vertèbre effacée comme par le passage de l'artère vertébrale, qu'il constitue un point de repère sûr (tubercule carotidien de Chassaignac). Il est situé à 0m,06, plus de trois doigts, au-dessus de la clavicule, et j'ajoute, depuis quinze ans, comme donnée plus simple et plus utile, à peu près à la hauteur de l'arc antérieur du *cartilage cricoïde*, si facile à trouver sur la ligne médiane du cou, en promenant l'ongle de bas en haut devant la trachée.

La *veine jugulaire interne*, adhérente à la gaine commune, est au côté externe de l'artère et la déborde en avant quand elle est pleine, surtout dans la partie inférieure du cou. Des troncs veineux variables en nombre et en volume (thyroïdienne moyenne inconstante, thyroïdienne supérieure, etc.) croisent l'artère pour se jeter dans la jugulaire : le plus important reçoit souvent à la fois les veines faciale, linguale, pharyngienne et thyroïdienne supérieure (veine facio-linguale de Marcellin Duval); il croise la carotide ordinairement près de sa bifurcation (fig. 44, *v*, et 45, 6). Je l'appelle d'habitude tronc veineux thyro-linguo-facial, nom sous lequel il commence à être connu.

Une longue chaîne ganglionnaire côtoie les vaisseaux en dehors, et les recouvre quand elle est tuméfiée; on trouve encore devant l'artère les

1. Essays upon the surgical anatomy and history of the common, external and internal carotid arteries, etc., par John Wieth (*Transactions of the American Medical Association*, XXIX, 1878).

filets de la branche descendante du nerf hypoglosse. Derrière la carotide descend le *nerf pneumogastrique* adhérent à sa gaine, et le *grand sympathique* libre.

Tous ces cordons sont croisés par le petit muscle omo-hyoïdien, recouverts par le plan aponévrotique dont il fait partie, recouverts aussi par le bord antérieur du muscle sterno-cléido-mastoïdien. Tout à fait en bas, les vaisseaux répondent même à l'intervalle des chefs de ce muscle (*v'*).

Enfin, il n'est pas rare d'apercevoir superficiellement, le long et en dedans de la ligne d'opération, une veine jugulaire antérieure.

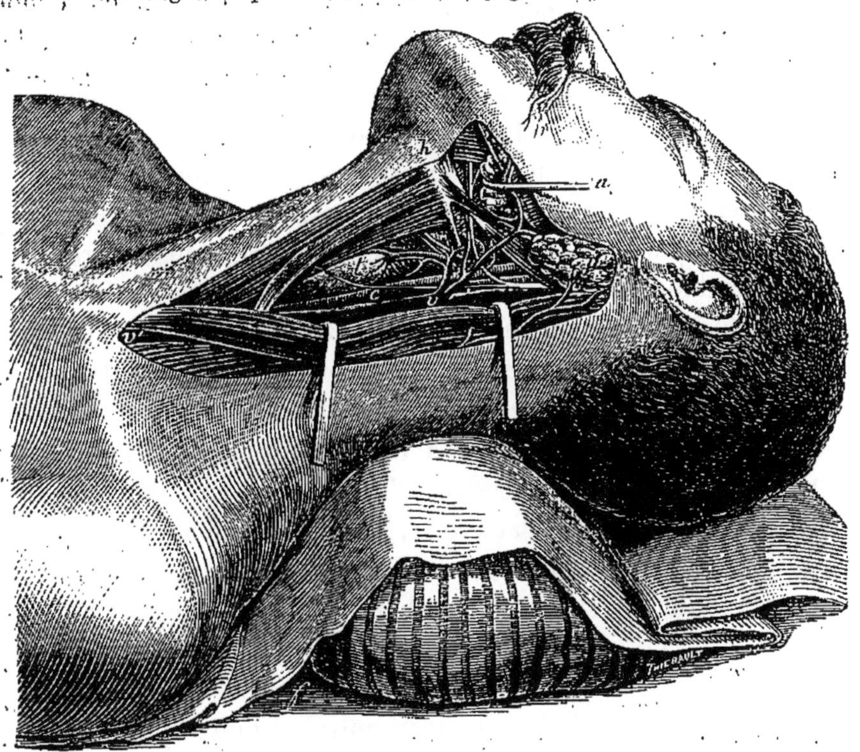

FIG. 44. — **Rapports des artères carotides,** etc. (*le sujet étant couché comme pour faire la ligature*). — Deux crochets écartent le muscle sterno-mastoïdien et la veine jugulaire externe qui y est accolée, pour montrer *v*, la veine jugulaire interne et le confluent des veines faciale, linguale, pharyngienne, etc.; *c*, *carotide primitive* sous *t*, le corps thyroïde; *v'*, la veine reparaissant entre les chefs du muscle sterno-mastoïdien; *p*, parotide; *h*, os hyoïde. Sous la parotide sortent les deux muscles digastrique et stylo-hyoïdien; plus profondément, le nerf grand hypoglosse croisant les *art. carotides* dont l'*externe* antérieure donne la *thyroïdienne*, la *linguale* et la *faciale*; *a*, crochet soulevant la glande sous-maxillaire pour découvrir le triangle sous-jacent.

Opération. — Le malade sera couché sur le dos, le cou étendu et légèrement soulevé par un coussin; la tête primitivement tournée du côté opposé, plus tard ramenée dans la rectitude.

Le chirurgien explore la région, palpe la gouttière qui sépare le sterno-mastoïdien du larynx, fait saillir les veines sous-cutanées si variables, reconnaît la situation des cartilages cricoïde et thyroïde, de l'os hyoïde, etc.

Sur une ligne dirigée de l'articulation sterno-claviculaire au creux parotidien, sur le bord tangible et visible du muscle sterno-mastoïdien, faites à la peau une incision de $0^{m},07$ (quatre doigts) à partir et au-dessous de la grande corne de l'os hyoïde (a). — Incisez le peaucier d'abord, l'aponévrose ensuite sur le *bord antérieur du muscle* (1er repère). Isolez et mobilisez ce bord en le détachant de sa gaine dont il faut saisir la lèvre interne dans les mors de la pince, pendant que le bistouri en sépare les faisceaux musculaires et du plat les rejette à mesure en dehors. Vous voici dans la gaine du muscle, dont le mince feuillet profond vous cache encore le paquet vasculo-nerveux. — Ramenez la tête dans la rectitude, promenez l'indicateur gauche dans la plaie et à travers le feuillet profond de la gaine du muscle, touchez les apophyses transverses, leurs *tubercules antérieurs*, spécialement celui de la sixième (2e repère) qui est le dernier en bas et le plus saillant (b). Vous sentirez très bien ce tubercule à travers la veine, qui pourtant est énorme sur le vivant pendant l'expiration; immédiatement en dedans, vous toucherez l'artère et, en la comprimant devant les os, plate et épaisse, vous pourrez la suivre en haut jusqu'au point où vous devez lier. Arrivé là, accrochez du bout du doigt et attirez en dehors vaisseaux et nerf encore engainés et en bloc, afin de placer à cheval sur le larynx, un grand écarteur qui touche du bec la colonne. Alors votre index qui avait entraîné tout le paquet vasculo-nerveux, laissera échapper, seule, l'artère qui reviendra à sa place; il continuera à retenir et aplatir la veine pendant que la sonde cannelée, agissant *près du larynx*, sur l'artère accessible, déchirera l'aponévrose puis la gaine propre, prudemment et à petits coups. Si pendant ce travail la veine échappe à votre doigt, ou si vous soupçonnez qu'elle va le faire, retournez à l'artère et ramenez en dehors tout ce qui peut y venir, excepté l'artère elle-même (c). — Enfin, quand votre index juge la dénudation suffisante, et elle doit être complète, chargez de dehors en dedans avec une aiguille courbe. Assurez-vous avant de lier que la partie soulevée bat et s'aplatit parfaitement, c'est-à-dire que vous avez l'artère et seulement l'artère (d).

Notes. — (a) Avec cette incision, on lie au-dessus du muscle omo-hyoïdien qu'on n'a pas besoin de couper; on déchire assez facilement l'aponévrose qui semble continuer le plan de ce muscle en haut, et l'on pose le fil à peu près au niveau du cartilage thyroïde (au lieu d'élection), à $0^m,05$ de la bifurcation, au-dessous du gros tronc veineux presque constant qui, de la face, de la langue et du pharynx, vient se jeter dans la jugulaire en passant devant l'artère.

A l'amphithéâtre, où les sujets manquent toujours, l'élève répétera de préférence le procédé indiqué plus loin pour l'origine de la carotide et le tronc brachio-céphalique, afin de se ménager la possibilité de lier la carotide externe, opération qui, tout en étant plus difficile, ressemble beaucoup à la ligature de la carotide primitive au lieu d'élection.

(b) Quand on laisse la tête tournée du côté opposé, le larynx est déplacé dans le même sens; le doigt atteint naturellement la face antérieure du corps des vertèbres et y sent des rugosités qui peuvent être prises pour les tubercules des apophyses transverses, par un débutant inattentif.

(c) Au besoin, la veine peut être écartée et protégée par les doigts d'un aide ou par un écarteur pendant que l'opérateur incise l'aponévrose et ensuite la gaine celluleuse; mais, dans cette région, moins on emploie le bistouri, mieux cela vaut. Dussutour rapporte dans sa thèse, Paris, 1875, deux cas de plaie de la jugulaire.

(d) Si l'artère est mal dénudée, et cela arrive souvent, on ne peut glisser le porte-fil sans violence et l'on risque de comprendre le nerf pneumogastrique dans la ligature; c'est ce qu'il faut éviter à tout prix.

Pour dénuder parfaitement, dans un concours, ajoutez à l'écarteur du larynx un écarteur de la veine : pincez la gaine sur l'artère, près du larynx; rabattez la pince en dehors, du côté de la veine qu'elle retiendra si l'écarteur est infidèle, et portez le bistouri en dedans, seulement en dedans, fuyant la veine avec grand soin, car adhérente à la gaine elle viendrait facilement sous le tranchant.

§ 2. **Carotides externe et interne.** — Le procédé est le même pour les deux vaisseaux qui sont placés, comme la carotide primitive, *devant* les apophyses transverses, points de repère toujours faciles à sentir. Ils sont recouverts dans le champ opératoire, par la peau, le peaucier, une aponévrose feuilletée, des ganglions, des veines, l'*anse du nerf hypoglosse* et quelques autres filaments nerveux. Ils sont enlacés par des filets du grand sympathique et recouvrent son ganglion supérieur, le pneumogastrique et l'origine du nerf laryngé supérieur. Le muscle *sterno-mastoïdien*, qui débordait la carotide primitive en avant, laisse les carotides secondaires à découvert et permet, sur le vivant, de sentir battre ces vaisseaux devant son bord antérieur, au-dessous de la parotide sous laquelle ils s'enfoncent. Quand on veut découvrir les carotides, on rencontre le plus souvent deux obstacles veineux : 1° sous les téguments en haut et en arrière, l'origine de la *jugulaire externe* qui sort de l'extrémité inférieure de la parotide après avoir donné une anastomose à la faciale; 2° profondément et en bas, les troncs de la faciale, des linguales, des pharyngiennes, de la thyroïdienne supérieure, ou un tronc commun (*thyrolinguo-facial*) les recevant toutes et s'abouchant dans la veine jugulaire interne, généralement assez bas pour pouvoir être rejeté en ce sens et en dedans, quand on lie l'une ou l'autre des carotides secondaires (voy. fig. 45 et 46).

Le n. grand hypoglosse, que M. Guyon a recommandé comme point de ralliement (*Mém. Soc. chir.*, VI, p. 197), caché souvent par la parotide, ne peut être qu'utile à l'opérateur. Malheureusement, cet excellent repère est aussi difficile à trouver que les artères elles-mêmes, et je me suis assuré qu'il ne passe pas toujours à la même distance de la bifurcation (5 à 20 millimètres). Il ne peut donc servir à déterminer, d'une manière précise, à quelle hauteur on va placer le fil.

La bifurcation de la carotide primitive se fait un peu au-dessous de la grande corne de l'os hyoïde, parfois même au niveau de ce repère osseux.

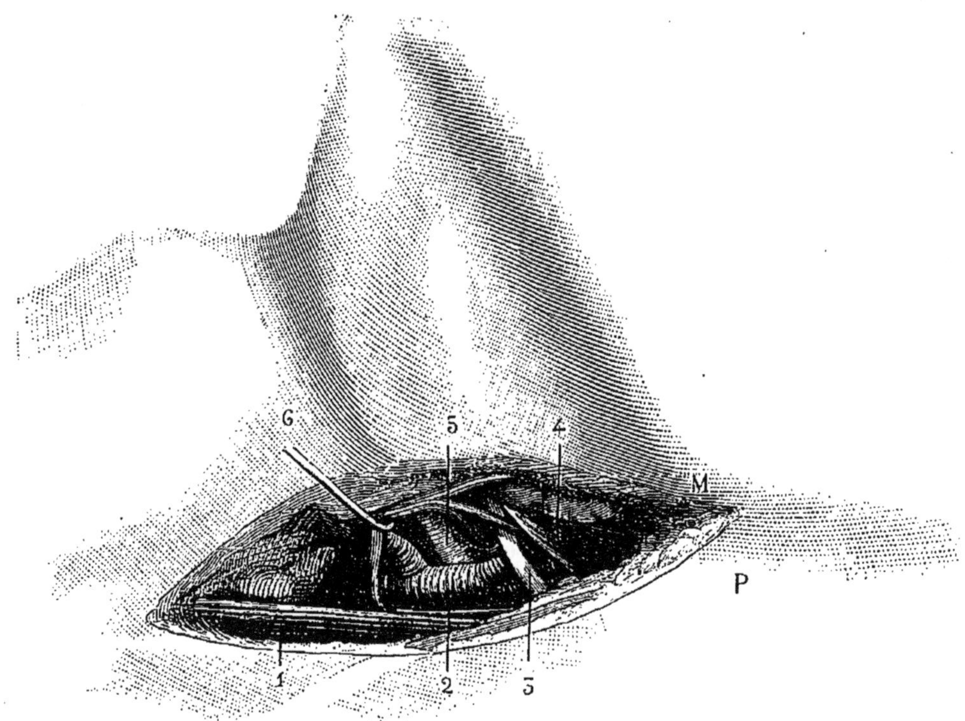

Fig. 45. — **Ligature de l'artère carotide externe**, côté gauche, plaie disséquée. — M, angle de la mâchoire; P, glande parotide d'où descend la veine jugulaire externe. — 1, bord antérieur du muscle sterno-mastoïdien; 2, l'artère avec la branche descendante du nerf hypoglosse; 3, anse du nerf hypoglosse; 4, ventre postérieur du muscle digastrique sur lequel empiète la glande sous-maxillaire; 5, grande corne de l'os hyoïde; 6, tronc veineux thyro-linguo-facial tiré en bas et en dedans pour montrer le lieu d'élection de la ligature, entre les origines de la thyroïdienne supérieure (sous-hyoïdienne) et de la linguale (sus-hyoïdienne).

L'artère *thyroïdienne supérieure* se détache de l'origine même de la carotide externe; la *linguale* naît, en moyenne, à 12 millimètres plus haut, et la pharyngienne presque au même niveau que la linguale, mais de la face profonde du vaisseau. La faciale se détache à quelques millimètres au-dessus de la linguale, puis l'occipitale,... puis, mais à près de 2 centimètres, l'auriculaire.

Il existe donc ordinairement un centimètre d'intervalle, quelquefois moins, quelquefois plus, entre les deux premières branches de la carotide externe, la thyroïdienne (*sous-hyoïdienne*) et la linguale (*sus-hyoïdienne*). Là, c'est-à-dire juste au niveau de l'os, quelle que soit l'attitude, est le *lieu d'élection* de la ligature. Ce lieu est encadré par le nerf *grand hypoglosse* en haut et la veine *thyro-linguo-faciale* en bas; il répond à la *grande corne* de l'os hyoïde. C'est donc au niveau de la grande corne hyoïdienne, repère tangible de premier ordre, qu'il faut chercher, dénuder et lier[1]. Je viens de le dire trois fois : fixez maintenant sur votre centre visuel l'image de la figure 45, après avoir regardé 46 et 50, et vous serez paré pour la réussite de cette ligature difficile.

La carotide externe, par sa position, mérite le nom d'*antérieure*. Quand la tête est détournée, comme pendant l'opération, ses premiers centimètres sont même en dedans de la carotide dite interne. Celle-ci ne fournit aucune branche; celle-là en donne de nombreuses et à des hauteurs variables. Toutes deux sont croisées par l'anse du nerf hypoglosse.

Malgré le voisinage ordinaire de collatérales que l'on peut, il est vrai, comprendre dans le fil ou lier séparément, la ligature de la carotide externe réussit presque toujours (Robert, thèse, Paris, 1873). Il n'est pas permis de substituer la facile mais dangereuse ligature de la carotide primitive à la ligature innocente mais difficile de la carotide externe. Wyeth estime que la première de ces opérations a tué cent malades que la seconde eût sauvés.

Carotide externe. — Comme pour la ligature de la carotide primitive, le malade est couché sur le dos, le cou soulevé par un coussin, la tête légèrement renversée en arrière et la face un peu inclinée du côté sain.

Le chirurgien explore la région pour reconnaître les veines superficielles..., pour sentir et marquer d'un trait coloré transversal la grande corne hyoïdienne dont la situation doit correspondre au milieu de l'incision, puisque c'est à son niveau que le fil doit être placé.

Sur le trajet du vaisseau, faites prudemment à la peau une incision de quatre petits doigts, étendue du niveau de la partie moyenne du cartilage thyroïde, sur le bord du muscle sterno-mastoïdien, au creux parotidien près et *derrière* l'angle de la mâchoire, ayant son milieu au niveau de l'os hyoïde (fig. 45). Coupez le peaucier et tâchez d'épargner et d'écarter l'anastomose

1 Farabeuf, *Bull. Soc. de chir.*, 1882, p. 520.

faciale de la veine jugulaire externe, si vous la voyez dans la partie supérieure de la plaie avec les lobes inférieurs de la parotide. — Après avoir incisé sur le bord du muscle sterno-mastoïdien (a) l'aponévrose superficielle, pincé sa lèvre interne et disséqué laborieusement les faisceaux musculaires antérieurs pour les rejeter en dehors, cessez de vous diriger dans la profondeur vers la colonne (b).

Faites écarter les lèvres de la plaie. Pincez délicatement le feuillet profond de la gaine du muscle appliqué au côté du larynx et déchirez-le sur une grande longueur, soit avec une seconde pince, soit avec une sonde, soit avec le tranchant, mais travaillez en tenant ces instruments couchés, *horizontaux*, en les dirigeant *vers le larynx* qu'il faut d'abord approcher, notamment la *corne hyoïdienne*. Touchez-la; est-elle nettement sentie, suivez-la du bout du doigt et plongez jusqu'à la colonne : le gros paquet vasculo-nerveux se laissera percevoir entre votre index engagé dans la plaie et le pouce resté en dehors sur la peau. — Cette première reconnaissance faite, placez avec soin deux écarteurs et attaquez le paquet vasculaire par le côté *antéro-interne* (c). Incisez avec la pince et le bistouri, comme dans une dissection, les lamelles celluleuses qui masquent encore tout ce que vous cherchez, au niveau et un peu au-dessus de la grande corne; disséquez la paroi latérale laryngo-pharyngienne plutôt que l'artère elle-même (d). Après avoir suffisamment coupé ou déchiré le tissu cellulaire et peut-être écarté en dehors les ganglions quelquefois fort volumineux, vous apercevrez le nerf *grand hypoglosse* s'il n'est pas trop haut placé et plus bas, le *tronc veineux* thyro-linguo-facial que vous ferez tout de suite attirer en dedans (e). — Entre les deux, dénudez avec patience l'artère qui touche la grande corne et qui se présente à vous naturellement; ce ne peut être que la carotide externe. Constatez qu'elle a des branches, une sus- et une sous-hyoïdienne. — On passe le fil de dehors en dedans et de haut en bas, obliquement, en engageant le bec du porte-fil courbe assez haut dans la bifurcation. On ne lie qu'après s'être assuré que l'artère soulevée s'aplatit bien, et que sa compression arrête la circulation dans les artères faciale et temporale superficielle, faciles à explorer.

Notes. — (a) Il vaut mieux, sauf tout à fait en haut, couper l'aponévrose sur le muscle que devant le muscle sur les vaisseaux, car la section se fait alors en deux temps : 1° incision sans danger du feuillet superficiel, sur le bord musculaire; 2° déchirure ordinairement possible du feuillet profond. Du reste, pour la partie inférieure, le sterno-mastoïdien est un point de repère très utile.

(b) Les élèves s'obstinent souvent à creuser sous le sterno-mastoïdien, d'avant en arrière, au risque de blesser la veine jugulaire interne et de rencontrer les ganglions qui ont gêné tant d'opérateurs ainsi malavisés.

(c) En rasant la paroi latérale pharyngo-laryngée, on ne fait courir aucun risque à la veine jugulaire interne; on tombe directement et nécessairement sur la carotide antérieure, c'est-à-dire externe, sans voir la postérieure ou interne; on évite presque toujours les ganglions accolés en nombre à la face profonde de la gaine du sterno-mastoïdien. L'écarteur placé en dedans doit être au milieu de la plaie, à cheval sur l'os hyoïde dont la grande corne se trouve cachée mais indiquée par l'instrument.

(d) L'aide chargé de l'écarteur interne doit, de sa main libre appliquée au côté sain du cou, maintenir l'os hyoïde sans le faire basculer, afin que la grande corne reste à sa place et ne fuie pas devant la recherche du doigt ou de la pince de l'opérateur qui la touche à chaque instant.

(e) Il faut se méfier d'attirer ainsi sur les artères la veine jugulaire interne maintenue en dehors par l'aide qui écarte le sterno-mastoïdien. Le tronc veineux thyro-linguo-facial peut être coupé entre deux ligatures placées près du larynx, c'est-à-dire loin de son embouchure dans la veine jugulaire. Les ganglions peuvent, à la rigueur, être excisés, mais après pédiculisation et ligature du pédicule vasculaire.

Il est évident que ce procédé permet de lier la **tyroïdienne supérieure** et la **carotide interne**. Il faudrait dénuder celle-ci avec soin et tâcher de ne point embrasser dans le fil les nombreux filets sympathiques qui l'enlacent, car c'est peut-être à la section de ces filets vaso-moteurs qu'il faut attribuer quelques-uns des accidents cérébraux si souvent observés après la ligature de cette artère.

ARTICLE VII

LIGATURES DE L'ARTÈRE LINGUALE

Cette artère est accessible en deux points de la région sus-hyoïdienne : 1° loin de son origine, au-dessus du tendon digastrique; 2° près de son origine, au-dessous du ventre postérieur du même muscle et au-dessus de la grande corne. De là deux procédés différents. Le second seul permet de lier l'artère toujours avant l'origine de l'artère dorsale de la langue, et, par conséquent, assure seul l'hémostase dans la base de la langue. Il a, du reste, fait ses preuves sur le vivant, et l'on ne saurait en dire autant du premier qui était pourtant seul adopté, il y a quelques années, par les jeunes chirurgiens, sans doute à cause de sa grande facilité[1].

1. Voy. Farabeuf, *Bull. Soc. de chir.*, 1882, p. 591 : Histoire des deux principaux procédés de ligature de l'artère linguale.

L'origine de la linguale (fig. 46, *l*), appliquée au constricteur moyen du pharynx, a lieu au niveau de la grande corne hyoïdienne (*h*) ou un peu au-dessus; elle est recouverte par le *grand nerf hypoglosse*, par les *veines* faciale, linguale superficielle, pharyngienne, qui convergent pour former, avec la thyroïdienne ascendante, le tronc thyro-linguo-facial; elle recouvre le nerf laryngé supérieur. Dans cette première partie, la linguale n'est donc pas facile à isoler.

Mais plus loin, après une flexuosité à convexité supérieure, cette artère redescend pour s'engager entre le muscle hyo-pharyngien (*ph*) sous-jacent et le plan plus superficiel de l'hyo-glosse (*hg*); elle disparaît sous ce dernier, tandis que le nerf grand hypoglosse accompagné d'une veine linguale, reste superficiel. Étudiez la fig. 46 et sa légende.

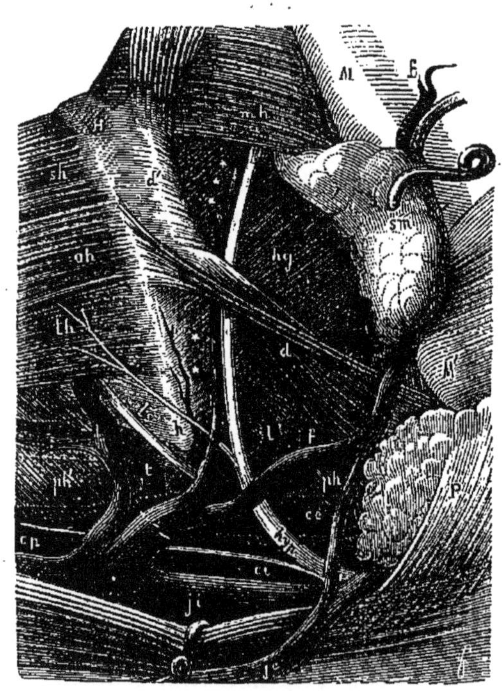

FIG. 46. — **Rapports des artères carotide externe et linguale gauches** (*sujet couché comme pour faire la ligature*). — M, bord inf. de la mâchoire; M', son angle; H, os hyoïde; *h*, l'extrémité de sa grande corne; — *sh*, muscle sterno-hyoïdien; *oh*, m. omo-hyoïdien; *th*, thyro-hyoïdien; *ph'*, constricteur inf. du pharynx; *ph*, constricteur moyen; *d*, ventre postérieur du m. digastrique perforant le stylo-hyoïdien; *d'*, sa poulie de réflexion et son tendon; *hg*, m. hyo-glosse; *mh*, m. mylo-hyoïdien; — P, glande parotide recouverte par l'expansion aponévrotique du sterno-mastoïdien; *sm*, gl. sous-maxillaire relevée; — *je*, veine jugulaire externe; *ji*, v. jugulaire interne et ses affluents, découverte par l'écartement du sterno-mastoïdien; *hyp*, anse du grand hypoglosse; *ls*, nerf laryngé supérieur; *cp*, art. carotide primitive; *ci*, carotide interne; *ce*, carotide externe; *t*, thyroïdienne sup.; *l*, linguale; *f*, faciale; — **, lieu où l'on peut lier l'art. linguale près de son origine, *au-dessus de la grande corne*, entre cette corne et le nerf hypoglosse, *sous* le muscle hyo-glosse; — ***, lieu où l'on peut lier la linguale loin de son origine, dans *son triangle*, toujours *sous* le muscle hyo-glosse.

Séparés par le plan des fibres musculaires hyo-glossiennes, l'artère et le nerf marchent parallèlement, celui-ci à quelques millimètres au-dessus de celle-là. D'abord ils répondent à une dépression ou gouttière sensible au doigt, formée par la grande corne en bas et le ventre postérieur du muscle digastrique en haut. Plus en avant, le nerf passe sous ce muscle réuni au muscle stylo-glosse ; puis il forme avec le tendon digastrique et le bord postérieur du muscle mylo-hyoïdien, sous lequel il va disparaître définitivement, un *petit triangle* (*trigonum linguale*), que recouvre la glande sous-maxillaire (fig. 46***). L'aire de ce triangle, la distance qui sépare le tendon digastrique du nerf grand hypoglosse, le *champ opératoire* pour dire le mot, varie beaucoup. Le nerf n'est pas toujours à la même hauteur, nous le savons. De son côté, l'attache hyoïdienne du m. digastrique est souvent lâche et haute de plus d'un travers de doigt, ce qui peut l'amener à toucher et même à couvrir le nerf. Il faut alors *créer* le triangle en disséquant dans l'intervalle du nerf et du tendon afin de pouvoir abaisser celui-ci, relever celui-là.

Pour découvrir la linguale au-dessus de la grande corne, on rencontre les veines déjà signalées, que l'on rejette en arrière, que l'on divise au besoin entre ligatures, mais qui, bien connues et prévues, ne doivent plus faire peur. Pour la découvrir dans le triangle, on est absolument obligé d'ouvrir la loge de la glande et de rejeter cet organe en haut[1]. Dans les deux cas, il faut écarter, dilacérer ou mieux, couper les fibres du muscle hyo-glosse soulevé avec des pinces, et *ne pas aller trop profondément*, dans le pharynx ou dans la langue. Deux fois, j'ai vu l'artère comme le nerf hypoglosse, superficielle relativement au muscle hyo-glosse.

L'os hyoïde est quelquefois situé très haut ou, si l'on veut, la glande sous-maxillaire descend quelquefois très bas, *au point même de recouvrir la grande corne de l'hyoïde**. Cela étant, quel que soit le procédé employé, on est obligé de disséquer la glande et de la rejeter en haut, sans l'entamer, car, très vasculaire, elle saignerait beaucoup.

Le malade est couché sur le dos, le cou renversé sur un oreiller, en pleine lumière, la tête détournée.

Le chirurgien palpe la région, fait saillir l'origine de la veine jugulaire externe, suit l'os hyoïde et sa grande corne jusqu'au bord du sterno-mastoïdien. Pendant l'opération, la main d'un aide,

1. Il y a quinze ans et plus que j'enseigne par la parole, le scalpel et la plume, que la glande sous-maxillaire descend plus bas qu'on ne le dit généralement et qu'elle déborde le muscle digastrique. Comment donc Ricard a-t-il pu du précurseur faire un adversaire et m'attribuer une formule qui dit le contraire d'une opinion si souvent et si nettement exprimée dans ce livre?

Les affirmations relatives aux rapports réels de la glande, il y en a six que je vais marquer d'un * p. 72, 73, 74 et 75, datent toutes d'*éditions antérieures* à celle-ci et au travail de Ricard.

agissant du côté sain, maintiendra l'os hyoïde qui fuirait sous le doigt explorateur. Aussitôt que possible sur le vivant, l'opérateur saisira l'os hyoïde dans une anse de fil ou dans les mors d'une pince à griffes pour le confier à un aide qui, fixant l'os, immobilisera le champ opératoire et fournira un repère constant à l'œil et au doigt.

§ 1. **Dans le triangle** (au-dessus du tendon digastrique, Pirogoff, 1836). — A égale distance de l'os hyoïde et du bord inférieur de la mâchoire, parallèlement à ce bord, faites à la peau une incision de $0^{m},04$, qui finisse à un doigt du bord antérieur du sterno-mastoïdien (a). Coupez le peaucier, avec précaution dans l'angle postérieur de la plaie où passe une veine faciale (b). — Près de la *lèvre inférieure* de l'incision, abaissée et devenue concave, pincez, soulevez et ouvrez l'aponévrose; vous entrerez ainsi dans la gaine glandulaire. Toujours avec le bistouri et la pince qui abaisse la lèvre aponévrotique inférieure, vous débriderez en arrière (avec précaution) et en avant dans toute l'étendue du bord de la *glande* pour la voir bien *mise à nu* (1er repère). — Accrochez-la avec une érigne et faites-la tirer en haut pendant que du bout du doigt vous décollez sa face profonde des parties sous-jacentes (c). Quand la plaie est bien abstergée et la dissection suffisante, vous apercevez le *tendon du digastrique* (2e repère), et le petit triangle voilé par du tissu cellulo-graisseux. — Détruisez ce tissu pour *voir clair* et reconnaissez le *nerf* (3e repère) avec la veinule qui longe son bord inférieur (fig. 47, 3). L'un et l'autre sont quelquefois très

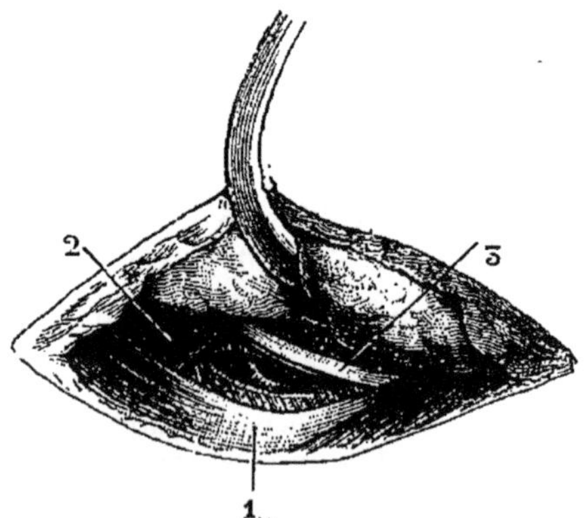

FIG. 47. — **Ligature de l'artère linguale dans le petit triangle**, côté gauche. Plaie disséquée, glande sous-maxillaire relevée * : 1, tendon du muscle digastrique adhérent à l'os hyoïde ; 2, muscle mylo-hyoïdien ; 3, nerf hypoglosse. La boutonnière faite au muscle hyo-glosse dans le triangle, laisse voir l'artère.

rapprochés du tendon. — Après avoir fait accrocher et fixer le tendon digastrique, pour entraver les mouvements de déglutition et fixer le champ opératoire, pincez le muscle hyo-glosse et, l'ayant soulevé, faites-y délicatement une petite boutonnière parallèle et sous-jacente au nerf. L'artère se présentera bientôt (d); isolez-la bien avec deux pinces qui déchirent sa gaine celluleuse, et chargez avec un porte-fil recourbé.

Notes. — (a) Cette incision est à un doigt du bord du maxillaire et finit juste au-dessous de l'angle, mais à un doigt au-dessous. On la fait convexe en bas comme le bord de la glande, lorsque celle-ci descend très bas *. Dans les cas ordinaires, le peaucier n'est pas plus tôt coupé que l'incision rectiligne semble avoir été faite convexe en bas, la lèvre inférieure étant fortement abaissée par la rétraction des fibres de ce muscle.

(b) Cette veine est logée dans la cloison qui sépare la glande parotide de la glande sous-maxillaire; il faudra donc, surtout après l'ouverture de la loge de celle-ci, épargner cette cloison.

(c) Il faut ouvrir la loge glandulaire, car si l'on incise au-dessous dans l'espoir chimérique de relever la glande sans la dénuder, on risque fort de se perdre après avoir malencontreusement détruit la poulie du digastrique *. Si, après l'incision de la loge glandulaire, on y introduit les deux index pour la dilater, on fait sans danger bonne et rapide besogne.

(d) Si l'on n'aperçoit pas l'artère, c'est que la boutonnière est ou trop haut ou trop bas; on doit alors, avec les pinces, en renverser successivement les lèvres; sous l'une ou sous l'autre on trouve le vaisseau cherché. L'incision doit être faite à 2 ou 3 millimètres au-dessous du nerf: la veinule satellite se trouve ainsi épargnée.
En de certains cas, il suffit de séparer d'un coup de sonde le muscle kérato-glosse du basio-glosse. Desprès a réussi de cette manière sur le vivant.
Il est possible que la dénudation découvre soit la dorsale de la langue, ascendante, soit l'origine prématurée de la sublinguale qui peut être liée par erreur.

§ 2. **Au-dessus de la grande corne** (Ch. Bell, 1814; Béclard). — Très près et au-dessus de l'os hyoïde, parallèlement à sa grande corne, faites une incision rectiligne de $0^{m},04$ qui aboutisse au bord antérieur du sterno-mastoïdien. Coupez le peaucier, avec précaution, dans l'angle postérieur de la plaie où peut passer une veine allant de la faciale à la jugulaire externe et qu'on écarte en haut et en arrière. — Avec le doigt, touchez le relief du bord de la glande et la corne hyoïdienne *. Si celle-ci est à découvert, pincez, soulevez et incisez l'aponévrose immédiatement au-dessus sans dénuder la glande que vous faites érigner à travers sa loge et rejeter en haut (a).

Mettez de nouveau le doigt dans la plaie, au-dessus de la *grande corne* (1er repère) : vous sentirez la gouttière que limite en haut le ventre postérieur du digastrique, gouttière où passe visible le nerf *hypoglosse* (2e repère) et où bat l'artère à travers le muscle kérato-glosse (fig. 48). — Érignez et *faites tenir la grande corne* qui se déplacerait dans les fréquents mouvements de déglutition. Agissez de même sur le cadavre. Pour voir clair, nettoyez la plaie, disséquez un peu, s'il le faut, tout en ménageant l'angle postérieur

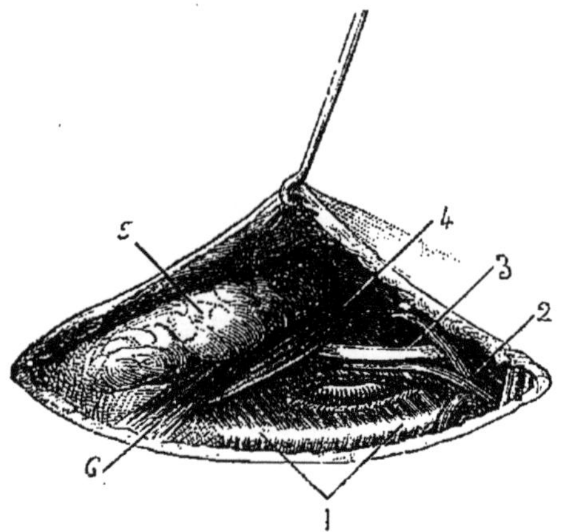

FIG. 48. — **Ligature de l'artère linguale au-dessus de la grande corne hyoïdienne**, côté gauche. — Plaie disséquée : 1, grande corne de l'os hyoïde : 2, constitution du tronc veineux thyro-linguo-facial ; 3, nerf hypoglosse ; 4, ventre postérieur du muscle digastrique ; 5, glande sous-maxillaire ; 6, insertion du muscle stylo-hyoïdien. La boutonnière faite au muscle hyo-glosse (portion kérato-glosse) laisse voir l'artère.

où passent de nombreuses veinules qu'un crochet mousse écarte et protège, et qui, blessées ou coupées sans double ligature, vous inonderaient de sang. — La main gauche, armée d'une pince, saisit alors le muscle hyo-glosse, délicatement, pour ne soulever que lui. La main droite, avec le bistouri, fait à ce muscle, à petits coups, une boutonnière parallèle et sous-jacente au nerf; puis, avec une seconde pince, vient aider la première à dénuder l'artère qui se présente au fond de la petite plaie musculaire (b).

Notes. — (a) Lorsque la glande recouvre la grande corne *, il faut ouvrir sa loge sans hésiter, comme dans le procédé précédent.

(b) La boutonnière est parallèle au nerf et à la grande corne, perpendiculaire aux fibres du muscle coupé (kérato-glosse). Il faut la pratiquer prudemment et même la terminer avec le bec de la sonde, pour respecter l'artère et ne pas entrer dans le pharynx. Si l'on pouvait voir le bord postérieur du muscle kérato-glosse et glisser dessous la sonde ou la branche mousse de ciseaux courbes, on l'inciserait sans danger. Mais il ne faut pas y compter ni même le désirer, car plus on opère en arrière, près de l'origine de l'artère, plus on a de chances de blesser les veines, le pharynx, le nerf laryngé supérieur, etc., plus aussi on s'expose à manquer l'artère, qui ne vient ni tout de suite ni toujours de la même manière à sa place, au-dessous du nerf grand hypoglosse. Généralement, elle monte d'abord au-dessus du nerf pour redescendre ensuite au-dessous (voy. fig. 46, 1, p. 71). Et quand elle naît de la faciale, c'est-à-dire plus haut que d'habitude, elle n'arrive pas tout de suite à sa place au-dessus de la grande corne.

ARTICLE VIII

LIGATURES EXCEPTIONNELLES

On on ne fait que très rarement les ligatures des artères *faciale*, *temporale*, *occipitale*, *brachio-céphalique* et *mammaire interne*. Je ne serai bref qu'en apparence sur l'anatomie de ces artères puisque j'ai remplacé les quelques lignes de texte que je pouvais me permettre par trois pages de figures compliquées... comme la nature elle-même; les étudiera qui voudra et pourra y consacrer quelques-heures (voy. fig. 49, 50 et 51).

Le procédé décrit pour lier la carotide externe permet de lier l'artère **thyroïdienne supérieure**. A l'aide du guide fidèle et constant, la grande corne, on découvrirait la veine thyro-linguo-faciale ou ses éléments; dessous on verrait l'origine de la carotide externe d'où naît la thyroïdienne supérieure pour descendre sous-hyoïdienne vers l'extrémité supérieure de la glande qu'elle dessert.

Pour trouver l'artère **vertébrale**, on conseille d'aller à la recherche de l'excellent point de repère de Chassaignac, le tubercule de la sixième vertèbre cervicale, par une incision analogue à celle que l'on fait pour lier l'origine de la carotide primitive; de disséquer d'abord la face profonde du muscle sterno-mastoïdien à récliner en dehors; de rejeter ensuite *en dedans* le paquet vasculo-nerveux (jugulaire, carotide, pneumogastrique, avec le corps thyroïde); enfin de glisser devant le scalène antérieur pour chercher dans le profond interstice qui le sépare du muscle long du cou et que le doigt sent facilement, en ménageant la veine si faire se peut, car elle est en dehors et en avant de l'artère. Qu'y a-t-il à dire de plus à celui qui sait que le tubercule vertébral de Chassaignac (le VIe) est au niveau du cartilage cricoïde tangible à travers la peau et qui a dans l'œil les deux côtés de la figure 49 où l'on voit : plèvre, canal thoracique, veines cervico-vertébrales et grand sympathique?...

L'artère **thyroïdienne inférieure** peut être atteinte à un doigt au-dessous du tubercule de la sixième vertèbre, après avoir rejeté *en dehors* le faisceau vasculo-nerveux (carotide, pneumogastrique et jugulaire) et fait tenir en dedans le corps thyroïde.

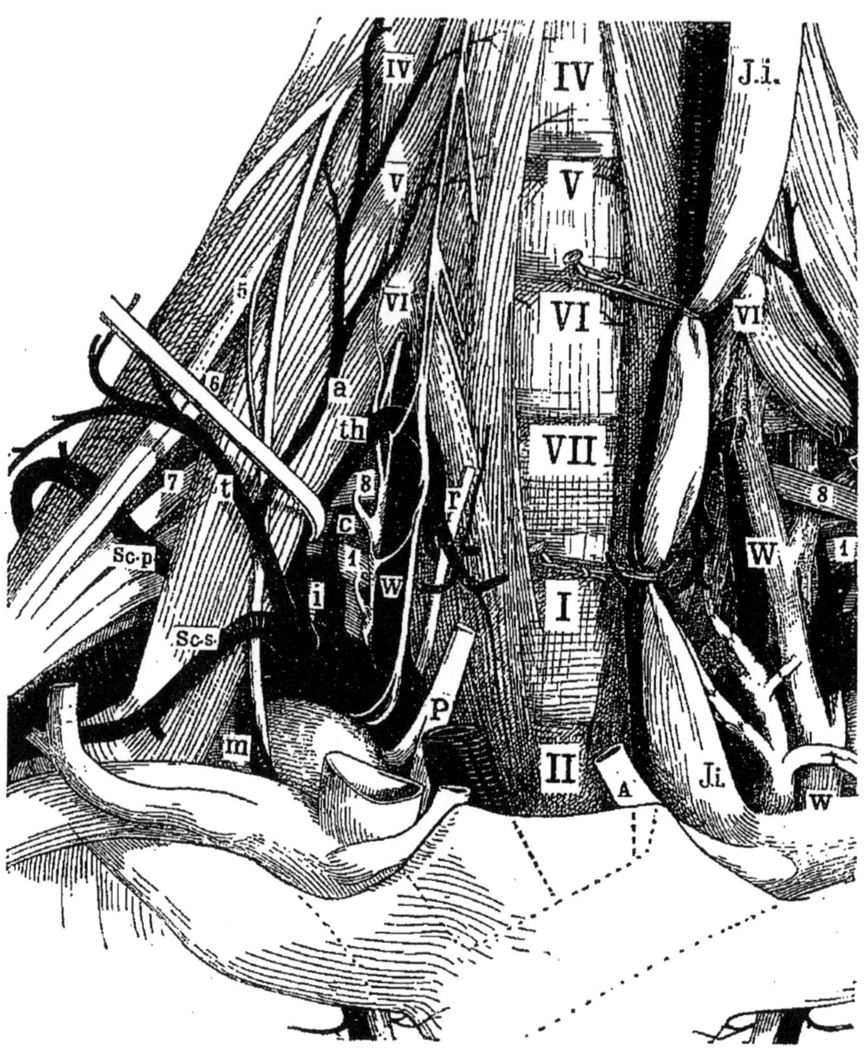

Fig. 49. — **Les branches de l'artère sous-clavière.**

IV, V, VI, VII, dernières vertèbres cervicales; **I** et **II**, premières dorsales.

Un crochet écarte l'a. thyroïdienne inf. **th** et le m. scalène ant. — **5, 6, 7, 8** et **1**, éléments du plexus brachial traversés par l'a. scapulaire post. **Sc.p.** — Le n. phrénique né de la 4e paire cerv. descend devant le scalène ant., le sommet pleural et la mammaire int. **m**, couvert par les artères scapul. sup. **Sc.s.** et transverse superficielle **t** d'où monte l'ascendante **a.** — **i** l'intercostale sup. monte et descend par-dessus le dôme pleural et fournit **c** la cervicale profonde qui s'enfonce entre les n. **1** et **8**, au-dessus de la 1re côte.

W, artère vertébrale, ganglions et filets sympathiques. Ceux-ci forment une anse sous la sous-clavière, et une autre plus fine sous la thyroïdienne. Le récurrent **r** né du pneumo gastrique **P** traverse les branches de la thyroïdienne.

Côté gauche : **w**, veine vertébrale, son embouchure et plus haut, le confluent de la cervicale prof. qui se dégage sous le nerf **8**. La veine vert. est antérieure et externe à l'artère homonyme. Entre elle et la jugulaire interne **J.i** liée et écartée en dedans avec la carotide : terminaison du canal thoracique et ses affluents couvrant la plèvre, l'artère sous-clavière gauche et l'origine de la vertébrale.

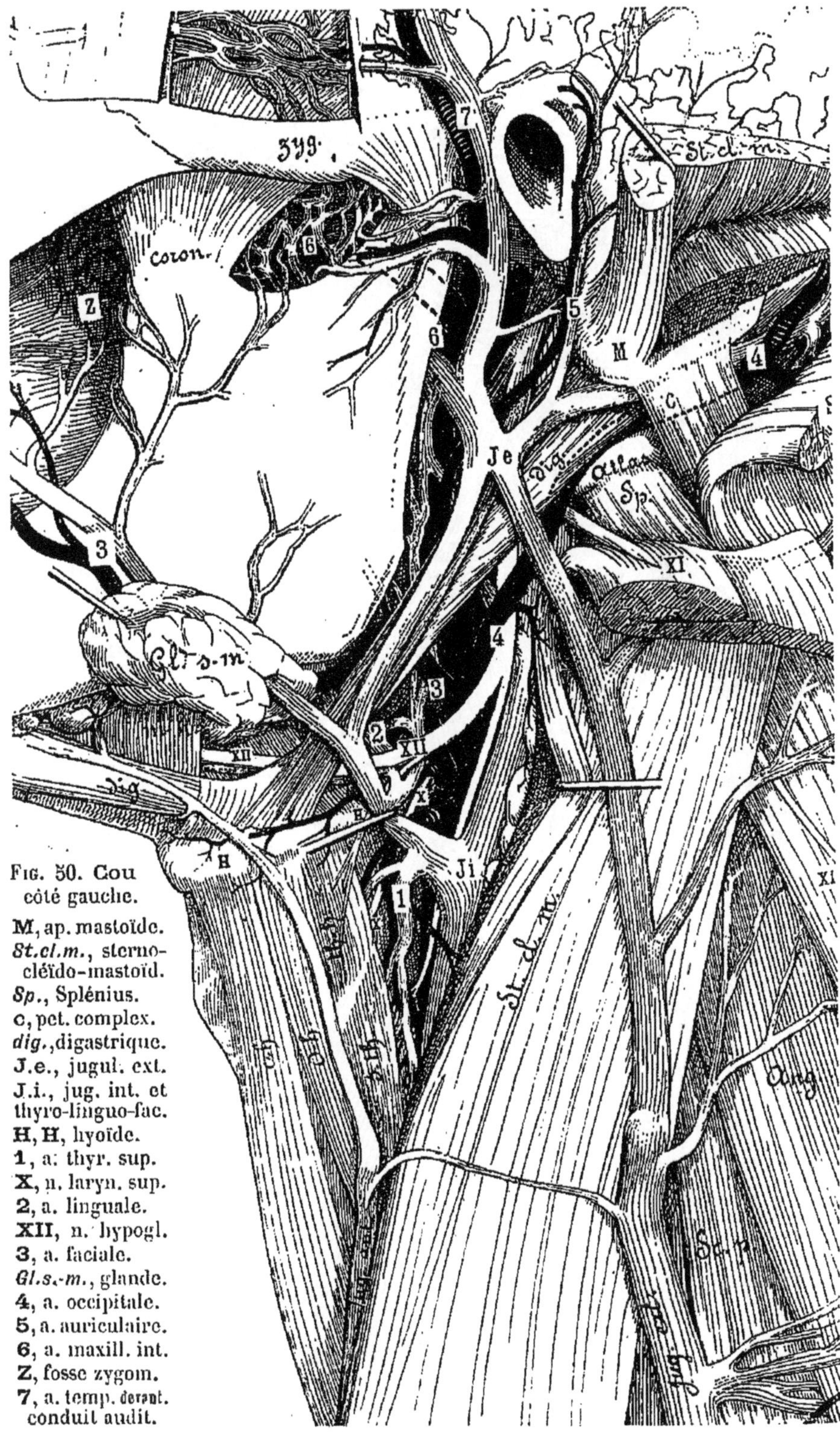

Fig. 50. Cou côté gauche.

M, ap. mastoïde.
St.cl.m., sterno-cléïdo-mastoïd.
Sp., Splénius.
c, pet. complex.
dig., digastrique.
J.e., jugul. ext.
J.i., jug. int. et thyro-linguo-fac.
H, H, hyoïde.
1, a. thyr. sup.
X, n. laryn. sup.
2, a. linguale.
XII, n. hypogl.
3, a. faciale.
Gl.s.-m., glande.
4, a. occipitale.
5, a. auriculaire.
6, a. maxill. int.
Z, fosse zygom.
7, a. temp. devant. conduit audit.

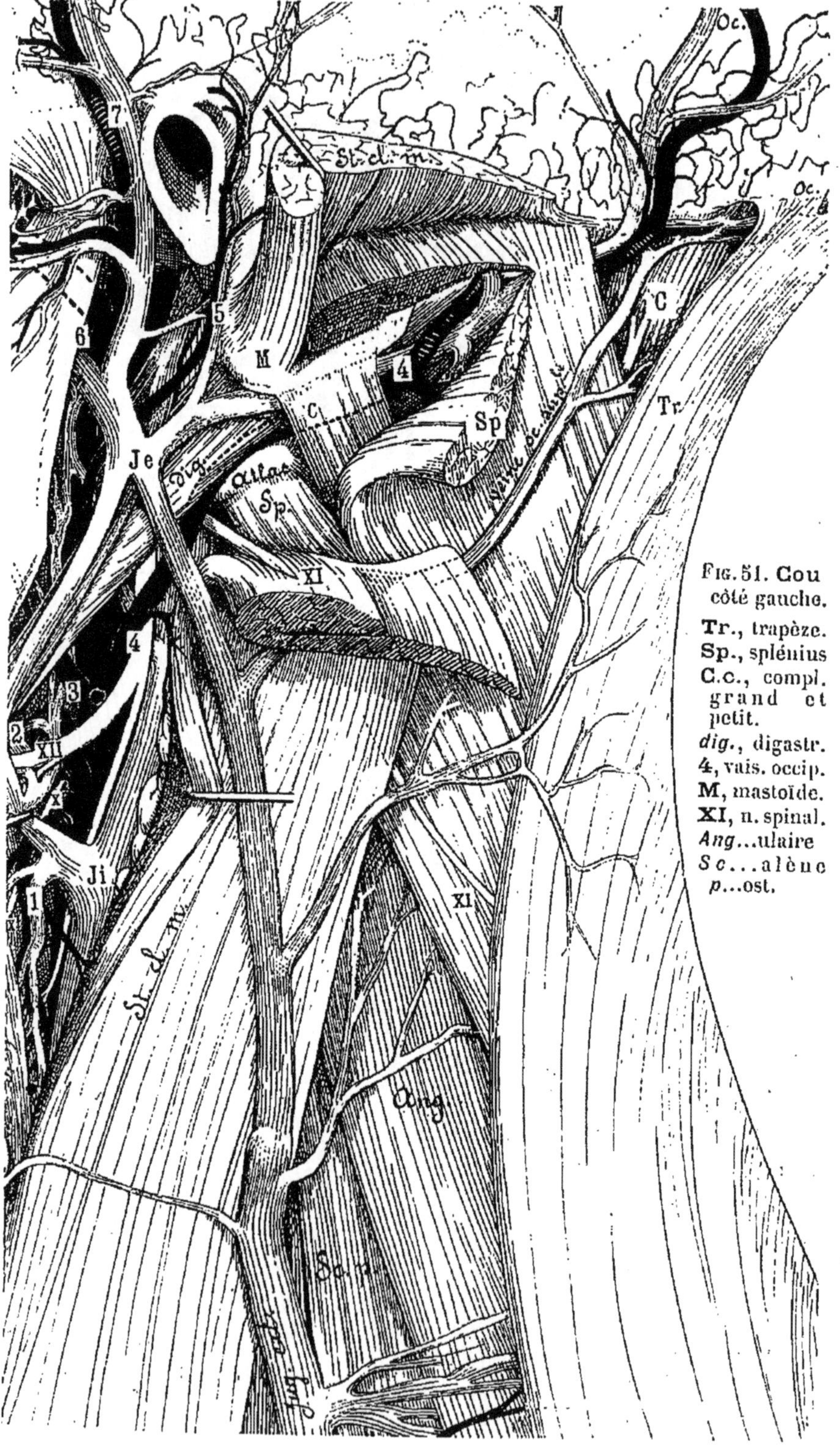

Fig. 51. **Cou** côté gauche.

Tr., trapèze.
Sp., splénius
C.c., compl. grand et petit.
dig., digastr.
4, vais. occip.
M, mastoïde.
XI, n. spinal.
Ang...ulaire
Sc...alène
p...ost.

§ 1. **Ligature de l'artère faciale.** — On pourrait lier la faciale à son origine, comme toutes les branches que fournit la carotide externe, en cherchant d'abord cette artère-ci. Marcellin Duval a pu la lier, dans la première partie de son trajet, par une incision curviligne comme l'artère elle-même. Mais on ne lie guère ce vaisseau qu'au moment où, dégagé de la glande sous-maxillaire, il aborde la région faciale en passant sous le bord inférieur de la mâchoire, dans la dépression *sensible* située devant le bord antérieur du masséter contracté, à 0^{m},03 de l'angle. En ce point, l'artère est accompagnée d'une veine qui suit son bord postérieur.

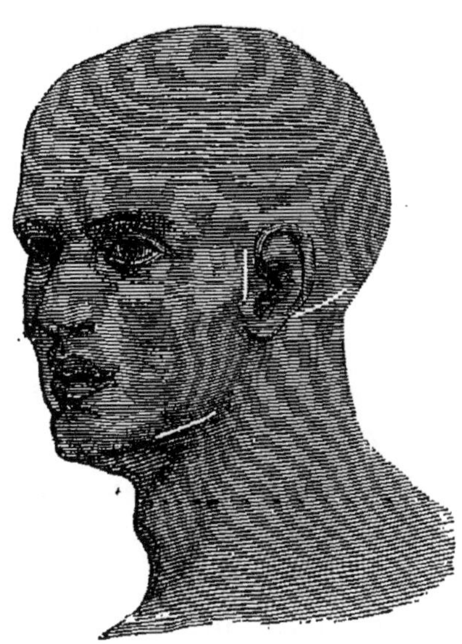

Fig. 52. — **Ligatures des artères faciale, temporale et occipitale. — Tracés des incisions.**

Après avoir reconnu les battements de l'artère et la dépression antémassétérine, très marquée quand le malade serre les dents, on fait une incision horizontale de 0^{m},03 croisant le vaisseau, par conséquent dans la direction même du bord de la mâchoire (fig. 42). On coupe le peaucier avec précaution, et l'on parcourt la plaie du bout du doigt promené d'un bout à l'autre et très légèrement appuyé. L'artère donne la sensation d'un cordon épais qui se déplace facilement. On l'isole et l'on tâche d'épargner la veine placée derrière.

§ 2. **Ligature de l'artère temporale.** — Si l'on était obligé de lier le tronc de l'artère temporale, on chercherait dans le point où, sortant de la parotide, elle se réfléchit sous la racine longitudinale de l'arcade zygomatique, derrière le condyle de la mâchoire, juste dans l'angle que forment ces deux parties.

L'artère temporale ne devient pas très superficielle immédiatement après sa sortie de la parotide. Dans la première partie de son trajet ascendant, ses battements sont assez difficiles à percevoir. Avec le moindre gonflement de la région, ils sont incapables de servir de guide pour le tracé de l'incision. La veine temporale est postérieure et superficielle relativement à l'artère.

Entre le tragus et le condyle, faites une incision verticale de $0^{m},03$, coupée en deux par la racine zygomatique (fig. 52). Vous rencontrerez probablement un petit ganglion préauriculaire et la veine temporale; devant celle-ci, mais plus profondément, votre doigt sentira l'artère appliquée à la racine du zygoma et touchant le condyle. Il vaut mieux essayer de dénuder avec soin que d'embrasser d'emblée avec une aiguille rasant le périoste, l'artère, la veine et même le nerf auriculo-temporal?

§ 3. **Ligature de l'artère occipitale** (a). — On fait une incision presque horizontale commençant à la pointe de l'apophyse mastoïde, et se prolongeant, à $0^{m},05$ en arrière et un peu en haut (fig. 52). On coupe trois muscles : la partie postérieure du sterno-cléido-mastoïdien et son aponévrose, puis le splénius, enfin le petit complexus (b). — Cela fait, l'indicateur, plongé dans l'angle antérieur de la plaie, sent facilement l'apophyse mastoïde et, au-dessous, l'énorme apophyse transverse de l'atlas; entre les deux passe l'artère sous-jacente et accolée au ventre postérieur du digastrique, entre ce muscle et l'oblique supérieur (c).

Notes. — (a) On peut lier l'origine même de ce vaisseau en utilisant la partie supérieure de l'incision recommandée pour la carotide externe; la portion verticale du grand hypoglosse qui embrasse le côté externe de l'artère occipitale, serait le point de repère. Donc, après avoir trouvé l'anse du nerf, il suffirait d'en disséquer le tronc, en remontant vers le crâne pour découvrir l'artère (voy. fig. 51).

(b) Après avoir incisé le splénius, il n'est pas absolument nécessaire de couper le petit complexus; on peut, en effet, trouver l'artère, en la cherchant bien, à un doigt au-dessous et en arrière des rugosités *tangibles* du bord postérieur de l'apophyse mastoïde. Exceptionnellement, il arrive que l'artère occipitale reste plus superficielle que le petit complexus.

Il n'y a pas d'autre manière de lier l'occipitale à moins qu'on en cherche l'origine dans la région parotidienne, comme je l'ai dit dans la note (a), sous le tronc descendant du nerf grand hypoglosse repère.

Car ce n'est plus l'artère occipitale mais seulement sa principale branche cutanée que l'on découvre sur la ligne demi-circulaire supérieure de l'os, entre la mastoïde et l'inion.

Quant aux difficultés que rencontrent quelquefois des élèves elles sont de notre fait à nous qui enseignons, si nous oublions de leur dire que le vaisseau monte d'abord *embrassé par l'hypoglosse*, qu'il s'applique ensuite au ventre postérieur du digastrique pour aller en arrière passer entre deux saillies osseuses où le doigt pénètre facilement, la mastoïde et la transverse atloïdienne; enfin que pour le découvrir au lieu d'élection, c'est-à-dire avant qu'il ait fourni sa principale collatérale, celle qui descend aux muscles de la nuque, il faut entamer ou couper les trois muscles : *sterno-mastoïdien*, *splénius* et *petit complexus* qui le couvrent.

(c) La veine occipitale recevant en ce point un gros rameau mastoïdien venant du sinus latéral, doit être ménagée autant que possible.

Tharsile Valette a écrit sur cette ligature (*Mém. de méd. et chir. milit.*, 1852, IX) un mémoire résumé par Chauvel (*Occipitale*, in *Dict. encyclop.*).

§ 4. **Ligatures du tronc brachio-céphalique et des artères carotide primitive et sous-clavière près de leur origine.** — Ces ligatures, difficiles, désastreuses[1] et exceptionnelles, peuvent se faire par le même procédé. Les vaisseaux qu'il s'agit de chercher sont profondément situés, au contact des plèvres dans le médiastin, environnés d'organes importants, nerfs, canal thoracique, etc., masqués par des veines qui deviennent énormes à chaque mouvement d'expiration. De plus, en cas de réussite apparente d'une difficile opération, il ne faut guère compter sur une solide oblitération définitive des deux bouts.

Pour arriver sur les vaisseaux, on est très gêné par le sternum (Chassaignac trouvait absurde de ne pas le réséquer), très gêné aussi par les embouchures des veines jugulaires et par les troncs veineux brachio-céphaliques que l'on ne peut écarter qu'en dehors et en bas. Le côté interne ou trachéal des artères est seul accessible; encore faut-il éviter ou couper entre ligatures, les veines thyroïdiennes inférieures quelquefois énormes. C'est donc *de dedans en dehors* qu'il faut aborder le tronc brachio-céphalique et l'origine des carotides et des sous-clavières. Aussi le chirurgien peut-il se placer indifféremment du côté malade ou de l'autre côté. Dans l'extrémité supérieure de la plaie il trouvera facilement la carotide, grâce au point de repère fourni par le tubercule de la sixième vertèbre, accessible dans la partie culminante de l'incision, et pourra, en suivant ce vaisseau, descendre sur son origine, sur le tronc brachio-céphalique et sur la sous-clavière droite. Du côté gauche, après avoir suivi de même la carotide en bas et l'avoir légèrement écartée en dehors, il pourra, avec le doigt, sentir et comprimer la sous-clavière devant et sous la tête de la première côte.

Des deux côtés, la *trachée*, si facile à sentir, est le bon point de repère. Le tronc brachio-céphalique est appliqué en avant. Il se bifurque derrière

1. 16 ligatures du *tronc innominé*, 15 morts. Un seul malade auquel la carotide avait été liée en même temps a survécu dix ans.

13 ligatures de la première portion des sous-clavières, 13 morts.

6 ligatures simultanées des origines de la sous-clavière et de la carotide, 6 morts.

Tandis que 13 ligatures de la sous-clavière entre les scalènes ont donné 9 morts et 4 guérisons, — 254 ligatures de la sous-clavière en dehors des scalènes, 134 morts, 120 guérisons. (Voyez pour plus juste appréciation : Wyeth, *loc. cit.*)

l'articulation sterno-claviculaire, dont il est éloigné de l'épaisseur du tronc veineux droit que l'on réussit à maintenir en dehors toutes les fois qu'il ne reçoit pas une veine inextensible jugulaire antérieure ou thyroïdienne. Au besoin, on coupe celles-ci entre deux ligatures. Pour arriver à placer le fil sur le milieu du tronc brachio-céphalique à sa partie moyenne, à un doigt de son origine et de sa terminaison, il faut aussi abaisser notablement le tronc veineux innominé gauche et plonger derrière le sternum.

Tronc brachio-céphalique. — Le malade est placé comme pour lier l'artère carotide droite.

Sur le muscle sterno-cléido-mastoïdien, à $0^m,06$ au moins au-dessus de la clavicule, commencez une incision qui descende dans l'intervalle des chefs de ce muscle jusqu'à l'os et se recourbe alors horizontalement en dedans jusqu'au delà de la ligne médiane; simulant une L à angle obtus. — Coupez le faisceau sternal du muscle près de ses insertions, sur la sonde ou sur l'os. Séparez-le du faisceau claviculaire, et faites-le rejeter en dedans par l'aide qui écarte la lèvre interne, angle devenu convexe de la plaie. — Près de cette lèvre et de la *trachée* (point de repère), loin de la veine jugulaire, incisez, en un ou deux temps, sur la sonde insinuée de haut en bas sous leur bord externe, les muscles cléido-hyoïdien et sterno-thyroïdien. Donnez-les à l'aide qui déjà tient la peau et le faisceau musculaire coupé sterno-mastoïdien, afin qu'il les écarte en dedans avec son large rétracteur. Incisez pareillement ou plutôt, déchirez avec deux pinces un feuillet aponévrotique profond dans lequel sont des veines thyroïdiennes; si vous ne pouvez faire écarter celles-ci facilement, coupez-les entre deux ligatures. — Plongez le doigt dans la partie culminante de l'incision et cherchez-y le tubercule carotidien et la carotide; puis descendez en suivant ce vaisseau aussi bas que possible. Rappelez-vous que le tronc brachio-céphalique est dans le thorax, en arrière et loin du sternum, *en avant et près de la trachée* qu'il touche et qui se révèle par sa dureté. Avec un deuxième doigt de la main gauche introduit dans la plaie, si vous êtes placé du côté opéré (avec un écarteur tenu par un aide dans le cas contraire), accrochez, tirez en dehors et en bas et protégez les gros troncs veineux, pendant que l'index cherche à isoler le tronc artériel et guide une longue pince qui en déchire, petit à petit, la gaine celluleuse, en l'attaquant par le côté interne. Passez un porte-fil courbe de dehors en dedans, et liez, si vous le pouvez, à égale distance de l'origine et de la terminaison du vaisseau, c'est-à-dire très profondément.

§ 5. **Ligature de la mammaire interne.** — Cette artère descend derrière les cartilages costaux qu'elle croise, et n'est accessible que dans leurs intervalles, c'est-à-dire à travers la peau, le grand pectoral, l'aponévrose qui continue le muscle intercostal externe, et enfin les fibres de l'intercostal interne. Elle chemine dans le tissu sous-pleural lâche et facile à déchirer; elle est accompagnée d'une veine principale située en dedans et facile à isoler; on la trouve à environ $0^m,01$ du bord externe du sternum, plus près si cet os est large, plus loin s'il est étroit.

Dans l'un des trois ou quatre premiers espaces intercostaux, faites une incision transversale de $0^m,04$ qui empiète sur le bord externe du sternum. Séparez les fibres du grand pectoral avec le bistouri et mettez à nu le bord sternal et l'aponévrose intercostale (a). Coupez cette aponévrose, coupez aussi les fibres plus ou moins rouges placées dessous, avec précaution (bistouri mousse ou boutonné) (b). Tant que le doigt explorant le fond de la plaie, y sent de la résistance et des fibres, il n'y a pas de danger, on n'est pas encore sur la plèvre. — Enfin, dénudez avec deux pinces qui déchirent facilement le tissu cellulaire.

Notes. — (a) Il faut placer deux écarteurs pour élargir la plaie. Il est probable que, sur le vivant, une incision oblique serait préférable, car elle diviserait quelques faisceaux musculaires qui se rétracteraient immédiatement.

(b) Quand on opère dans cette région qui peut être, comme le ventre, brusquement soulevée par un effort thoracique, la main qui tient le bistouri doit s'appuyer sur le malade, afin de suivre *forcément* tous les mouvements du plan sur lequel elle incise.

CHAPITRE II

LIGATURES DES ARTÈRES DU SYSTÈME AORTIQUE INFÉRIEUR

ARTICLE PREMIER

LIGATURE DE L'ARTÈRE PÉDIEUSE

Quand cette artère est normale, elle continue la tibiale antérieure Celle-ci, au niveau du ligament annulaire, passe sous le muscle extenseur du gros orteil, et reparaît en dehors du tendon de ce muscle avec le nom de pédieuse, couverte seulement par les téguments du cou-de-pied. Bientôt, le faisceau interne du pédieux l'aborde, la couvre et la croise, la laissant reparaître en dehors de son tendon, au moment où elle se termine en perforant l'origine du premier muscle interosseux dorsal, afin de gagner la plante du pied (fig. 53). Donc le vaisseau est accessible soit sur le dos du tarse, *en dedans* du premier faisceau du pédieux, soit dans l'extrémité postérieure du premier espace intermétatarsien, *en dehors* du tendon de ce même faisceau. En ce point-ci, l'on est sûr de rencontrer l'artère, qu'elle soit *normale* ou *anormale*. Dans ce dernier cas qui est fréquent, l'artère fait suite généralement à l'interosseuse ou perforante péronière (fig. 53, 10), et s'avance sous le corps du pédieux, de dehors en dedans. En cas d'anomalie, la place ordinaire de l'artère pédieuse est tou-

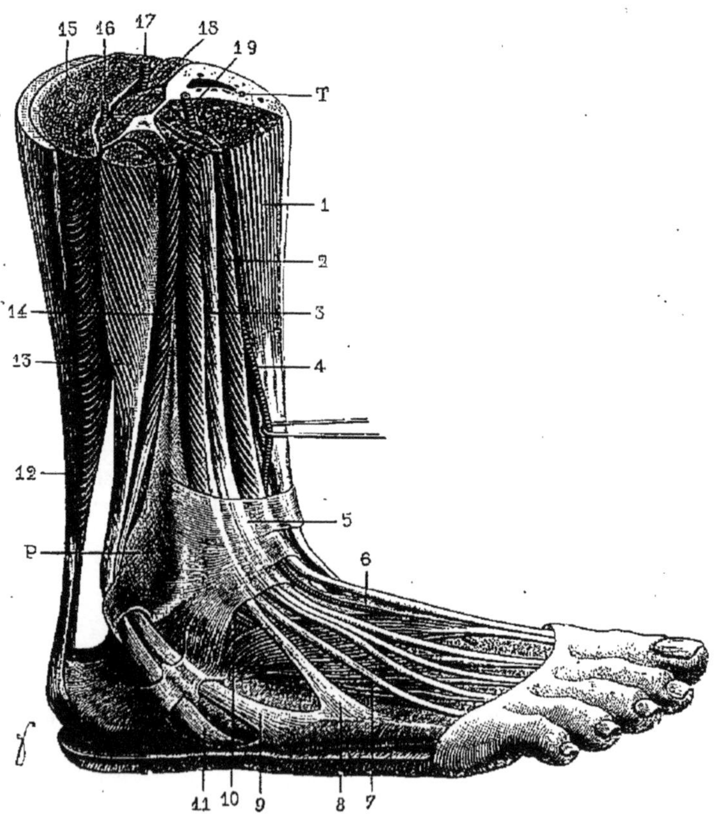

Fig. 53. — **Muscles et troncs artériels de la jambe et du dos du pied.** — 1, m. jambier antérieur; 2, m. extenseur propre du gros orteil; 3, m. extenseur commun; 4, l'artère tibiale antérieure extraite de son interstice par une anse métallique; 6, l'artère pédieuse abordant le faisceau interne du m. pédieux sous lequel elle s'insinue pour reparaître ensuite en dehors au moment de sa pénétration vers la plante; 10, terminaison de l'artère péronière ou perforante péronière. C'est cette artériole qui, développée, fournit la pédieuse quand celle-ci n'est pas la simple continuation de la tibiale antérieure.

jours occupée par deux veinules flanquant une artériole par laquelle s'épuise la tibiale antérieure.

On n'arrive sur l'artère pédieuse qu'en divisant ou déchirant plusieurs feuillets aponévrotiques résistants et en écartant quelques filets nerveux.

Malade couché sur le dos, jambe étendue. — L'opérateur, placé en dehors, cherche l'extrémité postérieure du premier espace intermétatarsien, dépressible (fig. 54); il trace une ligne partant de ce point et aboutissant au milieu du cou-de-pied regardé en face.

Sur la ligne indiquée, partant de l'extrémité postérieure du premier espace intermétatarsien (ou s'y terminant, suivant le côté), faites sur le tarse une incision de 0m,04, parallèle au tendon visible du long extenseur du gros orteil, mais à distance de ce tendon, à 0m,01 en dehors. En coupant le tissu cellulaire, évitez les veines

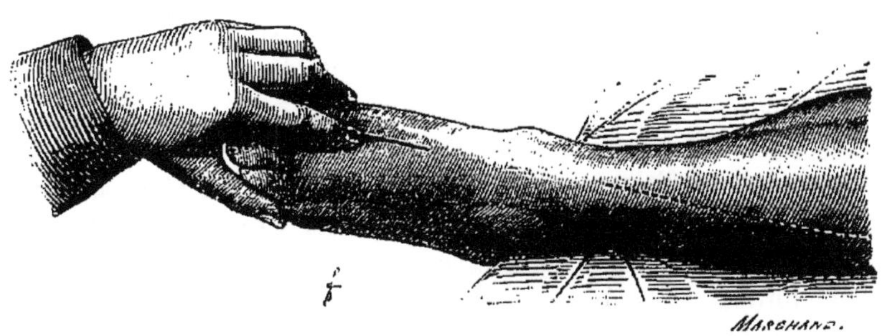

Fig. 54. **Ligature de l'art. pédieuse.** — L'indicateur gauche cherche l'extrémité postérieure du premier espace intermétatarsien et s'y enfonce. L'incision en part et se dirige vers le milieu de l'espace intermalléolaire marqué. Elle côtoie de loin (0m,01) le tendon de l'extenseur propre dont on voit le relief.

et les nerfs. Cherchez, dans la partie postérieure de la plaie, à sentir et à voir le faisceau interne, rouge, du muscle pédieux; incisez l'aponévrose dessus et reconnaissez les fibres de ce muscle (a). — Son bord interne étant légèrement écarté en dehors, vous laissera voir l'artère entre ses deux veines. Sinon, cherchez dans l'extrémité métatarsienne de la plaie, mais, cette fois, en dehors du tendon pédieux; l'artère anormale y vient presque certainement.

Note. — (a) L'incision indiquée répond à la jonction des fibres musculaires rouges et du tendon; on cherche et l'on trouve donc celles-là dans l'extrémité postérieure de la plaie, celui-ci dans l'extrémité antérieure.

L'incision est à deux fins et peut servir pour lier l'artère normale ou anormale.

ARTICLE II

LIGATURES DE L'ARTÈRE TIBIALE ANTÉRIEURE

Cette artère, accompagnée de deux veines et d'un petit nerf placé devant, longe le côté externe du muscle jambier antérieur, son acolyte. En haut, elle est tout au fond de l'unique interstice de la région jambière antérieure; en bas, dans le plus interne des deux interstices, entre le muscle jambier et le muscle extenseur propre du gros orteil. En haut, le muscle jambier est *très large* et l'extenseur des orteils *très étroit;* l'interstice de l'artère est donc très loin de la crête du tibia. Une forte *cloison aponévrotique* sépare le muscle extenseur commun du long péronier latéral; si l'on se guide exclusivement sur la dépression longitudinale qu'on peut sentir, même à travers la peau, à peu près sur le trajet de l'artère, on pénètre immédiatement en avant de cette cloison, entre elle et le muscle extenseur commun dont on est par suite obligé de déchirer les insertions pour arriver en dedans sur les vaisseaux. Autrefois, S. Cooper, d'après Bell, recommandait de suivre cette voie, sans doute à cause de la difficulté qu'il y a de trouver d'emblée le bon interstice.

Très profonde à son arrivée devant le ligament interosseux, l'artère tibiale antérieure l'est moins vers le cou-de-pied, où elle passe au milieu de l'espace intermalléolaire. Pour déterminer ce passage, il faut se placer *en face*, devant le membre, mettre un doigt sur chaque malléole et marquer le milieu de la distance qui les sépare, milieu qui répond au *bord externe du tendon du jambier antérieur*, tendon facile à sentir.

Si l'on sait trouver l'artère tibiale antérieure à la partie supérieure et à la partie inférieure, on n'est pas embarrassé pour la trouver au milieu de la jambe (voy. fig. 58, 59 et 61).

Je n'ai donc que deux opérations à décrire : 1° la ligature au-dessus du ligament annulaire; 2° la ligature à la partie supérieure.

Pour tracer la *ligne d'opération*, prenez la tête du péroné entre le pouce et l'index, sentez la *dépression* qui est en avant, entre cette tête (p. fig. 55) et le tubercule du fascia lata ou de Gerdy (t. fig. 55)[1]. De cette *dépression antépéronière*, tirez une ligne droite qui aboutisse au milieu du cou-de-pied regardé en face, en dehors de la saillie sensible et visible du tendon du muscle jambier antérieur.

1. Prendre ce tubercule comme point de départ de la ligne d'opération, c'est oublier la grande largeur du muscle jambier antérieur et s'exposer à tomber sur ce muscle beaucoup trop en dedans de l'interstice cherché (faute très commune).

Le malade est couché sur le dos, la jambe allongée et tournée en dedans par l'aide qui tient le pied, prêt à le fléchir au besoin. — L'opérateur se place en dehors du membre.

§ 1. **Au-dessus du ligament annulaire.** — Sur la ligne indiquée, commençant ou finissant (suivant le côté) à deux doigts au-dessus de l'articulation, faites en deux temps, d'abord à la *peau*, puis hardiment à l'*aponévrose*, une incision qui remonte à $0^m,06$ plus haut. — Soulevez avec la sonde cannelée la lèvre interne de l'aponévrose, insinuez dessous l'index gauche et portez-le sentir la crête tibiale (fig. 55) sans rien refouler (a). Alors, ramenant doucement le doigt en dehors, accrochez légèrement tous les tendons: laissez n'en échapper en dedans qu'un seul et ne bougez plus (b). Vous êtes dans le bon interstice, ouvrez-le de *bas en haut* avec la sonde cannelée. Le pied étant alors fléchi, les bords de la plaie obéissent facilement à deux écarteurs. — En dedans, accolée à la

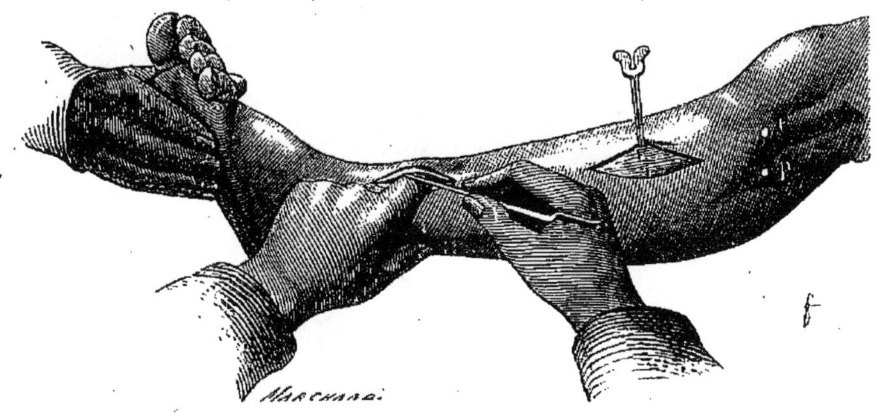

Fig. 55. — **Ligature de l'art. tibiale antérieure** (*à la partie inférieure*). — Un aide tient le pied et le fléchit. L'opérateur a soulevé la lèvre interne de l'aponévrose avec la sonde; il glisse son doigt dessous et va à la crête du tibia. Après s'être assuré qu'il n'a rien refoulé, il ramènera son index en dehors et laissera s'échapper en dedans un seul tendon, celui du jambier antérieur.

On voit une sonde cannelée glissée en travers sous l'aponévrose jambière (à la partie supérieure); son bec a été arrêté par la *cloison* qui sépare le long péronier de l'extenseur commun. En coupant sur la sonde on est donc assuré de croiser l'interstice au fond duquel est l'artère.

face externe du tibia et des dernières fibres du jambier, vous trouvez l'artère entre ses deux veines. Le faisceau vasculaire est peu profond, mais très mobile; aussi faut-il le fixer en pinçant la gaine celluleuse pour pouvoir isoler l'artère avec la sonde (c).

Notes. — (a) Assurez-vous en tâtant avec un doigt de la main droite, que le tendon du jambier n'a pas été refoulé par le doigt gauche poussé vers la crête du tibia.

(b) Le tendon de l'extenseur propre du gros orteil glisse et s'échappe facilement avec celui du jambier ; il faut y prendre garde.

(c) On opère ainsi pour lier l'artère dans toute la moitié inférieure de la jambe et même à la **partie moyenne**

§ 2. **A la partie supérieure de la jambe** (a). — Sur la ligne indiquée, faites une incision de 0m,08 (minimum) à la peau et au tissu cellulaire, jusqu'à l'aponévrose *exclusivement.* — Les deux lèvres de la plaie étant écartées, près de l'interne ponctionnez l'aponévrose pour introduire la sonde dessous et en travers, de dedans en dehors, jusqu'à ce que vous éprouviez la résistance de la cloison aponévrotique (b) (Voy. fig. 55 et 61). Incisez l'aponévrose en travers sur la sonde : vous allez croiser sûrement le bon interstice et ne pas dépasser le mauvais (c). — Explorez cette incision avec le doigt gauche ou le bec de la sonde suivi de l'œil (fig. 56).

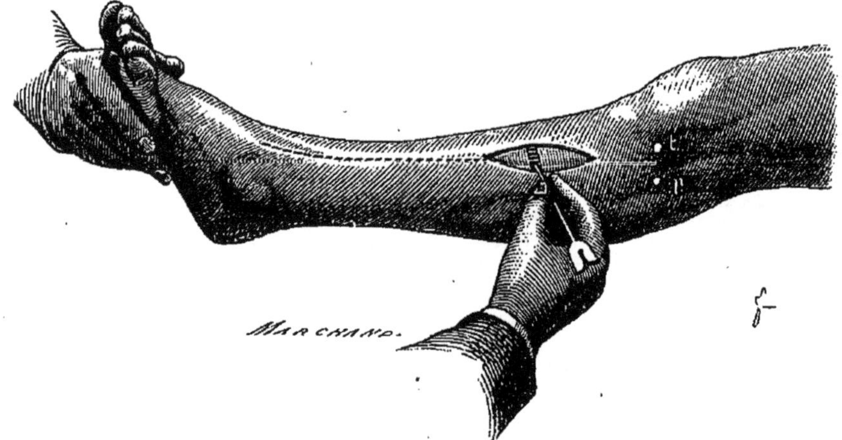

Fig. 56. — **Ligature de l'art. tibiale antérieure** (*partie supérieure*). — Après la section de la peau, il a été fait à l'aponévrose, sur la sonde, une incision transversale (v. fig. 55). — La sonde reprise de la main droite et suivie de l'œil (ainsi que du doigt gauche qui intervient de temps en temps), explore celle-ci de dedans en dehors et, loin de la crête tibiale, s'arrête sur le premier interstice, facile à ouvrir et dépourvu de cloison aponévrotique ; ou bien va au second reconnaître la cloison qui vibre sous l'instrument, pour revenir ensuite au premier à quelques millimètres en dedans.

Vous heurterez, à l'extrémité externe de votre incision, la cloison fibreuse : à quelques millimètres en dedans, par conséquent extrêmement loin de la crête tibiale, vous verrez un interstice qu'entr'ouvrira attentivement le bec de la sonde (voy. fig. 61, p. 96). Vous pourrez utiliser pour votre recherche la mobilité des fibres de l'extenseur commun provoquée par la flexion répétée du petit orteil.

Au-dessus et au-dessous de l'incision transversale, coupez l'aponévrose en long, sur le bon interstice trouvé. Ouvrez cet interstice délicatement avec le doigt, *de bas en haut*, après avoir fait fléchir le pied (d). Vous rencontrerez quelquefois un peu de graisse, souvent de petits vaisseaux visibles témoignant que vous êtes dans le bon chemin, toujours le nerf isolé et petit, puis au fond, l'artère et ses deux veines. — Pour dénuder et charger le vaisseau, un aide, à défaut de larges écarteurs, enfonce profondément ses pouces dans les extrémités de la plaie et, la faisant ainsi bayer largement, donne accès à la lumière et aux instruments.

Un porte-fil à petite courbure est indispensable; encore ne peut-on l'engager que très obliquement sous le vaisseau.

Notes. — (a) Cette opération est d'autant plus difficile qu'on la fait plus haut. Donc l'incision sera faite le plus bas possible et son extrémité supérieure restera toujours à trois doigts *au moins* au-dessous de l'articulation. C'est surtout pour lier à cette hauteur qu'il faut diriger l'incision vers la dépression anté-péronière et non vers le tubercule de Gerdy. En se fiant à ce dernier repère qui indique bien la direction de l'artère mais pas celle de l'interstice on tombe, à moins d'une maigreur extrême, sur le muscle jambier, beaucoup trop en dedans.

(b) Cette cloison aponévrotique sépare l'extenseur commun des péroniers. Sa résistance se fait sentir au bec de la sonde, quels que soient les tâtonnements qu'on impose à l'instrument. Ces tâtonnements sont utiles, car quelques fibres de l'aponévrose superficielle peuvent arrêter l'instrument avant qu'il soit suffisamment enfoncé. Il faut cependant pousser avec douceur.

(c) Un opérateur exercé peut se permettre d'inciser d'emblée l'aponévrose en long sur la ligne dépressible. On tombe ainsi généralement *au voisinage* du bon interstice.

La recherche méthodique et sûre que je ne conseillais qu'avec timidité dans la première édition de cet ouvrage est décidément préférable.

En effet, quand on cherche à lier l'artère tibiale par le procédé classique, on coupe d'abord l'aponévrose en long et *ensuite en travers*, car les lèvres ne s'écarteraient pas suffisamment sans cela. En commençant par l'incision longitudinale, on risque de manquer l'interstice ordinairement invisible; au contraire, l'incision transversale faite la première le rencontre certainement, puisqu'elle le croise : elle permet de le reconnaître et de fendre ensuite l'aponévrose juste dessus.

(d) Comme la section transversale de l'aponévrose, la flexion du pied a pour but de permettre l'écartement des parois de l'auge profonde au fond de laquelle est l'artère. Cet écartement ne peut s'obtenir suffisant, qu'en faisant mettre les deux pouces de l'aide comme il est indiqué, ou mieux en se servant du large bout de mes écarteurs qui sont coudés à angle droit.

ARTICLE III

LIGATURES DES ARTÈRES POSTÉRIEURES DE LA JAMBE

Les artères tibiale postérieure et péronière, flanquées de veines volumineuses, sont appliquées par une aponévrose derrière la couche profonde des muscles de la jambe. Le gros nerf tibial postérieur est situé entre les deux faisceaux vasculaires et sur le même plan (fig. 57).

L'*artère péronière*, généralement la moins volumineuse, disparaît ordinairement en pénétrant dans le muscle sous-jacent (fléchisseur du gros orteil), et, par conséquent, ne doit être cherchée qu'au niveau du mollet.

Au contraire, l'*artère tibiale postérieure*, sans diminuer notablement de volume, descend et passe derrière la malléole interne, avec le nerf homonyme qui s'en est rapproché pour aller à la plante du pied. A ce niveau de la malléole, l'artère est en rapport, non plus avec les muscles profonds, mais avec leurs tendons. Pareillement, la couche musculaire superficielle si épaisse et si large qui la recouvrait au niveau du mollet, n'est plus représentée que par le tendon d'Achille. Par conséquent, au voisinage du talon, l'artère tibiale postérieure, simplement masquée par les deux aponévroses superficielle et profonde, est devenue facilement accessible (fig. 57 et 59).

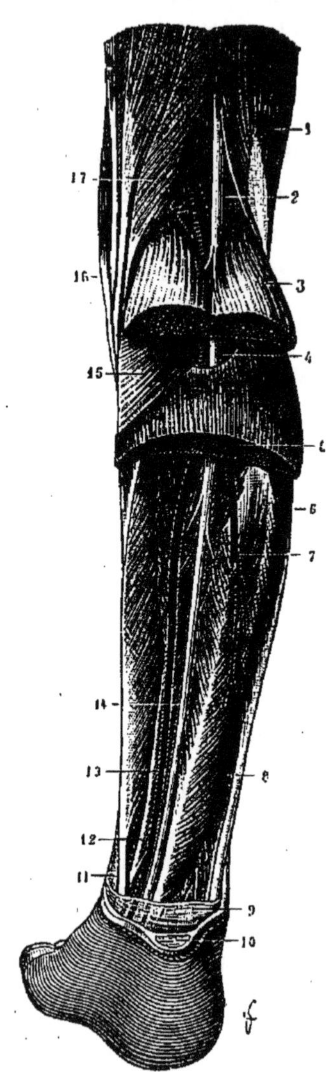

FIG. 57. — **Trajet et rapports des artères postérieures de la jambe.** — 1, biceps; 2, nerf sciatique poplité interne et *artère poplitée;* 3, extrémités supérieures des jumeaux coupés; 4, nerf tibial postérieur et *artère poplitée* traversant l'anneau du muscle soléaire; 5, muscle soléaire coupé; 6, muscle long péronier latéral; 7, muscle fléchisseur propre du gros orteil et *artère péronière* s'engageant dessous; 8, court péronier latéral; 9, aponévrose profonde appliquant les tendons, nerf et vaisseaux derrière les os de la jambe; 10, tendon d'Achille enveloppé par l'aponévrose superficielle; 11, tendon du muscle fléchisseur commun; 12, tendon du muscle jambier postérieur; 13, *artère tibiale postérieure;* 14, nerf tibial postérieur; 15, muscle poplité; 16, tendons des muscles couturier, droit interne, demi-tendineux; 17, muscle demi-membraneux.

Après avoir, à l'aide de cette figure, bien compris la stratification des muscles postérieurs de la jambe, étudiez patiemment les trois coupes (fig. 58, 59 et 61).

Les deux artères postérieures de la jambe sont accompagnées chacune par deux veines souvent énormes et fort gênantes pour la dénudation. Souvent aussi, en incisant le soléaire, on rencontre des veines intra-musculaires qui inondent la plaie de sang.

Rien n'est plus facile, sur le cadavre, que de découvrir les vaisseaux qui nous occupent; il suffit de fendre les muscles du mollet sur la ligne médiane. On arrive sur le gros nerf tibial postérieur aux côtés duquel sont les faisceaux vasculaires. Arnott et Guthrie recommandent cette voie.

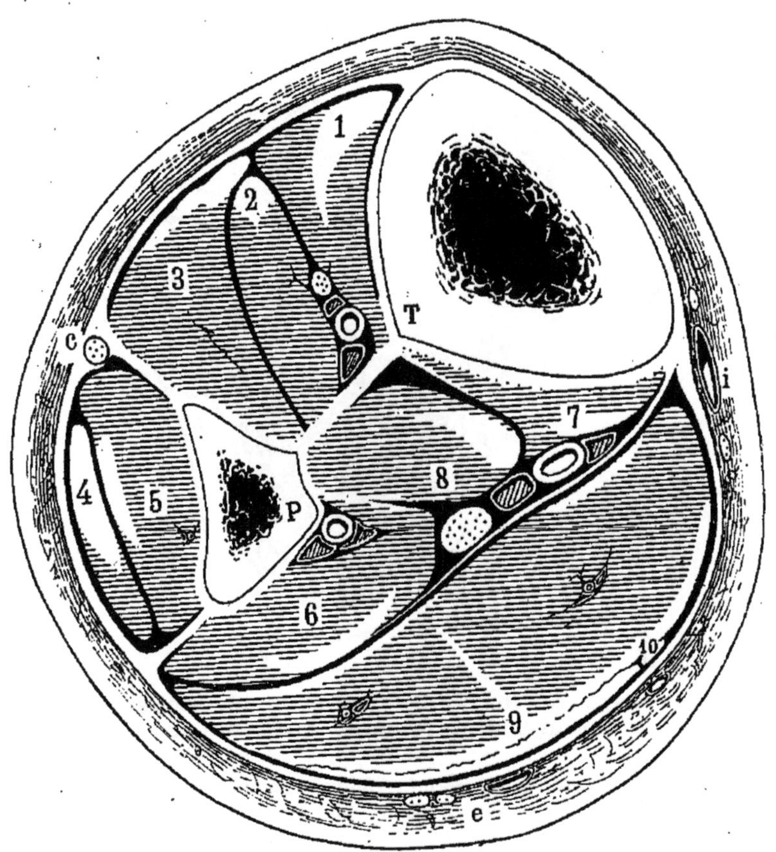

Fig. 58. — **Coupe de la jambe droite au-dessus du tiers inférieur.**

Devant le ligament interosseux : **1**, jambier antérieur; **2**, extenseur propre du gros orteil; **3**, extenseur commun. Entre **1** et **2**, près de la lettre **T** : nerf et vaisseaux tibiaux antérieurs.

En dehors du péroné : **4**, long péronier latéral et ses dernières fibres; **5**, court péronier encore très charnu; **c**, le nerf musculo-cutané au moment où il devient sous-cutané.

Derrière les os : **6**, muscle fléchisseur propre du gros orteil et vaisseaux péroniers inclus; **7**, fléchisseur commun; **8**, jambier postérieur couvert par le nerf tibial postérieur ayant à son côté interne les vaisseaux homonymes qu'un feuillet appréciable commence à couvrir; **9**, soléaire, le chiffre est placé sur le tendon terminal dont la lame extérieure est couverte par celui des jumeaux et du plantaire grêle **10**.

La veine saphène externe **e** est sous la peau avec son nerf et son accessoire; la saphène interne **i**, avec son nerf bifurqué, avoisine le bord interne du tibia.

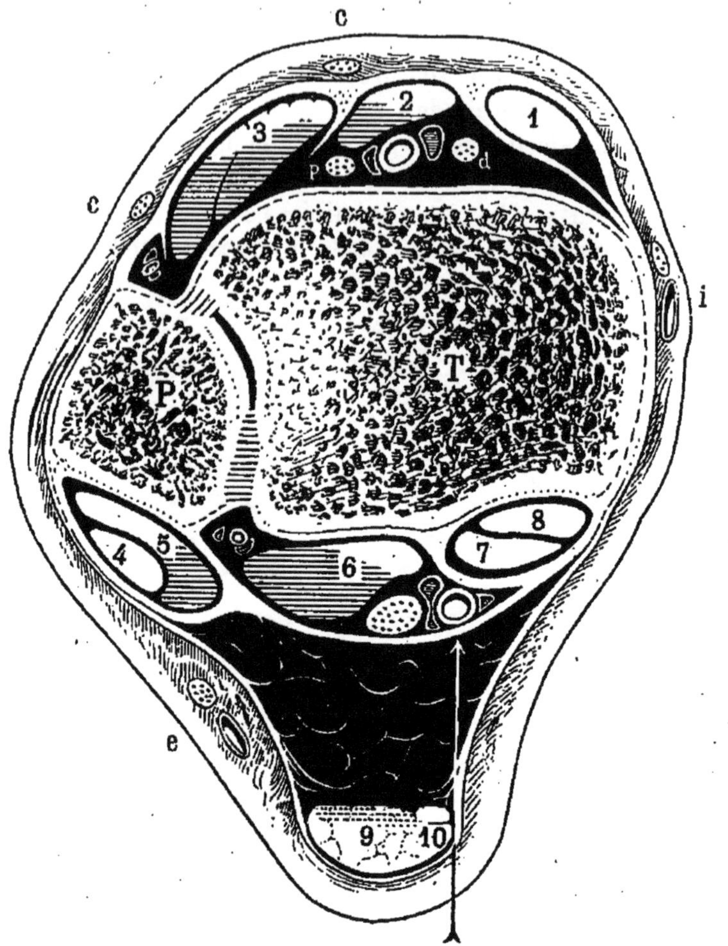

Fig. 59. — **Coupe de la jambe droite immédiatement au-dessus de l'articulation tibio-tarsienne, à travers les malléoles.**

T, tibia ; **P**, péroné.

Devant les os, sous l'arcade aponévrotique imparfaitement cloisonnée, l'on voit, en allant de dedans en dehors : le tendon jambier antérieur **1** ; celui de l'extenseur propre **2** encore garni de quelques fibres et couvrant les vaisseaux tibiaux antérieurs et le nerf divisé **d** pour le dos du pied et **p** pour le pédieux ; celui de l'extenseur commun **3** et du péronier antérieur également accompagnés d'un peu de chair musculaire.

Devant le péroné, comme aussi derrière, petits vaisseaux péroniers : les premiers sont venus ici après perforation du ligament interosseux.

Derrière les os, une première aponévrose embrasse le tendon d'Achille **9**, le plantaire grêle **10** et la graisse sus-calcanéenne ; une seconde applique nerf, vaisseaux et tendons : derrière la malléole péronière, le tendon **4** superficiel et nu du long péronier et le tendon **5** garni des dernières fibres du court péronier ; dans la gouttière de la malléole tibiale, les tendons jambier postérieur **8** et fléchisseur commun **7**, celui-ci couvrant celui-là ; enfin, au milieu, extrémité du muscle et tendon fléchisseur propre **6**, sur lequel est appliqué le gros nerf tibial postérieur ayant à son côté interne l'artère tibiale postérieure et ses veines souvent grosses et variqueuses. La flèche rasant le bord interne du tendon d'Achille tombe sur les vaisseaux.

Sous la peau : en avant, musculo-cutané **cc** ; veine et nerf saphènes internes **i** ; veine et nerf saphènes externes **e**.

Malgaigne engageait à chercher l'artère poplitée et l'origine de ses branches d'une manière analogue, en se bornant à écarter les jumeaux. Mais si l'on opérait ainsi, il faudrait sacrifier les artères et veines jumelles, ce qui ne me paraît pas un mince inconvénient, à cause de la gêne apportée par l'hémorrhagie.

Généralement on incise de chaque côté et l'on refoule le muscle jumeau correspondant pour ne couper que le soléaire; mais, arrivé au fond de la plaie, on ne peut atteindre qu'une artère. Cela pourrait être embarrassant dans un cas d'hémorrhagie d'origine douteuse.

A. — Ligatures de l'artère tibiale postérieure

Le procédé décrit le premier convient, avec de légères modifications, pour toute la moitié inférieure de la jambe.

Au voisinage du **milieu**, l'incision faite à un doigt derrière le tibia, à la peau et à l'aponévrose superficielle, permet de voir, de libérer et de refouler le bord charnu du soléaire, ce qui découvre l'artère visible à travers l'aponévrose profonde (voy. fig. 58).

§ 1. **Derrière la malléole** (a). — Le malade est couché sur le dos et un peu sur le côté à opérer; la jambe, assez fléchie, repose sur sa face externe.

Le chirurgien, placé en dehors, explore la gouttière rétro-malléolaire, sa lèvre antérieure osseuse et sa lèvre postérieure ou bord du tendon d'Achille. Il connaît la coupe figure 59.

Dans le milieu de la gouttière rétro-malléolaire, à un doigt derrière le bord postérieur de la malléole et parallèlement à ce bord, faites une incision cutanée de $0^m,05$, qui descende au niveau de la pointe de la malléole (b). — Mettez le doigt dans la plaie et, le pied étant fléchi, touchez l'aponévrose superficielle que tend et soulève le tendon d'Achille. Coupez cette aponévrose ainsi tendue, directement, assez près dudit tendon (c). — Remettez le doigt dans la plaie, d'abord sur le bord malléolaire presque tranchant, puis sur les tendons, durs et sensibles à travers leur gaine; puis plus en dehors, sur l'artère que vous sentirez battre. Cette exploration accomplie, faites écarter le tendon d'Achille et laissez le doigt sur la gaine des tendons pour la protéger pendant que vous introduisez la sonde à côté, en dehors, et *de bas en haut*, sous l'aponévrose profonde qui recouvre le paquet vasculo-nerveux (fig. 60) (d).

L'aponévrose coupée, vous trouvez l'artère, ses deux veines et le gros nerf qui est en dehors, plus profond. Dénudez en vous

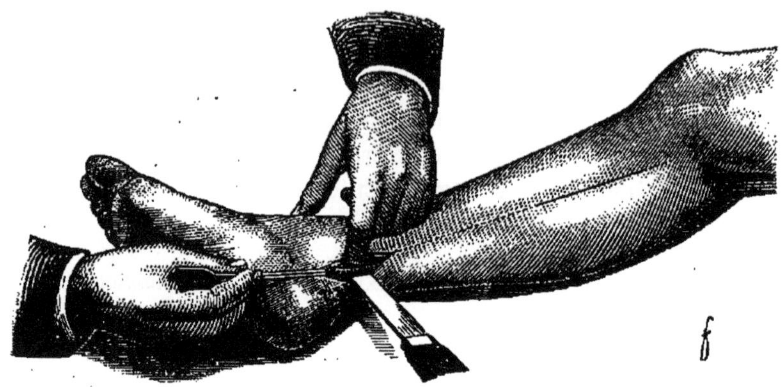

FIG. 60. — **Ligature de l'art. tibiale postérieure** (*derrière la malléole*). — La jambe, légèrement fléchie au jarret, est couchée sur sa face externe. Après l'incision de l'aponévrose superficielle et l'écartement du tendon d'Achille, l'indicateur gauche a senti le bord postérieur de la malléole, puis les tendons à travers leur gaine qu'il recouvre et protège. En dehors de cette gaine, la sonde est glissée *de bas en haut*, sous l'aponévrose profonde.

aidant de la pince, car les vaisseaux sont très mobiles. Chargez de dehors en dedans, c'est-à-dire d'arrière en avant.

Notes. — (a) L'artère a pour couvertures : la *peau*, l'*aponévrose superficielle* qui saute de la malléole au tendon d'Achille, l'*aponévrose profonde* (fig. 59).

(b) Plusieurs chirurgiens, Velpeau, Richet, etc., ont recommandé une incision curviligne inscrivant le bord postérieur et le sommet de la malléole dans sa concavité, mais éloignée de la gaine des tendons. De cette manière on trouve l'artère après avoir, avec prudence, coupé le ligament annulaire interne qui résulte de la fusion des deux aponévroses encore distinctes un peu plus haut.

(c) Quand cette aponévrose est coupée, le doigt peut s'enfoncer entre le tendon d'Achille et les os de la jambe ; et bien à tort l'on est porté à opérer ce décollement, si l'on oublie la vraie situation de l'artère, que l'on ne peut voir qu'en baissant la tête, après avoir attaqué l'aponévrose profonde d'arrière en avant.

(d) On reconnaît que la sonde est bien placée en dehors de la gaine des tendons jambier et fléchisseur commun, aux mouvements de latéralité qu'on peut lui imprimer. Je répète avec insistance qu'il faut insinuer la sonde cannelée de bas en haut ; c'est bien plus facile que de haut en bas, car la main qui tient couché l'instrument a de la place sous le pied, au bout de la jambe.

Humbert m'a fait remarquer qu'une ligne droite, la sonde si l'on veut, conduite d'arrière en avant en rasant le bord interne du tendon d'Achille, venait toucher l'aponévrose profonde juste sur le passage de l'artère (flèche de fig. 59).

§ 2. **Au niveau du mollet** (a). — Le malade est couché sur le dos et le côté à opérer ; la *jambe fléchie*, le *genou écarté* en dehors. Le *mollet*, au bord du lit, *porte à faux*. Un billot placé en travers sous la cuisse écartée donne la bonne attitude.

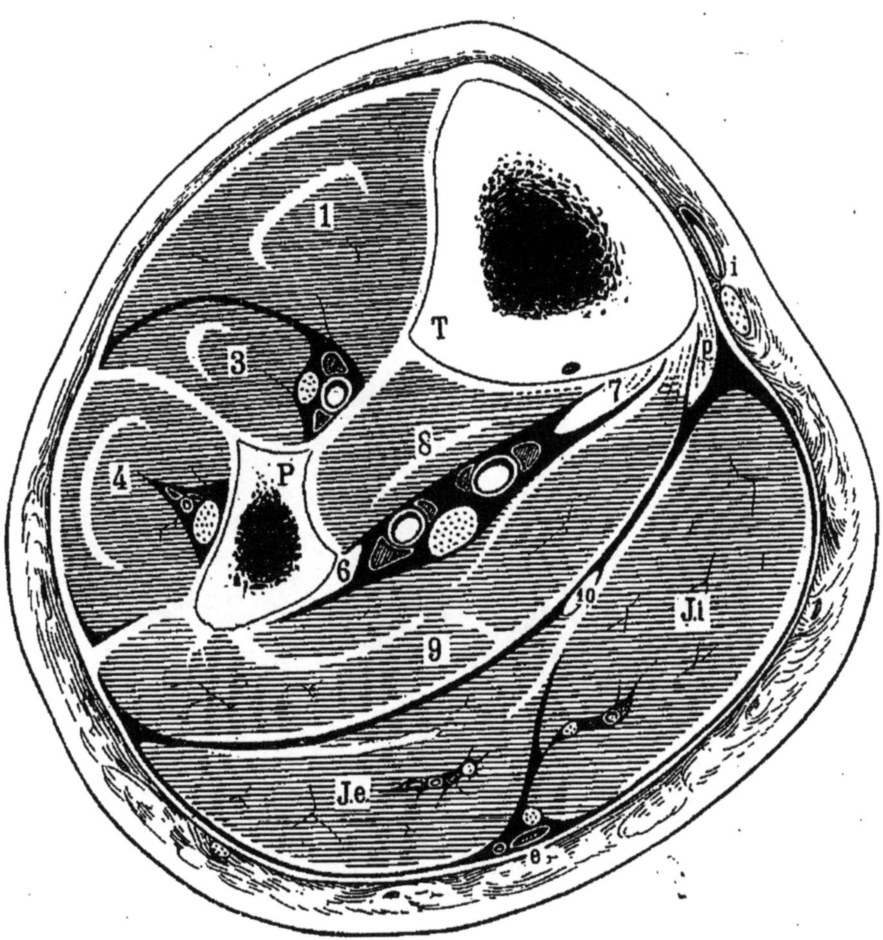

Fig. 61. — **Coupe du mollet droit.** — Le ligament interosseux va du péroné **P** au tibia **T**. Dans cet os, le canal de l'artère nourricière se voit près du chiffre **7**.

Devant les os : deux muscles seulement : **1**, jambier antérieur ; **3**, extenseur commun (le propre ne se voit que plus bas) ; dans l'interstice, artère tibiale antérieure et ses veines ; le nerf qui vient d'arriver, est encore externe et non franchement antérieur.

En dehors du péroné : le muscle long péronier latéral **4** et, dans son tunnel, le nerf musculo-cutané et ses ramuscules vasculaires satellites.

Derrière les os, la masse du mollet est formée par les jumeaux interne **J.i** et externe **J.e**, nerfs et vaisseaux nourriciers inclus ; la veine saphène externe **e** et son nerf dans leur interstice, encore sous l'aponévrose ; **10** est le tendon du plantaire grêle.

Le soléaire **9** s'étale sur les vaisseaux et nerfs ; son attache tibiale est couverte par l'extrémité inférieure du poplité **p** ; tout près se trouvent la veine et le nerf saphènes internes **i**. A ce niveau se distinguent bien les tendons originel et terminal de ce muscle soléaire : le terminal couvre la face postérieure du muscle et envoie une cloison partielle dirigée vers le péroné. Le tendon d'origine, qui plus haut est une lame continue allant du péroné au tibia, se trouve ici divisé ; il fournit des insertions par ses deux faces mais principalement par la postérieure : la face profonde de la partie tibiale, celle-là même qui couvre l'artère tibiale, n'est point totalement garnie de fibres musculaires au contraire de ce qui a lieu pour la partie péronière.

La coupe n'intéresse que l'origine fort mince de **6**, fléch. propre du gros orteil, et **7**, fléch. commun. Le jambier postérieur **8** est bien développé. Sur lui repose le nerf tibial postérieur flanqué des artères et veines tibiales postérieures et péronières.

Le chirurgien, placé en dehors, explore la région, le trajet des veines; il palpe le bord interne du tibia, pince le bord interne du jumeau interne.

A un travers de pouce derrière le tibia, parallèlement à son bord interne, aboutissant à la *jarretière*, faites à la peau une incision de $0^m,10$ (b). Coupez l'aponévrose le long du bord interne du *jumeau*

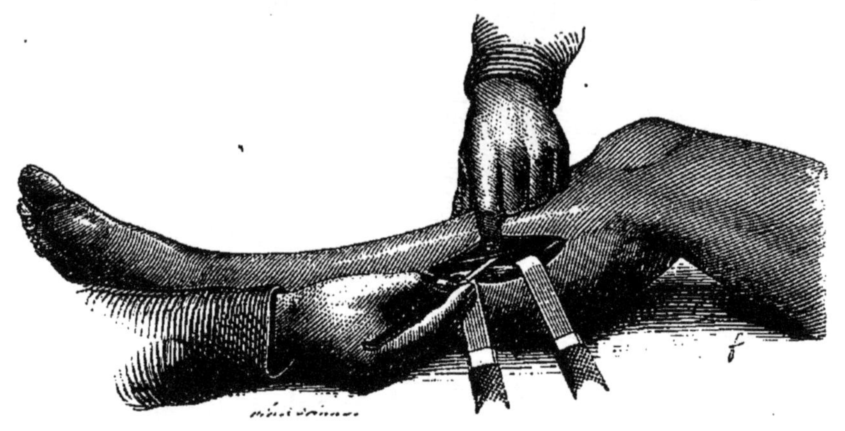

FIG. 62. — **Ligature de l'art. tibiale postérieure** (*au niveau du mollet*). — La jambe, légèrement fléchie, est renversée sur sa face externe. Le muscle jumeau interne, reconnu, est facilement abaissé, car le mollet tombe en raison de l'attitude : genou fléchi, abduction, le membre ne touche la table que par la fesse et le talon. Le doigt gauche écarte la lèvre antérieure de la plaie; le bistouri horizontal attaque le soléaire, perpendiculairement à sa surface.

interne (1er repère). Reconnaissez ce bord, isolez-le et faites-le rejeter en dehors, c'est-à-dire en bas, à l'aide de deux rétracteurs ou mieux d'une large palette (c). — Baissez la tête et regardez la face postérieure du soléaire qu'il s'agit d'inciser. Pour attaquer ce muscle perpendiculairement à sa surface, tenez le bistouri *horizontal* (fig. 62) et incisez d'un bout à l'autre de la plaie, le plus loin possible du bord interne du tibia (d). Mais incisez en plusieurs temps. A chaque coup de bistouri, l'aide rétracteur pénètre davantage dans le muscle pour en abaisser la lèvre externe, pendant qu'avec le doigt gauche l'opérateur attire à lui la lèvre interne. Chemin faisant se rencontre, dure et blanche, l'*aponévrose tendineuse intramusculaire* du soléaire (2e repère); reconnaissez-la et souvenez-vous qu'il n'y a que peu ou point de fibres musculaires dessous (e). Coupez-la donc délicatement, ou déchirez-la si vous pouvez. S'il y a des fibres dessous, séparez-l[illegible] sonde maniée prudemment.

— Bientôt, les lèvres du muscle totalement fendu s'écartent et laissent voir et sentir les vaisseaux cherchés et le nerf en dedans duquel ils sont placés. Déchirez la mince aponévrose profonde dans une petite étendue, sur l'artère, autant que possible dans l'intervalle de deux anastomoses veineuses transversales; passez l'aiguille courbe de dehors en dedans.

Notes. — (a) L'artère a pour couvertures : la *peau*, l'*aponévrose superficielle*, le bord interne du *jumeau interne* qu'il faut rejeter en dehors, le *soléaire* qu'on est obligé de fendre (fig. 61). L'aponévrose profonde est si ténue qu'elle ne peut pas compter.

(b) Plus bas, le jumeau adhérant au soléaire ne se laisserait pas écarter; l'opération serait plus difficile.

(c) C'est pour permettre cet écartement, cet abaissement, que le mollet doit porter à faux et la jambe être fléchie. Cela facilite énormément le reste de l'opération.

(d) Il faut : 1° tenir le bistouri perpendiculaire à la face postérieure du muscle (c'est-à-dire horizontal vu l'attitude de la jambe) pour arriver par le plus court chemin sur l'artère; 2° inciser *loin* du bord interne du tibia (à $0^m,03$), pour tomber juste sur les vaisseaux qui répondent à peu près au bord externe de l'os.

(e) Si l'on oublie que le plus souvent il n'y a pas de fibres musculaires sous cette lame aponévrotique, on risque, en incisant trop hardiment, ou de fendre les vaisseaux, ou, si l'on tombe en dedans, d'entrer d'emblée et de se perdre dans le muscle fléchisseur commun. Cela est à redouter quand, sur une jambe variqueuse, le tissu sous-musculaire devenu lardacé ne permet pas aux lèvres du soléaire de glisser et d'ouvrir la fente.

Pour inciser l'aponévrose tendineuse intra-musculaire et ne pas faire d'échappade dans la profondeur, on tient toujours le bistouri perpendiculaire (horizontal) et avec l'extrême pointe on raye pour ainsi dire la toile fibreuse. Si l'on tenait à employer une sonde cannelée, il faudrait d'abord la recourber suffisamment.

Aussitôt que le soléaire est incisé dans toute son épaisseur, mais pas avant, les lèvres de la plaie musculaire se laissent écarter facilement; c'est un signe à rechercher.

B. — Ligature de l'artère péronière

Au niveau du mollet. — Le malade est couché sur le côté sain, presque sur le ventre. La jambe, fléchie légèrement, repose sur sa face antéro-interne.

Pour le reste, cette opération *ressemble à la ligature de la tibiale postérieure* au niveau du mollet. Le chirurgien, placé en dehors, explore la région, suit le bord postérieur du péroné, pince le bord externe du jumeau externe (Revoy. fig. 61).

A un grand travers de pouce derrière le péroné, parallèlement à cet os, sur le bord du jumeau externe, faites à la peau une incision de $0^m,10$ aboutissant à la *jarretière*. Coupez l'aponévrose le long du bord du *jumeau externe* (1er repère); reconnaissez et mobilisez ce bord; faites-le rejeter en dedans par deux rétracteurs. — Fendez le soléaire perpendiculairement à sa surface, d'un bout à l'autre de la plaie, de manière à tomber sur le bord interne du péroné. Fendez couche par couche et, à chaque coup de bistouri, faites écarter la lèvre interne; écartez vous-même du bout du doigt la lèvre externe de la plaie, pour bien reconnaître, avant de la diviser, l'*aponévrose tendineuse intra-musculaire* du soléaire (2e repère). Coupez-la délicatement, et plus délicatement encore les fibres musculaires qui sont dessous. — Bientôt les lèvres du muscle totalement fendu s'écartent et laissent voir ou sentir les vaisseaux cherchés et le gros nerf tibial placé en dedans. Déchirez la mince aponévrose profonde dans une faible étendue et sur l'artère, autant que possible entre deux anastomoses veineuses transversales; passez le porte-fil courbe de dedans en dehors.

ARTICLE IV

LIGATURE DE L'ARTÈRE POPLITÉE

Dans le creux poplité. — Après avoir fourni l'artère grande anastomique et perforé le grand adducteur, l'artère fémorale, devenue poplitée, passe avec sa veine derrière le fémur auquel elle est appliquée. Ces vaisseaux se dirigent vers l'angle inférieur du losange poplité, en se rapprochant peu à peu du nerf sciatique poplité interne avec lequel ils disparaissent sous les muscles jumeaux, au niveau de l'interligne articulaire. L'artère poplitée fournit de nombreux rameaux articulaires anastomosés avec ceux de la grande anastomotique née de la fémorale; elle est *très profonde;* sa veine la recouvre, la touche et la déborde généralement en dehors, la laissant *accessible en dedans* (fig. 63). Quant au nerf, il est plus externe et beaucoup plus superficiel que les deux vaisseaux (fig. 57, p. 91).

Le malade sera couché sur le ventre, la jambe étendue d'abord, fléchie ensuite.

L'opérateur se place en dehors, plie le jarret et marque le pli; puis il tâte le creux poplité, en long, derrière l'extrémité inférieure de la cuisse. Il pense à la veine saphène externe, difficile à voir, car elle finit sous-aponévrotique.

Dans l'axe longitudinal du creux poplité (a), faites à la peau une incision de $0^m,10$ qui descende au niveau du pli du jarret. — En coupant l'aponévrose, évitez la veine saphène externe, son embouchure ou son canal de dérivation. — Mettez l'index dans la plaie et cherchez à sentir le nerf tendu et superficiel. Ne le dénudez pas,

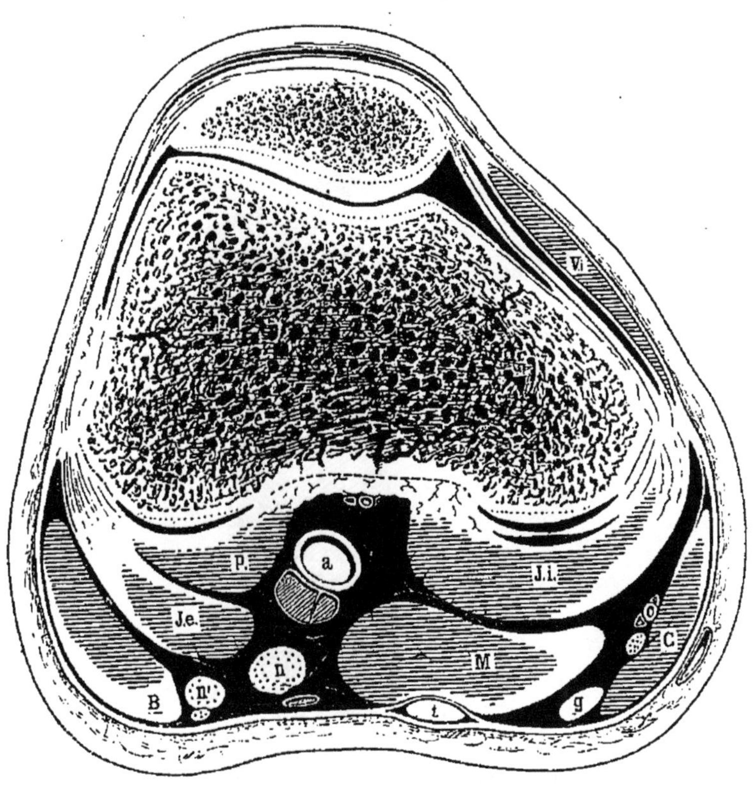

Fig. 63. — **Coupe du genou droit très près des limites supérieures du cartilage des condyles et de la trochlée.**

Entre le bord externe mince de la rotule et le tubercule latéral externe s'étend l'épaisse bande fascia lata. Du côté interne se voit l'extrémité du muscle vaste interne **V.i** et dessous un aileron rotulien distinct.

L'aponévrose couvre les muscles et tendons qui bornent le creux poplité, le biceps **B**, le demi-membraneux **M**, le demi-tendineux **t**, le grêle interne **g**, enfin le couturier couvrant le nerf saphène et ses vaisseaux satellites, couvert par la veine saphène interne sous-cutanée.

Des jumeaux, l'externe **J.e** a sous lui le plantaire grêle **p**, l'un et l'autre adhérents à la coque condylienne ; l'interne **J.i**, entre sa double insertion, présente une bourse muqueuse couvrant une coque condylienne prête à se perforer.

Dans la graisse, on voit l'artère **a**, profonde, avec sa veine adjacente ; le nerf est déjà divisé : de l'externe **n'** comme de l'interne **n** vont se détacher les éléments du nerf saphène externe ; la veine de ce nom avoisine **n**, sous l'aponévrose.

pénétrez en dedans avec la sonde en déchirant le tissu graisseux. — Faites écarter la lèvre interne et le gros muscle demi-membraneux relâché par la flexion ; écartez vous-même le nerf en dehors avec le médius et allez avec l'index, au fond, en dedans, à la recherche du cordon vasculaire, épais, profond et appliqué à la surface poplitée du fémur (fig. 64). — Quand ce cordon est trouvé, attaquez son

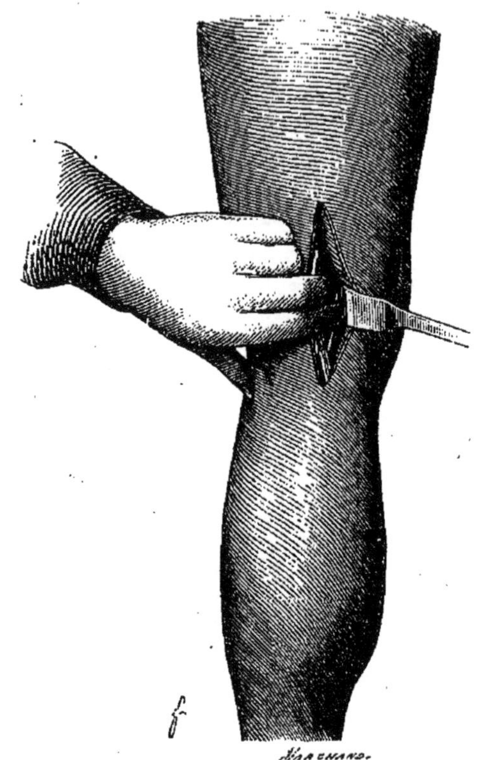

FIG. 64. — **Ligature de l'artère poplitée.**— Le sujet est couché sur le ventre. Deux doigts de la main gauche sont dans la plaie : le médius tient et écarte le nerf, l'index cherche au fond où il sent la veine et l'artère, en dedans, sur le fémur.

côté interne avec le bec de la sonde qui, petit à petit, arrive à déchirer la gaine celluleuse et permet au doigt qui a suivi les progrès de la dénudation d'entraîner la veine en dehors. A ce moment, un porte-fil courbe est glissé sur l'indicateur et passé sous l'artère de dehors en dedans (b).

Notes (a). — Indépendamment de l'embouchure de la saphène externe qu'on ne voit généralement pas, l'opérateur va rencontrer ou diviser : la *peau*, l'*aponévrose*, un peu de *graisse*, le *nerf*, beaucoup de *graisse*, la *veine* adhérente mais laissant abordable le côté interne de l'artère (fig. 63).

(b) Jobert cherchait l'artère poplitée en passant, sur le côté interne du fémur, entre le demi-membraneux et le grand adducteur; Marchal de Calvi, en décollant le jumeau interne du condyle interne du tibia.

ARTICLE V

LIGATURES DE L'ARTÈRE FÉMORALE.

L'artère fémorale sort du ventre sous le milieu de l'arcade crurale (un peu en dedans de ce milieu). Elle est d'abord sous-aponévrotique, dans le triangle de Scarpa; puis le *muscle couturier* l'aborde et bientôt la recouvre complètement.

Cette artère parcourt la grande gouttière visible et sensible que forment, d'une part, le plan des adducteurs, d'autre part, en dehors, la saillie cylindrique du psoas en haut, du vaste interne plus bas.

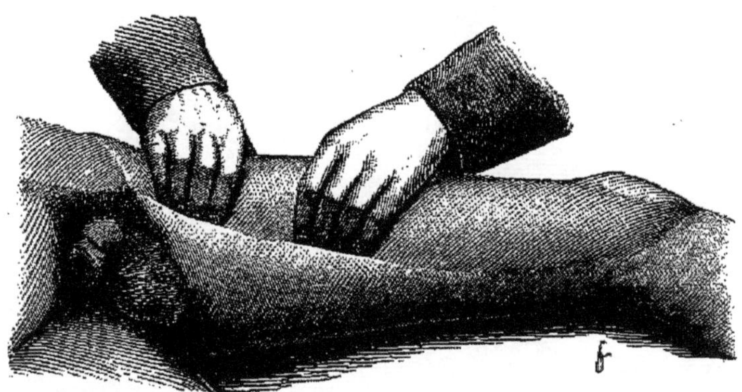

FIG. 63. — **Ligatures de l'art. fémorale.** — Le membre est étendu, légèrement renversé en dehors. Les deux mains explorent la face antérieure de la cuisse, y cherchent la grande gouttière que forment le plan des adducteurs et le cylindre fémoro-tricipital, s'y enfoncent et la parcourent de haut en bas. Il serait bon aussi de chercher la veine saphène, si ce vaisseau se laissait facilement dilater.

L'artère perfore le plan des adducteurs pour passer derrière le jarret à quatre doigts au-dessus du condyle interne du fémur. Avant de perforer ainsi le troisième adducteur, elle est logée dans la gouttière anguleuse, angle dièdre, formée par ce muscle et le vaste interne. Cette gouttière est étroite; sa lèvre interne (tendon de l'adducteur) est facile à sentir dans l'abduction qui la tend. C'est en réalité un canal prismatique triangulaire (*canal de Hunter*), car une aponévrose de recouvrement, attachée aux deux lèvres de cette gouttière, est étendue comme une bandelette large d'un doigt, au-devant des vaisseaux, depuis l'anneau de l'adducteur jusqu'à environ $0^{m},10$ plus haut, où elle cesse d'être formée de fibres résistantes. Devenue insensiblement celluleuse, elle se continue en haut avec la paroi antérieure de la gaine des vaisseaux dont elle n'est en réalité que la partie terminale inférieure, comme le fascia cribriformis en est la partie initiale supérieure.

L'artère *fémorale primitive*, d'autres disent *commune*, après avoir fourni quelques artérioles, se bifurque dans les six premiers centimètres de son trajet crural : l'*artère fémorale profonde* qui nourrit la cuisse,

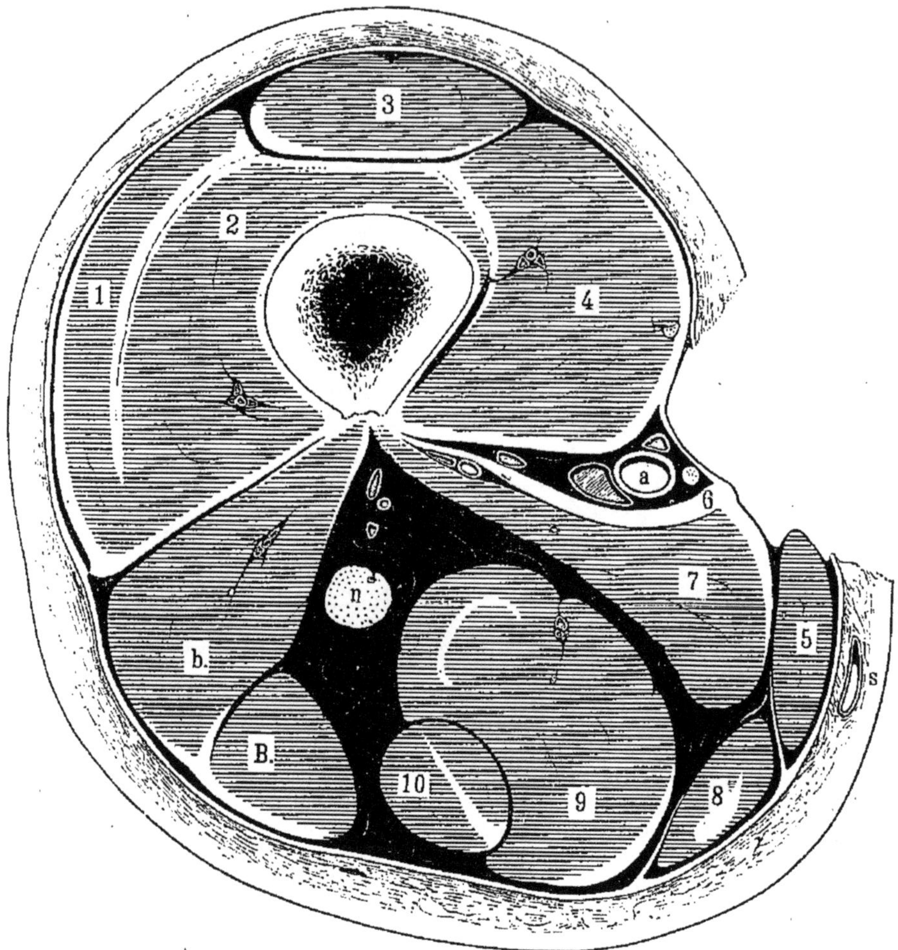

Fig. 66. — **Coupe de la cuisse droite dans la région du canal de Hunter incisée pour la ligature de l'artère.** La jambe étant dans la flexion et la cuisse dans l'abduction, cette attitude laisse tomber les muscles fléchisseurs de la jambe (couturier, demi-membraneux, etc. **5, 8, 9, 10**) et fait saillir en dedans les adducteurs **6** et **7**.

Devant et autour du fémur : **1**, vaste externe enveloppé de son tendon initial, ayant son terminal à sa face profonde, adjacent à celui du crural **2** comme celui de **3** droit antérieur et de **4** vaste interne. Celui-ci naît, comme le vaste externe, d'une lame tendineuse enveloppante insérée à la ligne âpre. A ce niveau le moyen adducteur finit; son bord interne **6** soudé au tendon terminal du grand **7**, forme lèvre interne tendue de la gouttière artérielle. De **6** à **4**, l'aponévrose couvre le nerf saphène, une veinule collatérale, l'artère et profondément la veine. Près de la ligne âpre sont les terminaisons des vaisseaux fémoraux profonds; **n** est le nerf sciatique dans la graisse; **b** le court chef, **B** le long du biceps; **10** le demi-tendineux dans **9** le demi-membraneux; **8** le grêle interne; enfin **5** le couturier tombé avec la veine saphène interne **s**.

est externe relativement à l'*artère superficielle* ou fémorale proprement dite, particulièrement destinée au genou, à la jambe et au pied.

Dans le canal de Hunter (fig. 67 et 68) naît ordinairement la *grande anastomotique* dont un rameau superficiel sort en avant, à travers la paroi antérieure de ce canal, comme le *nerf saphène*, tantôt avec ce nerf, tantôt avec son accessoire.

La *veine fémorale*, au niveau de l'arcade crurale, est en dedans de l'artère; en descendant, elle se porte de plus en plus en arrière. Dans le canal de Hunter, elle est toujours sous l'artère, qui est cependant recouverte ordinairement par un *canal veineux collatéral* de volume variable.

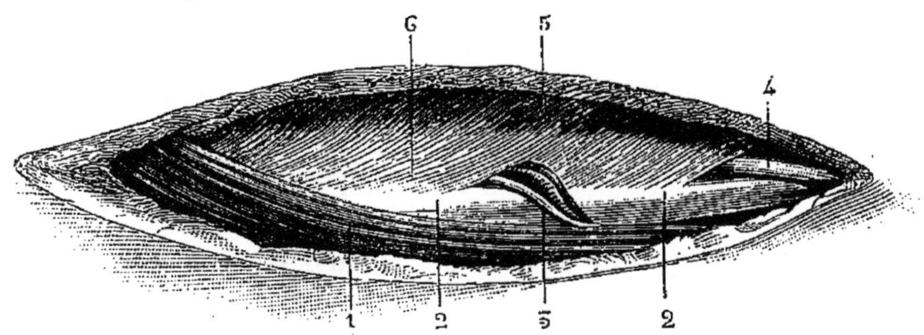

Fig. 67. — **Paroi antérieure du canal de Hunter,** découverte et disséquée, côté gauche. — 1, muscle couturier tombé en dedans; 2, 2, corde tendineuse des adducteurs; 3, un nerf accessoire du saphène et un rameau superficiel des vaisseaux anastomotiques; 4, le nerf saphène interne sortant du canal; 5, le muscle vaste interne; 6, l'aponévrose de recouvrement ou paroi antérieure du canal, cachant l'artère fémorale.

On peut lier l'artère fémorale en trois points principaux : 1° *à la base du triangle de Scarpa*, dans le premier quart du membre; 2° à la pointe de ce triangle, c'est-à-dire *au-dessus du milieu de la cuisse*, dans son deuxième quart (ligature dite à la partie moyenne de l'artère); et 3° au-dessous du milieu de la cuisse, *dans le canal de Hunter*, au-dessus de l'anneau, dans le troisième quart.

Quant au quart inférieur de la cuisse que l'on couvre en mettant les quatre doigts en travers, immédiatement au-dessus du condyle interne, on n'y saurait toucher que pour chercher d'une manière incommode l'artère poplitée, qui ne peut être facilement découverte que par la partie postérieure.

Ligne d'opération. — Cherchez les épines du pubis en embrassant le pénil entre le pouce et l'index gauches[1]; marquez bien celle

1. Beaucoup d'élèves, touchant le pénil avec un seul doigt et rencontrant toujours un fond osseux, se croient d'emblée sur l'épine du pubis, alors qu'ils sont toujours trop près de la symphyse. Il faut écarter le pouce et l'index d'environ 8 centimètres et les porter de chaque côté du pénil : en appuyant et cherchant à rapprocher ces doigts, on sent très bien les deux épines du pubis.

du côté à opérer. Marquez aussi l'épine iliaque antéro-supérieure et déterminez le milieu de l'arcade crurale ainsi limitée. De ce point, de ce milieu marqué, tirez une droite aboutissant en bas *derrière* le condyle interne, pas en dedans, *derrière*.

Assurez-vous que cette ligne coïncide avec la gouttière antérieure sensible aux doigts et souvent à l'œil, grâce aux reliefs musculaires.

§ 1. **Dans le canal de Hunter** (a). — Le malade est couché sur le dos, la cuisse repose d'abord sur sa face postéro-externe. Tout à l'heure la jambe devra être fléchie et la cuisse portée en abduction : donc, pour détruire la rigidité cadavérique, l'on n'oublie pas d'*assouplir le membre* avant de commencer.

Le chirurgien se place en dehors, s'approche et baisse la tête pour bien voir la face interne de la cuisse.

Sur la ligne indiquée, à quatre doigts au-dessus du condyle interne, commencez ou terminez (suivant le côté) une incision qui remonte à $0^m,08$ plus haut. Coupez la peau et le tissu cellulaire, évitant les veines qui pourraient se présenter. Coupez ensuite l'aponévrose pour mettre à nu le *muscle couturier* (1er repère), que vous reconnaissez à la direction de ses fibres (b). — Avec la sonde, isolez le bord antérieur de ce muscle, et rejetez-le en bas.

Mettez alors l'indicateur gauche dans le fond de la plaie pour y percevoir ce qui va se produire pendant que la main droite, qui a saisi le genou et fléchi la jambe écarte la cuisse pour *tendre* les muscles adducteurs. Cette *manœuvre indispensable* rend très sensible le bord interne du muscle grand adducteur (2e repère), dont une partie *mince* et fortement tendue résiste et peut *vibrer* sous le doigt explorateur. — Immédiatement en dehors de cette corde, vous pouvez sentir l'artère, à travers la paroi antérieure *dépressible* du canal de Hunter. — Faites écarter les lèvres de la plaie; déchirez bien le tissu cellulaire plus ou moins graisseux qui masque cette paroi fibreuse. Cherchez le nerf saphène tout en bas et par son orifice de sortie, par celui de son accessoire, ou, si vous ne les voyez pas, par un trou artificiel, glissez la sonde sous l'aponévrose de recouvrement (fig. 69). Glissez-la *très près, en dehors* et *le long* de la corde tendineuse toujours tendue par l'abduction permanente de la cuisse, et que votre doigt n'a pas abandonnée (c). Assurez-vous que l'aponévrose seule est soulevée; coupez-la; débarrassez l'artère du canal ou des canaux veineux et du nerf placés devant; c'est plus facile au-dessus du milieu de la plaie. Dénudez avec soin; la grosse veine est derrière. Un porte-fil courbe est indispensable.

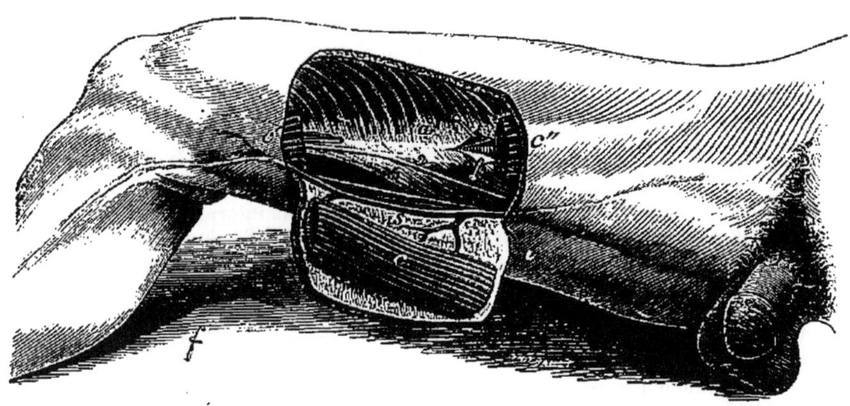

Fig. 68. — **Le canal de Hunter.** — Un lambeau comprenant la peau et le couturier (*c*) a été taillé et récliné pour montrer le canal; (*s*) veine saphène longeant le m. droit interne; *c'* et *c''*, bouts du couturier coupé; *a*, m. vaste interne, l'aponévrose tendineuse qui recouvre ses fibres; 3, tendon du 3e adducteur; 2, deuxième adducteur et sa mince corde tendineuse qui, réunie au tendon du troisième, vibre sous le doigt; près de *c''*, ouverture épinglée pour montrer l'artère; près de *c'*, issue du nerf.

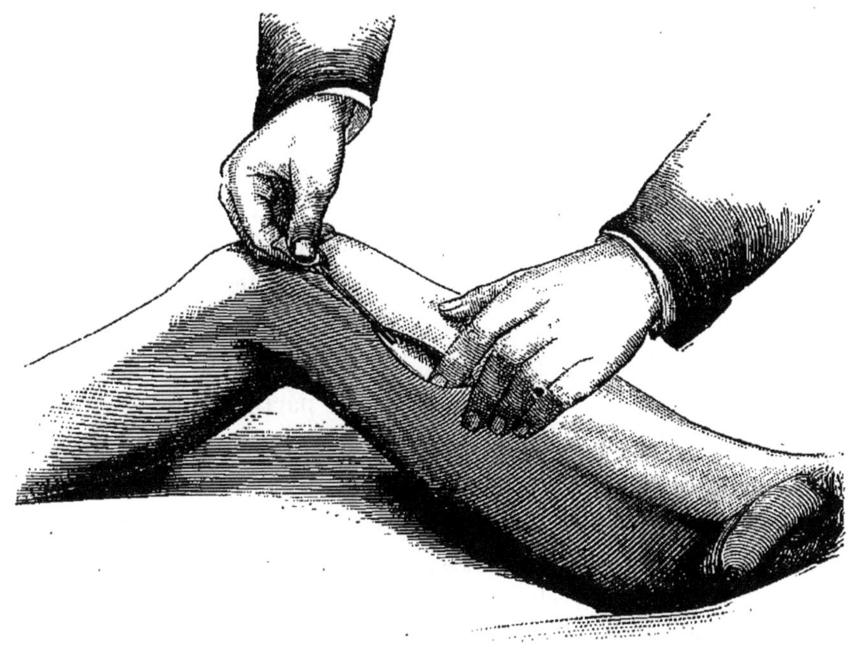

Fig. 69. **Ligature de l'art. fémorale** (*dans le canal de Hunter*). — La jambe a été fléchie, la cuisse portée en dehors, la main gauche a l'index sur la corde tendineuse. Immédiatement en dehors, par le trou du nerf saphène, la sonde est glissée sous l'aponévrose de recouvrement.

Notes. — (a) L'opérateur va diviser ou écarter : la *peau*, *l'aponévrose*, le *muscle couturier*, un voile de *tissu cellulaire* graisseux, la *paroi antérieure du canal*.

(b) Si, oubliant de faire aboutir la ligne d'opération *derrière* le condyle interne, de s'approcher du membre et de baisser la tête, on incisait trop en avant, on tomberait sur le muscle vaste interne à fibres obliques en bas et en dehors : il faudrait se porter en arrière jusque sur le couturier à fibres obliques en bas et en dedans.

Je conseille de ne porter la cuisse dans l'abduction qu'après l'accomplissement de l'incision cutanée, la découverte, la reconnaissance et la mobilisation du couturier, d'accord avec la Société de chirurgie, puisque personne ne m'y a contredit (1878). C'est pour moi le meilleur moyen de *ne pas manquer le couturier* et ensuite de reconnaître la corde qui, pendant que la main droite écarte la cuisse, se tend sous le doigt gauche explorateur.

(c) Cette corde tendineuse n'est pas précisément le bord interne du muscle grand adducteur; elle dépend plutôt du moyen adducteur (voy. fig. 68, 2). Elle est débordée en dedans par des fibres musculaires du grand adducteur, revêtues d'une aponévrose qui peut en imposer *aux yeux* et que les élèves incisent souvent. Il faut donc couper en dehors de la corde qui vibre, mais très près en dehors pour ne pas entrer dans le muscle vaste interne, faute bien plus souvent commise encore. (*Près de* veut dire à 2 millimètres en dehors.)

En se laissant guider par les yeux, on est tenté, quand on ne voit pas le nerf saphène qui sort à des hauteurs variables, d'inciser n'importe où, car le vaste interne, l'artère et l'adducteur sont masqués par des fibres aponévrotiques. Le doigt seul qui sent la corde et, immédiatement en dehors, la gouttière de l'artère, corde et gouttière très marquées pendant l'abduction du membre, permet de ne pas se tromper. Le doigt tombe très bien dans la gouttière en descendant de dehors en dedans sur le flanc du muscle vaste interne. Cependant, comme le montre la figure 67, l'œil peut reconnaître l'aponévrose de recouvrement parce que ses fibres sont obliques, presque transversales relativement à celles du tendon adducteur.

§ 2. **Au-dessus du milieu de la cuisse** (pointe du triangle de Scarpa).

Décubitus dorsal, cuisse étendue, mais dans l'abduction et la rotation externe; chirurgien en dehors.

Sur la ligne indiquée, faites une incision de $0^{m},08$ à la peau et au tissu cellulaire, évitant la veine saphène interne ou l'une des saphènes internes.

Après la section de l'aponévrose, le muscle couturier est visible au moins sous la lèvre externe et dans la partie inférieure de la plaie. Cherchez et isolez le bord interne de ce muscle, reconnaissable à la direction de ses fibres; rejetez-le en dehors en l'attirant vous-même avec l'indicateur gauche qui plonge et va sentir la gouttière au fond de laquelle est l'artère.

Placez un écarteur sur chacune des lèvres de la plaie et, la gaine aponévrotique étant ainsi exposée, ouvrez-la par déchirure ou par incision sur la sonde.

Ouvrez ensuite la gaine celluleuse avec soin (a), afin de laisser la veine et les nerfs en place. Chargez de dedans en dehors (b).

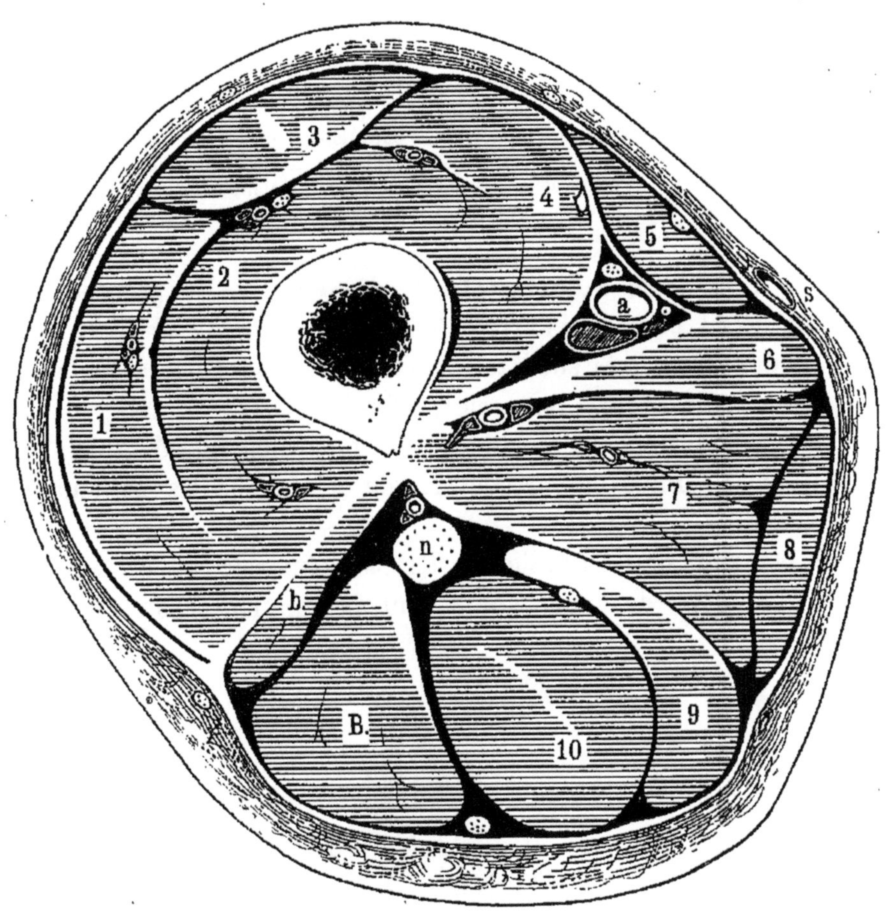

Fig. 70. — **Coupe au milieu de la cuisse droite.**

Le contour de toutes les coupes que j'ai données, étant celui de membres moulés sur le vivant, n'est déformé ni par la pesanteur, ni par l'infiltration, ni par la pression de la table ou de la glace, etc.

Les détails ont été établis sur des membres durcis par divers procédés et disséqués quand il le fallait, suivant la longueur des organes.

On ne devra donc pas s'étonner de trouver de nombreuses différences entre mes dessins et ceux des auteurs qui ont fait dessiner tout simplement ce qu'un incompétent croit voir, devine ou invente sur une coupe ordinaire unique.

1, vaste interne; **2**, crural; **3**, droit antérieur : on y voit la fin du tendon initial, la cloison, et le tendon terminal lame profonde; **4** vaste interne avec son long rameau nerveux; **5**, couturier avec un nerf perforant; **s**, veine saphène interne; **a**, l'artère fémorale ayant devant elle le nerf saphène interne et sous elle la veine fémorale, une veinule et un nerf accessoire; **6**, moyen adducteur; **7**, grand adducteur, vaisseaux fémoraux profonds près du fémur; **8**, grêle interne; **9**, demi-membraneux pas encore très charnu; **10**, demi-tendineux; **B** et **b**, long et court chefs du biceps; **n**, nerf sciatique.

Notes. — (a) C'est surtout en faisant cette opération que les élèves devront saisir l'occasion de s'exercer à dénuder l'artère méthodiquement et chirurgicalement avec le bistouri, la pince et la sonde, comme il a été dit chapitre Ier et figuré à propos de l'artère radiale.

(b) Assez souvent, les juges des concours et des examens demandent aux candidats de lier l'artère fémorale « **à la partie moyenne** ». Cela manque de clarté : ils devraient dire à la partie moyenne ou de l'artère ou de la cuisse. Je viens de décrire la ligature de la partie moyenne de l'artère. On lierait par le même procédé au milieu de la cuisse en forçant l'abduction et la rotation externe. Le couturier, à moins que son bord externe ne se présente, serait attiré en dehors, mais il faudrait aller au préalable, sous la lèvre interne de l'aponévrose, à la recherche du bord interne du muscle, car, à ce niveau, on tombe ordinairement en plein milieu du corps charnu.

§ 3. **A la base du triangle de Scarpa.** — Le procédé qui va être décrit pour lier l'artère *fémorale primitive* permet, avec des modifications très simples, de lier à volonté l'artère fémorale superficielle ou l'artère fémorale profonde.

Le malade est couché sur le dos. Le chirurgien, placé en dehors, détermine le milieu de l'arcade crurale et cherche les battements de l'artère.

Un peu au-dessus du milieu de l'arcade fémorale (a), c'est-à-dire au-dessus du pli de l'aine, sur le ventre, commencez ou terminez

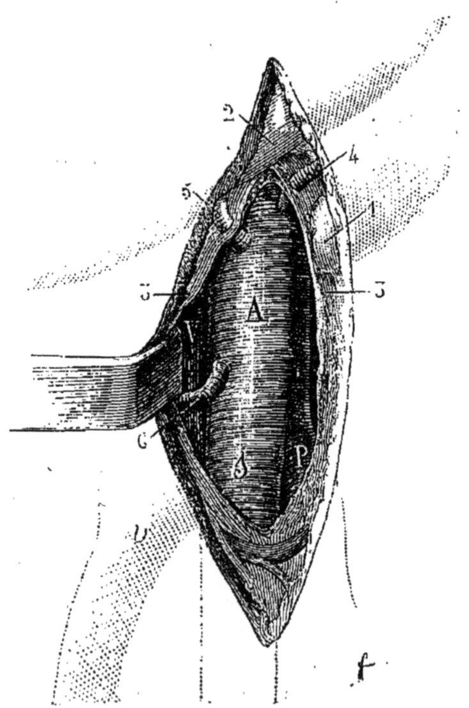

Fig. 71. — **Artère fémorale primitive** (*gauche*) découverte par l'incision des *téguments* et du *fascia cribriformis*. — 1, ganglion lymphatique; 2, arcade crurale; 3, 3, lèvres du fascia cribriformis incisé; 4, artère circonflexe superficielle; 5, artère sous-cutanée abdominale; 6, artère honteuse externe superficielle. — A, artère fémorale primitive; *s*, fémorale superficielle; P, fémorale profonde; V, veine fémorale; *v*, relief correspondant à l'embouchure de la veine saphène interne.

(suivant le côté) une incision qui descende à $0^m,06$, plus bas, dans la direction indiquée. Coupez délicatement la peau et, par plusieurs traits de bistouri, les feuillets ou la graisse du fascia superficialis, épargnant les gros ganglions et les grosses veines si vous en trouvez. — L'arcade fémorale, repère, étant mise *à nu, visible,* dans la partie supérieure de la plaie, portez le doigt au-dessous pour sentir l'artère en la comprimant sur l'os. Alors incisez le fascia cribriformis (b), sur la sonde introduite de haut en bas, immédiatement au-dessous de l'arcade juste devant l'artère. Attendez-vous à intéresser des artérioles : liez-les ou tordez-les si vous voulez opérer à sec. — Après avoir touché de nouveau l'artère, faites bien écarter les lèvres de la plaie et dénudez avec soin, méthodiquement, près de l'arcade fémorale (c), en attaquant le côté externe de la gaine pour éviter tout risque de blesser la veine. Chargez de dedans en dehors (fig. 72) (d).

Pour lier l'artère *fémorale superficielle* ou la *profonde*, l'in-

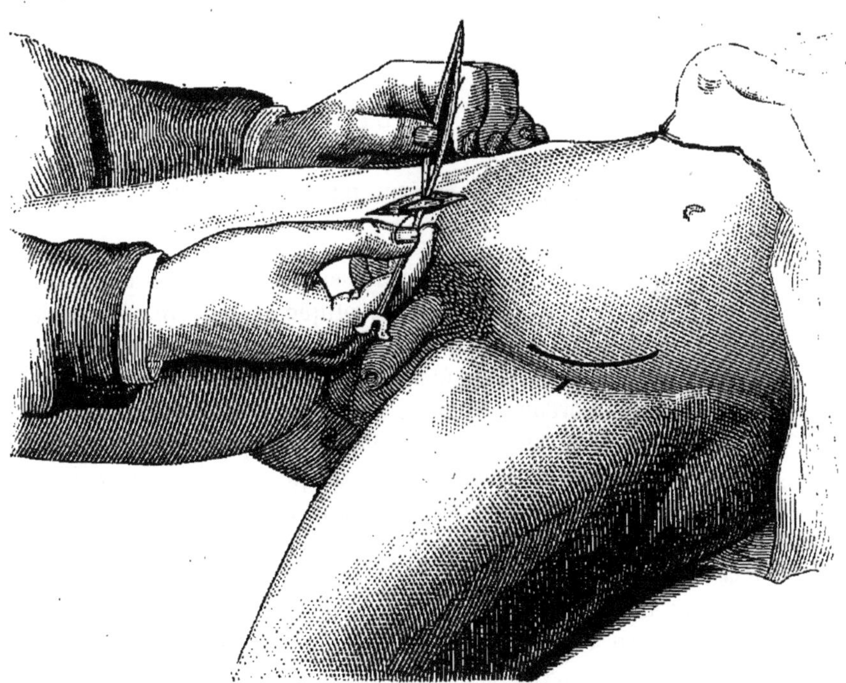

FIG. 72. — **Ligature de la fémorale** (*partie supérieure*). — La dénudation est faite. La main droite a engagé la sonde en dedans, entre la veine et l'artère ; la main gauche ayant repincé la lèvre externe de la gaine, va l'abaisser pour permettre au bec de la sonde de se dégager.
Du côté gauche, l'incision de la **ligature de l'iliaque externe** est tracée ; un court trait noir indique le passage de l'artère fémorale au pli de l'aine.

cision ne remonterait pas au-dessus de l'arcade crurale. On trouverait d'abord l'artère superficielle (e); ensuite, en dehors, un peu plus profondément, l'origine de la profonde.

Notes. — (a) Ce point est situé, je le sais, en dehors du vaisseau cherché, et si l'on incise là, c'est pour fuir les veines crurale et saphène que l'on ne doit pas voir.

Cependant, chez les sujets très musclés, comme le psoas rejette l'artère en dedans, il faut inciser à 0m,01 en dedans du milieu de l'arcade.

(b) Le jeune opérateur n'a pas fini de couper les téguments que déjà il tend la main vers la sonde cannelée. C'est trop tôt. On divisera les téguments, y compris le fascia superficialis feuilleté ou graisseux, directement avec le bistouri, jusqu'à ce que, en haut, l'arcade brillante et blanche soit bien visible, jusqu'à ce que, en bas, la couche ganglionnaire soit dépassée, car c'est *sous les ganglions* que se trouve le fascia cribriformis. Par excès de prudence, celui-ci peut être décomposé par la sonde en plusieurs feuillets qu'elle charge et présente au doigt vérificateur, puis au bistouri successivement.

(c) Ainsi vous serez sûr de lier la fémorale primitive qui se bifurque souvent dès son arrivée dans la cuisse. C'est aussi pour cela qu'il faut mettre à nu, voir et reconnaître l'arcade.

(d) On n'a pas à craindre d'embrocher ni de charger le nerf qui reste caché dans la gaine du psoas.

(e) Quand il y a bifurcation anticipée, les deux artères restent d'abord sur le même plan, la superficielle en dedans, la profonde en dehors; et ce n'est qu'au lieu ordinaire (à 0m,06 de l'arcade) que celle-ci mérite son nom en devenant profonde.

ARTICLE VI

LIGATURE DE L'ARTÈRE ILIAQUE EXTERNE

L'artère iliaque externe, avec sa veine située en dedans et en arrière, est accolée par un mince feuillet aponévrotique au bord interne de la loge du psoas, et contribue à former le contour du détroit supérieur du bassin, quelquefois assez flexueuse pour étonner et embarrasser l'opérateur.

Les vaisseaux du cordon, les ganglions et les vaisseaux lymphatiques la recouvrent. Près de l'arcade crurale, elle émet l'épigastrique qui se porte en dedans, puis en haut, et la circonflexe qui se dirige en dehors. Les *veines circonflexes* (écueil), avant d'atteindre la veine iliaque, croisent devant la dernière partie de l'artère et doivent être épargnées avec soin lors de la dénudation qui doit et peut se faire beaucoup plus haut.

L'opérateur incisera les *téguments*, l'*aponévrose* du grand oblique; il détachera et relèvera le bord inférieur des *muscles petit oblique* et *transverse*, effondrera le *fascia transversalis* en dehors de l'*artère épigastrique* et remontera sous et derrière le péritoine de la fosse iliaque.

Après avoir provoqué des évacuations intestinales pour éviter le ballonnement du ventre, on couchera le malade sur le dos, les cuisses étendues, mais les épaules et la tète un peu élevées par des oreillers pour relâcher modérément les parois abdominales.

Le chirurgien cherchera l'arcade crurale, ses extrémités et *son milieu*, en dedans duquel passe l'artère. Il explorera les battements de la fémorale primitive. Enfin, il tracera à la teinture alcoolique c'est-à-dire momentanément ineffaçable, le trajet de l'artère, du milieu de l'arcade vers l'ombilic. Ce tracé permanent sous les yeux du chirurgien, sera un guide de premier ordre lorsque, les incisions faites, le doigt ira trouver le vaisseau. Je dis *trouver* et non *chercher*, car il est au moins inutile de décoller le péritoine depuis la vessie jusqu'à la crête iliaque, s'il est vrai qu'un étroit vagin creusé par le doigt juste devant l'artère suffise à la ligature.

A 10 millimètres au-dessus de l'arcade fémorale, commençant (ou finissant) à $0^m,03$ de l'épine pubienne, c'est-à-dire à $0^m,03$ en dedans de l'artère, faites une incision longue de quatre travers de doigt. Qu'elle soit dans ses deux tiers internes parallèle à l'arcade, mais qu'elle s'en éloigne en dehors de 20 millimètres, prête à se continuer au besoin vers l'épigastre (revoy. fig. 72) (a). Liez et coupez les vaisseaux sous-cutanés abdominaux. — Incisez l'aponévrose tendineuse du grand oblique, blanche et nacrée, à l'aide du bistouri tenu ferme ou des ciseaux mousses. Déposez le bistouri (A. Cooper).

Avec le bec de la sonde et le doigt, cherchez dans la partie *interne* de la plaie, le bord inférieur du muscle petit oblique qu'il faut, avec le transverse et y compris le cordon, soulever et rejeter en haut. Pour y arriver dans toute la longueur de la plaie, n'oubliez pas que ces muscles, libres dans la partie interne de la plaie, adhèrent à la partie externe de l'arcade crurale. Donc, avec la sonde agissant *de dedans en dehors*, ou même avec le bistouri divisant dans le même sens (fig. 73), désinsérez les faisceaux musculaires que le doigt gauche s'efforce de soulever et finalement relève de manière à découvrir le fascia transversalis largement et sans danger.

A ce moment, jetez les yeux sur le *trajet marqué* de l'artère, et sur ce trajet, dans la plaie, à travers le fascia transversalis, touchez l'artère (fig. 73*) : le relief ou même le cordon tendu de l'artère épigastrique (fig. 73,3) est en dedans du bout de votre doigt. Sachant où est l'artère iliaque, effondrez par la pression, au droit de son bord externe, ou déchirez avec deux pinces le

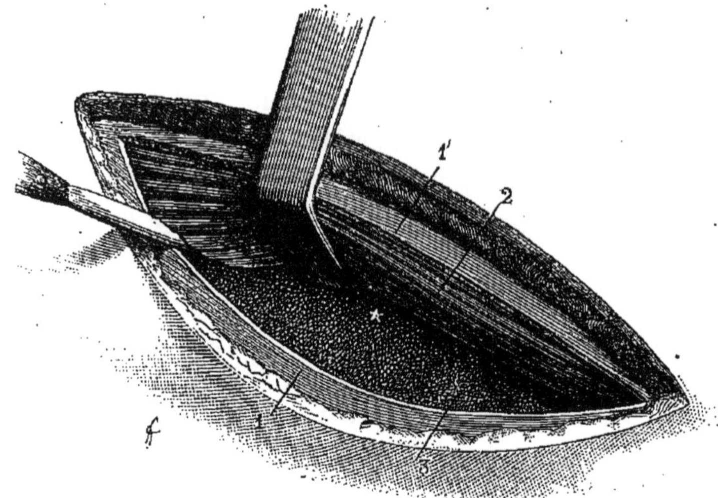

Fig. 73. — **Ligature de l'artère iliaque externe** (*droite*). — Relèvement et désinsertion du bord inférieur des muscles petit oblique et transverse. — 1, 1', lèvres de l'aponévrose du grand oblique ; 2, bord inférieur des muscles petit oblique et transverse dont le bistouri est en train de détruire les insertions externes ; 3, fascia transversalis soulevé par les vaisseaux épigastriques ; *, lieu où il conviendra d'effondrer le fascia transversalis pour tomber sur l'artère iliaque.

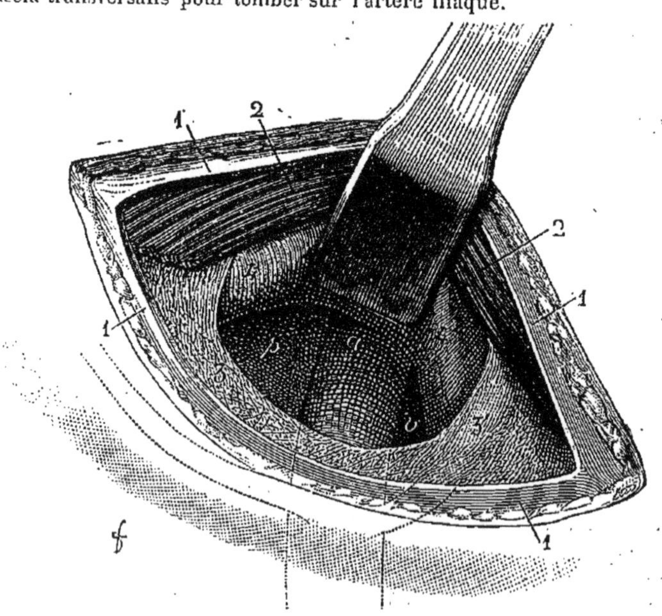

Fig. 74. — **Ligature de l'artère iliaque externe** (*droite*, dernie temps). — 1, 1, 1, 1, aponévrose du grand oblique ; 2, 2, bord inférieur des muscles petit oblique et transverse relevés, désinsérés même en dehors ; 3, 3', le fascia transversalis effondré, en 3' on devine le relief des vaisseaux épigastriques : l'origine de l'artère épigastrique est indiquée en pointillé comme celle de la circonflexe ; 4, 4, le cul-de-sac péritonéal relevé. — Au fond de la plaie, on aperçoit l'artère *a* flanquée en dedans de la veine *v* ; le muscle psoas *p* est masqué par son aponévrose.

fascia transversalis; mais que ce soit assez haut, près de la lèvre supérieure de la plaie, lèvre relevée par l'écarteur et formée par les muscles petit oblique et transverse (b).

A travers la déchirure du fascia transversalis, votre index gauche peut remonter devant l'artère, la bien sentir et en décoller facilement la graisse sous-péritonéale jusqu'au niveau du lieu d'élection de la ligature. Ce doigt creuse un *étroit* vagin pré-artériel, aussi profond qu'on veut et toujours assez large, tant le péritoine est peu adhérent (fig. 74).

Sa besogne faite, remplacez-le par un large et grand écarteur engagé *profondément* (fig. 74), pour écarter en dedans et relever la lèvre supéro-interne de la plaie et *le péritoine*. Abordez l'artère par le côté externe, à 3 centimètres *au moins* au-dessus de l'arcade. Déchirez avec une longue pince un mince feuillet aponévrotique, puis la gaine celluleuse, après avoir écarté quelques ganglions.

Dénudez sur une faible étendue et chargez dedans en dehors avec un porte-fil courbe, engagé pendant que l'un de vos doigts gauches écartera la veine (c).

Notes. — (a) On lie facilement l'iliaque externe avec une simple incision parallèle à l'arcade (Bogros). Mais, en recourbant un peu l'extrémité supéro-externe de l'incision, on peut atteindre le vaisseau à une plus grande profondeur, ce qui a son importance pour la formation du caillot, dans le bout inférieur, à cause des origines de l'épigastrique et de la circonflexe.

(b) Il faut ouvrir le fascia transversalis haut, c'est-à-dire à 2 ou 3 centimètres au-dessus de l'arcade, pour passer au-dessus des veines circonflexes qui blessées, inonderaient de sang, même sur le cadavre. Peut-on ainsi ouvrir le cul-de-sac péritonéal? Non, si l'on opère avec le doigt ou les pinces comme il convient, puisque le bistouri qui, plongé en remontant, pourrait seul être dangereux, n'est pas employé. Cependant il faut s'abstenir de remonter trop haut, car c'est au moins inutile pour le moment.

(c) Le procédé que je viens de recommander appartient, dans ce qu'il a de meilleur, à A. Cooper. L'illustre chirurgien anglais avait lié l'iliaque externe *neuf fois* sur le vivant au moment où il décrivait son procédé (voy. *The principles and practice of surgery*, edited by A. Lee, 1836, I, p. 226). Il s'y connaissait donc !

Voici son procédé : L'incision semi-lunaire commence un peu au-dessus de l'anneau inguinal extérieur, *abdominal ring*, elle s'approche de l'arcade pour s'en éloigner ensuite en remontant en dehors et s'arrêter à 0^{m},04 en dedans de l'épine iliaque antérieure et supérieure. Malgaigne ayant cru à tort que *abdominal ring* voulait dire orifice interne du canal inguinal, tout le monde s'est fié à sa traduction. De là une méconnaissance absolue du procédé d'A. Cooper et des critiques plus que légères (voy. Farabeuf, *Bull. Soc. de chir.*, 1881, p. 282). L'aponévrose du grand oblique étant divisée, les muscles petit oblique et transverse sont à nu. — *L'instrument tranchant est mis de côté* et ne servira plus. Le doigt va séparer du ligament de Poupart le bord inférieur des muscles, y compris le cordon, sentir l'anneau inguinal interne et l'artère derrière, relever davantage les muscles et le cordon, pour pénétrer enfin dans l'abdomen sous et derrière le péritoine. — De cette manière on évite sûrement le péritoine; ceux qui, plus hardis, incisent les muscles, s'exposent à le blesser, même s'ils usent de la sonde cannelée. Dans le travail de Kirmisson (Bull. et Mém. de la Soc. de chirurgie,

1884, p. 478), se trouvent cinq cas de blessure du péritoine, rien que pour l'Amérique. Cet accident s'est montré dans des cas où l'incision avait été faite, par fantaisie ou par nécessité, à grande distance au-dessus de l'arcade, dans la région où le péritoine adhère au fascia transversalis. L'agent de l'ouverture péritonéale a été le bistouri, la sonde cannelée et même une fois le doigt, qui n'arriva pas à décoller sans le rompre le péritoine adhérent, altéré peut-être par le voisinage de l'anévrisme.

Quant à rejeter l'incision en dehors, du côté du flanc, c'est s'éloigner de l'artère à

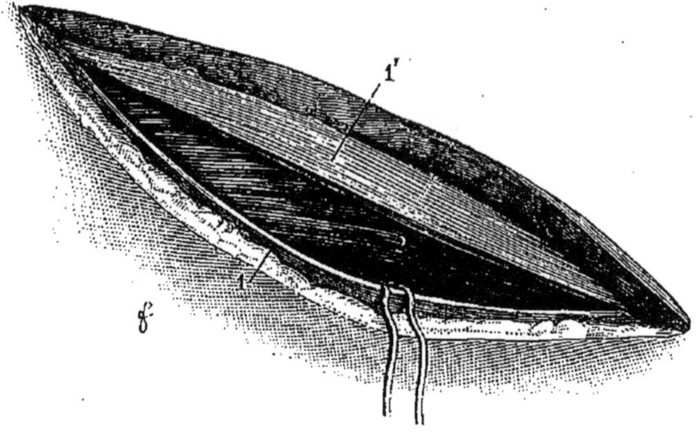

Fig. 75. — **Ligature de l'artère iliaque externe** (*droite*) terminée, procédé de choix — 1, 1', aponévrose du grand oblique; 2, bord. inf. des m. petit oblique et transverse.

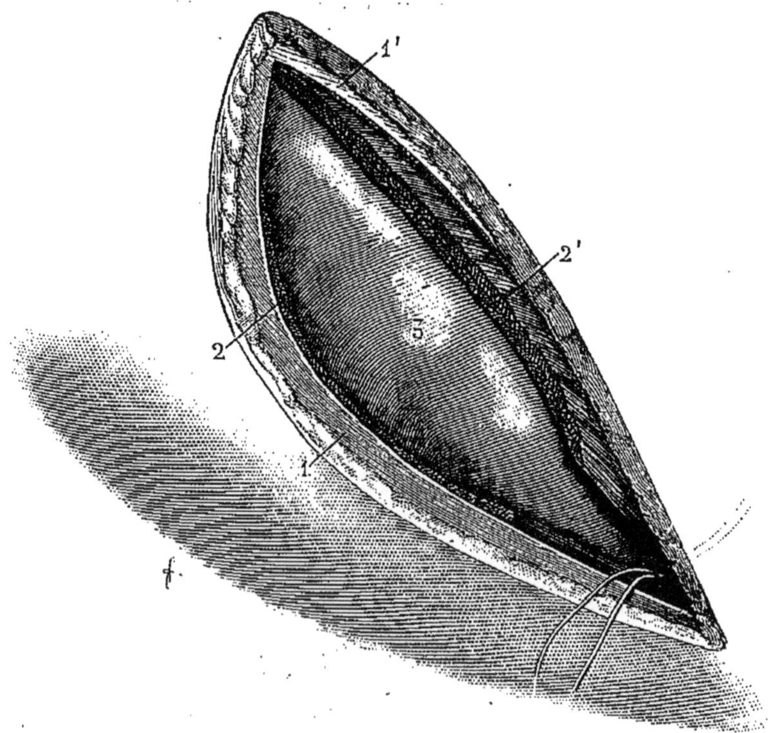

Fig. 76. — **Ligature de l'artère iliaque externe** (*droite*) terminée, procédé vulgaire déconseillé. L'incision commencée sur le passage de l'artère s'élève en dehors et en haut : 1, 1', aponévrose du grand oblique ; 2, 2', section très étendue et périlleuse des muscles petit oblique et transverse découvrant largement le péritoine, 3.

plaisir. J'en ai eu la preuve sur le vivant : l'aide, c'était moi, ne pouvant attirer suffisamment le péritoine vers la ligne médiane, l'extrémité interne de l'incision dut être prolongée d'environ 5 centimètres, jusqu'en dedans du trajet du vaisseau. Cette remarque s'applique *a fortiori* à la ligature des iliaques interne et primitive. Dans un autre cas, également sur le vivant, j'ai bien regretté de ne pas avoir tracé moi-même et d'abord, le trajet artériel, avec de la teinture solide.

La figure 75 représente la plaie du procédé d'élection ; la figure 76 celle du procédé déconseillé. Le jugement comparatif en est facile sous le quadruple rapport de la position du fil, du péril qu'a dû courir le péritoine, de la béance et de la tendance herniaire.

La figure 77 montre la cicatrice du procédé conseillé (opéré de

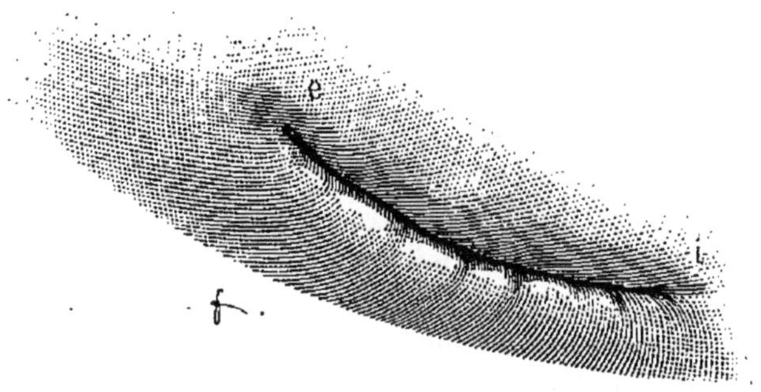

Fig. 77. — **Ligature de l'iliaque externe** (*droite*). — Plaie rapidement cicatrisée du procédé d'élection : *e*, extrémité externe ; *i*, extrémité interne.

Kirmisson) ; et la figure 78, la plaie en voie de guérison lente d'une incision recourbée et prolongée en haut par nécessité, sur un malade très gras.

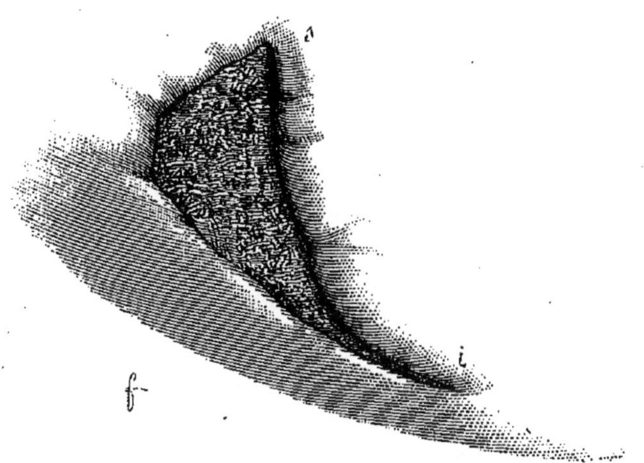

Fig. 78. — **Ligature de l'artère iliaque externe** (*droite*). — Plaie en voie de guérison lente (demi-grandeur) d'une vaste incision recourbée : *s*, extrémité supérieure ; *i*, extrémité inférieure.

ARTICLE VII

LIGATURES EXCEPTIONNELLES

Je vais décrire ici les ligatures des *iliaques interne* et *primitive*, de l'*épigastrique*, de la *fessière*, de l'*ischiatique* et de la *honteuse interne*. Je les ai appelées exceptionnelles pour faire sentir aux élèves que l'occasion et la possibilité de les pratiquer sont excessivement rares. Elles demandent une habileté qu'on ne saurait raisonnablement espérer de tous les praticiens.

§ 1. **Ligature de l'iliaque primitive ou de l'iliaque interne.** — On peut deviner, sur la figure 79, le trajet et la profondeur de ces vaisseaux; leurs veines ne cessent pas d'être en dedans et en arrière. Pour les découvrir, il faut décoller le péritoine qui revêt la fosse iliaque et, avec le péritoine refoulé en dedans, entraîner les vaisseaux génitaux et l'uretère, ce qui du reste est facile dans les circonstances ordinaires.

Le commencement de l'opération a besoin d'être conduit avec prudence et habileté : il s'agit, en effet, d'inciser les parois abdominales et de commencer le décollement du péritoine. La fin demande de longs doigts chez le chirurgien qui explore, isole et lie le vaisseau, et chez l'aide qui écarte et protège le péritoine.

Une incision à peu près parallèle à l'arcade fémorale, telle que celle employée pour découvrir l'iliaque externe, serait ici complètement insuffisante. Il faut nécessairement inciser la paroi abdominale dans la direction des vaisseaux, mais en dehors des vaisseaux, puisqu'il faut aller, en dehors, décoller le péritoine de la fosse iliaque.

La meilleure incision est celle qu'a indiquée M. Marcellin Duval. C'est une combinaison des procédés Cooper et Abernethy.

Le malade a été préparé et placé comme pour lier l'iliaque externe. Le trajet de l'artère est marqué.

Pour le côté gauche : à 0m,03 en dehors de l'épine du pubis, au-dessus et près de l'arcade fémorale, commencez une incision de 0m,12 qui soit parallèle à l'arcade dans son premier tiers, se recourbe ensuite en arc de cercle (tiers moyen), pour remonter enfin perpendiculairement à l'arcade (dernier tiers), vers un point situé à 0m,03 en dehors de l'ombilic. Pour le côté droit : même incision (fig. 79, *op*) faite en sens contraire. Incisez pareillement l'aponévrose du grand oblique, après qu'elle aura été découverte par la section du tissu adipeux et la ligature des vaisseaux sous-cutanés abdominaux. — Allez chercher, décollez et soulevez le bord inférieur du petit oblique et, dans la partie ascendante de l'incision, coupez avec précaution les fibres de ce muscle, soit directement en vous aidant de la pince, soit sur une grosse sonde mousse, car la sonde cannelée ordinaire est dangereuse, soit, et c'est le mieux, sur le bout du doigt insinué peu à peu de bas en haut entre l'oblique et le transverse. — Pour inciser celui-ci à son tour et en même temps le fascia transversalis qui adhère au muscle sauf en bas, redescendez sur la terminaison de l'artère iliaque externe et là, en dehors de l'anneau inguinal interne, assez haut au-dessus de l'arcade, pincez le fascia et faites-y une boutonnière par déchirure ou autrement (a). Alors, avec le bout du doigt porté de bas en haut dans la boutonnière, décollez peu à peu le péritoine, coupant à mesure le muscle transverse et son fascia jusqu'au sommet de la partie ascen-

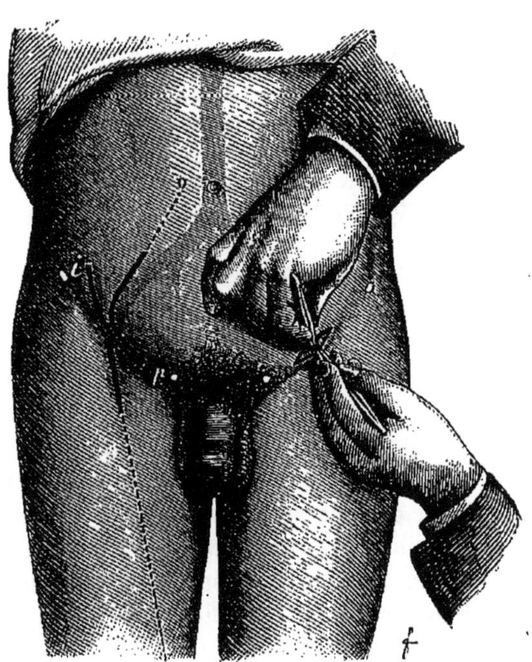

Fig. 79. — **Ligatures des artères iliaques** (*tracés des incisions*). — *p*, épine pubienne; *i*, épine iliaque antérieure et supérieure; *o*, point situé à 0m,03 en dehors de l'ombilic; *ip*, incision, pour lier l'iliaque externe : cette incision, prolongée moins haut vers l'épine iliaque *i*, convient très bien pour lier l'épigastrique; *op*, incision indispensable pour lier commodément les iliaques primitive et interne (M. Duval). C'est une combinaison des incisions d'A. Cooper et d'Abernethy.

Dénudation de l'artère épigastrique sur le côté gauche.

dante de la plaie. La paroi abdominale est largement incisée ; le péritoine est sous vos yeux : il va se laisser décoller de la fosse iliaque et refouler en dedans avec son contenu l'intestin. — Pour ce faire, ramenez encore l'index gauche vers l'arcade toucher l'iliaque externe. En suivant avec le doigt la face antérieure de cette artère, décollez le péritoine de la fosse iliaque, sans le secours d'aucun instrument. Appliquez-vous à aller lentement, remontant devant l'artère iliaque externe qui vous guide, poussant l'ongle au contact même de la gaine vasculaire pour détacher et refouler avec le péritoine *tout* le tissu cellulaire, y compris les vaisseaux génitaux et, plus profondément, l'uretère. — Enfin, arrivé sur le vaisseau à lier, demandez à un aide d'enfoncer deux longs doigts *très profondément*, et d'écarter le péritoine en haut et en dedans, pendant que, toujours avec l'index gauche et un long instrument mousse, pince ou sonde, vous isolerez votre artère. Passez le fil avec un instrument courbe, de dedans en dehors, le doigt protégeant les veines (b).

Notes. — (a) En déchirant en dehors de l'anneau, on épargne les vaisseaux épigastriques ; il faut seulement ne pas atteindre les vaisseaux circonflexes, ce que l'on ferait si, redoutant, à tort à ce niveau, de léser le péritoine, on se portait trop près de l'arcade et derrière l'arcade. La blessure de ces vaisseaux serait, du reste, un accident plus incommode que grave, pourvu qu'elle n'ait pas lieu trop près de leur embouchure.

(b) L'artère iliaque interne doit être liée à $0^m,02$ de son origine, par conséquent assez près de sa première collatérale. Les doigts écarteurs sont avantageusement remplacés par la valve d'un spéculum américain.

§ 2. **Ligature de l'épigastrique.** — Cette artère naît de la terminaison de l'iliaque externe ; elle se porte d'abord en dedans, puis en haut. Dans son trajet ascendant elle se trouve à peu près *à un doigt en dedans au milieu* de l'arcade crurale. On connaît ses rapports avec les éléments du cordon chez l'homme et le ligament rond chez la femme. Elle est située dans le tissu cellulaire sous-péritonéal, par conséquent sous le *fascia transversalis*. Deux veines faciles à isoler l'accompagnent, mais au voisinage de leur confluent dans la veine iliaque, ces veines reçoivent, chez l'homme, plusieurs veinules du cordon (veines funiculaires) qui masquent à peu près complètement l'artère épigastrique à son origine. Pour cette raison, et aussi pour éviter d'élargir l'orifice inguinal interne et d'ouvrir la porte aux hernies, il vaut peut-être (?) mieux, chez l'homme surtout, chercher l'artère au-dessus du cordon qu'au-dessous à l'origine même du vaisseau.

Le malade est couché sur le dos, le trajet de l'artère est marqué à la teinture.

Le chirurgien explore la région; il cherche les battements de l'artère fémorale primitive, l'arcade crurale, ses extrémités et son milieu.

A un travers de doigt au-dessus de l'arcade, parallèlement à l'arcade, faites à la peau, une incision de $0^m,05$ dont la partie moyenne réponde à l'artère cherchée, c'est-à-dire soit située à *un doigt en dedans du milieu* de l'arcade, sur le trajet marqué.

Incisant alors le tissu cellulaire, écartez ou bien coupez et liez les vaisseaux tégumenteux. Arrivé sur l'aponévrose du grand oblique, incisez-la prudemment, tenant le bistouri ferme. — Pénétrez ensuite avec le bec de la sonde entre deux faisceaux des muscles petit oblique et transverse réunis, au-dessus du cordon refoulé en bas (a). — Bientôt vous sentirez la résistance du fascia transversalis et vous pourrez voir sa coloration blanche et son aspect fibreux; déchirez-le *avec deux pinces* (b), et mettant le doigt dans la plaie, cherchez l'artère si vous ne la voyez. Sur le cadavre, elle forme souvent une corde presque verticale sensible au doigt, et se trouve au milieu d'une *traînée graisseuse* ascendante, appréciable à l'œil, croisant le milieu de la plaie sur le trajet marqué.

Dénudez *avec les pinces* (rev. fig. 79), qui déchirent d'abord un tissu graisseux jaunâtre, puis la gaine celluleuse, afin que le porte-fil s'engage facilement.

Notes. — (a) Si l'on veut lier l'origine même de l'artère, on incise plus près de l'arcade, on relève le bord inférieur des muscles oblique et transverse et le cordon qui y est compris. L'exécution est même plus facile et la blessure du péritoine presque impossible; mais l'anneau inguinal est forcément agrandi et les veines difficiles à éviter.

(b) On donne à la déchirure la plus petite étendue possible, au risque d'être obligé de l'agrandir si l'on ne trouve pas l'artère du premier coup. Il faut surtout déchirer d'abord en dedans, afin de tâcher d'épargner les fibres qui cernent l'anneau inguinal interne, car, si l'on déchire cet anneau, le procédé n'a plus d'avantages sur celui qui consiste à lier sous le cordon.

§ 3. **Ligature de l'artère fessière.** — Un coup d'œil jeté sur la figure 80, qui date de 1872, permettra de remarquer en quel point sort chacune des trois artères qu'on peut lier à travers le muscle grand fessier.

Il est possible, sur le vivant, à l'aide de certains repères faciles à trouver, de déterminer et de marquer le lieu correspondant à la sortie de chaque artère de la fesse.

Ces points de repère sont : 1° l'épine iliaque postérieure et supérieure; 2° l'angle postéro-supérieur ou sommet du grand trochanter; et 3° la crête sacrée ou ligne médiane.

C'est à $0^m,08$ de la ligne médiane (un travers de main, pouce non compris) que sortent les artères : la fessière au-dessus du pyramidal, sur une ligne droite oblique unissant l'épine iliaque postéro-supérieure au grand trochanter; l'ischiatique et la honteuse, sur une ligne parallèle à la précé-

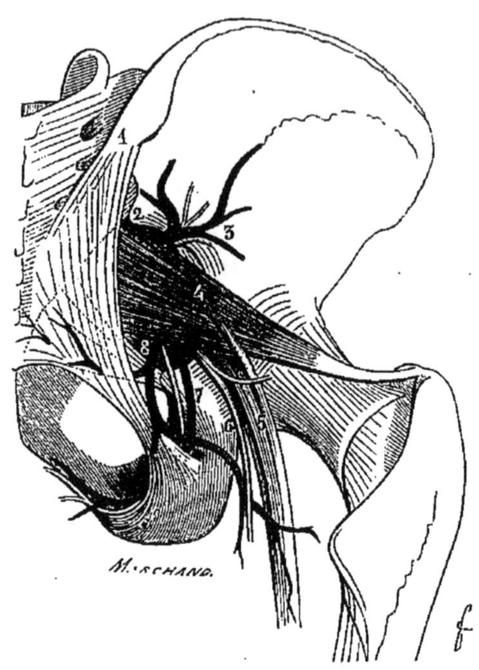

FIG. 80. — **Artéres qui traversent les échancrures sciatiques au-dessus et au-dessous du muscle pyramidal.** — 1, épine iliaque postéro-supérieure; 2, épine iliaque postéro-inférieure; 3, artère fessière (sa branche profonde), l'autre branche qui descendait sous le chiffre 2 a été relevée; 4, muscle pyramidal; 5, grand nerf sciatique; 6, petit nerf sciatique; 7, artère honteuse interne; entre 7 et 8, nerf honteux; 8, artère ischiatique, sa grande branche descendante devrait croiser la honteuse au-dessous du chiffre 7, elle a été maintenue en dedans pour éclaircir la figure. Au-dessus de l'épine sciatique, le nerf honteux interne sort entre les deux artères ischiatique 8 en dedans, honteuse interne 7 en dehors.

dente, mais plus basse de toute la hauteur du muscle pyramidal, c'est-à-dire de $0^m,03$ environ. Ces lignes *ilio-trochantériennes* sont obliques et *parallèles aux faisceaux du muscle grand fessier*.

Pour découvrir les artères de la fesse, on incise sur ces lignes; mais si l'on ne veut être extrêmement gêné par la tension des lèvres de la plaie, il faut débrider, détacher les insertions sacrées du faisceau inférieur du muscle fessier, et par conséquent recourber un peu en bas l'extrémité interne de l'incision cutanée. J'ai traité ce sujet plus longuement dans le *Dictionnaire encyclopédique*, article FESSIÈRE.

Le malade sera couché au bord du lit, sur le ventre, la pointe du pied en dehors pour relâcher le muscle grand fessier.

Le chirurgien, placé du côté à opérer, longeant avec le doigt la crête iliaque d'avant en arrière, cherchera d'abord un brusque défaut, une marche d'escalier, l'*épine iliaque postéro-supérieure;* puis le *sommet du grand trochanter*. Il marquera d'un point coloré le lieu d'émergence de l'artère, ou mieux tracera deux lignes, longitudinale longue et transversale courte, s'y croisant à angle droit.

Sauf pour commencer l'opération sur la fesse droite, l'opérateur se tient *près du flanc* du malade.

Il est bon de tracer l'incision au pinceau : dessinez donc d'abord sur la ligne ilio-trochantérienne, une droite de $0^m,08$ ayant son milieu sur l'émergence artérielle; reprenez ensuite l'extrémité interne de votre tracé et, la recourbant en bas, prolongez-la de $0^m,04$.

C'est dire de porter le bistouri à deux doigts au-dessous de l'épine iliaque postéro-supérieure, pour commencer une incision qui remonte d'abord en haut et en dehors jusqu'au niveau de cette épine, puis se courbe à angle droit arrondi pour se porter en dehors et en bas, vers le grand trochanter (a). — Le grand fessier étant découvert, ouvrez l'un de ses interstices avec le bistouri; allez profondément jusqu'au lâche tissu cellulaire sous-jacent. Ensuite détruisez les insertions sacro-ilio-ligamenteuses de quelques faisceaux inférieurs afin qu'ils s'abaissent facilement. — Alors, placé près du flanc, mettez le doigt dans la plaie; cherchez la grande échancrure dépressible et, au-dessus, l'*arcade* osseuse qui la limite en haut. Tout cela se peut sentir à travers l'aponévrose sous-fessière qu'il faut maintenant déchirer, le long et au-dessous de l'arcade (b). — Cela fait, toujours placé près du flanc, portez l'indicateur gauche profondément entre l'arcade et le muscle pyramidal, jusqu'en dedans vers le sacrum, pour y sentir, malgré les fibres ligamenteuses qui persistent dans l'angle articulaire sacro-iliaque, la petite épine iliaque postéro-inférieure. Revenant alors de dedans en dehors, en suivant le dessous de l'arcade avec la pulpe du doigt, vous rencontrerez, assez loin (à $0^m,03$ environ), appliqué à l'os, un large faisceau vasculo-nerveux au milieu duquel vous arriverez à discerner l'artère par le toucher, pourvu que votre doigt cherche *dans l'intérieur du bassin* (c). — L'artère plate et épaisse étant trouvée, posez de grands écarteurs : efforcez-vous de dénuder et de lier sous l'arcade presque dans le bassin (d).

Notes. — (a) La longueur totale de l'incision est de 0m,12 environ. La dernière partie en est la plus longue de beaucoup et la principale; elle suit la ligne ilio-trochantérienne et la direction des fibres du grand fessier; la première partie a pour but de permettre de détruire les insertions sacro-ilio-ligamenteuses du faisceau musculaire qui va former la lèvre inférieure de la plaie et qui ne s'abaisserait pas facilement sans cette espèce de débridement.

L'incision purement transversale de Bouisson croise obliquement et divise les faisceaux du grand fessier, qui se laissent ensuite écarter facilement. Elle doit passer juste au niveau du point d'émergence; elle est recommandable à plus d'un titre.

(b) Cette aponévrose, mince dans sa partie externe, n'est que la continuation du bord externe du grand ligament sacro-sciatique; à mesure qu'on s'approche du sacrum elle devient donc de plus en plus résistante.

(c) C'est principalement pour faire la recherche du paquet vasculo-nerveux et le diagnostic de l'artère qu'il faut se placer près du flanc du malade afin de permettre à la main gauche d'agir commodément.

(d) Il n'est pas facile d'épargner les grosses veines qui accompagnent cette artère; pourquoi ne les comprendrait-on pas dans la ligature? Les pinces à forcipressure ont déjà rendu des services pour saisir les vaisseaux profonds de la fesse et assurer l'hémostase.

Il faut placer le fil profondément pour être sûr de lier le *tronc* de l'artère et non pas l'une de ses deux principales branches.

§ 4. **Ligatures des artères ischiatique et honteuse interne.** — Le malade sera placé comme pour lier la fessière; le chirurgien fera les mêmes recherches et les mêmes marques préalables; mais une fois l'incision faite, il se tiendra *près de la cuisse* de l'opéré.

Une incision semblable à celle de l'artère fessière, située à 0m,03 plus bas, conduira sur l'aponévrose sous-fessière et permettra au doigt de sentir facilement l'*épine sciatique*, le petit ligament sacro-sciatique qui s'y attache et, plus haut, la partie inférieure dépressible de la grande échancrure (a). A ce niveau, le long et au-dessous du muscle pyramidal, l'aponévrose sera déchirée et le doigt, enfoncé profondément, cherchera les artères. Il s'arrêtera d'abord sur le *sommet* de l'épine sciatique (repère), où il sentira peut-être un petit cordon nerveux, le nerf honteux : s'il se porte à quelques millimètres *en dedans*, sur le bord supérieur du ligament (b), il pourra reconnaître l'*artère ischiatique* en la comprimant légèrement; s'il se porte à quelques millimètres *en dehors*, sur le bord supérieur de l'épine, c'est l'*artère honteuse* qu'il rencontrera (fig. 80).

Plus loin en dehors, se trouvent les nerfs petit et grand sciatique qui forment un ensemble volumineux.

Notes. — (a) Ces ligatures diffèrent de celle de la fessière en ce que : le chirurgien se tient, non près du flanc, mais près de la cuisse; l'incision est plus basse de 0m,03; elle conduit au-dessous du pyramidal, non au-dessus; les artères sont sur le seuil de la grande échancrure au lieu d'être sous la voûte.

(b) Les rapports que j'indique ne pourraient servir de guide si l'on cherchait les vaisseaux au-dessous de l'épine sciatique et de son ligament, car l'artère ischiatique, à peine sortie du bassin, se divise et sa principale branche devient presque immédiatement postérieure, puis externe relativement à l'artère honteuse.

Il faut s'attendre, du reste, à des anomalies assez fréquentes de l'ischiatique.

Après avoir étudié les deux mémoires de Delorme sur les ligatures des artères de la *main* et du *pied*, j'ai reconnu qu'il m'était impossible de donner ici des indications utiles, à moins d'y consacrer un très grand nombre de pages et de figures. Je me borne donc à signaler le sérieux travail de mon confrère de l'armée : « De la ligature des *artères de la paume de la main* et en particulier des artères profondes... et des *artères de la plante du pied*... 18 planches lith. Paris, Masson, 1882, in-4°. » — Voir aussi *Diction. encyclop.*, art. Pied, par Paulet et Chauvel.

II. — AMPUTATIONS DES MEMBRES

PREMIÈRE PARTIE

GÉNÉRALITÉS

L'amputation est une opération par laquelle on enlève un membre en totalité ou en partie.

Il y a deux espèces d'amputations : les unes, faites au niveau des jointures et dans lesquelles on ne fait que séparer les pièces du squelette, sont les DÉSARTICULATIONS ou amputations *dans la contiguïté;* les autres, faites à travers les os que l'on scie, sont les AMPUTATIONS proprement dites ou *dans la continuité.*

On doit confondre ces deux espèces dans la même description générale, car le point important n'est pas la division des parties osseuses, mais la taille des parties molles et des téguments dont il faut garder une quantité suffisante pour bien recouvrir la portion de squelette mise à nu.

Le chirurgien qui va pratiquer une amputation doit se proposer avant tout de sauver la vie du malade.

Mais ce n'est point assez qu'un amputé respire, il faut encore que l'infirmité consécutive à l'opération ne fasse pas de la vie un insupportable fardeau. Ils le sentent bien, les malheureux qui, n'ayant que leurs bras pour toute fortune, refusent de sacrifier un de leurs membres si compromis qu'il paraisse, et préfèrent de risquer cent fois la mort plutôt que de consentir à vivre avec un moignon douloureux ou impotent.

C'est pourquoi l'opérateur doit se préoccuper toujours de diminuer, dans la mesure du possible, par le choix du procédé et de l'appareil prothétique, les inconvénients définitifs de la mutilation qu'il va produire.

S'il est vrai que toutes les manières d'amputer actuellement en usage sont également faciles à pratiquer et, bien exécutées, également favorables à la survie des opérés, il ne nous reste plus, pour nous guider dans le choix du procédé, qu'une question à résoudre : Que fera l'amputé de son moignon? ou plutôt : Que peut-il désirer en faire?

Si vous mutilez le pied ou le bas de la jambe, sachez qu'il est désirable que le malade puisse marcher en s'appuyant directement sur l'extrémité de son moignon.

Si vous enlevez une partie de la main, faites que le reste puisse saisir l'outil gagne-pain sans douleur.

Si votre opération porte sur l'avant-bras ou sur la jambe, sur le bras ou sur la cuisse, n'oubliez pas qu'un appareil prothétique sera utile sinon indispensable, et que le moignon devra recevoir, supporter et faire fonctionner cet appareil.

Puisque le *moignon* est, après le salut du malade, le but de toute amputation, puisque c'est pour apprendre à faire et à conserver de bons moignons, dans toutes les régions des membres, que ce livre est écrit, il est méthodique d'exposer successivement : *ce* qu'il faut faire; *avec quoi* on peut le faire; et enfin, *comment* on doit le faire.

Je vais donc essayer de montrer au tailleur de moignons :

1° Le modèle, le *moignon cicatrisé indolent et utile* (à imiter); puis le *moignon conique douloureux et impotent* (à éviter);

2° La *matière première et ses qualités*, c'est-à-dire *les chairs et les os*, leurs habitudes physiologiques et pathologiques : alors seront indiquées les diverses qualités qu'il faut donner aux moignons frais, et pour sauver la vie et pour faire de bons moignons définitifs;

3° Les diverses *méthodes de la coupe* classée d'après les diverses formes de moignons, formes requises par le genre de travail que fera la partie mutilée;

4° Les *instruments* et la manière de s'en servir;

5° La *suspension provisoire du cours du sang*, ou l'art de comprimer chaque artère en particulier;

6° Enfin, pour résumer tous ces préceptes et les compléter (narcose, pansement), le tableau d'une amputation sera esquissé avec toutes les scènes, dans l'ordre où elles se succèdent habituellement.

ARTICLE PREMIER

DES MOIGNONS

a. *Les bons moignons.* — Un moignon est *bon* lorsqu'il est *indolent* et *solide*, c'est-à dire apte à se mouvoir sans douleur et à supporter les pressions du sol, de l'outil ou de l'appareil sans s'ulcérer; il est *parfait* lorsque, outre ces qualités principales, il possède une *forme régulière*.

Un moignon indolent et solide, quelle que soit sa forme, présente une *cicatrice* ÉTROITE, cachée dans un *sillon* et protégée par deux *lèvres* à peu près *régulières* que forme la peau plus ou moins *matelassée* de tissu cellulaire. Il n'est pas bon que ces lèvres soient coupées de plis profonds, car ceux-ci résultent de brides sous-jacentes rétractiles qui, en bien des cas, appliquent trop fortement le tissu inodulaire sur l'extrémité de l'os.

La *peau* d'un *bon* moignon est saine, lâche ou modérément tendue, quelquefois doublée d'un pannicule graisseux épais, quelquefois, au contraire, maigre, mince en apparence, mais alors surabondante et plissée comme le tégument olécrânien. Dans tous les cas, elle est *mobile*, sans autres adhérences avec le squelette que celles de la ligne cicatricielle qui peuvent, à la longue, acquérir une grande laxité, surtout lorsqu'elles sont éloignées du bout de l'os, rejetées sur le côté.

Avec le temps et par le travail, la couche profonde du fascia sous-cutané peut se transformer en bourse muqueuse accidentelle, de même que l'épiderme peut s'épaissir et devenir un véritable durillon.

Sous les téguments d'un moignon, on rencontre immédiatement l'os si la peau seule a été conservée pour recouvrir le squelette.

Il n'en est pas de même si l'on a gardé aussi une longueur suffisante de muscles et si l'on a été assez heureux pour en obtenir la cicatrisation sur place. Sous les téguments se trouve alors une couche fibreuse dont la structure et l'épaisseur ne rappellent guère l'origine, mais qui n'en sépare pas moins heureusement l'os de la peau et les empêche d'entrer en conflit. Cette *coiffe fibreuse* donne insertion aux tendons et aux muscles, car c'est de la fusion de leurs extrémités coupées qu'elle résulte. Sa cicatrice est bien moins mobile sur l'os que ne peut l'être celle de la peau : on y voit aboutir les cordons fibreux qui représentent les extrémités oblitérées des

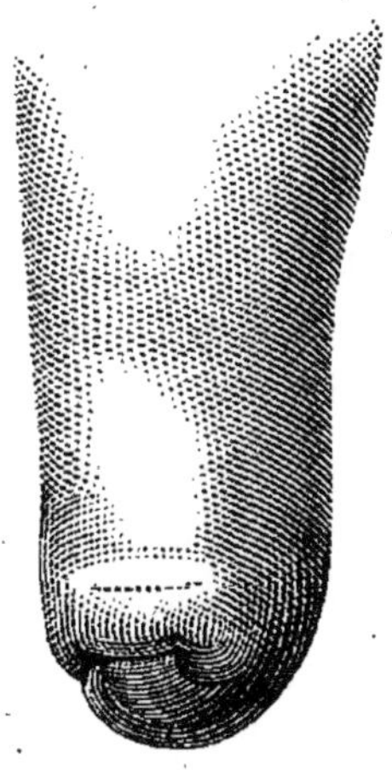

Fig. 81. — Bon moignon de jambe. (Marcellin Duval.)

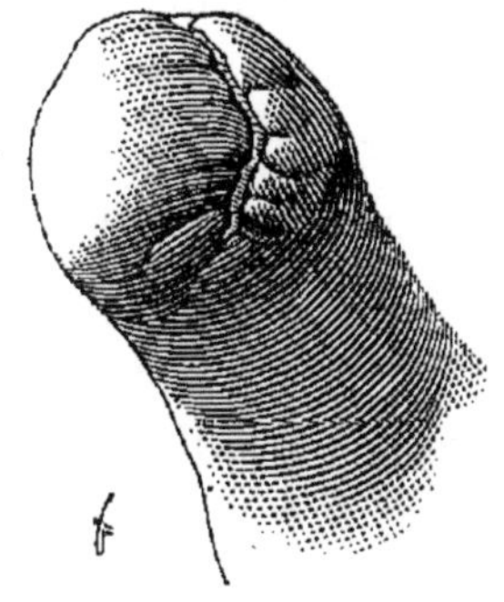

Fig. 82. — Bon moignon de bras droit. (Houzé de l'Aulnoit.)

Ces moignons, sortis de mains habiles et appliquées, datent du temps où les plaies s'enflammaient et suppuraient. Aujourd'hui on obtient des cicatrices linéaires, à peine enfoncées, peu adhérentes et régulièrement bordées.

gros vaisseaux et les cordons nerveux quelquefois effilés et dissociés, mais plus souvent hypertrophiés et globuleux.

La présence des bouts nerveux au voisinage du sommet d'un moignon, et spécialement dans la région active, est très souvent l'origine d'une incapacité fonctionnelle déterminée par la douleur. Les extrémités des nerfs, surtout celles des nerfs cutanés, dit-on, ont en effet une grande tendance à se renfler en massue, en olive ou en fuseau, et même à se réunir ensemble sous forme d'anses et de plexus. Il en résulte des *névromes* généralement sensibles au moindre contact et qui rendent impuissants et intolérants les divers points qu'ils occupent. Comme les nerfs sont toujours coupés plus haut que la peau, leurs renflements terminaux se rencontrent d'habitude à une certaine distance de la cicatrice, sur le pourtour ou sur l'extrémité des moignons, suivant la méthode employée. Mais ils peuvent se montrer aussi au niveau même du tissu inodulaire, puisqu'il est possible de voir deux troncs nerveux, séparés par l'épaisseur d'un os, se cicatriser en fronde par-dessous l'extrémité de celui-ci. Pour bien faire, les névromes, puisque les névromes sont presque inévitables, doivent être rejetés *loin du sommet*, près de la racine du tronçon de membre, et surtout bannis du point ou des points destinés à exercer une pression ou simplement à subir un contact.

Le *squelette* d'un *bon* moignon présente une extrémité arrondie, généralement un peu atrophiée sur une hauteur très variable. A la suite des amputations vraies, le canal médullaire est presque toujours fermé par une mince lamelle de tissu compact quelquefois trouée en son milieu. S'il y a deux os, ils sont assez souvent soudés par des stalactites osseuses, indices d'une irritation prolongée [1].

Il n'est pas rare de rencontrer quelques irrégularités qui entourent le bout des os et le font ressembler au bout d'un bâton fatigué sur le pavé. Ce sont des productions périostiques auxquelles adhère la cicatrice des parties profondes et quelquefois aussi celle des téguments.

Sous l'influence de la persistance de l'irritation du périoste, il peut se produire, non plus une couronne de simples aspérités, mais un nombre variable d'épines osseuses qu'on a vues assez longues et assez pointues pour perforer les téguments, quelles qu'en aient été l'épaisseur et la laxité.

Les moignons qui proviennent d'une *désarticulation* présentent quelques particularités. Ils ont moins de tendance à la forme conique, mais ils perdent souvent, avec le temps, leur aspect de massue par l'atrophie lente et graduelle de leur squelette. L'extrémité inférieure du fémur elle-même peut se déformer ou s'atténuer au point de ne plus présenter de traces de condyles.

Les cartilages, quand ils ne se sont pas exfoliés, ce qui mainte-

1. Je n'ai pas encore eu l'occasion de disséquer un nombre suffisant de moignons obtenus par réunion immédiate parfaite grâce à la méthode antiseptique. Qu'y aura-t-il à changer à ce chapitre dans quelques années? Je l'ignore aujourd'hui.

nant est la règle, persistent assez longtemps. Uhde en a trouvé des restes sur l'extrémité inférieure de l'humérus, neuf ans après une désarticulation du coude; mais à la longue ils se résorbent.

Dans les premiers temps, les téguments peuvent être complètement dépourvus d'adhérences avec la surface articulaire et ses contours. Il n'en est pas tout à fait de même plus tard, soit que le cartilage ait été éliminé pendant la suppuration de la plaie, ce qui ne se voit plus souvent, soit qu'il ait été résorbé lentement et tardivement. Ici donc, nous n'avons pas la cicatrice fatalement adhérente, du moins pendant les premiers mois, des moignons dont le squelette a été scié.

La forme que prend et garde le bout de l'os d'un moignon dépend sans doute aussi du travail qu'il fait. Mais je ne suis pas sûr de répéter une vérité en disant que l'atrophie survient spécialement lorsque les moignons ne sont employés à aucun service.

Après avoir dit brièvement ce que doivent être les bons moignons, essayons de montrer les défauts des mauvais.

b. *Les mauvais moignons.* — La forme des moignons cicatrisés, abstraction faite de la situation de la cicatrice, est liée plus souvent qu'on ne le croirait, à leur aptitude au travail. C'est, en effet, la conicité à divers degrés qui est le fléau des moignons.

Qu'est-ce donc qu'un moignon conique?

Cette expression consacrée, qui date du temps où l'on ne s'occupait guère que de l'amputation de cuisse, a besoin à mon sens de quelques explications.

La *conicité* des moignons cicatrisés n'implique pas nécessairement la forme conique; elle est caractérisée par la *tendance de l'os trop long ou trop gros à sortir à travers les téguments trop courts ou trop étroits.* Cette tendance se révèle par la tension des parties molles et de la cicatrice étroitement appliquées sur le squelette; par la sensibilité, la minceur, la misère et par conséquent la fragilité de ces mêmes parties, sensibilité et fragilité qui rendent le moignon incapable, immobile, intolérant et même douloureux au repos (fig. 83 et 84).

Un os d'un faible diamètre ou pointu, recouvert par une surface cicatricielle adhérente, exposée à fleur de peau, tendue par les téguments et tiraillée, voilà le plus mauvais type du moignon conique non ulcéré.

Mais l'extrémité de l'os peut être large et renflée, la cicatrice peut être étroite : si les téguments, quels qu'ils soient, d'un moignon, quelle que soit sa forme, sont à la fois très tendus et sen-

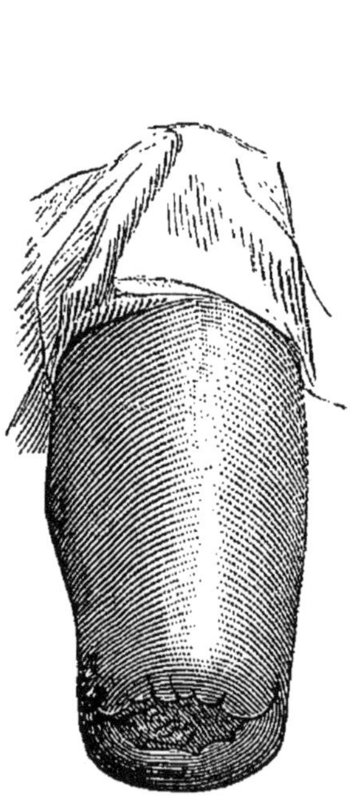

Fig. 83. — Moignon de jambe, non conique de figure, mais à large cicatrice adhérente fréquemment ulcérée et par conséquent conique dans le sens pathologique du mot.

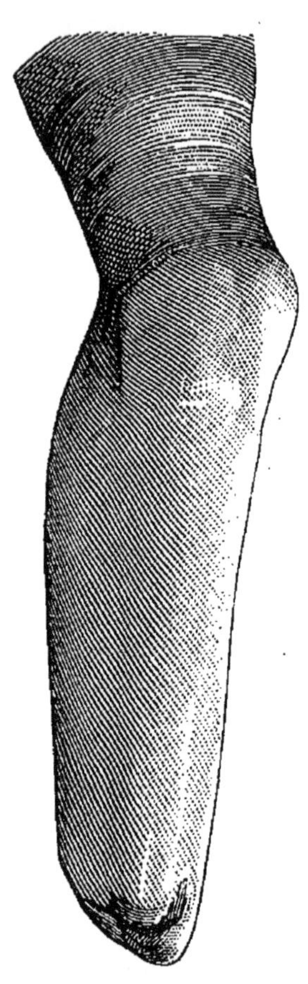

Fig. 84. — Moignon de jambe, conique à tous les points de vue. (L'étranglement qu'on voit au-dessus du genou avait été déterminé par l'appareil de Beaufort.)

sibles à la pression, le moignon possède, à un degré moindre, tous les défauts du type ci-dessus indiqué et mérite le même nom.

Au contraire, bien que les moignons de bras et de cuisse acquièrent le plus souvent, chez les sujets dépourvus d'embonpoint, la forme en pain de sucre, du fait de l'atrophie des muscles, ces moignons, coniques de figure, ne sont pas pour cela coniques dans le sens pathologique du mot, sens qui me semble suffisamment éclairé par ce qui précède.

Lorsqu'un moignon conique est assez indolent pour pouvoir travailler, il s'ulcère à la longue : le repos amène la réparation; puis la reprise du travail reproduit l'ulcération et ainsi de suite. Cette succession d'alternatives ne prend fin que par la condamnation au repos à perpétuité, par la nécrose et la chute de la partie osseuse

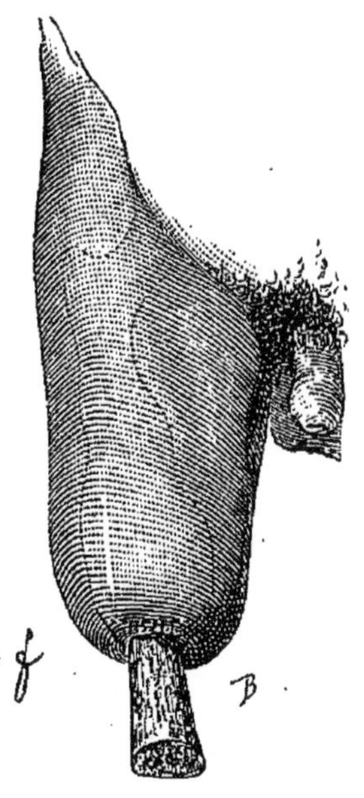

FIG. 85. — Moignon de cuisse. Os dénudé, nécrosé peu de temps après l'amputation circulaire non suivie de réunion. Les traits pointillés indiquent le contour de l'os nouveau, etc.

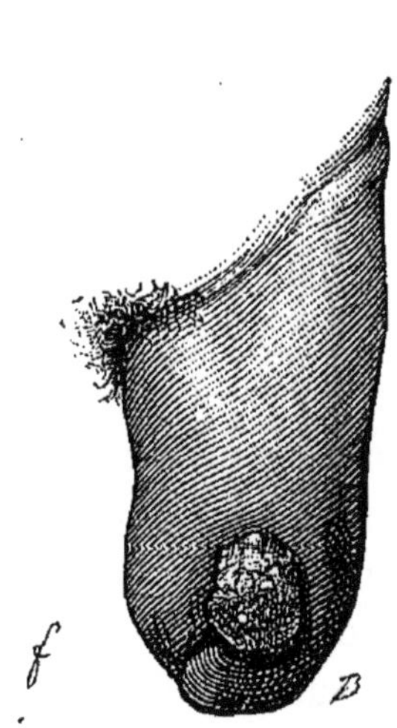

FIG. 86. — Moignon de cuisse. Os vivant couvert de bourgeons charnus, primitivement recouvert, sorti entre les deux lambeaux latéraux abandonnés à la pesanteur dans un pansement vicieux.

saillante, ou encore par l'action chirurgicale sur le squelette ou sur les téguments.

Un moignon conique capable de rester cicatrisé, pourvu qu'il ne travaille pas, n'est point ce qu'il y a de pire.

Très fréquemment, en effet, la saillie de l'os hors des téguments est permanente, soit qu'il n'ait jamais pu être enveloppé par les chairs (*conicité d'emblée*), ce qui peut être le fait du chirurgien, de la gangrène ou de la nécessité; soit que, primitivement suffisantes, les parties molles aient subi une rétraction secondaire graduelle et considérable sous l'influence d'un retard dans la cicatrisation, d'un défaut de solidité du tissu inodulaire formé rapidement et en trop petite quantité, ou d'une irritation prolongée; soit enfin que l'os lui-même ait grandi, naturellement, comme chez les enfants, ou pathologiquement, par la production de ces végétations très exceptionnelles déjà signalées plus haut.

Lorsque l'os est saillant à l'extérieur depuis un certain temps, ordinairement à travers la plaie d'amputation, mais quelquefois aussi à travers une perforation des téguments et même d'un épais lambeau, il peut être nécrosé et dénudé (fig. 85) ou, au contraire, vivant et couvert de bourgeons charnus (fig. 86). L'orifice qui lui donne issue est un anneau inodulaire commun à la peau et aux chairs, adhérent au périoste.

Si le bout de l'os est nécrosé, il faut qu'il tombe spontanément ou qu'il soit enlevé; mais comme la nécrose remonte quelquefois fort haut et qu'alors il se forme un os nouveau qui engaine le séquestre, on conçoit que l'intervention chirurgicale puisse être difficile, contre-indiquée et même impossible.

Dans le cas où l'os, quoique saillant, vit recouvert de bourgeons charnus, le sacrifice de la partie proéminente ne devient nécessaire que si la peau du moignon n'est pas suffisante pour recoiffer l'os après qu'on l'aura détachée de l'anneau inodulaire. Or, si l'insuffisance des téguments n'est pas primitive et si elle ne résulte pas de l'allongement de l'os, cette opération est possible. La rétraction dite secondaire des parties molles, celle qui cause le plus souvent la conicité, porte spécialement sur les chairs qui entraînent, il est vrai, la peau avec elles; mais le tégument conserve assez longtemps son extensibilité.

Il est d'autres inconvénients, la névralgie, l'œdème, etc., que peuvent présenter les moignons. Comme il ne dépend pas du chirurgien opérateur de les éviter, je n'ai pas à m'en occuper ici.

ARTICLE II

PROPRIÉTÉS DES MATIÈRES DONT ON FAIT LES MOIGNONS

En premier lieu, il convient d'examiner les propriétés qui concernent la *constitution physique* des moignons, c'est-à-dire l'élasticité de la peau, la rétractilité des muscles, la dureté et le volume des os. Cette étude nous conduira à la détermination rigoureuse de la quantité de parties molles qu'il faut garder pour obtenir un bon résultat primitif et définitif.

a. *Des téguments.* — Le derme des membres de l'enfant et de l'adulte est très élastique partout où il n'est pas doublé d'une couche épidermique ou d'un pannicule graisseux d'une épaisseur considérable. Son extensibilité a pourtant des limites. Lorsque les parties sous-jacentes prennent un très grand développement en quelques mois, on observe les éraillures, véritables débridements interstitiels, de la grossesse et des cas mécaniquement analogues. Quand les parties sous-cutanées se gonflent au contraire très rapidement, il se produit des solutions de continuité qui nous intéressent plus directement et résultent de la gangrène des téguments.

D'un autre côté, lorsque la peau, après avoir été lentement et longtemps distendue, se trouve subitement libérée, soit par un amaigrissement rapide, soit par l'accouchement, soit par une section chirurgicale, il arrive souvent qu'elle semble avoir perdu une partie de son ressort et qu'elle ne subit pas immédiatement le retrait dont elle est ordinairement susceptible. Mais, sauf peut-être chez les vieillards, la peau, dans ces conditions, retrouve peu à peu sa rétractilité, et l'opérateur ne doit pas l'oublier.

Il en est de même lorsque le tégument, étant devenu ferme et lardacé au voisinage d'une tumeur blanche, semble avoir complètement perdu son élasticité.

Donc, l'élasticité des téguments épuisée par la distension ou entravée par l'infiltration se retrouve. Si elle ne se manifeste pas par une rétraction immédiate après la dissection d'un lambeau, sachez que plus tard elle vous montrera ses effets. Bien plus, il semble que la rétractilité de la peau n'ait pas de limite, c'est-à-dire qu'elle continue indéfiniment à se manifester, jusqu'à ce que le tégument ait trouvé un point d'appui et acquis une tension capable de contrebalancer sa tendance au retrait.

Heureusement, dans la confection des moignons, il suffit en général de prévoir les effets de la rétractilité immédiate de la peau, de celle qui lui fait perdre un tiers de sa longueur et, dans des cas spéciaux, de celle qu'elle retrouvera prochainement, soit qu'elle ait subi une distension anormale, soit qu'elle ait perdu momentanément sa souplesse par l'infiltration. Cependant, si le moignon est très lent à se cicatriser, ou plutôt s'il ne se forme pas assez rapiment des adhérences inodulaires qui fixent les lèvres de la plaie, attendez-vous à voir la peau, non seulement suivre les chairs dans leur retrait, mais encore contribuer elle-même dans une certaine mesure à ce retrait. Elle y contribue puisque dans des cas pareils elle se montre dépourvue de plis et tendue comme à l'ordinaire.

Voyez, par exemple, le moignon de cuisse représenté figure 85, page 132. L'amputation circulaire a été faite pendant la guerre de 1870-1871, très près du genou, par un chirurgien que je connais et qui a certainement bien opéré. Le dessin a été exécuté d'après nature en 1874. En voyant quelle est la saillie de l'os, on devine combien de plis devrait former la peau si elle avait cessé de se rétracter immédiatement après l'amputation. Eh bien! cette peau, tardivement fixée à l'os nouveau qui entourait la partie cachée du séquestre, avait sur le moignon la même tension que sur le membre sain, ni plus ni moins. Mais un tel retrait des téguments demande du temps; c'est pourquoi l'on dit quelquefois : quand on a gardé assez de peau, on la retrouve toujours. De sorte que si, par malheur, l'os devient saillant, quoique vif et bourgeonnant, on peut le recoiffer en prenant la simple précaution de désunir l'enveloppe du moignon d'avec l'anneau inodulaire qui adhère au périoste, en faisant de l'autoplastie par glissement. Cela n'est vrai que si l'amputation date seulement de quelques mois, ou bien si la peau s'est trouvée exceptionnellement retenue et mise dans l'impossibilité de se raccourcir.

On pourrait, en employant des termes malheureusement un peu obscurs, résumer ainsi tout ce qui précède :

L'allongement que permet l'*élasticité* de la peau peut atteindre immédiatement ses extrêmes limites ; il disparaît en totalité aussitôt que cesse la cause qui l'avait produit.

Le raccourcissement que détermine l'*élasticité* de la peau libre, arrive au maximum instantanément et persiste jusqu'à ce qu'une force active antagoniste vienne le détruire.

Au contraire, l'allongement réel, résultat d'un travail nutritif interstitiel causé par la distension prolongée, et dû à ce qu'on peut appeler l'*extensibilité* de la peau, est très lent à se produire et très lent à disparaître. Il en est de même du raccourcissement réel, par diminution de substance, déterminé par le relâchement permanent et ce qu'on peut appeler la *rétractilité*.

De ces dernières données physiologiques nous devons tirer deux conséquences pratiques :

1° En présence d'un moignon conique d'emblée, il faut considérer comme impossible d'obtenir, par des moyens mécaniques, l'allongement de la peau; il faut raccourcir le squelette ou, si l'on ne peut faire autrement, prendre son parti de laisser se former une large surface cicatricielle.

2° Quand il s'agit, au contraire, d'une conicité secondaire, avec saillie d'un os vivant et bourgeonnant, il ne faut pas désespérer de pouvoir le recoiffer avec la peau qui, primitivement suffisante, n'a pas dû, malgré les apparences, subir un raccourcissement réel important, s'il ne s'est écoulé que quelques mois depuis l'opération[1].

Ce qui précède concerne la peau considérée comme une membrane libre sur ses deux faces et partout identique à elle-même. Or, le derme n'est pas également libre, dans toutes les régions, de se rétracter à sa guise. Tantôt son élasticité est paralysée par l'épaisseur de sa cuirasse épidermique ou par la densité de sa doublure graisseuse; tantôt sa mobilité est entravée par des adhérences aponévrotiques ou osseuses; tantôt enfin, comme au niveau des coudes articulaires, devant la rotule et surtout derrière l'olécrane, sa rétractilité, soumise à chaque instant à de nouvelles épreuves, semble avoir tout à fait disparu.

Donc, dans les régions où l'épiderme est mince, le pannicule graisseux peu abondant, où la peau n'adhère pas notablement aux parties profondes et se trouve peu distendue par l'attitude ordinaire du membre, la rétraction des lambeaux tégumentaires doit être considérable. C'est ce qui arrive à la face dorsale du poignet, au voisinage du pli du coude, à la face antérieure de l'avant-bras et du bras; sur le dessus du cou-de-pied, près du jarret; en dedans et en avant de la racine des membres.

Au contraire, là où l'épiderme et le pannicule graisseux sont épais, où les téguments adhèrent aux aponévroses, aux saillies osseuses sous-jacentes, et se trouvent fréquemment distendus par

1. Voy. Philippe, *Gaz. des hôp.*, 1869, p. 465.

l'attitude habituelle et les mouvements des membres, il ne se produit qu'un faible raccourcissement des lambeaux cutanés. C'est ce que l'on observe sur les sujets gras et, en particulier, pour l'une ou l'autre des raisons énumérées ci-dessus : à la paume de la main et à la plante du pied; en dehors et en arrière de la racine des membres; sur la face dorsale des articulations phalangiennes des doigts, derrière le coude et devant le genou.

On voit donc que l'enveloppe la plus superficielle des moignons est une enveloppe élastique qui sera aussitôt raccourcie que taillée, et qui par conséquent devra être *taillée en prévision même de ce raccourcissement*. Celui-ci varie, il est vrai, avec les régions, l'épaisseur du pannicule graisseux et de l'épiderme, l'âge et d'autres circonstances encore qui ont été ou seront indiquées : on peut l'estimer en moyenne à un tiers. Par conséquent, s'il faut un lambeau long de 8 centimètres pour couvrir et fermer une plaie, il est nécessaire d'en tailler un de 12 (voy. plus loin). Certes, la peau rétractée n'est pas de fer, et l'on peut lui redonner par la traction ce qu'elle a perdu par élasticité; de sorte que, maintenant qu'il est possible d'obtenir la cicatrisation d'un moignon sans gonflement intérieur, et la solidification immédiate de la cicatrice, on peut se risquer à tailler juste en cas de nécessité. Mais je suis imprudent de le dire, car il est très important de ne jamais oublier qu'au moment où l'on ferme une plaie d'amputation par la suture ou les agglutinatifs, il faut que les lèvres de la peau se tiennent en contact d'elles-mêmes, sans nécessiter la moindre traction; la suture, si on l'emploie, ne doit servir qu'à les immobiliser dans cet état, pendant la consolidation cicatricielle et malgré le gonflement possible du moignon.

L'*épaisseur* de la peau est aussi à considérer à un autre point de vue. Elle dépend du derme, du pannicule graisseux et de l'épiderme. Un moignon garni de peau épaisse est évidemment meilleur pour le travail qu'un moignon garni de peau mince, d'autant plus que les régions où la peau est épaisse sont déjà et depuis longtemps habituées aux chocs et aux pressions.

Je ne parle ici qu'au point de vue physique; mais la peau mince ne vaut rien non plus, au point de vue de la vitalité des lambeaux. Et toujours il est nécessaire de distinguer la peau épaisse par elle-même, de la peau couverte d'un épiderme épais ou couvrant une épaisse couche de graisse et pouvant être mince en réalité.

b. *Des muscles*. — Si la peau, au point de vue de l'étendue et de l'épaisseur, devait nous occuper en premier lieu, parce qu'on ne fait pas de moignons sans peau, les *muscles* appellent maintenant notre attention, parce qu'on ne fait guère de moignons sans muscles.

Les muscles d'un moignon doivent être considérés comme devant demeurer en repos pendant la période de cicatrisation; mais ils peuvent aussi se contracter de temps en temps, plus ou moins énergiquement, être pris de spasme isolément, ou simultanément avec les autres muscles du corps. Si les muscles d'un moignon n'étaient pas engainés dans les aponévroses, on verrait souvent ceux qui ont été tout à fait privés de leurs insertions inférieures par l'amputation, se raccourcir considérablement et momentanément par la contraction. Après l'amputation de cuisse, par exemple, le couturier, muscle long et à longs faisceaux, pourrait se retirer près de l'aine, où il formerait une masse ovoïde assez courte, s'il est vrai que les muscles libres puissent perdre en se contractant les 4/5 de leur longueur[1]. En même temps, ce muscle conservant le même volume, augmenterait considérablement dans ses diamètres, sans toutefois changer de consistance et en restant mou comme tout muscle contracté qui n'éprouve pas de résistance. Mais le muscle couturier, comme tous les autres, est pourvu d'une *gaine aponévrotique* d'autant plus juste que le sujet est plus musclé et plus gras. Quand même on le supposerait tout à fait dépourvu d'adhérences celluleuses, vasculaires et nerveuses, le muscle couturier coupé en travers se retirerait aussitôt légèrement dans sa gaine comme le colimaçon dans sa coquille; mais, pas plus que ce dernier, il ne pourrait trouver place où il n'y en a pas, ni disparaître profondément.

Les aponévroses d'un segment de membre entier sont solidaires. A l'état physiologique, quand un muscle se raccourcit, son antago-

1. En considérant les muscles comme des organes attachés des deux bouts à un os, il y a : *muscles longs à longs faisceaux*, comme le couturier, le long supinateur, le biceps, le sterno-mastoïdien, dont le raccourcissement fonctionnel est considérable et la puissance assez faible; et *muscles longs à courts faisceaux* (tous les muscles penniformes et semipenniformes, si nombreux dans l'économie), dont la force est considérable, mais le raccourcissement minime.

niste s'allonge : le premier, grossissant, enfle sa gaine, l'arrondit, et pour cela tire de son côté l'aponévrose d'enveloppe générale ; le second, s'amincissant, désemplit l'aponévrose et la relâche. Par ce mécanisme, les muscles, dans leur fonctionnement normal qui n'utilise qu'une partie du raccourcissement dont ils sont susceptibles, n'éprouvent point de gêne sensible de la part des aponévroses.

Il n'en est pas de même dans un moignon dont tous les muscles peuvent se raccourcir et, par conséquent, grossir en même temps. C'est en partie pour cela que lorsque l'on tient en main un moignon de cuisse tout frais et encore ouvert, on ne voit pas, si le spasme est général, chacun des muscles se raccourcir autant que s'il se contractait isolément.

Il y a donc des obstacles mécaniques qui s'opposent à ce que le spasme des muscles d'un moignon puisse déterminer le retrait brusque de ces muscles vers leurs insertions supérieures et, par suite, la conicité instantanée. Ces obstacles qui luttent contre les efforts de la contraction, luttent aussi contre ceux de l'élasticité musculaire qui va nous occuper, c'est pourquoi je crois bon de les énumérer.

Ce sont, avant tout, les adhérences des muscles à l'os, adhérences plus ou moins solides qui cèdent si le périoste se décolle ; qui sont directes pour le muscle directement inséré sur l'os, indirectes pour celui qui n'est rattaché au squelette que par les tractus celluleux, vasculaires et nerveux grâce auxquels il est fixé plus ou moins efficacement aux organes voisins.

En second lieu, c'est la résistance que les gaines aponévrotiques opposent au grossissement et, partant, au raccourcissement des muscles, résistance d'autant plus efficace que le volume du contenu se rapproche davantage de la capacité du contenant. On voit d'ici quelles doivent être les conséquences d'un amaigrissement rapide à la suite d'une amputation.

Le rôle contentif des aponévroses peut être favorisé par le pansement compressif, par la fameuse bande roulée historique, véritable aponévrose d'enveloppe plus inextensible encore que les aponévroses véritables. Le lien circulaire du garrot, le lien de caoutchouc d'Esmarch, la simple compression circulaire exercée par les mains de l'aide qui rétracte, entravent le raccourcissement des muscles.

Louis et Pelletan le disent formellement. C'était vrai avant le chloroforme, alors que le patient contractait violemment ses muscles; c'est plus vrai encore aujourd'hui, car, sur un amputé insensible, les chairs coupées peuvent être retenues en position par les mains de l'aide rétracteur. Je l'ai constaté en tenant un bras dans mes mains pendant qu'on l'amputait : j'étais maître du biceps, que je pouvais empêcher de se raccourcir en le tenant ferme; je gênais momentanément l'opérateur en paraissant très zélé pour serrer et rétracter.

Le bandage circulaire que les chirurgiens du dix-huitième siècle appliquaient avant l'amputation, les condamnait au moignon conique d'emblée s'ils sciaient l'os avant de relâcher le bandage; car lorsqu'ils le desserraient, ils voyaient les muscles devenus libres rentrer dans leurs gaines.

Cela prouve bien l'influence, sur la rétraction des chairs, des aponévroses qui agissent par compression circulaire, et l'utilité des bandages et modes de pansement dont l'action est analogue.

Qu'ai-je voulu dire tout à l'heure en écrivant les mots *élasticite musculaire*, et en quoi cette propriété intéresse-t-elle l'opérateur?

Les muscles sont élastiques, rétractiles et extensibles comme la peau, mais ils ne le sont que dans un sens, celui de la longueur.

L'élasticité des muscles n'est point semblable à celle de la peau. Celle-ci, en effet, dépend de l'existence dans la trame du derme de nombreuses fibres élastiques, éléments les plus robustes de l'économie et aussi les derniers à subir la putréfaction, à perdre leurs propriétés; celle-là est fragile comme le tissu musculaire lui-même. Qu'un muscle soit troublé dans sa nutrition depuis quelques jours, qu'il soit mort depuis quelques heures, son élasticité baisse si elle ne disparaît.

L'élasticité musculaire est-elle une propriété de la substance contractile, ou bien seulement de son enveloppe, ou bien encore des deux à la fois? Fort heureusement cela importe peu au chirurgien, car nous n'en savons rien[1].

Les faits que je vais décrire et attribuer à l'élasticité musculaire, A. Richet, dans son *Traité d'anatomie médico-chirurgicale*, les

1. Voy. Bichat, Malgaigne, Richet (traités d'anatomie) et les livres classiques de physiologie, notamment Küss-Duval et Ch. Richet (physiologie des muscles).

a vraiment beaucoup mieux exposés que ses devanciers. On pourrait critiquer l'entité physiologique qu'il a créée, mais ce n'est point ici le lieu, et je me borne à dire qu'il attribue à la *contractilité spontanée* déterminée par une action réflexe continue, ce que les uns attribuent à la *tonicité* et les autres à l'élasticité.

Pour ce que nous faisons ici, qu'importe l'essence même du phénomène? Tirez sur un muscle fixé à l'une de ses extrémités, il s'allongera; lâchez-le, il reprendra sa première longueur, comme un fil de caoutchouc. Comme un fil de caoutchouc, le muscle résiste d'autant plus qu'il est plus allongé, et lorsqu'il ne peut plus s'allonger, il se brise si la force de traction est suffisante. La courbe de l'élasticité musculaire n'est cependant pas semblable à celle des ressorts inertes.

Le faisceau musculaire possède donc l'élasticité de traction, élasticité très étendue, mais d'une grande faiblesse, ce qui semblerait faire croire que, lorsque les muscles d'un moignon seront trop courts, on pourra les allonger facilement par la suture en raison justement et de l'étendue et de la faiblesse de leur élasticité. Mais cela ne se peut, car l'élasticité musculaire est continue, et il n'y a pas de suture qui résiste à une traction continue, les tissus se coupant sur les fils.

Quand on divise un muscle en travers, les deux bouts s'écartent immédiatement d'une quantité *proportionnelle à la longueur des fibres* de chaque bout. Si l'on coupe un tendon, le bout musculaire seul se retire, l'autre reste en place, car il n'est pas sensiblement élastique.

L'écartement des deux bouts d'un muscle est d'autant plus marqué que ce muscle est plus distendu par la position du membre; mais on peut dire que, abstraction faite des adhérences qui peuvent exister, il n'est pas un seul muscle dont on puisse, par une position quelque forcée qu'elle soit, satisfaire complètement la tendance au raccourcissement.

Je veux dire que si, par exemple, on coupe un muscle pris dans le plus grand relâchement possible, ses deux bouts s'écarteront encore quelque peu. Les muscles de l'économie ont donc toujours un certain degré de tension, d'autant plus faible, il est vrai, qu'ils sont plus relâchés.

L'étendue de l'élasticité des fibres musculaires dépasse donc faiblement, dans les deux sens, l'étendue des changements de longueur qu'elles subissent normalement. Mais lorsqu'un muscle coupé s'est raccourci, au point de n'avoir plus qu'une longueur égale à celle qu'il avait pendant son plus grand raccourcissement fonctionnel, il lui reste encore de la tendance au raccourcissement élastique. Cette tendance est très faible, il est vrai, et peut être contre-balancée par la moindre force antagoniste; malheureusement, je le répète, elle est *continue* et triomphe souvent des obstacles qu'on cherche à lui opposer.

Quand on ampute un membre, on le met assez généralement dans une position telle que ses muscles soient tous à peu près également tendus, afin qu'ils se raccourcissent également, du moins ceux dont les fibres sont également longues et également libres. Dans cetteposition moyenne, de combien se raccourcit ordinairement une fibre musculaire? Je ne suis pas en mesure de répondre mathématiquement à cette question.

Grâce à leur élasticité, les muscles se raccourcissent donc d'une certaine quantité et par conséquent découvrent l'os; mais, comme cela se passe au moment même de la section des chairs, avant le sciage de l'os, l'opérateur y remédie en divisant le squelette à la hauteur nécessaire.

J'ai dit que la peau, après son raccourcissement élastique opéré, tendait encore à perdre de sa longueur réelle. Cela est encore bien plus vrai pour les muscles.

Qu'ils s'enflamment ou qu'ils ne s'enflamment pas, qu'ils se contractent ou qu'ils ne se contractent pas, les muscles, après avoir subi leur brusque raccourcissement élastique, continuent à rentrer dans leurs gaines, mais si lentement qu'on s'en aperçoit à peine. Si le premier jour on pouvait leur redonner toute leur longueur réelle, par suite d'un allongement élastique de 2 centimètres, par exemple, bientôt on ne le peut plus. Et pourtant, cet allongement élastique de $0^{m},02$ est encore possible, mais le muscle s'est raccourci réellement, s'est *rétracté*, et ce n'est point un simple raccourcissement élastique qu'on pourrait toujours corriger par un allongement élastique équivalent, c'est une réelle perte de longueur qui pourra être compensée plus tard, si la cicatrice, pas trop tardive et libre d'exercer son retrait inodulaire, tire sur le muscle suffisamment. En effet, les muscles *sains* sont extensibles, c'est-à-dire qu'ils peuvent s'allonger réellement.

Le raccourcissement élastique qui suit immédiatement la section des muscles s'appelle généralement *rétraction primitive;* le raccourcissement lent et réel qui vient après s'appelle *rétraction secondaire*. On a pu deviner déjà quelles causes devaient favoriser celle-ci : l'amaigrissement rapide du sujet, avec ou sans destruction des traînées celluleuses par la suppuration, le débridement ou la rupture des aponévroses, la diminution de volume des muscles, un pansement vicieux, etc.

La conicité primitive est toujours facile à éviter quand il y a de l'étoffe. Mais si les muscles d'un moignon sont longs, c'est-à-dire si l'amputation a lieu loin de la racine du segment de membre, la rétraction secondaire menace d'être considérable, parce qu'elle est toujours proportionnelle à la longueur des fibres musculaires ici conservées en totalité. En 1880, un chirurgien des hôpitaux de Paris fit une amputation sus-malléolaire elliptique à lambeau postérieur qui ne fut pas réuni par première intention. La jambe resta huit jours totalement comprimée dans du coton, excellent moyen de maintenir les muscles : le lambeau restait parfaitement suffisant. Mais le pansement compressif n'ayant pas été rétabli, dès le lendemain il n'y avait presque plus de lambeau; il fallut, plus tard, raccourcir les os considérablement.

La rétraction des muscles est fâcheuse parce qu'ils se retirent, et grave parce qu'ils entraînent la peau avec eux, ce qui détermine la saillie de l'os.

Il n'est pas indifférent d'avoir ou de n'avoir pas une couche de chair à interposer entre le squelette et les téguments. Bien que les muscles ne conservent généralement ni leur volume ni leur structure au voisinage de la cicatrice, ils n'en sont pas moins très utiles, car lorsqu'on est assez heureux pour en obtenir la cicatrisation en bonne place, ils couvrent l'os et le séparent de la peau qui se mobilise facilement. Ils font plus : solidement insérés sur l'extrémité du moignon, ils peuvent le mouvoir et le rendre apte à manœuvrer un appareil.

Nous venons de voir que la peau et les muscles, c'est-à-dire les parties molles du moignon, éprouvaient aussitôt coupés une rétraction primitive considérable, et qu'ensuite leur tendance au raccourcissement les rendait susceptibles d'éprouver une rétraction secondaire notable, quoique lente, rétraction secondaire que favorisaient certaines circonstances, mais contre laquelle on pouvait espérer lutter, spécialement par un mode de pansement capable de produire une réinsertion ou *cicatrisation rapide*.

Contre la rétraction primitive qui est un raccourcissement obligatoire, nous ne pouvons rien que tailler les chairs avec prévoyance. Quelle est donc l'étendue moyenne de ce raccourcissement? Est-il possible de donner une règle de conduite qui permette, en admettant que l'os ne s'allonge jamais, ce qui est vrai dans l'immense majorité des cas, de toujours bien le recouvrir aussitôt l'amputation terminée, d'éviter « la saillie de l'os, aussi fâcheuse pour le malade qu'elle est en général honteuse pour le chirurgien? » (Deschamps et Percy.) Oui, cela est possible, mais à une condition, c'est que la *règle générale* sera modifiée dans son application aux *régions exceptionnelles* où l'on voit la rétraction des chairs ou des téguments excéder ce qu'elle est habituellement. J'aurai soin de ne point l'oublier en traitant des amputations en particulier.

Règle générale. — *La rétraction immédiate enlève aux parties molles d'un moignon un tiers de leur longueur primitive.*

Si donc vous avez besoin d'un lambeau de 10 centimètres de long, faites-le de 15 au minimum : il n'en aura plus que 10 quand il sera taillé.

Voici maintenant les correctifs généraux :

Plus les os sont gros relativement aux chairs, plus il faut être prodigue d'étoffe.

Plus la rétraction secondaire est à craindre et, par conséquent, plus on ampute loin de la racine du segment de membre, plus aussi il faut garder de chairs.

Souvenez-vous encore que la peau, surface enveloppante, doit être plus longue et plus large que les muscles enveloppés.

c. *Des os.* — Chez les enfants, les moignons grandissent souvent dans la proportion normale, l'os s'allonge et les chairs suivent, plus ou moins tendues et atrophiées par l'inaction. Tel est du moins ce qui se passe généralement; mais il est des cas où l'os grandit plus que les chairs et perce la peau, même plusieurs années après la cicatrisation définitive. Bouvier, Marjolin, Giraldès en France (*Bulletins de Soc. de chir.*, 1859), ont signalé des cas semblables connus aussi à l'étranger. Il me semble que c'est surtout après l'amputation de la jambe au voisinage du genou, que l'on a constaté des faits d'allongement de l'os disproportionné à celui des chairs. Cela n'a rien de surprenant.

Quand on ampute un jeune enfant à quelques travers de doigt du genou, on laisse les cartilages épiphysaires supérieurs des deux os, cartilages que l'opération a peut-être surexcités et qui vont produire avec les années presque la moitié d'un tibia et d'un péroné d'adulte. La peau, au contraire, se développe sur place et ne croît pas en longueur par apposition de substance, comme les os. Les téguments de la région de la jarretière et les muscles qui ont été conservés ne peuvent pas reproduire le mollet, bien que la production osseuse marche comme si la jambe n'avait pas été coupée. Le moignon grandit en os pour former une demi-jambe; en chair, seulement pour un quart.

Généralement, les deux os ne s'allongent pas également : tantôt c'est le péroné qui perce la peau, tantôt c'est le tibia.

On comprend la possibilité d'observer des faits analogues sur des segments de membres autres que la jambe, amputés près de leur racine, spécialement sur le bras. Du reste, il est bien possible que, certaines circonstances étant données, le squelette d'un moignon d'enfance grandisse plus que la peau, quel que soit le lieu de l'amputation.

Je devais appeler l'attention de l'opérateur sur ce qui précède, puisqu'il en sort l'indication de garder, chez le jeune enfant, une longueur de peau correspondante à celle que pourra atteindre ultérieurement l'os dans son développement physiologique.

On ne peut prévoir les cas très rares et dans lesquels, à tous les âges sans doute, l'ostéopériostite chronique produit des aiguilles osseuses capables de perforer les téguments du moignon.

2° *Vitalité des diverses parties des moignons.*

Il ne suffit pas de garder assez de chairs pour recouvrir les os. Il faut encore conserver ces chairs et ces os, c'est-à-dire éviter la gangrène et la nécrose; combattre la tendance à l'inflammation, du tissu cellulaire, des veines, du périoste et de la moelle; procurer l'oblitération des artères et la cicatrisation des nerfs en bon lieu; enfin, favoriser la réunion superficielle et profonde des parties molles et des parties dures.

Est-ce que tout cela dépend du chirurgien? Oui certes, dans une large mesure, et nous verrons plus loin comment il devra se comporter pour réaliser tous ces *desiderata*.

Étudions donc en premier lieu l'énergie vitale, la résistance à la mortification, des diverses parties constituantes des moignons.

Abstraction faite de toute complication inflammatoire, la mortification d'un petit bout d'os, de quelques tendons ou de quelques lambeaux de chair, a bien moins d'inconvénients que celle de la peau. Celle-là ne fait en somme que retarder la cicatrisation, chose déjà grave, mais n'empêche pas le moignon d'être utilisable. La gangrène du tégument, au contraire, retarde aussi la cicatrisation, et de plus, pour peu qu'elle soit étendue, détermine la conicité, avec issue de l'os et nécrose consécutive, ou bien sans issue de l'os, mais avec large cicatrice adhérente et par conséquent impotence fonctionnelle.

C'est l'intégrité de la circulation qui maintient la vie dans les diverses parties d'un moignon. Si les chairs flottantes et le bout de l'os continuent à recevoir du sang artériel en quantité suffisante, et si ce liquide trouve une issue facile par les veines, la mortification de cause locale ne se produira pas.

On comprend que plus les chairs flottantes sont longues, que plus le pourtour de l'os est dénudé, plus mal se fait l'irrigation nutritive, surtout sur les bords libres de ces parties. Donc, la trop grande longueur des chairs, toutes choses égales d'ailleurs, n'est pas favorable à leur conservation. A ce point de vue, il est bon de ne garder que juste la quantité de parties molles nécessaires pour recouvrir l'os. Mais il serait insensé de tailler trop courts les téguments, dans la crainte d'une gangrène problématique, car ce serait exposer l'os à une saillie certaine.

Le pansement, toujours plus ou moins compressif, peut, en entravant la circulation, déterminer la gangrène. C'est au chirurgien à prendre ses précautions. Mais il ne peut rien de particulier contre la tendance à la mortification que présentent certains sujets atteints de maladies générales, de vieillesse, de diabète, d'alcoolisme, d'altération quelconque et préexistante de la vitalité des tissus du membre amputé. Dans ces divers cas, il est obligé de se conduire comme si l'étoffe était neuve et solide.

a. *Téguments.* — Pour vivre, la peau a besoin de recevoir une quantité suffisante de sang artériel et de se débarrasser facilement du sang veineux. Or, les voies circulatoires sont d'autant plus faciles qu'elles sont plus multipliées. Généralement, leur nombre est en rapport avec l'épaisseur du tégument (non compris l'épiderme). Dans la plupart des régions des membres, la peau ne contient pas de longues artères, comme celles du cuir chevelu, par exemple ; elle reçoit, des parties sous-jacentes, un grand nombre de petits vaisseaux faiblement espacés et dont les anastomoses intradermiques sont assez étroites pour que le bord libre d'un lambeau cutané un peu long ait bien des chances de se mortifier, faute de nourriture.

Le tissu cellulaire sous-cutané est le porte-vaisseaux de la peau des membres, sa doublure nourricière.

Les extrémités, surtout la paume de la main et la plante du pied, ont des téguments très vasculaires.

Devant le genou, derrière le coude, la peau sus-jacente à des espaces libres, par conséquent très mobile et surabondante, reçoit, des cercles péri-articulaires formés par les récurrentes, des artérioles nombreuses et longues. Au contraire, dans l'intervalle des articulations, le tégument arrive au minimum de vascularisation. Aussi ne doit-on pas s'étonner de voir si souvent se mortifier les lambeaux tégumentaires des amputations de jambe.

Lorsqu'un lambeau cutané a été taillé dans les meilleures conditions pour sauvegarder sa vitalité, il faut encore que dans la suite rien ne vienne compromettre ce premier résultat. Si le tégument prérotulien, en particulier, par ses habitudes physiologiques se replie naturellement sous l'extrémité inférieure du fémur après la désarticulation du genou, il n'en est pas ainsi du tégument du jarret, dont les vaisseaux, non prédisposés, perdraient, par un coude brusque, une partie de leur perméabilité.

Que de fois la compression du pansement, trop considérable ou mal répartie, n'a-t-elle pas gangrené les lambeaux, spécialement les lambeaux cutanés appliqués directement sur les os? Et que de fois aussi la compression en sens inverse, qui résultait du gonflement considérable d'un moignon emprisonné dans une enveloppe suturée trop étroite, n'a-t-elle pas amené le même résultat?

b. *Muscles.* — Ils reçoivent, on le sait, un grand nombre de vaisseaux qui les pénètrent, obliquement au bras et à la cuisse, presque perpendiculairement à la jambe et à l'avant-bras. Considérons un instant la région antéro-externe de la jambe : aux muscles aboutissent de nombreux rameaux nés de vaisseaux placés à une grande profondeur. Si l'on veut tailler un lambeau bien nourri, il faudra donc *y comprendre ces vaisseaux*, en rasant les os à la Ravaton. Car, en dédoublant l'épaisseur des chairs, pour laisser les fibres musculaires profondes et les vaisseaux, et ne prendre que les fibres superficielles, comme cela se fait peut-être encore, on court d'assez grands risques de voir celles-ci se gangrener.

Pourtant, il ne faudrait pas croire qu'un copeau musculaire, même volumineux, détaché des deux bouts et resté adhérent à la face profonde d'un lambeau, dût être nécessairement voué à la décomposition. Tout dépend de la conservation des vaisseaux dont l'origine et la situation varient avec les régions.

c. *Parties fibreuses.* — Tous les chirurgiens s'accordent à douter de la vitalité des parties fibreuses, mais seulement lorsqu'elles sont flottantes, comme le sont naturellement les tendons libres et, accidentellement, les aponévroses et ligaments déchiquetés par un opérateur mal habile. Les tendons ahérents à un repli synovial vasculaire ne se mortifient pas, à moins de circonstances exceptionnelles. Quant aux tendons libres sur une longueur de plusieurs centimètres, il est d'usage de les raccourcir, quoique toute partie aseptique soit parfaitement tolérée.

d. *Os.* — La nécrose était la cause la plus ordinaire du retard de la cicatrisation des moignons.

Le périoste nourrit les couches superficielles de l'os. Il reçoit lui-même ses vaisseaux des chairs périphériques; c'est pourquoi les lambeaux périostiques conservés à la face profonde des lambeaux charnus survivent généralement. Pour ne pas affaiblir la vitalité du périoste et, par suite, celle de la virole osseuse sous-jacente, les chairs ne doivent jamais être décollées du pourtour du squelette d'un moignon. De même la moelle, dont les vaisseaux se distribuent aux couches compactes profondes, a besoin d'être ménagée avec soin.

S'il est dangereux pour le tissu compact d'être privé, lors de l'opération, de ses rapports vasculaires avec le périoste et la moelle, il l'est davantage encore de perdre ces rapports par l'inflammation, conséquence ordinaire d'un pansement vicieux.

Le tissu spongieux est mieux pourvu de vaisseaux que le tissu compact, aussi est-il plus vivace. Au voisinage des tumeurs blanches, le périoste est épaissi, la moelle splénisée, le tout très vasculaire. Ces conditions semblent rendre la nécrose peu redoutable et sont loin d'empêcher la réunion immédiate.

Les *cartilages* articulaires, greffés sur les os, en dépendent au point de vue de la nutrition. Il s'en faut de beaucoup qu'après une désarticulation, l'exfoliation soit constante, même quand la plaie reste ouverte. Cette dernière circonstance est pourtant essentiellement défavorable à la vitalité du revêtement cartilagineux. Bromfield, dans le siècle dernier, recommandait vivement d'enlever les cartilages au moment même de la désarticulation, pour abréger considérablement la cure des moignons.

3° *Du processus cicatriciel des diverses parties des moignons.*

La plaie d'un moignon, on le voit, est fort complexe, puisqu'elle intéresse des tissus différents par leurs propriétés comme par leur structure.

Lorsque cette plaie n'est pas réunie, supprimée, pour ainsi dire, immédiatement après l'opération, elle s'enflamme, à des degrés divers, suivant la nature du pansement, l'état général du blessé, etc. Cette inflammation réparatrice (car je n'ai pas à m'occuper des complications) porte sur tous les tissus inégalement.

Le tissu cellulaire interstitiel se gonfle et prolifère : il tend à souder ensemble les extrémités de tous les organes coupés, comme le soufre d'un paquet d'allumettes trempées en même temps. Bientôt, si la plaie reste ouverte, une nappe embryonnaire bourgeonnante la recouvre, qui jette du pus en quantité variable, et prépare dans sa propre épaisseur, des éléments solides définitifs. Quand cette nappe est organisée, elle subit le retrait inodulaire : la plaie se ferme comme un orifice muni d'un sphincter, par-dessus l'os enchâssé. En définitive, il n'existe plus qu'un plan cicatriciel, quelquefois même un simple cordon allant d'une espèce d'ombilic cutané à l'extrémité du squelette et donnant attache, sur toute sa périphérie, aux divers organes divisés par le bistouri.

Cependant, si la peau n'a pas été conservée suffisamment abondante pour obéir au retrait inodulaire, une large cicatrice se forme, étalée en surface sur le bout des os.

On comprend très bien que les coupes vives de la peau, du tissu cellulaire, des muscles et des autres parties molles produisent une couche de tissu conjonctif embryonnaire, puisque les éléments du tissu conjonctif se retrouvent, à l'état fondamental ou accessoire, dans toutes ces parties.

On comprendra aussi l'union des chairs aux os, en réfléchissant qu'il suffit de quelques semaines pour que, sous l'influence de la vascularisation traumatique de la moelle et du périoste, le tissu compact lui-même se vascularise et se raréfie, au point de produire des bourgeons charnus comme le reste de la plaie. Plus tard, il est vrai, le canal médullaire, s'il a été ouvert, se ferme d'un couvercle osseux, auquel le tissu cicatriciel tient lieu de périoste; et du gonflement périostique il ne reste qu'une couronne d'insignifiantes végétations osseuses.

L'*inflammation des moignons*, si elle ne se modère, devient un danger. C'est par elle que de vastes décollements sous-cutanés, intermusculaires, résulte de la fonte du tissu cellulaire; que les fusées purulentes remontent le long des gaines tendineuses; que des hémorrhagies secondaires se produisent, par rupture des jeunes et tendres cicatrices vasculaires; que les veines et la moelle osseuse suppurent; que le périoste, en se décollant, abandonne l'os à la nécrose et, libre, cède à la traction des muscles qui s'y insèrent, agents de la conicité secondaire.

Jusqu'en 1871, la grande majorité des amputés des hôpitaux de Paris voyaient leurs moignons s'enflammer et suppurer, ordinairement plusieurs mois avant d'arriver à la guérison définitive. Le gonflement souvent énorme atteignait son apogée quelques jours après l'opération, accompagné d'un dégorgement abondant de liquide septique dont la non-élimination ou la réabsorption empoisonnait trop souvent l'opéré.

L'art des *pansements* a fait des progrès si rapides, que de tels faits ne se voient plus dans les services bien tenus. Avec l'alcool, le coton, l'acide phénique, le sublimé, l'iodoforme, etc., les moignons guérissent beaucoup plus simplement, même en passant par le stade de suppuration, ce qui arrive lorsqu'on tient la plaie ouverte.

La confiance dans les nouveaux pansements est telle, que la *réunion immédiate*, même dans les hôpitaux les plus malpropres, est tout à fait à l'ordre du jour. Quelle tentation, en effet, pour un chirurgien, que de créer et de supprimer une vaste plaie, dans la même heure!

Il ne faut pas croire cependant que les lèvres d'une plaie puissent se réunir solidement en quelques instants. Non, il faut toujours un ciment cicatriciel, c'est-à-dire le temps nécessaire au développement des éléments du tissu conjonctif qui doivent remplacer l'exsudat amorphe et agglutinant du premier jour.

De sorte que l'intermédiaire obligé de l'union des divers tissus intéressés dans une amputation est le tissu conjonctif. Aussi est-il presque indifférent de mettre en contact des surfaces hétérogènes. Le muscle s'unit à l'os, l'os au tégument, etc. Il suffit que les parties rapprochées soient immobiles et vivaces. Cependant il est probable que les organes comme le derme, les aponévroses, le périoste, dans lesquels il entre beaucoup d'éléments conjonctifs maigres, sont plus que les autres aptes à la réunion rapide. Pour cette raison, on est porté à croire que les surfaces naturelles des muscles doivent avoir plus de tendance à la réunion rapide que les coupes obliques ou transversales. Il est en outre généralement admis qu'un lambeau périostique s'attache particulièrement bien à la surface de section de la moelle et de l'os.

Les nerfs, on le sait, ont une singulière tendance à la reproduction, à l'amplification et à la fusion.

Après avoir étudié la manière de vivre, de souffrir et de guérir des parties d'un moignon, c'est-à-dire après avoir étudié les propriétés physiologiques et pathologiques de chacun des tissus constitutifs des moignons en particulier, étudions le *moignon frais dans son ensemble*.

Le moignon frais doit être confectionné de manière : 1° à ne pas compromettre par lui-même la vie du blessé; 2° à donner dans la suite un moignon cicatrisé utilisable.

Les amputés peuvent mourir d'*hémorrhagie*, soit pendant, soit après l'opération. Les hémorrhagies secondaires, d'autant plus graves et d'autant plus difficiles à éviter que le malade a déjà perdu plus de sang, tiennent ordinairement à des *fautes opératoires*, le chirurgien ayant piqué une artère au-dessus de sa ligature, ayant oublié de lier ou mal lié quelque artériole. Les hémorrhagies ne sont point seulement dangereuses lorsqu'elles sont abondantes; si faibles qu'elles soient, elles sont excessivement fâcheuses, car elles empêchent la réunion immédiate des chairs et inondent les surfaces absorbantes du moignon d'un produit exposé à la décomposition.

Donc, avant de rapprocher les chairs et d'appliquer le pansement, toutes les sources d'hémorrhagie auront été oblitérées, tout suintement aura cessé depuis quelque temps. C'est la première qualité d'un moignon que d'avoir une plaie parfaitement étanchée.

L'infection, la *suppuration* de la surface de section est bien plus difficile à éviter que l'hémorrhagie; aussi est-elle la cause ordinaire de la mort des amputés. Plus cette suppuration est étendue et plus elle dure, plus elle est dangereuse. La surface de la plaie d'amputation sera donc toujours réduite le plus possible par le choix du procédé, ne fût-ce que pour en favoriser l'antisepsie.

L'idéal est la réunion de la plaie par adhésion immédiate, sans suppuration, la *réunion immédiate*. Quelles en sont les conditions?

L'*asepsie* d'abord. En outre, les deux suivantes : 1° Effacement complet de la cavité de la plaie par la mise en contact permanent des chairs entre elles avec les os; 2° Persistance de la vitalité de ces diverses parties.

Pour que les chairs puissent être rapprochées sans laisser de vide dans la profondeur, elles doivent être taillées par des procédés spéciaux suivant les régions amputées. Je pense qu'il y a tout intérêt à scier les os de manière à faciliter ce rapprochement. Pour que les chairs puissent être maintenues en contact, il faut qu'elles aient une longueur suffisante, que le pansement soit intelligemment fait, et, si les surfaces doivent verser du liquide, ce qui est l'ordinaire, qu'un *drainage efficace* soit établi. C'est par la manière de scier les os et de tailler les chairs qu'on prépare le *contact*, et par le pansement qu'on obtient l'*immobilisation*.

Quant à la persistance de la vitalité des parties constituantes d'un moignon, c'est là le point principal. Un opérateur qui laisse un bout d'os saillant et dépouillé de son périoste, de longs tendons flottants ou des parties fibreuses détachées et mal nourries, des languettes musculaires hachées par le couteau, des lambeaux de peau trop longs et amincis, un tel opérateur favorise la non-réussite de la réunion par première intention.

Donc, jamais l'os ne doit être privé de son périoste, même dans l'étendue de 2 millimètres, car c'est le périoste qui nourrit les couches superficielles de l'os. Jamais le périoste ne doit être séparé des chairs, car ce sont les chairs qui fournissent au périoste ses vaisseaux. Jamais non plus on ne touchera à la moelle, car elle détruite, même sur une faible étendue, la nécrose est presque fatale. Si donc elle saigne, ce qui arrive surtout dans les cas de splénisation, suite de tumeur blanche, on se gardera de la broyer avec la pince ou de la détruire avec un caustique.

Le bout de l'os amputé peut se réunir par adhésion immédiate (Verduin le savait déjà), au tissu cellulaire, aux muscles, et surtout au périoste; plus facilement, lorsque l'os, la moelle et le périoste sont vascularisés, du fait de l'enfance ou de la maladie. Lorsque la section osseuse ouvre le canal médullaire et atteint par conséquent un cylindre osseux compact, à mince périoste, la réunion est moins facile, la myélite et la nécrose plus fréquentes.

Si donc il était possible de toujours amputer dans une région dépourvue de canal médullaire, un os vasculaire et entouré d'un périoste épais, on devrait toujours le faire. C'est pour cela qu'il est bon, lorsque le hasard nécessite l'amputation d'un membre autrefois fracturé, de scier l'os au niveau du cal afin de ne pas ouvrir le canal médullaire. L'ostéo-myélite ascendante, si fréquente autrefois, n'entraînait pas seulement la nécrose d'une virole osseuse; elle était très fréquemment la cause apparente et probablement réelle de l'infection purulente.

Lorsque, au lieu de scier les os, on se borne à les séparer au niveau des articulations, la réunion immédiate du moignon est encore possible : le cartilage ne s'exfolie pas nécessairement; il peut adhérer aux lambeaux et très vite, comme le reste de la cavité articulaire.

C'est un grand point que d'éviter la nécrose du bout des os sciés ou l'exfoliation des cartilages des os désarticulés ; car c'est enlever la cause non pas constante, mais ordinaire de l'échec de la réunion immédiate. Nous n'avons plus, en effet, comme dans la première moitié du siècle, besoin de nous presser pour terminer l'hémostase définitive. Nos opérés ne souffrent plus ; nous pouvons prendre le temps de lier jusqu'aux moindres artérioles ; aussi ne voyons-nous plus que rarement la réunion immédiate échouer, par suite du suintement sanguinolent ou de l'hémorrhagie véritable.

Si l'os devait fatalement se nécroser ou, tout au moins, suppurer, comme on pouvait le croire en visitant naguère les hôpitaux, il y aurait lieu de se demander s'il est permis de fermer la plaie immédiatement après l'opération. Cette occlusion, plus ou moins complète, serait encore possible, car les chairs et les téguments se cicatrisent parfaitement par-dessus un os mortifié qui entretient, dans la profondeur du moignon, un foyer de suppuration dont les produits ne peuvent être évacués au dehors. Mais il est évident que si l'os suppure ou se nécrose, la réunion immédiate de l'enveloppe charnue des moignons a bien peu d'avantages, si elle en a, sur la cicatrisation après suppuration de la plaie tenue béante jusqu'à son entière oblitération.

C'est pour cela que, la réunion immédiate totale étant l'idéal, à tous les points de vue, le chirurgien doit faire, pendant l'opération, tout ce qui peut empêcher la suppuration et la nécrose du squelette. Il y arrivera en choisissant le lieu de l'amputation, si c'est possible ; en conservant le périoste adhérent aux chairs et à l'os, aussi long que l'os sinon plus ; en respectant la moelle ; en sciant l'os et taillant les chairs de manière à rendre possible un contact parfait et général.

Nous avons vu que ce contact, dont la permanence est si nécessaire, pouvait être détruit par le sang, à la suite d'une hémostase insuffisante, qu'il pouvait être empêché par une section vicieuse de l'os et des parties molles, par la nécrose d'un bout d'os dénudé : il peut l'être aussi par la mortification des parties charnues. C'est pourquoi, sur un bon moignon prêt à être réuni, on ne doit voir, je le répète, ni muscles déchiquetés, ni tendons flottants et échancrés de coups de couteau, ni parties fibreuses susceptibles de se mortifier. Je sais bien qu'avec l'asepsie doublée de l'emploi des antiseptiques, les plus grosses négligences opératoires ne sont pas toujours désastreuses. Néanmoins, je le redis encore : toute la plaie doit être nette, vivace, aussi peu anfractueuse que possible, et purgée, par les ciseaux ou le bistouri, de toutes les parties avariées susceptibles de se gangrener et par conséquent d'entraver la réunion. En un mot, le moignon doit être *paré* avec soin, ce qui se fait en même temps que l'hémostase et ne demande que quelques instants. Nous verrons, à propos des amputations en particulier, quelles sont les indications qui découlent de la conformation de chacune des régions des membres.

Au point de vue de la forme définitive du moignon et de son aptitude ultérieure au travail, la réunion immédiate présente également les plus grands avantages : avec des chairs suffisantes, elle évite la conicité, l'adhérence de la cicatrice tégumentaire aux os, et surtout la formation d'une large surface inodulaire, comme cela était si fréquent après la suppuration de l'os, même lorsqu'on avait gardé assez de parties molles. Toujours au même point de vue, la peau doit être, autant que possible, doublée d'un matelas de parties charnues; l'os scié de manière à ne pas ulcérer ni percer la peau; les nerfs des lambeaux réséqués, car les névromes rendent quelquefois inutiles et embarrassants les beaux moignons. Enfin et surtout, il faut que les chairs aient été taillées de manière à placer la cicatrice dans un sens favorable au travail que plus tard exécutera le moignon.

Quand l'opérateur a rempli toutes ces conditions de succès, il ne doit rien négliger dans le pansement pour assurer la réussite. Il soignera l'hémostase définitive d'une façon particulière, employant la torsion, les fils absorbables, les fils fins aseptiques. Il aura été *aseptique* pendant toute l'opération, c'est-à-dire propre, comme L. Le Fort, contagionniste, l'a prêché si longtemps. De plus, ne se fiant pas à cette propreté toujours douteuse et croyant comme Lister que l'infection peut venir de partout, il inondera la plaie et ses anfractuosités d'un agent *antiseptique*. Il *drainera*, au besoin, la profondeur du moignon, mais sans interposer le tube entre les os et les chairs, ce qui détruirait un contact précieux. Des sutures étagées assureront la permanence de ce *contact*, aidées d'une *compression extérieure* molle et intelligemment répartie. Le tout, isolé de l'air supposé nocif, par le coton ou par un pansement imprégné de substances chimiques antiseptiques, sera *absolument immobilisé*[1].

Toutes ces précautions ne rendent pas superflues celles de l'hygiène hospitalière et individuelle, dont un chirurgien prudent ne se départit jamais.

ARTICLE III

CLASSIFICATION DES MÉTHODES D'AMPUTATION

Le but, la fin de toute amputation, c'est le moignon, le moignon cicatrisé, qui résume en lui toutes les particularités de l'opération.

Or, quelle est la caractéristique d'un moignon? Est-ce son indolence, sa régularité, sa charnure?

Non, c'est *la situation de la cicatrice* relativement à l'extrémité des os.

Ordinairement, en effet, la cicatrice ne pouvant tolérer ni chocs ni pressions, rend la région qu'elle occupe incapable, soit de transmettre le poids du corps, soit de presser un outil, soit de fournir un point d'appui à la gaine ou coquille d'un appareil prothétique, etc.

Il dépend de l'opérateur de placer la cicatrice où il veut; il lui suffit, pour cela, de connaître les propriétés des chairs de la région et de les tailler en conséquence.

La plupart des moignons qui résultent des amputations du *membre inférieur* sont destinés à s'appuyer sur le sol, directement ou à l'aide d'un simple prolongement artificiel. La cicatrice ne doit donc pas se voir sur la surface d'appui; elle doit être rejetée sur l'un des côtés, c'est-à-dire sur l'une ou l'autre des quatre faces du moignon.

1. Verduin (d'Amsterdam), l'inventeur principal de la méthode à lambeau (traductions de Vergniol, 1697, et de Massuet, 1756), fait remarquer qu'avant lui, personne n'avait parlé de la cure des amputés par opposition de substance. Il dit que la chair doit être doucement contenue sur l'os pour s'y unir, et emploie un *soutien* mécanique. « Certainement, ajoute-t-il, c'est une chose fort remarquable que la chair entée s'attache si tost et si ferme au tronc, surtout à l'os. »

Alanson, en octobre 1781, pour fixer solidement le lambeau postérieur d'une amputation sus-malléolaire et en obtenir l'adhésion immédiate, emploie la *suture profonde* : THROUGH THE WHOLE SUBSTANCE OF THE FLAP.

Plusieurs moignons du *membre supérieur* sont au contraire destinés à fournir, par leur périphérie, un point d'appui solide et indolent à la gaine cylindrique creuse qui sert de base à l'appareil prothétique, si simple qu'il soit. Par conséquent, la cicatrice sera bien placée sur le bout du moignon, bout libre dans la coquille de l'appareil et sans contact avec elle.

Enfin, il est de nombreux moignons qui sont moins exigeants que ceux des deux catégories précédentes. Ce sont ceux qui n'ont besoin d'agir ni par leur extrémité, ni par *toute* leur circonférence. Une cicatrice terminale ne les gêne pas, non plus qu'une latérale, pourvu qu'elle soit placée du bon côté, du côté inactif. On peut donc les réaliser par les procédés qui conviennent aux deux premières catégories. Mais, pour des raisons anatomiques et opératoires, on préfère souvent d'autres manières de faire qui, en définitive, donnent une cicatrice à la fois terminale et latérale, une cicatrice qui se prolonge généralement sur un côté de la circonférence, quelquefois sur plusieurs, mais en laissant toujours le *côté utile* matelassé par des téguments intacts, solides et indolents.

Telles sont les trois catégories de moignons auxquelles répondent trois systèmes d'amputations, que je désignerai par ces mots :

Système des amputations *à cicatrice latérale.*
Système des amputations *à cicatrice terminale.*
Système des amputations *à cicatrice termino-latérale.*

Qu'on ne se méprenne pas sur le sens attaché ici à l'adjectif *latérale*, qui veut dire : appartenant à un *côté quelconque*, interne ou externe, antérieur ou postérieur, dorsal ou palmaire, c'est-à-dire loin du centre ou pôle terminal du moignon.

Quand la cicatrice est à la fois terminale et latérale, elle se prolonge soit sur un, soit sur deux côtés : elle est alors ou termino-unilatérale, ou termino-bilatérale.

Le chirurgien qui a de l'étoffe (quelquefois on taille son habit comme on a son drap) doit se demander, avant de prendre le couteau, dans laquelle des trois catégories devra rentrer le moignon qu'il va faire, c'est-à-dire comment et pour quoi ce moignon sera utilisé. Cette indispensable opération mentale étant accomplie, reste à déterminer de quelle façon le moignon d'élection sera réalisé. Car il y a plusieurs manières d'arriver à peu près au même but, et l'état anatomique, naturel ou accidentel des parties, peut conseiller, sinon imposer, l'une ou l'autre de ces manières que l'on appelle *méthodes*, *modes*, *procédés* opératoires. Ces expressions sont sou-

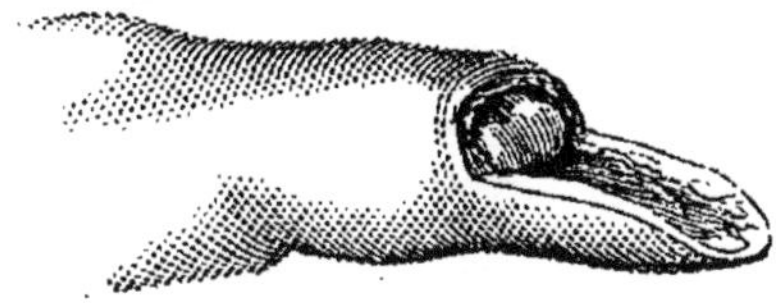

Fig. 87. — Amputation partielle d'un doigt, lambeau unique palmaire.

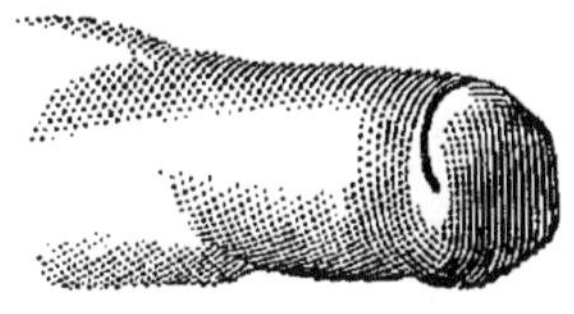

Fig. 88. — Moignon de doigt, lambeau unique, *cicatrice latérale* (dorsale).

vent employées comme synonymes, mais le terme *méthode* est le plus large, et le terme *procédé* le plus étroit.

On compte cinq principales manières d'amputer, désignées d'après la forme de l'incision des téguments et des chairs, sous les noms de méthodes *circulaire*, *elliptique*, *ovalaire*, *à deux lambeaux*, *à lambeau unique*.

La méthode *à lambeau unique* donne une *cicatrice latérale*

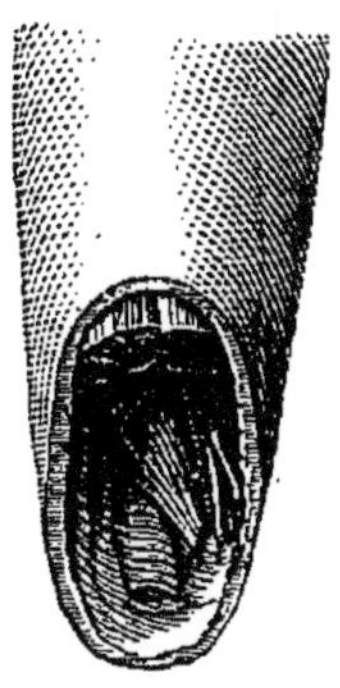

Fig. 89. — Incision elliptique très oblique. Le point culminant est au-dessus de la section osseuse.

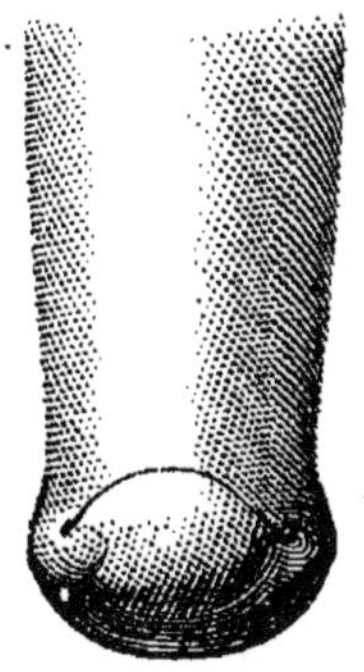

Fig. 90. — Moignon sus-malléolaire résultant de la méthode elliptique très oblique ; *cicatrice latérale* (antérieure).

plus ou moins éloignée du bout du moignon, suivant que le lambeau est plus ou moins long (fig. 87 et 88).

L'incision *elliptique très oblique* amène un résultat absolument semblable (fig. 89 et 90).

Moins cette incision est inclinée, c'est-à-dire plus elle se rapproche de la forme circulaire, plus aussi la cicatrice tend à devenir purement terminale (fig. 91 et 92).

A la suite de l'*incision circulaire*, la cicatrice ferme la plaie

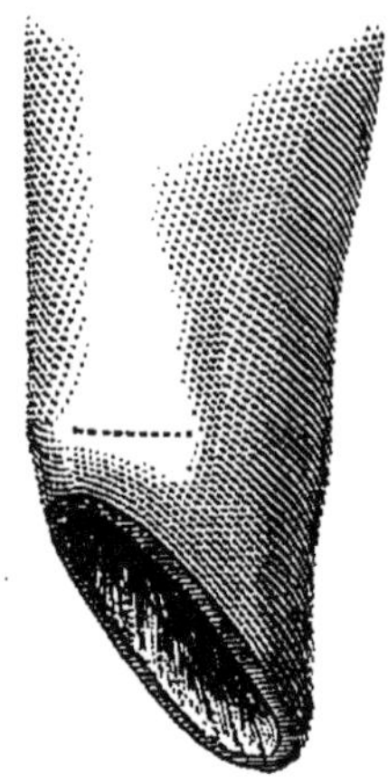

Fig. 91. — Incision elliptique peu oblique ; le point culminant reste au-dessous de la section osseuse, pointillée.

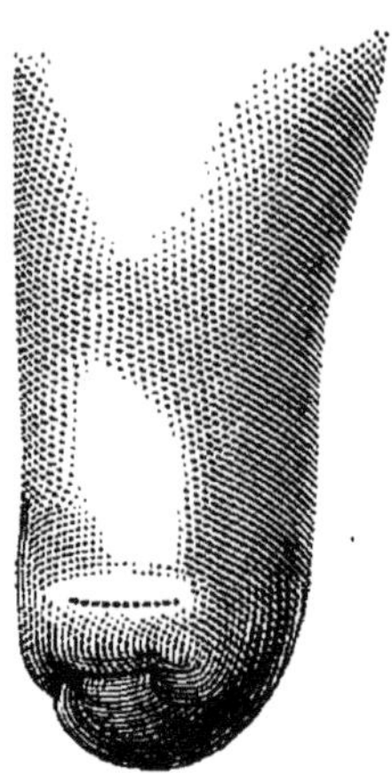

Fig. 92. — Moignon de jambe résultant de la méthode elliptique peu oblique *cicatrice terminale* protégée.

comme les cordons d'une bourse; elle se fixe au centre du moignon (si aucune disposition anatomique particulière ne l'entraîne sur l'un des côtés), et donne, en définitive, le type du moignon *à cicatrice terminale*, médiane ou opposite de Malgaigne (fig. 93).

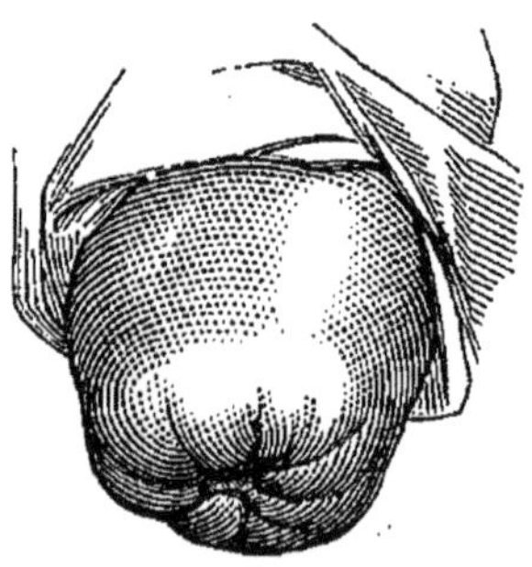

Fig. 93. — Moignon de cuisse non déformé résultant de l'incision circulaire; *cicatrice terminale* presque centrale.

La méthode *à deux lambeaux égaux* donnerait toujours, si le tissu inodulaire n'était pas essentiellement rétractile, une cicatrice terminale traversant comme un méridien le pôle du moignon, pour empiéter sur deux côtés opposés (fig. 94). Mais souvent la ligne inodulaire se raccourcit au point de devenir simplement *terminale* plutôt que *termino-bilatérale*. Lorsque les deux lambeaux sont inégaux et que cependant le plus long est de longueur modérée,

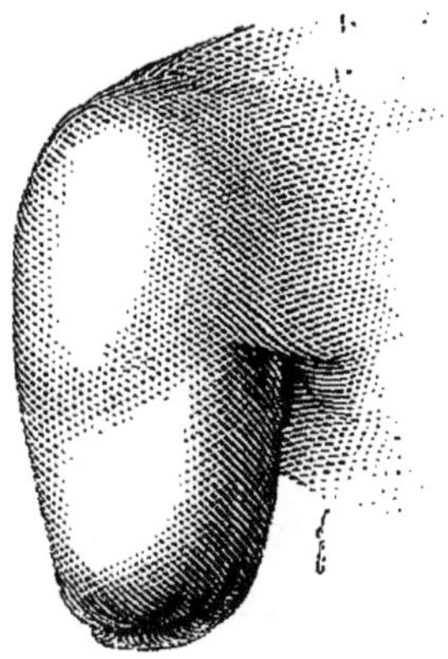

Fig. 94. — Moignon de bras résultant d'une amputation à deux lambeaux égaux arrondis; *cicatrice termino-bilatérale*.

le résultat ressemble à celui de l'incision elliptique peu oblique.

Enfin, l'incision dite *ovalaire* n'étant qu'une incision circulaire

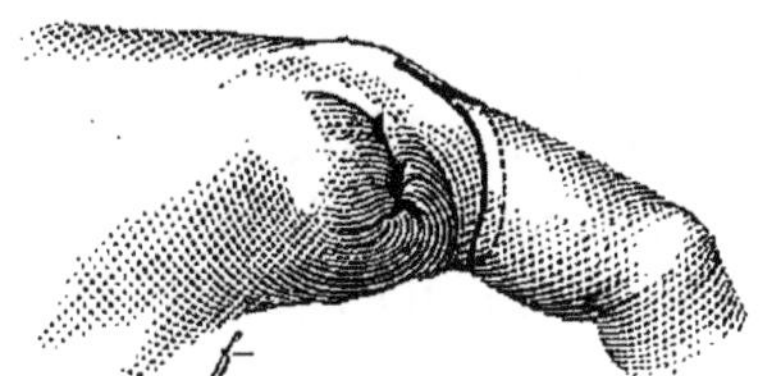

Fig. 95. — Moignon d'index gauche désarticulé par la méthode ovalaire; *cicatrice termino-unilatérale*.

ou elliptique peu oblique avec fente latérale plus ou moins longue, ne peut être suivie que d'une cicatrice *termino-unilatérale* (fig. 95).

Le tableau suivant résume les développements qui précèdent :

CICATRICE TERMINALE	MÉTHODE CIRCULAIRE
(moignon utilisable par toute sa circonférence).	(et méthode *elliptique peu oblique*; quelquefois aussi méthode mixte avec *deux courts lambeaux*).
CICATRICE LATÉRALE	MÉTHODE A LAMBEAU UNIQUE
(moignon utilisable et par son extrémité et par la moitié de sa circonférence).	(ou incision *elliptique très oblique* et méthode à *deux lambeaux très inégaux*).

CICATRICE TERMINO-UNILATÉRALE (moignon utilisable par trois de ses faces).	MÉTHODE OVALAIRE (et rarement : *incision elliptique*, fermée suivant le grand axe).
CICATRICE TERMINO-BILATÉRALE (moignon utilisable par deux de ses faces).	MÉTHODE A DEUX LAMBEAUX grands et sensiblement égaux.

Personne, je pense, ne mettra en doute l'utilité pratique d'une telle classification des méthodes et des moignons, puisque, je le répéterai cent fois, le chirurgien, en face d'un membre à couper, doit réfléchir et se poser successivement les deux questions suivantes :

1° Que fera le moignon, et par conséquent, où dois-je placer la cicatrice?

2° Quelle est la méthode qui me donnera le mieux le résultat désiré?

Pour que le tableau précédent exprime la vérité, il est nécessaire d'ajouter quelques remarques.

En effet, une incision circulaire, c'est-à-dire faisant le tour du membre comme un bracelet, une jarretière, ne donnera une cicatrice terminale qu'autant qu'elle *restera* circulaire après la section des chairs. Dans la pratique, presque toujours cette cicatrice sera éloignée du centre du moignon par l'inégale rétraction des muscles.

La même cause, la rétraction, agissant inégalement sur les diverses faces du membre, peut déformer singulièrement les incisions elliptiques, tantôt en exagérant leur obliquité, tantôt en la faisant disparaître. Sans cesse, dans le cours de cet ouvrage, je reviendrai sur la déformation physiologique immédiate des plaies d'amputation, et l'on verra que, pour obtenir ce que l'on veut, il faut souvent commencer l'opération comme si l'on désirait autre chose.

Pour se convaincre de la réalité de ce que je viens de dire, il suffit d'amputer successivement un membre supérieur, au poignet, au milieu de l'avant-bras et au coude, par la méthode circulaire. Au poignet, l'incision devient elliptique par le retrait considérable des téguments dorsaux. Au milieu de l'avant-bras, elle reste circulaire. Au coude enfin, par la rétraction étonnante des parties molles antérieures, la cicatrice vient se former tout à fait en avant, quelquefois à plusieurs centimètres au-dessus de l'extrémité de l'humérus.

Sur la cuisse, l'incision circulaire devient elliptique à point culminant postéro-interne. Donc, si l'on veut y obtenir une cicatrice

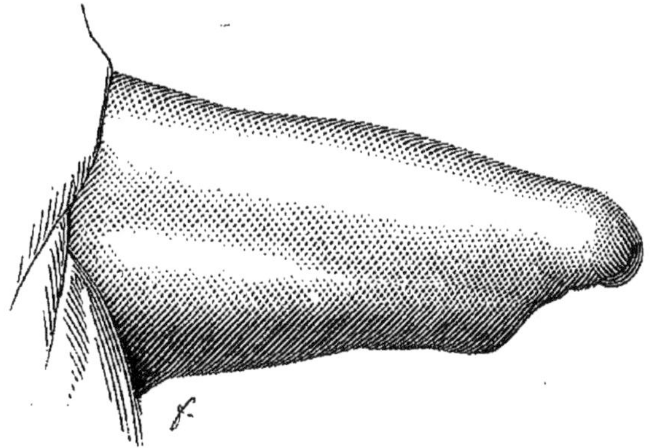

Fig. 96. — Profil interne d'un moignon résultant d'une amputation circulaire de la cuisse gauche. Déformation causée par la rétraction secondaire des muscles postérieurs et internes.

centrale terminale, il faut couper les téguments et les chairs plus bas en dedans et en arrière qu'en dehors et en avant, faire une

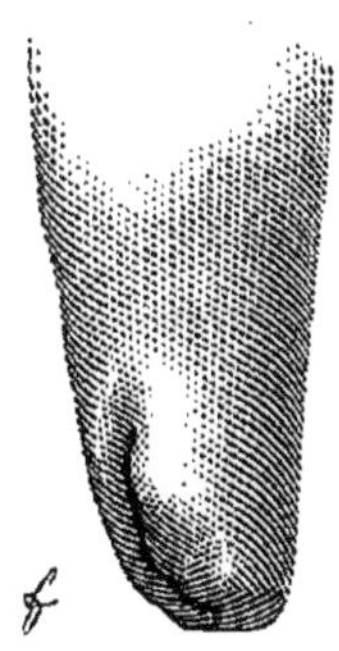

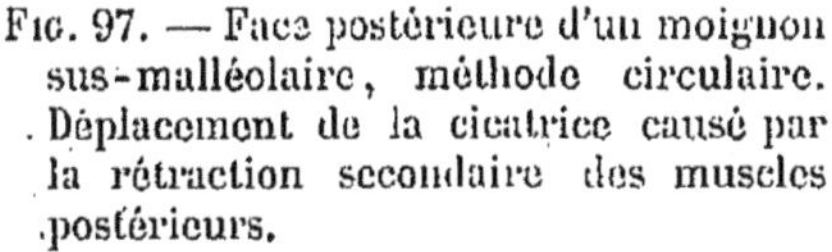

Fig. 97. — Face postérieure d'un moignon sus-malléolaire, méthode circulaire. Déplacement de la cicatrice causé par la rétraction secondaire des muscles postérieurs.

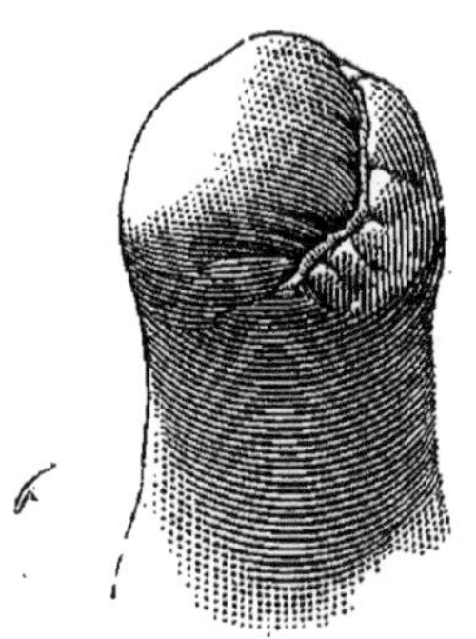

Fig. 98. — Moignon dressé de bras droit d'enfant amputé à deux lambeaux primitivement égaux dont l'interne, considérablement rétracté, a entraîné la cicatrice de son côté.

incision elliptique qui deviendra circulaire immédiatement. C'est ce que Marcellin Duval exprime à peu près ainsi : à la cuisse, pour réaliser la méthode circulaire, on doit pratiquer l'incision elliptique.

Les lambeaux, il faut y songer quand on les dessine, n'échappent pas davantage aux conséquences de l'inégale rétraction des parties molles ; ils subissent en maintes régions des altérations considérables dans leur forme et dans leurs dimensions (fig. 98).

Ce n'est pas tout de faire le moignon idéal, il faut encore le conserver tel, c'est-à-dire entraver par une cicatrisation rapide la rétraction secondaire capable de déformer les moignons, plus encore que la rétraction primitive.

C'est une faute de ne pas songer en prenant le couteau, aux déformations primitive et secondaire : car la première est irréparable, et la seconde difficile à combattre. Leurs conséquences sont telles qu'il devient quelquefois impossible, même à des yeux exercés, de dire, à l'aspect d'un vieux moignon, par quel procédé il a été obtenu.

Bien que ces réserves fassent pressentir les nombreuses modifications que devront subir les méthodes désignées ci-dessus, pour s'adapter à chaque amputation en particulier, je vais donner successivement les règles de chacune de ces méthodes. L'habileté manuelle reste stérile quand elle est privée de la direction d'un cerveau instruit, réfléchi, habitué à penser à tout par une bonne éducation.

L'opérateur réduit à la connaissance de tels préceptes généraux obtiendrait souvent, il faut le dire, un résultat inattendu et même redouté ; ils sont néanmoins indispensables, car ils constituent la base que viennent altérer à peine les modifications commandées par la conformation de chaque région et les propriétés de ses parties molles.

A. — De la méthode circulaire

Le résultat immédiat de la méthode circulaire diffère suivant que le squelette du membre est, ou n'est pas, entouré de muscles épais.

Dans le premier cas, comme à la cuisse, au bras, la plaie d'amputation ressemble à un entonnoir : le bord est formé par la peau, l'intérieur par les muscles et le fond par l'os. Le pansement ferme cet entonnoir en l'aplatissant, pour emprisonner l'os au fond ; la plaie, de circulaire devient diamétrale et se fronce ultérieurement par les progrès de la cicatrisation. C'est l'amputation circulaire type : elle mérite le nom d'*infundibuliforme* (fig. 99, 100 et 101).

Dans le second cas, on ne peut garder que de la peau pour envelopper les os ; c'est ce qui arrive près du poignet. La plaie présente l'aspect d'un vase cylindroïde peu profond dont le pourtour est formé par la face intérieure des téguments disséqués sur une étendue suffisante, et le fond, large et plat, par la *ection transversale*

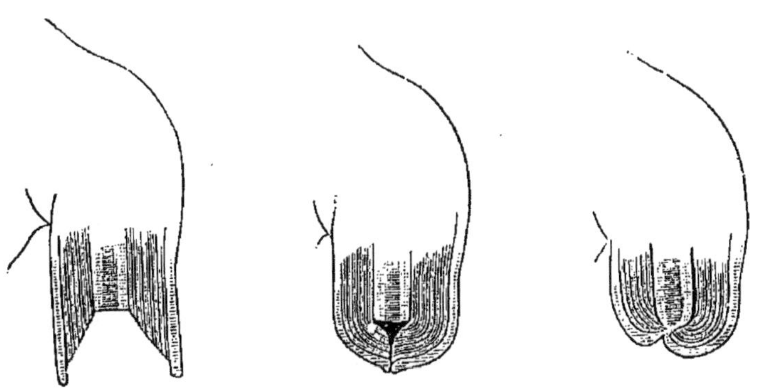

Fig. 99. — Coupe d'un moignon de bras infundibuliforme béant.
Fig. 100. — Le même moignon fermé. On voit un clapier au bout de l'os.
Fig. 101. — Le même cicatrisé. Le noyau inodulaire unit l'os, les chairs, la peau.

des os et des tendons encore pourvus ou non de fibres musculaires. C'est l'amputation circulaire dite *à manchette*.

En raison de la conformation de certains segments de membres dont les os sont sous-musculaires d'un côté et sous-cutanés de l'autre, ces deux manières se combinent quelquefois. De même sur les membres très volumineux, il est indispensable de disséquer la peau et de la retrousser, avant de couper les muscles, si l'on veut pouvoir fermer le moignon.

Amputation circulaire infundibuliforme.

Les anciens ne pratiquaient que l'amputation circulaire et ne la pratiquaient pas bien. Malgré les recommandations de Celse, trop brèves, il est vrai, ils coupaient la peau, les muscles et l'os, tout, au même niveau. La saillie de l'os, qui ne se rétracte pas comme les chairs, était fatale. Le moignon, conique d'emblée, ne pouvait se cicatriser définitivement qu'après que la nécrose était venue raccourcir le squelette, trop long pour pouvoir être enveloppé par des téguments trop courts. Cela demandait six mois.

J.-L. Petit et Cheselden furent les premiers à recommander, celui-là sur le continent, celui-ci en Angleterre, de couper d'abord la peau et la graisse; puis, après la rétraction de ces téguments, de diviser les muscles le plus haut possible[1]. (Voy. Garengeot, 1720.)

En 1742, Henri-François Ledran s'exprime ainsi : « Je couppe « d'un seul coup la peau et la moitié de l'épaisseur des muscles « par une incision circulaire; aussitôt je fais retirer en haut la « peau et les muscles autant qu'il est possible, et je fais une « seconde incision circulaire précisément au niveau de la peau « couppée et retirée. Par celle-ci je ne couppe point de peau, mais « seulement les muscles jusqu'au périoste inclusivement, sans « craindre de gâter le couteau. »

Plus tard (1779), Alanson, trouvant insuffisants les préceptes des chirurgiens qui se contentaient de faire rétracter la peau, et même ceux de Bromfield qui recommandait de détruire les adhérences apparentes des téguments, modifia ainsi chacun des temps de la double coupe de J.-L. Petit : après l'incision circulaire de la peau, il disséquait au besoin cette membrane de manière à la séparer des muscles superficiels, *dans une étendue juste suffisante*; puis il coupait les muscles, non sans difficulté, en plongeant le bout de la lame obliquement vers la racine du membre, pour *creuser* le moignon comme on évide une pomme gâtée avec la pointe d'un couteau.

Malgré les perfectionnements successifs de la méthode de J.-L. Petit, la conicité primitive du moignon demeurait tellement fréquente, que Louis, le célèbre secrétaire de l'Académie de chirurgie, porta son attention sur ce point et démontra, en 1752, les avantages de la méthode de Celse. Celle-ci consiste à couper d'un premier coup, jusqu'à l'os, la peau et les muscles; puis à recouper

1. Il n'est pas facile de faire accorder par un Anglais que la priorité de cette *double incision* appartient très vraisemblablement à J.-L. Petit.

Avant la naissance de Cheselden, qui eut lieu en 1688, le précoce et célèbre chirurgien français enseignait déjà l'anatomie.

En mai 1719, le traité des *opérations de chirurgie* de son élève Garengeot était livré à l'imprimerie : il paraissait en 1720 à Paris, et à Londres en 1723. Dans ce traité, la *double coupe* est décrite avec grand soin, page 544. — Cheselden, au contraire, n'a écrit qu'en 1749. Il est vrai qu'il prétend avoir eu l'idée de couper la peau et les muscles successivement, pendant qu'il étudiait sous Fern, vers 1710 au plus tôt.

ensuite à sa base le cône musculaire qui n'a pas manqué de se former par la rétraction plus grande des muscles superficiels dépourvus d'adhérences osseuses. Ce procédé de la *coupe et recoupe* fut longtemps en honneur. Dupuytren l'employait et, en 1868, sous mes yeux, St-Laugier l'exécutait encore à l'Hôtel-Dieu de Paris.

Louis conseilla donc de diviser une deuxième fois les muscles profonds, afin de porter la scie le plus haut possible. B. Bell prétendit arriver au même résultat en détruisant les attaches osseuses de ces mêmes muscles avec un couteau en forme de truelle insinué tout autour de l'os.

Ainsi donc, de nombreuses tentatives furent faites dans le cours du dix-huitième siècle pour remédier à la conicité du moignon. Ce fut Desault qui eut l'honneur de rassembler ce qu'il y avait de bon dans le procédé de Petit et dans celui de Celse renouvelé par Louis, et, par conséquent, d'établir définitivement les règles de la méthode circulaire. Desault, après la section des téguments, coupait les muscles « couches par couches, laissant d'abord rétracter la première avant que de diviser la seconde, incisant ensuite celle-ci au niveau de l'endroit où les chairs s'étaient retirées, et ainsi de suite jusqu'à l'os. Par là on a le véritable cône creux. » (Tome II, p. 547.)

Aujourd'hui, la section des parties molles dans une amputation circulaire doit être décomposée en quatre temps successifs :

1° Division des téguments;

2° Mobilisation et rétraction des téguments;

3° Coupe des muscles;

4° Recoupe des muscles restés saillants.

Position de l'opérateur. — Sauf pour la cuisse droite, en dedans de laquelle on ne peut manœuvrer, l'opérateur droitier se place de manière que la partie sacrifiée soit à gauche, sinon dans sa main gauche. Il ne regarde pas le membre directement par le travers, car il est ordinairement tourné de trois quarts, vers la face de l'opéré. Campé sur la hanche droite, les pieds d'équerre et les jarrets pliés, le bras droit libre dans tous ses mouvements, il peut, sans changer d'attitude, accomplir tous les temps de l'opération, y compris le sciage des parties osseuses.

Un aide habile est indispensable pour rétracter les parties molles.

1° Pour *diviser les téguments*, l'opérateur tenant le couteau à pleine main, comme une serpette, le passe sous le membre, la pointe haute et attaque avec le talon du tranchant les téguments de la face éloignée (fig. 102). En tirant, sciant au besoin avec légèreté, il coupe successivement sur la face éloignée de lui, sur la face inférieure et, toujours tirant, mais en relevant le manche, sur la face rapprochée. Les téguments étant incisés sur les trois quarts de la

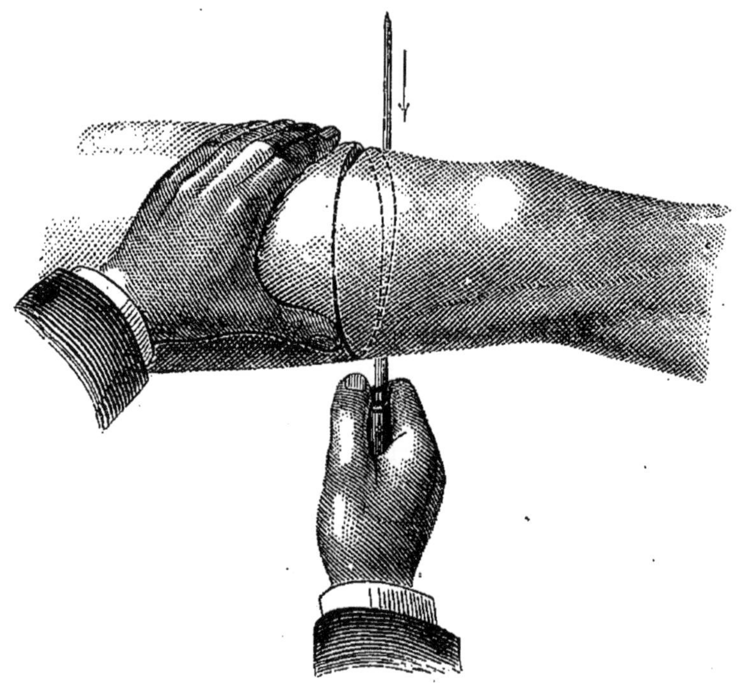

FIG. 102. — Méthode circulaire. Attaque pour commencer la section des téguments. Cuisse droite.

circonférence[1], il faut faire une *reprise* (fig. 103, p. 168) : la droite, qui était en attitude moyenne ou demi-supination, se met en pronation, amène le couteau par-dessus le membre, reprend toujours avec le talon l'extrémité initiale de la *première* incision, et la réunit à l'extrémité terminale.

2° *Libération des téguments* (fig. 104, p. 169). — Le chirurgien

1. Autrefois, le chirurgien mettait un genou à terre, engageait le bras tout entier sous le membre et rabattait le couteau par-dessus, la pointe vers sa poitrine. Il incisait en tirant, d'abord sur la face supérieure, puis sur la face éloignée, puis sur la face inférieure et enfin, en se relevant, sur la face rapprochée, coupant d'un seul trait tout autour du membre. Un pareil tour de force est inutile. Mieux vaut se contenter de diviser d'abord la moitié, les deux tiers ou les trois quarts inférieurs de la circonférence des téguments, et terminer l'incision circulaire par une reprise faite par-dessus le membre.

passe en revue toute l'étendue de la lèvre supérieure de la peau; il en détruit toutes les adhérences, spécialement au niveau des cloisons aponévrotiques intermusculaires, sans craindre d'entamer l'aponévrose d'enveloppe. L'aide chargé de favoriser la rétraction l'emploie du bout des doigts comme la gauche de l'opérateur

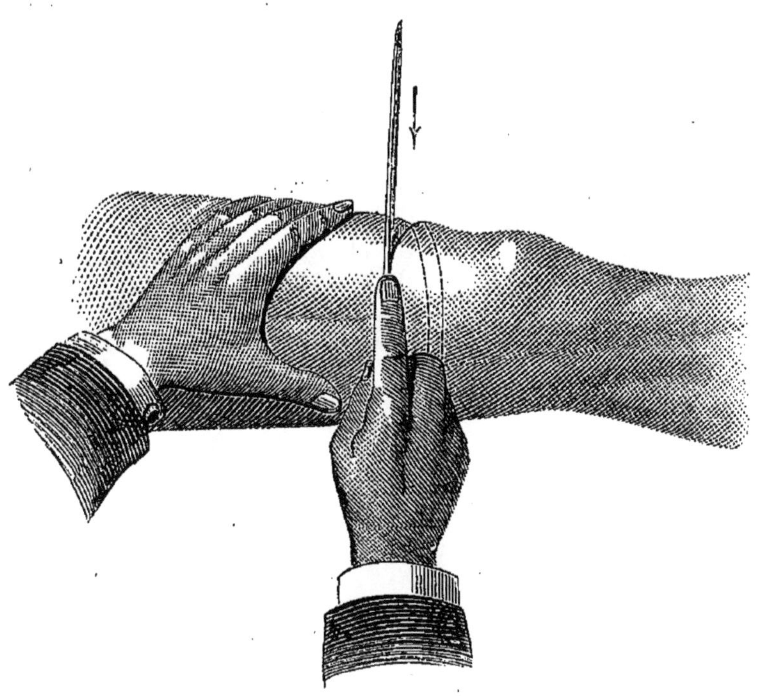

FIG. 103. — Méthode circulaire. Reprise pour achever la section des téguments.

(fig. 104), à faciliter la libération des téguments, partout où se porte la pointe du couteau.

La peau bien libérée est alors entraînée le plus haut possible par la traction de l'aide rétracteur (fig. 105, p. 170). Celui-ci, pour agir sur toute la périphérie du membre, l'embrasse dans le cercle parfait et complet qu'il forme avec les croissants du pouce et de l'index de ses deux mains.

On dit généralement à l'aide rétracteur de répartir sa force également sur toute la périphérie du membre. Ce n'est pas mal; mais il est mieux de l'engager à porter ses efforts spécialement sur le côté qu'entame et que va entamer le couteau. Surtout pendant la recoupe des muscles, l'aide, pour obtenir le maximum de rétraction dans le point où mord le tranchant, ne doit rien exiger du point diamétralement opposé.

3° *Coupe des muscles.* — Le chirurgien repasse le couteau sous le membre, la pointe haute (fig. 105, p. 170), comme il l'a fait déjà pour sectionner la peau, et entaille les chairs hardiment et profondément, au niveau de la peau rétractée. De même que pour les téguments, il coupe d'un premier et long trait sous le membre; d'un second trait, après avoir ramené le couteau par-dessus, il

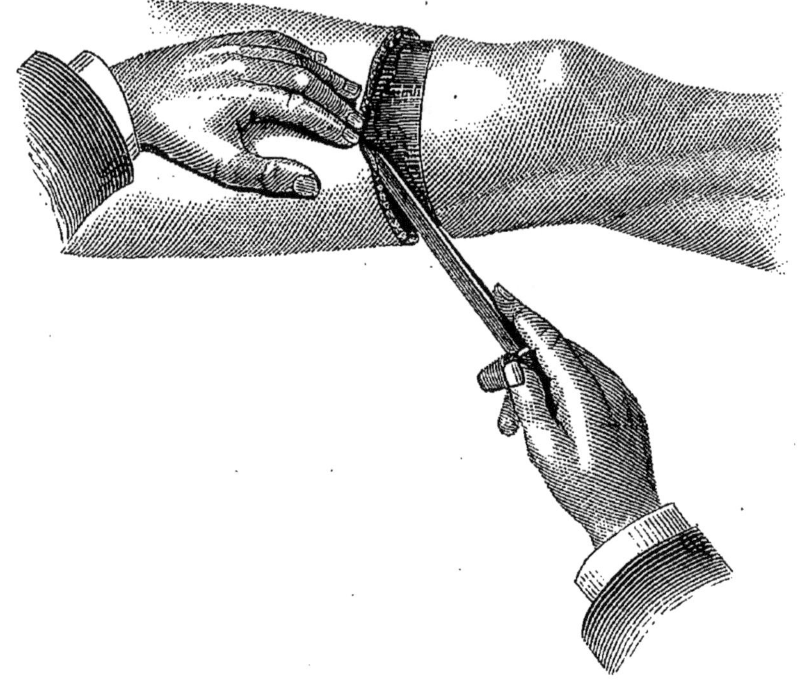

Fig. 104. — Méthode circulaire. Mobilisation de la peau accomplie (sur la cuisse droite), par le seul concours des mains de l'opérateur. Sur la cuisse gauche, les mains de l'aide viennent avantageusement au secours de la gauche du chirurgien.

complète la section circulaire qui, sur le vivant, demeure largement béante et montre l'os dénudé.

Grâce à la rétractilité plus considérable des parties molles superficielles et à la traction des mains de l'aide, un cône charnu saillant s'est formé, ayant sa base près de la peau rétractée et son sommet près de l'os[1].

1. Marc Sée m'a recommandé sa manière de faire qui est la suivante : après avoir fait à fond la première et unique section transversale des chairs, et vu se former le cône des muscles profonds, le chirurgien, donnant un coup de couteau de chaque côté, fend le cône en deux lambeaux qu'il détache et relève avec ou sans le périoste adhérent à leur face profonde. L'os devient facile à scier et reste débordé par les parties charnues les plus profondes et les plus propres à s'unir avec sa surface de section.

La règle est de recouper circulairement et le plus haut possible toutes les parties charnues qui constituent ce cône.

4° *Recoupe des muscles* (fig. 106). — Au niveau de la peau rétractée et après avoir engagé de nouveau le couteau sous le membre, l'opérateur attaque la base du cône, en dirigeant légèrement le tranchant vers la racine du membre pour creuser le moignon si

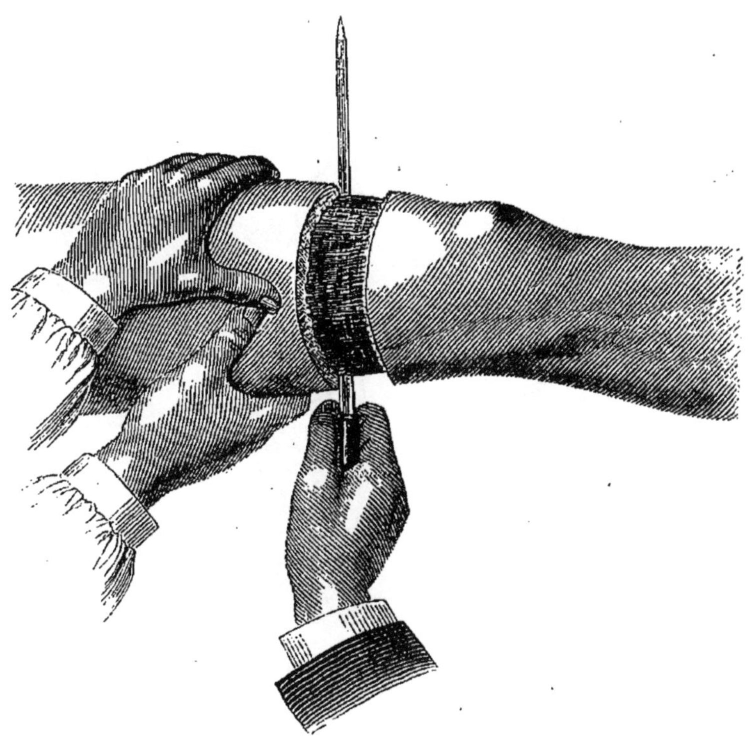

Fig. 105. — Méthode circulaire. Attaque pour la coupe des muscles au niveau de la peau rétractée par les deux mains de l'aide.

c'est possible; il incise à fond jusqu'à l'os et n'y réussit qu'en secouant vivement le couteau par de très courts mouvements de scie fortement appuyés.

Comme toujours, le premier trait épargne les chairs situées sur ou devant l'os.

Il y a lieu encore une fois de faire une reprise par-dessus. — Pour y réussir facilement, le chirurgien, à cause de la mobilité des parties restant à diviser et roulant autour de l'os, les fixera entre le pouce et l'index gauches (fig. 107, p. 172).

L'os doit être dès à présent absolument dénudé sur toute sa circonférence. S'il n'en est pas ainsi, il faut le cerner de nouveau d'une main légère, mais « sans trop craindre de gâter le couteau ». Mieux encore, lorsque l'on redoute de n'avoir pas un moignon suffisamment creux, on doit, avec la pointe ou le talon, diviser, en les refoulant, les attaches osseuses des muscles profonds, par exemple

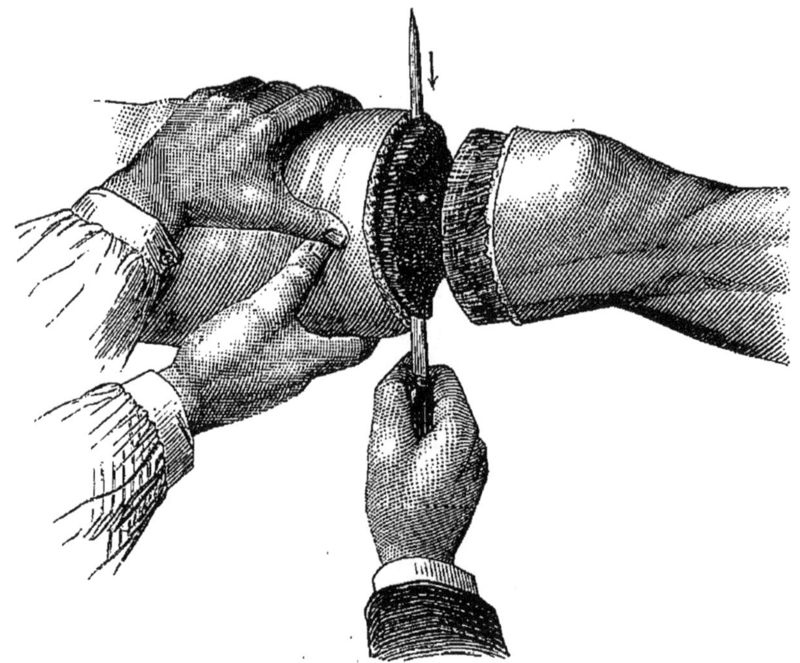

FIG. 106. — Méthode circulaire. Attaque pour recouper les muscles au niveau de la peau rétractée et en creusant.

celles qui se font à la ligne âpre du fémur, mais *il ne faut pas dénuder l'os plus haut qu'on ne pourra le scier*[1].

La manière d'envelopper les chairs pour les rétracter, le sciage, l'hémostase, etc., n'ont rien de spécial à la méthode circulaire.

1. C'est ce qui arrive souvent, lorsque, à la manière de Bell, on insinue la pointe tout autour de l'os à une profondeur trop considérable. Je préfère de beaucoup me borner à cerner l'os avec soin, comme Sédillot et la plupart des opérateurs, afin de scier le plus haut possible, mais juste au point où cesse la dénudation. D'autres chirurgiens conseillent de garder un manchon ou lambeau de périoste destiné à s'adapter à la tranche de l'os (Onsenort, Houzé, F. Poncet, etc.).

Si donc maintenant l'on racle quelquefois le périoste, c'est pour le conserver et non plus pour lui épargner la morsure de la scie. Déjà J.-L. Petit ne craignait pas de scier le périoste sans prendre la précaution de l'inciser d'abord, précaution futile, car il est presque impossible de faire passer le trait de scie juste dans la voie étroite qu'a tracée le couteau périostotome.

Quand on ferme immédiatement l'entonnoir du moignon, on ne peut que l'aplatir de manière à avoir une plaie transversale, ou

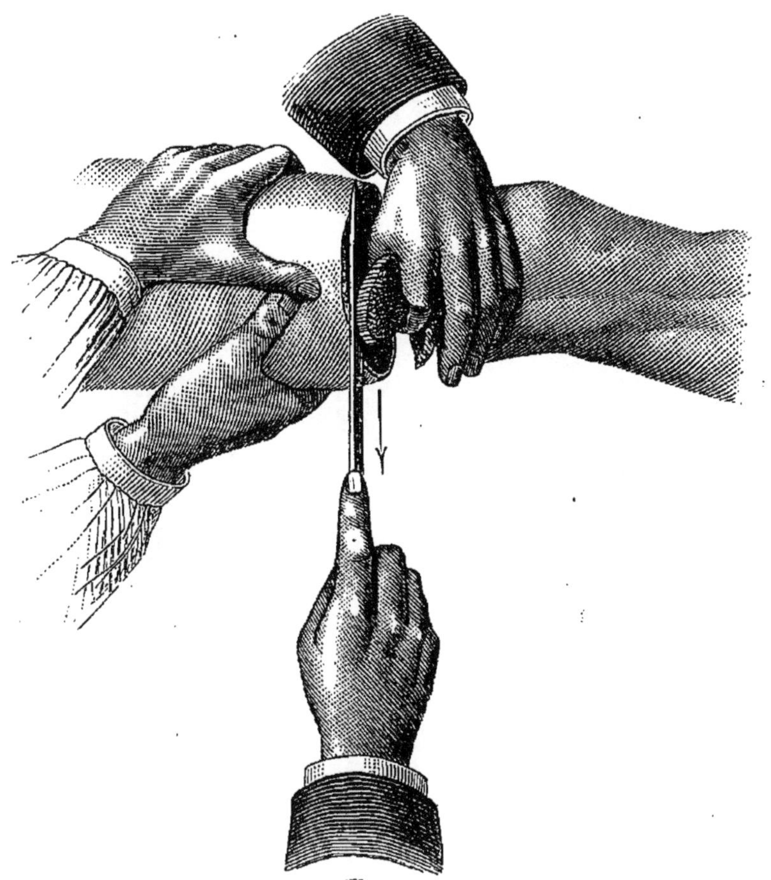

FIG. 107. — Méthode circulaire. Reprise pour finir la section du cône musculaire. Travail de la main gauche.

oblique, ou antéro-postérieure. Les extrémités ou commissures, en raison de la fermeté des téguments, restent béantes. On les a quelquefois fendues ou excisées.

Amputation circulaire à manchette.

C'est un pis aller[1] dont on est obligé de se contenter, lorsque les os ne sont recouverts que par des téguments, ou lorsqu'il est impos-

1. Ce mot, que je crois juste, paraîtra sans doute excessif à plusieurs chirurgiens allemands et anglais qui se contentent volontiers d'une manchette ou de lambeaux de

sible, par la rétraction simple, d'arriver à scier l'os assez haut. (B. Bell, Brunninghausen, etc.)

La peau est coupée circulairement comme dans l'amputation infundibuliforme.

La lèvre supérieure des téguments est ensuite saisie du bout des doigts gauches, détachée des parties sous-jacentes avec la pointe du

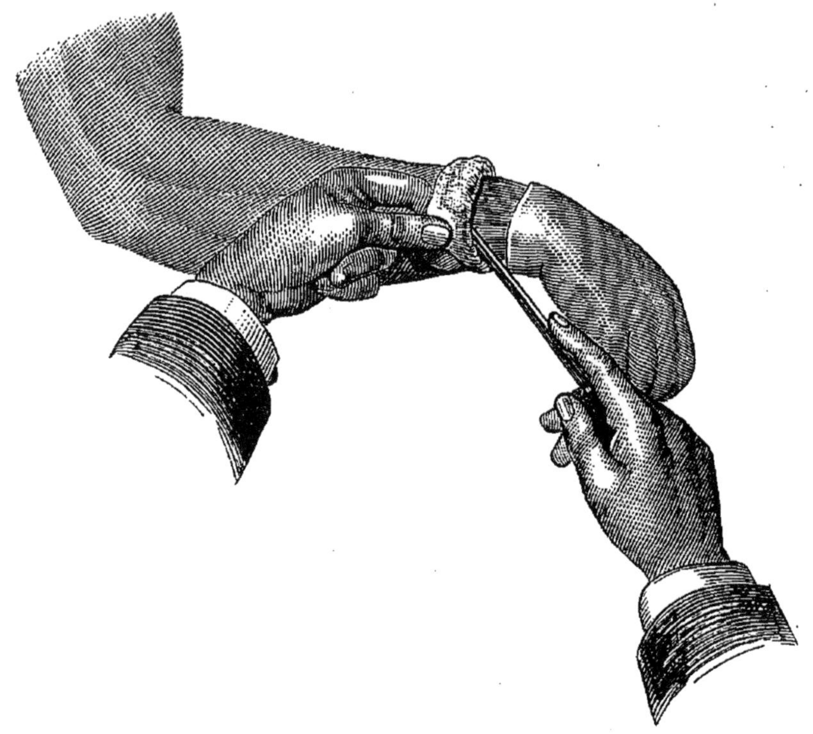

Fig. 108. — Méthode circulaire à manchette retroussée par les doigts gauches et détachée par le couteau. La pointe de celui-ci est mal représentée : elle agit trop près de la manchette ; elle devrait couper à un centimètre du retroussis.

couteau, sur toute la périphérie du membre, et finalement retroussée dans une étendue suffisante. Elle doit emporter à sa face profonde toute l'épaisseur du tissu sous-cutané ; par conséquent, le tranchant fuira le derme et ne craindra pas d'entailler l'aponévrose, ni même d'en garder quelque lambeau (fig. 108).

Les parties charnues sont ensuite coupées circulairement, et

peau pour envelopper leurs moignons. Je n'ose pas dire qu'ils opèrent ainsi parce que c'est plus facile et qu'ils ne daignent pas ou ne peuvent pas apprendre à opérer. Je ne puis pourtant pas m'expliquer autrement leur tendance, car nos procédés tiennent de la science et de l'art et donnent de meilleurs et plus beaux résultats.

même recoupées, si les profondes subissent un retrait insuffisant.

Dans les régions où l'amputation à manchette est indiquée, les parties charnues sont souvent réduites à des tendons, vaisseaux et nerfs, c'est-à-dire à des cordes nombreuses, dures, quelquefois cachées dans des gouttières osseuses, en un mot, difficiles à couper. — Si, après avoir introduit le couteau dessous, à plat, on tourne le tranchant vers l'extérieur, rien n'échappe, et l'on peut ainsi tailler de véritables petits lambeaux. (Hervez de Chégoin, Cloquet, Richet.)

Quand il y a deux os dans le segment de membre amputé, comme c'est l'ordinaire lorsqu'on est obligé de disséquer la peau, la dernière manœuvre du couteau consiste à pratiquer une incision qui cerne les deux os comme le pourraient faire les deux anneaux du chiffre 8. On verra plus loin (voy. AMPUTATIONS DE L'AVANT-BRAS) comment il faut s'y prendre pour exécuter sûrement, simplement et facilement ce temps de l'opération. Il me faudrait deux pages pour reproduire la description pourtant précise que Lisfranc (I, 719) donne du « 8 de chiffre » tel qu'il aimait à le pratiquer.

B. — DES AMPUTATIONS A LAMBEAUX

L'histoire de ces amputations est déjà ancienne[1]. C'est, dit-on, Lowdham (d'Oxford) qui les inventa ou réinventa, dans la deuxième moitié du dix-septième siècle (voy. *Mém. de l'Acad. de chir.*, II, p. 244). Sur la jambe, il taillait un unique lambeau postérieur qu'il coudait ensuite pour couvrir les os. La pratique du chirurgien anglais demeura ignorée, même dans son pays.

Verduin (d'Amsterdam) publia, en 1696, après l'avoir médité longtemps, un mémoire important et pratique qui fut très répandu et traduit une première fois en français en 1697 par Vergniol : *Sur l'amputation à lambeau.*

Sabourin (de Genève) crut également l'avoir inventée en 1702.

Depuis, un grand nombre de chirurgiens s'en déclarèrent partisans : quelques-uns crurent le lambeau capable de rendre inutile la ligature des vaisseaux, de préserver du tétanos, de la gangrène, etc.

1. Voy. *Mém. de l'Acad. de chir.*, II, 169; *Histoire de l'amputation à lambeau*, etc., par La Faye.

Ravaton (de Landau), en proposant à l'Académie de chirurgie, en 1739, sa *Méthode à deux lambeaux carrés*, ne poursuivait pas tant de chimères, et l'on peut en dire autant de Vermale, qui taillait *deux lambeaux arrondis* par transfixion[1]. Ces chirurgiens prétendaient seulement découvrir et recouvrir l'os avec facilité et par conséquent prévenir la nécrose et hâter la guérison. Tel est, en effet, le grand avantage de la méthode à deux lambeaux sensiblement égaux sur l'incision circulaire.

Avec un lambeau unique qui exige une longueur double de parties molles, on arrive également à atteindre le squelette aussi haut que l'on veut. Mais en outre, chose avantageuse en bien des cas, et qui pourtant ne préoccupait guère les anciens chirurgiens, on rejette la cicatrice sur le côté.

Le résultat est donc tout différent avec *un* ou avec *deux* lambeaux.

Occupons-nous d'abord de l'**art de tailler les lambeaux**.

Principes généraux. — Les membres se rapprochent de la forme cylindrique, et leur section est plus facile à couvrir avec un lambeau arrondi en U qu'avec un lambeau carré. De même, deux lambeaux destinés à concourir ensemble à envelopper un moignon, toujours plus ou moins hémisphérique, s'uniront mieux si leur extrémité libre est semi-lunaire, que si elle est carrée.

Quand on fait deux lambeaux, on leur donne la *même largeur*, la moitié du contour du membre, et souvent la même longueur.

La largeur d'un lambeau unique est variable. Celle qui convient ordinairement égale encore la *demi-circonférence* du membre.

La peau du lambeau, destinée à envelopper les chairs, doit, autant que possible, déborder en tous sens. Dans la méthode à deux lambeaux, les téguments ne peuvent avoir que la largeur de la masse musculaire; mais en longueur, comme ceux de tout lambeau, ils peuvent et doivent *dépasser les chairs*.

Pour qu'un lambeau soit vivace, *sa base qui le nourrit doit être vasculaire et large*, nullement rétrécie en pédicule.

a. *Transfixion.* — La manière la plus expéditive de tailler un lambeau est celle de Verduin. Avec un long couteau, on fait une

1. C'est après m'avoir vu faire à Landau, dit Ravaton, que Vermale, s'étant mis à tailler des bouchons, inventa son procédé.

ponction transversale ou *transfixion* des parties molles à ras des os, et l'on sépare, de dedans en dehors, c'est-à-dire de la profondeur vers l'extérieur, un lambeau plus ou moins long, en faisant descendre et sortir plus ou moins bas le taillant agité de mouvements de va-et-vient larges et réguliers. On obtient ainsi, sur un sujet gras, de magnifiques lambeaux arrondis en U ou en demi-lune, suivant leur longueur. Mais, sur un sujet maigre et dans les régions où la

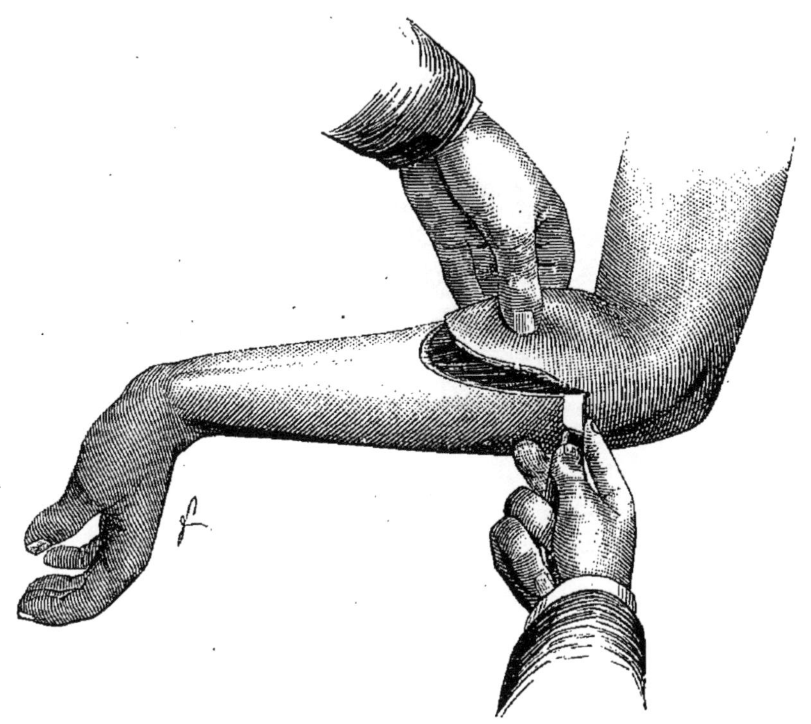

Fig. 109. — Transfixion d'un lambeau. Les téguments ont été découpés au préalable. Rôle de la main gauche pinçant le tégument pour le rétrécir, le refoulant pour le raccourcir.

peau est très rétractile, celle-ci peut être débordée par les chairs, ce qui est laid et mauvais à tous les points de vue. Le tégument qui enveloppe les muscles doit toujours rester plus long que ces muscles, même après que les lambeaux rétractés et coudés ont été mis dans leur attitude définitive.

Si l'on fait deux lambeaux, ils doivent, nous l'avons vu, se partager également, dans le sens transversal, la peau et les muscles, et par conséquent ne sauraient avoir en largeur plus de peau que de muscles. Mais, quand on a à tailler un lambeau unique, *il est bon que les téguments soient à la fois et plus larges et plus longs que les chairs.*

On y arrive en opérant comme Verduin, mais avec quelques précautions en plus. Le chirurgien applique le pouce et les doigts gauches sur le futur lambeau; il en pince les téguments pour en former un large pli longitudinal qu'il maintient pendant toute la durée du travail du couteau, et qu'il s'efforce bientôt de refouler

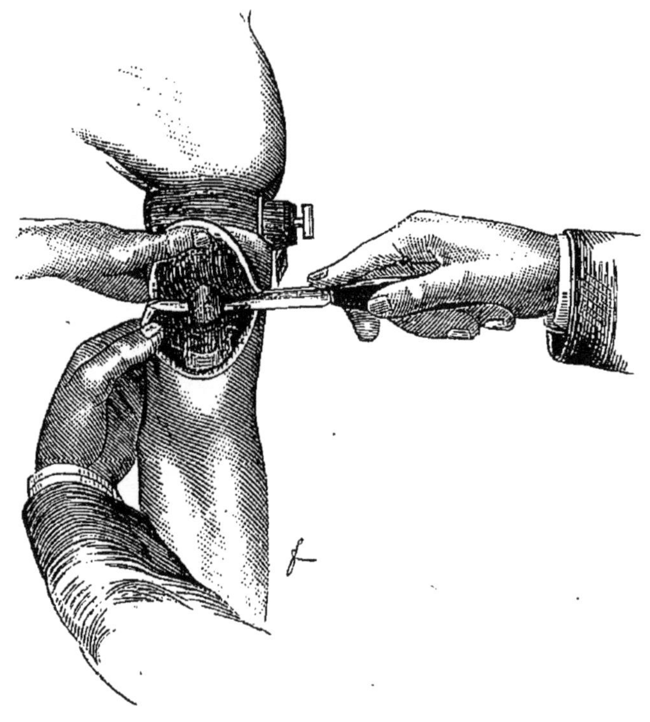

Fig. 110. — Taille d'un second lambeau après transfixion du premier. Travail de la main gauche dont le pouce abaisse les chairs pour permettre à la pointe de se dégager.

vers la racine du membre, afin qu'en terminant le lambeau, le tranchant divise la peau plus bas que les muscles (fig. 109).

Lorsque l'os est unique et occupe sensiblement l'axe de la masse charnue, comme au bras que je supposerai tenu horizontal, la pointe du couteau opérant la ponction est d'abord dirigée vers l'humérus qu'elle heurte légèrement; l'opérateur, abaissant alors le manche de quelques degrés vers le sol, pousse la pointe devant l'os; puis relevant le manche plus qu'il ne l'avait abaissé, et soulevant les chairs avec le plat et le dos du couteau plutôt qu'avec le taillant, il continue la transfixion et fait sortir la lame en un point diamétralement opposé à la piqûre initiale. Le travail de la main gauche sur les téguments, notamment à la fin de la taille du lambeau, se fait comme il a été dit précédemment. C'est ainsi qu'il faut tailler le premier des deux lambeaux arrondis de la méthode de Vermale.

Ce premier étant exécuté et relevé, le couteau est facilement engagé en travers, derrière l'os (fig. 110); mais au moment où la pointe réapparaît de l'autre côté, la main gauche doit aller lui faire place en déprimant le bord cutané du futur second lambeau. Une fois le plein du tranchant engagé derrière l'os, on l'anime de mouvements de va-et-vient, et bientôt l'on songe à terminer; il est difficile de faire mordre la peau flasque du cadavre : la main d'un aide redonne de la tension aux téguments, en les pinçant en avant, au-dessous du vide laissé par la taille du premier lambeau.

Faire par transfixion des lambeaux régulièrement arrondis n'est pas facile lorsque le membre n'est pas rond, lorsque le couteau rencontre de brusques saillies osseuses, ou lorsque les téguments n'ont point partout une adhérence égale. Il faut s'appliquer, dans ces cas difficiles, à faire avancer tantôt l'extrémité du tranchant plus vite que le talon, tantôt celui-ci plus vite que celle-là.

b. *Entaille.* — La manière que j'appellerai l'*entaille*, et qui fut celle de Lowdham, de van Vlooten, de Withe, de Conrad Langenbeck, etc., ne demande pas plus de temps que celle de Verduin. Elle fait la même chose à l'envers.

Pendant que la main gauche pince et refoule les téguments, le couteau attaque les chairs au-dessous et les entaille en coup de hache, à plein tranchant, de la surface à la profondeur, en remontant, de bas en haut. Pour que le travail du couteau droit, le seul employé actuellement, se fasse bien, il faut, en exécutant des mouvements de va-et-vient curvilignes, faire mordre l'instrument sur la moitié de la circonférence du membre, comme dans un arpège on fait porter l'archet successivement sur les quatre cordes du violon (voy. fig. 116, p. 182).

c. *Incision préalable du contour des lambeaux*.— Pour être sûr d'avoir, en définitive, plus de peau que de muscles, en large et en long, si l'on ne fait qu'un lambeau; en long seulement, dans les autres cas, il vaut mieux, plutôt que de faire la transfixion ou l'entaille d'emblée :

1° Inciser d'abord les téguments seuls, avec la pointe du couteau, suivant un tracé marqué d'avance à teinture;

2° Lorsque la peau, bien libérée et sollicitée par un aide, s'est

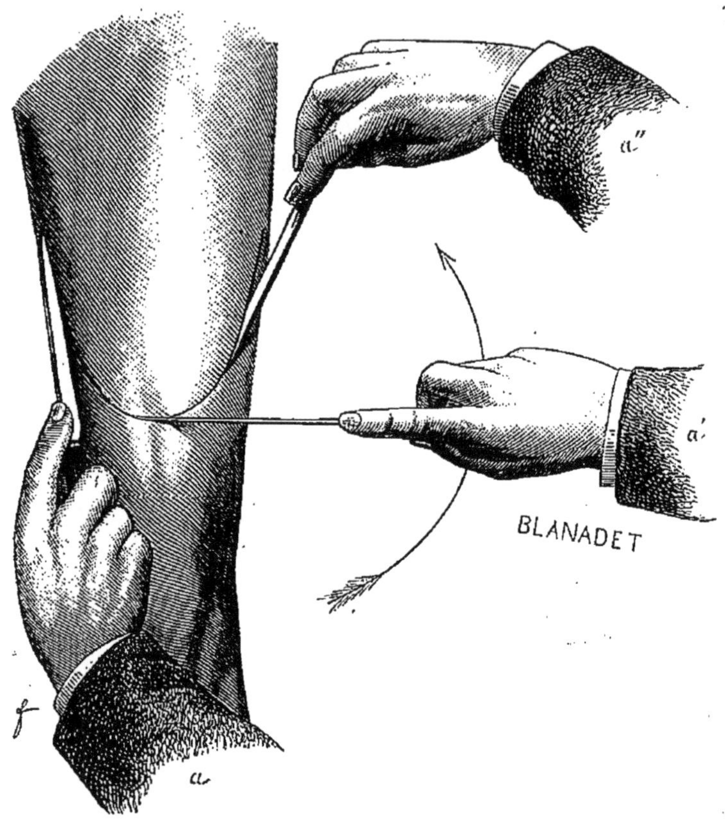

Fig. 111. — Taille du contour d'un lambeau antérieur d'un seul trait. Les trois positions successives de la même main droite : *a*, *a'*, *a''*.

rétrécie et raccourcie, diviser les muscles, par transfixion ou autrement, au niveau du contour acquis du lambeau cutané.

A vrai dire, je crois qu'aujourd'hui il faut procéder ainsi dans l'immense majorité des cas. N'avons-nous pas le chloroforme qui supprime la douleur et, par conséquent, nous donne les minutes ou plutôt les secondes nécessaires? N'avons-nous pas, à défaut de coup d'œil, le pinceau et la teinture d'iode ou de coralline, pour esquisser et réesquisser le dessin des lambeaux?

Mais, si l'on veut inciser avec la pointe du couteau le contour d'un lambeau qui toujours se rapproche de la forme d'un U, il faut

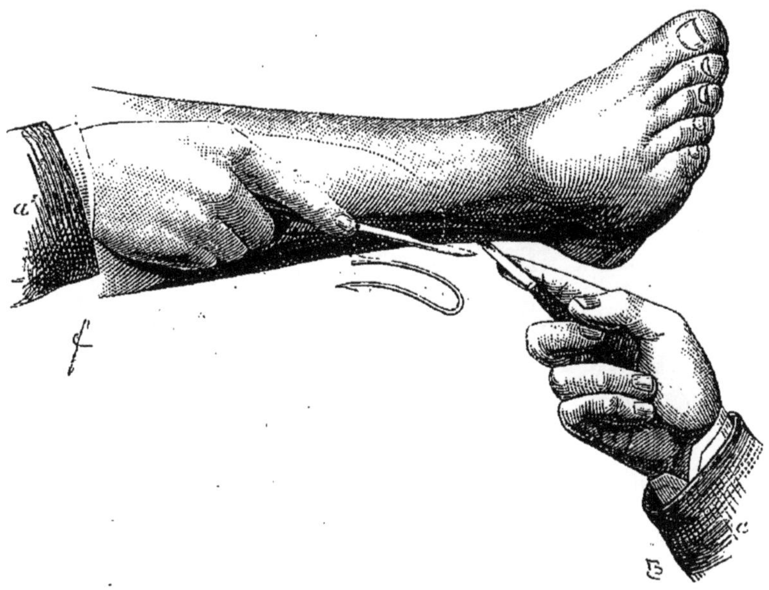

Fig. 112. — Taille du contour d'un lambeau postérieur en un temps. La main droite est représentée dans deux positions successives, *a* et *a'*.

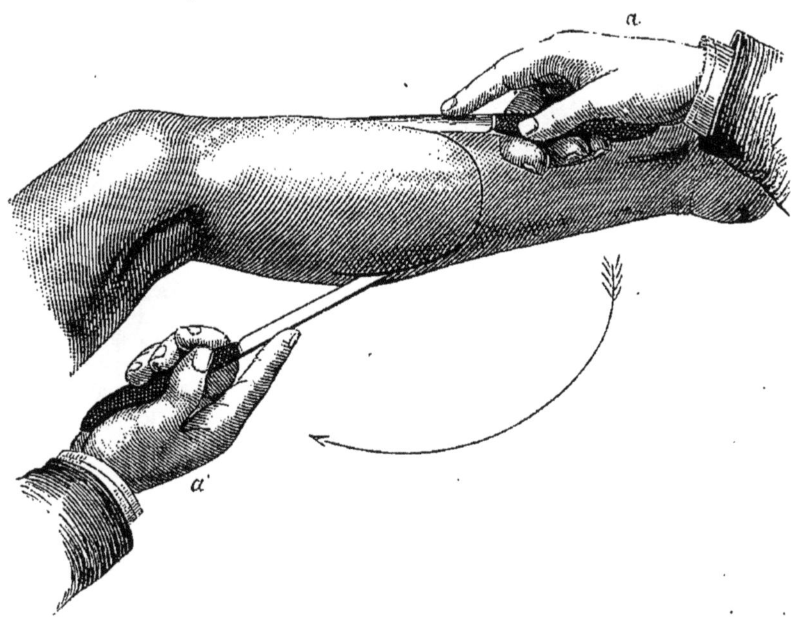

Fig. 113. — Taille du contour d'un lambeau latéral d'un seul trait; main droite représentée en deux attitudes successives, *a*, *a'*. Mouvement indiqué par la flèche.

avoir acquis quelque souplesse dans la main droite, appris à manœuvrer de la main gauche le membre malade, et tenir les assistants assez éloignés pour conserver la liberté de ses mouvements.

Cela étant, l'opérateur a le choix pour l'U :

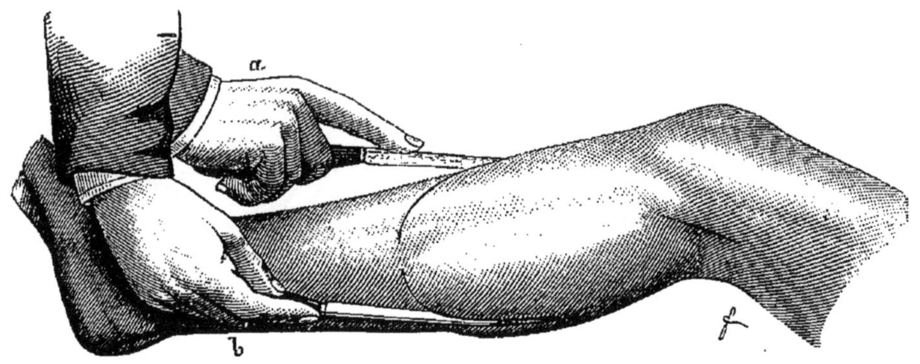

Fig. 114. — Incision du contour d'un lambeau en deux temps. Deux attitudes différentes *a* et *b*, de la même main droite, pour abaisser les deux incisions à la rencontre l'une de l'autre et l'une après l'autre.

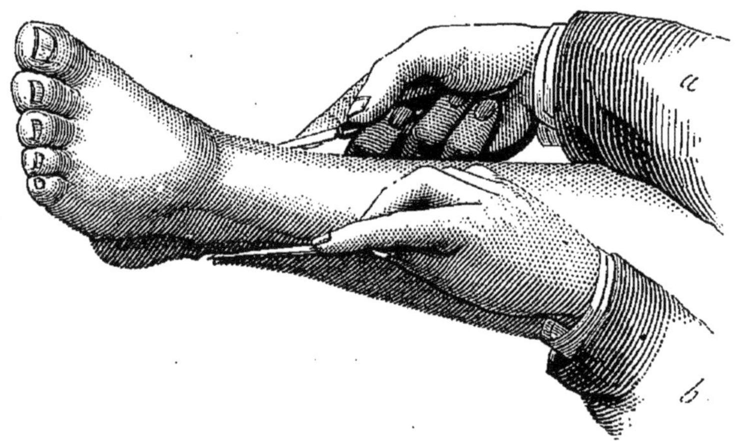

Fig. 115. — Incision du contour d'un lambeau en deux temps. Deux attitudes différentes et successives, *a* et *b*, de la même main droite, pour tirer les deux incisions en remontant, à partir du même point, le milieu de la courbe.

1° De le faire d'un trait, en descendant une branche et remontant l'autre (fig. 111, 112 et 113);

L'opérateur est toujours plus sûr de ses mouvements quand il tire le couteau *vers lui* ou *de* sa *gauche* vers sa *droite*.

2° De le faire en deux traits, descendant chacune des deux branches de l'U successivement (fig. 114);

3° De le faire encore en deux traits, mais partant de la courbe ou point infime et remontant chacune des deux branches l'une après l'autre (fig. 115).

Lorsque le lambeau est dessiné, circonscrit, tracé, c'est-à-dire lorsque sa peau est incisée et spontanément rétractée, grâce à la section de toutes les brides qui en retenaient le bord, il faut songer

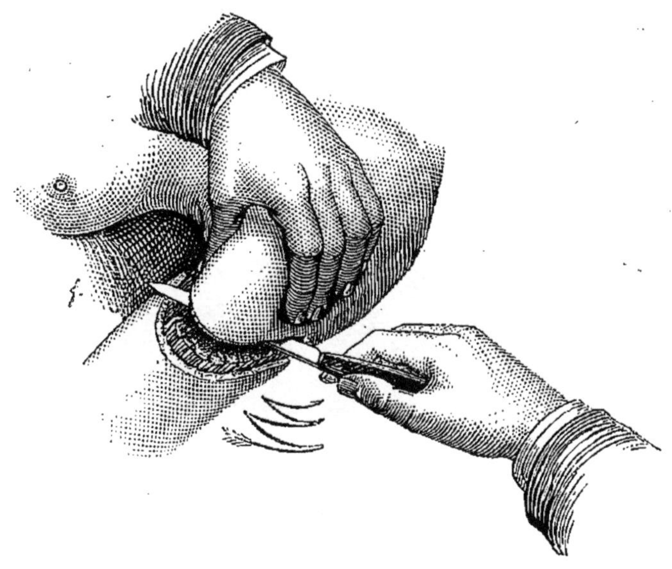

Fig. 116. — Entaille d'un lambeau. Rôle de la main gauche. La flèche en zigzag indique l'arpège du couteau.

à diviser les chairs qu'il est devenu facile de tailler plus courtes et plus étroites que les téguments. On y arrive facilement :

1° Par transfixion représentée (p. 176, fig. 109) ;

2° Par entaille (fig. 116);

3° Par dissection ou désossement (fig. 117).

La transfixion a l'inconvénient de diviser les vaisseaux au hasard et de découper les chairs obliquement, quelquefois en véritables languettes sans vitalité.

L'entaille sans précaution mérite les mêmes reproches.

Rien ne me paraît valoir la dissection attentive (désossement à la Ravaton), qui n'a que le seul tort d'exiger quelques connaissances anatomiques; car elle nous donne des moignons étoffés, des muscles bien nourris par des artères conservées jusqu'à l'extrémité des lambeaux, toujours faciles à lier, à mesure qu'on les rencontre si l'on veut.

Parmi les chirurgiens éminents qui se sont efforcés de vulgariser cette manière de faire, véritablement précieuse pour certaines amputations, il faut citer avant tous, Marcellin Duval qui a fait de si nombreux élèves dans nos écoles de médecine navale, les disciples de Teale en Angleterre, et, à ma connaissance, les professeurs Verneuil, Guyon, Duplay, etc. (de Paris).

Après que les incisions cutanées réglementaires seront accomplies, on devra donc, dans un grand nombre de cas, tailler les chairs de dehors en dedans. A cet effet, les doigts gauches s'emploieront à soulever et à écarter les muscles pendant que le petit couteau les divisera, les désinsérera ou les décollera des os sous-

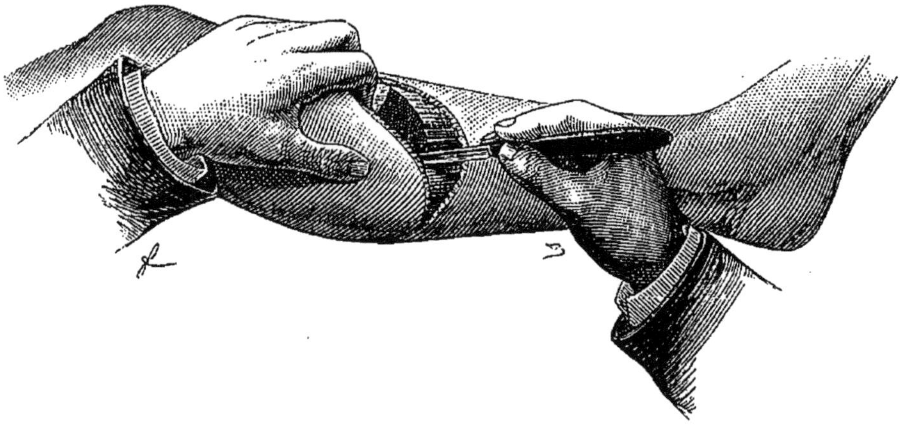

Fig. 117. — Taille des chairs d'un lambeau par dissection ou désossement. Collaboration des deux mains.

jacents (fig. 117), avec la précaution essentielle de conserver dans les lambeaux, pour le moment du moins, tous les nerfs et vaisseaux. L'opérateur, s'il est anatomiste, reconnaît les parties qu'il divise. Pourvu qu'il sache raser et dépouiller les os, séparer les parties molles des parties dures, c'est assez.

De cette façon, on extirpe un membre comme on enlève une tumeur. Et si l'on consent à garder un lambeau périostique sans le détacher de la face profonde de la peau ou des muscles qui s'y insèrent, on se met dans les meilleures conditions pour obtenir l'adhésion primitive de la surface de section osseuse.

Jusqu'à présent il n'a été question que des lambeaux arrondis. La taille des lambeaux carrés de Ravaton et de Teale est beaucoup plus facile.

Ravaton, après avoir fait une incision circulaire profonde jusqu'à l'os, fendait les chairs en long sur deux points diamétralement opposés ; il relevait ensuite ses deux lambeaux *carrés et égaux*, en les détachant des os.

Teale faisait, et un grand nombre d'Anglais ont fait et font

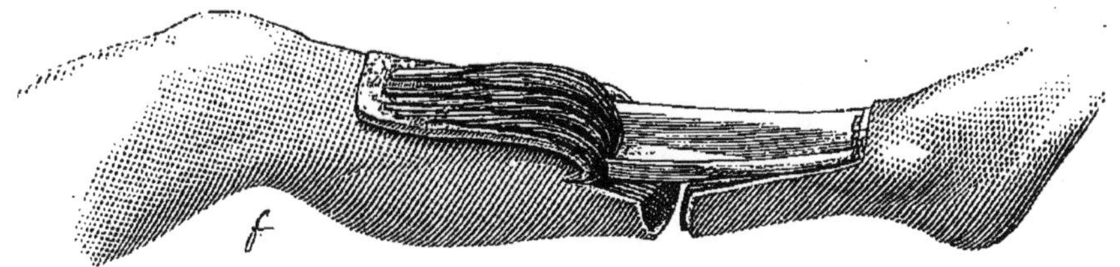

Fig. 118. — Deux lambeaux de Teale taillés à la Ravaton.

encore à son imitation, des lambeaux *carrés très inégaux*, taillés de dehors en dedans à la Ravaton (fig. 118). Le grand lambeau, d'après l'auteur de la méthode, sera pris sur le côté du membre où

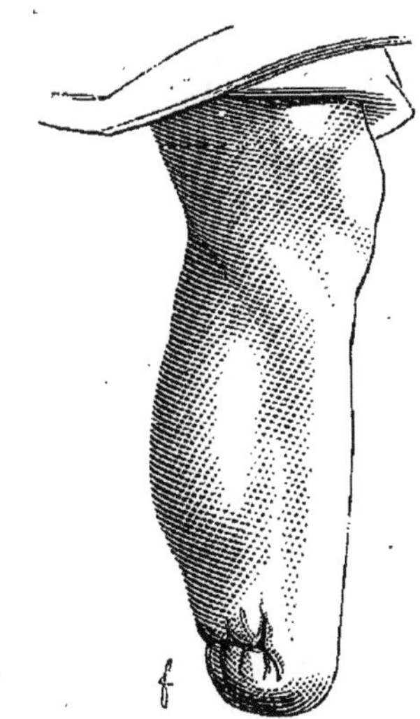

Fig. 119. — Bon moignon de jambe obtenu par le procédé de Teale.

ne sont pas les principaux vaisseaux : devant la jambe, derrière l'avant-bras, etc. Il aura en longueur au moins la moitié de la circonférence du membre, presque deux diamètres, de manière à pouvoir se replier sur lui-même, avant d'être réuni au petit lambeau auquel on donnera une longueur quatre fois moindre, environ un demi-diamètre (fig. 118).

On a fait ainsi en Angleterre un grand nombre d'excellents moignons (fig. 119). C'est très bien quand on a de la chair à volonté et qu'on ne craint pas de scier les os plus haut qu'on le pourrait faire

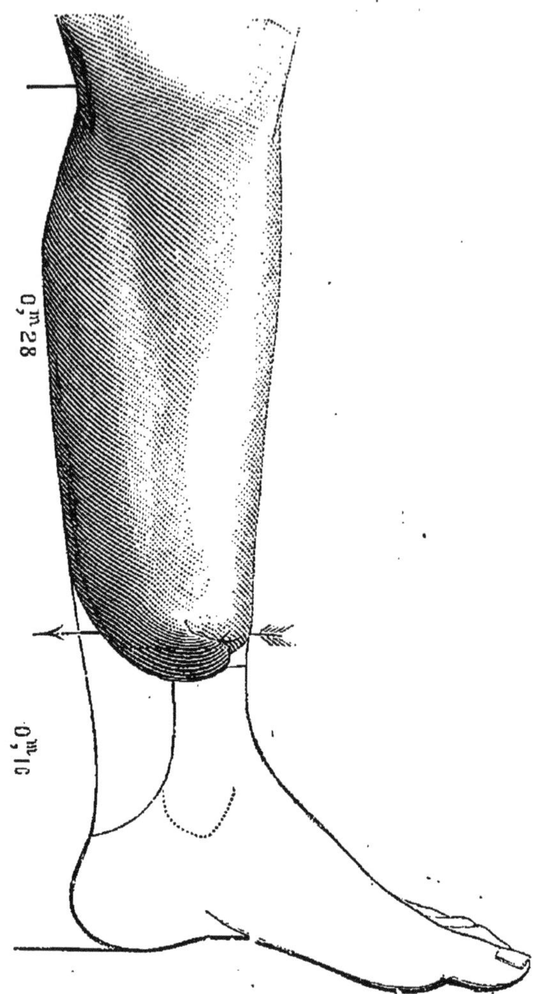

Fig. 120. — Moignon de jambe : deux lambeaux, le postérieur très long. C'est le contraire du procédé de Teale qui eût fait des chairs antérieures le plus long lambeau.

en se montrant plus économe. C'est très bien aussi quand le traumatisme commande.

Pour imiter Teale, il faut pratiquer d'abord deux longues incisions cutanées longitudinales, latérales et diamétralement opposées; puis, réunir leurs extrémités inférieures par une incision transversale. Le couteau divise alors les parties charnues, suivant le même trajet, en long et en large. Ensuite, ce grand lambeau est détaché et relevé avec soin, de manière à dépouiller absolument les os.

Enfin, à l'aide d'une incision transversale faite à la hauteur convenable sur la moitié du membre jusqu'alors respectée, le deuxième ou petit lambeau est formé, disséqué et relevé à son tour. La section des os est on ne peut plus facile.

Après ce que nous venons de dire sur l'art de tailler les lambeaux, il nous est facile de comprendre que deux lambeaux *très inégaux* donnent à peu près le même résultat qu'un lambeau *unique*, c'est-à-dire une cicatrice arquée, *latérale*, qui embrasse environ la moitié de la périphérie du moignon. Celui-ci est donc

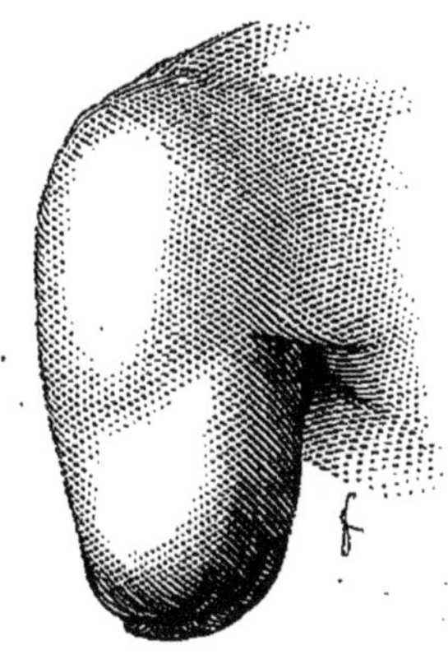

Fig. 121. — Moignon de bras : deux lambeaux, antérieur et postérieur.

puissant par la plus grande partie de sa circonférence et par son extrémité (fig. 120).

Deux lambeaux, *sensiblement égaux*, donnent, au contraire, une plaie bivalve et finalement une cicatrice terminale en forme de fente quelquefois prolongée très loin sur les côtés et méritant le nom de *termino-bilatérale*. Le moignon est puissant par deux de ses faces (fig. 121).

Lambeaux cutanés et méthode mixte.

De même que l'on est obligé quelquefois de pratiquer l'amputation circulaire en ne gardant que la peau que l'on retrousse en manchette, de même on se contente assez souvent des téguments pour tailler des lambeaux (Brünninghausen, 1818. Liston, etc.).

Cela se comprend pour les régions où les os n'ont d'autre enveloppe que la peau. Cependant un grand nombre de chirurgiens d'Allemagne, de Russie, etc., ne craignent pas de généraliser cette manière de faire (Esmarch, *Chir. de guerre*, 1878; Victor Bruns : *Zirkelschnitt mit vorderem Hautlappen*. Tübingen, 1879).

Que les lambeaux cutanés doivent être carrés ou arrondis, il faut toujours les circonscrire avec la pointe du couteau et les relever en disséquant leur face profonde. Quand il existe sous les téguments quelque couche musculaire, on la coupe en travers, avec les tendons, nerfs et vaisseaux, après le relèvement des lambeaux.

Plusieurs auteurs français, Baudens dès 1830 (voy. *Gaz. des hôpitaux*, 1848), ont aussi proposé, même pour la cuisse et le bras où tant de muscles environnent les os, de se contenter de lambeaux simplement cutanés ou doublés seulement d'une très mince couche musculaire. De tels lambeaux sont facilement taillés par transfixion chez les sujets maigres; les muscles qui n'en font pas partie sont ensuite coupés circulairement et, par leur rétraction, permettent de creuser le moignon, ce qui rend suffisants des lambeaux d'une faible longueur. Or, cette faible longueur est une nécessité, vu la minceur des lambeaux qui les prédispose à la gangrène.

Sédillot recommande de combiner ainsi la méthode à lambeaux avec la méthode circulaire, pour en faire ce qu'il appelle un *procédé mixte* applicable et appliqué par lui à la cuisse, au bras et à l'avant-bras, avec succès.

Tout cela est renouvelé de Kirkland, qui l'a décrit et figuré en 1786.

C. — De la méthode elliptique

La méthode *elliptique, oblique elliptique, mixte, circulaire oblique* ou *méthode de Soupart* (1847), se rapproche de la méthode circulaire comme exécution, et des méthodes à lambeaux comme résultat.

Remarquons d'abord qu'après l'incision elliptique, la réunion se fait suivant le petit axe de l'ellipse; c'est-à-dire que le point infime de la peau étant relevé et réuni au point culminant, la cicatrice est toujours rejetée sur le côté, mais plus ou moins, suivant que l'obliquité de l'ellipse est plus ou moins grande.

Il faut donc absolument distinguer, au point de vue du résultat

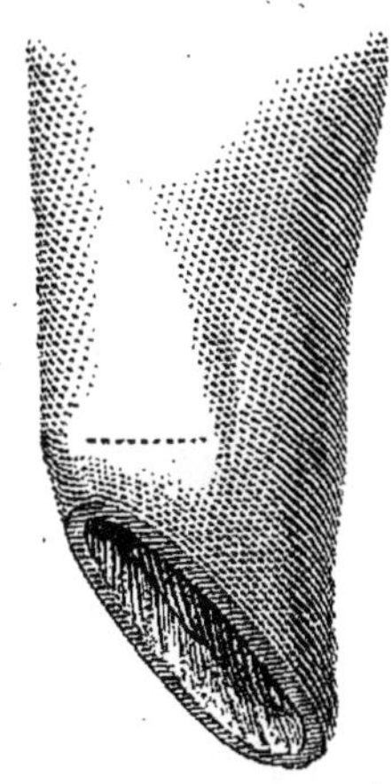

Fig. 122. — Incision elliptique peu oblique.

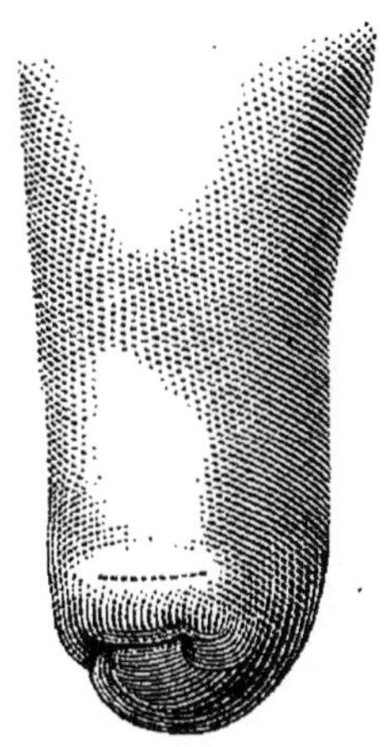

Fig. 123. — Résultat de l'incision elliptique peu oblique.

définitif, l'*incision elliptique peu oblique* (fig. 122 et 123) qui donne une cicatrice, non pas médiane, il est vrai, mais terminale, de

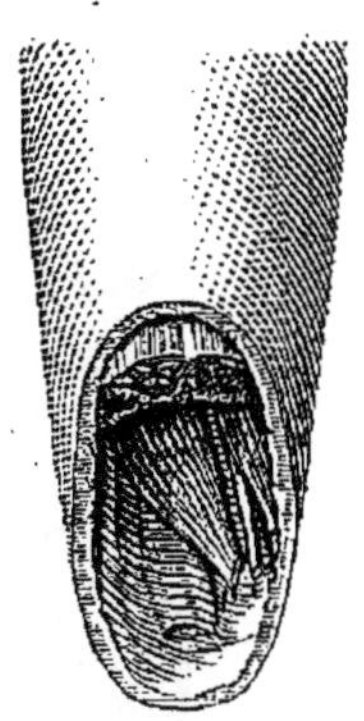

Fig. 124. — Incision elliptique très oblique.

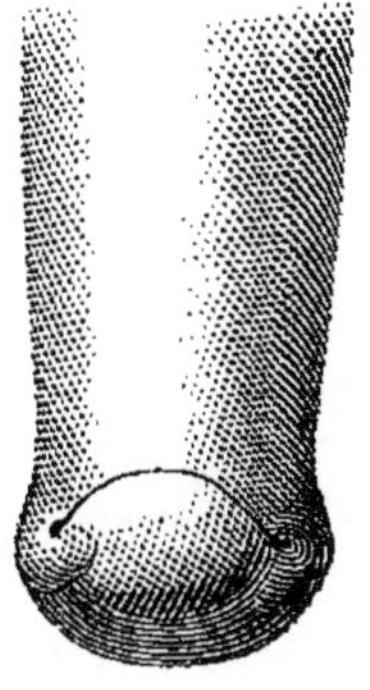

Fig. 125. — Résultat de l'incision elliptique très oblique.

l'*incision elliptique très oblique* (fig. 124 et 125) qui, en somme, crée un lambeau unique dont la cicatrice est purement latérale.

Il est bien vrai que Soupart, le premier, a publié, en 1847, à Bruxelles, un mémoire sur l'amputation elliptique; mais il est vrai aussi que le chirurgien belge a plus souvent proposé des procédés à lambeau unique, cutané et arrondi, ce qu'il appelle la *coupe oblique coudée*, que de véritables incisions elliptiques, ou *coupes obliques droites* (fig. 126).

De sorte que, si nous ne nous trompons, il faut attribuer à Mar-

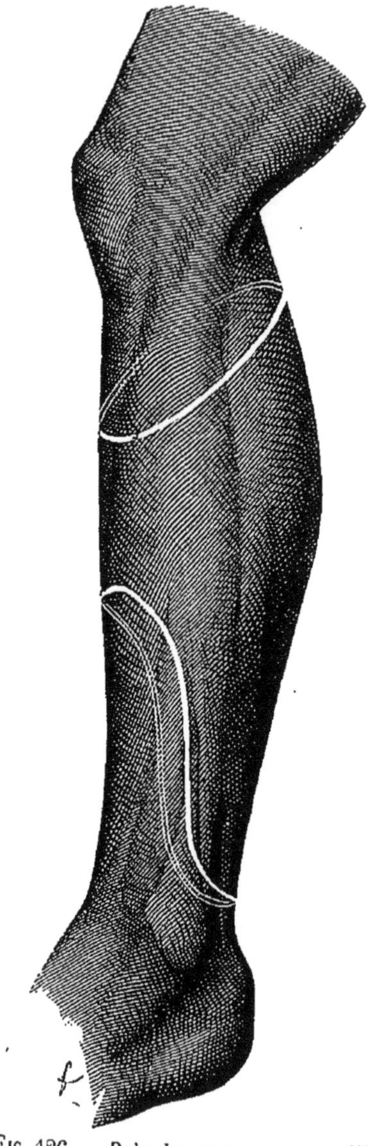

Fig. 126. — Près du genou : coupe elliptique droite ; tous les points de la courbe sont dans le même plan. — Plus bas : coupe elliptique coudée.

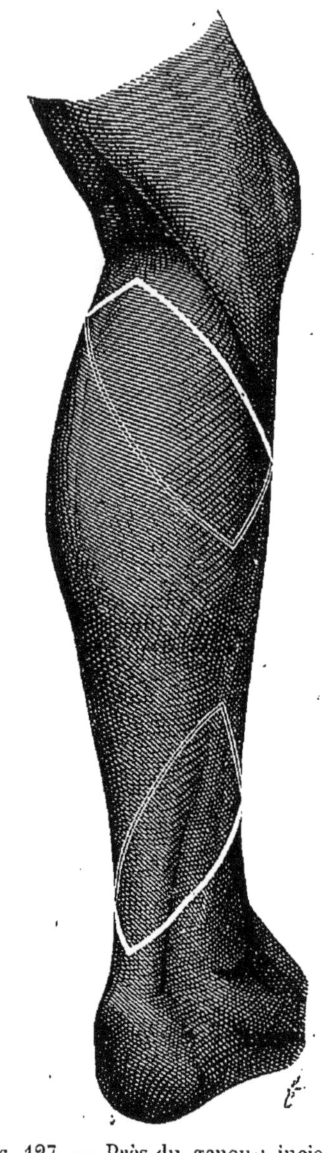

Fig. 127. — Près du genou : incision losangique à lambeau antérieur. — Plus bas : incision losangique à lambeau postérieur.

cellin Duval une forte part du mérite réel qu'il y eut à vulgariser la méthode elliptique telle qu'elle se pratique actuellement.

Autour du membre, une ellipse est tracée, plus ou moins oblique, suivant la région. Le couteau engagé sous le membre coupe en tirant, suivant le tracé, et fait une reprise par-dessus comme pour l'incision circulaire. — La peau est mobilisée, disséquée, relevée en manchette au besoin. — Les chairs sont attaquées à plein tranchant, de dehors en dedans, tout autour des os, ou bien, au contraire, sont taillées par transfixion du côté qui formera lambeau, ou encore soigneusement détachées des os, de ce même côté.

En définitive, on obtient un lambeau arrondi et convexe reçu, après flexion, dans la partie concave de l'incision.

A côté de l'incision elliptique, il faut placer l'*incision oblique* de Blasius (1838), ce que Soupart a appelé le *mode losangique* (fig. 127).

Si l'on fait, d'un côté du membre, et en deux coups de couteau, un V renversé (Λ); puis, du côté opposé et continuant les premières incisions, un V droit; ou bien, si l'on coupe obliquement et successivement de chaque côté du membre, ayant soin de réunir les deux incisions à angle aigu, on obtient un lambeau triangulaire que l'on peut replier dans un sinus dont l'ouverture est juste ce qu'il faut pour une adaptation exacte.

Chaque fois que la surface de section qu'il s'agit de couvrir avec un lambeau est triangulaire, le lambeau doit être triangulaire aussi et, par conséquent, l'ensemble de la plaie, losangique.

D. — De la méthode ovalaire

C'est à Scoutetten (1827) que nous devons le nom et la généralisation de la méthode *ovalaire*. Avant lui, Langenbeck le vieux (*Bibliothek*, 1807) pour les métacarpiens, Guthrie (1815) pour l'épaule, et peut-être Abernethy pour la hanche, avaient décrit et appliqué des procédés qui donnaient, en fin de compte, une coupe ayant la forme d'un triangle isocèle arrondi à la base, d'un ovale à petite extrémité pointue comme l'angle d'un V renversé (Λ), d'une poire sans queue.

Telle qu'on la pratiquait il y a quarante ans, l'incision ovalaire se faisait dans un plan unique, oblique relativement au membre. Ainsi, pour désarticuler un doigt, le bistouri porté sur le dos de la tête métacarpienne, incisait en ligne droite, de chaque côté de la base de la grande phalange, dans la direction du pli digito-palmaire où les deux incisions latérales se réunissaient (fig. 128, annulaire). L'articulation largement découverte se laissait traverser facilement; mais il *n'y avait pas de lambeaux latéraux* pour couvrir la tête métacarpienne.

Pour remédier à ce grave défaut, Malgaigne, en 1837, établit, comme règle générale, qu'il fallait faire l'incision beaucoup moins

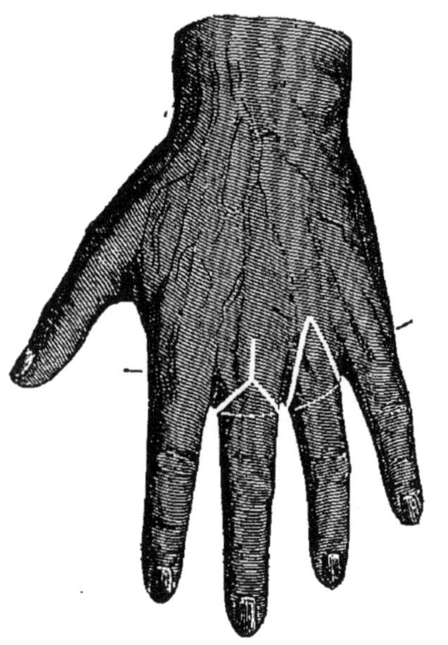

Fig. 128. — Sur l'annulaire : incision ovalaire primitive; sur le médius : incision en raquette.

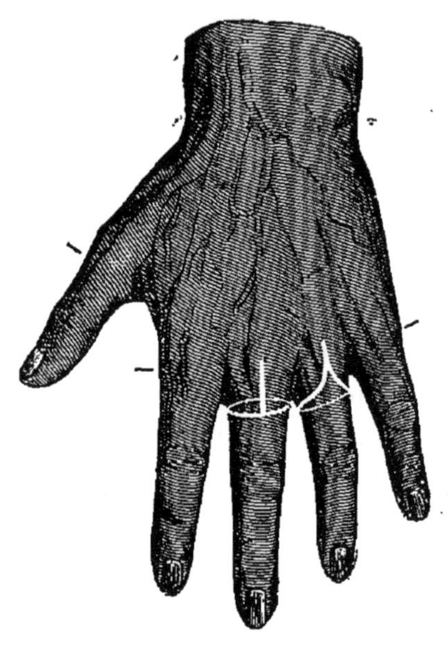

Fig. 129. — Sur l'annulaire : incision en croupière; sur le médius : incision en ⊥.

oblique, tenir la petite extrémité de l'ovale au-dessous de l'articulation, mais la prolonger sous forme de fente longitudinale *sans perte de substance*, qui donnerait toute la commodité nécessaire à la désarticulation. Avec cette modification, l'ensemble de l'incision ressemblait à une poire à queue, à une *raquette* à jouer à la paume ou au volant, d'où le nom d'*incision en raquette* (fig. 128, médius). Quelques auteurs, ne considérant qu'une partie de l'incision, l'ont nommée en Y renversé; on pourrait l'appeler également *lambdoïde* (λ).

Pour moi, je dis volontiers incision *en croupière;* car, pour obtenir un beau résultat, je conseille de *courber* les branches latérales de l'incision, afin qu'elles embrassent la racine du membre comme celles d'une croupière embrassent la queue d'un cheval (fig. 129, annulaire).

Ainsi *améliorée*, la méthode ovalaire ou en raquette n'est qu'une combinaison de deux lambeaux arrondis à demi taillés, avec une demi-incision circulaire.

De même, ce que Soupart a appelé le mode en T renversé (⊥), et qui appartient à Ravaton, n'est qu'une incision circulaire avec fente longitudinale qui donne, d'un côté, deux demi-lambeaux carrés (fig. 129, médius).

Remarques comparatives sur les différentes méthodes.

S'il est évident que l'étendue de la plaie et le volume des chairs des lambeaux destinés à ressentir les effets du traumatisme, constituent un élément important au point de vue de la cure des amputés, il devient intéressant de comparer sous ces deux rapports les diverses méthodes d'amputation. C'est ce que j'ai fait en 1871, dans ma *Thèse de doctorat*. Voici les résultats de mes calculs. Toutes choses égales d'ailleurs, la *surface saignante* d'un moignon est, sur un membre de 0m,10 de diamètre de :

110	centim. carrés	par la méthode	circulaire infundibuliforme.
110	—	—	à deux lambeaux égaux arrondis.
125	—	—	à lambeau unique arrondi.
205	—	—	circulaire à manchette.

Quant au volume des parties sous-jacentes à la section des os, il serait de 174 centimètres cubes par la méthode à deux lambeaux arrondis et de 266 centimètres cubes par la méthode circulaire infundibuliforme.

La longueur de l'incision cutanée d'où partait ordinairement l'érysipèle était intéressante à connaître. Minima après l'incision circulaire, elle a 0m,31 sur un membre de 0m,10; elle arrive à 0m,37 si l'on fait deux lambeaux demi-lunaires, et à 0m,40 si l'on n'en fait qu'un.

Ces chiffres n'offrent pas un écart suffisant pour nous permettre de prendre parti, au point de vue de la léthalité probable, en faveur d'une méthode quelconque.

La méthode à deux lambeaux exige juste la même longueur de parties molles que la circulaire; elle s'impose dans certains traumatismes par perforation. La plaie est égale à celle de la circulaire infundibuliforme; mais le volume des chairs conservées est moins considérable, la coupe de la peau seule est plus longue.

La méthode à lambeau unique exige une longueur double de chairs saines; elle est indiquée par certaines blessures, par la configuration de quelques segments de membre, etc.

Les amputations à lambeaux nous semblent devoir être préférées dans plus de la moitié des cas pour deux raisons générales :

1° En taillant des lambeaux, on arrive toujours à scier l'os assez haut pour éviter la conicité d'emblée, tandis que ce n'est pas toujours possible avec l'incision circulaire, spécialement quand on opère près de la racine du membre;

2° Les lambeaux sont plus faciles à mettre en contact que les parties opposites de l'entonnoir charnu de l'amputation circulaire. Celle-ci n'est donc pas très favorable à l'obtention de la réunion immédiate qui doit être l'idéal de l'opérateur.

ARTICLE IV

DES INSTRUMENTS EMPLOYÉS DANS UNE AMPUTATION TRAVAIL DES MAINS DE L'OPÉRATEUR ET DE CELLES DES AIDES

Les instruments et autres objets nécessaires pour pratiquer une amputation sont destinés : 1° à diviser les parties molles; 2° à les protéger pendant la section ou la séparation des os; 3° à saisir les os, soit pour les fixer quand on scie, soit pour les mobiliser quand on désarticule; 4° à diviser les os; 5° à oblitérer les vaisseaux, parer le moignon et fermer la plaie.

1° *Instruments destinés à diviser les parties molles; différentes manières de s'en servir.*

Ces instruments sont les *couteaux* à amputation. Je ne parlerai pas des moyens de diérèse exceptionnellement employés, comme l'anse et le couteau galvano-caustiques, le fer rouge, le thermocautère, l'écraseur linéaire, le lien de caoutchouc, les caustiques, etc. Car, au lieu d'écrire un livre de singularités, je cherche à n'enseigner que ce qui se fait et doit se faire. C'est donc exclusivement du couteau et de la manière de s'en servir qu'il sera question ici.

Les couteaux à amputation sont droits; ils ont une longueur et une largeur variables. Les plus grands servent à diviser les masses charnues considérables; les plus étroits sont commodes pour traverser les articulations et les espaces interosseux; les plus courts, faciles à manier, agissent avec force et précision et sont utiles pour disséquer les lambeaux épais, adhérents à des os irréguliers qu'il faut contourner en les rasant de près. Les bistouris de trousse qui peuvent remplacer les petits couteaux manquent de solidité et n'ont que l'avantage d'être portatifs.

Petits ou grands, les couteaux à amputation, doivent être construits d'après les principes suivants aujourd'hui généralement acceptés grâce à la collaboration de Collin.

La lame doit être fixée dans le manche. Les manches métalliques soudés à la lame supportent la chaleur stérilisante de l'étuve.

Le *manche*, quelles que soient les dimensions du tranchant, sera toujours *long* de 11 ou 12 centimètres, *gros* et *prismatique* pour remplir la main et ne pas tourner. Sa longueur ne doit pas varier comme la longueur de la lame; son épaisseur seule peut être diminuée dans les petits couteaux, mais seulement lorsque la lame est mince et étroite. Mettre à la lame trapue, courte et solide d'un petit couteau, un manche court et grêle, comme cela se fait trop souvent encore, c'est rendre inutile, par la brièveté et la gracilité du bois, la force donnée à l'acier; c'est contraindre l'opérateur à saisir dans la main, avec le manche trop court, la moitié de la lame, au risque d'égarer ses doigts sur le tranchant et de masquer aux yeux le travail de l'instrument.

La *lame* des couteaux à amputation ne doit avoir qu'un seul tranchant, même au voisinage de la pointe. L'ancien couteau à deux tranchants (un pour l'opéré, l'autre pour l'opérateur), déjà condamné par J.-L. Petit en termes un peu vifs pour ceux de ses contemporains qui en faisaient usage, a pu rendre quelques petits services, alors qu'il fallait opérer vite à tout prix. Je ne lui reconnais plus aucune espèce d'utilité; néanmoins il paraît employé encore à l'étranger (Gurlt). Ce qu'en dit Bichat en le repoussant au nom de Desault est l'expression d'un véritable axiome chirurgical : « C'est encore perfectionner un procédé que d'en retrancher un instrument. » (II, p. 563.)

La lame n'aura donc qu'un tranchant; son dos sera épais mais biseauté, sa largeur peu considérable, ses faces à peu près planes, afin que le tranchant solide ne s'ébrèche pas, comme le ferait celui d'un rasoir trop aminci par l'excavation de ses deux flancs.

Un *talon* arrondi et mousse, saillant de plusieurs millimètres, est utile, ne serait-ce que pour empêcher le pouce d'empiéter malencontreusement sur le tranchant. Quelques fabricants font encore le talon carré : c'est le rendre dangereux; c'est aussi le rendre embarrassant, car il peut accrocher les chairs lorsqu'on retire le couteau engagé jusqu'à la garde (fig. 130 *f*).

La lame du couteau doit conserver la même largeur jusque très près de la *pointe* et celle-ci résulter de la rencontre du dos et du tranchant *dans l'axe* de la lame, en formant un angle à côtés convexes de 50 degrés environ. Ainsi construite, la pointe peut remplir les deux rôles : *piquer* sans se rompre et *tracer* sur la peau des incisions curvilignes; car elle est forte, car son tranchant est convexe dans l'étendue de 2 centimètres environ[1].

Avec un tel couteau, l'on peut tout faire; c'est donc avec lui que nous allons apprendre à tout faire.

Le couteau se tient toujours de la même main, de la main la plus habile qui est, dans l'immense majorité des cas, la main droite. On peut paraître ambidextre, on ne le devient pas réellement passé l'âge de vingt ans. Dupuytren et Lisfranc ont essayé et n'ont pas réussi; est-ce assez dire? En voulant exercer la main gauche, on perd un temps précieux qui serait mieux employé à perfectionner l'éducation de la main droite, et l'on n'arrive qu'à mériter l'épithète classique de gaucher des deux mains.

Donc, c'est la *main droite* qui manie le couteau. Ordinairement elle le tient comme un couteau de table, l'index allongé sur le dos de la lame; elle le manœuvre avec aisance, le tourne dans tous les

1. Pour l'usage du couteau à pointe rabattue (*d*, fig. 130), voy. Amputation de Lisfranc. — En décrivant les amputations en particulier, j'indiquerai, s'il y a lieu, le choix des couteaux.

sens à l'aide des articulations de l'avant-bras et surtout du poignet. Celui qui sait manier l'épée, l'archet ou simplement le couteau à découper, apprend vite à se servir du couteau à amputer.

Le tranchant du couteau se compose de deux parties : le long *tranchant rectiligne* et le court *tranchant convexe de la pointe.* L'un et l'autre servent à des usages spéciaux.

On agit avec le tranchant rectiligne absolument comme avec

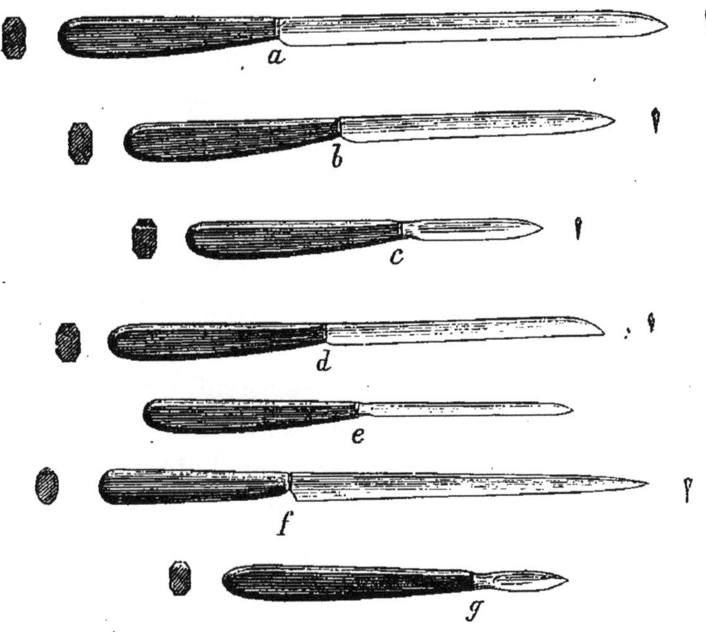

Fig. 130. — *a*, *b*, *c*, *d*, *e*, bons couteaux. — *f*, couteau ayant tous les défauts, moins celui d'être à deux tranchants : manche petit, rond et lisse ; talon carré ; dos épais ; pointe beaucoup trop effilée et fragile comme le taillant dont les flancs sont évidés.

a, lame de $0^m,20$ à $0^m,25$ pour incision circulaire ou transfixion d'un gros membre (cuisse). — *b*, lame de $0^m,15$ pour bras, jambe, etc. — *c*, lame de $0^m,06$ pour désarticulations sous-astragalienne et tibio-tarsienne. — *d*, lame de $0^m,15$, couteau de Lisfranc. — *e*, lame dite à phalanges, $0^m,10$.

g, petit couteau à résection pour désarticuler un petit os à main posée, long manche tenu comme une plume, lame de $0^m,04$.

l'archet, tirant et poussant, alternativement et successivement si c'est nécessaire. Si l'on veut faire une incision circulaire ou elliptique autour d'un membre et ne couper d'abord que les téguments, on attaque *en tirant* du talon à la pointe, appuyant fort peu et, quand le couteau n'est pas très bon, tirant et poussant alternativement pour scier la peau, jusqu'à ce que ses lèvres s'écartent, ce que la main qui tient le couteau arrive à sentir avec de l'exercice. Lorsque, après avoir incisé sous le membre, on ramène le couteau par-dessus pour compléter la section circulaire, c'est encore avec le talon, et *en tirant*, que l'on commence cette reprise.

Il est plus facile de couper circulairement les muscles que la peau; il n'y a pas à craindre en effet d'aller trop profondément. Ici encore, il faut appuyer très légèrement, scier au besoin, plutôt que de vouloir couper par pression, ce qui expose à ébrécher le couteau sur les os.

Pour diviser les parties molles et *fixées*, avec un tranchant trop court pour imiter le jeu de l'archet, il ne suffit pas d'appuyer, il faut encore imprimer au couteau de très petits mouvements de va-et-vient, une véritable *trépidation* qui facilite considérablement la pénétration de la lame.

Au contraire, lorsque des parties résistantes, telles que des tendons, ne sont *pas fixées* dans le sens transversal, si le tranchant qui les attaque se borne à exécuter des mouvements de va-et-vient peu étendus, ces parties mobiles vont et viennent comme l'instrument; par conséquent elles ne subissent que son insuffisante et simple pression. Il faut les mordre avec le talon, puis tirer le couteau : on les voit alors se déplacer sous la traction de l'instrument, se tendre et bientôt se laisser couper.

Cependant on peut être obligé de les fixer avec les doigts de la main gauche, ou bien de glisser la lame dessous pour les soulever sur le tranchant que rien n'empêche plus alors de les diviser facilement[1].

Il est quelquefois utile, pour inciser à fond ou pour dépouiller un os, de repasser le couteau plusieurs fois dans la même voie. Dans la même voie! C'est un point capital, car il ne faut pas que le couteau fasse des échappades dans les chairs du moignon et s'en aille provoquer la gangrène en déchiquetant les muscles et les tendons, ou préparer l'hémorrhagie en piquant les artères au-dessus du niveau où elles seront liées.

1. Sur le vivant, les parties molles sont fermes et bien plus faciles à couper que sur le cadavre.

Nous avons de véritables difficultés dans les amphithéâtres, parce que l'économie nous y impose la nécessité de superposer le plus grand nombre possible d'opérations sur le même membre et, par conséquent, de recouper plusieurs fois, à des hauteurs différentes, un même nerf, un même tendon, etc., qui ont perdu toute fixité depuis leur première section.

On ne fait point que des incisions circulaires avec le plein de la lame du couteau. En effet, lorsqu'on veut tailler des lambeaux par transfixion, c'est avec le tranchant rectiligne que, une fois la ponction faite, on accomplit la section des chairs. C'est encore en sciant, et non en pressant, qu'il faut agir. En finissant de couper les muscles et la peau, de la profondeur vers la superficie, le couteau doit se dégager de la plaie sans le moindre soubresaut, comme s'il n'avait éprouvé aucune résistance.

Les choses les plus difficiles en médecine opératoire, les *incisions courbes*, se font avec la partie du tranchant qui avoisine la *pointe*. C'est pour cela qu'il faut toujours la ménager et ne s'en servir que lorsque le tranchant rectiligne est véritablement insuffisant.

Seule la pointe peut exécuter les incisions parallèles ou très peu obliques relativement à l'axe du membre. Pour ce faire, il ne suffit pas toujours de traîner le bout du couteau sur la peau, comme on traîne un pinceau sur une feuille de papier; il faut souvent exécuter ce tremblement très rapide et très peu marqué qui scie véritablement la peau, la pointe pénétrant et ressortant alternativement à mesure qu'elle avance.

Cette manœuvre, que j'appelle quelquefois *secouer la main*, est indispensable à la plante du pied et aussi pour couper la peau flasque et mobile du cadavre, à moins d'avoir un excellent couteau. Elle est excessivement utile lorsqu'on cherche à détacher un lambeau en insinuant la lame, *à plat*, entre ce lambeau et l'os plus ou moins irrégulier auquel il est adhérent.

C'est en effet un privilège de la pointe du couteau de pouvoir pénétrer dans les anfractuosités et les gouttières osseuses. C'est pour ne pas savoir l'utiliser, que tant de chirurgiens massacrent les lambeaux des amputations sous-astragaliennes et tibio-tarsiennes. La pointe, dans ces opérations, est insinuée à plat entre les chairs et les os; elle marche *à petits pas*, agitée par les secousses de la main qui semble vouloir l'aiguiser sur la surface dure dont elle suit toutes les ondulations.

C'est encore avec l'extrémité du couteau que l'on complète l'incision circulaire des muscles dans les gouttières interosseuses de la jambe et de l'avant-bras, c'est-à-dire que l'on exécute le difficile du classique « 8 *de chiffre* » (ex. : AMPUTATION DE L'AVANT-BRAS).

Le rôle de la pointe dans les désarticulations est considérable, tant pour couper les ligaments extérieurs et intérieurs facilement accessibles, que pour pénétrer dans d'étroits interstices et diviser de très courts et très profonds ligaments interosseux. Dans ces divers cas, l'on agit spécialement par pression. Comme il faut quelquefois de la force, il est très souvent indiqué de limiter la pénétration de la lame, en la saisissant avec les doigts à une distance calculée de son extrémité (ex. : Désarticulation des métacarpiens).

Tous les élèves, aussitôt un interligne articulaire trouvé, essayent, s'il est serré, d'y introduire le bistouri et de l'ouvrir comme on ouvre une noix avec le bec d'un couteau. C'est un mouvement instinctif sans doute, qui fait abstraction de la résistance des moyens d'union et ne peut aboutir qu'à briser l'instrument.

Quelques petites désarticulations sont faites avantageusement avec le *bistouri droit à résection*, à lame très courte, dont la racine excavée sur les flancs se laisse tenir solidement comme un porte-plume par les doigts même mouillés de sang.

La main armée ainsi d'une solide lame de 2 ou 3 centimètres de long peut agir avec *force* et *précision*, car la faible longueur de la lame permet aux derniers doigts de prendre un point d'appui sur la partie malade elle-même. La manœuvre de ce petit couteau à long manche est, on le voit, absolument celle d'une plume à écrire ou d'un crayon ; elle permet d'extirper les os longs de la main et du pied, sans emporter la plus petite parcelle des muscles environnants, sans atteindre le moindre vaisseau.

La *main gauche de l'opérateur* intervient fréquemment pour faciliter le travail du couteau, soit en écartant les lèvres de la plaie, soit surtout en tendant et fixant les chairs à diviser. Ainsi, c'est avec la collaboration de cette main que s'accomplit la reprise qui termine la recoupe des muscles dans la méthode circulaire infundibuliforme (voy. fig. 107, p. 172).

Mais le rôle de la main gauche prend une importance extrême chaque fois que l'on veut dessiner ou tailler des lambeaux de dehors en dedans : c'est elle qui fixe les téguments pour qu'ils ne fuient pas devant le tranchant ; c'est elle qui ensuite, lorsque l'aponévrose a été divisée, soulève les muscles isolément ou en masse pour les offrir au couteau (ex. : Désarticulation de l'épaule).

Sans son concours, il serait impossible de désosser un moignon suivant les préceptes de Ravaton, Teale et Marcellin Duval. S'agit-il, par exemple, de tailler devant la jambe un grand lambeau carré comprenant absolument toutes les parties molles? Deux longues incisions longitudinales pénétrant jusqu'à l'os viennent rejoindre en bas une incision transversale également profonde : alors la main gauche, soulevant le bord droit du lambeau et cherchant à le décoller, permet à la lame, par une série d'incisions longitudinales, de s'insinuer à plat et en long entre l'os et les chairs, d'évider absolument la gouttière interosseuse. De même pour un lambeau externe (fig. 117, p. 183).

Lorsque l'on croit bon de garder, à la face profonde d'un lambeau charnu, une doublure périostique, il faut, après avoir incisé le périoste suivant un dessin convenable, le détacher de la surface osseuse à laquelle il adhère d'une façon très variable. Tantôt il suffit de pincer le bord du petit lambeau pour le décoller par traction; tantôt, au contraire, il est indispensable de recourir à l'action du *grattoir*, ou, tout au moins, du *talon* du couteau.

2° *Objets et instruments destinés à écarter et à protéger les parties molles.*

Ce sont les *mains d'un aide* que l'on emploie pour fixer les téguments au-dessus du lieu de l'amputation, pour les rétracter quand ils sont coupés, pour fixer de même et rétracter les muscles, à leur tour. Le temps du *bandage circulaire* est passé; mais les mains de l'aide doivent, tout en rétractant, s'appliquer à imiter l'action de ce bandage qui affermissait le membre *sans le déformer* et tendait, au contraire, à lui maintenir ou à lui donner la forme cylindrique.

L'aide rétracteur ayant embrassé le membre, le plus souvent dans un cercle formé des commissures du pouce et de l'index de ses deux mains, évitera donc d'enfoncer maladroitement le bout de ses doigts dans les parties molles. Il tiendra d'abord les téguments immobiles et les chairs fermes. Pendant la destruction des adhérences de la peau ou la section des muscles, au lieu de s'efforcer en vain de rétracter également sur toute la périphérie, l'aide se bornera à *agir du côté où travaille le couteau*, s'il veut se rendre véritablement utile et voir son action suivie d'effet.

Il n'est plus d'usage de changer plusieurs fois l'attitude du membre amputé, dans l'intention de couper tous les muscles pendant leur extension ou tous pendant leur relâchement.

Ce sont donc les mains d'un aide que l'on charge de rétracter les parties molles. A mesure que l'opération avance, on peut armer cet aide de *crochets mousses* et d'*érignes pointues*. Je n'aime pas qu'on se serve de pinces à mors plats dont la pression prépare incontestablement la gangrène.

Lorsqu'il ne reste plus que les os à diviser, certains instruments métalliques peuvent servir pour relever les parties molles et les protéger contre l'action de la scie. Dans les amputations à lambeau, les mains de l'aide sont suffisantes pour cet usage; cependant, comme la sciure d'os ne peut jouer dans une plaie que le rôle de corps étranger, il est bon d'envelopper les chairs du moignon dans une compresse qui sert également à les relever pendant qu'on scie les os. Toutefois l'emploi d'un simple linge peut être insuffisant; aussi se sert-on quelquefois de crochets mousses, de lames résistantes de bois ou de métal flexible, etc. Mais ces divers objets et instruments sont bien plus utiles pour exécuter les résections; nous aurons à en reparler.

La *compresse* dont on enveloppe les chairs du moignon doit être en linge *solide*. On la divise par un bout, en *deux chefs* s'il n'y a qu'un os à scier, comme au bras et à la cuisse; en *trois chefs* dont le médian très étroit, s'il y a deux os, comme à la jambe et à l'avant-bras.

Lorsque le membre amputé n'a qu'un os, on prend donc la compresse fendue, on la jette à cheval dessus ou dessous, peu importe; on en croise les chefs de manière à étrangler l'os et l'on ramène le tout sur les parties molles que l'on relève autant qu'il est nécessaire pour scier le plus haut possible (voy. fig. 134, p. 206).

Si le membre amputé a deux os, la compresse à trois chefs est préférable. Le petit chef médian doit avoir la largeur de l'espace interosseux; on l'introduira d'arrière en avant avec une pince ou avec le doigt, à travers l'ouverture faite au ligament interosseux; on croisera les chefs latéraux sur le devant du membre, puis par-dessus, l'on relèvera le chef médian.

Le tout, embrassé dans le cercle des deux mains de l'aide, sera rétracté avec intelligence.

Rarement on a l'occasion d'amputer le métacarpe ou le métatarse dans la continuité : si l'on avait à le faire, une petite compresse divisée en cinq chefs pour la main, en six pour le pied, pourrait être appliquée, comme on applique la compresse à trois chefs à la jambe et à l'avant-bras; mais au pied et à la main, le linge n'est guère utile que pour écarter la sciure d'os.

Quand on a à scier séparément l'un des os du métacarpe ou du métatarse, s'il s'agit d'un chef de file, il suffit de passer dessous une *sonde* de Blandin, une attelle protectrice ou un simple ruban (voy. AMPUTATION DU PREMIER MÉTATARSIEN); s'il s'agit d'un os enclavé, on est obligé de recourir à la cisaille ou à la scie à chaîne et de protéger les parties molles comme l'on peut.

3° *Manières de fixer les os que l'on veut scier.*

Il n'est pas difficile de fixer un os qui n'est point cassé, et il ne faut point d'instruments pour cela. L'aide rétracteur tient ferme à travers les chairs, pendant que l'assistant chargé de soutenir le membre qui va tomber, et la gauche de l'opérateur lui-même, fixent l'extrémité inférieure de l'os qu'il s'agit de scier. Il n'est pas difficile non plus de saisir un grand os intact pour le mouvoir afin de le désarticuler.

Mais lorsqu'on ampute ou que l'on désarticule un membre cassé, celui-ci se détache, ou à peu près, aussitôt qu'on a fini la section des chairs. Alors il reste à scier ou à désarticuler un bout d'os que l'on ne peut, le plus souvent, à cause de sa brièveté, saisir avec la main.

D'autre part, il se pratique des amputations mixtes, des désarticulations avec ablation consécutive des surfaces articulaires des os conservés. Ainsi, après la désarticulation du pied, on scie les malléoles et même une petite portion des os de la jambe; après la désarticulation du genou, on extirpe fréquemment la rotule et même les condyles. Ces différentes sections osseuses ne sont commodes et ne se font bien que si l'opérateur, armé d'un davier, saisit et fixe de la main gauche le bout libre de l'os qu'il scie de la main droite, pendant que l'aide qui rétracte les chairs dans la compresse s'efforce de son côté d'immobiliser la racine du membre.

Les os malades se laissent écraser par le davier quand on serre trop, mais en revanche les os malades sont généralement tendres à la scie.

Quand il s'agit de saisir un bout d'os fracturé dans la diaphyse,

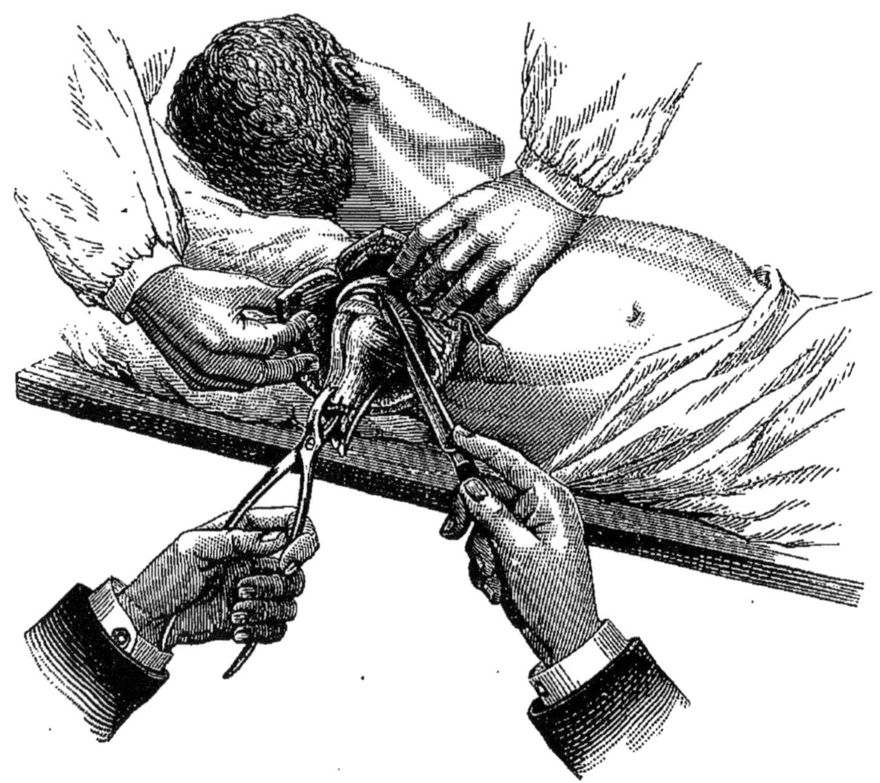

Fig. 131. — Usage du davier droit ordinaire pour fixer un os cassé.

un *davier droit* ordinaire est excellent si l'on introduit un de ses mors dans le canal médullaire (fig. 131). Au contraire, on ne peut saisir une épiphyse volumineuse qu'avec mon *davier à double articulation*, aujourd'hui répandu partout (fig. 132). Dans tous les cas, il faut tenir le davier dans l'axe de l'os et placer les mors de manière à bien résister au va-et-vient de la scie. C'est pour cela qu'il convient de saisir l'os ou par les côtés, ou, au contraire, mors dessus, mors dessous, suivant que la scie doit être manœuvrée horizontalement ou verticalement.

Un os flexible, comme le péroné, est aussi difficile à scier qu'une baguette de bois vert. On n'en vient à bout qu'en l'empêchant avec

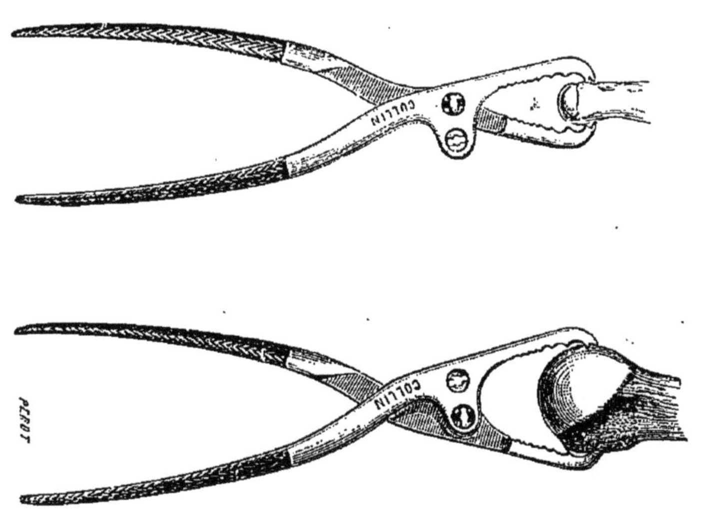

FIG. 132. — Mon davier pouvant saisir aussi bien un gros os qu'un petit, moyennant un simple changement d'articulation.

les doigts de se rapprocher du tibia. De la sorte, retenu par le ligament interosseux et repoussé par les doigts, le péroné ne pouvant plus osciller se laisse scier facilement.

4° *Instruments qui servent à diviser les os.*

Il n'est pas de mode en France de se servir de la large *scie à dos mobile* (fig. 133), si solide et si facile à manier; on lui préfère la *scie à arbre*. A mon avis, c'est à tort.

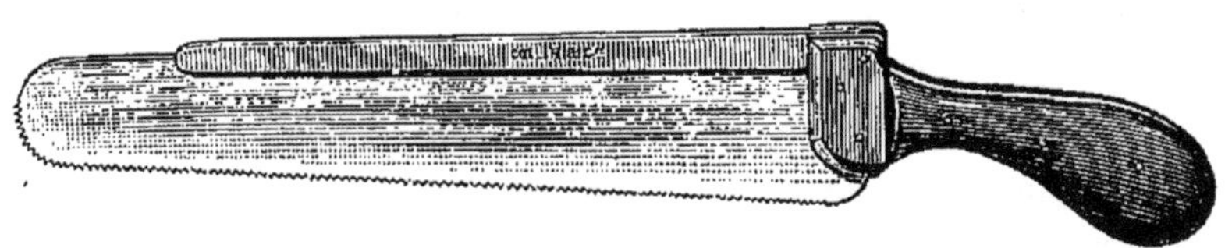

FIG. 133. — Scie à dos mobile.

Il est vrai que l'on peut adapter à la scie à arbre des lames minces et à dents très fines : c'est là son avantage. Mais ces lames se brisent quelquefois, aussi ne doit-on pas commencer une opération sans avoir au moins une lame de *rechange*. L'histoire nous apprend que Fabrice de Hilden, opérant à la campagne, ayant rompu sa scie, fut obligé d'envoyer, à plusieurs lieues, en chercher une autre. Dans un cas pareil, ce qu'il y a de mieux à faire, c'est de se procurer une scie fine chez un boucher ou un artisan voisin.

Il faut savoir qu'une lame récemment affûtée et vierge ne vaut pas celle qui a déjà été essayée, ne serait-ce qu'à scier un morceau de bois. Celle-ci glisse mieux, car un premier travail adoucit les morsures de la lime et ramène dans le rang les dents trop écartées.

Avant d'attaquer un os avec la scie à arbre, il faut tendre la lame, sans quoi elle vacillerait et ferait facilement une section courbe ou inclinée. L'arbre ou arc est parfaitement élastique s'il est d'acier bien trempé; mais, dans le cas contraire, si l'on n'a pas soin de détendre la lame dans l'intervalle des opérations, l'arbre cède peu à peu et perd son ressort. De là l'obligation, pour utiliser encore l'instrument, de faire raccourcir les anciens feuillets.

Les petits os longs du pied et de la main seront sciés avec une *lame fine*, montée ou non sur un arbre. Cela est bien préférable à l'emploi des pinces incisives de Liston, car celles-ci, agissant par pression, font trop souvent éclater l'os sur une grande partie de sa longueur.

Comment faut-il s'y prendre pour manœuvrer la scie? Nous voyons ici encore les deux mains du chirurgien s'entr'aider. C'est la droite qui tient le manche de l'instrument comme le manche du couteau; c'est la gauche qui éclaire le chemin et fixe la voie, tout en contribuant, quelquefois très utilement, à immobiliser le membre scié.

Lorsque les chairs sont coupées, enveloppées et rétractées, l'os exposé et fixé par les aides, le périoste divisé ou non, le chirurgien porte la main gauche dans la plaie, empaume les chairs sacrifiées (fig. 134) pour les refouler vers l'extrémité périphérique du membre, saisit l'os entre le pouce et l'index pour assurer son immobilité, allonge le pouce sur l'os jusque très près de la compresse qui enveloppe les chairs, fléchit la phalange unguéale et, avec l'ongle, guide la lame de la scie et la force à tracer une voie unique et bien située. L'ongle du pouce sera tenu appuyé perpendiculairement à l'os afin que la scie ne puisse monter dessus ni le mordre. Et même, si l'on emploie une lame très large, ce sera l'articulation phalangienne qui la guidera plutôt que l'ongle lui-même.

Que la section doive être transversale ou qu'elle doive être oblique, il faut toujours, en commençant, appliquer la scie comme si la section devait être perpendiculaire à la surface attaquée. Aussitôt

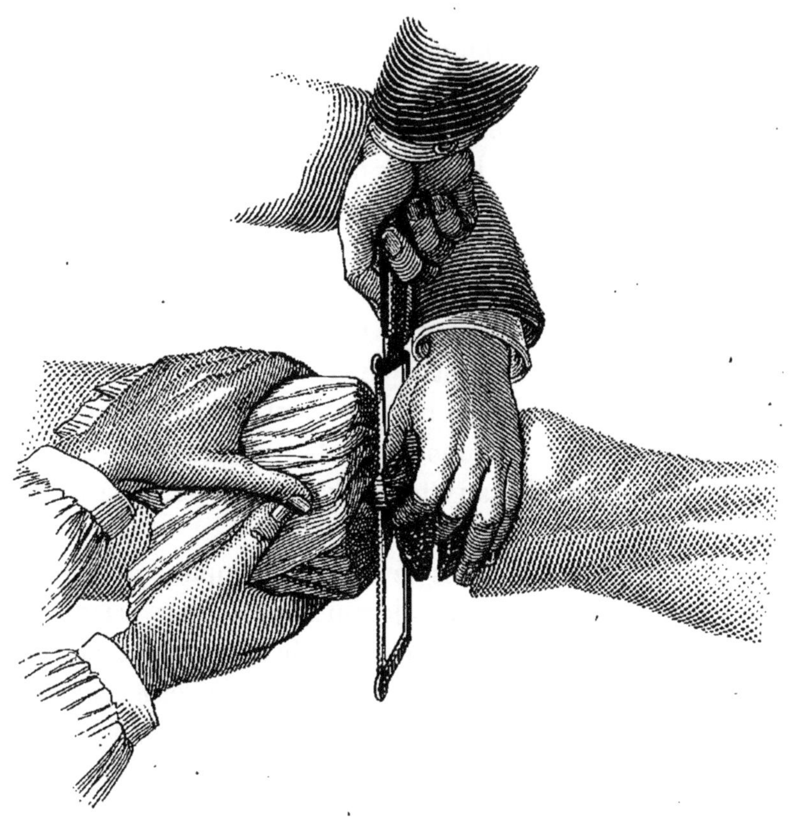

Fig. 134. — Manière de scier. Rôle de l'aide rétracteur. Travail des deux mains de l'opérateur vu de dos, placé en dehors de la cuisse droite, côté difficile pour la main gauche.

que la voie est tracée, que la scie a creusé un léger sillon suffisant pour l'empêcher de dérailler, mais trop peu profond pour s'opposer à l'inclinaison de la lame, on peut mettre le pouce gauche à son aise et hors d'atteinte, l'écarter quelque peu, et scier à volonté en inclinant la lame si c'est nécessaire.

Si l'on prétendait scier obliquement d'emblée, les dents de la scie mordraient le pouce guide et n'arriveraient que très difficilement à prendre voie.

Lorsque le pouce gauche est bien en place, c'est le talon de la scie qu'il convient d'appliquer sur l'os. On commence alors, *en tirant* et poussant alternativement, des mouvements de va-et-vient assez lents et très étendus, *d'un bout de la scie à l'autre;* on n'exerce aucune pression : le poids de l'instrument suffit pour le faire mordre. Une fois la voie tracée, on peut mettre *un peu* plus de force et aller un peu plus vite, mais toujours en utilisant toute la longueur de la lame.

Pour ne pas scier la compresse et les chairs qu'elle enveloppe, il faut la surveiller avec soin, la faire tirer davantage du côté menacé, placer au besoin des crochets métalliques, faire tout, en un mot, pour couper les os très haut et néanmoins respecter les parties molles du moignon.

Au moment où la scie est près de terminer son ouvrage, on revient à la légèreté de main du commencement, afin de ne pas faire éclater la mince portion d'os qui reste encore à diviser. Les aides qui fixent le membre doivent à ce moment redoubler d'attention. Celui qui soutient la partie enlevée vient-il à la relever, il serre la scie et en arrête les mouvements ; abandonne-t-il le membre à la pesanteur, l'os aux trois quarts scié se brise irrégulièrement.

Lorsqu'il y a deux os dans le membre amputé, il faut faire la voie sur le plus gros, puis, sans la quitter, toujours sciant, abaisser progressivement la denture au contact du plus mince et continuer comme s'il n'y en avait qu'un. L'on appuie d'abord également sur les deux, puis inégalement, de manière que le moins résistant et le moins solidement articulé se trouve scié le premier. On peut aussi sans inconvénient, et même quelquefois avec avantage, scier les deux os successivement, mais en commençant par le plus faible, afin que le poids du membre ne le brise pas.

La scie à arbre, armée d'un feuillet étroit, permet de *chantourner* même les os les plus durs. Cette pratique exige un peu d'exercice. Je n'hésite pas à la recommander chaque fois qu'il paraît bon d'arrondir les os pour éviter la perforation des lambeaux, faciliter leur affrontement, etc. Par exemple, dans l'amputation de jambe, après avoir divisé le péroné un peu haut, obliquement en bas et en dedans, on attaque la crête tibiale très haut, on l'entaille en dirigeant d'abord en bas et en arrière le trait de la *scie à chantourner* (fig. 135); puis, redressant peu à peu le plan de la scie, on divise transversalement la moelle, la face et l'angle externes, et l'on termine par l'angle interne que l'on arrondit en dirigeant la fin du trait en dedans et en haut.

Les *cisailles* tranchantes de Liston sont utiles pour enlever la

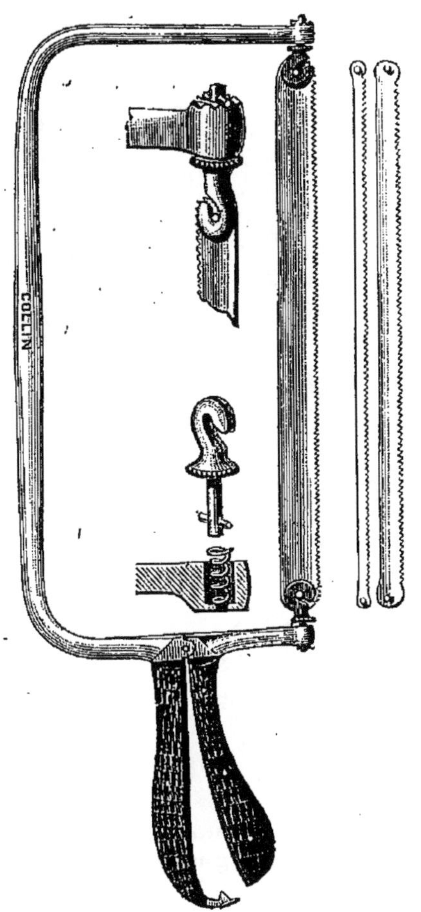

Fig. 135. — Ma scie à tout faire : sections transversales, obliques et courbes. C'est le feuillet le plus étroit qui permet de chantourner.

pointe que la scie laisse quelquefois, surtout lorsque l'aide qui tient le membre l'abandonne et fait maladroitement éclater l'os bien avant que la section en soit terminée. Les cisailles à mors croisés, comme ceux des ciseaux, ou les pinces incisives à mors simplement rapprochés, comme ceux des tricoises, peuvent servir. Pour rogner une saillie osseuse, l'un des mors correspond aux chairs et l'autre au bout de l'os sur lequel il doit s'appliquer par son côté plat afin de raser l'esquille par le pied. Comme les cisailles ont de la tendance à ressauter par-dessus la pointe osseuse, il est bon, pendant que la main droite serre, de les tenir appuyées avec le pouce

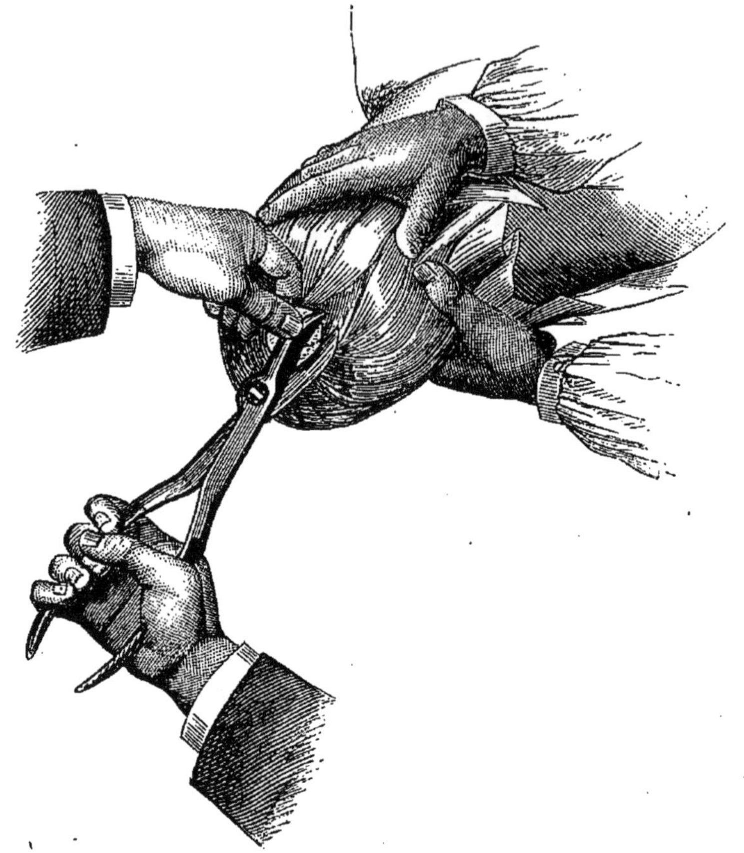

Fig. 136. — Manière de rogner aux cisailles la pointe que peut avoir laissée la scie. Le pouce gauche empêche le ressaut.

gauche, et aussi de fermer les yeux pour ne pas y recevoir d'éclats (fig. 136).

Les cisailles servent encore à trancher de petits os sans l'aide de la scie.

Je ne conseillerai à personne de couper des pièces résistantes avec ces énormes cisailles dont les branches sont rapprochées par une vis puissante. C'est un moyen dangereux, car l'instrument peut voler en éclats.

Les os spongieux, ceux des enfants, des vieillards, ceux qui avoisinent les tumeurs blanches, sont faciles à diviser et quelquefois si tendres, qu'ils cèdent à quelques traits de scie. La mâchoire inférieure est au contraire excessivement dure.

5° *Instruments et objets destinés à l'hémostase définitive, au parage et au pansement.*

Je ne ferai que les énumérer. Pour lier ou tordre les vaisseaux, l'opérateur doit avoir à sa disposition des *pinces*, un *ténaculum* et des *fils* absorbables de *catgut* ou non absorbables de soie, de chanvre ou de lin parfaitement aseptiques. En général, on peut se dispenser de recourir aux ingénieux *ligateurs* de Bigelow, de Cintrat, etc.

Le parage du moignon exige des *pinces à griffes* et des *ciseaux* pour réséquer les nerfs, les tendons flottants, les chairs exubérantes ou déchiquetées dont la vitalité paraît mal assurée, pour extirper les culs-de-sac fongueux. A la suite de certaines désarticulations qui sont vouées à la suppuration, un grattoir est nécessaire pour enlever le cartilage.

Si l'on recherche la réunion rapide, il faut établir le contact des lambeaux à l'aide des sutures à simple, double ou triple étage. Des *aiguilles* de forme et de dimensions variées sont alors indispensables, ainsi que des fils végétaux, animaux ou métalliques. Je n'ai pas à parler ici des objets de pansement proprement dits.

ARTICLE V

HÉMOSTASE PENDANT L OPÉRATION

Les chirurgiens des premiers âges ne pratiquaient pour ainsi dire jamais d'amputations : ils se bornaient, dans les cas de gangrène d'un membre, à imiter les procédés de la nature en retranchant la partie mortifiée, sans verser une goutte de sang. C'est que, pour eux, les hémorrhagies immédiates qui résultent de la section des grosses artères constituaient un obstacle insurmontable.

Quel que soit le lieu d'une amputation, il y a deux conditions à remplir : 1° empêcher l'hémorrhagie; 2° conserver des parties molles en quantité suffisante pour bien recouvrir le bout du squelette. Tant qu'on ne sut pas se rendre maître du sang, pendant et après l'opération, personne ne s'appliqua au perfectionnement du manuel opératoire.

A. Paré, on peut le dire sans trop errer, imagina : 1° de suspendre le cours du sang dans l'artère principale du membre en faisant la constriction circulaire assez énergique pour « probiber l'hémorrhagie » ; et 2° de substituer à la cautérisation de la surface vive du moignon la ligature des bouts artériels coupés.

C'est ici le lieu de traiter d'une manière générale des moyens dont nous disposons pour assurer l'hémostase *pendant* l'opération, ou, si l'on veut, pour épargner le plus possible le sang de l'amputé. Car non seulement l'hémorrhagie qui suit la section des artères est très gênante pour l'opérateur; non seulement elle peut être assez abondante pour ôter subitement la vie à l'opéré; mais encore, quoique modérée, elle affaiblit presque toujours inopportunément le blessé.

Des moyens de suspendre le cours du sang, le plus radical, employé assez souvent à la fin du dix-huitième siècle, consiste à faire la ligature préventive et définitive du tronc artériel principal au niveau de la racine du membre qui va être amputé. Il est des cas où cette manière de faire s'impose, mais ils sont rares.

Lorsqu'on ampute un membre à petits coups avec le bistouri, il est possible de lier les artères à mesure qu'on les découvre et, par ce moyen, de ne faire perdre au malade que du sang veineux. Ainsi firent quelquefois Desault, Chopart, Larrey, Scharp et *tutti quanti;* ainsi font volontiers maintenant, Marcellin Duval, Verneuil et d'autres sans doute, depuis la publication des travaux inspirés par ces derniers (voy. Thèse de Pillet, Paris, 1873).

Cette manière de faire rend l'opération plus longue et surtout plus difficile, mais elle offre quelquefois de tels avantages, qu'il n'y a pas à hésiter à l'employer. Verneuil s'était fait le champion de cette pratique après avoir observé quelques cas de phlébite causée par la compression digitale, ordinairement bien innocente.

Mais jusqu'à présent, à tort et à raison, il a trouvé assez peu d'imitateurs : à tort, lorsqu'il s'agit d'amputer près de la racine d'un membre et de couper une artère énorme, difficile à comprimer; à raison, lorsque, et c'est l'ordinaire, la compression possible est assurée par la collaboration et la présence de plusieurs aides expérimentés ou par l'action d'un appareil fidèle. C'est ce que Verneuil a été le premier à reconnaître, après la vulgarisation de la méthode d'Esmarch.

La compression des artères primitives des membres peut se faire de plusieurs manières : 1° par un lien circulaire très serré, inextensible ou mieux élastique; 2° par l'application d'un compresseur ou tourniquet à pelote, surveillé et maintenu par un aide; 3° enfin par les doigts d'un aide exercé.

1° *Lien circulaire.*

Méthode d'Esmarch. — L'application d'un lien circulaire autour de la racine du membre à amputer date de bien longtemps. Morel (siège de Besançon, 1674) paraît être le premier qui perfectionna ce mode de constriction en le transformant en garrot. Aujourd'hui, c'est d'après la méthode d'Esmarch que se fait l'application du lien circulaire.

Cette méthode permet ce que l'on n'avait pu obtenir avant l'emploi du caoutchouc[1], à savoir, la conservation du sang contenu dans le membre amputé par l'expression préalable de ce membre.

Voici en quoi elle consiste : le malade étant anesthésié, une longue bande de caoutchouc ou de tissu de caoutchouc est enroulée autour du membre malade, depuis l'extrémité jusqu'à la racine. La bande doit être assez longue pour décrire un grand nombre de tours, et assez serrée pour que tout le sang soit refoulé dans le corps du malade, ce qui n'est ni long, ni difficile. L'*expression préalable* étant réalisée, il faut, avant d'ôter la bande pour découvrir la partie à amputer, empêcher le retour du sang et par conséquent appliquer autour de la racine du membre un lien circulaire assez serré. On arrive à ce but à l'aide d'une lanière ou d'un fort tube de caoutchouc qui décrit un nombre de tours suffisants et dont on réunit solidement les extrémités. Le membre débarrassé de

1. Voyez l'historique de cette question. *Bulletins de la Soc. de chir.*, 1873.

la bande compressive reste exsangue aussi longtemps que le lien circulaire qui l'étrangle reste appliqué. On peut donc amputer à sec, en conservant les deux tiers du sang tout à l'heure contenu dans la partie enlevée : soit environ 200 grammes pour le membre inférieur tout entier.

Cet excellent procédé, qui économise d'abord un peu de sang et rend l'opération très facile, ne convient évidemment pas à tous les cas, et ne saurait autoriser l'absence d'un aide capable de faire la compression digitale. En effet, il est difficile d'appliquer le lien constricteur quand on ampute les membres très près de leur racine et cela empêche la rétraction des muscles; il ne paraît ni facile ni prudent de refouler les liquides plus ou moins septiques d'un membre broyé ou phlegmoneux, etc. Enfin, l'amputation terminée, il faut rétablir la circulation pour découvrir les artérioles innominées ou anormales et par conséquent enlever le lien constricteur. Un aide capable de faire la compression digitale, si les artérioles à lier sont nombreuses ou difficiles à saisir, ce que l'on ne peut prévoir, sera donc toujours utile, sinon indispensable.

Le principal inconvénient de la bande d'Esmarch, celui qui en a restreint considérablement l'usage, c'est l'*hémorrhagie en nappe abondante et prolongée* qui inonde la plaie après l'enlèvement du lien circulaire.

J'ai vu F. Guyon appliquer la bande et le lien élastique *au-dessous* du lieu de l'amputation. On épargne ainsi le sang de la partie sacrifiée, il n'y a pas de pluie hémorrhagique post-opératoire; bien entendu, il fait comprimer l'artère à la racine du membre.

2° *Compresseur.*

Les compresseurs à pelote construits depuis J.-L. Petit diffèrent du lien circulaire en ce que leur compression s'exerce principalement ou exclusivement sur la région de l'artère. On en trouvera la description et le mode d'application dans les traités de petite chirurgie. Il est bon, utile, indispensable même, de faire surveiller le compresseur appliqué, afin de l'empêcher de se déplacer par les mouvements qu'on est toujours obligé de faire subir au membre amputé. Quant au lieu où il convient d'appliquer la pelote, c'est là même où la compression digitale doit être faite et nous allons l'indiquer.

3° *Compression digitale.*

Un certain nombre d'artères, sans parler des artérioles de la face et du crâne, peuvent être comprimées efficacement avec les doigts ou des appareils : telles sont la sous-clavière, l'humérale à partir de son origine, l'aorte abdominale, la fémorale au pli de l'aine, etc. Bien que la compression de plusieurs autres artères ne soit pas applicable aux amputations, je crois néanmoins devoir en parler brièvement.

La tibiale postérieure a été bien souvent ouverte involontairement par les ténotomistes : sa compression dans la gouttière rétro-malléolaire interne a, je crois, toujours été efficace.

Les artères radiale et cubitale peuvent être comprimées, soit avec les doigts pendant une opération sur la main, soit avec un appareil, pour remédier à une perte de sang. J'ai réussi de la façon suivante à arrêter une hémorrhagie de la paume de la main. Un bouchon de liège mouillé et souple ayant été fendu, les deux demi-cylindres furent appliqués par la face convexe dans les gouttières qui répondent au trajet des artères. Par-dessus les demi-bouchons et en travers de l'avant-bras fut placée une petite attelle de 15 centimètres. Une attelle pareille, mais bien rembourrée, ayant été disposée dans le même sens derrière le membre, les deux furent rapprochées par un anneau de caoutchouc placé à chaque bout. L'avant-bras était saisi comme entre les branches d'un casse-noix.

On peut avoir besoin de comprimer la *carotide* pour un anévrysme ou pour une plaie de la région cervicale. On cherchera avec le bout des doigts à aplatir cette artère devant les apophyses transverses des vertèbres cervicales. Mais on réussira difficilement, soit à cause du volume du corps thyroïde, soit plus souvent à cause de la douleur, malgré la précaution recommandée de changer de temps en temps le lieu de la pression.

Sur quelques sujets maigres on peut, entre les doigts enfoncés dans la fossette sus-sternale ou plus haut très près du larynx, et le pouce placé en dehors du sterno-mastoïdien, pincer à la fois les vaisseaux et le muscle et suspendre la circulation sans comprimer les nerfs pneumogastrique et autres sur les vertèbres (Rouge, de Lausanne) (fig. 137).

Pour faire ainsi la compression, les bouts des doigts s'appliquent sur le bord antérieur du sterno-mastoïdien, refoulent la peau en dedans et s'enfoncent, le plus près possible des voies respiratoires, jusqu'à la colonne, qu'il faut sentir. Si cela est bien fait, le paquet

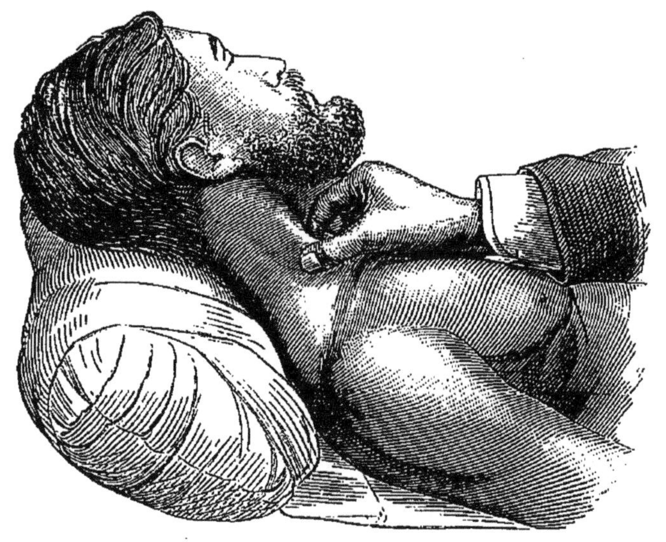

Fig. 137. — Compression de l'artère carotide primitive par pincement.

vasculo-nerveux tout entier est refoulé en dehors avec le muscle : il n'y a plus qu'à rapprocher le pouce des doigts pour pincer le muscle et les vaisseaux.

Un malade persévérant et ingénieux du docteur Cazin (*Société de chirurgie*, 1878) est arrivé à se guérir d'un anévrysme artério-veineux intracrânien, en se comprimant lui-même la carotide, pendant des heures et des journées, à l'aide d'un long cachet terminé par une vulgaire balle creuse de caoutchouc.

Règles générales. — Pour comprimer avec les doigts, il y a quelques règles indispensables à connaître et peu ou point indiquées par les auteurs. On dit généralement : efforcez-vous de ne comprimer que l'artère. Précepte sage, mais vain, car il est presque impossible à mettre en pratique. Pourtant, il convient de s'appliquer à porter le doigt ou l'agent compresseur directement sur l'artère. Il faut donc commencer par déterminer le trajet de celle-ci à l'aide des points de repère extérieurs (voy. LIGATURES) et à l'aide du palper.

Les doigts de celui qui comprime doivent avoir les *ongles courts*, et, je le dirai dès à présent, pour éviter d'excorier la peau ou de contondre les parties profondes, il est souvent utile de comprimer à travers un morceau de peau souple ou de tissu doux, mais assez mince pour ne pas nuire à la sensibilité tactile du bout des doigts. Car « moins il y a d'intermédiaire entre la main de l'opérateur et la partie sur laquelle il opère, et plus l'opération est sûrement pratiquée. » (Desault.)

On peut comprimer avec la pulpe du pouce et des doigts, on peut aussi se servir de leur face dorsale : c'est même un bon moyen pour la fémorale et l'aorte.

On arrive toujours et l'on doit arriver à sentir les battements du vaisseau à travers les téguments. Mais quand on met le doigt sur le trajet présumé d'une artère recouverte de téguments un peu épais, il faut savoir attendre quelques secondes pendant lesquelles le doigt fait son trou dans les parties molles dépressibles. C'est, en effet, après un certain temps de compression très légère qu'on arrive à bien sentir les battements artériels. En continuant cette compression modérée avec patience et à la même place, on sent bientôt un frémissement ou frottement qui se produit, déterminé par le rétrécissement du vaisseau ; puis le frémissement disparaît : les parois artérielles sont au contact et l'ondée sanguine vient à chaque pulsation frapper le doigt qui comprime. Autant que possible il faut que le doigt compresseur conserve sa sensibilité, afin de percevoir cette sensation pendant toute la durée de l'opération. Il convient donc de comprimer légèrement pour éviter la fatigue. « La force la moins considérable suffit pour arrêter le cours du sang dans les plus grosses artères, si l'on agit immédiatement sur elles et sur une direction perpendiculaire à la surface qui doit servir de point d'appui. » (Sabatier, Dupuytren.)

Une fois l'artère aplatie sur l'os sous-jacent, il est aussi inutile d'augmenter la pression que de continuer à frapper sur un clou qui a rencontré un obstacle invincible. Donc, n'appuyez que juste assez pour arrêter le cours du sang; ne remuez pas, ne songez qu'à percevoir d'une façon continue le choc qui vient périodiquement frapper et s'anéantir sur votre doigt.

Ne pas remuer est facile si le malade ne remue pas lui-même, mais ne pas mettre de la force est plus difficile, surtout quand l'opération dure quelque temps.

Un aide peu expérimenté ne manque pas de redoubler d'efforts lorsque dès les premiers coups de couteau il voit le sang veineux du membre sacrifié couler en abondance. Cet écoulement est inévitable; que tout à l'heure il n'y ait pas de jets artériels, c'est tout ce qu'il faut.

Celui qui comprime a besoin d'avoir vue sur la plaie, sans quoi, n'étant pas sûr de faire assez, il s'épuise en efforts superflus.

La seule manière de ne pas se fatiguer en comprimant une artère est de bien se placer, pour agir passivement de son propre poids et non pas à l'aide des muscles de l'avant-bras tendu. C'est pour cela que l'aide compresseur se tiendra debout, montera sur une chaise ou même se mettra à genoux sur le lit de l'opéré (comme me le fit faire un jour Voillemier), afin d'être obligé de se pencher en bas et d'allonger les bras verticalement pour appuyer, de tout son poids s'il le faut, sur le trajet de l'artère.

a. — L'artère *sous-clavière*, ainsi que l'a montré Camper, peut être comprimée chez presque tous les sujets au-dessus de la clavicule, sur la première côte, avec un cachet ou avec le pouce de n'importe quelle main. Le malade étant supposé couché sur un lit garni de deux oreillers au plus, le chirurgien chargé de la compression se placera du côté à comprimer, assez loin derrière la tête : il se tiendra debout, monté sur un tabouret, le bras tendu, le poing fermé, le pouce ou le cachet sur l'artère et le corps assez incliné pour former arc-boutant et transmettre au vaisseau une partie de son poids.

Pour rendre cette compression possible et efficace, le moignon de l'épaule doit être *abaissé* et *rester abaissé* pendant toute la durée de l'opération; il faut aussi détourner la face du malade pour relâcher le muscle cléido-mastoïdien. C'est en effet très près et en dehors du bord externe de ce muscle, un peu en dedans du milieu claviculaire, à $0^{m},06$ de l'articulation sternale, qu'il faut appliquer le doigt (fig. 138).

Grâce à la position indiquée, la compression se fait perpendiculairement à la face supérieure de la première côte. Si l'on se sert du pouce et si l'aponévrose omo-claviculaire n'est pas trop résistante, le bout du doigt pénètre et sent qu'il pénètre dans l'intervalle des muscles scalènes; le tubercule costal est même assez souvent perçu.

Bien que la compression de cette artère soit difficile, quelquefois

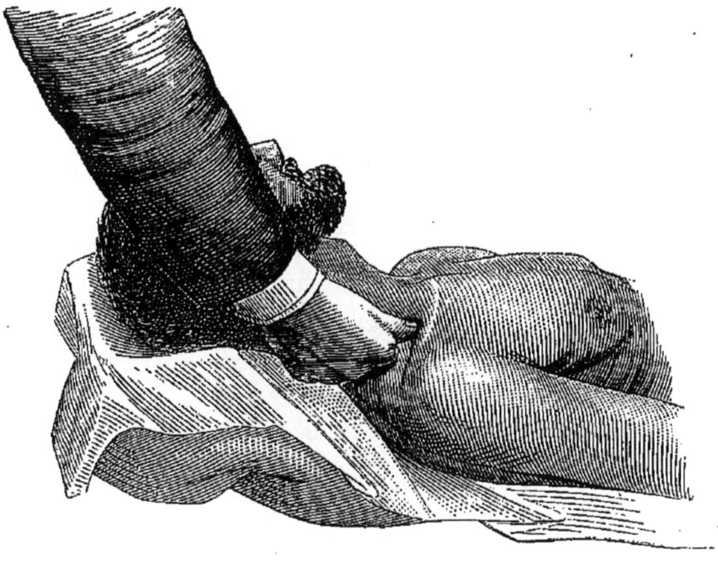

Fig. 138. — Compression de l'artère sous-clavière sur la première côte.

irréalisable et souvent infidèle, il faut cependant s'exercer à la pratiquer, car, dans certains cas urgents, elle peut être et elle a été la seule ressource du chirurgien.

b. — L'*artère brachiale* est très facilement comprimée sur la partie supérieure de la face interne de l'humérus; mais comme on ne peut pas agir en s'appuyant passivement sur le membre, c'est bien l'artère la plus fatigante à comprimer longtemps. Il faut, en effet, pincer le bras entre le pouce placé en dehors et les doigts placés en dedans sur l'artère et par conséquent comprimer avec les muscles fléchisseurs des doigts. En général, on se sert des deux mains empoignant le bras, l'une en avant, l'autre en arrière, et se renforçant mutuellement. De cette manière, l'artère ne peut guère échapper à la compression en glissant, ce qu'elle fait très bien quand on n'emploie qu'une seule main. Si le bras pouvait reposer immobile sur un plan résistant, on aurait plus de facilité et moins de peine à comprimer l'artère brachiale. Aussi, toutes les fois que cela

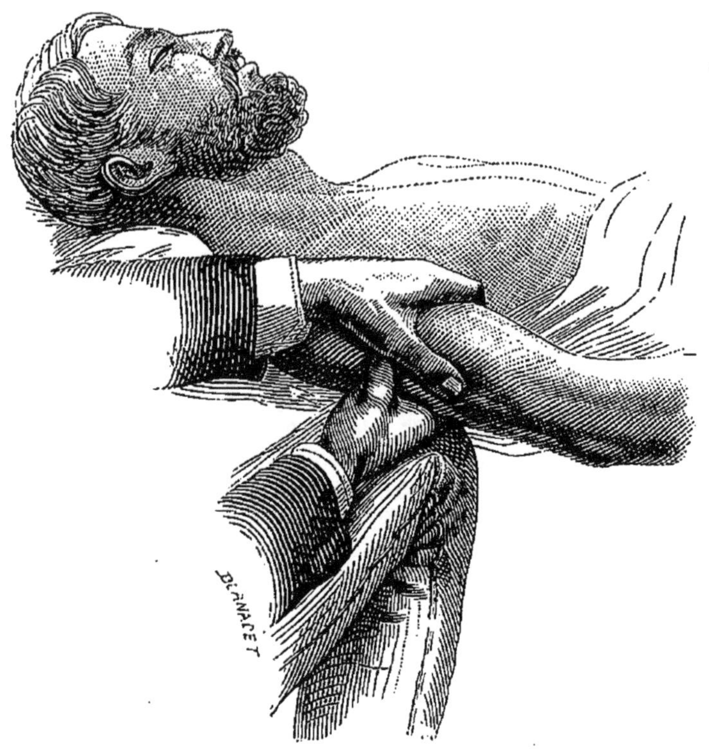

Fig. 159. — Compression de l'artère humérale à deux mains.
Le bras est appuyé sur le genou.

sera possible, l'aide compresseur mettra le pied sur un tabouret ou sur la barre du lit, et sur le genou ainsi fléchi et suffisamment élevé il appuiera le bras du malade (fig. 159).

c. — Pour comprimer l'*aorte abdominale*, même en dehors des hémorrhagies puerpérales, on peut se servir d'un cachet ou du poing appuyant par la face dorsale des grandes phalanges. C'est ici surtout qu'il est nécessaire de se mettre à genoux sur le lit du malade et de se laisser tomber de tout son poids sur l'artère. On appliquera le cachet, le poing ou simplement le bout des doigts immédiatement au-dessous de l'ombilic. La paroi antérieure de l'abdomen sera relâchée par une flexion légère du tronc, car l'efficacité de la compression dépend beaucoup de la dépressibilité de cette paroi. Un grand nombre de compresseurs ont été inventés pour l'aorte abdominale par Pancoast, Nélaton, Lister, Esmarch, Brandis, etc.

d. — L'*artère fémorale* est certainement très facile à comprimer sur le pubis et l'éminence ilio-pectinée, juste dans le pli de

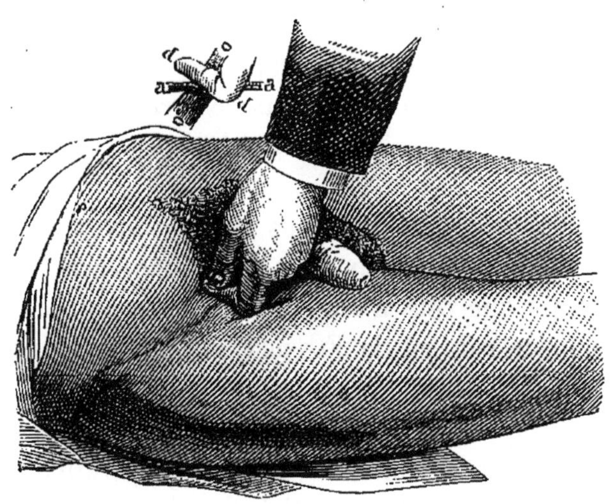

Fig. 140. — Compression de l'artère fémorale sur le pubis. — *d d*, le doigt index croisant l'artère *a a* et l'os pubis *o o*.

l'aine. On est cependant gêné quelquefois par les ganglions lymphatiques. La compression se fait *le plus haut possible*.

Ordinairement on se sert des extrémités des quatre doigts, échelonnées sur l'artère; mais le doigt placé le plus haut fait seul toute la besogne et les trois autres se fatiguent à ne rien faire. Je comprime volontiers cette artère avec le dos des deux dernières phalanges de l'index appliquées de manière à croiser à angle aigu à la fois la direction de l'artère et celle du pubis sur lequel elles sont à cheval. Le poids du corps est transmis à cette espèce de pelote sensible par la première phalange du même doigt, et surtout par le pouce qui vient s'appuyer sur la pulpe terminale (fig. 140.) Lorsque la main est fatiguée, elle reste en place néanmoins, mais pourtant se repose, car les doigts de l'autre main viennent exercer la compression en prenant la place du pouce sur les phalanges de l'index. Par ce procédé qui épargne les forces, le doigt compresseur ne change pas de place, par conséquent il ne froisse pas la peau du malade; il n'abandonne pas non plus l'artère, car il la croise, faisant avec elle et le pubis une étoile à six branches.

Quelle que soit la manière dont l'aide compresseur se serve de ses doigts pour aplatir la fémorale, il devra se tenir très près du malade et dans une position assez élevée pour que son bras tombe presque verticalement sur le pli de l'aine. La nécessité fait que l'on ne peut pas toujours se placer du côté opéré. Dans tous les cas, montez plutôt sur le lit du malade que d'essayer de comprimer à bras tendu horizontalement. Rappelez-vous aussi qu'il faut comprimer sur l'os et non au-dessous; exercez donc votre pression un peu comme s'il s'agissait de refouler une hernie du côté de la fosse iliaque.

En terminant cet article, nous devons dire que l'on peut arriver à suspendre la circulation dans les membres à l'aide de positions forcées, mais que cela n'est pas applicable aux amputations (voy., sur la Compression et la Flexion, *Archives générales de médecine*, 1876, Fischer, de Hanovre).

Enfin, quelque sûr que le chirurgien soit de ses aides, il ne s'embarque plus aujourd'hui dans une opération sans avoir à sa disposition une grande quantité de pinces à pression continue, *pinces hémostatiques*, dont il use si le moindre vaisseau jette du sang. Autrefois, privé de ces instruments si simples et si précieux, l'opérateur en présence d'une compression mal faite devait s'interrompre pour lier les artérioles à mesure qu'il les coupait.

ARTICLE VI

LE CHIRURGIEN ET SES AIDES, L'OPÉRÉ ET L'OPÉRATION

Les longues généralités qui précèdent vont enfin me permettre, tout en les complétant, de tracer un tableau rapide de l'ensemble et des détails d'une amputation.

Lecteur, pour oser jamais entreprendre une grande opération, votre éducation anatomique et chirurgicale doit être suffisante. Sans connaissances anatomiques, dit A. Cooper, vous ne faites point votre devoir à l'égard de la société et vous manquez de base pour votre avancement et vos succès. D'autre part, c'est la clinique seule qui peut vous apprendre à reconnaître la gravité d'une tumeur ou d'une blessure et à poser l'indication d'une amputation.

Quand, en présence d'un blessé, l'idée de l'opportunité d'une amputation vous viendra, gardez-vous de prononcer hâtivement le moindre mot. Recueillez-vous sur place; rentrez au besoin dans votre cabinet : rien ne vous force à opérer, personne ne connaît encore votre pensée; réalisez votre libre arbitre maximum pour vous déterminer. On voit des chirurgiens rendre les malades victimes de leur premier mouvement, de leur parti trop tôt pris et de leur prétention à l'infaillibilité de prime saut. On voit aussi de grands blessés se refuser à une opération et guérir, à la barbe du chirurgien qui avait délibéré trop vite de les amputer.

Soyez donc circonspects; mais une fois votre détermination prise, et prise en temps utile, une fois l'indication d'opérer reconnue et la confiance du malade gagnée, ne songez plus qu'à l'opération elle-même.

Parmi les procédés qui se présenteront à votre esprit, ou que vous trouverez dans vos auteurs, choisissez le meilleur pour le patient. Pourtant, songez aussi à vous-même qui pouvez défaillir, plutôt peut-être dans ce procédé que dans un autre plus facile. N'hésitez pas à improviser au besoin, car, dit A. Paré, « c'est lascheté trop reprochable de s'arrester à l'invention des premiers.... »

Mais, quoi que vous décidiez, quels que soient vos projets, tâchez que leur irréussite même soit suivie de quelque avantage.

Ce serait s'exposer à bien des embarras que d'entreprendre une grande opération dans une pièce sombre et mal aérée, étroite ou encombrée de meubles. Le chirurgien, en effet, a besoin de lumière et d'espace pour lui et pour ses aides; le malade chloroformé peut avoir soudainement besoin d'air.

Voici quelle sera votre conduite si vous opérez en ville.

Votre malade sera placé dans une chambre à cheminée, vaste, calme, bien aérée et éclairée par une ou plusieurs fenêtres s'ouvrant sur le dehors.

Dans cette chambre, le plus souvent, vous ferez dresser devant vous le lit d'opération, dont les éléments auront été préparés et désignés d'avance. Ce lit, placé au milieu de la pièce, en face de la fenêtre, doit être étroit, afin qu'on puisse facilement circuler et aborder le malade dans tous les sens. Une porte d'appartement, solide, démontée et placée sur deux tréteaux, avec un matelas de même dimension, a bien souvent constitué le meilleur lit d'amputation qu'on puisse se procurer, car, je le répète, ce lit doit être élevé, étroit, transportable, ferme et abordable de tous côtés. Le parquet sera garni d'une toile imperméable recouverte de plusieurs pièces de linge pour absorber le sang et les liquides répandus.

A l'heure précise fixée pour l'opération, le chirurgien arrive chez le malade. Il entre seul dans sa chambre pendant que les aides, restés à l'écart, préparent les instruments, qu'il ne faut jamais offrir ostensiblement à la vue du patient. Les rois eux-mêmes ne furent pas tous braves devant l'arsenal chirurgical. Témoin Louis XIII qui s'enfuit en voyant l'appareil de la circoncision.

Après s'être assuré que le lit d'opération est prêt, solide et bien placé, que tous les préparatifs recommandés à la famille ont été faits, c'est-à-dire que le linge, l'eau chaude, l'eau froide, les agents antiseptiques, etc., etc., ne sauraient lui manquer, le chirurgien revient auprès de ses aides visiter ses instruments et constater qu'il a bien tout ce qu'il lui faut pour diviser les *chairs* (couteau) et les *os* (scie), pour *saisir* les artères (pinces) et les *lier* (fils). Il examine ses principaux instruments un à un pour s'assurer qu'ils ne le trahiront pas, et passe en revue les pièces destinées au pansement. Enfin, il explique à ses aides ce qu'il va faire et comment ils devront l'aider.

Heureux le jeune chirurgien qui fait ses premières armes avec l'assistance d'un praticien bienveillant et habitué aux opérations! L'opérateur trouve dans les cheveux blancs de son aide une égide pour sa responsabilité et contre ses défaillances. Sa main en est plus ferme, son regard plus assuré, son esprit plus lucide.

Parmi les aides, il en est d'utiles et d'indispensables. Les premiers peuvent, à la rigueur, être étrangers à l'art de guérir, les seconds, au contraire, doivent être déjà loin de leurs premières études. A moins de l'urgence la plus absolue, un chirurgien instruit ne sera jamais assez imprudent pour s'engager dans une grande opération sans être assisté de deux confrères au moins, l'un pour donner le chloroforme, l'autre pour assurer l'hémostase, soit en comprimant l'artère, soit en surveillant simplement l'action du compresseur mécanique. Je suppose, bien entendu, en exigeant ces deux aides, que le chloroforme doit être donné, c'est-à-dire que l'anesthésie locale est irréalisable, que l'opération sera longue, douloureuse, que l'examen du cœur, des poumons et de l'état général du malade n'a révélé aucune contre-indication à l'endroit des anesthésiques, enfin que le malade est à jeun et calme, au physique et au moral.

« Si vous briguez, écrit Druitt, l'honneur de comparaître devant le procureur (pour homicide), chloroformisez assise une grosse femme d'âge moyen, étouffée dans son corset et ses jupons, émue, essoufflée et tout en nage, qui vient d'accourir pour se faire arracher une dent. »

L'aide chargé du *chloroforme*, bien que soumis à la surveillance de l'opérateur seul responsable, assume une lourde tâche : endormir complètement le malade et le maintenir immobile pendant toute la durée de l'opération, tout en surveillant la respiration et la circulation. A l'étranger, à Paris même, les chirurgiens qui opèrent en ville aiment à confier l'anesthésie à un confrère expérimenté, véritable chloroformisateur spécialiste.

On meurt du chloroforme, par syncope cardiaque ou par asphyxie, et peut-être encore autrement, à toutes les périodes et par conséquent à tous les degrés de la chloroformisation. L'asphyxie peut être d'origine centrale (arrêt de la respiration) ou d'origine périphérique (spasme du larynx ou occlusion paralytique).

La mort arrive fréquemment par défaut de surveillance du pouls et de la respiration, dont le ralentissement ordinaire ne doit pas dépasser certaines limites.

Les secours donnés à temps et suffisamment prolongés sont souvent efficaces (électrisation, excitants périphériques, déclivité du tronc, respiration artificielle continuée sans découragement pendant des heures).

Avant de prendre place à la tête du malade, qui doit toujours être dans le *décubitus dorsal*, le chloroformisateur s'assurera par lui-même, comme déjà le chirurgien l'a dû faire, que la fenêtre de la pièce s'ouvre facilement et que rien ne l'encombre; il placera à sa portée un vase plein d'eau froide, pour en projeter sur la peau de l'opéré au moindre signe d'arrêt de la respiration ou de la circulation; il aura dans sa poche un bouchon de liège pour tenir les dents écartées, et à sa boutonnière une pince à anneaux pour saisir et attirer la langue au dehors, si le patient vient à râler; enfin il s'assurera que l'oreiller qui soutient la tête de l'opéré pourrait être enlevé en un tour de main à la moindre menace de syncope. Alors il découvrira le cou, le haut de la poitrine, et enlèvera tous liens constricteurs pouvant gêner les mouvements respiratoires du thorax et de l'abdomen.

Tous ces préparatifs faits, et je n'indique que les plus importants, le chloroforme, apporté en *quantité surabondante*, sera administré suivant les règles si souvent rééditées et si souvent mises en pratique dans nos hôpitaux, où tout le monde peut acquérir l'expérience indispensable[1].

L'aide expérimenté chargé du chloroforme, après avoir pris toutes ses précautions, ne doit pas avoir peur de son agent; il doit le donner jusqu'à résolution complète, tout en s'appliquant à en donner le moins possible. Ses yeux iront constamment des lèvres, qui doivent rester colorées, à la poitrine, qui doit se soulever régulièrement, mais ne s'occuperont jamais de ce qui se passe ailleurs; l'un de ses doigts surveillera les battements d'une artère si un autre assistant n'est pas en mesure de le faire.

L'opérateur ne commencera pas son œuvre avant d'avoir obtenu l'insensibilité et la résolution, s'il ne veut pas se créer des embarras, perdre du temps en voulant en gagner, compromettre l'hémostase, donner enfin le triste spectacle d'un malade inconscient mais sensible, qui crie et se débat dans les mains d'aides insuffisants pour le contenir, et qui, à tous les points de vue, court plus de dangers que s'il avait été complètement insensibilisé, même longtemps.

On peut donner le chloroforme en le versant sur une compresse

1. Étudiez cette question dans l'un ou l'autre des auteurs suivants : Guyon, *Chirurgie clinique;* Jamain et Terrier, *Petite Chirurgie;* M. Perrin, art. ANESTHÉSIE du *Dictionnaire encyclopédique;* Esmarch, *Chirurgie de guerre;* Bulletins de l'Académie de médecine, de la Société de chirurgie, etc.

ou un simple mouchoir non déplié, que l'on place en losange sur le nez, de manière que l'angle du haut soit fixé sur la racine de l'organe, entre le pouce et l'index de la main gauche appuyée sur le front, dont elle suit facilement les mouvements de rotation. L'angle inférieur du mouchoir tomberait sur le menton si la main doite ne le tenait soulevé devant la bouche. En relevant cet angle momentanément sur le nez, la droite devient libre et peut verser le chloroforme, après quoi le mouchoir est rabattu de nouveau (pratique de Nélaton, etc.). Un flacon pouvant être débouché d'une main à l'aide d'un ressort, et solidement suspendu au cou du chloroformisateur, est utile.

On a inventé bien des appareils inhalateurs ; tous ont l'inconvénient de trop charger de chloroforme l'air inspiré. Celui-ci, dit-on, ne devrait contenir que 3 à 5 parties de vapeur chloroformique pour 100 parties d'air. Le mélange de P. Bert, renfermé dans un gazomètre, est composé de 100 litres d'air et 8 grammes de chloroforme. Je dois dire que M. de Saint-Germain obtient une anesthésie rapide, un véritable foudroiement, en tenant étroitement appliqué sur le nez et la bouche de ses malades un épais masque de linge inondé de chloroforme.

Le second aide indispensable est celui qui doit se charger de l'*hémostase*. Il lui faut de la vigueur, du sang-froid et peu de curiosité. Bien que l'on puisse aujourd'hui recourir à des appareils fidèles, cet aide n'en est pas moins indispensable pour intervenir, lorsque ces appareils sont inapplicables, lorsqu'ils se dérangent et lorsque, à la fin de l'opération, on est obligé de les remplacer par la compression digitale qui seule peut, en se relâchant momentanément, faire découvrir au chirurgien les artérioles innominées à siège indéterminé. Nous avons indiqué plus haut, pour chaque artère, les points où devaient être placés les doigts ou la pelote du compresseur.

Les aides simplement utiles doivent être au nombre de trois : un pour écarter ou rétracter les chairs[1], un autre pour soutenir

1. Cet aide est le seul dont on ne puisse se passer dans les amphithéâtres. Son assistance est d'une utilité dont les débutants ne se doutent pas. Que de mauvaises notes ont été données dans les examens et les concours à des opérateurs qui manquaient leur

l'extrémité du membre et concourir ensuite aux ligatures, un troisième enfin pour *présenter* et *recevoir* les instruments. Comme on le devine, le rôle de ces aides est bien moins important que celui des deux premiers. Il suffit, à la rigueur, qu'ils aient de la fermeté et un peu d'adresse.

Aussitôt que le malade est endormi et l'hémostase provisoire assurée, le moment est venu pour l'opérateur d'entrer en scène personnellement. Je n'écris pas pour des praticiens consommés, on m'excusera donc quand je dirai que le moment de l'émotion est venu :

La vraie épreuve de courage
N'est que dans le danger que l'on touche du doigt.

Oubliez vos aides qui vous observent, la famille qui vous voit, ne songez même pas à l'avenir du malade ni aux suites de votre intervention; absorbez-vous dans l'opération elle-même. Beaucoup de chirurgiens, à l'exemple de Dupuytren, parlent, décrivent, en opérant. D'autres se taisent, comme Roux; peu importe.

Tâchez d'avoir un courage froid, sans fougue et sans faiblesse, comme dit Pariset. Si vous n'avez pas la fermeté de tempérament, travaillez à acquérir la fermeté de réflexion; car la tête doit toujours diriger la main. Que de chirurgiens, avec les dehors de l'émotion, tremblement des mains, sueur du visage, impatience et criailleries, conservent néanmoins leur courage d'esprit, leur libre arbitre, leur clairvoyance, jusque dans le danger! Que d'autres, au contraire, sans que cela s'aperçoive d'abord, perdent la tête dès le début ou dès le milieu de l'opération! Ces derniers sont les pires.

Que la vue du sang ne vous épouvante pas. Sachez que vous devez en être économe, mais qu'il en faut une perte considérable pour entraîner un danger immédiat. Commandez vos aides avec douceur et précision : on est aidé comme on le mérite. Sans perte de temps et pourtant sans précipitation, exécutez successivement toutes les parties de votre opération, y compris l'hémostase défi-

épreuve uniquement parce qu'ils ne savaient pas se faire aider! Il faut absolument être deux pour faire de la médecine opératoire cadavérique. L'aide apprend tout autant que l'opérateur, et celui-ci, bien assisté, voit sa tâche singulièrement facilitée et toujours mieux exécutée.

nitive. Lorsque Roux visita l'Angleterre (1814), les chirurgiens de Londres opéraient déjà avec une sage lenteur. Aujourd'hui, grâce à la suppression de la douleur, tout le monde doit prendre son temps. Donc, faire bien, avant tout faire bien, vite si l'on peut, mais faire bien, telle est la règle; et j'ai travaillé à l'établir.

Si l'on a desséché le membre à l'aide de la bande élastique d'Esmarch, on arrive à la fin de l'opération sans perdre une goutte de sang : on a donc pu opérer et lier les vaisseaux visibles avec facilité. Il est vrai qu'après la levée du lien circulaire, la plaie donne une abondante pluie de sang que l'on étanche difficilement.

Quand on se contente de la compression, souvent imparfaite, on peut être gêné pendant la section des chairs par le jet de quelques artérioles. Il est bon de s'en débarrasser provisoirement en appliquant sur l'embouchure de chaque petit vaisseau une pince à pression continue d'un modèle quelconque.

Lorsque la section du membre est terminée, on recherche les artères avec les pinces, soit pour les lier, soit pour les tordre (voy. LIGATURES), en commençant par la plus grosse.

A-t-on amputé au voisinage d'une lésion organique ou d'un phlegmon de longue date, il faut s'attendre à lier une multitude d'artérioles dont les parois semblent dans l'impossibilité de se rétracter, fixées qu'elles sont aux tissus lardacés ambiants.

C'est dans ces cas, où la fragilité empêche la torsion et la ligature par la pince, que le ténaculum rend des services, en permettant de faire la ligature médiate de l'artériole au milieu d'une grande épaisseur de parties charnues. Je trouverai plus loin l'occasion d'indiquer, s'il y a lieu, les difficultés inhérentes à chaque segment de membre en particulier.

J'ai dit ailleurs quelle pince convenait pour les ligatures, quelle pour la torsion. Les fils les plus employés en France étaient de soie, de lin ou de chanvre. Il en est d'autres aujourd'hui, lisses, aseptiques et d'une solidité éprouvée. Le *catgut*, boyau de chat ou plutôt de mouton, a la propriété de se résorber en quelques jours.

La torsion des artères à la suite des amputations n'a pas prévalu contre les ligatures aseptiques absorbables ou non. Tordre quelques grosses artères libres dans leur gaine, est chose facile, efficace et bientôt faite; je ne puis pas en dire autant des artérioles, si souvent insaisissables au milieu des tissus sains ou lardacés. Quand on a tordu trois ou quatre fois sans succès la *place* qui saigne, on est bien obligé d'y enfoncer le ténaculum et de faire une ligature médiate; c'est ce à quoi les partisans de la torsion ont la sagesse de se résoudre chaque fois que cela est nécessaire : cela se faisait en 1830, cela se fait encore de nos jours, je l'ai vu.

A peine l'hémostase est-elle terminée qu'il convient de *parer le moignon*, d'en faire la *toilette*. Le chirurgien, armé d'une pince à griffes et de ciseaux, enlève les tendons flottants, les bribes charnues exubérantes ou déchiquetées, tout ce qui lui paraît dans de mauvaises conditions de vitalité. Dans un grand nombre de cas, il recherche les nerfs et les excise.

Les ciseaux ont déjà servi à rogner les fils des ligatures. Cependant, lorsque ceux-ci n'étaient ni absorbables, ni très fins, ni surtout aseptiques, il fallait conduire au dehors l'un de leurs chefs, soit isolé, soit réuni en faisceau avec les fils voisins conservés. Que tout ceci est déjà loin de nous! C'est pourtant ce qu'on m'a enseigné, ce que j'ai vu faire, c'est de l'histoire d'hier. Bouisson, pour obtenir la réunion immédiate et éviter l'interposition de tout corps étranger entre les surfaces saignantes, conseillait d'armer chaque fil d'une *aiguille droite* et de le faire sortir, isolément et directement, à travers les lambeaux, au niveau même du point où la ligature avait été posée. Si les fils à ligature non coupés n'étaient point passés à travers les chairs, on les conservait dans la plaie et on les amenait à l'extérieur. Ils jouaient malheureusement le rôle de corps étrangers et, interposés entre les lambeaux, empêchaient la réunion immédiate d'autant plus sûrement qu'ils étaient plus nombreux et réunis en un plus gros faisceau. La règle était de les conduire au dehors, autant que possible par le plus court chemin, de les éloigner du bout de l'os, car c'est là surtout que la réunion est désirable et difficile. Une fois en place, les fils pendants étaient rognés à une faible distance des lèvres de la plaie, suivant le précepte de Larrey, afin qu'ils ne se confondissent pas avec le pansement et ne fussent pas assez longs pour être arrachés par le malade dans un moment de douleur extrême.

Ces fils, mieux placés dans les angles que dans le centre de la plaie, nuisaient encore et d'autant plus qu'ils étaient plus nombreux, plus volumineux et plus longs. On les écartait avec soin des points dont on désirait à tout prix la cicatrisation rapide.

Faire des fils réunis en un faisceau extérieur, un séton à plusieurs voies intérieures sous prétexte de favoriser l'écoulement de la lymphe, du sang ou du pus, c'est ne pas vouloir de la réunion rapide.

Mettre dans le moignon une anse de tube à drainage dont le milieu repose sur l'os, c'est encore s'opposer à l'adhésion immédiate de celui-ci avec les chairs.

Hâtons-nous de rappeler qu'il est réputé dangereux de fermer toutes les plaies hermétiquement et d'emblée; qu'il faut entretenir provisoirement une voie béante pour les produits liquides du moignon; mais ajoutons que ce n'est point avec les fils à ligature qu'il faut le tenter. Mieux vaut mettre un ou plusieurs gros tubes de caoutchouc et les laisser le temps nécessaire, ayant soin que leur ouverture profonde draine le voisinage de l'os, mais ayant soin surtout de ne rien interposer entre l'os et les chairs.

Toutes les fois qu'à la suite d'une amputation on ne croit pas devoir tenter la réunion immédiate, même partielle, le pansement est sans doute très important à divers points de vue, mais il n'exige point une intervention manuelle délicate : aussi me bornerai-je à quelques aphorismes généraux.

Faire suppurer un moignon dans toute son étendue, c'est augmenter les chances de la rétraction secondaire, de l'adhérence de la cicatrice, de la nécrose de l'os, de l'ostéomyélite, de la septicémie et de l'infection purulente.

C'est par la compression douce et l'immobilisation que l'on prévient et que l'on combat mécaniquement la rétraction secondaire.

C'est par l'occlusion antiseptique et la rareté des pansements, ou au contraire par la béance et les topiques antiseptiques, que l'on évite le mieux la septicémie.

Le pansement ouaté d'A. Guérin réalise l'immobilisation, fait capital, — la compression douce, s'il est bien fait, — l'indolence si précieuse pour le repos et l'alimentation des blessés, — la permanence d'une température élevée — l'occlusion absolue : c'est le pansement rare par excellence. Il aurait toutes les vertus si une hémorrhagie mortelle ne pouvait se faire dessous sans qu'on s'en aperçoive, s'il ne déterminait pas trop souvent la gangrène des téguments et des lambeaux qui reposent sur des saillies osseuses.

Je crois le pansement phéniqué ouvert excellent, le pansement à l'alcool avec enveloppe imperméable bon, tous les pansements antiseptiques rationnels et salutaires. La cautérisation elle-même, quoique bien dangereuse pour la vitalité des minces lambeaux, a rendu des services contre la septicémie alors qu'on n'avait rien de mieux. Autrefois, avant d'avoir été témoin des merveilles du pansement de Lister, relatives à la réunion immédiate, j'avais l'esprit féru de cette idée que le pansement ouaté a sur tous les autres des avantages considérables, quand la région malade en permet l'application.

Mieux vaut cent fois panser un moignon à plaie béante que de tenter la réunion immédiate dans de mauvaises conditions générales et locales, c'est-à-dire si, au point de vue physique, le moignon est mal taillé, mal paré, mal étanché. Mal taillé, le contact absolu et total est impossible; mal paré, des loques de chair se gangrènent; mal étanché, le sang détruit la juxtaposition des parties.

Mais lorsque le chirurgien croit pouvoir espérer la réunion immédiate, qu'a-t-il à faire?

Après avoir paré le moignon avec le plus grand soin, en se servant, s'il doute de son asepsie, d'un liquide antiseptique, non fatal à la vitalité des éléments anatomiques; après avoir dispersé les fils à ligature çà et là, s'il n'a pu employer le catgut ni la torsion, ni les fils aseptiques très fins coupés ras, ni même la méthode de Bouisson; après avoir placé provisoirement un ou deux tubes de décharge, il rapproche les surfaces des chairs et des os, et les lèvres de la peau; puis, à l'aide de sutures ou de bandelettes, il établit un contact permanent et une occlusion absolue, sauf dans les points occupés par les drains. Les bandelettes, quelles qu'elles soient, sont regardées comme ordinairement insuffisantes. C'est aux sutures qu'il faut avoir recours le plus souvent. La suture entortillée est la plus solide et celle qui établit le mieux le contact des lèvres cutanées; la suture métallique entrecoupée est la plus simple.

Il ne suffit pas de réunir les lèvres de la peau; je dirai plus, il importe bien moins d'affronter les téguments que d'anéantir absolument la cavité du moignon par le contact parfait de ses parois profondes. On peut espérer ce dernier résultat en employant comme agents de compression extérieure des éponges, des boulettes d'ouate ou de charpie, des lames de liège ou de carton artistement disposées, le tout parfaitement aseptique. Mais le meilleur moyen est la suture profonde enchevillée, dont l'emploi à ce cas particulier a été réinventé par plusieurs chirurgiens successivement. Des fils métalliques ou autres, passés à travers toute l'épaisseur des parties molles d'un moignon, peuvent y séjourner quelques jours sans inconvénient. On a ainsi deux sutures superposées. L'une fixe la peau, elle a de nombreux points, jusqu'à cinquante, que l'on ne supprime pas tous à la fois. L'autre fixe et la peau et les muscles : ses fils sont peu nombreux; on les relâche au besoin et on les enlève suivant les indications, mais assez tôt. Quelques chirurgiens réunissent les muscles par des points de suture perdus.

Dans la réunion par les sutures, on se voit obligé de mettre à nu l'extrémité, mais l'extrémité seule du moignon, pour la visiter fréquemment. Rien n'empêche donc de réaliser l'immobilisation si rassurante pour le malade, si précieuse pour éviter les spasmes musculaires et la conicité, en entourant la racine et la périphérie du moignon d'un appareil qui le protège et le fixe au segment supérieur du membre ou au tronc.

Les drains de caoutchouc, véritables soupapes de sûreté, seront raccourcis tous les jours et retirés aussitôt que l'écoulement aura cessé.

Je ne puis décrire ici le pansement phéniqué de Lister, qui a chassé des plus mauvais hôpitaux de l'Europe entière la septicémie et l'infection purulente, rendant la réunion immédiate possible dans tous les milieux. Aujourd'hui l'acide phénique a trouvé de nombreux succédanés efficaces.

Le chirurgien honnête homme est *aseptique* et *antiseptique :* aseptique d'abord et toujours, pour ne pas introduire lui-même dans la plaie, avec les doigts, les instruments, le linge, l'eau, etc., l'agent, le contage septique; antiseptique par surcroît de prudence pour détruire à l'aide de substances chimiques ce contage, comme si, malgré toutes les précautions, les plaies avaient été contaminées et pouvaient l'être par toutes les voies, même par la voie aérienne.

Grâce aux divers procédés de la méthode antiseptique, la chirurgie d'aujourd'hui ne ressemble plus à celle d'il y a vingt ans : c'est une admirable révolution.

Malgré la puissance indiscutable de cette méthode, il ne vous sera jamais permis de négliger les préceptes de l'hygiène physique et morale de votre opéré. Si vous le pouvez, placez-le seul, proprement couché, dans une vaste chambre ensoleillée, largement aérée et bien chauffée. Défiez-vous des courants d'air, des changements brusques de température. Entourez votre malade de parents et de serviteurs dévoués, gagnez sa confiance à force de soins; et sans jamais permettre qu'on lui parle de la mort, versez-lui dans le cœur et à pleins bords le baume de l'espérance. Un grand blessé désespéré, ou simplement triste, ou entouré d'indifférents, dort mal et ne mange pas.

L'homme vit d'air et de pain. L'un et l'autre peuvent être insuffisants, l'un et l'autre peuvent être empoisonnés. L'amputé, plus que l'homme sain, a besoin d'air pur et d'une nourriture réparatrice ayant pour base la viande et l'alcool.

Naguère encore, sous le prétexte inventé par les chirurgiens français que la chair française est d'une fragilité extrême, on laissait avec résignation mourir les amputés des hôpitaux de Paris, milieu infect dans lequel ils étaient médiocrement alimentés et souvent mal pansés. Et pourtant, on voyait de temps en temps des séries heureuses qui fondaient des réputations et qui s'obtenaient à force de soins de propreté, d'aération, de côtelettes et de bon vin.

Les soins consécutifs ont une influence considérable sur le résultat des amputations; il ne faut jamais les négliger. Pour achever d'en convaincre le lecteur et lui montrer ce que peut la volonté d'un chirurgien dont le zèle et l'humanité ne se démentent pas au milieu des circonstances les plus difficiles, je voudrais pouvoir citer *in extenso* dix pages, entre autres, des *Mémoires* de D. Larrey (III, 160 à 170). Je me borne à en recommander la lecture.

DEUXIÈME PARTIE

DES AMPUTATIONS EN PARTICULIER

CHAPITRE PREMIER

AMPUTATIONS ET DÉSARTICULATIONS DU MEMBRE SUPÉRIEUR

ARTICLE PREMIER

AMPUTATIONS PARTIELLES DES DOIGTS

Indications. — On ampute les doigts broyés, gangrenés, profondément altérés par la suppuration, par un néoplasme, ou encore fortement déviés par des brides inodulaires inextensibles.

En raison de la disposition : 1° des gaines des tendons fléchisseurs qui, pour quelques-uns, remontent sans interruption jusque dans l'avant-bras; 2° du tissu sous-cutané lâche et perméable de la face dorsale, qui se prolonge à travers les espaces interosseux jusque dans la paume de la main; les amputations des doigts sont plus graves qu'on ne le croirait, car elles ont été fréquemment suivies de synovite purulente en fusée et de suppuration diffuse de la main. C'est pourquoi le chirurgien qui ne peut mettre son blessé dans des conditions hygiéniques excellentes et antiseptiques, ne saurait être trop circonspect quand il rencontre un doigt coupé, broyé, ou même partiellement gangrené. Très fréquemment il devra se borner à l'expectation, se réservant d'intervenir non pas huit jours après la blessure, mais bien plus tard, pour régulariser le moignon ou plutôt pour raccourcir les os saillants et extraire les séquestres. Cette temporisation sage ne saurait convenir à tous les cas : le jeune âge, le violent désir du malade d'avoir un moignon régulier et bientôt guéri, la crainte d'avoir une surface cicatricielle douloureuse, militent en faveur de l'amputation réglée immédiate.

Ajoutons toutefois qu'avec les divers procédés de la méthode antiseptique (coton, alcool, acide phénique, etc.), ces amputations ont perdu beaucoup de leur ancienne gravité.

Usages du moignon. — Dans tous les cas, *il faut retrancher le moins possible.* Sans doute la conservation de la grande phalange en totalité ou en partie, spécialement de celle de l'indicateur et de l'auriculaire, peut être plus nuisible qu'utile à certains ouvriers; cependant il faudra toujours balancer avant d'en faire le sacrifice, car l'amputation totale d'un doigt est plus grave que l'amputation partielle. En outre, un moignon de doigt, si court qu'il soit, conserve en général tous ses mouvements : il suffit pour cela que les suites de l'opération soient simples, et principalement que les articulations conservées ne s'ankylosent pas.

C'est parce que Lisfranc ignorait l'action des lombricaux et des interosseux sur la grande phalange, qu'il s'est évertué inutilement à réaliser l'adhérence des tendons fléchisseurs avec cette phalange, lorsqu'elle est seule conservée.

Il faut qu'un moignon de doigt puisse agir par sa face palmaire et subir les chocs par son extrémité. La cicatrice ne sera donc jamais palmaire; elle ne pourra être terminale que si le moignon est court et toujours protégé par les doigts voisins.

Choix des procédés. — La nécessité, la forme du doigt, la facilité opératoire, la qualité des téguments, sont ici d'accord pour indiquer au chi-

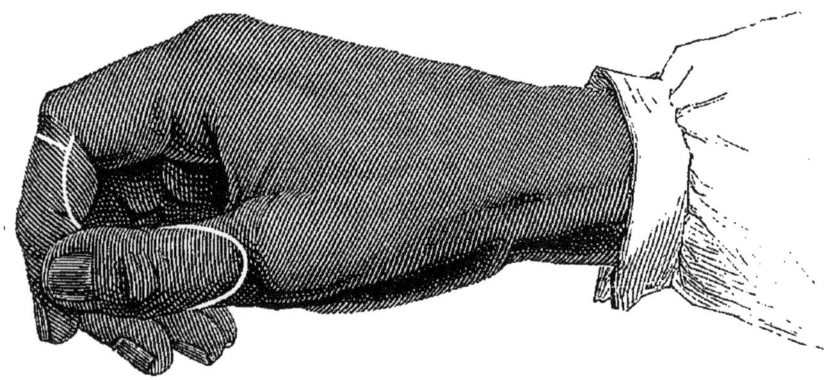

Fig. 141. — Amputation partielle des doigts. — Sur le pouce, incision elliptique. — Sur l'index, deux lambeaux très inégaux.

rurgien que l'amputation partielle d'un doigt doit être faite par un procédé donnant une cicatrice latérale, et que le côté sur lequel doit être rejetée la cicatrice est le *côté dorsal.* Cela étant, c'est le procédé à lambeau palmaire qui est le procédé d'élection : lambeau palmaire ordinaire ou lambeau palmaire résultant d'une incision elliptique très oblique (fig. 141, pouce). Toutefois, la cicatrice n'ayant pas besoin d'être absolument dorsale, on peut se contenter de l'excellent résultat que donnent deux lambeaux inégaux, un palmaire très long et un dorsal très court (fig. 141, index).

Ce procédé, possible lorsque les téguments sont conservés sur toute la périphérie du doigt, est plus économique que le lambeau unique; il est commode surtout lorsqu'on ampute dans la continuité, car il permet de scier assez haut pour éviter la conicité d'emblée.

Taille des parties molles. — Il faut tailler les chairs suivant les préceptes généraux, c'est-à-dire : si le doigt supposé revenu à l'état sain a 16 millimètres d'épaisseur, garder un lambeau de 24 millimètres *au moins;* je dis au moins, car les doigts ont relativement un gros squelette.

Si l'on fait deux lambeaux inégaux, le palmaire aura, par exemple, 18 millimètres et le dorsal 6 (en tout 24, comme dans le premier cas).

La peau du dos des doigts, surabondante sur les nœuds articulaires, très mobile à l'état sain et sur le cadavre, ne peut pas ordinairement être rétractée sur le vivant, car le tissu sous-cutané est fréquemment infiltré et endurci. Cette altération empêche souvent l'opérateur de pouvoir fléchir le doigt et ne permet pas toujours de découvrir suffisamment l'os pour scier ou désarticuler commodément. C'est pourquoi je pense que le procédé à deux lambeaux très inégaux, un grand palmaire arrondi et un petit dorsal carré, étant le plus commode, devra être le plus souvent employé.

Des interlignes articulaires. — Ici comme dans toutes les amputations, le premier temps consiste à marquer le point où, en raison de l'état local, le squelette sera divisé. Si ce point correspond à peu près à une articulation, on pourra se borner à séparer les os. Ce n'est pas l'avis de Véroudart, élève de Guermonprez (thèse de Paris, 1887), qui rejette les désarticulations. Avant de prendre le bistouri pour désarticuler, voici ce qu'il faut savoir et ce qu'il faut faire pour chercher et marquer l'interligne articulaire :

1° Quand on a fléchi les articulations d'un doigt, c'est la trochlée de la phalange supérieure qui forme seule le sommet de l'angle arrondi; c'est donc à une certaine distance de ce sommet, *du côté de l'ongle*, que se trouve l'articulation (fig. 142). Cette distance *augmente avec la flexion* et peut atteindre, pour l'articulation de la grande et de la moyenne phalange, un demi-centimètre, presque la largeur de la lame employée. Pour l'articulation de la moyenne phalange et de la petite, la distance est moitié moindre.

2° Si l'on explore, entre les bouts du pouce et de l'index, les côtés de chaque articulation phalangienne, le *nœud articulaire*, on sent entre les deux tubercules qui sont de chaque côté, une dépression qui est l'interligne articulaire. Il suffit de bien sentir les limites supérieure et inférieure du nœud; l'interligne est au milieu : c'est l'*équateur* de ce nœud.

3° L'articulation de la grande phalange et de la moyenne correspond à peu près au pli cutané palmaire; celle de la moyenne phalange et de la petite se trouve au contraire notablement (3 à 6 millimètres) au-dessous du pli palmaire correspondant (fig. 143, index).

On se guide donc principalement à l'aide des saillies osseuses : c'est toujours facile sur le cadavre et souvent possible sur le vivant. Mais lorsque le doigt est gonflé et fixé dans l'extension, j'engage l'opérateur, au lieu de s'exposer à tâtonner longtemps pour trouver le joint, à user de l'artifice suivant : sur la main saine, il détermine le siège de l'articulation qu'il veut ouvrir sur la main malade ; il mesure exactement la distance qui

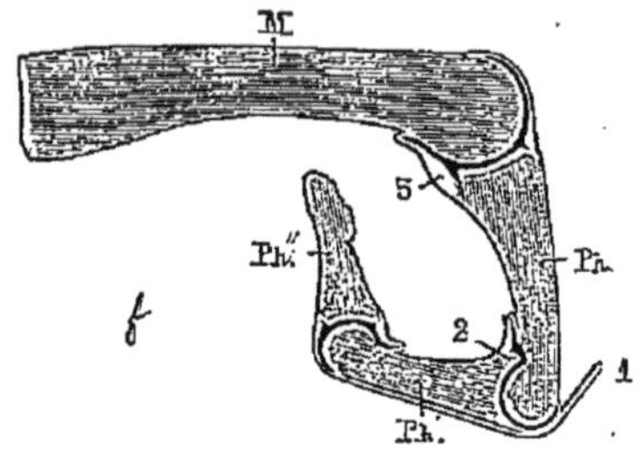

Fig. 142. — Coupe longitudinale d'un doigt fléchi. — M, métacarpien ; Ph, grande phalange ; Ph', moyenne phalange ; Ph'', phalange petite ou unguéale. — 1, tendon extenseur ; 2, bec coronoïdien palmaire ; 3, ligament glénoïdien.

sépare cette articulation du bout de l'ongle et reporte cette distance sur le doigt malade. Lorsqu'on ampute un doigt broyé, l'ongle repère inférieur fait défaut ; mais on peut encore prendre un repère sur le doigt voisin.

En tout cas, j'insiste sur la nécessité de bien savoir d'avance et au juste

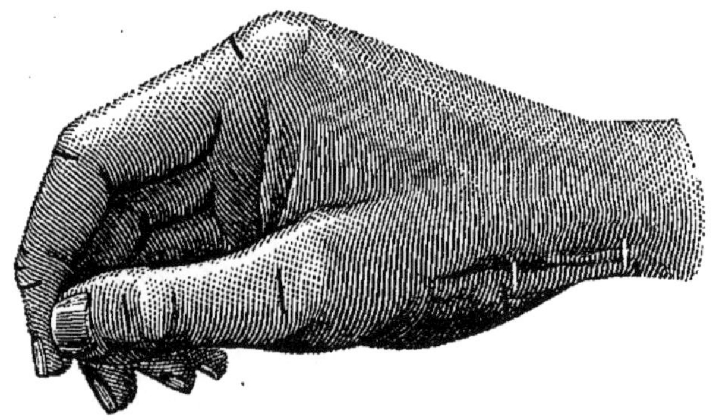

Fig. 143. — Marques des principaux interlignes articulaires.

où est l'articulation qu'on veut traverser. C'est indispensable pour couper les téguments en bon lieu et ensuite pour ouvrir la jointure.

Dans les désarticulations des phalanges, l'erreur commune n'est pas de chercher l'articulation au-dessous, mais bien au-dessus de son lieu réel ; cette faute, commise par tous les élèves, l'a été sous mes yeux par un chirurgien habile qui, voulant se presser, perdit une grande minute à dénuder la tête et le col de la phalange supérieure, qu'il ne fallait même pas découvrir. Je sais bien qu'une fois la peau incisée, l'index gauche de l'opérateur peut et doit chercher l'interligne articulaire. Je n'en répète pas moins : ne prenez pas le bistouri avant d'avoir cherché, trouvé et marqué l'interligne, surtout si vous opérez sans chloroforme, ce qui est permis, en raison de la très faible durée de l'opération et du pansement.

Il ne suffit pas de savoir trouver l'articulation des phalanges, on doit connaître encore les obstacles que le couteau, porté à la bonne place, rencontrera sur son passage. Le principal, sinon l'unique, qu'il faut tourner et non trancher, qui se trouve justement sur le point d'attaque, c'est le bec de la phalange que l'on extirpe et qui donne à la partie dorsale de l'interligne la forme d'un accent circonflexe. Sans cette petite saillie osseuse, dont l'analogue palmaire est bien moins gênante, le couteau pourrait toujours entrer à plein tranchant dans l'articulation ; à cause d'elle, il faut couper d'abord avec la pointe les ligaments latéraux et dorsal (tendon extenseur). Alors seulement, la main gauche, tirant sur le bout du doigt, peut écarter les surfaces engrenées des phalanges, et rendre possible l'introduction du plein tranchant pour couper le ligament palmaire ou glénoïdien.

Désarticulation de la petite ou de la moyenne phalange, lambeau palmaire unique.

Cette opération consiste à : 1° couper transversalement ou à peu près la peau dorsale au niveau de l'interligne ; 2° ouvrir l'articulation ; 3° glisser le couteau entre la phalange désarticulée et les

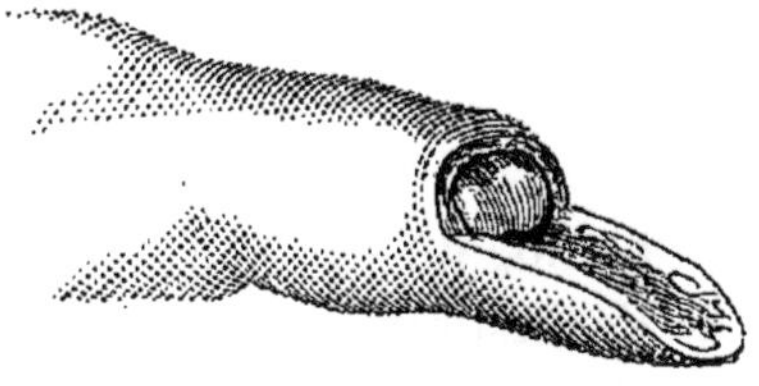

Fig. 144. — Désarticulation partielle d'un doigt ; lambeau unique palmaire.

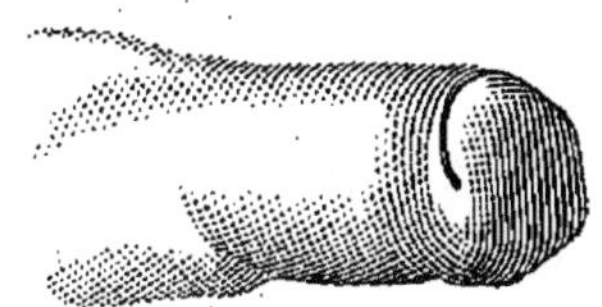

Fig. 145. — Moignon de doigt ; désarticulation partielle, lambeau palmaire.

téguments palmaires ; 4° couper ces téguments en rond lorsqu'on en a formé un lambeau un peu plus long que le doigt n'est épais (voy. **Notes**, a, p. 241).

La main malade est tenue en pronation dans les deux mains d'un aide qui fléchit et protège les doigts sains et laisse saillant le doigt malade.

1° Entre le pouce et l'index de la main gauche en supination, saisissez l'articulation que vous voulez ouvrir, fléchissez-la légèrement et cherchez à placer les ongles au niveau de l'interligne préalablement déterminé et marqué (fig. 146). — Appliquez la pointe d'un couteau étroit et long, tenu le manche en l'air, sur le côté gauche de l'articulation (b); mordez la peau et, abaissant le manche du couteau (fig. 146), coupez-la jusque sur le côté droit, de l'un de vos ongles à l'autre (c). Ni en commençant ni en finissant, n'entamez le tégument de la demi-circonférence palmaire,

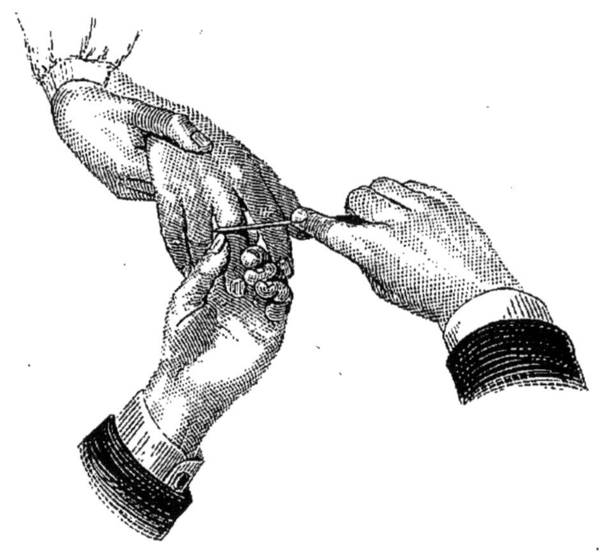

Fig. 146. — Désarticulation partielle d'un doigt; lambeau unique palmaire. Premier temps : coupe des téguments dorsaux. Le bout de l'ongle du pouce gauche et le côté de l'ongle de l'index sont sur l'interligne.

base de votre lambeau. Repassez la pointe du couteau dans l'incision pour ouvrir la partie dorsale de l'articulation, si ce n'est déjà fait; au besoin, explorez la plaie avec l'un ou l'autre des ongles de votre main gauche.

2° Portez maintenant la pointe du couteau tenu vertical, successivement *sur* chacun des ligaments latéraux de l'articulation, en commençant par le gauche : coupez-les avec précaution en secouant la main légèrement; et méfiez-vous encore, surtout en divisant à la fin le ligament du côté droit, d'entamer la base du futur lambeau.

3° Quand les deux ligaments latéraux seront coupés, la partie désarticulée sera devenue très mobile. Elle sera fléchie fortement par le pouce (fig. 147), pendant que l'index placé sous la face palmaire de l'extrémité supérieure de la phalange séparée, refoulera cette extrémité vers l'opérateur, de manière à ouvrir largement la plaie et à offrir le ligament palmaire ou glénoïdien au couteau. — La partie étant dans cette position, portez le milieu du tranchant sur les attaches inférieures du ligament glénoïdien (fig. 147) et, en sciant, engagez-le entre les chairs et la face palmaire de la phalange que vous raserez (d).

4° Lorsque le couteau sera bien engagé et que, exécutant facilement les mouvements de scie qui le font avancer à petits pas, il aura taillé la majeure partie du lambeau, le bout du doigt opéré,

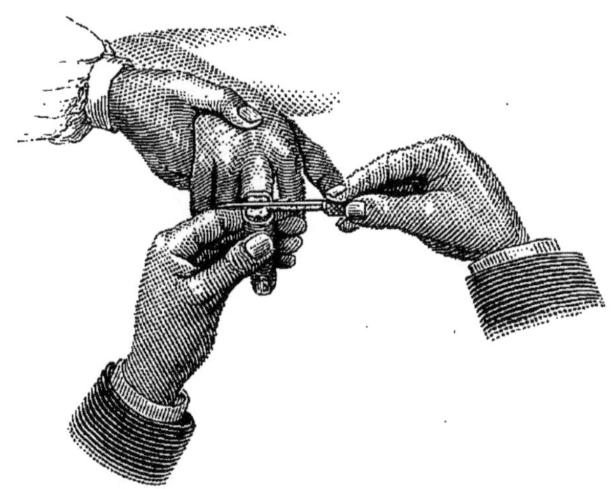

Fig. 147. — Désarticulation partielle d'un doigt; engagement du plein tranchant pour couper le lambeau unique palmaire.

jusque-là pendant, sera redressé, réarticulé et maintenu horizontal entre le pouce et l'index toujours placés l'un dessus, l'autre dessous, au niveau de l'extrémité supérieure de la phalange désarticulée. Dans cette position, le couteau, par ses mouvements de va-et-vient, piquerait la main gauche de l'opérateur, si cette main n'avait la précaution, en pivotant sur sa prise, *de s'effacer* derrière le couteau, c'est-à-dire de se porter vers la racine du membre malade.

Le couteau, qui n'a pas été dégagé un seul instant, mais seulement tiré pour permettre à la main gauche d'évoluer, est toujours à plat et horizontal : recommencez les mouvements de va-et-vient et, quand vous croirez avoir détaché assez de tégument (e), inclinez progressivement le tranchant vers le sol, de manière à arrondir le bord libre du lambeau sans l'amincir ni le festonner (f).

Notes. — (a) On peut arriver au même but en opérant dans l'ordre inverse. Il faut alors : 1° tailler le lambeau palmaire par transfixion; 2° traverser l'articulation d'avant en arrière et couper en même temps la peau dorsale Par ce procédé, on fait plus vite et mieux le lambeau palmaire; mais on est moins sûr de bien faire le reste.

Ces deux manières sont attribuées à Lisfranc, qui a seulement réglé les procédés indiqués par Lamotte et Tixier. L'ensemble de l'incision de Lisfranc, dont la partie dorsale était toujours concave, se rapprochait de l'incision elliptique. Andral neveu a proposé ce dernier mode pour arriver à bien couvrir l'os sur les côtés (Voy. DÉSARTICULATION DU POUCE).

(b) C'est-à-dire qui est à votre gauche. Je dirai de même : côté droit, pour dire côté qui répond à la droite de l'opérateur.

(c) Il faut se méfier de couper la peau au-dessus de l'interligne, surtout sur les côtés, car les condyles de la phalange seraient mal recouverts. A ce point de vue, il est incontestable qu'il vaut mieux, comme Lisfranc, faire cette incision en voûte concave du côté de l'ongle. Si la clef de la voûte est au-dessus de l'interligne, il faut un lambeau palmaire plus long; si elle est au niveau, c'est bon, mais les piliers cachent les ligaments latéraux et rendent leur section plus difficile.

(d) Engager ainsi le couteau n'est pas toujours commode; il est préférable de préparer la voie de l'instrument d'un coup de pointe qui, de l'extrémité droite de l'incision transversale, descend en longeant le côté droit de la phalange dans l'étendue de $0^{m},01$. On peut faire aussi sur le côté gauche une semblable *incision d'engagement*.

(e) On a conseillé (Delpech, Langenbeck) d'interrompre l'opération à ce moment pour mesurer le lambeau en le repliant sur la trochlée de l'os; il faut manquer absolument de coup d'œil pour avoir besoin de recourir à ce moyen.

(f) L'amincissement entraîne la gangrène; les festons donnent une cicatrice irrégulière.

Quand on désarticule la phalange unguéale, on termine facilement le lambeau : il n'y a qu'à aller tout droit jusqu'au bout du doigt sans incliner sensiblement le tranchant vers le sol. Au contraire, si l'on enlève la phalange moyenne, le lambeau doit se terminer dans le pli palmaire inférieur; on ne l'arrondira bien sur un doigt non gonflé qu'avec une certaine habileté. On pourrait le terminer, avec la pointe du bistouri, après avoir retourné le doigt ou en agissant comme dans l'amputation médiotarsienne, quand on n'a pas disséqué le lambeau d'avance.

Amputation dans la continuité des phalanges
Deux lambeaux inégaux.

Cette opération consiste : 1° à tailler par transfixion un lambeau palmaire arrondi, au moins aussi long que le doigt est épais; 2° à couper en travers la peau dorsale de manière à en garder un très petit lambeau carré que l'on relève comme le premier; 2° à scier la phalange (a).

La main du malade est confiée à un aide qui écarte ou fléchit les doigts sains pour rendre abordable le doigt malade (b).

L'opérateur ayant examiné l'état des téguments et sachant que le lambeau palmaire doit être environ trois fois long comme le dorsal, marque le lieu où il sciera la phalange. A ce niveau, il enfonce son couteau de droite à gauche dans les chairs, en passant le plus possible à ras de la face palmaire de la phalange; puis, en sciant, il taille et termine un lambeau qu'il arrondit en éloignant progressivement le tranchant de la surface de l'os. — Le lambeau palmaire étant relevé et la main malade en pronation, le chirur-

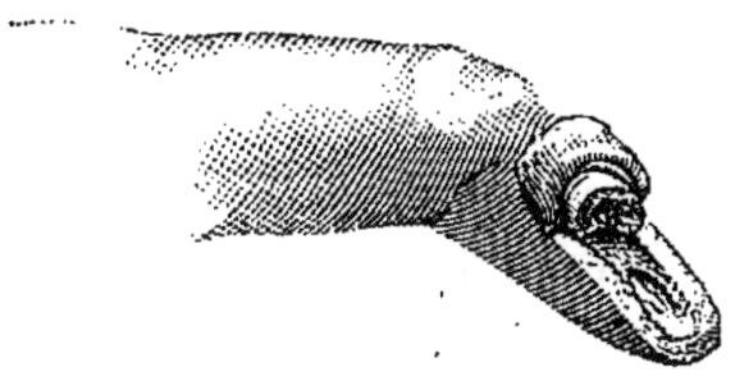

Fig. 148. — Amputation partielle d'un doigt dans la continuité; deux lambeaux très inégaux.

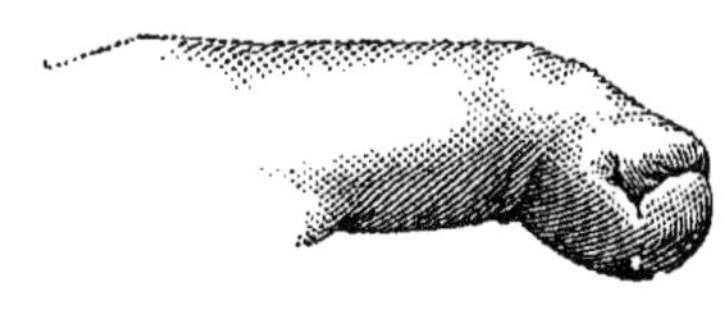

Fig. 149. — Moignon résultant d'une amputation partielle de doigt à deux lambeaux très inégaux.

gien coupe en travers les téguments dorsaux qu'il a sous les yeux, un peu au-dessous de la base du lambeau palmaire, plus ou moins, suivant que ce lambeau palmaire paraît trop court ou trop long. — Le petit lambeau dorsal carré, arrondi si l'on veut, est relevé aussi haut que le palmaire, juste au niveau du point où l'os doit et va être scié. — L'aide fixe la racine du doigt et rétracte les lambeaux avec des griffes ou par un moyen quelconque. La main gauche de l'opérateur, nue ou armée d'un davier, saisit et immobilise la phalange à enlever; sa main droite manœuvre la scie, dont la denture doit être fine (c).

Notes. — (a) Ce procédé est applicable, sans modification, à la désarticulation des deux dernières phalanges. Il est même excessivement commode; mais, dans ce cas, on peut aussi arriver au même but autrement :

1° A partir et au-dessous de l'interligne qu'on veut ouvrir, on fait de chaque côté du doigt une incision longitudinale de 15 millimètres, puis on coupe la peau dorsale en travers un peu au-dessous de l'articulation, et l'on relève le petit lambeau carré; enfin on désarticule et l'on termine le lambeau palmaire en l'arrondissant.

2° Par une incision dorsale convexe en bas (Loder) et allant d'un côté à l'autre de l'articulation, on taille un petit lambeau que l'on relève; alors, on ouvre l'articulation et l'on engage le couteau pour tailler le lambeau palmaire comme dans le procédé à lambeau palmaire pur.

(b) Cette main devra être placée en pronation pour terminer l'opération. Pour commencer, elle est mieux en supination.

(c) Appliquée sur le milieu d'une phalange d'adulte et de vieillard, la cisaille fait presque toujours éclater l'os : c'est pourquoi je conseille l'emploi d'une scie très fine. Cependant, si l'on doit diviser la phalange près de son extrémité, ou si l'opéré est jeune, on peut couper l'os avec la cisaille, même sans faire rétracter les lambeaux : on embrasse la phalange, mors dessus, mors dessous, dans le sens de son aplatissement ; on ne serre pas tout d'abord, mais, avec le plat des mâchoires de l'instrument, on refoule les chairs le plus haut possible ; alors seulement on tranche l'os en serrant brusquement la main.

Autres procédés.

C'est par les deux procédés que je viens de décrire avec détails que l'on pratiquera les amputations partielles des doigts, dans la majeure partie des cas. Ce sont ces procédés qu'il faut répéter sur le cadavre, le premier surtout, qui habitue la main gauche à chercher et trouver des repères, et la droite à travailler délicatement avec la pointe d'un assez long couteau.

Mais s'il n'y a pas d'autres manières d'ouvrir les articulations et de scier les os que celles que j'ai indiquées, si la quantité de téguments à garder ne peut varier, il n'y a pas moins à signaler ici une multitude de procédés qui ne sont, après tout, que des pis-aller, mais que la lésion peut recommander, sinon imposer.

1° *Procédés donnant une cicatrice terminale transversale.*

α. On obtient une cicatrice terminale transversale par l'amputation circulaire, ou mieux, par le procédé à deux lambeaux carrés, l'un dorsal, l'autre palmaire, car il est impossible de relever la peau sans l'inciser en long de chaque côté (Héliodore, Ravaton, Garengeot).

β. On réalise un moignon analogue, mais plus régulier, par le procédé à deux lambeaux égaux et arrondis, le dorsal taillé de dehors en dedans, le palmaire de dedans en dehors (Richerand, Gouraud). Ces lambeaux donnent un beau résultat et un bon moignon de riche. C'est ainsi qu'il faut amputer lorsque le moignon doit être court, protégé par les doigts voisins, et lorsqu'un long lambeau palmaire est impraticable.

Ces procédés, donnant une cicatrice terminale transversale, peuvent être employés sans inconvénient lorsqu'on ampute la grande phalange du médius et de l'annulaire en son milieu, pour ne pas courir les risques de la désarticulation.

2° *Procédés donnant une cicatrice terminale antéro-postérieure.*

Avec un seul (Le Dran) ou deux lambeaux lateraux (Maingault), on aurait une cicatrice antéro-postérieure, latérale ou terminale, dont l'extrémité palmaire serait gênante. J'ai pu m'en assurer en interrogeant un ouvrier amputé par ce procédé, de la moitié du pouce, et qui ne peut serrer les corps durs.

3° *Procédés donnant une cicatrice palmaire.*

Malgré tout ce que j'ai dit et qu'il faut retenir, on ne saurait amputer un doigt maintenu dans la flexion forcée par des brides inodulaires, autrement qu'en gardant un lambeau dorsal (Laroche, Walther, Teale), qui don-

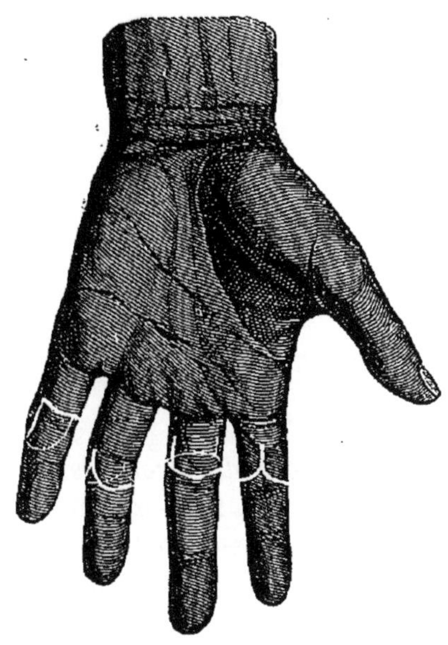

Fig. 150. — Tracés des procédés d'exception pour amputations partielles des doigts. — Index, deux lambeaux latéraux arrondis; médius, deux lambeaux carrés dorsal et palmaire; annulaire, deux lambeaux arrondis dorsal et palmaire; petit doigt, lambeau dorsal unique.

nera, il est vrai, une cicatrice palmaire, une infirmité, mais une infirmité inévitable et moins grande que celle qui a déterminé l'opération.

Parage et pansement. — Quel que soit le procédé employé, il est rare qu'on soit obligé de lier les artères collatérales, la compression légère du pansement suffit ordinairement à empêcher une hémorrhagie qui ne saurait être bien grave.

Dans la plaie des amputations partielles des doigts, sur le cadavre, on voit souvent un tendon flottant qu'il faut réséquer au niveau de la base des lambeaux. Il ne faut pas tirer sur le tendon, sous prétexte d'en enlever un plus long bout, et il est bon de faire une section nette et légèrement biseautée aux dépens de la face superficielle.

Si, au moment de fermer la plaie, on s'aperçoit que les chairs sont insuffisantes, il faut rogner l'os, qu'on l'ait scié ou désarticulé.

Le lambeau mis en place est maintenu par quelques bandelettes étroites ou quelques points de suture; on obtient facilement une réunion primitive partielle. Jusqu'en ces derniers temps, il était dangereux de la chercher totale et de fermer complètement la plaie.

Tous les doigts, la main et l'avant-bras sont mollement comprimés et absolument immobilisés.

Quand le malade souffre, le moignon est visité et mis à l'aise s'il y a rétention du pus, fusée ou étranglement. Si la suppuration envahit les gaines ou le tissu cellulaire, le chirurgien incise hardiment et sans tarder.

Pendant la cicatrisation, il faut surveiller et réprimer les bourgeons charnus s'il s'en est formé, comprimer les parties saillantes avec des bandelettes, en un mot, *modeler le moignon.*

ARTICLE II

AMPUTATION TOTALE OU DÉSARTICULATION D'UN DOIGT

Usages du moignon et choix des procédés. — Quel que soit le doigt amputé, le moignon agira par sa face palmaire. Donc, pas de cicatrice palmaire, à moins qu'on ne puisse l'obtenir très enfoncée, absolument linéaire et assez peu étendue pour qu'elle n'atteigne pas la face antérieure de la tête du métacarpien qui pressera les objets saisis dans la main.

D'autre part, si les moignons des doigts du milieu, annulaire et médius, n'ont pas à craindre les chocs de côté, il n'en est pas de même de ceux des doigts chefs de file, index et auriculaire. C'est pourquoi la cicatrice du moignon de l'index doit être rejetée en dedans, vers la racine du médius, et celle du moignon du petit doigt en dehors, vers l'annulaire.

Interligne articulaire. — L'articulation métacarpo-phalangienne d'un doigt quelconque est très facile à trouver. Lorsque les doigts sont fléchis, c'est la tête du métacarpien qui forme seule le sommet arrondi de l'angle : à un bon centimètre au-dessous, *de chaque côté* du relief du tendon extenseur, on sent très facilement l'interligne articulaire, surtout dans la flexion modérée (voy. fig. 143, p. 237). Lorsque le doigt est étendu, il suffit de tirer dessus pour voir la peau s'enfoncer, souvent avec bruit, dans l'intervalle que laissent les deux os en s'écartant l'un de l'autre.

On remarquera que l'interligne des quatre doigts est loin de correspondre à leur pli digito-palmaire situé à 12 ou 15 millimètres plus bas; de sorte que, si l'on emploie la méthode circulaire, on a, en incisant dans ce pli, une quantité de peau à peu près suffisante pour recouvrir la tête du métacarpien.

Quand le doigt est très gonflé, on ne sent rien; mais « les jointures des autres doigts peuvent me régler, dit Le Dran, parce qu'elles sont presque parallèles ». Il veut dire au même niveau.

Le couteau traverse les articulations métacarpo-phalangiennes sans rencontrer d'obstacle; il tranche facilement les tendons des interosseux et

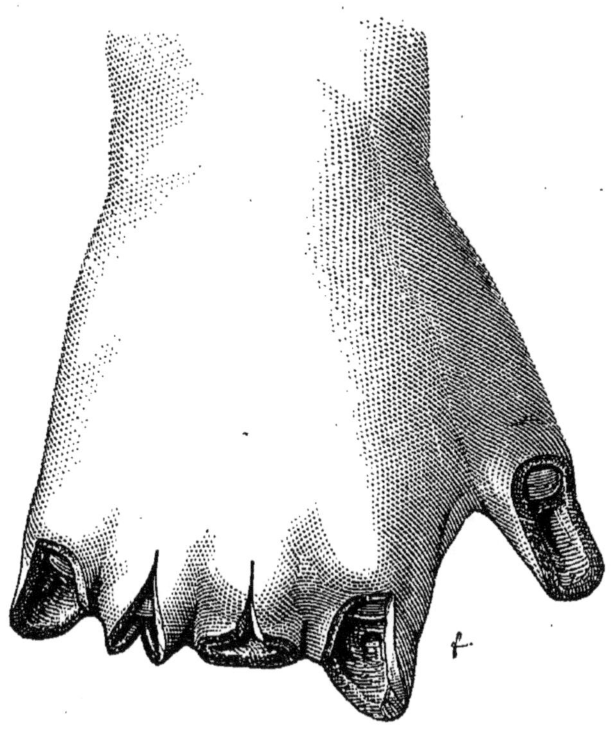

FIG. 151. — Procédés d'élection pour les amputations totales du pouce et des doigts. — Pouce, elliptique coudée à lambeau palmaire; index, lambeau externe et palmaire; médius, circulaire à fente dorsale; annulaire, deux lambeaux latéraux arrondis; petit doigt, lambeau interne et palmaire.

lombricaux, les ligaments latéraux et le tendon extenseur, pourvu que celui-ci soit retenu en place par le pouce de la main gauche. Le ligament palmaire ou glénoïdien se coupe très près de la phalange; on le désinsère, afin de conserver et d'éviter les os sésamoïdes, s'il y en a. Les tendons fléchisseurs doivent être coupés le plus tôt possible, avant de désarticuler, car leur section rend la traction plus efficace pour séparer les surfaces articulaires et permettre au couteau de traverser l'articulation facilement sans entamer les cartilages.

On l'a vu, l'articulation métacarpo-phalangienne est facile à reconnaître et à aborder par le côté dorsal qui sera aussi le côté passif du moignon.

C'est tout le contraire pour la face palmaire : l'articulation située, comme je l'ai dit, à 12 ou 15 millimètres au-dessus du pli digito-palmaire, est masquée par le tégument matelassé de la paume de la main.

Taille des parties molles. — Toute incision palmaire qui remonterait au-dessus du niveau de l'articulation, découvrirait la tête du métacarpien et donnerait une cicatrice correspondant à la face palmaire de cette tête, très exposée par conséquent à des compressions douloureuses. Si l'opérateur croit devoir inciser la paume de la main, son incision ne remontera pas à plus de 12 millimètres au-dessus du pli, quelque tenté qu'il soit de se mettre à l'aise pour désarticuler et quelle que soit sa foi dans l'utilité problématique d'une telle incision pour le drainage.

Le chirurgien se méfiera des écarts de son bistouri pendant la section du ligament glénoïdien, afin de ne pas blesser les artères collatérales. Il se rappellera que les gaines séreuses des tendons fléchisseurs de l'index, du médius et de l'annulaire sont heureusement interrompues à peu près au niveau de la tête du métacarpien. Quant à la portion palmaire des gaines, dépendance du canal séreux radio-carpien, il faudrait le vouloir pour l'atteindre à la hauteur où elle est placée.

En raison des principes conservateurs que nous avons acceptés pour les mutilations de la main, les amputations des doigts se font presque toujours dans des tissus altérés. Par conséquent, il faut considérer que la peau ne pourra jamais être rétractée sur le malade comme elle le serait sur le cadavre; mais que, néanmoins, après dégorgement, elle se retirera peut-être beaucoup, car le gonflement des doigts emprunte la peau du dos de la main, de même que le gonflement de la verge emprunte celle du pubis. Sur le cadavre, il faut faire comme sur le doigt malade, supposer la peau infiltrée et immobile, et s'habituer à en garder la quantité nécessaire, c'est-à-dire beaucoup.

Je vais décrire avec de grands détails les deux principales manières d'amputer les doigts (incision circulaire avec fente dorsale — deux lambeaux latéraux), parce que les jeunes chirurgiens ont intérêt à répéter fréquemment ces opérations sur le cadavre. La mobilité et le peu de volume de la partie, le concours nécessaire de l'aide qu'il faut commander, les changements fréquents d'attitude, la collaboration active et coordonnée des deux mains, tout cela fait de ces opérations un *exercice* intellectuel et manuel des plus utiles.

On va voir quel grand rôle joue la main gauche fixant, arrachant et tordant le doigt malade; on l'arme d'un davier, dans le cas de rupture du squelette, pour saisir la grande phalange qui seule a besoin d'être fixée, arrachée et tordue.

A. — Désarticulation d'un doigt du milieu

Incision circulaire avec fente dorsale (a).

(Cicatrice termino-dorsale).

Temps de l'opération : 1° incision circulaire au niveau du pli digito-palmaire; 2° incision longitudinale dorsale abaissée du niveau de l'articulation sur l'incision circulaire; 3° dissection des lambeaux angulaires; 4° ouverture de l'articulation et section des ligaments latéraux et dorsal; 5° torsion du doigt et désinsertion du ligament glénoïdien.

Un aide tient la main malade en pronation; il efface et fléchit

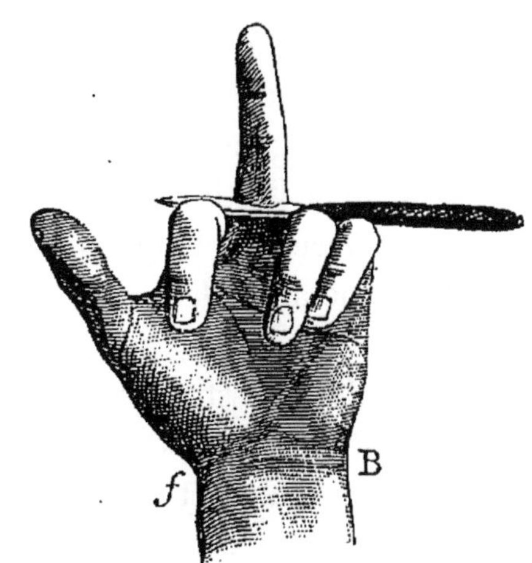

Fig. 52. — Désarticulation totale d'un doigt du milieu. Attaque à plein tranchant du pli digito-palmaire.

les doigts sains et présente le doigt malade dont vous cherchez et marquez l'articulation.

1° Vous saisissez ce doigt par le bout, entre le pouce gauche pour un moment placé dessous et l'index placé dessus; vous le relevez verticalement, et l'aide suit le mouvement. Vous avez alors *devant* les yeux la face palmaire du doigt à amputer, abordable grâce à la flexion maintenue des doigts voisins (fig. 152). Portez le milieu du tranchant en travers sur la racine du doigt, *dans le pli digito-palmaire*, et coupez *jusqu'à l'os* par des mouvements de va-et-vient, empiétant le plus possible sur les côtés et ne retirant le couteau qu'après avoir senti que le tendon fléchisseur était complètement divisé. — Le doigt et la main étant alors rabattus dans la position horizontale, y resteront jusqu'à la fin de l'opération. Vous avez maintenant *sous* les yeux la face dorsale. Inclinez le doigt vers la droite pour apercevoir l'extrémité gauche de l'incision palmaire : mettez-y le talon du bistouri, la pointe en bas; en tirant, attaquez doucement les téguments dorsaux en travers, seulement les téguments; continuez en inclinant le doigt vers la gauche pour découvrir l'extrémité droite de l'incision palmaire, que vous allez rejoindre en abaissant le manche de l'instrument (b).

2° Le doigt est légèrement fléchi par votre main gauche : portez la pointe du couteau à un demi-centimètre au-dessus de l'articulation marquée d'avance et explorée de nouveau au besoin; abaissez une incision médiane perpendiculaire à l'incision circulaire, avec laquelle elle forme deux lambeaux ou angles droits.

3° Confiez le doigt à l'aide, qui l'écarte d'abord à droite pendant que vous saisissez le lambeau gauche avec les ongles ou avec des griffes et le disséquez jusqu'à l'articulation, laissant à la peau sa graisse et à l'os les parties fibreuses. Faites incliner ensuite le doigt à gauche et disséquez de même le lambeau droit sans toucher au tégument palmaire (c).

4° A ce moment, l'articulation est abordable par sa face dorsale et par ses faces latérales. Reprenez le doigt à pleine main gauche, le pouce dessus près de l'incision, prêt à chercher l'interligne, prêt à pousser le tendon extenseur du côté du tranchant. Tirez sur le doigt, afin de séparer les surfaces articulaires, de rendre l'interligne plus sensible et de faire place au couteau. — D'autre part, élevez le coude droit et, de la main droite pendant en pronation forcée, tenez le couteau vertical, la pointe en bas et le tranchant dirigé en avant. Engagez un centimètre de pointe entre la phalange et le lambeau gauche que l'aide écarte en faisant glisser la peau, et que le plat de la lame ne saurait blesser (fig. 153); avancez jusqu'à l'interligne où semble tomber le couteau après avoir contourné le tubercule phalangien. Tournez alors le tranchant à droite sur le premier ligament latéral; coupez en appuyant latéralement et secouant prudemment le couteau toujours vertical (fig. 153); traversez la jointure pendant que votre main gauche tire sur le doigt et que, du bout du pouce, elle luxe à gauche le tendon extenseur qu'elle empêche ainsi d'échapper à l'instrument. Pour sortir de l'articulation et ne pas blesser le lambeau droit que l'aide écarte à son tour, ramenez le tranchant vers vous (fig. 155) et coupez le

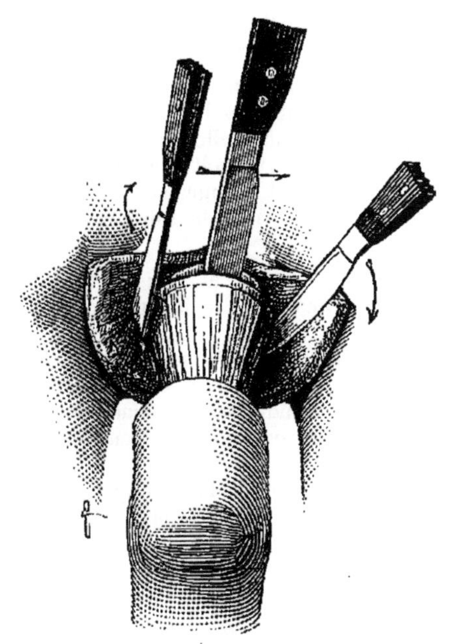

Fig. 153. — Désarticulation métacarpo-phalangienne. Les trois positions successives du bistouri pour trouver le joint, le traverser et en sortir.

deuxième ligament latéral en abaissant à moitié le manche du couteau, sans dégager la pointe.

5° Laissez la pointe du couteau où elle est....; commandez à l'aide de mieux écarter le lambeau droit avec un crochet ou une érigne et, de votre main gauche, tordez à gauche le doigt légèrement *fléchi*. Commencez alors à détacher de la face palmaire de la phalange le ligament glénoïdien et la coulisse tendineuse, à petits coups de pointe; rasez l'os, tirez et tordez *toujours dans le même sens*, à gauche, jusqu'à ce que le doigt vous reste dans la main (d).

Notes. — (a) Je choisis ce procédé que Günther attribue à Luppi, parce qu'il est *très simple*, *très sûr* et *très bon*. Vidal l'a figuré sans insister; Sédillot le recommande en l'appelant d'un autre nom : incision ovalaire modifiée. Il a, sur l'incision circulaire pure conseillée par Cornuau et Chassaignac, l'avantage d'être possible. Je ne recommande pas l'incision en raquette ordinaire, parce qu'elle sacrifie trop de peau (voy. plus loin, Incision en raquette améliorée), et je rejette l'incision ovalaire qui laisse absolument à nu la tête du métacarpien.

(b) Il n'est pas toujours facile de faire ainsi l'incision circulaire ; mais cela importe peu, pourvu qu'elle soit faite où il convient, dût-on faire autant de reprises que le doigt présente de faces. Il faut couper entièrement les tendons fléchisseurs. Au contraire, il vaut mieux, à moins qu'on ne veuille faire une désarticulation intra-capsulaire, épargner d'abord la coiffe fibreuse que forment les tendons réunis des muscles lombricaux, interosseux et long extenseur, pour ne la couper qu'en traversant l'articulation.

La *désarticulation intra-capsulaire* ou *sous-périostée* consiste à faire l'incision circulaire et la fente dorsale jusqu'à l'os, par conséquent à inciser le périoste et la capsule. On énucléе ensuite la phalange à l'aide du grattoir qui en décolle laborieusement et la capsule et le périoste, excellente doublure adhérente aux lambeaux.

(c) On peut faire écarter les lambeaux par l'aide, mais il vaut mieux le faire soi-même ; dans tous les cas, il ne faut pas les saisir avec des pinces ordinaires qui les meurtrissent et les gangrènent, et auxquelles ils échappent facilement.

Si, en disséquant les lambeaux, on prévoit que, vu leur rigidité et leur fixité, l'espace manquera pour désarticuler, on peut allonger la fente médiane sur la tête du métacarpien. Cette partie de la plaie, sans perte de substance, sera facilement réunie par première intention.

(d) En tordant à gauche, il faut tirer et abaisser le doigt, c'est-à-dire fléchir ; il ne faut pas tordre plus vite qu'on ne coupe, mais seulement à mesure que la pointe avance dans son travail.

Il est bien plus facile de désarticuler à main posée qu'à main levée. C'est pourquoi il vaut mieux, dans la pratique, saisir le petit couteau par la lame et près de la pointe, comme une plume à écrire, et prendre sur le malade un point d'appui avec les derniers doigts, comme lorsqu'on écrit. On évite ainsi le tremblement et les échappades ; on a de la précision.

Sur le cadavre, il faut opérer comme je l'ai indiqué, à main levée, tenant le couteau comme un couteau ; il faut s'exercer à faire le plus pour être sûr de pouvoir le moins.

Variantes du procédé à cicatrice termino-dorsale.

Les derniers temps du procédé que je viens de décrire, à savoir : la dissection des lambeaux, l'ouverture de l'articulation et la section du ligament palmaire, se pratiquent toujours de la même façon, quelle que soit la forme de l'incision cutanée, toutes les fois que cette incision respecte le tégument de la paume de la main. Je n'ai donc plus qu'à indiquer les différentes manières d'inciser la peau pour en avoir fini avec les *procédés à cicatrice termino-dorsale.*

Je commencerai par le meilleur de ces procédés.

Incision en raquette améliorée ou croupière (fig. 154, annulaire).

La main malade est en pronation et horizontale, un aide tient les doigts sains, il les écartera au commandement du chirurgien et fera suivre à la main les mouvements de rotation que celui-ci imprimera au doigt.

L'opérateur a sous les yeux la face dorsale du doigt à amputer ; il le saisit, le fléchit si c'est possible, et commence, non pas sur le dos ni même sur le point culminant de la tête métacarpienne, mais simplement sur le bout, à un demi-centimètre au-dessus de l'articulation, une incision longitudinale qui descend médiane dans l'étendue d'un petit travers de doigt; qui s'incline ensuite faiblement à droite en s'arrondissant, jusqu'au niveau du pli digito-palmaire, vers lequel elle se dirige alors et dans lequel elle s'engage transversalement. Si l'aide sait écarter le doigt voisin, et si le chirurgien, en tordant le doigt malade vers la gauche, en a rendu visible et accessible la face palmaire, le couteau peut mordre profondément le pli digito-palmaire et trancher les tendons fléchisseurs. Alors, ne pouvant aller

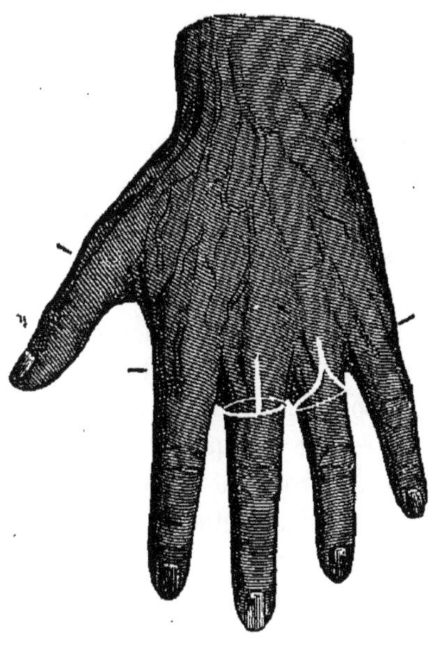

Fig. 154. — Désarticulation totale des doigts. — Sur l'annulaire, raquette améliorée en croupière; sur le médius, circulaire à fente dorsale, ⊥.

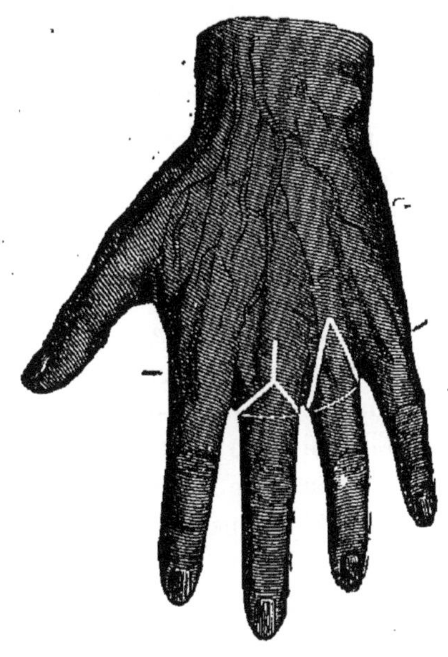

Fig. 155. — Désarticulation totale des doigts. — Sur l'annulaire, méthode ovalaire primitive; sur le médius, raquette primitive de Malgaigne.

plus loin vers la gauche sans blesser les doigts voisins, bien que fortement étendus, l'opérateur retire son instrument. — Il ramène le doigt dans sa position première et le tord ensuite vers la droite, afin de découvrir son flanc gauche et l'extrémité de l'incision, ou tout au moins celle du pli digito-palmaire où il engage le talon du couteau ramené par-dessus la main malade et tenu la pointe en bas. L'incision ainsi reprise, puis terminée avec la pointe, est d'abord transversale, ensuite ascendante et arrondie sur le modèle de celle du côté opposé, qu'elle rejoint juste au moment où celle-ci quittait la ligne médiane pour s'incliner et gagner, presque par le chemin le plus long, le pli digito-palmaire (fig. 154, annulaire). On dissèque la peau de chaque côté et l'on désarticule comme ci-dessus (fig. 153, p. 250).

Remarques. — Cette incision donne, sur le dos de la racine du doigt, deux lambeaux arrondis un peu moins étendus que les deux lambeaux angulaires du procédé précédent; mais s'il n'y a que les sommets des angles en moins, l'étoffe est encore suffisante.

Chassaignac, préoccupé à juste titre de se débarrasser le plus tôt possible des tendons fléchisseurs, commençait par couper dans le pli digito-palmaire, comme nous l'avons fait pour l'incision circulaire. Il faisait ensuite deux reprises pour prolonger les extrémités de sa première incision sur les côtés du doigt et les réunir ensemble sur la ligne médiane dorsale au voisinage de l'articulation. On peut l'imiter sans crainte; la seule chose qui importe, c'est de garder la peau qui revêt les côtés de la racine du doigt.

Si, après avoir fait l'incision longitudinale médiane dorsale par laquelle j'ai indiqué de commencer, l'opérateur se porte brusquement et en ligne droite dans le pli digito-palmaire, il fait l'*incision en raquette* (fig. 155, médius) telle qu'elle est encore décrite et figurée dans les livres d'hier; il ne garde pas assez de peau pour couvrir la tête du métacarpien.

L'*incision ovalaire pure* (fig. 155, annulaire) qui commence sur le dos de la tête du métacarpien pour gagner de chaque côté, par le plus court chemin, le pli digito-palmaire, découvre absolument le métacarpien.

Elle doit être rejetée, à moins qu'on ne veuille réséquer la tête de l'os à la manière de Dupuytren pour faciliter ultérieurement le rapprochement des doigts voisins. Cette pratique avait conservé des partisans à l'étranger; en France, on en proclamait volontiers, sinon le danger, du moins l'inutilité. Mais quelques faits récents de Guermonprez tendraient à faire admettre qu'il vaut mieux toujours réséquer la tête et le col du métacarpien, quel que soit le doigt amputé.

Deux lambeaux latéraux (a).

(Cicatrice terminale, dorso-palmaire.)

Ce procédé consiste : 1° à tracer et disséquer, de chaque côté, un lambeau arrondi dont la base réponde à l'interligne articulaire et dont le sommet descende, sur le côté du doigt, *au moins* jusqu'au niveau du pli digito-palmaire; 2° à traverser l'articulation de droite à gauche avec le talon du couteau.

Le doigt malade vous est présenté étendu horizontalement par l'aide, qui tient écartés les doigts voisins et s'apprête à suivre vos mouvements; vous avez sous les yeux le dos du doigt et son articulation, cherchée et marquée; de la main gauche, pouce dessous, doigts dessus, vous tenez l'extrémité unguéale.

1° Pour le *premier lambeau* ou *lambeau droit :* portez la pointe du couteau sur le bout de la tête du métacarpien, à un demi-centimètre au-dessus de l'interligne; descendez en coupant la peau sur la ligne médiane, dans l'étendue de 15 millimètres (un travers de doigt); inclinez alors insensiblement votre incision sur le flanc droit, de manière à descendre, en arrondissant, à quelques millimètres au-dessous du niveau du pli digito-palmaire que vous apercevrez en tordant le doigt à gauche et le relevant peu à peu. Croisez obliquement ce pli et, avec la pointe du couteau, entamez le tégument de la paume de la main pour descendre (le doigt est relevé) suivant le prolongement de l'axe du doigt jusqu'au niveau de l'articulation, à 12 ou 15 millimètres (b). — Sans changer la position du malade, faites écarter le lambeau et décollez-en la face profonde avec la partie convexe du tranchant, jusqu'au delà du tubercule phalangien, c'est-à-dire jusqu'à l'articulation (c).

Pour le *second lambeau* ou *lambeau gauche :* au-dessus de la main malade, redevenue horizontale, relevez le coude et l'avant-bras gauches pour, de la main gauche pendante, tenir encore le bout du doigt à amputer. Vous aurez sous les yeux, par-dessous votre poignet gauche, le commencement de votre première incision. Portez-y le couteau et, du point où elle commence à s'incliner vers la droite, faites partir une deuxième incision, symétrique, qui s'arrondisse sur le flanc gauche du doigt, un peu au-dessous du niveau du pli palmaire et (le doigt étant de nouveau relevé verticalement) s'abaisse pour rejoindre la première au commencement de sa partie palmaire (d). — Sans changer la position du malade, confiez le doigt dressé à l'aide qui l'incline à droite; de la main gauche écartez vous-même le lambeau et décollez-le comme le premier, laissant à la peau sa graisse et à l'os les tissus fibreux. — Donnez alors un coup de couteau en travers sur les tendons fléchisseurs; coupez-les bien, jusqu'à l'os (e).

2° — A ce moment, l'aide abaisse légèrement la main qui était dressée; il tient les doigts sains étendus et écartés pour écarter aussi les lambeaux. — De la main gauche reprenez le doigt et tenez-le incliné à gauche, de telle façon que vous puissiez voir facilement dessus et dessous (f). Cela fait, portez le *dos du talon* de l'étroit couteau, pointe en l'air, entre le lambeau droit et la phalange, franchissez le tubercule phalangien, et vous sentirez, par l'intermédiaire de l'instrument, l'interligne articulaire dont la traction sur le doigt exagère la profondeur et la largeur. Tournez alors votre tranchant vers l'articulation, c'est-à-dire à gauche, le dos du couteau refoulant à droite le lambeau, et entrez dans la jointure en coupant le ligament latéral (voy. fig. 156). En ce moment, le talon du couteau, c'est-à-dire le premier centimètre du tranchant, est dans l'articulation ; ne le faites pas avancer imprudemment, car il entaillerait votre lambeau gauche. Tordez plutôt et luxez le doigt vers la droite, le tendon dorsal ira se couper sur le tranchant ; tordez ensuite à gauche tout en luxant encore à droite, le ligament glénoïdien s'offrira au couteau, sans danger pour le lambeau gauche, dont le bord palmaire ne peut rencontrer, du reste, que la partie encore mousse de la lame (g). Au moment de sortir de l'articulation en coupant le dernier ligament latéral, luxez toujours la phalange à votre droite et ramenez vers vous le tranchant afin qu'il sorte entre l'os et le lambeau gauche, le dos maintenant la peau, et le taillant rasant le tubercule phalangien.

Notes. — (a) On peut mettre ici, après le nom de J.-L. Petit, ceux de Le Dran, Gouraud, Walther, Boyer, Lisfranc, sans parler des contemporains qui ont tous plus ou moins altéré ou amélioré le procédé primitif.

(b) Ces chiffres peuvent être faibles pour les grands doigts et les doigts enflés ; je les donne pour que le chirurgien ne prolonge jamais son incision sur la face palmaire de la tête du métacarpien.

(c) En disséquant les lambeaux, il ne faut pas aller trop loin, ni fouiller les espaces interosseux avec la pointe du bistouri dangereuse pour le tronc des artères collatérales qui serait ensuite fort difficile à lier.

(d) La peau du cadavre est souvent assez flasque pour que le tracé des lambeaux soit très difficile si l'aide ne s'efforce pas de fixer la peau avec intelligence. Sur le malade, la peau est bien plus facile à tailler.

(e) En coupant les tendons fléchisseurs à ce niveau, c'est-à-dire un peu au-dessous de l'articulation, on ne risque pas d'ouvrir la partie palmaire de la gaine. En outre, ils se retirent bien assez pour qu'on n'ait pas à les recouper en faisant la désarticulation, qui est ainsi rendue beaucoup plus facile.

(f) La main gauche va manœuvrer et tirer le doigt malade ; mais il faut qu'elle ait de la prise sur la première phalange, ce qui n'a plus lieu lorsque le doigt est fracturé ou tronqué par une opération préalable. Dans les deux cas, il faut user d'un davier droit qui saisisse et meuve la phalange ou le tronçon de phalange à désarticuler.

(g) Il n'en serait pas de même si l'opérateur engageait le milieu du tranchant, et il n'en est pas de même du côté dorsal ; mais ici le tendon est facile à couper, la peau, plus mobile, peut être mieux écartée, et d'autant mieux que l'incision médiane qui sépare les lambeaux remonte toujours au-dessus de l'articulation, au contraire de ce qui a lieu sur la face palmaire.

Est-il besoin de dire qu'on peut désarticuler avec la pointe, à main levée ou à main posée, comme on le fait en exécutant les procédés qui respectent la paume de la main? C'est affaire de goût et d'habitude. Il est bon de varier les exercices quand on le peut; ce n'est point du temps perdu pour l'éducation de la main.

Remarques opératoires. — Les deux valves du moignon qui résulte de l'opération que je viens de décrire sont symétriques et égales. Leur commissure dorsale est incisée et peut être incisée plus loin que leur commissure palmaire. Celle-ci ne doit jamais laisser voir la tête du métacarpien quand on regarde la paume de la main avant de rapprocher des lambeaux. En la fendant profondément comme on le faisait autrefois, la désarticula-

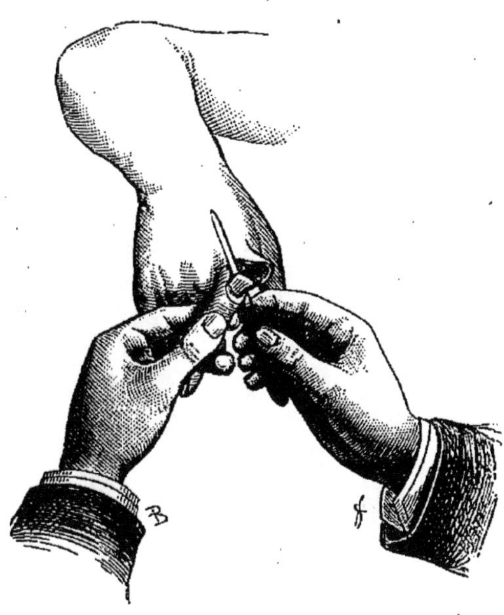

Fig. 156. — Ancienne manière de désarticuler un doigt, méthode à deux lambeaux latéraux. — Le lambeau droit a été seul disséqué; le talon du couteau, tenu vertical, s'engage dans l'articulation, la traverse et termine le lambeau gauche en sortant.

tion devient un jeu; il vaut mieux que ce soit une œuvre d'art, facile du reste, que de faire courir au malade les risques d'une cicatrice tendre et douloureuse, ne le fût-elle que pendant six mois. Les cicatrices de la main, exposées aux pressions, ne sont pas toutes douloureuses; mais il en est qui cessent de l'être en raison d'une attitude instinctive qui condamne la région mutilée au repos, et par conséquent fait perdre au malade une partie de sa force.

Je ne conseillerai à personne de tailler les lambeaux par transfixion, comme Rossi; ni même, après avoir tracé et disséqué le premier, d'entrer dans l'articulation et de tailler le second en sortant, comme Boyer, Lisfranc et Chassaignac (celui-ci faisait le second lambeau plus long que le premier) (fig. 156). C'est le vieux jeu qui a fait des chirurgiens de 1830 de si habiles découpeurs, mais qui n'est plus de mise, aujourd'hui qu'avec le chloroforme, l'habileté consiste à faire bien plutôt qu'à faire vite.

Baudens faisait chaque lambeau latéral angulaire à l'aide de deux coups de bistouri se rencontrant à angle obtus.

Garangeot et Sharp ont recommandé, dans leur temps, de faire deux lambeaux carrés, l'un dorsal et l'autre palmaire plus ou moins long.

La nécessité peut forcer quelquefois à ne garder qu'un seul lambeau latéral, dorsal ou palmaire. Décrire la manière de faire chacun de ces

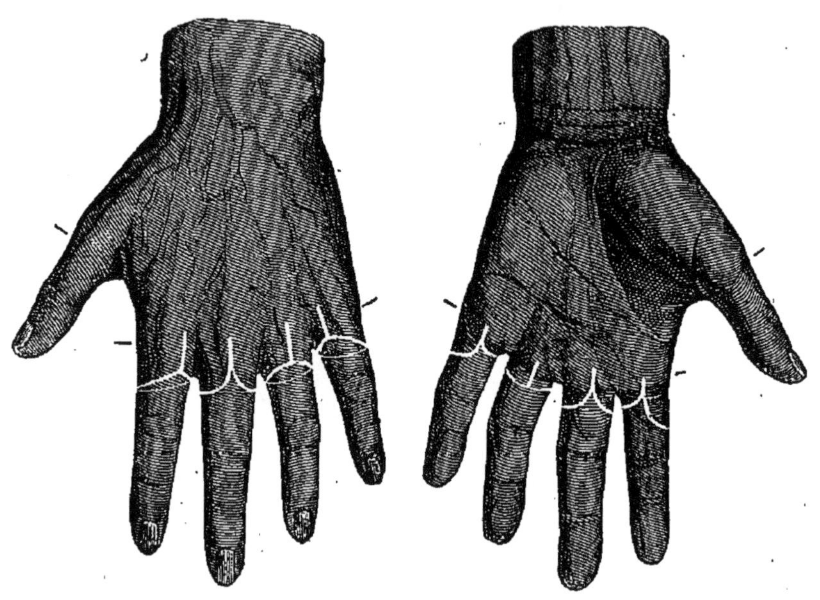

Fig. 157. — Adaptation de l'incision en raquette à la désarticulation des différents doigts. Index : incision dorsale rejetée vers le médius, circulaire oblique descendant plus bas en dehors. — Petit doigt : disposition analogue mais inverse. — Médius, annulaire : croupière ou T, au choix.

Fig. 158. — Adaptation du procédé à deux lambeaux latéraux à la désarticulation des différents doigts. Index : lambeau externe plus long que l'interne. — Petit doigt : lambeau interne plus long. — Annulaire et médius : lambeaux égaux carrés ou mieux arrondis, au choix.

lambeaux serait, après ce qui précède, supposer le lecteur absolument dépourvu de coup d'œil et d'initiative.

Pour terminer cet article, voici un moyen à la portée de tout le monde d'amputer convenablement un doigt par la méthode à deux lambeaux latéraux carrés taillés d'après les principes de Ravaton. On fait une incision circulaire allant jusqu'à l'os, dans le pli digito-palmaire, une longue fente dorsale et une courte fente palmaire. On dissèque les lambeaux, puis on tire sur le doigt pour séparer les surfaces articulaires et, *avec des ciseaux* courbes à pointes mousses, on tranche d'un coup ou de plusieurs la capsule et les ligaments.

B. — Désarticulation d'un doigt chef de file

(Index et petit doigt)

1° *Adaptation des procédés précédents.* — L'index et le petit doigt peuvent être désarticulés par l'un des procédés décrits ci-dessus, mais avec certaines modifications tendant à rejeter la cicatrice au pied du doigt voisin.

Par exemple, pour amputer l'*index* par l'incision circulaire avec fente dorsale ou par l'incision en raquette, la fente dorsale, au lieu d'être médiane, sera rejetée à 1 centimètre du côté du médius (fig. 157). En outre, l'incision circulaire ne suivra pas simplement le pli digito-palmaire, mais, du côté du pouce, passera à près d'un centimètre au-dessous de ce pli, afin d'avoir en dehors plus de peau qu'en dedans (fig. 157). Avec cette utile modification, la désarticulation devient assez difficile. — Veut-on employer la méthode à deux lambeaux, on fait aussi le lambeau externe plus long que l'interne. Du côté du pouce, le lambeau descendra donc à $0^{m},01$ au-dessous du niveau du pli digito-palmaire, tandis que du côté du médius il n'atteindra qu'à peine le niveau de ce pli (fig. 158).

On devine les modifications analogues applicables à l'amputation du *petit doigt*, afin de rejeter la cicatrice au pied de l'annulaire : fente dorsale de la raquette rapprochée de la commissure (fig. 157), incision circulaire descendant plus bas en dedans, et surtout *ne suivant pas le pli qui est oblique dans le sens contraire à celui que doit suivre l'incision.* — Ou bien, lambeau interne long et lambeau externe (côté de l'annulaire) presque nul (fig. 158).

2° *Procédé d'élection.* — Je vais décrire maintenant le procédé qui convient le mieux à la désarticulation des doigts chefs de file.

Il donne des moignons excellents, le plus beau résultat possible, une grande facilité pour désarticuler. La seule partie délicate est celle qui se fait à loisir, le pinceau ou la plume à la main : le dessin du lambeau. Car c'est un procédé à lambeau unique, arrondi, de longueur suffisante, de largeur égale à la demi-circonférence du membre formée par les deux faces exposées aux chocs et aux pressions, c'est-à-dire la face palmaire et l'externe pour l'index, la face palmaire et l'interne pour le petit doigt.

Je me dispenserai d'indiquer la manœuvre opératoire, car c'est absolument celle du procédé à deux lambeaux ci-dessus décrit, avec cette différence insignifiante qu'il faut toujours commencer par l'incision qui dessine le lambeau, tantôt à la droite, tantôt à la gauche de l'opérateur. Je suppose donc que mon lecteur sait parfaitement tailler et un lambeau droit et un lambeau gauche, celui-ci par-dessous son poignet gauche, et je me borne à préciser le trajet des incisions.

Désarticulation de l'index.

Lambeau externe et palmaire.

Pour l'index gauche (fig. 159), c'est un lambeau gauche à tailler par-dessous votre poignet gauche (relisez p. 254).

De l'interligne articulaire, en dehors du tendon extenseur, sur la limite des faces dorsale et externe, descend une incision longitudinale qui suit cette limite dans l'étendue de 15 millimètres

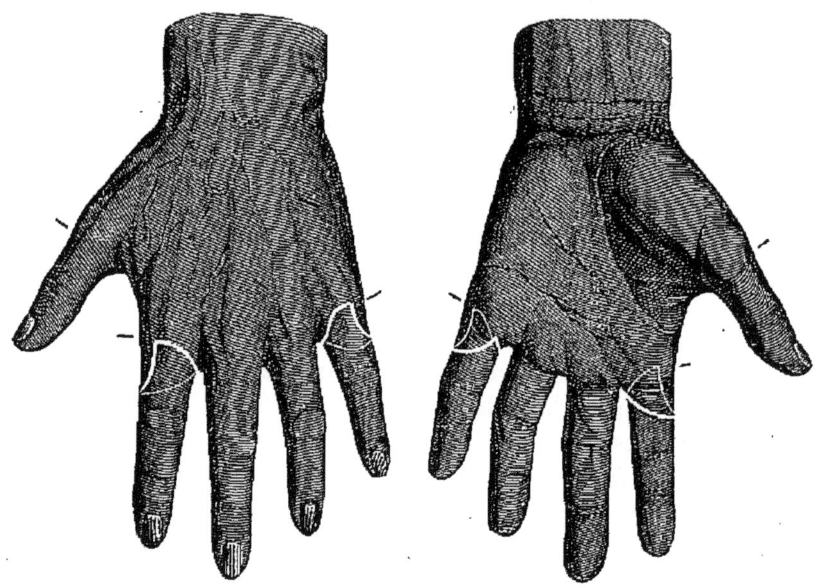

Fig. 159. — Procédé d'élection pour désarticuler les doigts chefs de file. Index : lambeau à la fois externe et palmaire. — Auriculaire : lambeau interne et palmaire.

Fig. 160. — Même procédé. Les gros tracés blancs indiquent la quantité de téguments palmaires qu'il faut garder dans le lambeau au-dessous des plis digito-palmaires.

(niveau du pli palmaire) (a). L'incision entame alors peu à peu la face externe, s'arrondissant et descendant toujours (fig. 159). Au moment où elle gagne la face palmaire, elle doit passer à $0^{m},01$ au-dessous du pli digito-palmaire (b). Elle coupe ensuite obliquement la face palmaire du doigt et, convexe, va se terminer dans l'extrémité interne de ce pli (du côté du médius), attaquant quelque peu la paume de la main.

Avant de disséquer le lambeau, une seconde incision traverse les faces dorsale et interne du doigt, unissant les extrémités de la première par le plus court chemin. Transversale sur l'interligne dorsal, ou mieux à 2 millimètres au-dessous, elle descend ensuite, non point au milieu de la commissure, mais à l'union de la commissure et de l'index, c'est-à-dire qu'elle tend à passer sur l'index plutôt que dans la commissure (c).

La dissection du lambeau et la section des tendons fléchisseurs accomplies, l'articulation, exposée absolument du côté interne et du côté dorsal, sera traversée avec la plus grande facilité. La torsion du doigt serait pratiquée au besoin pour la désinsertion du ligament palmaire.

Notes. — (a) L'incision qui commence au niveau de l'interligne, pas au-dessus, au lieu de descendre longitudinale et rectiligne, gagne à être quelque peu convexe vers le dos du doigt, car c'est ce bord dorsal du lambeau qui s'unira à la coupe transverse du tégument arquée sur la tête convexe du métacarpien.

(b) Le sommet du lambeau descendra donc à 25 millimètres au-dessous de la tête du métacarpien. C'est le minimum.

(c) Pour l'index droit, cette incision commence en dedans (du côté du médius) et se termine dessus.

On garderait un peu plus de peau si l'on s'apercevait que le lambeau a été fait trop court ou qu'il s'est rétracté plus qu'on ne s'y attendait.

Désarticulation du petit doigt.

Lambeau interne et palmaire.

Pour le petit doigt gauche (fig. 159), c'est un lambeau droit à tailler (relisez p. 254). De l'interligne articulaire, en dedans du tendon extenseur, sur la limite des faces dorsale et interne, descend une incision longitudinale qui suit cette limite dans l'étendue de 10 millimètres. L'incision entame alors peu à peu la face interne, s'arrondissant et descendant toujours. Au moment où elle gagne la face palmaire, elle doit être à un bon centimètre au-dessous du pli digito-palmaire (a). Elle coupe la face palmaire obliquement et, convexe, se termine dans l'extrémité externe de ce pli (du côté de l'annulaire), attaquant quelque peu la paume de la main.

Avant de disséquer le lambeau, une seconde incision traverse les faces dorsale et externe du doigt, unissant les deux extrémités de la première par le plus court chemin. Transversale sur l'interligne dorsal ou mieux à 2 millimètres au-dessous, elle descend ensuite, non pas au milieu de la commissure, mais à l'union de cette commissure avec le petit doigt, c'est-à-dire qu'elle tend à passer sur le petit doigt plutôt que dans la commissure (b).

La dissection du lambeau et la section des tendons fléchisseurs accomplies, l'articulation, exposée absolument du côté externe et du côté dorsal, sera traversée avec la plus grande facilité; la torsion du doigt serait pratiquée au besoin pour désinsérer le ligament palmaire.

Notes. — (a) Le sommet du lambeau se trouvera à 2 centimètres au-dessous de la tête du métacarpien, comme si l'on faisait un lambeau simplement interne.

Je répète que l'incision qui commence au niveau ou très près au-dessous de l'interligne, au lieu d'être longitudinale rectiligne, gagne à avoir un peu de convexité vers le dos du doigt; ce bord dorsal du lambeau ne s'en réunira que mieux à la coupe transverse de la coiffe de l'articulation.

(b) Pour le petit doigt gauche, cette deuxième incision commence en dehors (du côté de l'annulaire), et se termine dessus. C'est le contraire pour le côté droit.

On gardera un peu plus de peau si l'on s'aperçoit que le lambeau a été taillé court ou s'est déjà beaucoup rétracté.

C. — Amputations du pouce.

Amputations partielles. — Le pouce représente à lui seul l'un des mors de la pince que forme la main. Son importance est donc égale à celle des quatre autres doigts réunis. C'est à propos de lui qu'il est surtout vrai de dire qu'il faut en enlever le moins possible, dût-on scier la phalangette unguéale ou l'autre phalange à 5 millimètres de l'articulation supérieure[1].

Un moignon court et vilain est toujours de service, même s'il est dépourvu de squelette; mais un moignon douloureux est un véritable supplice. Il faut donc s'efforcer de placer la cicatrice en bon lieu et de garder beaucoup de peau, je dirais volontiers toute la peau disponible, quelque étendue que soit l'ablation du squelette. Il faut aussi n'amputer que si l'on ne peut faire autrement, et non pas imiter ceux qui voient dans tous les traumatismes l'occasion fructueuse de pratiquer une opération, de faire ce que les Anglais appellent *a good job*, une bonne affaire

Les amputations partielles du pouce se font comme celles des doigts; je n'ai donc rien à dire, sinon qu'il y a souvent un os sésamoïde dans le ligament antérieur de l'articulation phalangienne.

1. Chez deux amputés du pouce, Huguier, après avoir incisé la commissure et le muscle adducteur, et réuni de chaque côté par première intention, a pu libérer le premier métacarpien dans l'étendue de 0m,025. Il leur a ainsi permis de saisir, entre le moignon et le métacarpien de l'index, des corps d'un petit volume (*Arch. gén. de méd.* 1874, I, 78). Guermonprez, de Lille, s'est beaucoup occupé des mutilations de la main. Voy. en particulier sa brochure (*Notes sur quelques résections et restaurations du pouce*, 65 fig. Paris, 1887, chez Asselin).

Amputation totale, usages du moignon. — Supposez que vous avez dans la main le manche d'un marteau, d'une truelle, que vous soulevez une poutre, un moellon, et vous verrez que si le pouce vous manquait, votre moignon agirait *toujours* par sa face palmaire et quelquefois par sa face externe, plus rarement par sa face interne.

Un lambeau large de toute la demi-circonférence du pouce et comprenant la face palmaire entière et l'externe en majeure partie, long de $0^{m},025$, et par conséquent analogue à celui que j'ai décrit pour les autres doigts chefs de file, un tel *lambeau palmaire et externe*, vivace et bien matelassé, donne un bel et bon résultat et peut être appliqué à la désarticulation du pouce. Ce sera notre procédé de choix pour le gros orteil. Je n'en donne ici que le tracé (fig. 161).

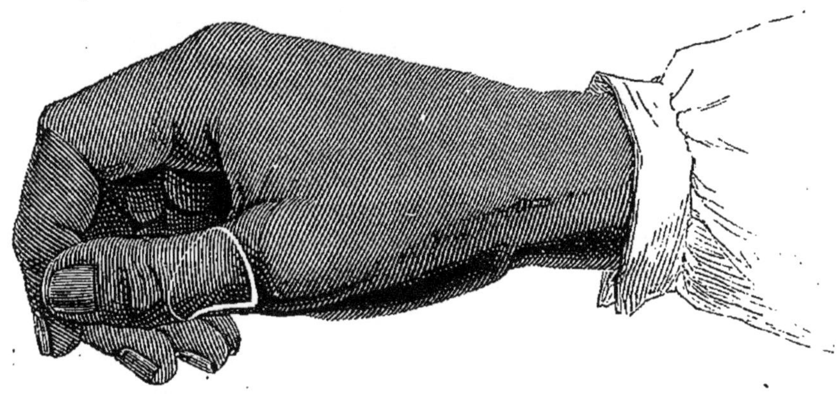

Fig. 161. — Tracé du contour d'un lambeau externe et palmaire pouvant convenir à la désarticulation totale du pouce. Ce lambeau paraît court parce que la coupe dorsale est, comme il convient, un peu au-dessous de l'interligne.

Dubreuil a proposé un *lambeau externe* d'une largeur extrême, puisqu'il comprend la majeure partie des faces dorsale et palmaire.

D'autres recommandent : l'*incision circulaire avec fente dorsale;* la *raquette améliorée* et même quelque étroit *lambeau unique*.

Il est déraisonnable de placer la cicatrice du côté palmaire, même si elle doit être linéaire; il est sage de l'éloigner de l'extrémité du moignon, et il faut tout faire pour qu'elle ne soit ni large ni adhérente.

Interligne articulaire. — Le fait anatomique particulier au pouce et que les élèves oublient toujours, c'est que l'articulation n'est pas cachée dans la profondeur de l'éminence thénar comme celle des doigts l'est dans la paume de la main. L'interligne répond en effet au pli de flexion du pouce, juste au niveau de la racine de l'organe. Le pli de flexion est transversal et, du côté de l'index seulement, se rapproche du pli d'opposition qui est oblique et se porte en dehors et en arrière.

L'articulation métacarpo-phalangienne du pouce a des os sésamoïdes qu'il faut conserver et auxquels s'attachent les muscles qui, après la désarticulation, continuent à mouvoir le métacarpien dans tous les sens.

Déjà j'ai parlé, à propos des désarticulations des phalanges moyenne et petite des doigts, du procédé à lambeau palmaire par incision elliptique coudée et très oblique; je vais le décrire ici, car il convient bien au pouce auquel Malgaigne l'a appliqué (fig. 162).

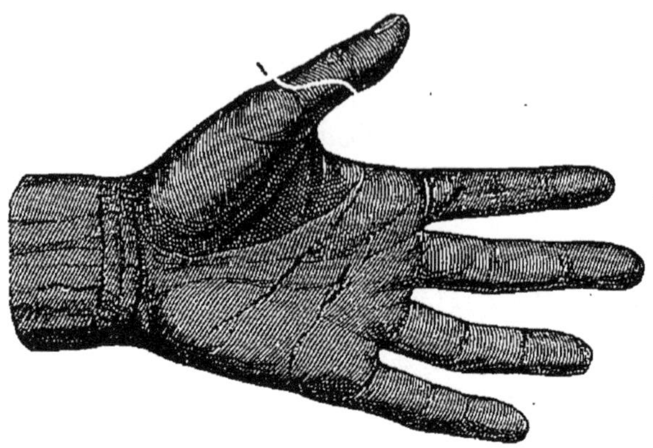

Fig. 162. — Tracé de l'incision elliptique coudée (procédé d'élection) pour la désarticulation totale du pouce. — Le trait noir indique le siège de l'interligne à deux millimètres au-dessus de l'incision.

Incision elliptique coudée donnant un lambeau palmaire.

L'aide tient la main en position moyenne : il se bornera à fixer le premier métacarpien et à tirer la peau lors de la désarticulation. Toute erreur sur le siège de l'articulation aurait ici des conséquences graves; cherchez donc et marquez votre interligne articulaire par les moyens indiqués : flexion, palpation, mensuration.

De la main gauche saisissez le pouce, faites sur sa face dorsale, de votre gauche à votre droite, par conséquent en commençant sur le bord gauche de la phalange, une incision en ∩ à concavité tournée du côté de l'ongle, dont le point culminant reste à 2 millimètres au-dessous de l'interligne et dont les hauts piliers suivent les bords latéraux de l'organe. — Relevez le pouce verticalement pour voir sa face palmaire et d'abord son bord gauche, où vous reprenez la partie initiale de l'incision que vous prolongez sur ce bord, puis sur la face palmaire, en la faisant passer convexe à un demi-centimètre (a) ou plus près encore, du pli interphalangien, pour enfin gagner le bord droit et y rejoindre symétriquement la fin de la première incision. — Disséquez ce lambeau. A cet effet, donnez le pouce à l'aide, qui continue à le tenir dressé ; disséquez en gardant la graisse jusque près de l'articulation ; tranchez le tendon fléchisseur vers le milieu de la phalange. — Rabattez le pouce dans la position horizontale et reprenez-le de la main gauche. Faites fixer le métacarpien et rétracter la peau ; vous-même tirez sur le pouce comme pour l'arracher. Ainsi que pour un doigt, avec la pointe du bistouri tenu le manche en l'air, traversez l'articulation de gauche à droite, ne ménageant que le ligament palmaire. Tirez et fléchissez fortement la phalange et, dans l'articulation rendue béante, mettez le milieu de votre tranchant sur les insertions phalangiennes du ligament glénoïdien afin de les couper en sciant, à ras de la face palmaire de l'os, qui bientôt se détache complètement (b).

Notes. — (a) Je conseillerais bien un lambeau plus long qui serait meilleur encore, mais je suis obligé d'indiquer le minimum nécessaire, minimum qu'on est bien heureux de trouver en bon état sur le vivant. On peut faire presque toute cette opération à main posée avec une courte lame tenue comme une plume ; je le conseille.

(b) Il faut raser le bord articulaire de la phalange, pour couper le ligament palmaire entre cet os et les sésamoïdes. Quant à la section préalable du tendon fléchisseur, elle pourrait sans grand inconvénient être réservée pour la fin, car ici l'articulation est facilement accessible,

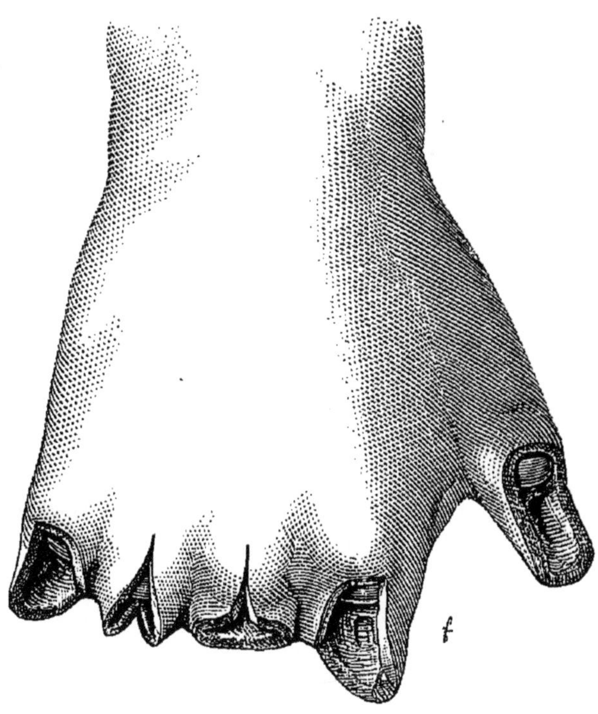

Fig. 163. — Reproduite comme résumé général des procédés d'élection pour désarticuler le pouce, les doigts chefs de file et les doigts du milieu.

ARTICLE III

AMPUTATIONS DES MÉTACARPIENS

Il est évident que le mot *amputation* employé seul ne convient pas très bien ici : *amputer* veut dire enlever à la fois les parties dures et les parties molles coupées un peu plus bas. On ampute le pouce ou un doigt; mais on extirpe un métacarpien, puisque toutes les chairs qui entourent cet os, sur toute sa longueur, doivent être conservées. Mais il n'est que de s'entendre, et plusieurs personnes disent *amputation partielle* ou *totale* d'un métacarpien ou d'un métatarsien, comme on dit *amputation de jambe* ou *de bras*, ne cherchant à indiquer ainsi que le segment du membre où le squelette est scié ou désarticulé.

Le même procédé et le même manuel opératoire conviennent lorsque, avec le pouce ou l'un des quatre doigts, on est obligé d'enlever une partie, plus ou moins longue, ou la totalité du métacarpien correspondant. Et c'est encore à peu près de la même manière qu'on enlève deux doigts voisins avec leurs métacarpiens.

Mais l'amputation totale simultanée des quatre doigts, l'amputation partielle ou totale, mais simultanée, des quatre métacarpiens des doigts, la désarticulation des cinq métacarpiens, la désarticulation médio-carpienne, forment un autre groupe naturel et seront brièvement décrites ultérieurement. (Voy. AMPUTATIONS TRANSVERSALES DE LA MAIN.)

A. — AMPUTATION DU POUCE AVEC EXTIRPATION PARTIELLE OU TOTALE DE SON MÉTACARPIEN

Indications cliniques et opératoires. — L'amputation du pouce avec extirpation partielle ou totale de son métacarpien est une opération pratiquée, fort heureusement, bien plus souvent sur le cadavre que sur le vivant. A l'aide d'ablations partielles, on peut espérer, dans les ostéo-arthrites non infectieuses, conserver à la fois une partie du pouce et du métacarpien.

Dans les cas où le sacrifice du pouce est nécessaire, cas qui seuls doivent nous occuper ici (voy. RÉSECTIONS), on enlèvera le moins possible de métacarpien, tout en conservant assez de téguments pour bien matelasser le moignon; car ce moignon, mû par l'opposant et peut-être par les autres muscles réinsérés à son extrémité, sera très utile *s'il est indolent.*

Comme l'amputation partielle du métacarpien du pouce n'embarrassera jamais un chirurgien exercé à faire l'amputation totale, je m'occuperai exclusivement de celle-ci avec détails.

Pour le malade, les deux cas sont pourtant bien différents. L'amputation partielle donne un moignon saillant qui doit pouvoir agir : il faut donc tailler la peau en conséquence, écarter à tout prix la cicatrice de la région exposée. Dans l'amputation totale, au contraire, on n'a qu'une préoccupation : garder assez de peau pour envelopper la masse charnue thénarienne, afin d'obtenir une cicatrisation rapide et régulière.

Données anatomiques. — Le métacarpien du pouce est accessible par sa face dorsale qui est sous la peau et regarde un peu en arrière et beaucoup en dehors. L'interligne articulaire trapézo-métacarpien est dirigé en

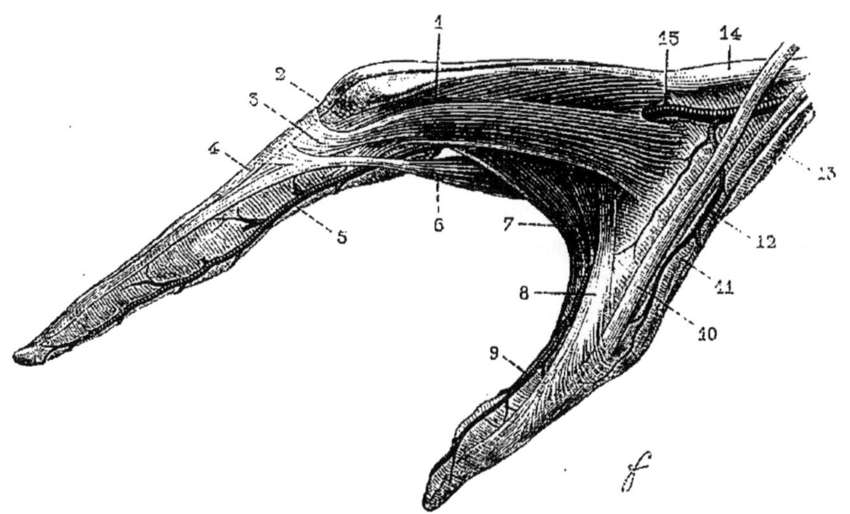

Fig. 164. — Le pouce et l'index droits : rapports de leurs métacarpiens avec l'artère radiale, etc. — 1, muscle premier interosseux dorsal ; 2, son insertion phalangienne ; 3, son expansion dorsale qui s'unit à 4, le tendon extenseur ; 5, l'artère collatérale externe de l'index ; 6, muscle lombrical ; 7, adducteur du pouce ; 8, son expansion dorsale ; 9, artère collatérale interne du pouce ; 10, tendon long extenseur ; 11, tendon court extenseur ; 12, artère dorsale du pouce ; 13, tendon long abducteur ; 14, tendon premier radial ; 15, artère radiale perforant le premier muscle interosseux dorsal.

dedans et en bas, vers la tête du cinquième métacarpien ; il est légèrement concave et sa concavité regarde l'ongle. La capsule est lâche, plus forte en dedans. Le seul ligament un peu résistant est le tendon du muscle long abducteur placé en dehors. La synoviale ne communique pas avec la synoviale générale des articulations carpiennes. Il faut néanmoins que le couteau de l'opérateur serre de près l'extrémité supérieure de l'os pour ne pas faire d'échappade du côté interne. Là sont en effet deux parties à ménager : l'une est l'articulation du métacarpien de l'index avec le trapèze, dépendance de la grande et anfractueuse cavité séreuse du carpe; l'autre est l'artère radiale qui descend accolée à la face dorsale du trapèze et plonge immédiatement dans l'espace interosseux, entre les métacarpiens du pouce et de l'index, pour aller à la paume de la main former l'arcade palmaire profonde (fig. 164, 15).

On contourne sans danger la partie interne de la base du métacarpien si, utilisant la laxité de la capsule, la main gauche qui tient l'os transporte cette base fortement en dehors pendant le travail du couteau.

Le corps du métacarpien donne attache, par son flanc palmaire externe, au muscle opposant; par la partie supérieure de son bord interne, au premier interosseux dorsal. Il faut désinsérer ces muscles et non les couper à distance, parce que le moignon ne sera jamais trop volumineux. D'autre part, le meilleur moyen de ne pas ouvrir les vaisseaux des environs, grand danger des amputations partielles de la main et du pied, n'est-il pas de toujours raser les os?

Recherche de l'articulation. — Pour déterminer la situation de l'interligne trapézo-métacarpien, on peut suivre de bas en haut les deux bords latéraux du métacarpien saisi entre le pouce et l'index, jusqu'à ce qu'on sente deux petits tubercules au-dessus desquels est l'articulation. Ce moyen excellent devient impraticable lorsqu'il y a du gonflement. Voici comment on peut faire autrement.

Le chirurgien palpe avec le pouce et l'index gauches la région de l'articulation cherchée, un de ces doigts sur le dos de la main malade, dans le premier espace interosseux, l'autre au côté de la racine de l'éminence thénar; en même temps, de son autre main, il a saisi le pouce étendu et le porte alternativement de l'abduction dans l'adduction et *vice versa*. Lorsque le pouce est rapproché de l'index, l'extrémité supérieure du premier métacarpien, à demi luxée en dehors, devient très saillante et révèle facilement aux doigts explorateurs le siège de l'articulation qui est au-dessus. Quand, au contraire, le pouce est dans l'abduction comme aussi dans l'opposition forcée, le trapèze devient saillant sur la face dorsale : c'est au-dessous qu'est l'articulation cherchée.

Des mouvements de rotation imprimés au pouce pendant la palpation de la région contribuent aussi à faire reconnaître le siège de l'interligne articulaire.

Si le bout du doigt peut sentir l'extrémité supérieure du premier espace interosseux, c'est assez pour indiquer par cela même le niveau de l'interligne qui est situé, dernière donnée, à 25 ou 30 millimètres de la pointe du radius lorsque la main n'est déviée ni d'un côté ni de l'autre. Rappelons que l'on peut toujours reporter les mesures de la main saine sur la main défigurée par le gonflement.

Procédé d'élection. — C'est l'incision ovalaire modifiée, c'est-à-dire l'incision en raquette ou *en croupière*. L'incision longitudinale dorsale sera courte; elle commencera au-dessus de l'interligne, dans la tabatière, très près des tendons réunis court extenseur et long abducteur, pour fuir l'artère radiale. L'ovale de la raquette entourera obliquement, non pas la racine du pouce, ce serait laid, mais la tête du métacarpien, passant du côté externe, à cinq millimètres au-dessous du pli d'opposition, suivant, de l'autre côté, un trajet tout à fait symétrique (fig. 165 et suiv.).

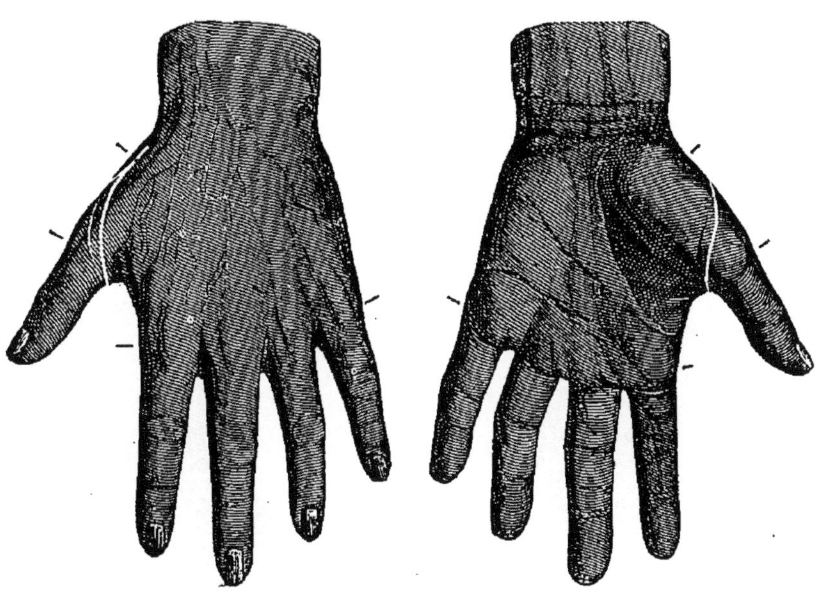

Fig. 165. — Tracé de la raquette améliorée ou croupière pour la désarticulation du premier métacarpien. La queue a seulement 2 centimètres.

Fig. 166. — Même tracé du côté palmaire, parallèle et *sous-jacent* au pli d'opposition. Les tirets indiquent les interlignes.

Repère cutané. — Le pli d'opposition est le sillon qui va se creuser, profond et oblique, sur les faces externe et palmaire de la tête du premier métacarpien, si vous portez le bout du pouce à la rencontre du bout du petit doigt. On retrouve sa trace, quelle que soit la position du pouce; par conséquent, on le côtoie facilement avec le couteau. Mais, pour faire sur les faces interne et dorsale une incision symétrique, il est bon de l'avoir tracée d'avance avec une teinture colorée quelconque.

Lorsque, dans les descriptions suivantes, je conseillerai la *position moyenne*, cela voudra dire : tenez la main dans l'attitude intermédiaire à la pronation et à la supination (fig. 167 et 168).

Amputation totale du pouce et de son métacarpien. Incision en raquette améliorée.

Les trois temps de cette brillante opération sont : 1° incision et mobilisation des téguments; 2° section des muscles et dénudation du métacarpien; 3° désarticulation.

La main du malade repose horizontale et en position moyenne

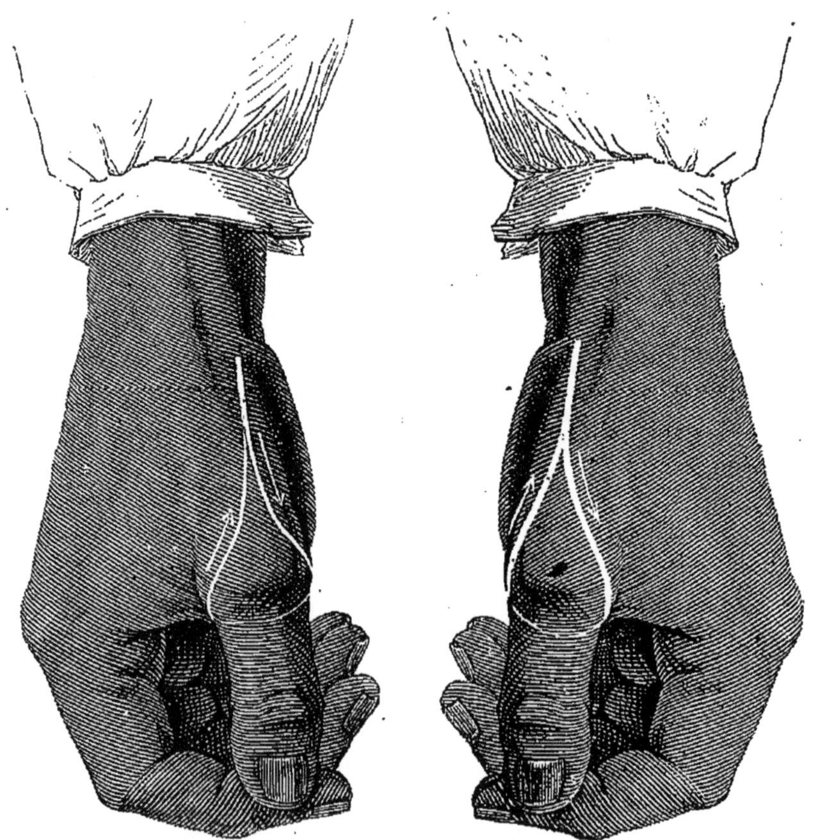

Fig. 167 et 168. — Amputation du pouce avec extirpation totale de son métacarpien. Méthode ovalaire, croupière d'élection. Flèches indiquant la marche du bistouri sur l'une et l'autre main.

dans les mains d'un aide qui va prendre et écarter les doigts afin de vous présenter le bout du pouce.

1° Après avoir fait les explorations et les tracés nécessaires, vous saisissez le pouce, de la main gauche, et le tenez bas pour en avoir la face dorsale sous les yeux. Vous savez ce que vous avez à faire et vous le simulez une fois ou deux pour l'exécuter ensuite sans la moindre hésitation.

Portez la pointe du couteau à un doigt au-dessous de l'apophyse styloïde radiale, c'est-à-dire à $0^m,01$ au-dessus de l'article, sur les tendons qui limitent la tabatière en dehors (a); tirez une incision appuyée, profonde et longitudinale, de $0^m,02$ au moins, qui, après avoir croisé l'articulation, se trouve sur la face dorsale du premier métacarpien, près de son bord externe. Inclinez alors peu à peu votre incision à droite et, dans ce mouvement, en sciant au besoin, coupez obliquement les tendons extenseurs si vous les rencontrez (pouce gauche); suivez ensuite soit la parallèle sous-jacente au pli d'opposition (main droite), soit le tracé symétrique (main gauche), ne coupant maintenant que la peau et la graisse, aussi bien sur les côtés que sur la face palmaire. — Quoique vous ayez tordu le pouce à gauche pour aller le plus loin possible sous la paume, vous serez bientôt forcé de reporter le couteau par-dessus le membre, de tordre le pouce à droite, pour *reprendre* votre incision à gauche et remonter sur le dos du métacarpien, au point où l'incision longitudinale commençait à s'incliner vers la droite (b). Comme la section des tendons extenseurs rencontrés soit au début (pouce gauche), soit à la reprise (pouce droit), peut être incomplète et la graisse insuffisamment divisée, repassez le couteau dans toute l'étendue de la plaie. — Alors de la main gauche *relevez le pouce* (attitude de la fig. 169), et de quelques coups du tranchant mobilisez soigneusement la peau que vous avez devant les yeux, jusqu'à ce que, rétractée par l'aide, elle laisse parfaitement découverts les os sésamoïdes et les insertions de leurs muscles. Le pouce étant toujours dressé par vous, coupez la gorge au métacarpien à plein tranchant, à gauche, en face et à droite, près de la peau rétractée, en creusant pour diviser obliquement et en rasant le métacarpien, tous les muscles phalangiens (fig. 169). — Il ne reste plus alors qu'à détacher les muscles opposant et interosseux avant de désarticuler. Ayant rabattu le doigt malade sous et dans la main gauche (attitude de fig. 170), votre pouce et votre index s'avancent dans la plaie, chacun de son côté, entre l'os et la chair. L'un de ces doigts écarte donc ce que l'on peut appeler la lèvre droite; décollez cette lèvre, du périoste, avec la pointe du bistouri, jusqu'au niveau de l'interligne articulaire; chemin faisant, inclinez votre instrument de manière à dégager le flanc palmaire du métacarpien en le rasant de très près et jusqu'à l'articulation (c). — Votre autre doigt va écarter à présent la lèvre gauche de la plaie (fig. 170), et vous allez compléter la dénudation de l'os en décollant cette lèvre à son tour.

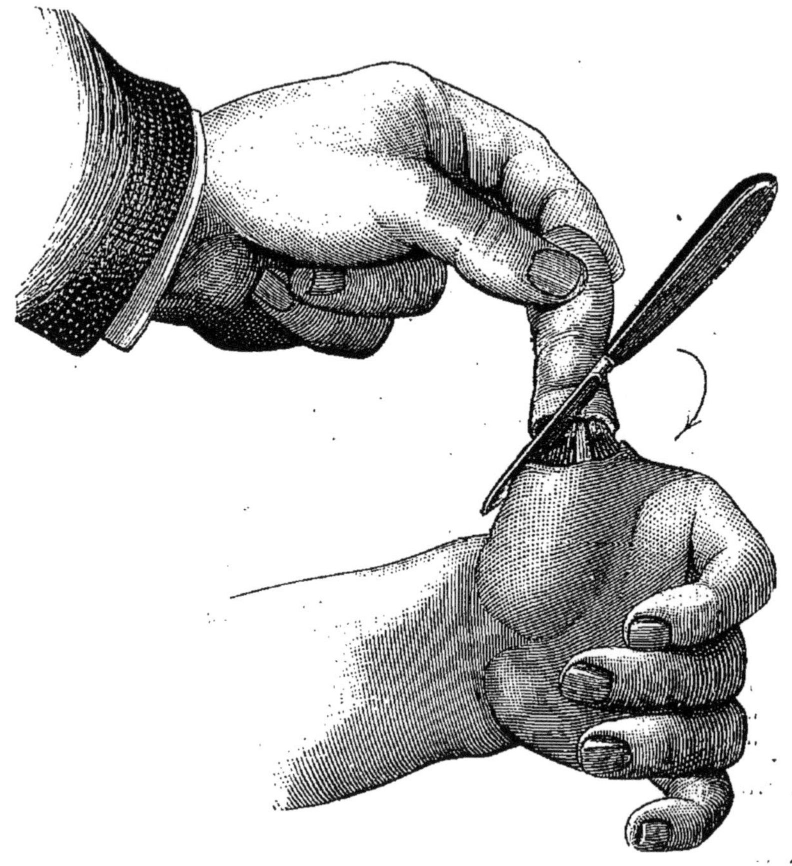

Fig. 169. — Désarticulation du premier métacarpien. — Commencement du second temps, section oblique des muscles thénariens autour du col de l'os.

3° Lorsque la pointe du couteau, suivant et sentant les sinuosités du métacarpien bien décharné, sera tombée dans l'interligne (fig. 170), vous la tournerez brusquement pour entrer de gauche à droite dans l'articulation et la traverser, en coupant seulement la partie dorsale de la capsule et le tendon du long abducteur. Au moment de sortir de la jointure, vous ramènerez le tranchant vers vous, ne risquant pas le moindre écart (d). — Vous pourriez facilement compléter la désarticulation par torsion et arrachement. Il vaut mieux cependant user du couteau, la main gauche se bornant à tirer et tordre pour en faciliter l'action. Vous tordrez donc le pouce *en dehors*, de manière à commencer par dégager le côté du métacarpien qui répond à l'artère radiale; et, tout en tordant, vous abaisserez la tête de l'os afin de faire saillir, de luxer sa base et d'élargir le puits où travaille la pointe du bistouri.

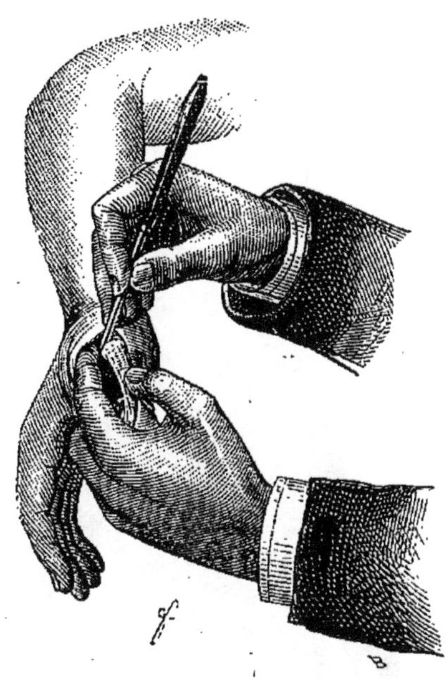

Fig. 170. [illegible] 5° et dernier temps de l'opération sur le côté droit. La main gauche tient et écarte le pouce; le bout de son index repousse et protège l'artère pendant que la pointe, limitée dans sa pénétration, ouvre et traverse l'interligne.

L'attitude ici représentée est aussi celle qui convenait tout à l'heure pour détacher la lèvre gauche des chairs, l'index les écartant, le bistouri rasant l'os.

Notes. — (a) C'est en réalité entre les deux tendons accolés du long abducteur et du court extenseur qu'il faut porter la pointe du couteau. C'est facile et il faut s'habituer à le faire, car il importe beaucoup de ne pas couper l'artère radiale dans la tabatière, et l'on a d'autant plus de chances de commettre cette faute qu'on s'approche davantage du tendon isolé long extenseur et que l'on commence l'incision plus haut.

(b) Sur la main droite, les tendons extenseurs, épargnés d'abord par le couteau qui ne les a pas croisés, ne se font couper qu'en terminant l'incision. D'un côté comme de l'autre, s'ils ont été incomplètement divisés par le premier trait, un nouveau coup de tranchant en a bientôt achevé la section, moyennant le concours fixateur d'un doigt de la main gauche. Les maladroits sont obligés de les diviser en les chargeant sur le couteau, en les prenant par dessous ; ce n'est pas du reste à blâmer.

(c) Si l'on n'est pas habile de la main gauche, on fait tenir et manœuvrer le pouce par un aide, pendant que l'on pince entre le pouce et l'index et que l'on écarte chacune des lèvres de la plaie successivement. Mais la règle est toujours là : le bistouri chemine entre le métacarpien qu'il rase à plat et l'un des doigts gauches de l'opérateur, profondément introduit dans la plaie pour écarter les chairs, les décoller, les protéger tout au moins, et préparer la voie à l'instrument.

(d) Cela semble écrit surtout pour l'amputation du premier métacarpien gauche, dans laquelle le bistouri allant toujours de gauche à droite, relativement à l'opérateur, traverse l'articulation de dehors en dedans, c'est-à-dire en se dirigeant vers le danger. J'ai déjà dit qu'en luxant la base du métacarpien en dehors, on l'éloigne de l'artère.

Anciens procédés.

Au temps, déjà bien éloigné de nous, où les procédés rapides étaient encore de nécessité, on s'exerçait dans les amphithéâtres à désarticuler le premier métacarpien, par le procédé dit *à lambeau externe* (fig. 171).

Les uns, tenant le pouce, le gauche en pronation, le droit en supination, divisaient à plein tranchant la commissure, fendant à la fois la paume et le dos de la main, à ras du bord interne du premier métacarpien jus-

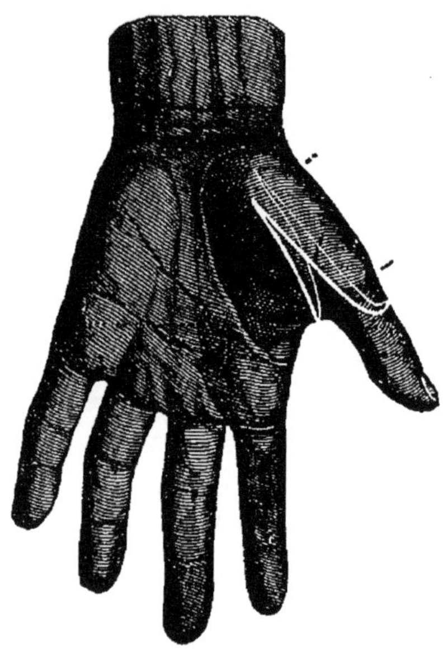

Fig. 171. — Tracé d'un lambeau externe pour la désarticulation du premier métacarpien. Les incisions palmaires (gros traits), après s'être réunies, remontent moins haut que les incisions dorsales. Les tirets indiquent les interlignes.

qu'au trapèze. Arrêté par cet os, l'étroit couteau traversait alors l'articulation de dedans en dehors, pendant que la main gauche luxait l'os et pinçait les parties molles externes pour les attirer en dehors et permettre au plein tranchant de revenir, entre elles et le bord externe du métacarpien, terminer le lambeau vers le milieu de la première phalange.

Les autres, ponctionnant la partie externe de l'éminence thénar, formaient d'abord le lambeau par transfixion; puis, retournant à l'articulation, ils la traversaient de dehors en dedans, menaçant l'artère, et revenaient à la racine du pouce, en séparant du métacarpien les chairs de la commissure.

Aujourd'hui, si nous devions recourir au lambeau externe, nous le dessinerions d'abord, pour l'avoir suffisant et régulier, et nous le détacherions par dissection, véritable désossement. Nous séparerions de même les chairs de la commissure. La désarticulation ainsi rendue très facile serait le dernier temps de l'opération.

Ce procédé serait acceptable, moyennant une précaution : ne pas faire remonter l'incision palmaire aussi haut que l'incision dorsale, la terminer à un doigt au-dessous de l'articulation, comme le montre la figure 171.

B. — Amputation de l'un des doigts avec extirpation partielle ou totale de son métacarpien.

L'amputation d'un doigt et d'*une partie* de son métacarpien est une opération facile, bénigne, souvent utile à la suite des traumatismes et des affections inflammatoires ou néoplasiques des os et des articulations. L'amputation d'un doigt avec extirpation *totale* du métacarpien correspondant est difficile et rarement indiquée. Autrefois, les complications graves étaient fréquentes, sauf pourtant pour le petit doigt et le cinquième métacarpien dont l'articulation carpienne est relativement isolée et le corps facile à énucléer sans blesser de nombreuses artérioles.

Il est possible, à un opérateur exercé, d'isoler et de désarticuler un métacarpien quelconque, sans *hacher* les chairs interosseuses et palmaires, sans blesser l'arcade palmaire profonde. Il lui est impossible de ne pas ouvrir la grande synoviale articulaire carpienne, lorsqu'il extirpe les deuxième, troisième ou quatrième os du métacarpe. On doit préférer la section de ces os, si près que ce soit de leur extrémité supérieure, à la désarticulation : l'opération est rendue ainsi et moins grave et plus facile.

Dans les deux cas, on découvre l'os par une longue incision dorsale qui, arrivée à la racine du doigt, en fait le tour et prend la forme de *raquette*.

Extirpations partielles. — L'incision dorsale et la dénudation des os remontent moins haut si l'ablation doit être partielle ; voilà toute la différence pour les parties molles.

Quant aux métacarpiens, il faut les scier ou les couper.

On scie le deuxième et le cinquième, après avoir passé dessous une lamelle qui protège les chairs et joue le rôle de la sonde de Blandin, beaucoup trop épaisse pour être ici d'un bon emploi. On les scie un peu obliquement, de manière à émousser le plus possible l'angle saillant du moignon.

Guermonprez n'a pas trouvé difficile de diviser les troisième et quatrième métacarpiens avec la scie à chaîne. D'autres préféreraient les couper en travers avec une bonne cisaille à mors solides, quoique suffisamment pointus pour s'engager assez profondément dans les espaces interosseux. La cisaille coupe bien les épiphyses et les os ramollis, mais elle fait quelquefois éclater la diaphyse. C'est un inconvénient que l'on n'évite qu'en entretenant avec soin les tranchants, et en coupant le plus loin possible du milieu du corps de l'os. Il est bon d'incliner un peu l'instrument d'un côté ou de l'autre, afin que l'un des tranchants des mors s'appuie sur une face, pendant que l'autre pénètre dans le bord opposé. Malgré ces précautions, la cisaille fait souvent des esquilles, et l'opérateur se trouve dans la nécessité de les extraire ou de régulariser la coupe.

Il n'oubliera pas que l'arcade palmaire profonde croise les métacarpiens et passe à un centimètre de l'articulation carpo-métacarpienne.

La pince rogne-du-bout ou dent de castor rend des services et permet de ne laisser en place que la base même du métacarpien. Cela n'est point indifférent, car la conservation de cette base diminue les dangers et les difficultés de l'opération.

Ce que je viens de dire me permettra de ne plus revenir sur les amputations partielles des métacarpiens.

Extirpations totales ou Désarticulations. — Je vais m'en occuper longuement. Il faut savoir les exécuter pour bien faire les amputations partielles que pratique plus souvent le chirurgien. C'est pour cela que ces désarticulations sont, à bon droit, des opérations d'examen et de concours. « Je ne connais pas, dit Paulet, de meilleur exercice pour rompre les commençants à toutes les difficultés de la pratique opératoire. » (*Anat.*, p. 823.) Faire parcourir au couteau la sinueuse articulation carpo-métacarpienne, trancher les liens de la base d'un métacarpien quelconque, c'est un jeu pour celui qui sait bien l'anatomie; pour celui qui l'ignore, c'est une impossibilité absolue.

Les articulations métacarpiennes, dans l'ensemble comme dans le particulier, seront toujours découvertes et attaquées par le côté dorsal. Les tendons et ligaments dorsaux seront donc toujours faciles à diviser, si on le veut faire, pourvu que la pointe du couteau suive l'interligne. Quant aux liens interosseux et palmaires des métacarpiens, ils ne peuvent être coupés que par des manœuvres spéciales. C'est pourquoi il faut savoir, pour chaque métacarpien, où sont ses ligaments et comment on peut les atteindre. Étudions donc successivement l'*interligne dorsal*, les *ligaments interosseux* et les *ligaments palmaires*.

Etude de l'interligne. — Si, sur la figure 172, aussi exacte que je l'ai pu faire, on parcourt l'interligne articulaire avec la pointe d'un couteau, en commençant du côté du petit doigt, on voit qu'il faut se porter en dehors et un peu en bas, puis tout à fait en dehors, et que l'on ne rencontre d'obstacle sérieux qu'au sortir de l'articulation du troisième métacarpien avec le grand os. Là, en effet, se trouve l'apophyse styloïde couverte à l'état frais par le tendon du deuxième radial qui s'attache à sa base R'. Après avoir franchi cette saillie, on tombe dans la fourche du deuxième métacarpien qui reçoit le coin du trapézoïde et qui s'enclave elle-même entre le grand os et le trapèze.

Cet interligne articulaire dorsal du deuxième métacarpien doit être, sur la même figure 172, parcouru dans le sens contraire. Supposons donc la pointe du couteau appliquée en dehors de la base de cet os, prête à ouvrir son articulation trapézienne : elle pénètre en haut et en dedans, bute

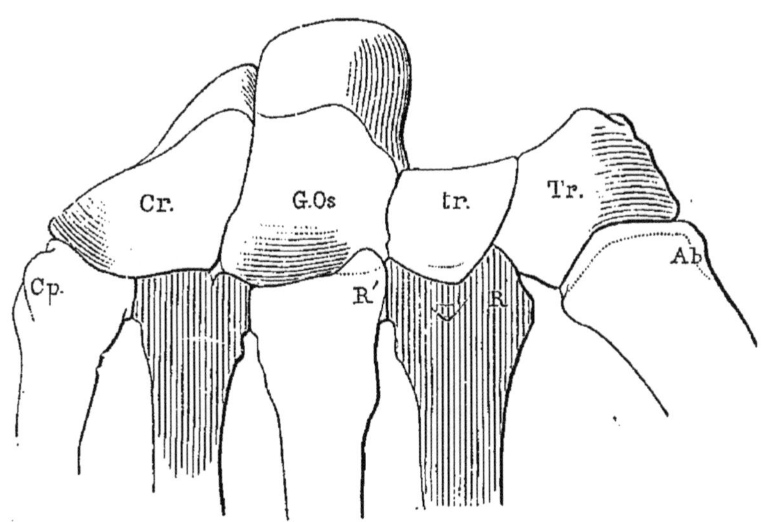

Fig. 172. — Interligne carpo-métacarpien dorsal, main droite. — Tr, trapèze. — tr, trapézoïde. — G. Os, grand os. — Cr, os crochu. — Cp, insertion du tendon cubital postérieur. — R', insertion du deuxième radial. — R. insertion du premier radial. — Ab, insertion du long abducteur du pouce.

contre le trapézoïde, contourne un angle droit pour descendre en bas et en dedans au fond de la fourche qui l'arrête, remonte en haut et en dedans, touche le grand os et, tournant un nouvel angle droit, redescendrait finalement en bas et en dedans, si elle n'était tout de suite arrêtée par la styloïde du troisième métacarpien. La vue postérieure de la base du deuxième métacarpien ressemble à deux accents circonflexes juxtaposés.

Sachez-le bien, lors même que l'interligne carpo-métacarpien dorsal est ouvert, que tous les ligaments et tendons dorsaux sont coupés, l'articulation reste étroite et close, les métacarpiens immobiles.

Il y a quelque chose de plus important à connaître que l'interligne : ce sont les ligaments *intermétacarpiens*, soit interosseux, soit palmaires, et les ligaments *carpo-métacarpiens* palmaires.

Etude des ligaments. — Un coup d'œil jeté sur la figure 173 montrera la situation des solides et courtes fibres qui unissent les faces latérales des bases des quatre métacarpiens des doigts, et fera comprendre comment on ne peut diviser ces fibres qu'en insinuant la pointe du couteau, de champ, entre les os qui s'écartent à peine assez pour faire place à l'épaisseur de l'instrument.

Si l'on remarque la forme curviligne de l'articulation des deuxième et troisième métacarpiens, on devinera que la lame rectiligne du bistouri ne pourra s'y engager à fond, d'emblée. Mais en faisant pénétrer la pointe du côté dorsal, d'abord à 10 millimètres de profondeur seulement, elle coupera les premières fibres accessibles; puis, grâce à l'écartement léger

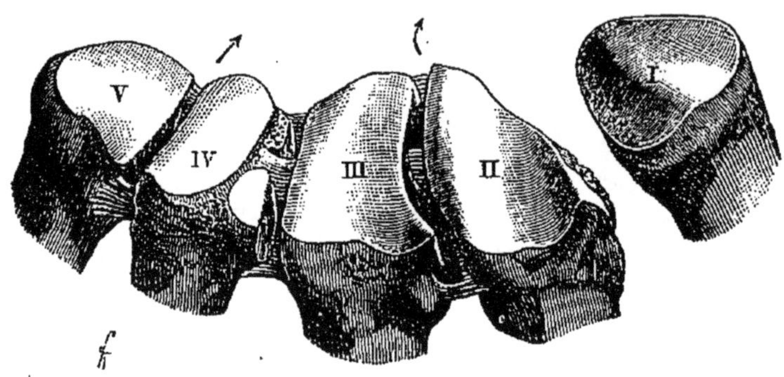

Fig. 173. — Vue d'ensemble des bases des métacarpiens, légèrement écartées pour montrer les ligaments interosseux supposés extensibles, main droite. — Entre II et III l'interligne est curviligne comme l'indique la flèche.

que l'on obtiendra ainsi, elle s'engagera davantage, à 15 millimètres environ, et achèvera la section du ligament interosseux.

Il existe aussi, à la face palmaire, des ligaments intermétacarpiens et carpo-métacarpiens. Les premiers (fig. 174, 2, 2, 2) se coupent par la même manœuvre qui sert à trancher les ligaments interosseux, en enfonçant le couteau un peu plus profondément. On le fait sans grand danger, car on opère à quelques millimètres au-dessus de l'arcade palmaire profonde; il faut cependant que la pointe joue serré.

Quant aux ligaments carpo-métacarpiens palmaires, l'examen de la figure 174 suffira à montrer leur disposition générale. Ceux qui sont forts semblent partir exclusivement des carpiens extrêmes pour aller, à la rencontre l'un de l'autre, s'insérer devant la base du troisième métacarpien, tout en laissant des fibres aux métacarpiens croisés en route.

En réalité, le troisième métacarpien, aussitôt qu'on l'a séparé des deuxième et quatrième, n'est plus retenu du côté palmaire, car il n'est rattaché au grand os que par des fibres insignifiantes. Les quatrième et cinquième sont plus solidement unis et à l'os crochu et au tendon du cubital antérieur par ses prolongements pisi-métacarpiens. Mais ils le sont assez lâchement pour que, une fois les fibres interosseuses, c'est-à-dire intermétacarpiennes, coupées, on ne soit pas embarrassé pour les extirper.

soit par arrachement, soit par section des ligaments palmaires devenus accessibles.

On a exagéré la résistance du ligament vertical interarticulaire qui, de l'intervalle des os grand et crochu, descend aux troisième et quatrième métacarpiens. Il n'a d'autre importance que celle qui résulte du cloisonnement qu'il opère lorsqu'il est complet, c'est-à-dire le plus souvent; car alors, il permet d'enlever le cinquième métacarpien sans ouvrir la grande synoviale du carpe. Comme ce ligament s'insère sur la base du quatrième métacarpien et partage cette base en deux surfaces cartilagineuses dont

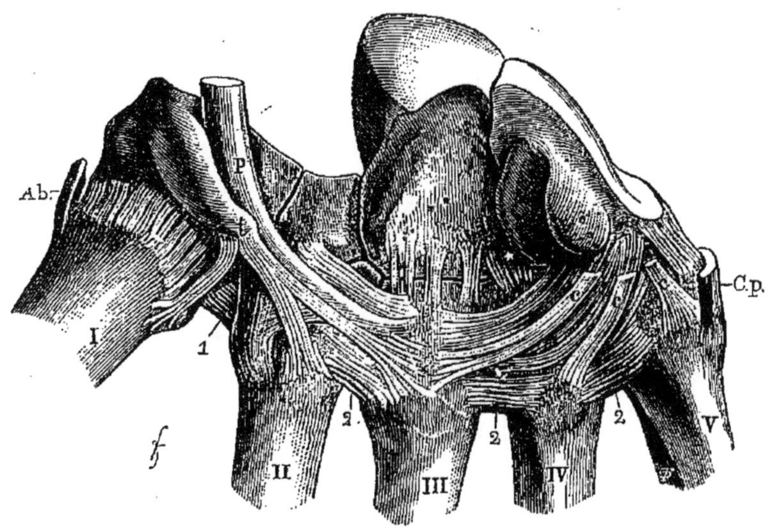

Fig. 174. — Ligaments antérieurs carpo-métacarpiens et intermétacarpiens, main droite. — *Ab*, insertion du tendon long abducteur du pouce. — *C.p*, insertion du cubital postérieur. — *c,c,c*, insertions du muscle cubital antérieur recouvrant les fibres qui unissent l'os crochu aux trois derniers métacarpiens. — *t*, crête du trapèze d'où partent des faisceaux pour les trois premiers métacarpiens. — P, tendon du grand palmaire et sa bifurcation palmée recouvrant partiellement des faisceaux profonds qui vont du trapézoïde au troisième métacarpien et, du trapèze au deuxième métacarpien. — 1. ces faisceaux trapézo-deuxième métacarpien. — 2,2,2, ligaments intermétacarpiens palmaires. — * Ligament vertical du quatrième métacarpien.

l'une, externe et petite, articulée avec le grand os, est virtuellement tapissée par la grande synoviale carpienne, l'ablation du quatrième métacarpien ouvre fatalement cette cavité.

Il me reste à parler des ligaments palmaires du deuxième métacarpien, c'est-à-dire du tendon du muscle grand palmaire et des fibres trapéziennes profondes (fig. 174, P et 1). Celles-ci (1) constituent un ligament oblique, palmaire et externe, que la pointe du couteau, introduite du dos de la main vers la paume, atteint facilement, pourvu que le manche s'incline un peu vers le pouce. La section de ces fibres permet de faire bâiller la partie externe de l'articulation, de tordre le deuxième métacarpien le dos en dedans, et d'amener ainsi le tendon grand palmaire que l'on coupe par la même manœuvre.

Pour la section de tous les ligaments dont il vient d'être question, la main gauche de l'opérateur, manœuvrant le métacarpien quelconque qu'il s'agit de libérer, joue le rôle prépondérant : elle ne le peut jouer que si l'extrémité digitale, la tête de l'os, a été, au préalable, libérée elle-même de ses adhérences au ligament transverse qui enchaîne entre elles les quatre têtes des métacarpiens des doigts.

Recherche de l'interligne. — Il n'est point indispensable de connaître au juste le niveau de l'interligne qui sépare du carpe le métacarpien que l'on va enlever. On se rappellera seulement que l'interligne carpo-méta-

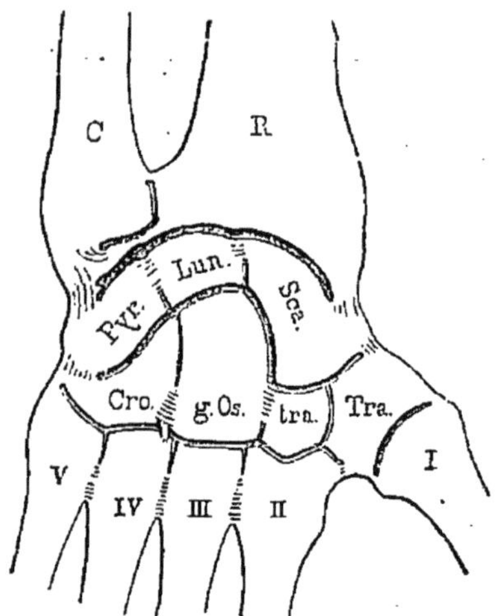

Fig. 175. — Les cinq synoviales du poignet : 1° radio-cubitale ; 2° radio-carpienne 3° intercarpienne et carpo-métacarpienne moyenne ; 4° carpo-métacarpienne interne ; 5° carpo-métacarpienne externe.

carpien est, dans son ensemble, à peu près transversal ; qu'il suffit, par conséquent, d'en connaître les extrémités. Déjà nous avons appris à déterminer le siège de l'articulation du trapèze avec le métacarpien du pouce (p. 267). Celle de l'os crochu avec le métacarpien du petit doigt se trouve immédiatement au-dessus du tubercule de ce dernier os, tubercule facile à sentir, au moins du côté sain, en explorant avec l'ongle le bord interne de la main, à 3 bons centimètres de l'extrémité du cubitus, la main étant dans une attitude moyenne.

On peut encore retenir que la longueur du cinquième métacarpien est égale à la somme des longueurs des grande et moyenne phalanges du petit doigt.

Entre la base du cinquième métacarpien et la pointe du cubitus, une saillie dorsale existe ; un léger degré d'abduction l'exagère ; on prendra garde de la confondre avec le tubercule du métacarpien. Elle ne dépend pas même de l'os crochu, comme on le dit généralement, mais du pyramidal.

Où doit être la cicatrice? — Dorsale, d'après les préceptes déjà exposés plusieurs fois. Et pour qu'elle soit linéaire, on gardera assez de peau pour éviter la production d'une surface inodulaire qui, par sa rétractilité invincible, immobiliserait et dévierait le doigt voisin. Cela s'est vu, et c'est surtout à craindre après les amputations des chefs de file, le petit doigt et l'index. Le nouveau chef de file, s'il est entraîné par une mauvaise cicatrice, s'écarte comme un doigt de poulet.

Je vais maintenant décrire successivement l'amputation totale de chaque métacarpien en particulier.

1° ABLATION DU PETIT DOIGT ET DE LA TOTALITÉ DE SON MÉTACARPIEN

Choix du procédé. — L'incision en raquette pure, la queue suivant le bord interne du métacarpien, permet de pratiquer cette opération, mais avec quelque difficulté pour la désarticulation. Cela ne nous arrêterait pas, ici plus qu'au pied, si la cicatrice qui résulte de ce procédé ne devait

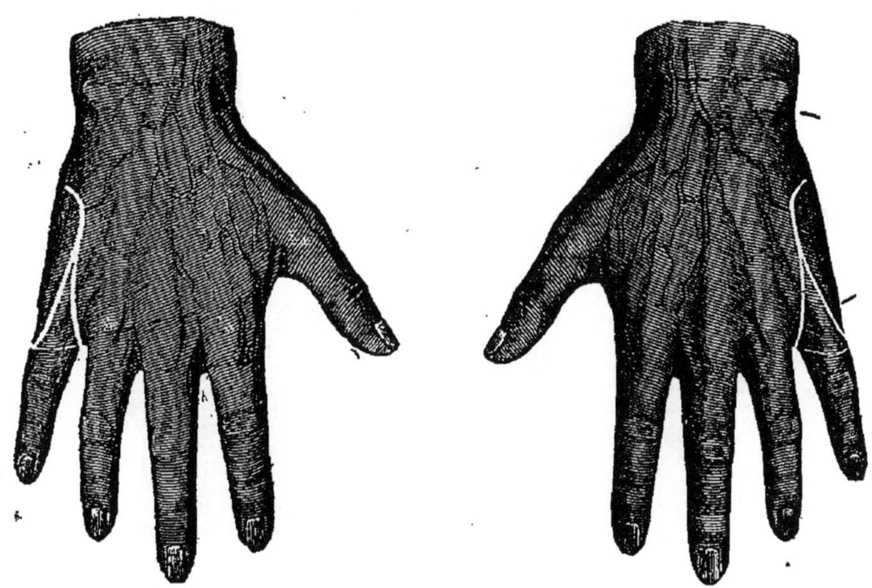

FIG. 176 et 177. — Tracés, sur la face dorsale de la main droite et de la main gauche, de l'incision propre à l'amputation du petit doigt avec extirpation totale de son métacarpien.

pas occuper le bord interne de la main mutilée, bord si souvent heurté et comprimé.

Après l'extirpation totale du petit doigt et du cinquième métacarpien, deux points du champ opératoire seront principalement exposés aux chocs et aux pressions : le nœud articulaire de la racine de l'annulaire et l'os crochu. Je pense donc qu'il faut : 1° conserver à celui-ci ses téguments naturels sans les inciser ; 2° bien couvrir l'articulation métacarpo-phalangienne de l'annulaire en rejetant l'inévitable cicatrice du côté dorsal et gardant assez de peau pour que la cicatrice soit absolument linéaire.

Tracé de l'incision cutanée. — J'accepte comme procédé d'élection une modification de l'incision en *raquette dorsale.* Pour ne pas avoir de plaie sur l'os crochu, il suffit de ne pas prolonger l'incision longitudinale, le manche de la raquette, sur cet os. Mais, avec cette seule dérogation à la règle générale, l'articulation reste difficilement accessible. C'est pourquoi il est indiqué de recourber l'extrémité supérieure de l'incision, en dedans sur la base du métacarpien, jusqu'au tubercule de cet os (fig. 176 et 177). La lèvre interne de la plaie devient alors une vraie *valve* que l'on peut écarter, pour exposer et dénuder, avec une facilité égale, toute la longueur du métacarpien ; et l'os crochu garde ses téguments.

D'autre part, si l'on veut avoir assez de peau pour couvrir la face interne de la racine de l'annulaire, il faut, en incisant autour de la base du petit doigt, ne pas suivre le pli digito-palmaire. C'est le point délicat. En par-

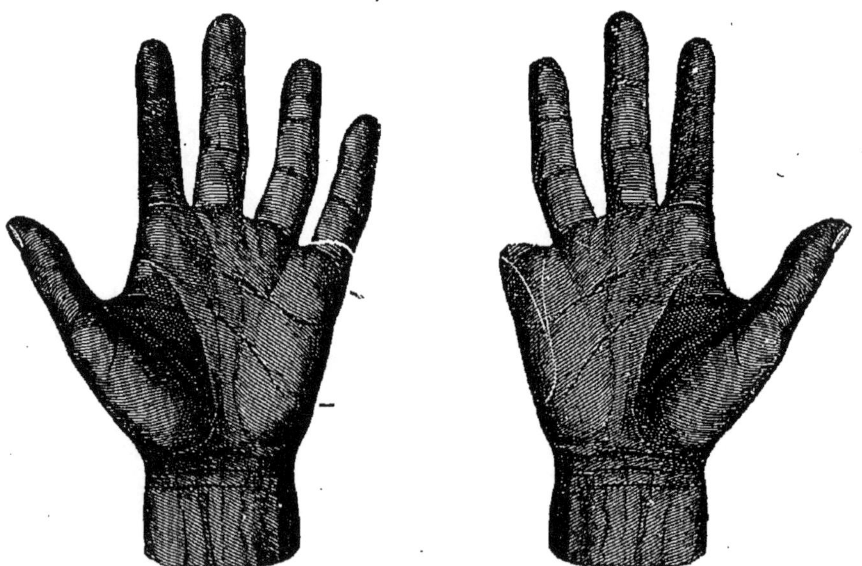

Fig. 178 et 179. — Montrent comment il faut entamer la face palmaire de la racine du petit doigt pour conserver de quoi bien couvrir le côté de l'articulation métacarpo-phalangienne de l'annulaire.

tant de la commissure de l'annulaire et du petit doigt, le pli digito-palmaire de celui-ci se porte obliquement en dedans et en haut, vers le poignet. (Regardez votre main gauche et tracez dessus l'incision.) Partie de la même commissure, l'incision suivra, en traversant la face palmaire de la première phalange, une direction oblique contraire à celle du pli, c'est-à-dire s'éloignera du poignet en se portant en dedans (fig. 178). Sur la limite interne de la face palmaire, l'incision passera à $0^m,01$ au-dessous du pli ; alors brusquement elle se recourbera et, par le plus court chemin, gagnera le milieu du bord dorsal du métacarpien. C'est donc en avant de la racine du petit doigt plutôt qu'en dedans qu'il faut prendre la peau qui ultérieurement s'appliquera au côté interne de l'article métacarpo-phalangien de l'annulaire.

Dénudation du métacarpien. — Bien tracer l'incision est le point important, mais ce n'est pas tout. En effet, il est difficile de séparer un métacarpien quelconque des chairs qui l'environnent. Il y a, pour cela, deux manières de faire : l'une rapide et périlleuse, l'autre plus lente et plus sûre.

La première, je ne veux que l'indiquer ici, consiste, une fois la peau coupée et ses lèvres écartées, à faire passer la lame du couteau tout autour de l'os en l'y appliquant parallèlement et le plus étroitement possible. A défaut d'autre nom, nous appelons cette manœuvre le *coup de Liston*, pour être agréable aux Anglais. Le premier temps en est représenté par la figure 189, page 291, et le second par la figure 185, page 287. Cette manœuvre, très utile pour dégager les extrémités inférieures des métacarpiens du milieu, sera décrite plus loin à propos de l'ablation du troisième.

Dans la seconde manière, on dissèque successivement chaque lèvre de l'incision écartée par la main gauche : la lame du bistouri, tenue comme une plume à écrire, rase les os, suit leurs contours et marche toujours de bas en haut, c'est-à-dire de la phalange vers le carpe.

C'est cette dernière pratique, déjà recommandée pour le pouce, que je conseille encore pour le petit doigt et qui va être étudiée avec tous les détails nécessaires. Elle permet d'enlever un métacarpien *net*, de conserver le *volume entier* des parties molles et de n'ouvrir *aucune artère* capable d'embarrasser le chirurgien le jour ou le lendemain de l'opération.

Raquette à manche recourbé (valve interne).

Reconnaissez le tubercule supérieur interne du cinquième métacarpien ; explorez avec le doigt la face dorsale de cet os et *marquez* à la teinture ou à l'encre l'interligne unci-métacarpien. Pendant vos premières études et toujours sur le vivant, tracez complètement l'incision (voy. plus haut). L'opération vous sera facile si vous vous conformez à mes indications ; autrement, non.

Quel que soit le côté opéré, le coude est fléchi et la main tenue par l'aide à peu près verticalement dressée (attitude des figures suivantes), mais pas très haute (voy. note a, p. 286).

1° Vous vous placez pour avoir devant les yeux le bord cubital de la partie malade dressée. De la main gauche saisissez le petit doigt à enlever, tordez-le pour voir sa face palmaire comme vous pouvez la voir sur vos propres mains. — Appliquez le tranchant de la pointe du couteau à la racine du doigt pour attaquer dans le pli digito-palmaire, du côté de l'annulaire, et abandonner tout de suite ce pli afin d'atteindre le bord interne de la face palmaire à 1 centimètre plus près de l'ongle. Après avoir incisé ces téguments palmaires, tournez court et dirigez-vous, par le plus court chemin, vers le milieu du corps du métacarpien et de sa face dorsale; continuez à inciser sur cette face, le long, mais en dedans de l'espace interosseux jusqu'au voisinage de la base métacarpienne. Alors recourbez votre incision en dedans, sur cette base, parallèlement à l'interligne, mais à 2 millimètres au-dessous, pour aboutir, sans entamer la paume, sur le tubercule, non sur l'os crochu (b).

Tordez maintenant le petit doigt et par suite la main de manière à en amener la face dorsale sous vos yeux. Ayant remis le couteau entre le petit doigt et l'annulaire dans le commencement de votre première incision, coupez les téguments sur le côté de la phalange plutôt que dans la commissure, et gagnez en ligne droite la partie longitudinale et dorsale de l'incision déjà faite que vous rejoindrez tard, à angle très aigu, sans découvrir le muscle interosseux dorsal.

Vous avez pu et dû couper les tendons extenseurs dans ce premier passage du couteau, comme aussi diviser d'emblée et à fond le tissu sous-cutané dans toute l'étendue de la plaie; sinon, faites-le en repassant le couteau.

2° Donnez maintenant le petit doigt toujours dressé à l'un de vos aides qui le tordra et l'inclinera suivant les besoins (c), pendant que vous isolerez le métacarpien, de chaque côté successivement, en commençant de préférence par décoller les chairs de la valve interne et palmaire. Voyez comme vous devez saisir celle-ci entre le pouce et l'index sur les figures 180 (côté droit) et 181 (côté gauche). — Pour séparer les parties molles, tenez le bistouri comme une plume, et par plusieurs traits superposés dans la même voie, rasez à plat la base de la phalange, l'articulation, la tête, puis le flanc du métacarpien sur toute sa longueur. Dans toutes vos reprises, serrez de près les saillies osseuses. — Pendant que vous décollez la valve interne, il faut que votre pouce ou votre index gauche s'enfonce toujours dans la plaie pour faire la voie du bistouri (fig. 180 et 181). A un moment donné, vous serez sur la

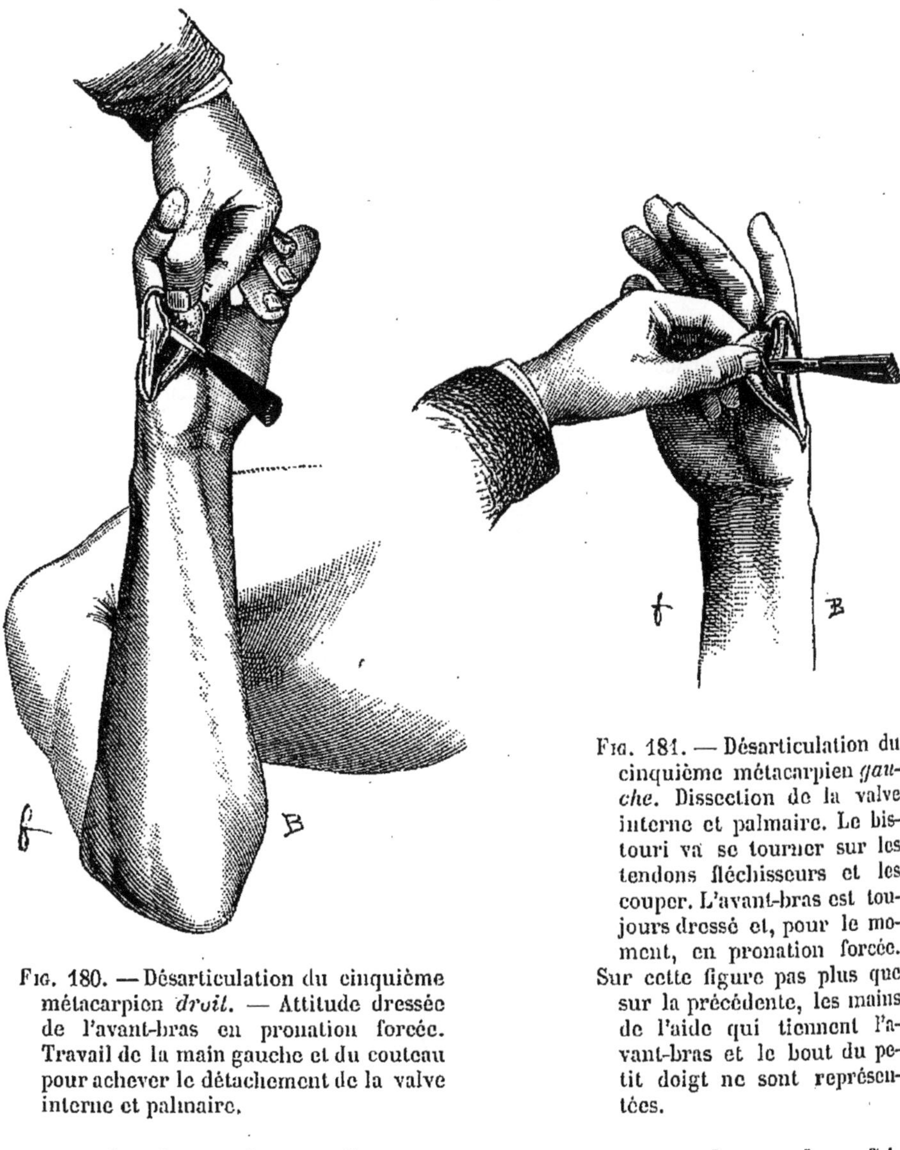

Fig. 180. — Désarticulation du cinquième métacarpien *droit*. — Attitude dressée de l'avant-bras en pronation forcée. Travail de la main gauche et du couteau pour achever le détachement de la valve interne et palmaire.

Fig. 181. — Désarticulation du cinquième métacarpien *gauche*. Dissection de la valve interne et palmaire. Le bistouri va se tourner sur les tendons fléchisseurs et les couper. L'avant-bras est toujours dressé et, pour le moment, en pronation forcée. Sur cette figure pas plus que sur la précédente, les mains de l'aide qui tiennent l'avant-bras et le bout du petit doigt ne sont représentées.

face palmaire, et le tranchant pourra se tourner sur les tendons fléchisseurs, les couper immédiatement au-dessus de la tête du métacarpien et dénuder ensuite toute la face antérieure de l'os, d'un bout à l'autre.

Maintenant il vous faut détacher les chairs de l'espace interosseux : vous pouvez reprendre vous-même le petit doigt (attitude des fig. 182 et 183). J'aime mieux le laisser à l'aide et garder

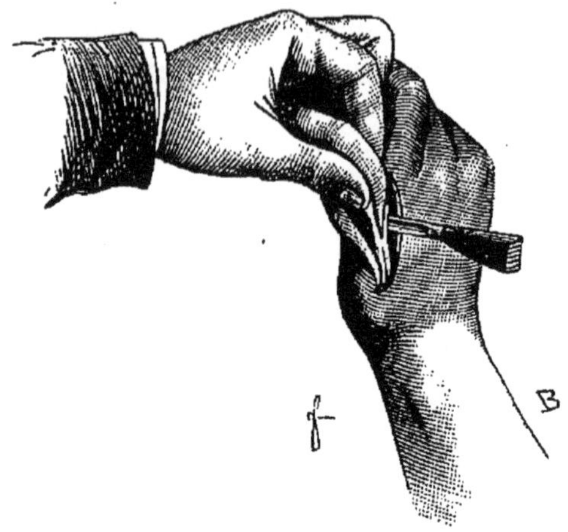

Fig. 182. — Désarticulation du cinquième métacarpien gauche. La main gauche de l'opérateur attire en dedans le petit doigt et refoule l'annulaire en dehors, pendant que le bistouri achève de dénuder le flanc externe du métacarpien. Pour désarticuler, l'instrument sera redressé et incliné afin que la pointe en soit dirigée vers le devant de l'apophyse styloïde radiale comme le représente la figure suivante.

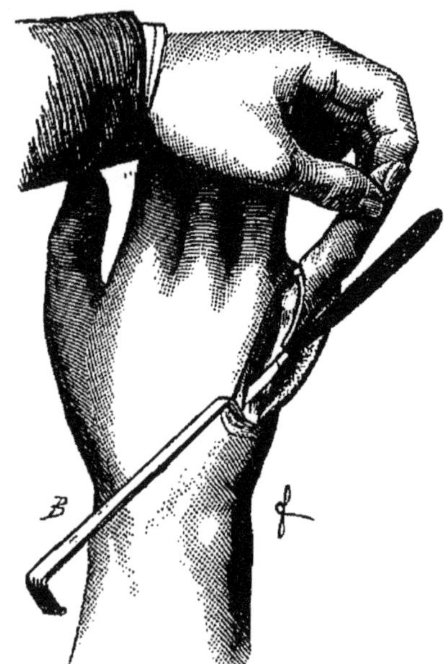

Fig. 183. — Désarticulation proprement dite du cinquième métacarpien de la main droite toujours dressée.—Travail de la main gauche de l'opérateur qui, retenant l'annulaire, tend à luxer le petit doigt pendant que le bistouri plonge entre les bases métacarpiennes, dirigé vers le *devant de l'apophyse styloïde radiale.* N'oubliez pas cette direction indiquée sur la figure, par le bistouri et par l'écarteur.

ma gauche disponible pour la dissection. — Bientôt, si vous avez su incliner votre lame suivant le besoin, l'isolement du squelette sera complet. Assurez-vous du bout du doigt que la tête métacarpienne, notamment, n'est plus reliée à la tête voisine par quelque débris du ligament transverse (d).

Après cette dénudation, il ne reste plus qu'à désarticuler.

3° L'aide, armé d'un crochet mousse, écarte la peau et découvre la région de l'interligne (fig. 183). — La main gauche de l'opérateur a saisi le petit doigt si elle ne le tenait déjà (fig. 182 et 183); le bistouri, tenu comme une plume et très court, est porté de champ dans l'intervalle des bases du quatrième et du cinquième métacarpien. Il n'y a rien à faire du côté dorsal. Au contraire, la pointe enfoncée obliquement, comme pour aller sortir *devant l'apophyse styloïde du radius* (fig. 183), mais seulement à $0^{m},01$ de profondeur, travaille efficacement du côté palmaire. La main gauche retient ou repousse l'annulaire (fig. 182 et 183), luxe le petit doigt en dedans et l'articulation intermétacarpienne s'entr'ouvrant, le couteau y entre à l'aise. Le tranchant de sa pointe, arrêté par l'os crochu, est alors dégagé presque complètement pour se porter obliquement en dedans et couper d'un premier trait la partie dorsale de la capsule. D'un second trait refaisant le même chemin dans la profondeur, l'instrument divise les ligaments palmaires que la béance de l'articulation permet d'atteindre.

Dès lors, votre gauche peut renverser le métacarpien en dedans et amener ainsi le tendon du muscle cubital postérieur sur le plein tranchant disposé d'avance pour le recevoir et le couper (c) (voy. fig. 191, p. 293).

Notes. — (a) Cette attitude (fig. 180 à 181) est excessivement commode. Pourtant, si, pour sacrifier à l'habitude, l'opérateur préférait laisser le membre dans la position horizontale, il devrait, afin d'avoir toujours le doigt malade à portée de la main gauche, se placer diversement : en dehors pour opérer sur le côté gauche; en dedans, au contraire, pour opérer par-dessus la main du côté droit. Si l'avant-bras est horizontal, la dénudation des faces interne et palmaire du cinquième métacarpien exige : 1° que la pronation soit forcée : 2° que, pour y voir, le chirurgien baisse la tête s'il opère à droite et s'accroupisse à demi s'il opère à gauche.

(b) On peut, en se plaçant d'abord au bout du membre, et avant de le dresser, faire cette incision à l'envers, c'est-à-dire faire du commencement la fin, et réciproquement. Je le conseillerais même à ceux qui, ne voulant pas marquer l'interligne, craindraient de ne plus savoir où s'arrêter et d'être obligés de suspendre l'incision pour rechercher le tubercule du métacarpien; mais je crains qu'agissant ainsi, on sacrifie quelquefois, involontairement, ce centimètre de peau palmaire interne sans lequel il n'y a pas de bon résultat et dont il me semble prudent d'assurer d'emblée la conservation. Ce que j'ai trouvé commode pour moi et pour les autres, je le conseille sans prétendre l'imposer, sachant trop bien que chaque opérateur a ses attitudes préférées.

(c) L'opérateur, pour disséquer la lèvre de la plaie qui n'est pas du côté de sa main gauche, peut tenir lui-même le doigt malade et confier à l'aide l'écartement des chairs ; mais il perd ainsi tous les précieux renseignements que lui fournirait son propre doigt, seul capable d'éclairer véritablement la route du bistouri.

(d) Reste-t-il quelques fibres du ligament transverse antérieur des articulations métacarpo-phalangiennes, ce dont vous assurez du bout du doigt, et sont-elles trop difficiles à atteindre, vous pouvez passer au bout du membre momentanément abaissé et contourner la tête métacarpienne avec le couteau, à la manière de Liston, pour retourner ensuite à votre position première.

(e) On peut entrer dans l'articulation de dedans en dehors, en commençant par couper le tendon du cubital immédiatement au-dessus du tubercule et dirigeant le couteau vers le milieu du deuxième métacarpien. Cette manière de faire peut conduire à séparer involontairement de l'os crochu et le cinquième et le quatrième métacarpien. Elle ne rend pas plus facile la section du ligament interosseux intermétacarpien qu'il vaut mieux trancher d'abord, car, cela fait, le métacarpien se laisse renverser en dedans, sans qu'on ait touché aux liens unci-métacarpiens dorsaux et palmaires qui s'arrachent facilement, non sans crier pourtant, d'une manière désagréable et dangereuse... dans un concours.

Autre manière d'obtenir le même résultat.

Ceux qui, insuffisamment exercés, trouveront difficile d'opérer comme je l'ai indiqué, soit pour inciser les téguments, soit pour dénuder les os,

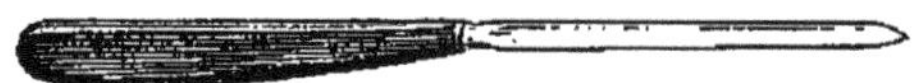

Fig. 184. — Couteau à phalanges et à poignet.

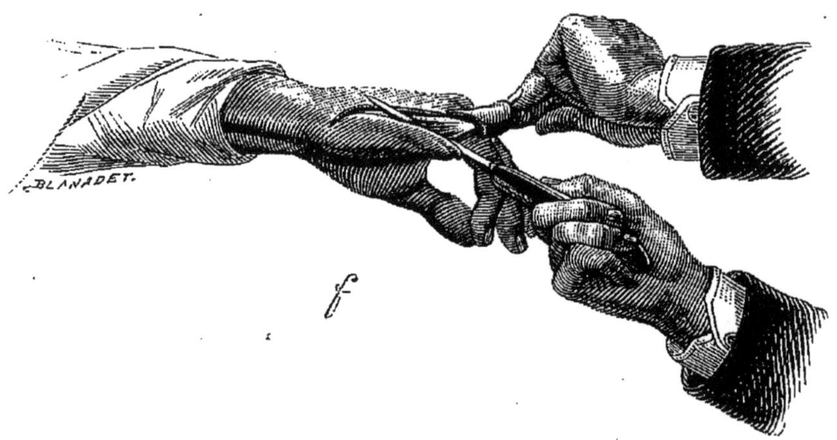

Fig. 185. — Fin du coup dit de Liston. Le couteau, dit à phalanges, ayant été engagé en long, à droite du métacarpien, en a contourné la face palmaire ; il a dégagé sa pointe entre le flanc gauche et les muscles adjacents qu'il va couper en terminant. La figure 189, p. 291, représente le commencement de la manœuvre.

pourront agir de la manière suivante en se servant d'une lame de $0^{m},10$, très étroite (fig. 184).

L'avant-bras et la main malade, quelle qu'elle soit, reposeront allongés dans les mains de l'aide et en pronation permanente. Le chirurgien placé au bout des doigts, ayant la face dorsale sous les yeux, commencera son incision sur l'os crochu s'il la fait droite, sur le tubercule métacarpien s'il la fait courbée; puis il viendra contourner la racine du petit doigt, suivant le tracé indiqué, etc. Les tendons dorsaux seront divisés et la peau bien mobilisée sur tout le pourtour de la tête métacarpienne. Continuant comme Liston, l'opérateur ne changera pas l'attitude et dénudera d'abord les flancs du métacarpien, par de longs coups de pointe donnés de haut en bas et de chaque côté, dans une voie unique, si c'est possible. Ensuite, ayant appliqué le plat du tranchant au flanc droit de l'os, il le fera passer sous le métacarpien, dégagera la pointe accolée au flanc gauche (fig. 185) et, en terminant, achèvera l'isolement de la diaphyse et de la tête métacarpienne.

Pour désarticuler, le chirurgien, tenant toujours le petit doigt dans sa gauche, fera un pas à droite, placera un crochet mousse pour découvrir l'extrémité postérieure de l'espace interosseux et attaquera le ligament intermétacarpien en engageant un centimètre de pointe dirigée vers le devant de l'*apophyse styloïde radiale*.

Anciens procédés.

On n'a pas toujours amputé le cinquième métacarpien par un procédé dérivé de la méthode ovalaire, comme ceux qui, incontestablement les meilleurs, viennent d'être indiqués. La rapidité, nécessaire avant la découverte de l'anesthésie chirurgicale, était réalisée par le procédé *à lambeau interne* qui, depuis Lisfranc, se trouve décrit et figuré dans tous les livres. C'est le pendant du lambeau externe figuré et indiqué pour le pouce.

Je réédite très brièvement ces vieilleries et bien d'autres, parce que ce livre n'est pas un manuel, un abrégé à la mode, systématiquement ignorant, mais un *livre d'éducation;* parce que si quelqu'un de mes lecteurs se trouve avoir des sujets à discrétion, il pourra exécuter ces procédés qui demandent de l'habileté... et qui la donnent.

On taillait donc un lambeau à base supérieure, avec les chairs du bord interne de la main, en cherchant à lui donner, comme largeur de base, tous les téguments situés en dedans du dernier espace interosseux. Ce lambeau se rétrécissait nécessairement en s'approchant de la racine du petit doigt et, très rétractile, devait descendre au moins jusqu'au milieu de la première phalange.

Lorsqu'on voulait faire de l'exécution du lambeau le premier temps de l'opération, on le taillait, soit par transfixion, soit en le dessinant d'abord comme on le ferait aujourd'hui. Venait ensuite la désarticulation et enfin la dénudation du côté opposé.

Dans l'autre manière, on fendait d'abord à plein tranchant la commissure, l'espace intermétacarpien et le ligament interbasilaire. Cela permettait de traverser l'articulation, de contourner et de libérer le point d'at

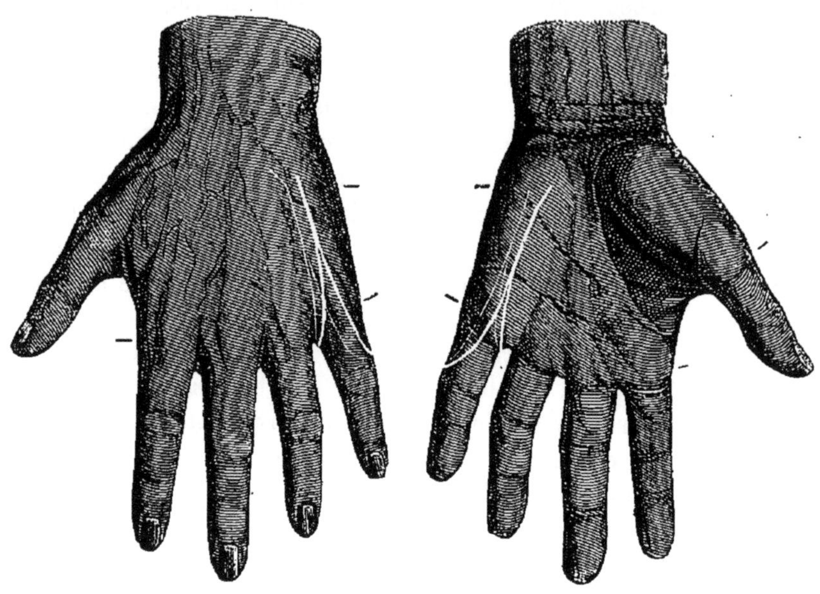

Fig. 186. — Tracé d'un lambeau interne pour désarticuler le cinquième métacarpien. Les tirets indiquent les interlignes.

Fig. 187. — Même opération. L'incision palmaire en approchant du talon de la main, s'incline un peu vers le radius pour faciliter la désarticulation.

tache du muscle cubital postérieur, enfin de séparer le lambeau en revenant, toujours à plein tranchant, entre le bord interne du cinquième métacarpien et les chairs correspondantes.

2° AMPUTATION DE L'ANNULAIRE AVEC EXTIRPATION TOTALE DE SON MÉTACARPIEN

Cette opération est absolument analogue à celle qui se pratique pour le médius. Comme nous savons déjà plonger le couteau vers l'apophyse styloïde radiale pour couper les ligaments qui unissent le quatrième métacarpien au cinquième et que nous allons, dans l'article suivant, apprendre à diviser ceux qui l'unissent au troisième, nous n'en dirons pas plus.

3° AMPUTATION DU MÉDIUS AVEC EXTIRPATION TOTALE DE SON MÉTACARPIEN

Raquette à long manche.

Incision, — séparation des chairs, — désarticulation, — tels sont les trois temps de l'opération. La désarticulation est assurée et peut être regardée comme terminée, lorsque les ligaments intermétacarpiens, c'est-à-dire interbasilaires, interosseux et palmaires sont coupés.

Après avoir déterminé et marqué la situation de l'interligne général carpo-métacarpien, explorez le bord dorsal du troisième métacarpien que doit suivre votre incision.

L'aide tient l'avant-bras en pronation et vous présente le bout

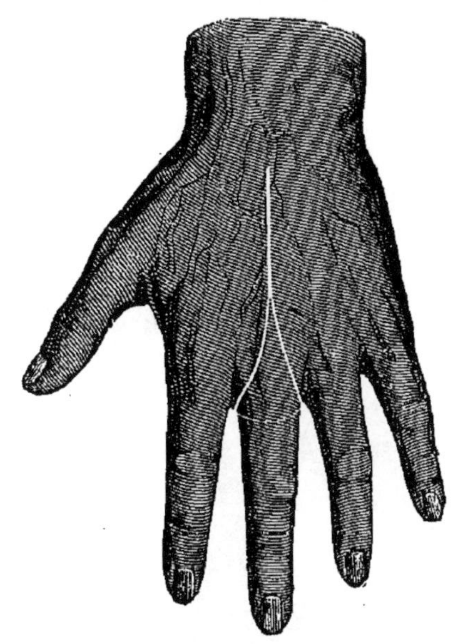

Fig. 188. — Tracé de l'incision en raquette pour la désarticulation du troisième métacarpien.

des doigts. Saisissez le médius de la main gauche pour le tourner comme vous voudrez.

1° Commencez l'incision sur le carpe, sur le grand os, à 0m,01 au-dessus de l'interligne; suivez le milieu de la face dorsale du métacarpien jusque près de sa tête où vous inclinez l'incision à droite, coupant non dans la commissure, mais sur le côté du médius jusqu'au pli digito-palmaire que vous entamez en travers et à fond, le plus loin possible. — Ramenez le couteau par-dessus le doigt; reprenez votre incision dans sa partie palmaire, assez vigoureusement pour trancher le tendon fléchisseur, et remontant sur le côté gauche, faites-la symétrique à ce qu'elle est à droite, jusqu'à ce que vous ayez rejoint la partie dorsale longitudinale.

2° S'ils ont échappé, sectionnez obliquement les tendons extenseurs, et pour ce faire, tendez-les par la flexion du doigt. Donnez maintenant quelques grands coups de couteau le long et de chaque côté du métacarpien, en le rasant pour détacher les chairs de ses flancs et de ceux de l'articulation métacarpo-phalangienne. Veillez à ce que le tissu cellulaire sous-cutané soit complètement incisé et la peau décollée tout autour de la racine du médius, notamment du côté palmaire.

Cela fait, exécutez la manœuvre dite de Liston pour couper le

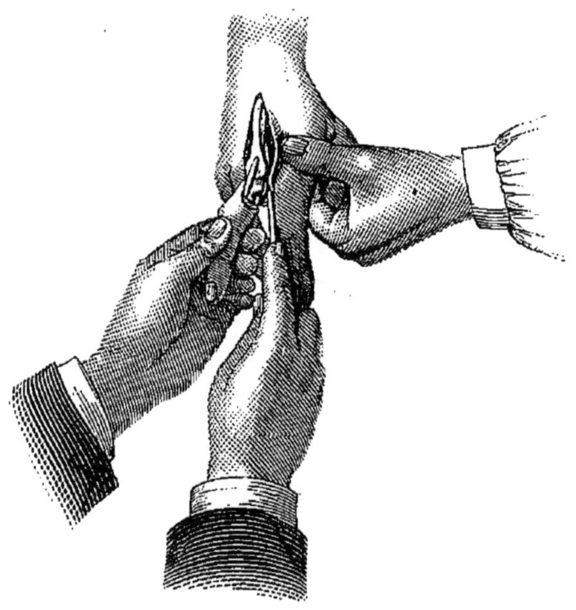

Fig. 189. — Coup dit de Liston. Engagement de la lame en long au contact du flanc droit du métacarpien. Pour faire place au couteau, l'aide écarte la peau et la gauche de l'opérateur éloigne le doigt. La figure 185, p. 287, représente la fin de la manœuvre.

ligament transverse qui enchaîne la tête du métacarpien à ses voisines. Donc, inclinez le doigt à gauche pour que le couteau, parallèle au corps de l'os, puisse s'engager de champ et à droite (fig. 189). Relevez légèrement le doigt afin qu'il ne vous gêne pas pour conduire la lame, toujours à peu près parallèle au métacarpien, entre la tête de l'os et les chairs palmaires. Inclinez à la fin le doigt à droite et faites ressortir à gauche, la pointe d'abord au ras de l'os (rev. fig. 185, p. 287), puis toute la lame qui termine ainsi l'isolement désiré.

Dans cette manœuvre, la pointe a dû s'avancer à peine jusqu'au milieu du corps métacarpien, et marcher constamment appliquée au contact de l'os.

Les tendons fléchisseurs déjà coupés et rétractés ont dû ainsi être dégagés de leur gaine, sous la tête métacarpienne (a). L'arcade palmaire profonde n'a pas pu être atteinte.

3° Faites un pas de la jambe droite et placez-vous sur le côté de la main (fig. 190) afin que tenant le médius dans et sous la paume de la main gauche, votre pouce et votre index puissent s'en-

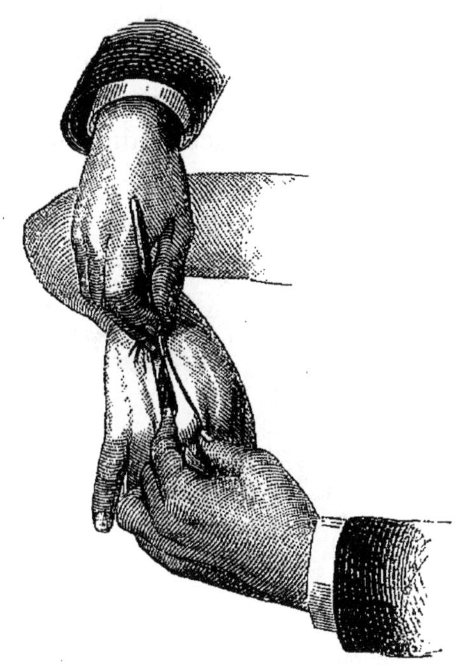

Fig. 190. — Section des ligaments intermétacarpiens. L'index gauche fait coin ; dans l'autre espace interosseux, ce sera le pouce. La main droite va renverser le dos du couteau vers les doigts malades pour mordre, avec la pointe limitée, les fibres transversales *interosseuses* et *palmaires*.

gager successivement, comme des coins, entre la tête du troisième métacarpien et ses voisines, et entr'ouvrir ainsi les articulations (fig. 190).

Pour désarticuler, tenez le bistouri comme une plume, à 15 millimètres de l'extrémité de la pointe ; engagez celle-ci de champ d'abord là où c'est facile, entre la base du troisième métacarpien et celle du quatrième (fig. 190) ; coupez dans la profondeur, du côté de la paume, les fibres interosseuses, avec l'extrême pointe, à petits coups, en rabattant le dos du manche vers les ongles du malade. Votre doigt gauche, qui fait coin entre les têtes, pénètre de mieux en mieux, à mesure que le bistouri travaille; il permet bientôt à l'instrument de s'engager librement jusqu'au grand os, ce à quoi vous reconnaissez qu'il n'y a plus rien à faire de ce côté.

Ouvrez de même l'articulation du troisième et du deuxième métacarpien. Mais souvenez-vous que celui-ci, convexe, est reçu par celui-là, concave, dans une espèce de gouttière (voy. fig. 173, p. 277) et que le bistouri doit s'y reprendre à deux fois pour y pénétrer. Donc n'agissez d'abord qu'avec un centimètre de pointe et contentez-vous, pour l'instant, de sectionner les quelques fibres interosseuses que vous pourrez atteindre ainsi. Puis, grâce au faible écartement obtenu par l'action du doigt-coin ou du pouce-

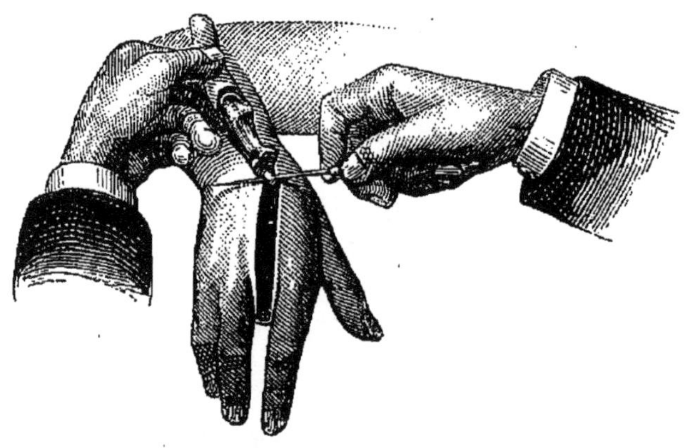

FIG. 191. — Le médius et son métacarpien ayant été redressés et renversés par la main gauche, le tendon second radial s'est replié sur le tranchant qui l'attendait pour le recevoir et le diviser.

coin de la main gauche, faites pénétrer davantage l'instrument; rabattez le manche vers les doigts pour conduire la pointe sur les fibres profondes palmaires et les diviser à petits coups répétés, jusqu'à ce que le troisième métacarpien, devenu mobile, semble pouvoir être facilement redressé (b).

A ce moment, s'il reste quelques fibres musculaires ou ligamenteuses, adhérentes à la face palmaire du corps et de la base de cet os, détachez-les avec précaution; je le fais en enfonçant l'index gauche comme une sonde, en long sous le métacarpien, pour séparer, avec le bout de l'ongle, les chairs et l'artère qui tiennent encore à la face palmaire de l'os.

Enfin, renversez tout à fait le médius et son métacarpien sur le dos du poignet où le couteau, placé d'avance, attend, reçoit et coupe le tendon du muscle second radial externe (fig. 191).

Notes. — (a) Sur le cadavre, les tendons fléchisseurs coupés dans le pli digito-palmaire, comme il convient sur le vivant, ne se rétractent pas et sont assez difficiles à déloger de leur gaine. Plusieurs opérateurs d'amphithéâtre ne les coupent qu'en faisant le coup de Liston; c'est le rendre plus difficile et partant plus périlleux, aussi bien pour les vaisseaux que pour les gaines synoviales de la paume de la main.

(b) Lisfranc, pour séparer les métacarpiens, employait le coup de maître que nous avons conservé pour la section du grand ligament cunéo-métatarsien (voy. AMPUTATION DU MÉTATARSE). Quelques opérateurs l'imitent encore sans se servir d'un couteau à pointe rabattue; c'est bien imprudent. Si l'on veut se décider à engager une lame entre deux métacarpiens, sans en limiter d'avance la pénétration par la position des doigts, il faut: ou bien ne faire mordre la pointe que sous la pression du pouce gauche agissant sur le dos du couteau; ou bien abaisser le manche de l'instrument pour relever le bout de la lame comme le bras de résistance d'un levier du premier genre appuyé sur le même pouce gauche.

Autres manières d'extirper les métacarpiens.

Il est d'autres manières d'extirper les os du métacarpe. J'en signalerai une ici, car elle est assez souvent appliquée, dans les écoles, à l'extirpation du troisième métacarpien.

Aussitôt que l'os est découvert, on le coupe en travers. On enlève d'abord, avec le doigt qu'elle supporte, la moitié inférieure du métacarpien : pour la détacher des parties molles, on la fait basculer soit en la saisissant avec une pince, soit en l'accrochant avec le bout de l'index.

Ensuite, l'extrémité supérieure est saisie par un davier, mors dessus mors dessous, et désarticulée.

A cette manière de faire, on peut objecter : 1° que la section du métacarpien est trop souvent un simple écrasement esquilleux et que le davier broie quelquefois la base métacarpienne, au lieu de l'extraire d'un seul morceau; 2° que, dans tous les cas où le métacarpien malade a conservé sa solidité, il est inutile de le couper, puisque la main gauche de l'opérateur joue très bien le rôle du davier pour faciliter tous les temps de la désarticulation.

Néanmoins, il est bon de s'exercer à tout sur le cadavre, afin de ne jamais être pris au dépourvu sur le vivant.

Des chirurgiens frais émoulus de l'amphithéâtre peuvent être tentés de suivre encore un autre procédé de désarticulation, praticable et élégant, mais singulièrement difficile pour les métacarpiens du milieu. Il consiste, une fois l'incision des téguments faite, à ouvrir les articulations carpo-métacarpienne et intermétacarpiennes pour, après avoir soulevé, énucléé, extrait la base du métacarpien de sa fosse profonde et étroite, dépouiller cet os de haut en bas. C'est l'*extirpation rétrograde*, que je vais décrire pour le métacarpien de l'index auquel elle est à la rigueur applicable.

4° AMPUTATION DE L'INDEX AVEC EXTIRPATION TOTALE DE SON MÉTACARPIEN

L'interligne articulaire dorsal a été décrit et comparé à deux accents circonflexes réunis. Il ne faut pas s'en préoccuper outre mesure, car on ne l'ouvre qu'après l'avoir desserré en coupant d'abord le ligament interosseux qui unit le deuxième au troisième métacarpien et ensuite les liens palmaires externes trapézo-métacarpiens.

Une incision en raquette, à queue dorsale, convient à l'index comme au médius. Seulement, il faut songer que l'index, comme le petit doigt, est un chef de file, et, par conséquent, garder en dehors beaucoup de peau, afin d'éviter une surface inodulaire qui pourrait entraîner le médius sur le côté.

Je conseille formellement d'extirper le métacarpien de l'index en manœuvrant comme pour celui du médius. Néanmoins, je vais décrire une manière de faire qu'il est utile de connaître et qui constitue un bon exercice d'amphithéâtre.

Amputation de l'index avec extirpation rétrograde de son métacarpien.

Après avoir pratiqué l'incision des téguments comme l'indique la figure 192, l'opérateur, placé au bout du membre, fera, pour désarticuler, un petit pas à droite en se rapprochant du coude (a).

Au début, il tient de la main gauche l'index malade et trace l'incision divisant la peau, le tissu cellulaire, les tendons; par quelques longs coups de bistouri donnés du doigt vers le poignet ou inversement, il dénude de chaque côté le flanc de l'articulation métacarpo-phalangienne et du métacarpien, le plus haut possible. Pour faciliter cette besogne et la suivante, les pouces de l'aide, appliqués sur les téguments, les font glisser en les attirant pour découvrir successivement le premier et le deuxième espace interosseux où se passent les faits principaux de la désarticulation.

Après l'incision et la dénudation des flancs, l'opérateur fait un pas à sa droite et commence par la section, avec la pointe limitée et en deux temps, du ligament interbasilaire qui unit le deuxième au troisième métacarpien (attitude de fig. 190, p. 292). — Cela fait, le bistouri est amené dans l'extrémité supérieure du premier espace interosseux, au contact de l'os, le manche incliné du côté du pouce porte la lame dans le sens contraire. Celle-ci, appliquée à la face externe de la base du métacarpien de l'index, heurte bientôt le trapèze ; elle entre dans l'interligne en se *dirigeant vers l'article radio-cubital inférieur* et, une fois dans cet interligne, agit dans la

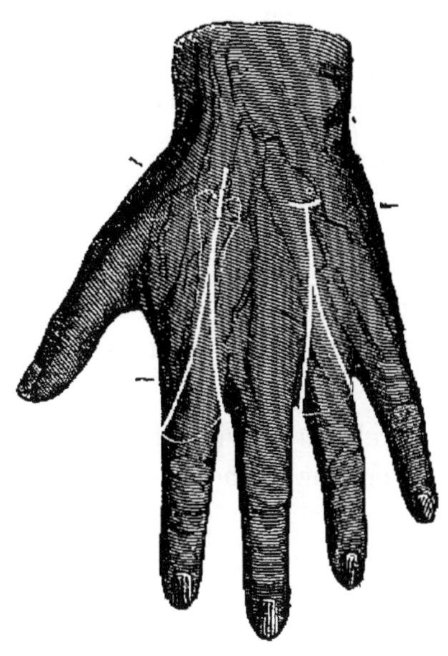

FIG. 192. — Désarticulation de l'index et de son métacarpien ; queue de la raquette prolongée au delà de l'interligne ; branche externe descendant plus bas que l'interne.
La queue de la raquette, au lieu d'être prolongée, peut être coupée en T sur l'interligne, comme elle est représentée sur le métacarpien de l'annulaire.

profondeur, à la face palmaire : sa pointe y coupe les fibres trapézo-métacarpiennes et le tendon du grand palmaire figurés page 278. Le bistouri, fortement dégagé, presque sorti de la jointure, finit de couper le tendon du premier radial et parcourt avec l'extrême pointe le sinueux interstice dorsal considérablement desserré, surtout si la main gauche cherche à l'entre-bâiller en faisant basculer le métacarpien (b).

C'est le moment pour l'opérateur de revenir au bout du membre, de saisir avec un davier droit ordinaire ou simplement avec les doigts, le corps de l'os et d'en extirper peu à peu la base, retenue peut-être encore par quelques fibres profondes qui se rompent ou se présentent au tranchant. Le métacarpien redressé, la base en l'air, tordu et incliné alternativement dans les deux sens, permet la dénudation parfaite de sa face palmaire et de celle de l'articulation de l'index.

Notes. — (a) Il peut aussi, avec des avantages égaux, redresser la main momentanément pour dénuder et désarticuler le deuxième métacarpien (voy. DÉSARTICULATION DU CINQUIÈME MÉTACARPIEN).

(b) Cet interligne est brisé presque à angles droits. Quand on cherche à y entrer en dehors, la pointe, appliquée au côté de la base métacarpienne qu'elle rase, heurte d'abord le trapèze; faites-lui faire un quart de tour en dedans : en pénétrant dans la direction de l'articulation radio-cubitale inférieure, elle heurtera le trapézoïde; un nouveau quart de tour l'amènera au fond du V après avoir tranché le tendon du premier radial; un autre l'en fera sortir; un dernier la conduira hors de l'articulation, entre les deux métacarpiens (voy. fig. 172, p. 276).

Je conseille au lecteur de s'armer d'un crayon et de simuler sur sa propre main gauche tous les mouvements à imprimer au couteau pour délier la base du second métacarpien.

C. — AMPUTATION DE QUELQUES DOIGTS VOISINS, AVEC EXTIRPATION PARTIELLE OU TOTALE DE LEURS MÉTACARPIENS

Nous venons d'apprendre à ouvrir l'articulation, à couper les ligaments, dénuder le corps de chaque métacarpien en particulier. C'est d'après les

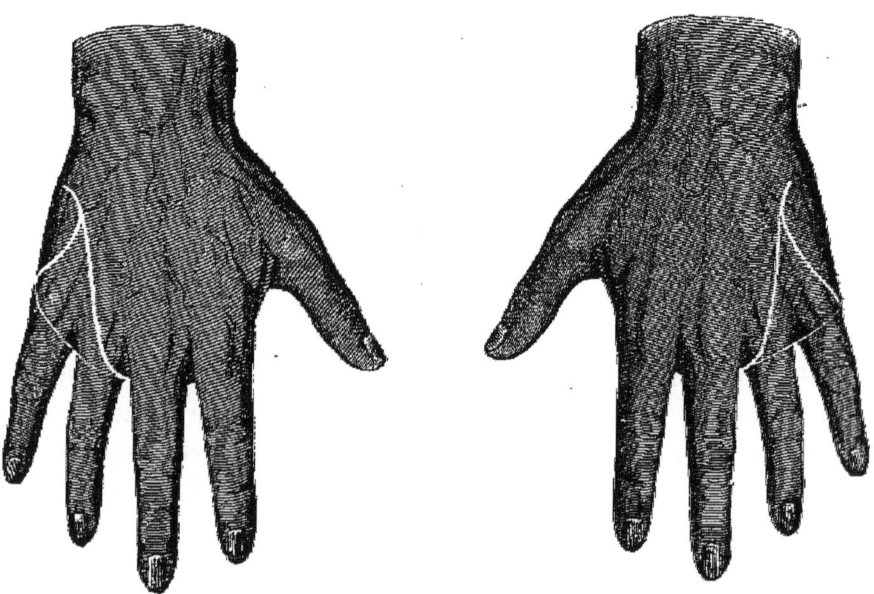

FIG. 193 et 194. — Tracé de l'incision pour enlever à la fois les deux derniers doigts et leurs métacarpiens.

préceptes ci-dessus posés qu'il faut enlever ensemble deux ou trois métacarpiens voisins. Je me bornerai donc à indiquer le tracé des incisions.

1° Veut-on enlever ensemble les deux derniers doigts avec leurs métacarpiens ?

Sur la main gauche (fig. 194), l'incision commencée sur le tubercule du cinquième métacarpien marche obliquement en bas et en dehors, vers la partie dorsale et supérieure du dernier espace interosseux; là elle s'arrondit pour revenir en dedans du petit doigt, gagner l'extrémité interne du pli digito-palmaire et le suivre jusqu'au bord externe de l'annulaire. Reprise en ce point, elle monte d'abord transversalement sur le dos de la racine de l'annulaire, s'y recourbe et, droite, va rejoindre la première courbure qu'elle aborde comme une tangente.

Sur la main droite (fig. 193), la même incision partie du même tuber-

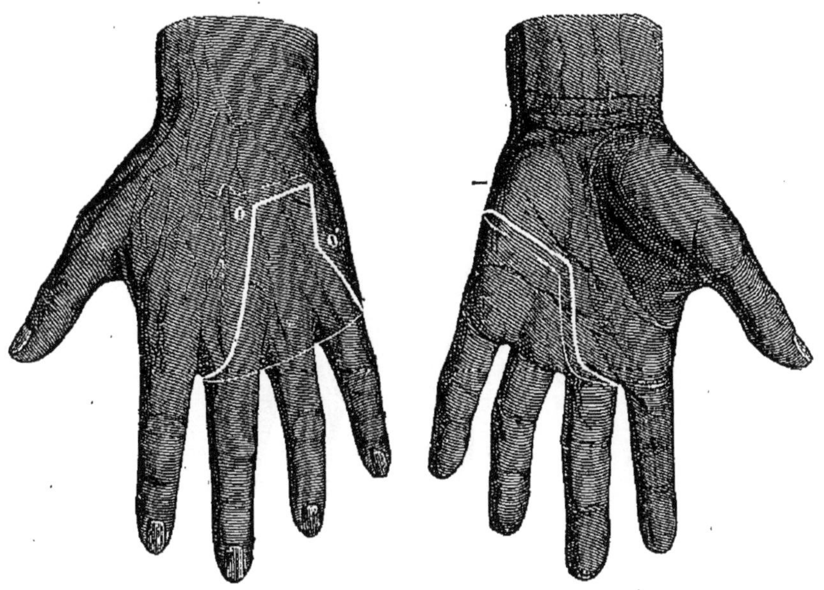

Fig. 195. — Tracé de l'incision pour enlever à la fois les trois derniers doigts et leurs métacarpiens. Conservation de tous les téguments palmaires.

Fig. 196. — Indication du minimum de peau pour exécuter la même opération sur le cadavre. Ce minimum est insuffisant sur le vivant.

cule, se dirige vers le dessus de la racine de l'annulaire, en contourne la face externe, gagne le pli digito-palmaire et le suit, etc., sans désemparer.

Avec l'incision de la figure 195 le résultat est aussi fort beau.

2° Est-on obligé d'extirper à la fois les trois derniers métacarpiens?

Deux cas se présentent : la peau palmaire est *intacte* ou *détruite*.

Dans le premier cas (fig. 195), une incision dorsale parallèle à l'interligne carpo-métacarpien et située à quelques millimètres au-dessous, commence sur la base du cinquième métacarpien pour s'arrêter en atteignant la base du troisième, au point O. Une seconde incision, longue comme la première, part de l'extrémité initiale de celle-ci et longe la face dorsale du métacarpien du petit doigt, jusqu'au point O'. A partir de là, le bistouri se porte brusquement en dedans pour gagner le pli digito-palmaire, le suivre jusqu'au delà du médius remonter en dehors sur le dos de la racine de ce doigt, et aboutir à l'extrémité terminale de la première incision, au point O.

Un crochet mousse, agissant sur les téguments dorsaux, est indispensable pour faciliter la section des ligaments qui unissent le troisième au deuxième métacarpien.

Après l'extirpation des os, le point O′ est uni au point O et le reste des lèvres de la plaie s'affronte bien.

Pour le cas où les téguments palmaires ne seraient pas complètement intacts, je signale le tracé de la figure 196 qui représente le minimum de peau nécessaire, minimun sur le cadavre, *à fortiori* sur le vivant. Une

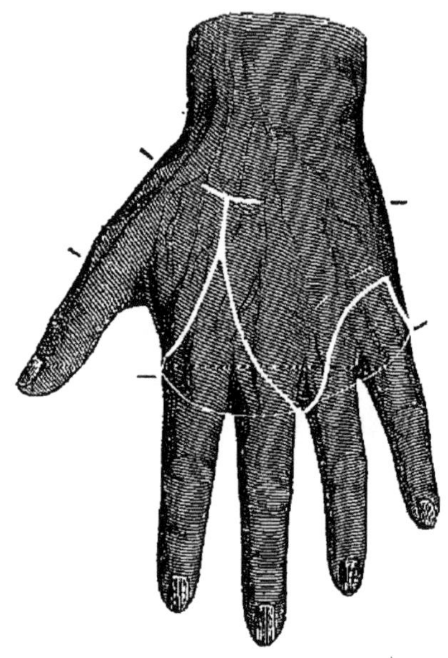

Fig. 197. — Incision pour l'ablation simultanée et totale des 2ᵉ et 3ᵉ métacarpiens. — Incision pour l'ablation simultanée mais partielle des deux derniers métacarpiens. Deux tirets blancs indiquent le niveau où il convient de scier ces os pour qu'ils soient suffisamment recouverts par le lambeau palmaire.

incision entame perpendiculairement le bord cubital de la main, à un grand travers de doigt au-dessous du tubercule du cinquième métacarpien; sur le dos de la main et dans la paume, l'incision se prolonge en dehors et en bas, le long du grand pli palmaire transverse, sinon au-dessous, jusqu'au niveau de l'intervalle des quatrième et troisième métacarpiens. A partir de là, les deux parties dorsale et palmaire descendent longitudinales jusqu'à la racine du médius qu'elles contournent l'une et l'autre. La peau incisée devra être libérée, disséquée même dans une certaine étendue, surtout du côté de la paume, afin que les chairs, coupées un peu plus haut, puissent être enveloppées complètement après la désarticulation.

3° L'ablation *totale* et simultanée des métacarpiens de l'index et du médius peut se faire à l'aide de l'incision en raquette (fig. 197) dont l'extrémité de la queue, traversée par une incision sous-jacente à l'interligne carpo-métacarpien, prend la forme d'un T, ce qui permet de désarticuler facilement.

L'extirpation *partielle* des deux mêmes métacarpiens peut être exécutée comme celle des deux derniers (fig. 197), en gardant un lambeau palmaire dont le bord convexe relevé viendrait s'unir à l'incision dorsale, oblique comme le plan de section des deux os.

ARTICLE IV

AMPUTATIONS TRANSVERSALES DE LA MAIN

A. — Amputation totale et simultanée des quatre doigts

Le hasard des traumatismes peut rendre nécessaires de telles opérations.

Lorsque les commissures sont intactes, on peut enlever isolément plusieurs doigts, même voisins.

L'ablation des quatre doigts ensemble se fait nécessairement par le pro-

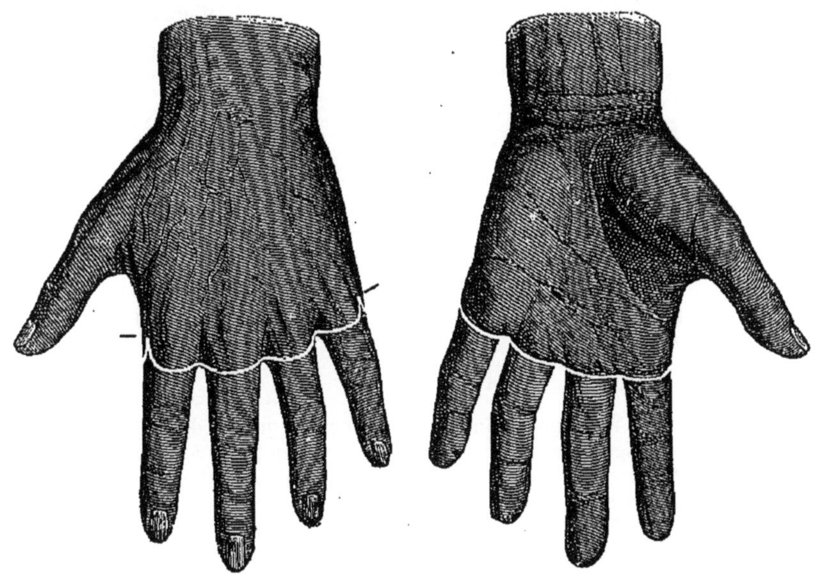

Fig. 198.—Amputation totale et simultanée des quatre doigts, incision dorsale, près du bord libre des commissures.

Fig. 199. — Même opération. Du côté de la paume, l'incision passe dans les plis digito-palmaires.

cédé à deux lambeaux, dorsal et palmaire : celui-ci n'a d'autres limites que le pli digito-palmaire; celui-là, qui se rétractera énormément, doit être aussi long; par conséquent, il comprendra la peau qui couvre le tiers supérieur des phalanges et celle des commissures dont il n'y a pour ainsi dire rien de sacrifié (fig. 198 et 199).

Quand les incisions sont faites, on dissèque le lambeau dorsal pour le relever et bien découvrir les articulations métacarpo-phalangiennes. On désarticule chaque doigt successivement en commençant à gauche ; ou tous à la fois avec le plein tranchant; ou mieux encore, on opère comme pour enlever tous les orteils d'une seule pièce, opération qui, plus souvent pratiquée et très élégante, sera décrite avec détails.

B. — Amputation d'ensemble des quatre doigts avec extirpation partielle ou totale de leurs métacarpiens

Quand on enlève non seulement tous les doigts, mais que l'on attaque en outre les métacarpiens : ou bien tous ces os doivent être coupés au même niveau en travers, ou bien quelques-uns d'entre eux peuvent être

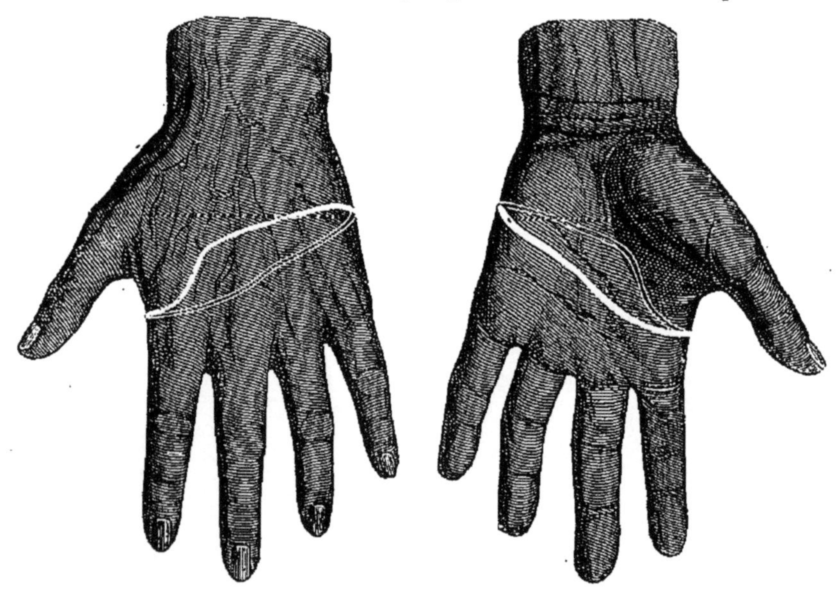

Fig. 200 et 201. — Ablation totale et simultanée des quatre derniers métacarpiens. L'incision est une ellipse peu oblique qui, dans la paume, suit à peu près le grand pli transverse de flexion et donne un large lambeau palmaire, plus long en dehors qu'en dedans. — Sur le dos de la main l'ellipse est irrégulière : on la voit d'abord croiser presque perpendiculairement les trois derniers métacarpiens; puis s'abaisser vers la tête du second et se recourber de nouveau sur le côté externe du col de cet os pour rejoindre la partie palmaire de l'incision.

conservés plus longs que les autres, quelquefois même en totalité. Les amputations du métacarpe sont donc ou transversales ou obliques, et obliques tantôt dans un sens, tantôt dans l'autre.

Dans toutes ces amputations, on fait un lambeau palmaire et un lambeau dorsal : chacun d'eux doit être au moins aussi long que la main est épaisse. Sur le vivant, je crois qu'il serait téméraire d'entreprendre une opération de ce genre sans avoir à sa disposition presque toute la longueur des téguments palmaires (voy. Maisonneuve, *Gaz. des hôp.*, 1842 et 1850; et Michon, *Gaz. hebdom.*, 1864).

On scie les os qu'il faut diviser, en travers ou en biais, suivant les besoins. Une scie à dents fines est utile; on attaque successivement chaque métacarpien après avoir coupé, en bon lieu et avec une lame étroite, les chairs des espaces interosseux et les tendons.

Les figures 200 et 201 indiquent comment il faut, sur le cadavre, inciser la peau pour ne laisser que le pouce, mais elles ne disent pas comment on doit s'y prendre pour désarticuler les quatre métacarpiens à la fois. Mais l'anatomie nous a appris que les ligaments carpo-métacarpiens principaux sont aux extrémités de l'interligne.

Aussi, quand la face dorsale de l'articulation est découverte, ainsi que ses deux bouts, il faut attaquer d'abord l'extrémité qui est à gauche, l'ouvrir comme nous le savons faire et, ce faisant, aller avec la pointe, du côté palmaire, couper le plus possible de fibres ligamenteuses antérieures. Cela permet une légère béance, grâce à laquelle on peut parcourir l'interligne dorsal et même, en plongeant la pointe, couper les fibres antérieures, profondes, à mesure que l'on avance.

Si l'on tente d'ouvrir l'articulation, du côté dorsal, sur toute sa longueur, dans l'espoir d'y engager ensuite le couteau à plein tranchant, on perd beaucoup de temps à trouver l'interligne très serré et à le suivre avec la pointe du bistouri. Et quand cela est fait, rien d'utile n'est fait, la jointure reste aussi serrée qu'auparavant. Il faut en venir, en définitive, à attaquer l'articulation par un bout, comme nous l'avons dit et comme la connaissance de l'anatomie devait le faire supposer.

C. — Désarticulations carpo-métacarpienne et médio-carpienne

La désarticulation des cinq métacarpiens, ou opération de Troccon (*Mém. lu à l'Institut* 1816, *rapporté* 1817, *publié* 1826, Bourg et Paris), serait facile pour un chirurgien exercé aux opérations déjà décrites. Je crois le petit moignon carpien ainsi conservé, capable de servir. Mais je n'en dirai pas autant de celui qui résulterait de la conservation de la première rangée du carpe. Cette désarticulation médio-carpienne ne serait pourtant pas bien difficile. La tête du grand os, qui fait une saillie dorsale dans la flexion forcée et se dérobe dans l'extension, de manière à laisser un creux à sa place, serait facilement mise à nu et servirait de point de repère au couteau qui, marchant ensuite en bas, à droite et à gauche, ouvrirait facilement l'articulation médio-carpienne dont la synoviale est très étendue en hauteur sur le dos du poignet.

ARTICLE V

AMPUTATION DE LA MAIN EN TOTALITÉ, DÉSARTICULATION DU POIGNET

Indications. — Cette opération est assez fréquemment indiquée, spécialement dans les cas de traumatisme et de néoplasme.

Même avec les anciens pansements, sa gravité n'était pas considérable; le cartilage ne s'exfoliait pas souvent, les gaines ne suppuraient pas toujours. Elle pouvait déjà guérir en une ou deux semaines (Pitha), pourvu qu'on eût gardé assez de peau. Dans le cas contraire, il fallait quatre mois et plus pour constituer un mauvais moignon. Boyer l'a dit et je l'ai vu.

Il vaut mieux désarticuler simplement que de scier les apophyses styloïdes (*British med. Journ.*, 1872, I; W. Fergusson). La désarticulation simple l'emporte sur l'amputation de l'avant-bras par de moindres chances de mortalité et de nécrose; par la persistance des mouvements de rotation; par la conservation de l'attache inférieure du long supinateur, puissant muscle fléchisseur de l'avant-bras; enfin, par la longueur et la forme du moignon facile à utiliser pour l'application d'un appareil prothétique (*British med. Journ.*, 1871, I; Jolly).

Données anatomiques. — La première rangée du carpe forme une saillie convexe, oblongue dans le sens transversal, reçue dans une cavité antibrachiale peu profonde, de forme appropriée. L'interligne articulaire est donc arciforme. On compte un ligament interne et un externe (?), un palmaire très fort (fig. 202) et un dorsal mince et complaisant. Celui-ci, par sa laxité, permet de fléchir fortement la main et d'amener le condyle en demi-luxation postérieure. C'est en coupant ce ligament tendu sur le condyle carpien ainsi à demi luxé par la flexion forcée, que l'on arrive le plus facilement et le plus sûrement à ouvrir l'articulation.

La synoviale radio-carpienne est, sauf exception assez rare, isolée de la radio-cubitale inférieure (fig. 175, p. 279); de sorte que la désarticulation du poignet n'ouvre pas nécessairement cette petite cavité dont l'intégrité est fort utile à la conservation des mouvements de rotation. On devra donc s'appliquer, en opérant, à respecter le ligament triangulaire radio-cubital.

Les deux apophyses styloïdes sont les piliers de l'arc formé par l'interligne. Celle du radius descend plus bas, de sorte qu'elle se trouve juste au niveau de la partie culminante de l'articulation médio-carpienne.

Si donc on incisait en travers sur le dos du poignet non fléchi, juste au niveau de la pointe du radius, le couteau pénétrerait dans l'articulation du grand os et du semilunaire, faute bien souvent commise.

Lorsque l'articulation est dépouillée de toutes parts, le petit couteau droit peut la traverser facilement et à plein tranchant, non pas dans le sens antéro-postérieur (comme on le représente trop souvent), à cause de la forme arquée de l'interligne, mais d'un côté à l'autre. Il suffit pour cela d'engager l'étroite lame au-dessous d'une malléole, en choisissant l'externe de préférence, et, pour ne pas heurter le condyle, de se souvenir de la concavité de l'arc radio-cubital.

Les *parties molles* qui environnent l'articulation du poignet sont importantes à étudier. Sur la face dorsale, sans parler de vaisseaux et nerfs insignifiants : rien que des tendons la plupart isolés, et la peau. Du côté palmaire, au contraire : deux artères, deux gros nerfs, des origines musculaires et un énorme paquet de tendons. Le canal ostéo-fibreux qui loge et

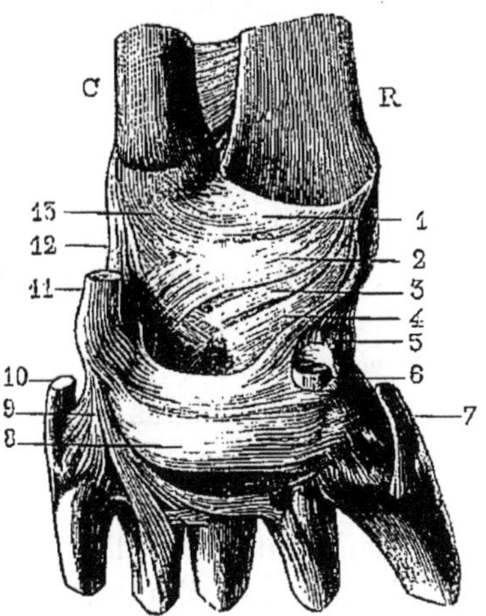

Fig. 202. — Face antérieure du poignet gauche. — C, cubitus; R, radius. — 1, 2, 3, 4, fibres du ligament radio-carpien antérieur; 5, mince ligament latéral externe; 6, tendon grand palmaire; 7, tendon long abducteur; 8, ligament transverse; 9, expansions du muscle cubital antérieur ou pisi-métacarpiennes; 10, tendon cubital postérieur; 11; tendon cubital antérieur; 12, ligament latéral interne; 13, ligament cubito-carpien antérieur.

contient ces derniers est formé par les deux rangées carpiennes, appareillées en forme de croissant dont les cornes ou saillies sont reliées d'un côté à l'autre par un large pont fibreux, le ligament transverse du carpe (8, fig. 202). La paroi antérieure de ce canal radio-carpien, osseuse sur les côtés, fibreuse au milieu, est adhérente aux téguments. Cette adhérence rend difficile et périlleuse la dissection de la peau.

Les téguments de la face antérieure du poignet, fort minces sur l'avant-bras, au niveau des plis de flexion, deviennent, plus bas, épais et matelassés ; ils se rétractent assez peu. Ceux du dos du poignet, minces, maigres et mobiles, *se rétractent énormément*, surtout ceux qui recouvrent le radius et son apophyse styloïde.

Ainsi donc, la malléole radiale, par son volume, sa longueur et sa mobilité dans les mouvements de rotation, par la rétractilité considérable de ses téguments, est la partie du squelette qu'il est à la fois le plus important et le plus difficile de bien recouvrir. Il faut, dans tous les procédés. garder 3 centimètres (deux doigts) de peau, sur le bord radial du poignet : il n'est permis de rester en deçà que dans les cas rares où le traumatisme, en coupant les téguments, a déjà permis à la rétractilité de se satisfaire.

Exploration, recherche de l'interligne. — Après avoir étudié le poignet le scalpel à la main, apprenons à l'explorer à travers la peau saine ou malade et à déterminer ainsi les repères de l'interligne articulaire, c'est-à-dire les apophyses styloïdes. Rien n'est plus facile en l'absence de gonflement. Mettez le bout du doigt dans la tabatière anatomique, la main ayant un peu d'abduction ; tournez l'ongle vers le radius et montez à la rencontre de son extrémité : votre ongle la reconnaîtra facilement. Aucune autre saillie ne peut vous tromper.

Du côté interne, l'exploration est un peu plus délicate. On arrive à sentir l'extrémité du cubitus, soit en suivant l'os de haut en bas, soit en remontant avec l'ongle sur le bord du poignet. Il faut savoir que la rotation de la main modifie la situation relative de l'apophyse styloïde cubitale. Vous pouvez la sentir sur vous-même : dans la supination, la pointe du cubitus est en arrière près du radius ; dans la pronation (attitude de la désarticulation), elle revient en avant, presque au-dessus du pisiforme.

On trouve encore l'extrémité interne de l'interligne, en palpant le bord interne du poignet entre le pouce et l'index. On perçoit ainsi une partie de beaucoup la plus épaisse qui répond au pisiforme et au pyramidal ; au-dessus de ces os, au-dessous de l'extrémité du cubitus, un véritable vide loge les extrémités des doigts explorateurs ; c'est justement l'articulation cherchée.

Si l'on trace une ligne droite unissant les deux points marqués après l'exploration comme correspondant aux apophyses styloïdes, elle doit être oblique et montrer que la pointe du radius descend à 6 ou 8 millimètres plus bas que celle du cubitus.

Le gonflement n'entrave jamais que l'exploration superficielle du poignet ; une fois les incisions tégumentaires accomplies, le doigt, au fond de la plaie, reconnaît facilement toutes ces particularités du squelette.

Pour les cas tout à fait exceptionnels, ceux dans lesquels le poignet et la main auraient perdu toute forme normale, comment pourrait-on déterminer la situation de l'interligne afin de bien placer les incisions? Par la mensuration du membre sain et le report sur le membre malade, en mesurant soit à partir du coude, soit à partir du bout des doigts.

Jusqu'à présent, je n'ai rien dit des plis de flexion considérés comme repères. Un seul est important non pas pour déterminer un interligne quelconque, car il se déplace énormément suivant l'attitude de la main, mais pour servir de point de départ à l'appréciation de la longueur à donner à un lambeau palmaire. Ce pli, le premier que produise la flexion, devient très visible et seul bien visible lorsque la main commence à se fléchir; il établit la limite entre les téguments fins de l'avant-bras et ceux plus épais des éminences thénar et hypothénar. Il correspond au pisiforme.

Usages du moignon, choix des procédés. — Le moignon qui résulte de la désarticulation du poignet doit être capable de supporter une main artificielle plus ou moins parfaite, et de lui communiquer les mouvements de *rotation* sans lesquels la difformité ne serait que très imparfaitement masquée. Négligeant les points d'attache supérieurs, disons que l'appareil prothétique sera fixé au moyen d'un *bracelet* ou gaine de cuir embrassant étroitement les extrémités des os de l'avant-bras.

Il est donc désirable que la cicatrice ne soit périphérique sur aucun point, moins encore du côté des apophyses styloïdes que partout ailleurs.

Une cicatrice terminale, telle qu'elle résulte de l'emploi de la *méthode circulaire*, se cache dans la cavité articulaire des os de l'avant-bras, cavité oblongue dont les bords et les extrémités sont alors recouverts par des téguments naturels. Le moignon peut soulever un fardeau sur le côté radial, il peut appuyer et frapper par le côté cubital, par ses deux faces et même par son extrémité.

Mais l'état des téguments ne permet pas toujours de réaliser un tel moignon et l'on doit souvent se contenter d'une cicatrice rejetée plus ou moins vers la face dorsale de l'avant-bras, telle que la donne l'amputation à *lambeau antérieur*.

Pourvu que le moignon n'ait pas de cicatrice sur la face antérieure, ni sur les apophyses styloïdes, il peut manœuvrer un appareil avec adresse et déployer une force considérable.

Dans certains cas de nécessité, on peut être amené à placer la cicatrice n'importe où, en prenant des lambeaux où il y a de la peau; mais on s'expose ainsi à ne faire qu'un moignon de riche et pas toujours un bon.

Nous décrirons trois manières excellentes de tailler les téguments : l'incision circulaire, simple et facile; l'elliptique (lambeau antérieur), plus élégante dans son exécution et dans son résultat, mais aussi plus difficile à exécuter; enfin le lambeau palmaire ou lambeau antérieur proprement dit. il n'y a qu'une seule manière de désarticuler; je l'ai réglée avec soin.

Méthode circulaire à manchette.

Couper la peau à 0^{m},03 au-dessous de l'articulation (a); — la disséquer et la faire rétracter sur les côtés et en arrière pour exposer l'articulation; — ouvrir l'articulation; — enfin, contourner les cornes du croissant carpien pour détacher les parties

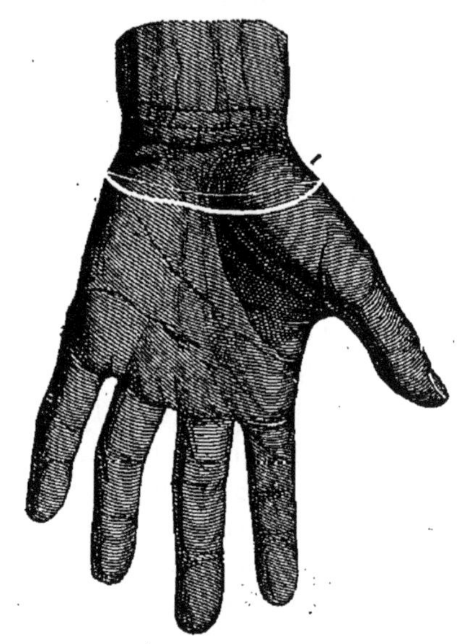

Fig. 203. — Incision circulaire pour la désarticulation du poignet : en dedans elle passe sur l'articulation unci-métacarpienne; en dehors, à un centimètre au-dessous de l'articulation trapézo-métacarpienne indiquée par un tiret.

molles palmaires, entrer dans le canal, déloger et couper les tendons : — tels sont les quatre temps de l'opération.

Un aide tient l'avant-bras horizontal à deux mains, doigts dessous, pouces dessus, prêt à rétracter la peau des côtés et du dos quand elle sera disséquée. A la rigueur, il pourrait se charger en même temps de comprimer les artères radiale et cubitale; mais, en raison du mouvement de rotation que l'opérateur va imposer à la main, il vaut mieux faire agir un appareil ou un autre assistant sur l'artère brachiale (b).

1° Placez-vous au bout et un peu sur le côté du membre, de manière à tenir de votre main gauche la main malade. Tordez cette main vers votre droite, car c est en la détordant que vous allez faire passer toute sa circonférence sous le tranchant. *Par-dessus* le poignet appliquez le talon du couteau à lame étroite et longue (fig. 184, p. 287), sur le tracé de l'incision, pointe basse, afin de mordre jusque dessous le côté attaqué ; coupez en tirant et par de légers mouvements d'archet toute l'épaisseur de la graisse, de manière à bien mobiliser la peau. Progressivement détordez la main pour amener sous le couteau la face du poignet primitivement tournée

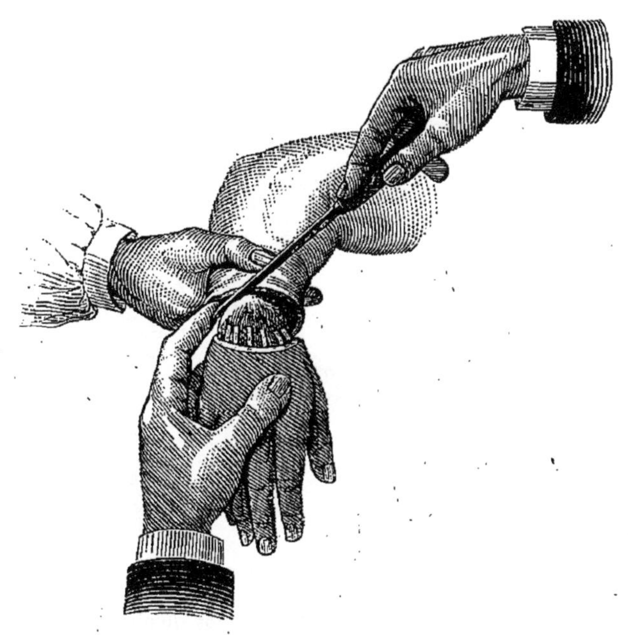

Fig. 204. — Attaque des ligaments latéral gauche, dorsal, etc., au 5e temps de la désarticulation du poignet. — La main est fortement fléchie par la gauche de l'opérateur dont l'index sent et décoiffe le repère styloïdien gauche.

vers le sol, et terminer ainsi, doucement, sous vos yeux, sans retirer le couteau de la plaie, une incision circulaire complète de la peau et de toute l'épaisseur du tissu cellulaire, dût l'aponévrose être intéressée elle-même.

2° Confiez la main malade à un assistant. — Du bout des doigts, pincez le bord dorsal de la manchette et détachez-la soigneusement, en arrière et *sur les côtés*, avec la pointe du couteau. N'arrêtez cette dissection qu'après vous être assuré que, la main étant fortement fléchie par vous, le tégument rétracté par les pouces de l'aide laisse à découvert les pointes styloïdiennes et tout l'interligne dorsal, c'est-à-dire que l'articulation est exposée, abordable (c).

3° Mettez la main malade dans la *flexion forcée* (fig. 204) et, au-dessous de votre index gauche placé sur l'apophyse styloïde gauche qu'il sent et qu'il décoiffe en remontant, attaquez avec la pointe basse et secouée le ligament latéral gauche de l'articulation (fig. 204). Sans désemparer, mais en secouant toujours le couteau, abaissez le manche et par suite le tranchant comme s'il s'agissait de fendre l'épaisseur de la main, et coupez à pic, sur le condyle car-

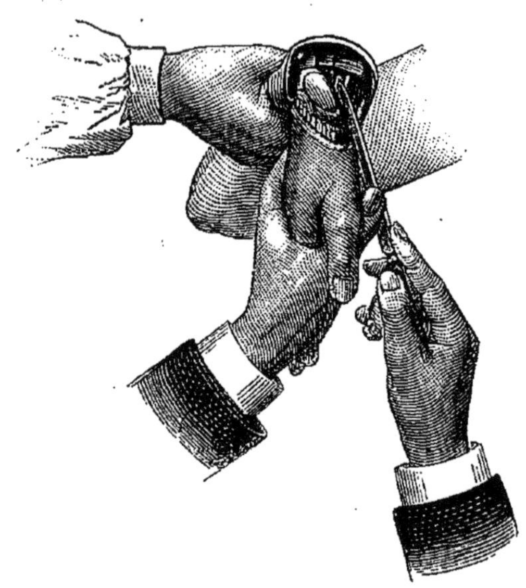

Fig. 205. — Désarticulation du poignet, première moitié du 4e temps. — La gauche de l'opérateur tord à gauche la main malade étalée par l'écartement du pouce, parfaitement fléchie, pendante, mais remontée plutôt qu'abaissée, pour la séparation de la partie droite du lambeau antérieur, le contournement des saillies osseuses correspondantes, l'ouverture du canal carpien et le dégagement des tendons fléchisseurs. Le couteau travaille parallèle aux métacarpiens.

pien à demi luxé par la flexion, les tendons dorsaux, le ligament dorsal et en dernier lieu le ligament latéral droit (d). — Alors l'articulation, béante sous l'action de la main gauche, laisse voir au fond les fortes fibres radio-lunaires antérieures. Divisez-les d'un coup de pointe, en manœuvrant comme si vous vouliez engainer le couteau dans le canal séreux carpien, entre les tendons et les os.

Reste à séparer les parties latérales antérieures de la manchette, des saillies osseuses (pisiforme et crochu, scaphoïde et trapèze).

4° Tenez toujours la main pendante (fig. 205), *fortement fléchie;* c'est indispensable. Tordez d'abord à gauche pour voir à droite, y porter la pointe haute (fig. 205) et abaisser successivement plusieurs incisions dans la même voie, entre les chairs qu'un aide peut écarter et les saillies osseuses qu'il faut serrer de près. Bientôt, grâce à la torsion que vous exagérez à mesure, le couteau aura contourné les os et tombera dans le canal carpien où vous entrerez à fond en détruisant de ce côté tout ce qui peut enchaîner les parties molles.

Passez à l'autre côté (fig. 206).

Maintenez la main pendante *fortement fléchie;* tordez à droite

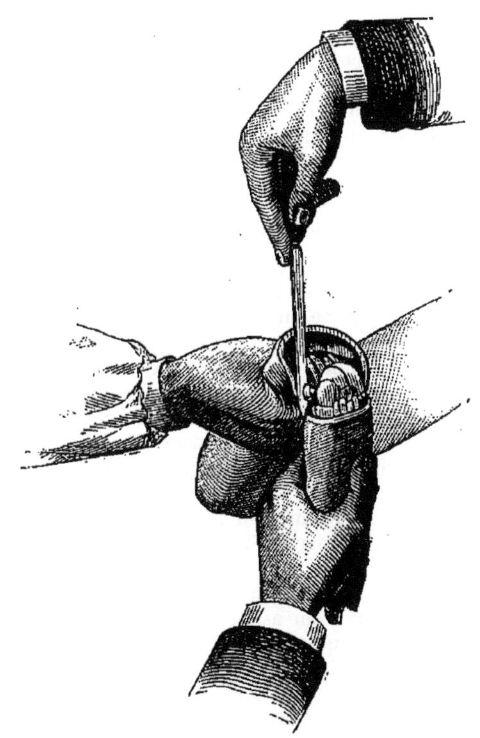

Fig. 206. — Désarticulation du poignet, fin du 4e temps. — La gauche de l'opérateur tord à droite la main malade complètement fléchie et pendante, mais soutenue en l'air et non tirée, pour la séparation de la partie gauche du lambeau antérieur, le contournement des saillies osseuses correspondantes, l'ouverture du canal carpien et le dégagement des tendons fléchisseurs. Le couteau est toujours parallèle aux métacarpiens; il a déjà doublé le pisiforme; il va falloir que la pointe avance davantage pour doubler bientôt l'apophyse unciforme à son tour.

pour voir à gauche, et avec plusieurs traits de la pointe basse agissant cette fois de bas en haut, mais toujours s'insinuant peu à peu, entre les téguments et les saillies osseuses, contournez celles-ci jusqu'à ce que vous tombiez de nouveau dans le canal carpien.

Aucune fibre du ligament antérieur ne doit subsister. La main ne tient plus que par le paquet tendineux. Sans tirer dessus, divisez-le avec le plein tranchant, à ras de la section cutanée palmaire.

Liez les artères : la cubitale est au côté externe du nerf homonyme, devant le cubitus; la radiale est devant l'apophyse styloïde du radius.

La peau dorsale s'étant rétractée énormément, l'opération semble avoir été faite par la méthode elliptique. Réunissez la manchette en fente transversale.

Notes. — (a) L'incision passera donc plus bas en dehors qu'en dedans, en raison de la différence de niveau des apophyses styloïdes. En dedans, il suffit d'inciser immédiatement au-dessus du tubercule du cinquième métacarpien ; mais, en dehors, il faut passer sur le premier métacarpien, à plusieurs millimètres, un centimètre même, au-dessous de son articulation supérieure.

(b) Pour rétracter aisément, il faut que l'aide appuie le coude du malade sur son propre corps, ou bien qu'il tienne l'avant-bras étendu sur le bras, afin que celui-ci fournisse un point d'appui emprunté au thorax.

(c) J'ai définitivement renoncé à faire disséquer la manchette tout autour du poignet pour traverser ensuite l'articulation à plein tranchant de dehors en dedans, le couteau suivant l'interligne arqué, comme une scie à découper.

La dissection de la partie antérieure de la manchette est longue et très difficile sur la plupart des sujets. Le résultat est un tégument mince à la base, aminci encore ou entaillé par le couteau, quelquefois même perforé. Les vaisseaux, la graisse, le tissu cellulaire et fibreux, les racines musculaires, ne sont pas conservés pour nourrir et matelasser la partie la plus précieuse de la manchette.

Cependant, je dois avouer que la dissection de la manchette conserve la faveur des chirurgiens peu exercés et de ceux qu'effraye encore la présence d'un peu de tissu fibreux à la face profonde d'un lambeau. Par conséquent, je veux encore reproduire ici mon texte de la première édition relatif à la dissection de la manchette et à la traversée de l'articulation.

1° L'incision circulaire est faite.

2° Confiez la main malade à un assistant. — Du bout des doigts, pincez le bord de la manchette et décollez-le soigneusement avec la pointe du couteau insinuée presque à plat, d'abord dans une faible étendue, mais sur toute la périphérie du membre que vous faites tourner et retourner pour être à l'aise. — Retroussez la manchette et continuez à la disséquer avec de grandes précautions du côté des saillies osseuses de la paume, jusqu'à ce que les sommets des apophyses styloïdes soient découverts.

3° Relevée suffisamment, la manchette est confiée à l'aide qui la fixe et la rétracte. — Vous reprenez vous-même la main malade placée de champ en position moyenne, le radius en dessus; vous cherchez du doigt la pointe de cet os et, au-dessous, vous engagez le plein du tranchant qui, obéissant à la courbure de l'interligne rendu béant par la traction de votre gauche, tranche, en sciant et marchant vers le bord cubital tourné vers le sol, tous les tendons et tous les ligaments.

(d) Cette flexion forcée qui met le métacarpe à angle droit sur l'avant-bras, luxe à demi le condyle carpien en arrière, tend et expose les tendons et le ligament dorsal. On doit diriger le tranchant comme pour fendre la main et la dédoubler dans le sens de l'épaisseur. Si la main fortement fléchie est pendante comme il convient, le couteau coupe à pic sur le condyle articulaire. Cette attitude de la main malade, cette position du couteau, rendent impossible une erreur d'interligne, pourvu que l'on attaque sur le côté à ras de l'apophyse styloïde gauche. Autrement, sur le dos du poignet, on pourrait confondre la saillie de la tête du grand os avec celle de la première rangée.

D'autre part, comme l'ouverture de l'articulation doit se faire progressivement de gauche à droite, l'opérateur voit le condyle carpien paraître dans la plaie et dirige le couteau suivant l'arc, de manière à rester sur le condyle sans monter sur l'apophyse styloïde droite au-dessous de laquelle il faut terminer.

. . . .

Méthode elliptique.

. . . .

L'incision elliptique appliquée au poignet ne donne de bons résultats que si elle est dirigée de manière à employer les téguments palmaires, c'est-à-dire à faire un *lambeau antérieur*.

. . . .

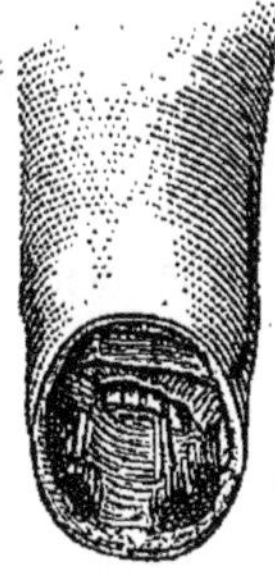

FIG. 207. — Désarticulation du poignet. Méthode elliptique à lambeau antérieur. Moignon béant.

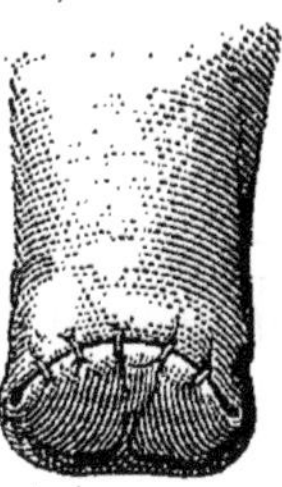

FIG. 208. — Moignon fermé de désarticulation du poignet par la méthode elliptique à lambeau antérieur.

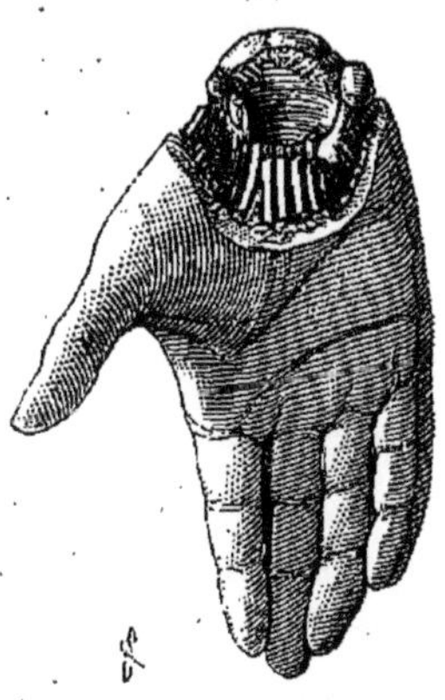

FIG. 209. — Main droite désarticulée par la méthode elliptique. — Forme de la partie antérieure de l'incision. On voit les saillies osseuses dénudées, les muscles entamés et le canal carpien évidé.

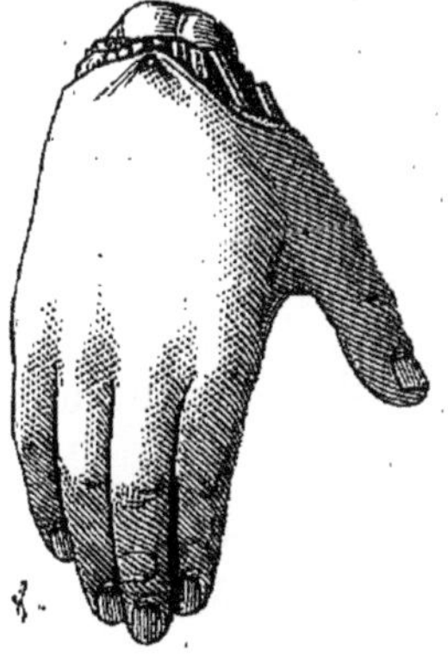

FIG. 210. — Même main après la même opération. — Forme de la partie dorsale de l'incision, maintenue par un clou, pour en montrer le point culminant, près du semi-lunaire, et le point déclive, en dehors.

La forme aplatie et irrégulière du poignet, l'inégale rétractilité des différents points de sa gaine tégumentaire, font prévoir tout de suite les difficultés que nous allons rencontrer pour que, l'opération terminée, les parties molles s'adaptent facilement, sans excès ni défaut.

Le point culminant de l'ellipse sera placé derrière le poignet, en dedans du milieu, au droit de l'articulation radio-cubitale, à 0m,01 au-dessous de l'interligne (note a, p. 316). Le point infime situé dans la paume, sur le prolongement de l'axe de l'avant-bras ordinairement marqué par un sillon cutané longitudinal dirigé vers le médius, sera placé à 0m,05 (trois doigts) au-dessous du précédent situé lui-même au niveau de la pointe tangible du radius. Le lambeau ainsi taillé paraît même trop long; pour faire beau, sur le cadavre, je ne lui donnerais que deux doigts au lieu de trois.

Si l'on se bornait à faire l'incision elliptique pure, en réunissant ces deux points culminant et infime, à peu près par le plus court chemin, on découvrirait beaucoup trop les apophyses styloïdes, surtout celle du radius. Le lambeau trop large envelopperait, il est vrai, l'extrémité de cette apophyse; mais la cicatrice se trouverait rejetée sur sa face externe, sur la partie la plus exposée au contact de l'appareil prothétique. Le résultat serait laid et médiocre.

Il ne faut pas unir les extrémités de l'ellipse par le plus court chemin, il faut : en arrière faire une incision très concave, ogivale (fig. 210); couper les bords du poignet en travers, au voisinage des articulations carpo-métacarpiennes; dans la paume enfin, tracer un lambeau très convexe, pas plus large que l'extrémité de l'avant-bras (fig. 209).

Précisons ce qu'il y a de capital. Où faut-il passer sur les côtés du poignet, en dedans et en dehors?

En dedans, juste au-dessous du pisiforme, entre cet os et le tubercule du cinquième métacarpien (fig. 209); en dehors, sur l'articulation trapézo-métacarpienne et même *plus bas*, sur le métacarpien (fig. 209), si l'on néglige de faire rétracter la peau.

Donc, il faut explorer avec soin le poignet, les apophyses styloïdes, les extrémités des métacarpiens et la masse épaisse que forment ensemble le pyramidal et le pisiforme.

L'hémostase étant assurée par la compression digitale ou mécanique de l'artère humérale, ou simplement confiée à l'aide qui va tenir l'avant-bras, placez-vous au bout du membre et tenez vous-même la main malade en supination, le pouce écarté des doigts, la *paume étalée* sous vos yeux par les doigts de votre main gauche agissant élégamment, comme le montrent les figures 211 et 212.

1° Attaquez à *plein tranchant* le bord gauche du poignet, en bon lieu et, tirant le couteau, tracez le lambeau avec la pointe sans trop craindre d'entamer les parties sous-jacentes. Descendez d'abord suivant le prolongement du bord gauche de l'avant-bras; puis, arrondissant, allez passer au point infime marqué d'avance, pour remonter ensuite sur le prolongement supposé du bord droit de l'avant-bras, et vous jeter finalement sur le bord droit du poignet au point marqué. Repassez la pointe dans l'incision, pour donner la liberté au contour de votre lambeau et creuser votre incision, à gauche et à droite, jusqu'aux os, au milieu jusqu'aux tendons ex-

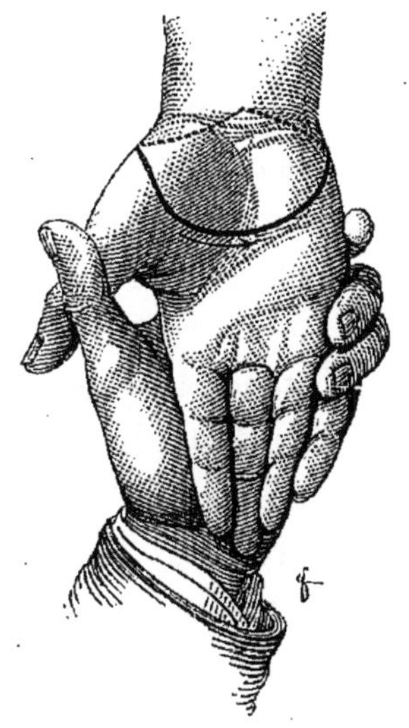

Fig. 211. — Manière d'étaler, de la main gauche, la paume droite, pour y tracer le lambeau antérieur de l'incision elliptique.

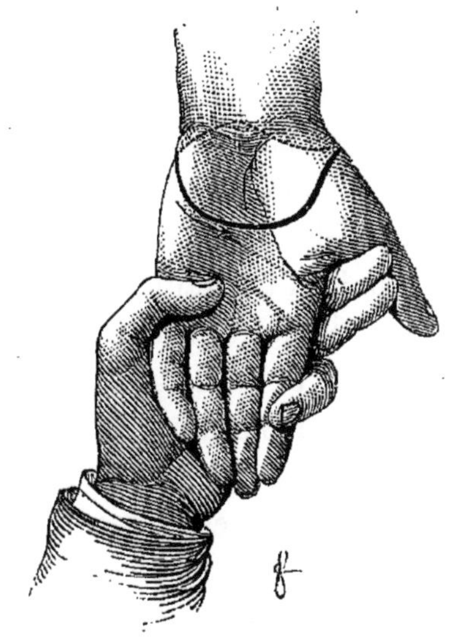

Fig. 212. — Manière d'étaler, de la main gauche, la paume gauche, pour y tracer le lambeau antérieur de l'incision elliptique.

clusivement, à travers muscles et aponévrose, car vous êtes sûr de l'aide qui fait l'hémostase.

Tournez alors la main malade en pronation et, voyant sur les bords du poignet les deux extrémités béantes de la profonde incision palmaire, unissez-les de gauche à droite avec légèreté, en remontant au point culminant et songeant toujours qu'il faut beaucoup de peau pour couvrir l'extrémité du radius. — Alors l'aide rétracte, spécialement *sur les côtés;* vous l'aidez par quelques coups de pointe. Les apophyses styloïdes se découvrent : touchez-les du doigt pour vous assurer que l'articulation est abordable (b).

2° Comme vous l'avez fait dans la méthode circulaire, mettez la main malade dans la *flexion forcée* et, au-dessous de votre index gauche placé sur la malléole gauche qu'il sent et qu'il décoiffe en remontant (fig. 204, p. 308), attaquez avec la pointe basse et secouée le ligament latéral gauche de l'articulation; sans désemparer abaissez le manche et par suite le tranchant pour couper, toujours en secouant, sur le condyle carpien à demi luxé par la flexion, les tendons dorsaux, le ligament dorsal et, en dernier lieu, le ligament latéral droit (c). — L'articulation s'ouvre sous l'action de la main gauche et laisse voir les fortes fibres radio-lunaires antérieures.

Attaquez avec la pointe leurs insertions inférieures, en manœuvrant, pour éviter tout danger, comme si vous vouliez engainer le couteau dans le canal séreux carpien entre les tendons et les os.

3° Occupez-vous maintenant de séparer les parties molles palmaires, des saillies osseuses sous-jacentes (pisiforme et crochu, scaphoïde et trapèze).

Pour le faire vite et bien, je le répète, tenez toujours la main pendante et verticale, *fortement fléchie;* c'est indispensable. Tordez-la d'abord à gauche pour voir le côté droit de l'incision palmaire, y porter le tranchant, la pointe haute (rev. fig. 205, p. 309), et abaisser successivement, dans la même voie, plusieurs incisions qui détacheront les chairs qu'un aide peut écarter, en rasant les os et les serrant de près avec le couteau tenu parallèle aux métacarpiens. Bientôt, grâce à la torsion que vous exagérez à mesure, sans défléchir la main, le tranchant, je ne dis pas la pointe, aura contourné les os et tombera dans le canal carpien où il entrera à fond en détruisant largement tout ce qui peut encore retenir les parties molles.

Pour l'autre côté, maintenez toujours la main pendante et fortement fléchie; mais tordez-la à droite pour voir le côté gauche de l'incision et, avec plusieurs traits de la pointe basse agissant cette fois de bas en haut (fig. 206, p. 310), mais toujours s'insinuant peu à peu entre les chairs et les saillies osseuses, contournez celles-ci jusqu'à ce que vous entriez de nouveau dans le canal carpien (d).

S'il reste en ce moment, par négligence, quelques fibres du ligament antérieur, achevez-en la section, et la main ne tiendra plus que par le paquet des tendons fléchisseurs.

Attaquez ceux-ci avec le plein du tranchant, sans tirer desssus; coupez-les en sciant, à 3 centimètres au-dessous du radius. A mesure qu'ils sont divisés, les tendons rentrent dans leur gaine, et bientôt, la main malade étant relevée, le couteau sort en finissant de détacher le lambeau sous l'œil de l'opérateur (e).

Cherchez les artères radiale et cubitale pour en faire la ligature. S'il existe dans la cavité du moignon quelque partie ligamenteuse flottante, réséquez-la; réséquez de même par précaution les troncs des nerfs cubital et médian.

Notes. — (a) Il faut marquer ce point pendant que le poignet est dans l'extension, car la flexion déplace les téguments de l'avant-bras et les attire sur la main. Je ne recommande pas de faire tirer la peau avant de l'inciser, cela étant ordinairement sans résultat sur le malade, et les effets de la traction devant varier beaucoup suivant l'habileté de l'aide.

(b) Quelques opérateurs commencent par l'incision dorsale, tournent la main pour tracer le lambeau palmaire, puis la retournent pour revenir attaquer l'articulation comme je l'indique. Pourvu qu'on fasse bien, cela m'est égal. Cependant, je n'aime pas les changements d'attitude inutiles, et je crois qu'il est sage de s'occuper d'abord du principal, du contour du lambeau et de ses dimensions qui, reconnues trop petites, peuvent encore être compensées quand l'incision dorsale n'a pas été faite en premier temps.

(c) Le couteau, tenu comme pour fendre la main et la dédoubler dans le sens de l'épaisseur, marche lentement pour que l'œil voyant l'articulation s'ouvrir, guide le tranchant et l'empêche, soit de monter sur les os de l'avant-bras, soit, ce qui est plus fréquent, de descendre sur le carpe; ceci arrive surtout quand la main n'est pas fortement fléchie. Les tendons ont pu être coupés avec la peau.

(d) Il est indifférent de commencer à droite ou à gauche. Je conseillerais plutôt d'attaquer d'abord le côté radial, où les saillies carpiennes du scaphoïde et du trapèze sont plus faciles à contourner. Cela donne ensuite de la commodité pour circonscrire le pisiforme. Je ne vois pas pourquoi un opérateur quelque peu embarrassé, n'armerait pas un de ses aides d'une érigne pour écarter les chairs pendant que le couteau cherche à contourner les saillies osseuses.

En fait, le pisiforme seul est difficile à contourner pour deux raisons : mobilité, proéminence. Quelques-uns se trouvent bien de le maintenir et de le sentir du bout de leur index gauche resté devant le poignet, pendant le travail du couteau. C'est un petit malheur (quand on n'est pas devant des juges) de laisser provisoirement le pisiforme. Le laisser définitivement est même un procédé !

Le contournement de cet os est facile et sûr, mais aux conditions indiquées plus haut : la main opérée doit être *pendante*, *fortement fléchie* et *tordue*, mais non tirée par la gauche de l'opérateur qui s'efforcera, pour ainsi dire, d'extraire, de faire surgir les cornes du croissant carpien hors des parties molles, afin que le couteau, toujours *parallèle aux métacarpiens*, puisse s'insinuer *en long*, jamais en travers, jusque dans le canal carpien.

Il est bon de dire qu'après avoir franchi le pisiforme, la pointe du couteau pour entrer dans le canal carpien, sans heurter l'apophyse du crochu, doit se porter plus profondément, vers l'axe de la main.

(e) Si, après avoir dégagé les tendons du canal radio-carpien, en coupant les deux bouts du pont fibreux appelé *ligament transverse*, on saisit du bout des doigts l'extrémité du lambeau palmaire pour le décoller des tendons par arrachement, on réussit très facilement et ceux-ci se présentent seuls au couteau qui les divise purement et simplement en travers. Ce décollement préalable du lambeau est élégant : pour ne pas le manquer, il est bon de redonner un coup de couteau en travers sous le faisceau tendineux quand on n'est pas sûr d'avoir bien libéré le bord du lambeau dès le début.

Lambeau antérieur.

Cette opération ne diffère de la précédente qu'en ce que l'incision dorsale se rencontre à angles presque droits avec les extrémités des branches de l'U qui circonscrit le lambeau. J'ai conseillé, tout à l'heure, de commencer la section des téguments par la face palmaire pour ne tourner qu'une fois l'avant-bras sur lequel se fait souvent la compression des artères, et aussi pour être plus sûr de bien limiter le lambeau. Comme plusieurs opérateurs commencent par l'incision dorsale, je consens volontiers à indiquer leur manière de faire à propos de la désarticulation à lambeau antérieur. Mais je ne puis accepter leurs points de repère, ne voulant à aucun prix dépouiller les apophyses styloïdes, ni faire un lambeau pédiculé comme un battoir et ensuite trop large.

Explorez : d'une part, l'articulation trapézo-métacarpienne et la saillie des tendons qui limitent en dehors la tabatière anatomique; d'autre part, la masse osseuse du pyramidal et du pisiforme placés celui-ci devant celui-là.

Après avoir tout disposé, tournez la main malade en pronation et recevez-la dans la paume de votre gauche. Entre le pouce et l'index placés sur les points de repère, tenez les bords du poignet et faites à la peau une incision dorsale un peu plus oblique que l'interligne, se terminant : bas en dehors dans la partie inférieure de la tabatière, immédiatement au-dessus du métacarpien du pouce; moins bas en dedans sur l'articulation pisi-pyramidale, à un doigt de l'extrémité du cubitus (fig. 214). Cette incision coupe obliquement juste la demi-circonférence du poignet; il faut se garder, surtout en dehors, de la faire empiéter sur la paume ni même sur la peau que soulèvent les tendons réunis du long abducteur et du court extenseur du pouce.

Le lambeau doit avoir une longueur moyenne de deux doigts au-dessous du niveau de l'incision dorsale, un peu plus en dehors, un peu moins en dedans (fig. 213). Les branches du large U qui le circonscrit doivent, sur la paume étalée, se diriger d'abord en ligne droite : l'interne vers la commissure du petit doigt et de l'annulaire, l'externe vers celle de l'index et du médius.

Pour le tailler, après que l'incision dorsale est faite, tournez la main en supination, étalez-en bien la paume (revoyez fig. 211 et

212, p. 314) et mettez la pointe dans l'extrémité gauche de la plaie dorsale. De là faites descendre une incision courte longitudinale qui s'arrondisse et s'incline peu à peu à droite, traverse la paume, s'arrondisse de nouveau et, redevenue longitudinale, remonte à l'extrémité droite de la section dorsale.

Deux partis sont à prendre en ce moment : ou bien disséquer le lambeau, avec ou sans les parties sous-cutanées (je ne puis

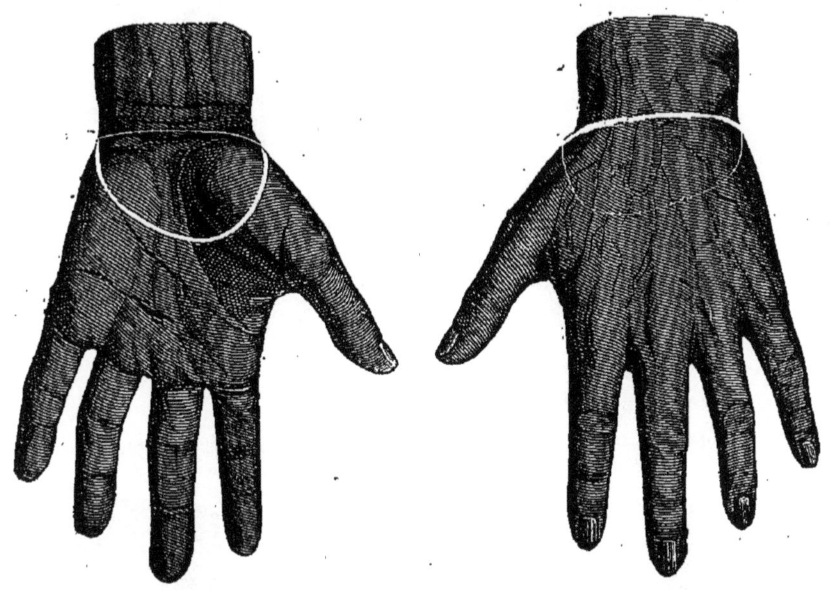

Fig. 213. — Désarticulation du poignet, forme du lambeau antérieur.

Fig. 214. — Même opération, incision dorsale légèrement oblique et concave.

admettre cette dernière pratique) ; ou bien remettre la main en pronation et flexion forcée, faire rétracter la peau, découvrir et ouvrir l'articulation pour contourner ensuite les saillies carpiennes, comme je l'ai indiqué plus haut déjà deux fois. C'est ce dernier parti qu'il faut adopter si l'on n'est pas trop maladroit de sa main gauche pour manœuvrer convenablement la main malade.

Autres procédés.

La nécessité, destruction partielle du tégument, peut forcer l'opérateur à modifier les procédés qui viennent d'être décrits ou bien à en employer d'autres. Par exemple, la partie dorsale de l'incision elliptique remonterait, en sa partie moyenne, jusqu'au-dessus de l'articulation. Pourvu qu'on ait gardé, sur les côtés, la quantité de peau nécessaire, et en avant un lambeau assez long, le résultat serait passable.

Bien d'autres manières d'opérer ont été proposées, notamment : l'amputation à deux lambeaux (fig. 215 et 216) et même à quatre; le lambeau unique, ou dorsal (fig. 217 et 218), ou externe, etc. Ces trois derniers

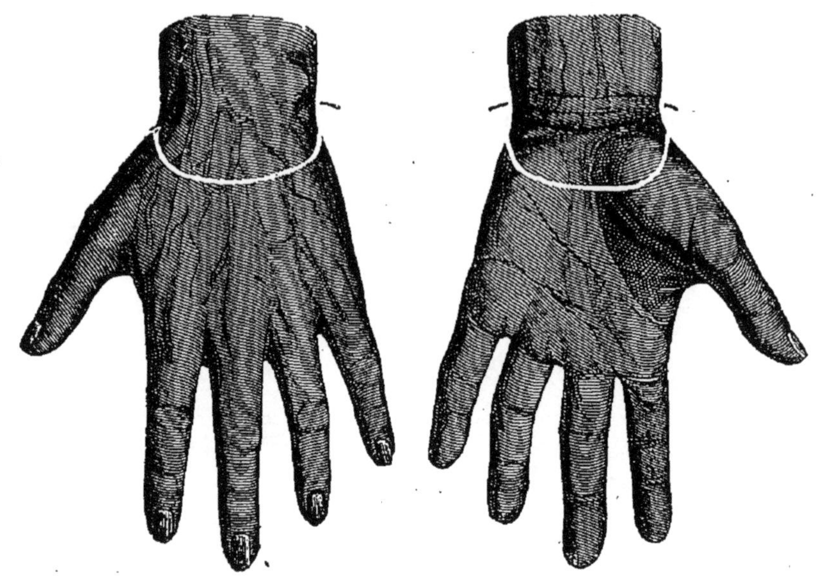

Fig. 215 et 216. — Désarticulation du poignet, deux lambeaux égaux ant. et post.

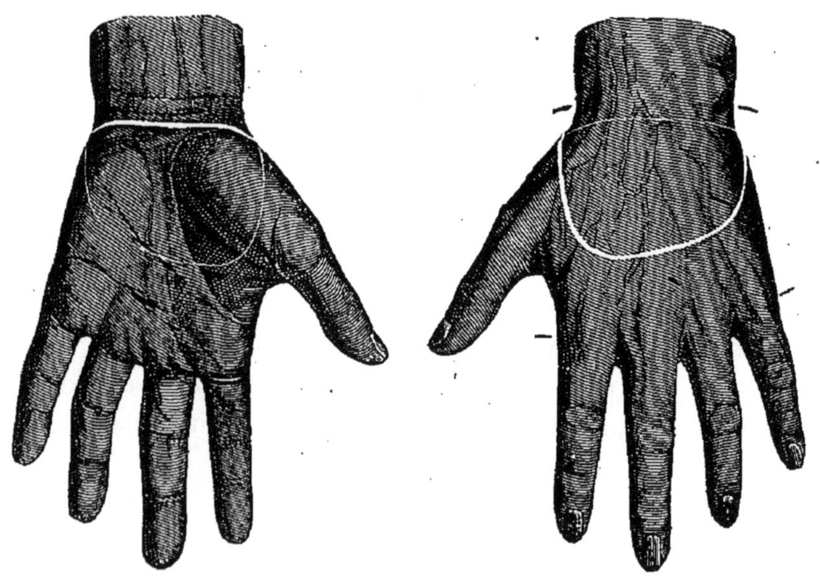

Fig. 217 et 218. — Désarticulation du poignet, lambeau unique dorsal.

sont des procédés de nécessité qui doivent donner un moignon de riche suffisant.

Le procédé à *deux lambeaux arrondis*, fréquemment employé autrefois, n'a pour moi qu'une excuse : la facilité qu'il donne à l'opérateur pour désarticuler. Son résultat est celui de la méthode circulaire avec un grand inconvénient en plus, la mise à découvert des apophyses styloïdes.

Les figures 215 et 216 représentent des tracés acceptables de deux lambeaux antérieur et postérieur de la désarticulation du poignet. Chaque lambeau a tout au plus 3 centimètres de longueur à partir des apophyses styloïdes. Il est presque carré afin d'éviter le plus possible de sacrifier de la peau sur les côtés. Les incisions latérales très courtes ne remontent pas jusqu'aux apophyses styloïdes; elles s'arrêtent *au-dessous*, sur les bords du carpe. Après l'opération, quel que soit le mode de pansement, il faut rechercher, par la suture, l'union immédiate linéaire et non adhérente des bords latéraux des lambeaux pour couvrir les extrémités osseuses.

Pour enlever la main en ne gardant qu'un *lambeau dorsal* (fig. 217 et 218), les téguments seraient coupés en avant dans le pli de flexion principal, oblique comme l'interligne, juste au-dessus du pisiforme. En arrière, le lambeau, large comme la demi-circonférence du poignet, carré à angles

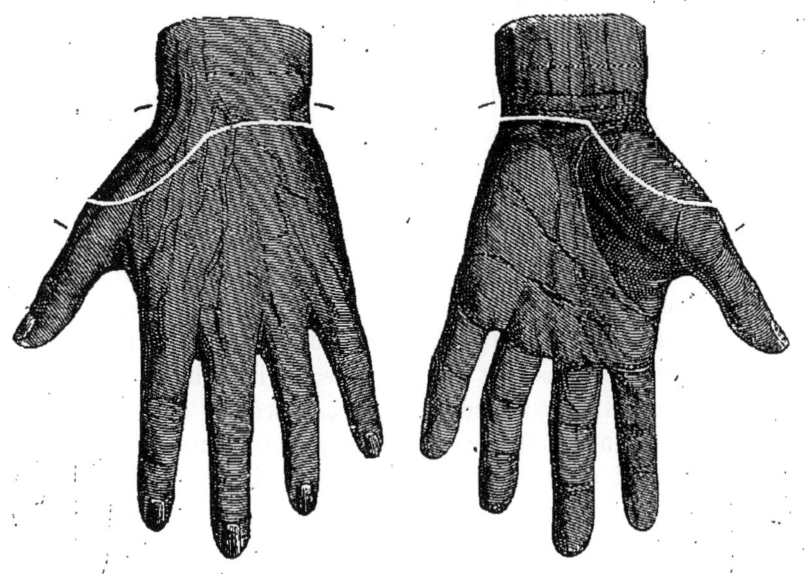

Fig. 219 et 220. — Désarticulation du poignet, lambeau externe.

arrondis, long de 5 centimètres en dehors, un peu moins en dedans, descendrait jusque près du *milieu* des métacarpiens.

Enfin, dans la désarticulation à *lambeau externe* (fig. 219 et 220), celui-ci est formé des téguments de tout le tiers externe du poignet et de quelques faisceaux musculaires thénariens. Il commence à 1 centimètre au-dessous de l'article et descend au moins jusqu'au milieu du premier métacarpien. Son bord postérieur longe, à 0m,01 de distance en dedans, le côté interne du tendon long extenseur ; l'antérieur commence dans le pli de flexion du poignet, sur la saillie du tendon grand palmaire, et marche dans la direction du bord externe du pouce. Ce procédé est connu, en France et à l'étranger, sous le nom de *Dubrueil;* il a été employé plusieurs fois sur le vivant (Queste, th. de Montpellier, 1879) ; mais Soupart l'avait décrit en 1847, comme aussi le procédé à lambeau interne, qu'il est inutile de figurer.

ARTICLE VI

AMPUTATIONS PARTIELLES DE L'AVANT-BRAS

A l'avant-bras, comme le conseillait déjà A. Paré, « faut oster le moins que l'on pourra de la partie saine ». On ne s'arrêtera donc pas aux dangers de l'amputation près du poignet, signalés autrefois par J.-L. Petit, D. Larrey, A Cooper, Sédillot, etc., non plus qu'à ceux de l'amputation près du coude que redoutaient Zang, Richerand et Volpi.

Anatomie. — L'avant-bras est légèrement aplati d'avant en arrière. Cet aplatissement disparaît, dans la partie charnue du membre, lorsqu'il est tourné en pronation, même chez les sujets maigres et musclés.

La masse musculaire située devant le plan ostéo-fibreux formé par le squelette antibrachial, est bien plus considérable que la masse musculaire située derrière, de sorte que, si l'on taillait deux lambeaux, l'un antérieur, l'autre postérieur, en rasant les os, le premier serait de beaucoup le plus épais et le plus large. Près du poignet, il n'y a que les vaisseaux, les nerfs, les tendons, les os et la peau. Plus haut, au contraire, le squelette, sauf la crête du cubitus, est entouré par des muscles.

Donc, en raison de la forme aplatie du membre, le moignon devra être taillé pour donner une cicatrice transversale. En raison de l'absence de muscles près du poignet, l'amputation circulaire à manchette sera préférée pour cette région. En raison de sa situation superficielle, le cubitus tendra à faire saillie (et le radius, en certains points). En raison du nombre des gaines musculaires et tendineuses, il faudra craindre les fusées purulentes et penser à la compression et à l'immobilisation. Comme presque tous les muscles s'attachent près du coude, l'opérateur laisse, quand il ampute très haut, trop peu de longueur à leurs fibres pour rendre la méthode circulaire pure praticable à ce niveau, ces fibres écourtées ne se pouvant rétracter suffisamment pour permettre de scier les os assez haut.

Les artères de l'avant-bras sont nombreuses : radiale, cubitale, interosseuses postérieure et antérieure, artère du nerf médian et autres collatérales assez volumineuses quelquefois pour exiger exceptionnellement jusqu'à onze ligatures (Klein, d'après Chélius).

Usages du moignon. — Un amputé de l'avant-bras demande à son moignon d'être indolent pour supporter un membre artificiel, et puissant pour le fléchir. Or, un moignon d'avant-bras a besoin d'une assez grande longueur pour manœuvrer un appareil avec force.

Certes, un petit tronçon antibrachial semble de prime abord utile, par l'olécrâne, à la fixation d'un membre artificiel; mais il est bien peu capable de mobiliser l'appareil prothétique, malgré la conservation des attaches des muscles fléchisseurs et extenseurs.

Le moignon d'avant-bras n'a rien à faire par ses parties latérales; il travaillera un peu en arrière pour étendre l'appareil et beaucoup en avant pour le fléchir. De ce que les deux os, après l'amputation, se rapprochent et prennent souvent l'attitude moyenne, celle de la pronation, il résulte que c'est l'extrémité radiale, placée en avant, qui agit sur l'appareil pour le fléchir; pour la même raison, l'extrémité cubitale placée en arrière sert à l'extension.

Choix des procédés. — La méthode circulaire, quand elle est possible, est évidemment indiquée.

Lorsqu'on fait un lambeau antérieur d'après la règle, le bout du radius correspond au bord externe du lambeau et tendrait à sortir de la plaie si

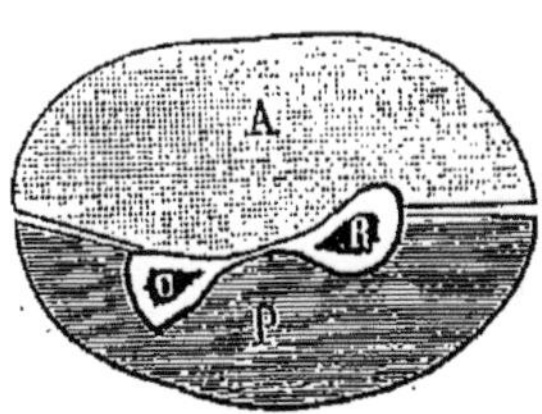

Fig. 221. — Coupe d'un moignon à deux lambeaux antérieur A et postérieur P de l'avant-bras opéré et encore maintenu en supination.

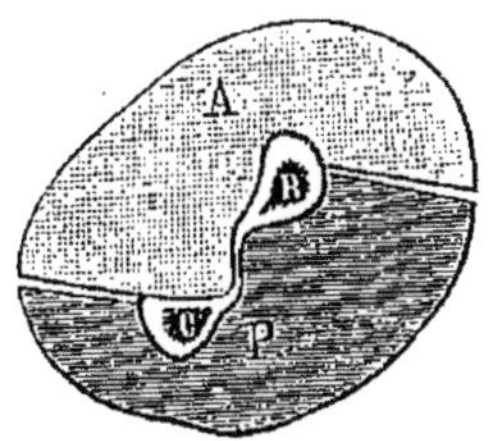

Fig. 222. — Coupe du même moignon après que le radius R porté en pronation est venu se cacher sous le milieu du lambeau antérieur A.

le moignon devait rester dans la supination (fig. 221). Mais il n'en est rien, puisque naturellement et aussi du fait du chirurgien qui fait le pansement, le radius se porte devant le cubitus. Dans ce mouvement de translation qu'elle subit, l'extrémité du radius va se cacher sous le lambeau antérieur; car ce lambeau ne la suit pas dans son déplacement (fig. 222).

On comprend que le muscle grand pronateur, quand l'amputation a respecté ses attaches, détermine la pronation et le rapprochement des deux extrémités osseuses. Mais lorsque l'avant-bras a été coupé au-dessus du milieu, les deux muscles supinateurs (le biceps et le court supinateur) n'ont plus d'antagonistes. Vraisemblablement, ils tiennent le tronçon du radius tourné en dehors; mais cet os se porte, dit-on, néanmoins devant le cubitus.

Ainsi donc, le radius est enveloppé, en fin de compte, par le tiers externe du lambeau antérieur. Le cubitus, de son côté, est couvert par le tiers interne de lambeau postérieur, dès avant la mise en pronation, puisque ce lambeau, pour être assez large, doit venir en dedans jusque devant cet os. Du reste, je recommande de ne pas oublier, dans la taille des lambeaux, de faire le premier directement antérieur, de manière qu'il déborde en dehors le radius, et le second directement postérieur, afin que son bord interne soit, non pas simplement en dedans, mais un peu en avant du cubitus. Comparez les deux coupes représentées figures 221 et 222 pour vous rendre compte de ce qu'il faut faire et de ce que cela donne.

A. — Amputation de l'avant-bras dans son tiers inférieur

Méthode circulaire à manchette.

Un assistant ou un appareil comprime l'artère humérale. Un aide tient l'avant-bras et rétractera les téguments; un autre soutient le bout des doigts de la main malade.

Estimez généreusement le diamètre antéro-postérieur de l'avant-

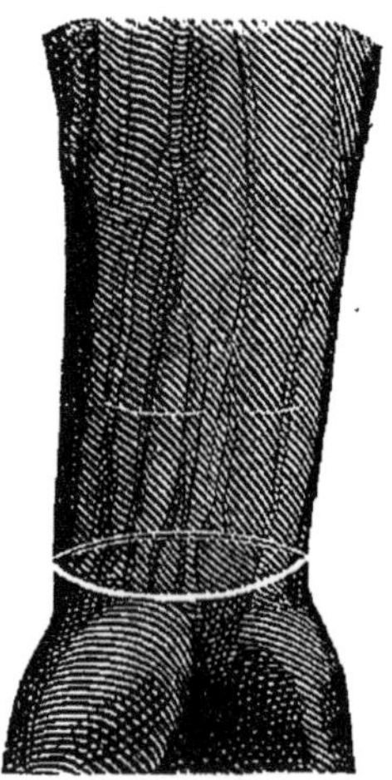

Fig. 223. — Amputation circulaire de l'avant-bras dans son tiers inférieur. Distance qui doit séparer la section cutanée circulaire, des traits de scie.

bras au niveau du point où vous scierez les os, pour calculer en conséquence la quantité de téguments à garder et déterminer le niveau de l'incision circulaire. Songez que la peau une fois disséquée aura perdu un bon tiers de sa longueur, et que, n'ayant guère que des os à envelopper, elle doit être surabondante (a).

Placez-vous sur le côté du membre de manière à voir la main malade à votre droite, c'est-à-dire à pouvoir relever la manchette de votre main gauche.

1° Suivant la règle générale de la méthode circulaire, coupez la peau en sciant, d'abord sous le membre, puis dessus par une

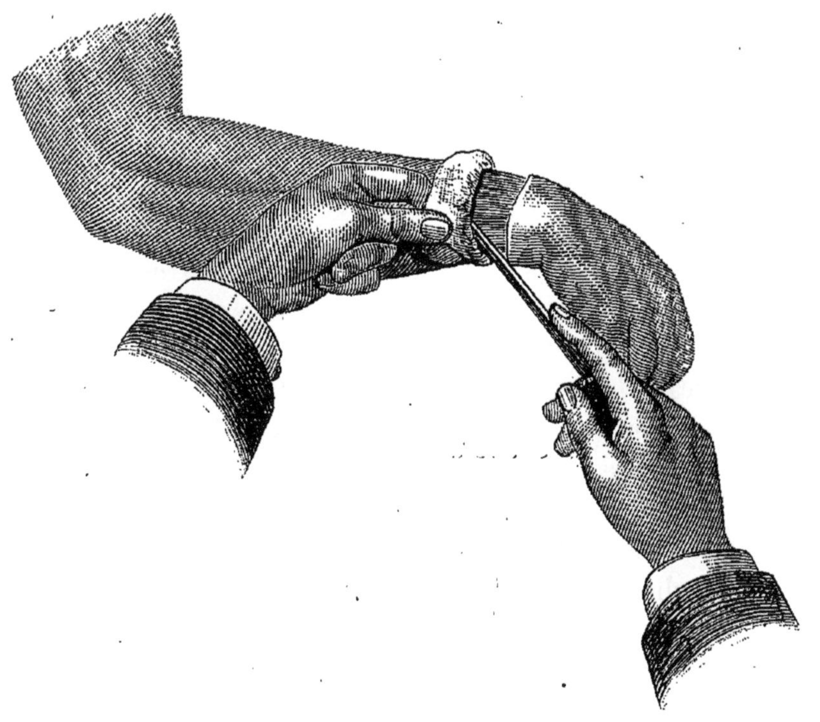

Fig. 224. — Amputation circulaire de l'avant-bras dans son tiers inférieur. Dissection et retroussis de la manchette.

reprise (b). Repassez le couteau pour détruire les adhérences celluleuses. — Pincez le bord du tégument entre le pouce et l'index gauches et décollez-le tout autour du membre que les aides *tournent et retournent* pour amener sous vos yeux toute la périphérie de l'avant-bras. Retroussez alors la manchette et continuez, s'il le faut, à la décoller et la retrousser jusqu'à ce que vous soyez arrivé au niveau de la future section osseuse.

2° L'avant-bras étant alors en supination, insinuez le couteau à plat le plus haut possible sous les tendons, les muscles longitudinaux, les vaisseaux et nerfs qui sont devant les os et, tournant le tranchant en l'air, sortez à travers ces parties molles qui, taillées en forme de lambeau très court et carré, se rétractent aussitôt (c). — Faites de même pour les tendons et muscles postérieurs, en passant le couteau à plat entre eux et les os et tournant ensuite le tranchant vers le sol, si vous avez laissé le membre en supination.

Explorez avec les doigts gauches le pourtour du squelette, et s'il reste quelques chairs dans l'espace interosseux ou autour des os, coupez-les de deux coups de couteau donnés en travers, très haut et au même niveau, l'un en avant qui, suivant la hauteur, intéressera ou non le carré pronateur, l'autre en arrière. Percez avec la pointe le ligament interosseux et, mettant le bout de l'index gauche dans cette boutonnière transversale, éraillez-la en refoulant sa lèvre supérieure vers le coude.

3° Vous placez alors une compresse solide à trois chefs qui sert à envelopper et à rétracter les chairs, et vous permet de scier les os, ou bien tous les deux à la fois, ou bien l'un après l'autre, mais au même niveau, le radius d'abord, le cubitus ensuite (d).

L'amputation terminée, il faut lier les artères radiale, cubitale, souvent l'interosseuse postérieure et quelquefois d'autres artérioles. On ne manque pas de réséquer les nerfs si on les aperçoit. La manchette est rabattue et aplatie d'avant en arrière. L'avant-bras est pansé, mollement comprimé et immobilisé dans la position moyenne, ainsi que le coude. Il est peut-être bon d'exercer à l'aide de compresses graduées une pression antéro-postérieure, afin d'empêcher les os de se rapprocher au contact et de se souder.

Notes. — (a) Je ne puis que renvoyer aux généralités, quand il s'agit d'estimer la longueur d'un lambeau ou d'une manchette (voy. p. 144). Pour le cas particulier actuel, il convient de faire l'incision circulaire à une épaisseur d'avant-bras au-dessous de la future section osseuse.

(b) Faites si vous voulez comme pour la désarticulation du poignet : ayant la main à votre gauche, tordez-la d'abord à droite, pour la détordre ensuite à mesure que les téguments viennent se couper sous le tranchant.

(c) Cette pratique bien simple paraît dater d'Hervez de Chégoin (1819).

Pour introduire facilement le couteau sous les tendons et les bien couper, l'opérateur fait de chaque côté sur l'os correspondant une *incision d'engagement* longitudinale. Puis, il insinue le couteau le plus haut possible en refoulant la manchette avec le dos, poussant sa lame de manière à raser la face antérieure des os et de l'aponévrose interosseuse qui ensemble forment une gouttière, et à charger tout ce qu'il veut couper. Pour que la pointe ressorte sans blesser le tégument, la main gauche va le refouler. On opère de même la section des muscles et tendons postérieurs.

(d) On recommande de scier les os pendant que l'avant-bras est dans la position moyenne. Je crois cela peu important. Il est commode de tourner l'avant-bras n'importe comment, pourvu que la scie puisse attaquer facilement les deux os à la fois et terminer la section du radius avant celle du cubitus plus solidement fixé à l'humérus.

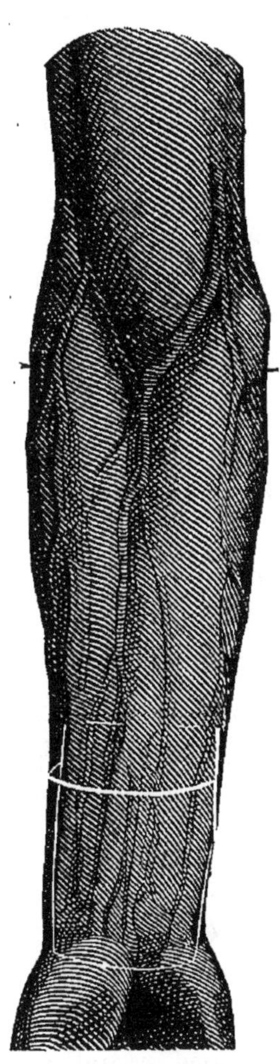

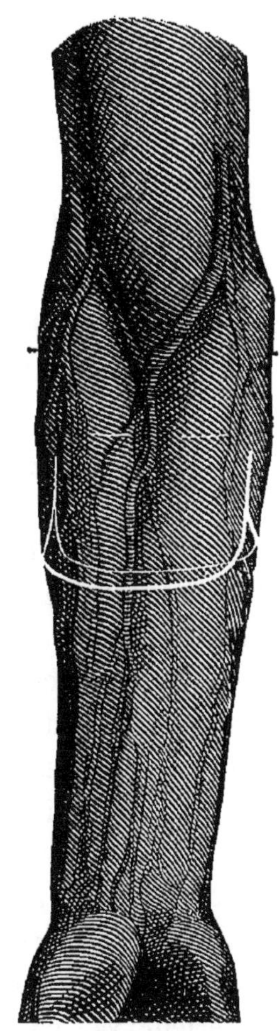

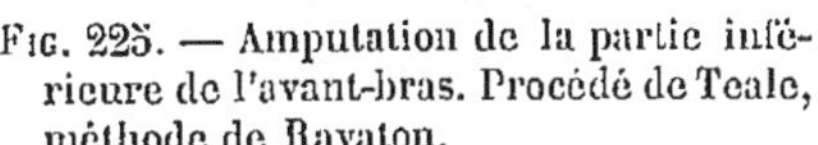

Fig. 225. — Amputation de la partie inférieure de l'avant-bras. Procédé de Teale, méthode de Ravaton.

Fig. 226. — Amputation de l'avant-bras dans son tiers supérieur. Deux lambeaux égaux, antérieur et postérieur.

Le procédé de Teale à *long lambeau postérieur carré* a été très recommandé pour l'amputation de l'avant-bras dans sa moitié inférieure (fig. 225). Les avantages de ce procédé sont de garder absolument toutes les chairs rétro-squelettiques, puisque le lambeau est découpé et détaché à la manière de Ravaton, et de ne pas avoir dans le moignon un seul nerf capable de former un névrome douloureux. L'expérience a prouvé qu'il n'en est pas de même à ce dernier point de vue, quand on ampute l'avant-bras, haut ou bas, en taillant un lambeau antérieur.

B. — Amputation de l'avant-bras dans les deux tiers supérieurs

Ici, nous avons des masses charnues pour former des lambeaux. L'amputation circulaire avec dissection des téguments est encore possible, mais à la condition que l'on fende la peau au besoin, pour la relever assez haut. Quant à l'amputation circulaire infundibuliforme, elle est irréalisable comme on le sait, sur les segments de membre à deux os; si on l'y essaye, elle donne un moignon conique d'emblée qui semble avoir été taillé à la guillotine. Je saisis l'occasion de décrire, comme procédé de choix, l'amputation de la partie charnue de l'avant-bras à deux lambeaux (fig. 226). Ce n'est pas exclure, je le répète, la manchette circulaire, encore moins (voy. plus loin, p. 334) la manchette elliptique avec entaille des muscles enseignée par Marcellin Duval.

Deux lambeaux égaux antérieur et postérieur.

Mesurez la circonférence du membre au niveau du point où vous scierez les os. Pliez en deux votre mesure et appliquez-la en travers, sur la face antérieure de l'avant-bras en supination, à partir du bord radial, pour déterminer la largeur de votre premier lambeau, largeur qui, avec cette précaution, sera certainement égale à celle du second. — Estimez le diamètre moyen de l'avant-bras : s'il a, par exemple, 80 millimètres, chaque lambeau devra conserver *au moins* la longueur du demi-diamètre, 40 millimètres, c'est-à-dire avoir primitivement *au moins* 60 millimètres.

Tracez vos lambeaux en U et non en demi-lune, car il ne faut pas sacrifier de peau sur les côtés, au droit des os (a). Votre lambeau antérieur va, comme largeur, du bord radial à la partie antérieure du cubitus et non pas en dedans de cet os. Revoyez les fig. 111, 110 et 109 relatives à la taille des lambeaux en général.

Placez-vous au bout du membre que vous tenez d'abord en supination, et que vous tordez instinctivement à droite ou à gauche, quand le besoin s'en fait sentir.

1° Portant la pointe à l'endroit jalonné avec le doigt ou marqué à la teinture, sur le côté gauche de l'avant-bras, un peu au-dessous de la future section osseuse, fendez les téguments, d'abord longitudinalement (branche descendante de l'U; traversez la face antérieure de l'avant-bras en arrondissant (courbe de l'U), et remontez sur le bord droit du membre (branche ascendante de l'U). Comme le tissu cellulaire n'est probablement pas coupé partout dans toute son épaisseur, repassez le tranchant sur les brides qui retiennent le contour du lambeau.

Fléchissez alors l'avant-bras et le tenez verticalement : vous aurez

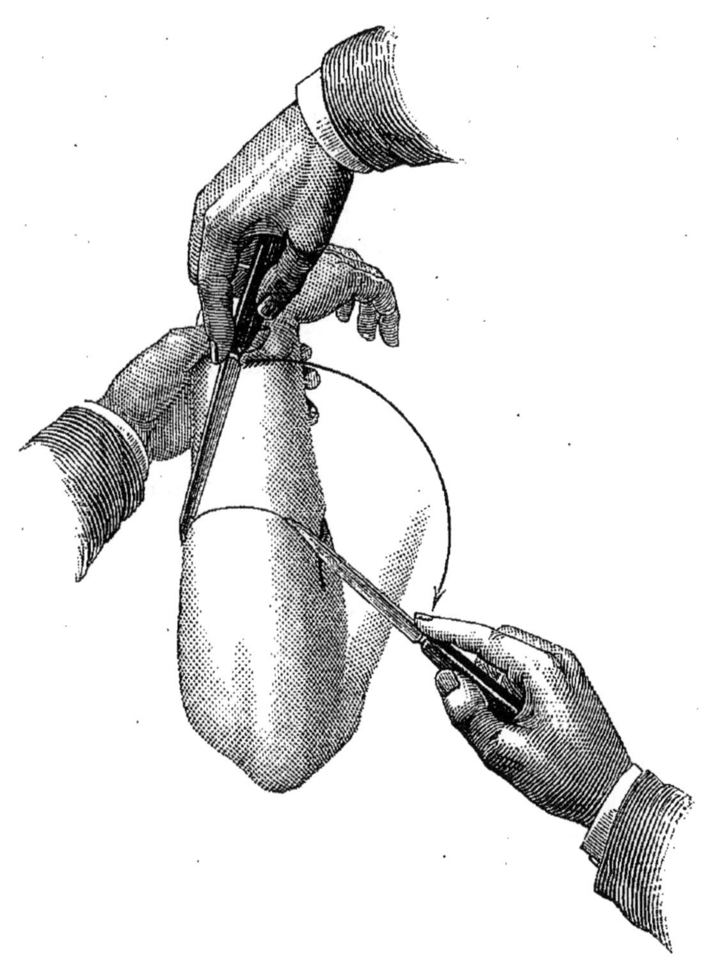

Fig. 227. — Amputation partielle de l'avant-bras ; méthode à deux lambeaux. Tracé en un trait du lambeau postérieur : la main gauche tient l'avant-bras dressé ; la droite, dont le mouvement est indiqué par la flèche, est représentée dans les deux attitudes de départ et d'arrivée.

devant les yeux la face dorsale du membre (fig. 227). Vous n'avez qu'à y faire l'incision courbe figurée réunissant les deux branches de l'U antérieur, branches que vous pouvez apercevoir de chaque côté.

Le tissu cellulaire ayant été incisé dans toute son épaisseur, la peau des lambeaux est déjà notablement raccourcie; il faut maintenant tailler les muscles. Apprenons à le faire par transfixion pure sans même nous permettre les commodes incisions d'engagement qu'en pratique on aurait bien tort d'oublier.

2° Remettez l'avant-bras horizontal, tout en le maintenant dans une flexion légère, et faites un pas à droite pour que la main malade soit à votre gauche (b.) Portez la pointe dans la partie culminante de l'incision, qui se présente à vous; piquez et, si vous heurtez l'os, ce qui doit arriver du côté radial, abaissez le manche pour que la pointe se soulève et passe à plat devant l'obstacle; puis, relevez le manche et poussez afin que la même pointe charge dans le fond de la gouttière interosseuse et devant le deuxième os toutes les chairs antérieures de l'avant-bras. Taillez celles-ci de haut en bas, en lambeau plus court que la peau : pour réussir, pincez et rétractez cette peau, de la main gauche (comme fig. 93, p. 176), pendant qu'un aide renversant la main malade dans l'extension, attire les muscles vers le poignet (c).

Ayant ramené la pointe dans sa position première, faites-la passer derrière les os comme vous l'avez fait passer devant et, une fois la lame engagée, taillez les muscles postérieurs pendant que l'aide fléchit la main malade, afin de les attirer et de les tendre. Pour engager ou dégager la pointe derrière le cubitus caché par le lambeau postérieur, il faut que la main gauche aille saisir le bord interne de ce lambeau et le refouler fortement en arrière (manœuvre de la fig. 94, p. 177).

Si la longueur des lambeaux vous paraît suffisante, inutile de chercher à dénuder davantage le squelette.

Mais il reste quelques faisceaux musculaires accolés au squelette ostéo-fibreux, surtout en dedans du cubitus, il faut les couper en travers le plus haut possible, en donnant pendant que l'avant-bras est en supination : 1° un coup de couteau en avant (trait noir), (fig. 236); 2° un autre en arrière juste au même niveau que le premier dont on a la trace sous les yeux.

Ayez patience, car je ne vais épargner ni texte ni figures pour vous apprendre la manière d'exécuter *cito, tuto et jucunde*, cette utile manœuvre si pénible à voir ânonner par un maladroit.

A cet effet, l'aide tient les lambeaux relevés. Vous êtes sur le côté du membre; le poignet malade en supination est tenu dans votre gauche prête à s'avancer dans la plaie si cela est nécessaire.

1° Passez le couteau la pointe basse, par-dessus le membre : avec le talon, attaquez la face latérale de l'os éloigné et coupez en tirant

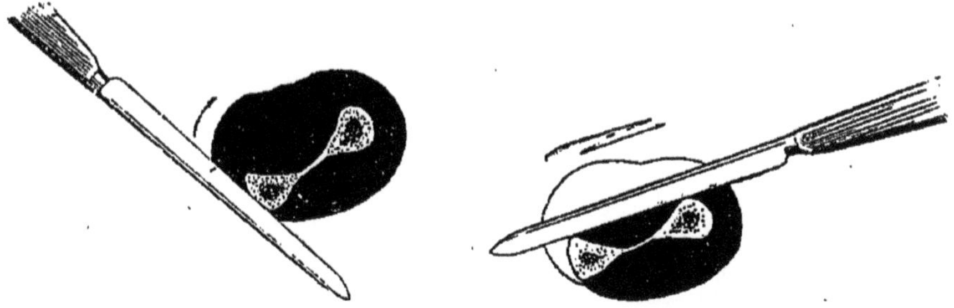

Fig. 228. — Attaque sous le bord éloigné pour commencer le trait antérieur.

Fig. 229. — Suite du trait antérieur; le tranchant coupe en sciant devant les os.

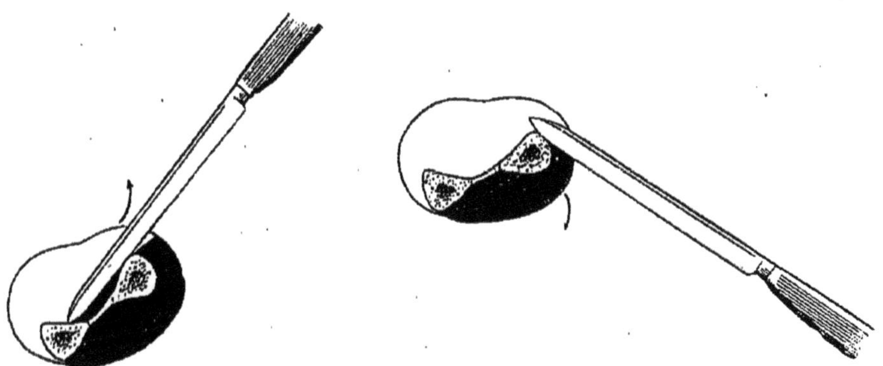

Fig. 230. — 2° Suite du trait antérieur; la pointe incise dans la gouttière interosseuse.

Fig. 231. — Fin du trait antérieur, coupe sur l'os rapproché et échappade en bas.

le couteau et abaissant le manche (fig. 228 et 229); tirez toujours, et amenez la pointe sur le bord et la face antérieure du même os (fig. 230), sur la face antérieure de la cloison interosseuse, sur la face antérieure de l'os rapproché, sur son bord antérieur, et enfin (en abaissant le manche davantage) (fig. 231) sur sa face latérale où se termine votre incision par une échappade vers le sol (d).

2° Passez le couteau, la pointe haute par-dessous le membre : avec le talon, attaquez une deuxième fois la face latérale de l'os éloigné, juste dans la première incision (232); tirez le couteau en sciant (fig. 233); avec la pointe haute, coupez derrière l'os éloigné comme vous l'avez fait devant ; en passant sur la cloison interosseuse, percez-la simplement (fig. 234) et coupez derrière l'os rapproché, puis sur sa face latérale en relevant le manche et faisant une échappade en l'air (e).

Éraillez du bout du doigt la lèvre supérieure de la boutonnière ainsi faite. Placez la compresse à trois chefs. Sciez à la fois les

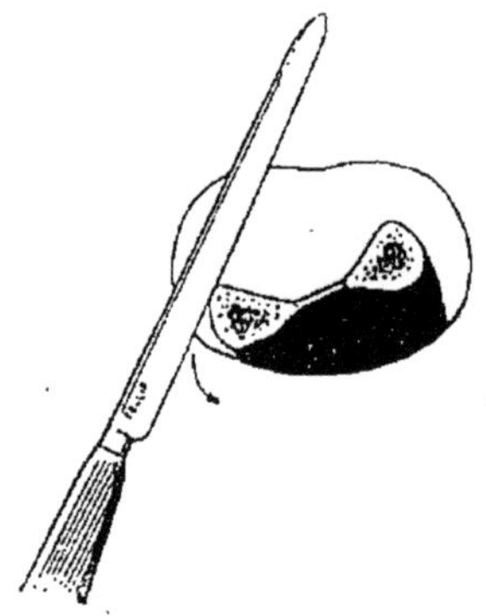

Fig. 232. — Reprise sur l'os éloigné pour commencer le trait postérieur.

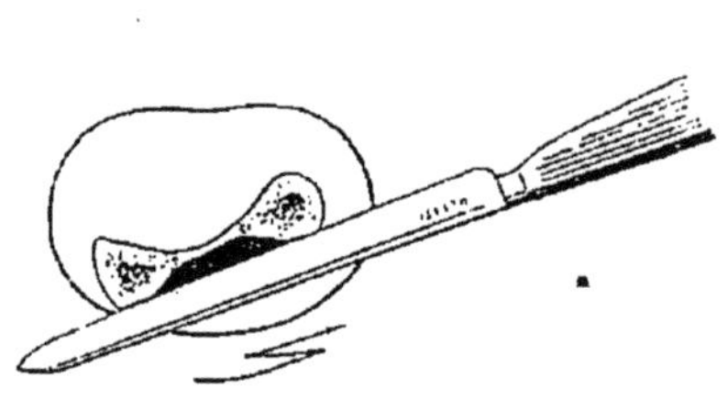

Fig. 233. — Suite du trait postérieur, le tranchant coupe en sciant sous les os.

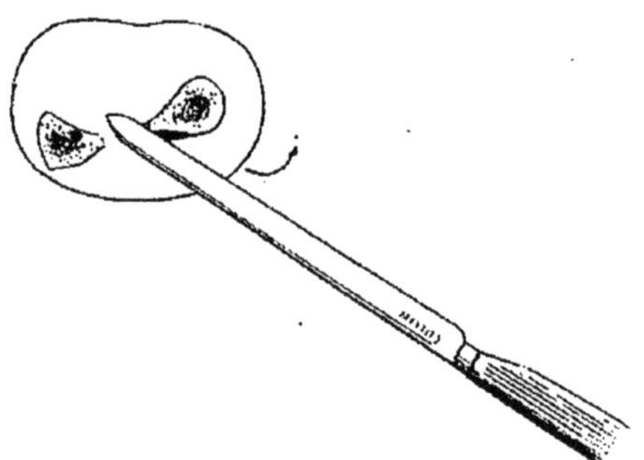

Fig. 234. — Fin du trait postérieur, perforation du ligament interosseux suivie d'une échappade en l'air.

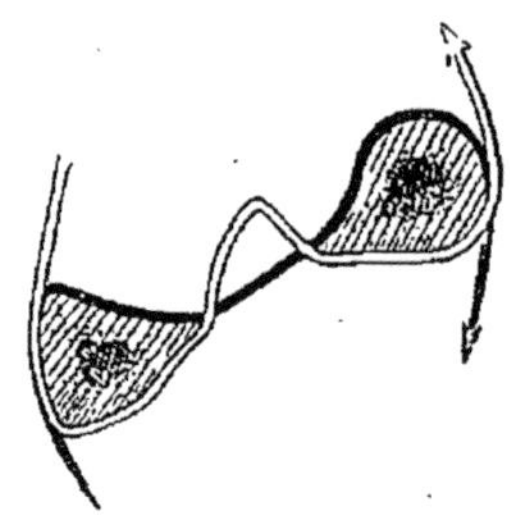

Fig. 235. — Résumé du travail de la pointe : trajet antérieur noir, trajet postérieur blanc.

deux os en position moyenne, en prenant voie sur l'os solidement articulé, le cubitus, qu'il faut entamer le premier et finir le dernier.

Liez ensuite les artères radiale et cubitale, dans le lambeau antérieur, et les deux interosseuses que vous trouverez non loin de la coupe du ligament homonyme, etc. Réséquez plusieurs centimètres des nerfs du lambeau antérieur.

La ligne d'union des lambeaux rapprochés est transversale ; elle croise à angle aigu la ligne qui unirait le cubitus au radius, quand même celui-ci ne se mettrait que dans une pronation très modérée.

Notes. — (a) Pour obtenir ce résultat, Lenoir et Jobert faisaient d'abord deux incisions longitudinales latérales, diamétralement opposées. Ils achevaient ensuite, par transfixion, la taille de lambeaux à bords rectilignes et dont l'extrémité seule était arrondie.

(b) Ainsi l'on se trouve en dehors du bras gauche, c'est parfait, et en dedans du bras droit. Je donnerais volontiers le conseil de se mettre toujours en dehors du membre afin, sur le droit comme sur le gauche, de piquer du radius vers le cubitus, ce qui expose bien moins à s'égarer dans l'espace interosseux que si l'on pique dans le sens contraire.

(c) On prend ainsi presque tous les muscles antérieurs, de sorte que le lambeau musculaire est, du côté du cubitus, plus large que le cutané ; mais, vu la rétraction des muscles et leur brièveté, cela n'a pas d'inconvénients.

(d) Il est quelquefois nécessaire de s'arrêter pour diviser, par des mouvements de va-et-vient, des parties telles qu'un tendon, par exemple, qui résistent au passage de la pointe. Ces mouvements de scie ne sont efficaces que s'ils sont amples et si les doigts gauches sont venus pincer la partie résistante.

(e) C'est ainsi que doit être pratiquée aujourd'hui la manœuvre autrefois connue sous le nom de 8 *de chiffre*, manœuvre périlleuse pour les artères, qui exigeait un couteau à deux tranchants et qu'il n'était pas donné à tout le monde d'exécuter régulièrement.

Les figures 228 à 234 montrent le travail du couteau dans les phases successives du « 8 de chiffre » spécialement lorsqu'on emploie une méthode qui laisse toutes ou presque toutes les chairs à couper.

Les quatre premières figures représentent la marche et l'action du couteau exécutant le *trait antérieur*. Le blanc est coupé, le noir à couper.

Les trois figures venant ensuite démontrent la manière de terminer le 8 par le *trait postérieur*.

Voici une autre figure qui résume le « 8 » sur l'avant-bras droit, opérateur en dehors. Le premier trait qui coupe en avant est noir, le second blanc.

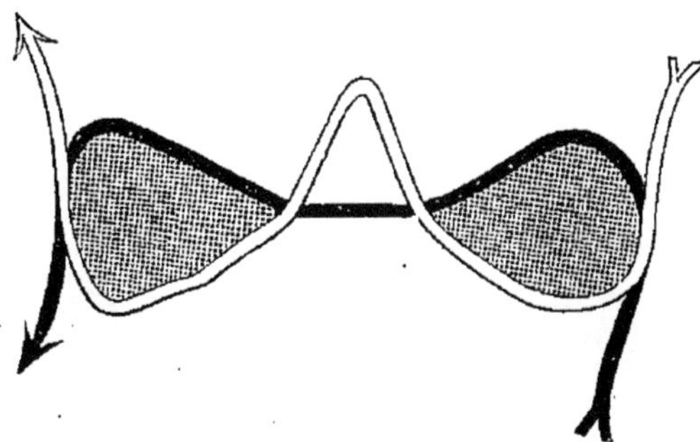

Fig. 236. — Incision en 8 de chiffre autour des os de l'avant-bras droit, opérateur en dehors. La marche du couteau pour l'incision antérieure est figurée par la flèche noire. La flèche blanche indique le trajet de la pointe pour l'incision postérieure.

Autres procédés.

Méthode mixte (fig. 237). — A l'imitation de Baudens (*Mém. de méd. milit.*, t. XXXIX, 1836), Sédillot a souvent taillé deux très courts et très minces lambeaux qu'il faisait relever pour diviser circulairement les chairs profondes très haut et obliquement, c'est-à-dire en creusant suivant les préceptes d'Alanson. C'était à peu près la pratique d'A. Richet.

Ces modifications de la méthode à deux lambeaux combinée à la méthode circulaire nous démontrent bien que, depuis longtemps déjà, les chirurgiens ont remarqué : 1° qu'avec deux lambeaux, on court le risque de voir saillir les deux os dans les angles de la plaie, pour peu qu'on ait

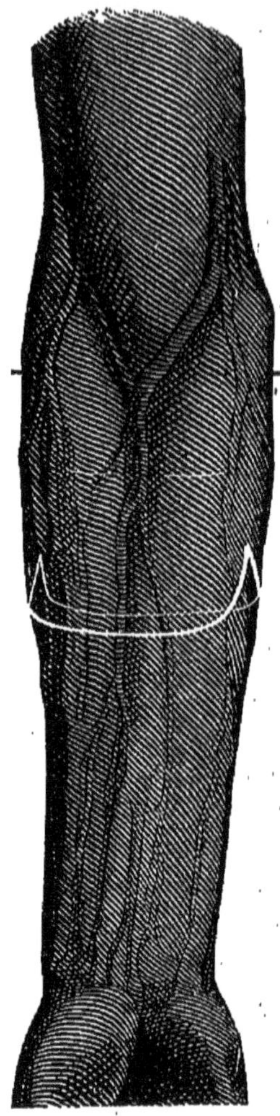

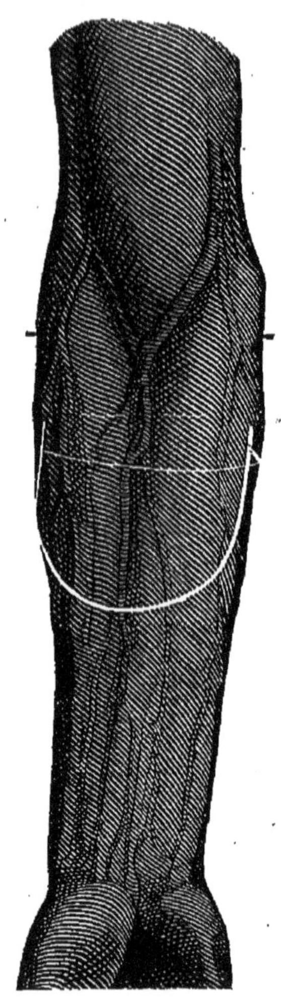

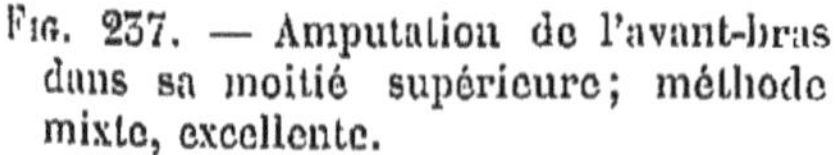

Fig. 237. — Amputation de l'avant-bras dans sa moitié supérieure; méthode mixte, excellente.

Fig. 238. — Amputation de l'avant-bras dans sa moitié supérieure. Lambeau antérieur.

fait dans ces angles le moindre sacrifice de téguments; 2° que par l'incision circulaire pure on n'arrive pas à dénuder les os assez haut. De ceci j'ai eu la preuve sous les yeux, et le malheureux colonel qui me l'a fournie, atteint de conicité d'emblée, est mort après avoir suppuré des mois.

L'amputation de l'avant-bras peut être faite par nécessité à *lambeau unique antérieur* (Graefe) (fig. 238), conformé, situé et large comme le lambeau antérieur du procédé à deux lambeaux, mais une fois plus long (un diamètre et demi). Je recommande formellement de réséquer très haut les extrémités des nerfs, car Günther, entre autres, signale la névralgie comme un des inconvénients de l'amputation à lambeau antérieur, amputation dont le résultat primitif est assez flatteur.

En outre, pour scier facilement les os à bonne hauteur et les bien envelopper, je crois bon de couper la peau en arrière un peu au-dessous de la base du lambeau, c'est-à-dire de faire une espèce de très court lambeau postérieur carré.

Remarque opératoire. — J'ai indiqué la taille classique des muscles par transfixion et j'engage les élèves à faire ainsi, devant des juges routiniers, s'il en reste, mais je trouve qu'il vaudrait mieux toujours, après les incisions cutanées, *entailler* les chairs de la superficie vers la profondeur et les séparer attentivement des os. L'opération ainsi faite devient moins rapide et par conséquent moins brillante; mais on dénude les os absolument; on coupe les vaisseaux à l'extrémité même du lambeau et non à sa base; on n'a pas besoin de faire de section transversale autour des os; le moignon est mieux rempli, etc.

J'approuve donc complètement la manière de tailler les muscles recommandée par Marcellin Duval (Guézennec, thèse de Paris, 1882), et j'engage l'opérateur libre à l'adopter.

Après avoir découpé et mobilisé les lambeaux cutanés, l'un antérieur, antéro-externe ou antéro-radial, l'autre postérieur, postéro-interne ou postéro-cubital, il faut disséquer le bord interne de celui-ci jusqu'à la crête du cubitus. On fait alors de chaque côté de celle-ci une longue incision qui isole le cubitus, en arrière, des muscles postérieurs, en dedans, des muscles cubital antérieur et fléchisseur profond commun.

De l'autre côté du membre, vers le radius, le couteau incise également en long et à fond, derrière les muscles radiaux. Grâce à ces trois incisions longitudinales (deux cubitales et une radiale), il devient possible aux doigts gauches de soulever successivement et d'offrir au couteau, soit pour la transfixion, soit pour l'entaille, d'abord les muscles préosseux, ensuite le petit groupe des postérieurs.

ARTICLE VII

DÉSARTICULATION DU COUDE

Indications. — Les traumatismes, la gangrène primitive ou consécutive, les inflammations chroniques des os, les productions malignes, etc., peuvent forcer le chirurgien à sacrifier l'avant-bras en totalité. Il en est de même de la pourriture d'hôpital, de l'ostéomyélite, de la conicité, de la névralgie, etc., des moignons qui résultent de l'amputation de l'avant-bras.

Lorsque l'indication de sacrifier l'avant-bras existe, il faut autant que possible ne sacrifier que l'avant-bras. L'étude attentive de la question m'a de longue date convaincu qu'il n'y avait à craindre après la désarticulation du coude aucune complication locale, aucun retard dans la cicatrisation, aucune défectuosité du moignon pouvant justifier le rejet de cette opération. Certes l'amputation du bras est plus facile, mais je la crois plus grave. A gravité égale, il n'y aurait encore pas à hésiter, tant le moignon de la désarticulation l'emporte, au point de vue des services qu'il peut rendre, sur celui de l'amputation.

Certes, la désarticulation ne mettait à l'abri ni du tétanos, ni de la névralgie, ni de la septicémie, ni des hémorrhagies secondaires; mais c'est à tort qu'on a reproché à cette opération le grand nombre des artères à lier, l'exfoliation du cartilage et la quantité considérable de téguments qu'il faut garder.

Le plus grand nombre d'artères qu'il ait fallu lier est, à ma connaissance, de cinq, et c'est une exception; le plus souvent, une, deux ou trois ligatures sont suffisantes.

Le cartilage s'exfolie très rarement. Si la réunion immédiate totale ou partielle réussit, les chairs couvrent les surfaces articulaires sur lesquelles elles restent souvent mobiles ou faiblement adhérentes. Sur un moignon de neuf ans, le cartilage existait encore, mais le plus souvent il se résorbe. J'ai toujours pensé qu'il ne valait pas la peine de ruginer l'extrémité articulaire, par crainte de l'exfoliation du cartilage. Celle-ci qui s'est produite du reste assez fréquemment avec les anciens pansements, n'a jamais eu d'inconvénients sérieux.

Quant à la quantité de peau nécessaire pour couvrir l'extrémité large et irrégulière de l'os, elle est considérable. Mais cette peau existe ou n'existe pas : si elle n'existe pas, coupez le bras, c'est entendu. Si elle existe, pourquoi dédaigner de l'employer, pourquoi amputer au-dessus du coude et sacrifier justement cette épiphyse élargie qui dans le moignon fournira un si bon point d'attache au membre artificiel? Notez qu'après la désarticulation, vous avez, en cas d'insuffisance reconnue des parties molles, la ressource de raccourcir l'humérus. Et si, comme l'a fait Humbert (Raoul, thèse de Paris, 1888), vous pouvez vous contenter d'abraser l'extrémité articulaire en respectant l'épitrochlée, vous n'altérez pas la prise de l'appareil prothétique.

Anatomie. — L'articulation du coude est une charnière et ne possède que deux ligaments importants, les ligaments latéraux, interne et externe. La séreuse articulaire, quoique très développée en avant et en arrière, et capable de fournir dans les premiers jours une quantité considérable de synovie, ne présente pas de prolongements assez anfractueux pour engager l'opérateur à les extirper après la désarticulation.

Relativement à l'axe de l'humérus, l'interligne articulaire regardé en face est un peu oblique en dedans et en bas. Je répète cela par acquit de conscience, mais j'engage le lecteur à l'oublier s'il ne veut pas user la pointe du couteau sur l'apophyse coronoïde en coupant trop bas (fig. 239).

Il est au contraire important de se souvenir que cet interligne, toujours

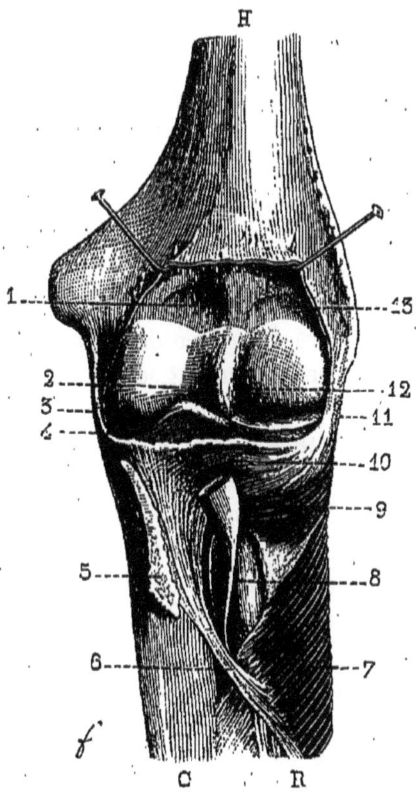

Fig. 239. — L'articulation du coude gauche disséquée et ouverte en avant. — H, humérus; C, cubitus; R, radius. — 1, cavité coronoïdienne; 2, trochlée; 3, ligament latéral interne (fibres coronoïdiennes); 4, ap. coronoïde; 5, insertion du m. brachial antérieur; 6, ligament de Weitbrecht; 7, portion inférieure du m. court supinateur; 8, tendon du biceps et sa bourse muqueuse; 9, portion supérieure du m. court supinateur; 10, faisceau antérieur du ligament latéral externe couvrant l'annulaire; 11, ligament latéral externe; 12, sillon radial et condyle; 13, cavité sus-condylienne.

regardé en face, a la forme d'un tiret (—) dans sa partie externe huméro-radiale et d'un accent circonflexe (^) dans sa portion interne huméro-cubitale.

Le ligament latéral externe ou huméro-cubital externe, descend de l'épicondyle, se bifurque, et par le ligament annulaire qu'il couvre et contribue à former va au cubitus, devant et derrière la petite cavité sigmoïde; le couteau le tranche facilement en pénétrant à pleine lame entre e condyle huméral et la cupule radiale, pendant que l'avant-bras est déjeté en dedans pour faire bâiller l'articulation.

Le ligament interne ou huméro-cubital interne, aboutit à toute la longueur du bord interne du crochet sigmoïdien, car il a des fibres coronoïdiennes et des fibres olécrâniennes, qu'un anatomiste peut diviser en donnant deux coups de scalpel, l'un sous la lèvre interne de la trochlée, l'autre derrière. L'opérateur avec son long couteau réussira mieux en n'attaquant ce ligament qu'en dernier lieu, alors que, grâce à la division des ligaments externe et antérieur, l'avant-bras commence à se laisser renverser par l'extension forcée. En effet, celle-ci entr'ouvre l'interligne et permet à la pointe d'y entrer en coupant d'abord les belles et fortes fibres coronoïdiennes, puis, l'articulation devenant largement béante, d'atteindre en remontant. les fibres olécrâniennes. Ne quittez pas ces dix lignes sans les avoir bien comprises.

L'étude des *extrémités musculaires* qui servent de ligaments actifs à l'articulation du coude sera faite avec de grands détails lorsque je m'occuperai de la résection. Pour le moment, il me suffit de rappeler :

1° Que le muscle triceps ne s'insère pas au bec de l'olécrâne, mais à une crête transversale située à $0^m,01$ en arrière et capable d'arrêter le couteau. Ce muscle, détaché de l'olécrâne, reste encore assez adhérent aux bords latéraux de l'extrémité humérale pour que sa longue portion, désormais la seule active, puisse trouver là une solide insertion;

2° Que le muscle brachial antérieur couvre l'articulation en avant et descend s'insérer jusqu'à $0^m,03$ au-dessous du bec coronoïdien auquel il ne s'attache nullement;

3° Que le biceps envoie à l'aponévrose antibrachiale adhérente aux muscles épitrochléens, une solide expansion qui, lorsqu'elle n'est pas divisée, ce qui est le cas après la désarticulation à lambeau antérieur, continue à fournir un point d'attache au muscle. Cette circonstance est favorable dans un moignon cicatrisé, mais singulièrement embarrassante immédiatement après l'opération, par le retrait qu'elle fait subir au lambeau et par les tiraillements qu'elle exerce si le bras et l'épaule ne sont pas emprisonnés dans un appareil compressif et immobilisés.

Les trois muscles dont il vient d'être question, se terminant sensiblement au niveau de l'articulation, ne peuvent aucunement servir à couvrir l'extrémité humérale. Ils doivent être néanmoins coupés le plus bas possible, désinsérés, afin qu'après leur retrait il n'y ait pas de clapier trop profond sous la peau du bras.

Au contraire, les muscles antibrachiaux des bords de l'extrémité humérale semblent faits pour servir à matelasser le moignon.

La chair ne manque donc pas en avant. Et même, les muscles épicondyliens entourent le radius d'une couche épaisse dont on peut former un lambeau externe.

On le voit, un lambeau antérieur très large, comprenant dans l'épaisseur de sa base les gros nerfs et les gros vaisseaux, peut être facilement taillé en mettant à contribution à la fois les muscles épicondyliens et épitrochléens. Mais ce lambeau est rétractile, rebelle et difficile à utiliser, quelque précaution qu'on ait prise de l'amincir pour lui donner de la souplesse.

En dedans du cubitus pas plus qu'en arrière, il n'y a de muscles pour l'opérateur; la peau seule peut être gardée pour couvrir l'humérus, quel que soit le procédé employé.

Tout le monde connaît les nombreuses anastomoses des *artères* qui entourent l'articulation du coude et sait que l'humérale, quelquefois divisée prématurément, se bifurque ordinairement à $0^m,03$ (mensurations de Marc. Duval) au-dessous de l'interligne articulaire, en artères radiale et cubitale, celle-ci fournissant presque aussitôt le tronc commun des interosseuses dont la grosse branche, la postérieure, perfore la cloison fibreuse cubito-radiale pour gagner la région postérieure de l'avant-bras. Or, lorsque l'on taille le lambeau antérieur par transfixion, le couteau pénètre à moins de $0^m,03$ au-dessous de l'interligne et rase de très près les faces antérieures des os : il s'engage donc sous l'humérale avant sa bifurcation; en descendant, il tranche bientôt l'interosseuse, et plus tard, en sortant des chairs, la cubitale et la radiale. Aussi ne faut-il se borner à deux ligatures qu'après exploration attentive de la face profonde du lambeau.

Doit-on raccourcir les *nerfs* qui se montrent à la surface d'amputation? Oui, sans doute, car les névromes des moignons du coude ont, en raison de leurs rapports avec le dur squelette, tourmenté bien des opérés et exigé quelques réamputations[1].

Les *téguments* qui environnent le coude ont une apparence et une rétractilité bien différentes en avant et en arrière.

Derrière l'olécrâne, la peau sus-jacente à la bourse muqueuse est mince, par défaut de graisse, et pourtant très vivace, chagrinée, plissée, surabondante. Libérée par l'opération, elle ne se rétracte presque pas, et la moindre traction permet d'en coiffer l'extrémité entière de l'humérus.

Au contraire, la peau du pli du coude, malgré sa bonne constitution apparente et sa doublure cellulo-graisseuse, est par elle-même très mince et s'est quelquefois gangrenée; elle est excessivement rétractile et perd trois et quatre travers de doigt de longueur, surtout au niveau du muscle ong supinateur, c'est-à-dire en avant et en dehors.

De sorte que si l'on voulait faire une désarticulation qui, l'opération terminée, ressemblât encore à une amputation circulaire bien transversale, il faudrait couper à trois ou quatre doigts plus bas en avant qu'en arrière. L'incision circulaire telle qu'on l'enseigne vulgairement donne, en définitive, un lambeau postérieur avec lequel on enveloppe l'extrémité

1. Voy. *Catalogue of the Surgical Section of the United States army medical museum*, p. 145, et surtout : Uhde. *Die Abnahme des Vorderarmes in dem Gelenke*. Braunschweig, 1865. Monographie très importante à consulter.

humérale totalement découverte en avant par le retrait des téguments antérieurs. Je dirai, en dernier lieu, que ce retrait immédiat est presque complètement indépendant de l'action des muscles sous-jacents, biceps et long supinateur, et se produit, sur le cadavre comme sur le vivant, toutes les fois que la peau a conservé sa souplesse et sa mobilité normales.

Au point de vue de la facilité opératoire, la rétractilité de la peau antérieure a du bon; elle permet à l'aide de découvrir l'articulation et à l'opérateur d'attaquer celle-ci en avant. Dans le cas où l'induration aurait anéanti la mobilité de la peau, ce qui s'est vu, on serait fort empêché d'achever l'opération circulaire sans fendre les téguments pour les relever ensuite assez haut.

Recherche de l'interligne. — L'exploration extérieure du coude permet au chirurgien de déterminer facilement le siège de l'interligne articulaire.

L'olécrâne et l'épitrochlée sont faciles à sentir.

Entre l'interligne et l'épitrochlée, il y a l'épaisseur d'un doigt.

Pendant que l'avant-bras est étendu, une distance de deux doigts sépare le niveau de l'articulation du sommet de l'olécrâne.

C'est tout ce qu'il faut savoir pour la section des parties molles.

Lorsqu'il s'agira plus tard de désarticuler, il faudra, après une exploration brève exécutée par les doigts de la main gauche, entrer d'emblée dans l'intervalle huméro-radial. C'est pourquoi il faut habituer la main gauche à sentir, sur un bras intact, à quelque distance en dehors de l'olécrâne, dans la fossette, la tête du radius qui peut recevoir, de la main droite agissant sur le poignet, des mouvements de rotation ou de flexion. On arrive facilement sur un bras sain et flasque, sur soi-même à travers ses habits, en descendant le long du bord externe de l'humérus, à mettre le doigt au niveau de l'interligne, dans l'enfoncement très sensible qui sépare la face postéro-externe du condyle huméral du pourtour saillant de la tête du radius.

Usages du moignon. — Un blessé qui a perdu l'avant-bras se sert de son moignon, nu ou armé d'un appareil.

Le moignon nu pousse du bout, frappe à revers, concourt à embrasser. Écarté du corps à angle droit par le deltoïde, il supporte un fardeau, une échelle, un panier, un seau.

L'appareil prothétique doit pouvoir être fixé par un bracelet au-dessus des éminences latérales de l'humérus, et c'est en partie pour améliorer cette prise que plusieurs chirurgiens ont conservé l'olécrâne à la manière de Dupuytren. Ainsi fut amputé par Huguier le ténor Roger que j'ai vu, de sa main artificielle, manier la hache dans *Haydée*.

Un moignon à cicatrice rejetée en arrière dans la cavité olécrânienne et dépourvu de névromes, parait *à priori* l'idéal. Mais cet idéal n'a, que je sache, jamais été atteint. Ordinairement, avec n'importe lequel des procédés en usage, et surtout avec le plus usité, le circulaire, la cicatrice vient se placer en travers, devant l'humérus, au-dessus de la trochlée et du condyle; le moignon est néanmoins excellent s'il n'y a pas de névromes et si la cicatrice, linéaire, est suffisamment éloignée des éminences latérales soumises à la pression du bracelet de l'appareil.

Choix des procédés. — En raison de la rétractilité de la peau antéro-externe, c'est le condyle qui est le plus difficile à envelopper. Si l'on ne le recouvre pas facilement d'emblée avec des téguments suffisants, on le verra saillir, perdre son cartilage et se revêtir, après des mois, d'une cicatrice large et adhérente. Mieux vaudrait l'avoir scié. Quel que soit le procédé employé, il faut, pour bien couvrir les éminences articulaires

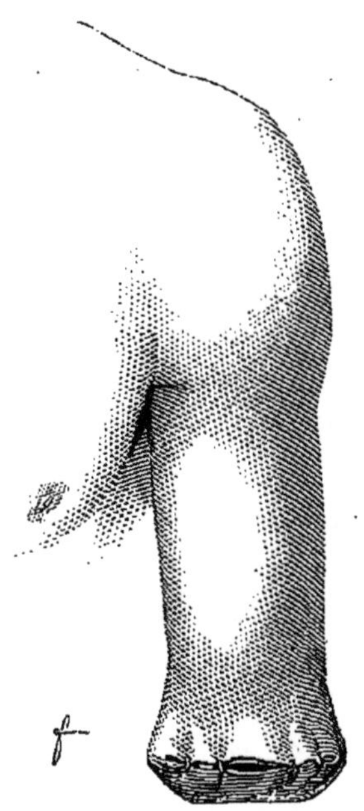

Fig. 240. — Moignon frais de désarticulation du coude par la méthode circulaire bien exécutée, d'après le tracé des figures 242 et 243.

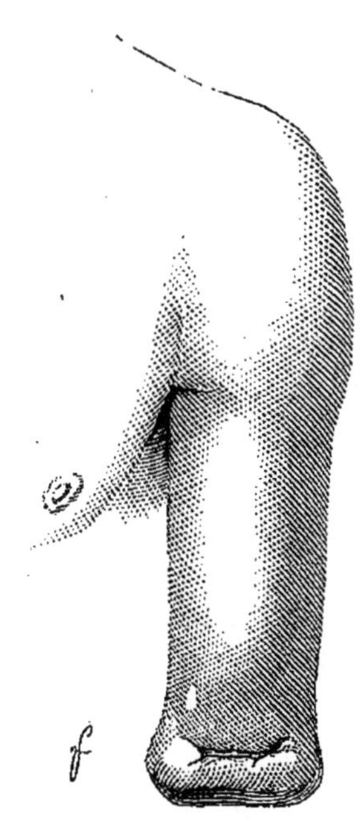

Fig. 241. — Moignon cicatrisé; même opération. Le point blanc au-dessus et en dedans de la cicatrice, indique la place d'un névrome.

latérales, garder sans la fendre la peau des côtés de l'avant-bras : *deux doigts* en dedans, *trois larges doigts* en dehors, à partir de l'interligne.

Il est bien rare que l'opérateur puisse choisir son procédé quand il se trouve obligé d'extirper l'avant-bras. Le plus souvent la méthode circulaire s'impose. Heureusement, elle donne lieu à un bon résultat (fig. 241).

Pour n'employer qu'un seul lambeau, externe ou antérieur, qui, pour être suffisant, descende jusqu'*au milieu* de l'avant-bras, le chirurgien devrait avoir la rare fortune de rencontrer un traumatisme complaisant ou une simple lésion organique du squelette. Salleron me paraît avoir gagné le procès de la méthode circulaire, facile à exécuter et commode pour le pansement. De sorte que pour moi, les autres procédés que j'indiquerai, que j'ai même travaillés, car ils peuvent être commandés par l'état local des chairs, ne sont préférés dans les amphithéâtres que parce qu'ils rentrent dans la routine des concours et des examens.

Ne pouvant consentir à enseigner ce qui se fait avant ce qui doit se faire, je décrirai en premier lieu et comme procédé d'élection la désarticulation du coude par l'incision appelée circulaire, improprement, puisque l'on est obligé de la faire passer plus bas en avant qu'en arrière, afin de modérer l'obliquité dans le sens contraire, qu'elle ne manquera pas de prendre finalement.

Il ne faut pas redouter le clapier facile à drainer qui résulte de l'extirpation de l'olécrâne. Salleron nous avait appris à l'ouvrir, en incisant crucialement le tégument olécrânien. Legouest avait même pu l'empêcher de suppurer par la simple compression, à l'aide d'une boulette de coton. Il n'y a pas lieu de garder l'olécrâne spécialement pour combler cette cavité ; mais cette modification utile à l'adaptation solide d'un appareil, ne paraît pas avoir une gravité spéciale. Quant à la difficulté que l'on trouve ordinairement, après l'incision circulaire, à réunir en fente transversale, non pas les deux extrémités, mais le milieu de la plaie, c'est pour y remédier que je vais indiquer de faire l'incision elliptique, c'est-à-dire descendant beaucoup plus bas en avant qu'on ne le conseille ordinairement.

Méthode dite circulaire.

En voici les trois temps : 1° *section, mobilisation et rétraction* des téguments; 2° *entaille ascendante* des muscles antérieurs; 3° *désarticulation.*

Le bras est écarté du corps à angle droit. A défaut d'appareil, un aide placé en dehors comprime l'artère humérale; un second, placé en dedans, rétractera les parties molles; un troisième soutient l'extrémité du membre, etc.

L'opérateur se place sur le côté de l'avant-bras, ayant le coude à sa droite et la main à sa gauche, car c'est lui qui va manœuvrer l'avant-bras. Il explore le terrain de l'opération, touche en arrière l'articulation huméro-radiale, couche un doigt en travers sous l'épitrochlée; en un mot, il cherche l'interligne qui, du reste, est situé à un doigt au-dessous du pli de flexion du coude. S'il fait bien, le chirurgien marque à la teinture le niveau de la jointure en avant et en arrière, pour tracer ensuite de la même manière et facilement la ligne d'incision d'après les règles suivantes. En avant et en dehors, sur le relief du long supinateur, vous devez couper à *quatre doigts* du niveau de l'interligne (a); en arrière et en dedans, sur la crête cubitale, à quatre doigts du sommet de l'olécrâne, c'est-à-dire à *deux doigts* seulement au-dessous de l'articulation (fig. 242 et 243).

1° Faites donc, aux téguments, cette *incision circulaire oblique*, en commençant sous le membre et reprenant par-dessus.

Dénudez avec soin l'aponévrose sans craindre de l'entamer. Car

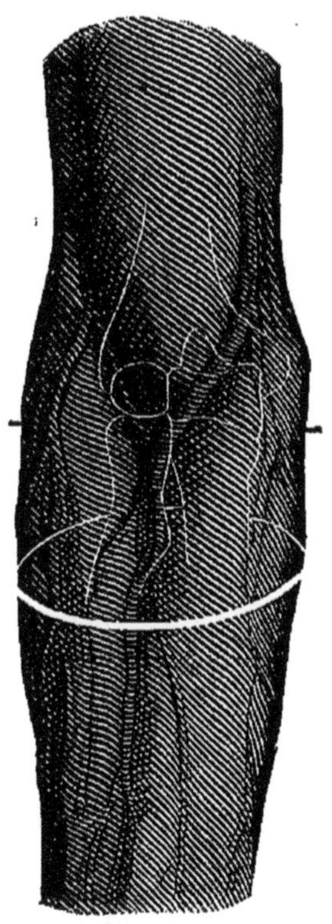

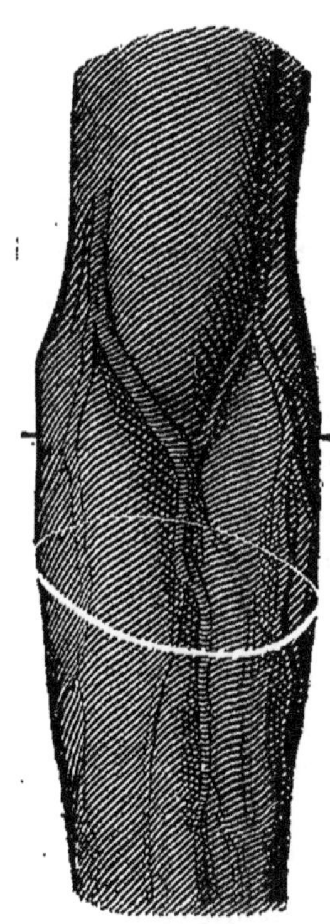

Fig. 242 et 243. — Désarticulation du coude, méthode circulaire. L'incision passe, en avant et en dehors, à quatre doigts; en arrière et en dedans, à deux doigts au-dessous de l'interligne marqué par deux tirets.

il faut conserver à la peau sa doublure et les organes inclus, et la détacher de tout le pourtour du membre, mais surtout *en arrière* (pendant que l'avant-bras sera momentanément fléchi et dressé), et *sur les côtés*, comme s'il s'agissait de retrousser une manchette que la grande rétractilité des téguments antérieurs rend généralement inutile (b). — Commandez alors à votre aide d'embrasser la face antérieure du futur moignon, dans la commissure du pouce et de l'index, et de rétracter, en serrant et en refoulant, jusqu'à ce que ses doigts aient glissé au-dessus des éminences latérales, où ils s'arrêteront à l'abri du couteau.

2° *Entaille ascendante.* — Appliquez le milieu du tranchant sur les muscles antérieurs, au niveau de la peau rétractée, coupez-les en creusant, c'est-à-dire d'autant plus haut que votre couteau s'enfonce plus profondément. Interrompez, s'il le faut, la section de ces muscles, pour trancher sans désemparer et de chaque côté, les brides sous-cutanées, si vous en apercevez qui résistent aux efforts de l'aide rétracteur. Enfin, que votre couteau arrivé aux os se couche *à plat,* remonte devant l'avant-bras étendu, coupe le brachial antérieur et, finalement, heurte du tranchant la trochlée humérale très saillante devant le cubitus *étendu* (c).

N'allez pas au delà de cette saillie trochléenne; restez au-dessous et cherchez-y l'interligne de la façon suivante.

Vous tenez à pleine main gauche l'avant-bras malade, le pouce en dessus, dans la plaie, les doigts en dessous. Le pouce remonte à la recherche de l'*interligne huméro-radial* que les doigts contribuent à rendre sensible par les mouvements de flexion imposés au radius. Laissez le bout du pouce sur l'interligne trouvé; assurez-vous que la peau est suffisamment rétractée de chaque côté et en arrière, qu'elle n'a rien à craindre du couteau qui va désarticuler.

3° *Désarticulation.* — Donnez d'abord sur toute la largeur du ligament antérieur un trait de pointe : transversal comme un tiret (—) au niveau de l'interligne huméro-radial, brisé comme un accent circonflexe (/\) au-dessus du bec coronoïdien. — Mettez alors le plein du couteau en travers sur le ligament latéral externe et la racine des muscles postérieurs, coupez hardiment et entrez, jusqu'à l'olécrâne, dans l'articulation que votre main gauche rend béante en inclinant l'avant-bras en dedans. Dégagez le couteau. — De la main gauche, forcez l'avant-bras dans l'extension pour écarter l'apophyse coronoïde, de la trochlée. Dans la partie interne de cet intervalle, engagez le tranchant de la pointe sur les fibres huméro-coronoïdiennes du ligament interne; puis, sciant largement, divisez le nerf cubital et tout ce qui, en dedans de l'extrémité cubitale, avait pu échapper au couteau. La béance de l'articulation étant devenue de plus en plus grande, la pointe s'engagera alors derrière la lèvre interne de la trochlée et coupera, en remontant, les fibres huméro-olécrâniennes.

A ce moment, il ne reste plus que le tendon du triceps à diviser :

l'avant-bras luxé, de son propre poids et aussi du fait de la traction et de la bascule opérée par la main gauche, entraîne l'olécrâne hors de sa cavité. Promenez le milieu du couteau sur le contour de cette apophyse en exécutant avec toute la longueur du tranchant une espèce d'arpège pour détacher le triceps, franchir sa crête d'insertion et terminer la séparation de la poche olécrânienne intacte, sans laisser la moindre partie molle à l'extrémité du cubitus (fig. 244).

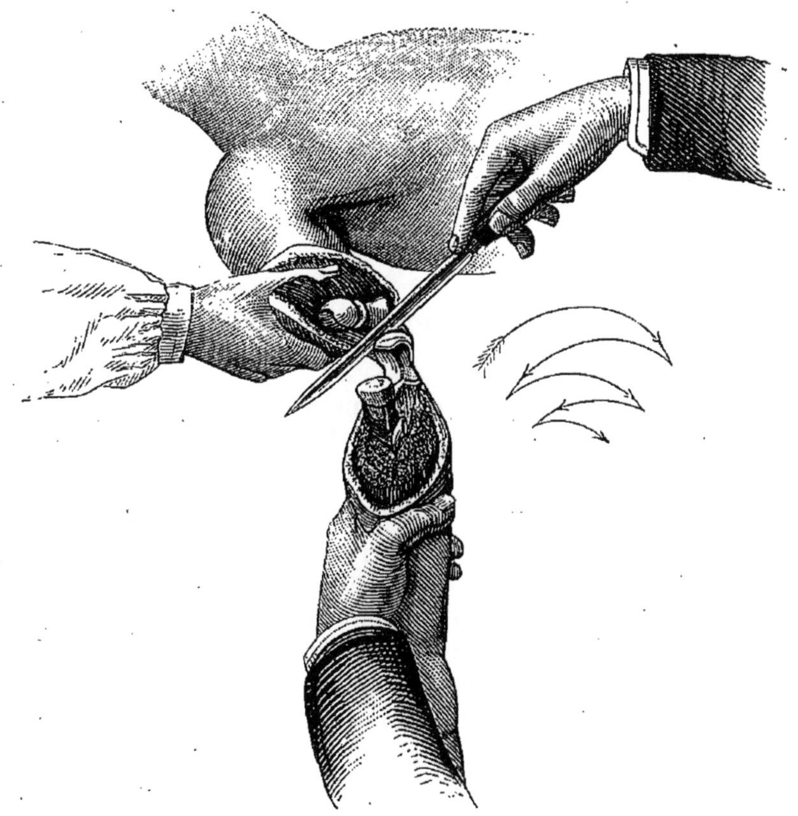

Fig. 244. — Désarticulation du coude, désinsertion du tendon du triceps. La flèche indique les mouvements d'arpège imposés au couteau par la droite pendant que la gauche tient et tourne l'avant-bras sans cesse pour amener sous les yeux la partie attaquée par le tranchant.

C'est le moment de lier l'artère ou les artères, de retrancher les bribes charnues s'il en existe. Je crois bon de saisir les nerfs antérieurs apparents et d'en réséquer le plus long bout possible.

Enfin, une précaution indispensable, d'après Salleron, était d'ouvrir en croix la poche olécrânienne et de ne pas faire l'incision trop en dedans, car la lèvre interne de la trochlée pourrait s'y engager.

Les téguments postérieurs sont, comme je l'ai déjà dit, ramenés sur la surface articulaire devant laquelle on les unit aux téguments antérieurs, à moins qu'on ne préfère réunir d'un côté à l'autre. D'une manière ou de l'autre, il est bon d'assurer l'écoulement de la grande quantité de synovie qui peut se produire.

Notes. — (a) Il est des cas où l'opérateur peut couper circulairement à deux doigts de l'article, c'est lorsque, l'avant-bras ayant subi l'action d'une scie circulaire ou d'un engrenage, les téguments antérieurs, totalement divisés, ont pu satisfaire leur rétractilité dont il n'y a plus lieu de se préoccuper.

(b) Il ne faut pas hésiter à relever une courte manchette si la peau, malgré les efforts de l'aide, reste encore à plus d'un doigt au-dessous de l'articulation ; il est plus que permis de fléchir l'avant-bras et de le dresser en l'air, pour détacher commodément les téguments olécrâniens.

(c) Au contraire, lorsque le cubitus est fléchi, le couteau rasant sa face antérieure dépasse le but, saute par-dessus la trochlée. Les élèves tombent fréquemment dans cette faute et s'acharnent à dénuder l'épiphyse humérale en cherchant le joint où il n'est pas.

Remarques sur les incisions dites circulaire et elliptique.

Telle qu'elle vient d'être décrite, l'incision circulaire oblique est imitée de l'incision dite ovalaire, mais en réalité elliptique, proposée par Baudens, à laquelle elle ressemble par l'obliquité légère et la situation des points, infime devant le radius, culminant derrière le cubitus.

Mais la véritable méthode elliptique doit, en définitive, produire un lambeau placé du côté du point infime de l'incision. Pour obtenir ce résultat, il suffit de donner à l'incision une obliquité calculée sur la rétractilité et qui subsiste encore en grande partie quand celle-ci est satisfaite.

Nous allons apprendre à exécuter sur le coude l'incision elliptique suffisamment oblique pour ouvrir en arrière la poche olécrânienne et garder en avant un lambeau qui, malgré sa rétractilité, reste encore suffisant.

Il n'y a aucun danger de faire pointues les deux extrémités de l'ellipse, parce qu'elles s'arrondissent spontanément. En supposant même que, l'incision ayant été volontairement losangique (Blasius, Textor), les deux extrémités soient restées anguleuses, l'angle saillant irait s'appliquer, on ne peut mieux, dans l'angle ouvert, comme la corne du triangle de toile avec lequel on enveloppait naguère encore les moignons.

Incision elliptique.

L'opération telle que je vais la décrire donne en définitive un lambeau antérieur. Elle convient à ces cas que A. Guérin dit fréquents, où le traumatisme a détruit les téguments postérieurs tout le long de la crête du cubitus. Le point culminant de l'ellipse est la pointe du coude, la saillie olécrânienne ; le point infime, diamétralement opposé, est sur le relief du long supinateur, au moins à

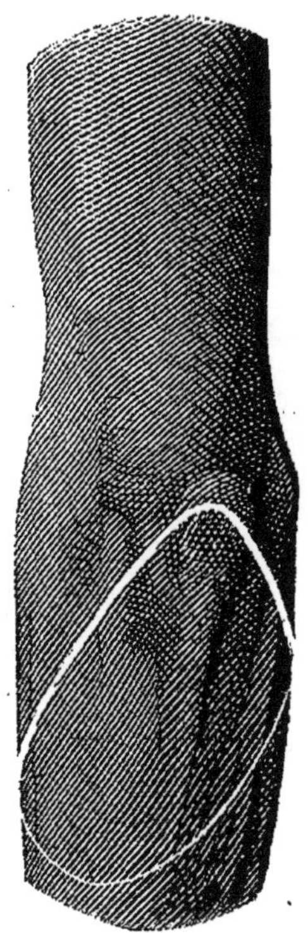

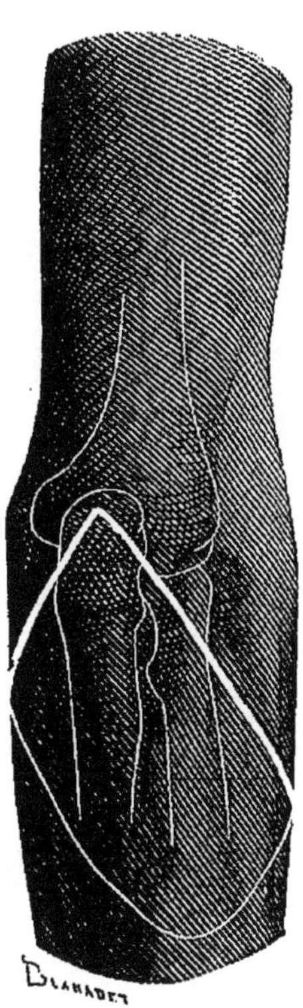

Fig. 245 et 246. — Face postérieure du coude. Tracé de l'incision elliptique. Sur le coude droit, l'on voit les contours des os et l'incision est presque losangique.

un travers d'avant-bras au-dessous du pli du coude, à peu près au milieu de l'avant-bras.

1° *Incision tégumentaire.* — Tout étant disposé comme pour l'amputation circulaire, les deux extrémités de l'ellipse étant marquées, saisissez le poignet malade, de la main gauche, le pouce en dessous, les doigts en dessus, tordant l'avant-bras à droite tout en le fléchissant (fig. 247, I). Vous découvrez ainsi le bord gauche de l'avant-bras et la saillie de l'olécrâne que vous attaquez en travers, avec le talon du couteau, pour vous diriger ensuite, par le plus court chemin, vers le point infime jalonné par le bout de votre petit doigt gauche. Incisez la peau en tirant le couteau, sciant au besoin, et à mesure que vous avancez, détordez et étendez l'avant-bras pour mettre au jour sa face antérieure (fig. 247, II). Arrivé devant le radius, usant de la pointe, recourbez presque brusquement votre incision et, sans vous interrompre, remontez à votre point de départ, en incisant de nouveau avec le plein tranchant,

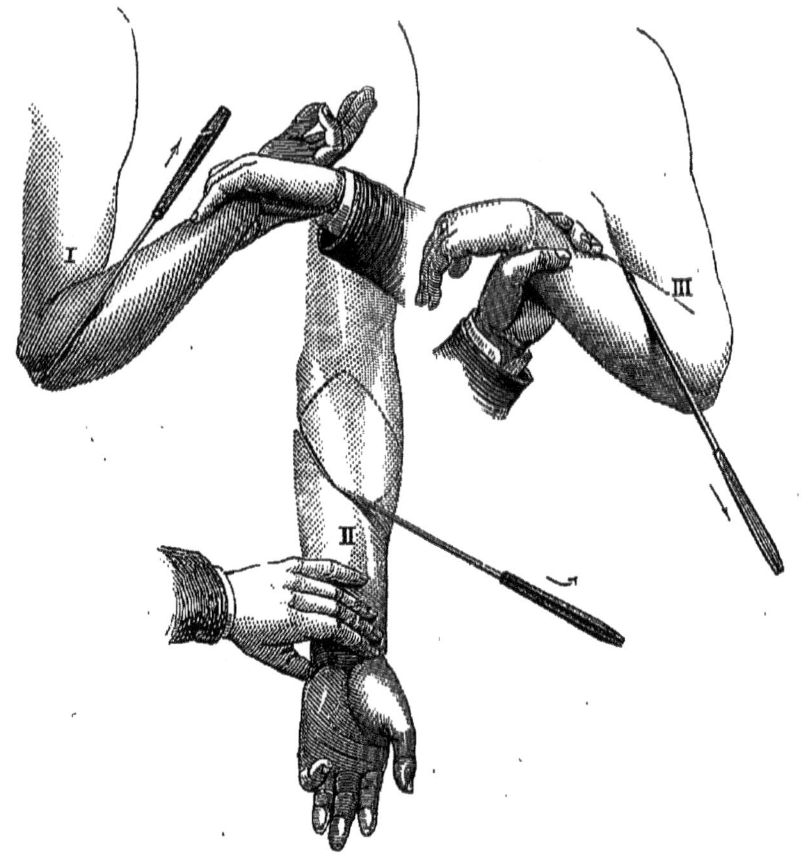

Fig. 247. — Désarticulation du coude, méthode elliptique. — Les trois attitudes I, II, III que la main gauche donne successivement à l'avant-bras pour permettre au couteau de faire l'incision d'un trait. Imiter plusieurs fois cette élégante manœuvre avant d'opérer pour de bon.

obliquement, sur le bord droit de l'avant-bras que votre main gauche tord à gauche, fléchit et relève (fig. 247, III) pour vous amener le champ opératoire sous les yeux (a).

Coupez soigneusement le tissu cellulaire aux environs de l'olécrâne et vous y verrez l'incision s'arrondir. — Ramenez l'avant-bras dans l'extension et la supination : détruisez, en avant, sans crainte d'attaquer l'aponévrose, toutes les brides celluleuses qui paraissent encore entraver la rétraction de la peau, rétraction qui doit raccourcir le lambeau de deux travers de doigt.

2° *Ponction des chairs antérieures.* — Pour diviser les chairs antérieures, l'avant-bras légèrement fléchi est confié à un aide.

De la main gauche, vous pincez en travers la peau du lambeau pour la *rétrécir* et la *refouler* en haut (fig. 248), l'aide rétracteur

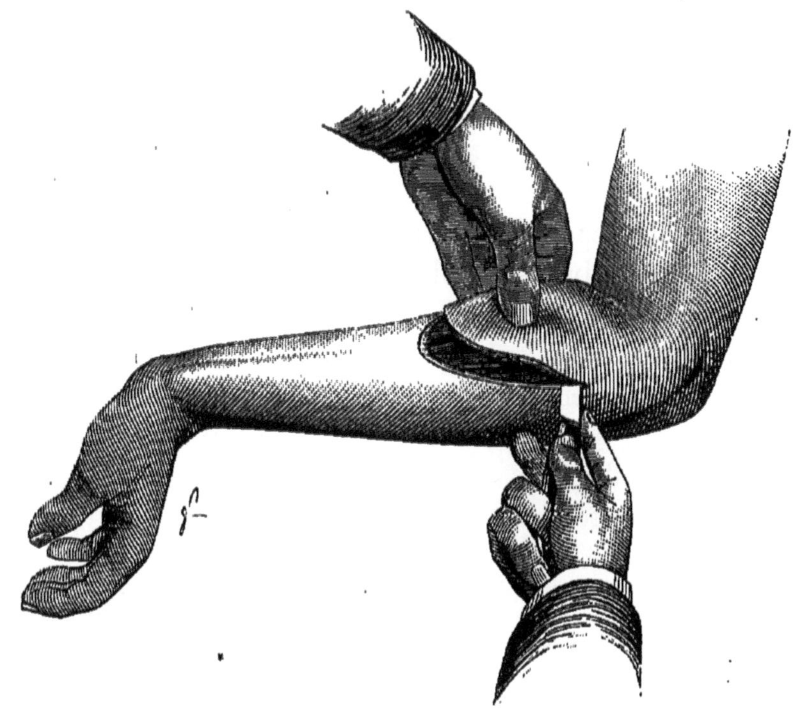

FIG. 248. — Désarticulation du coude. — Après l'incision elliptique, il faut, pour couper les chairs antérieures, opérer comme le montre cette figure, quoiqu'elle ait été faite pour indiquer la manière de tailler un vrai lambeau antérieur.

collaborant avec vous spécialement pour découvrir les côtés de l'articulation. — Enfoncez le couteau devant les os, sous les muscles antérieurs, le plus haut possible (fig. 248) ; dites à l'aide qui tient la main, si elle existe encore, de la renverser en arrière pour attirer les muscles vers le poignet, et taillez de haut en bas, en sciant, un lambeau charnu qui s'amincisse, se rétrécisse et se termine le plus vite possible.

3° *Désarticulation.* — L'aide rétracteur ayant reçu et relevé ce lambeau devant le biceps (voy. fig. 244, p. 344), découvre l'articulation qu'il vous reste à approcher, explorer et ouvrir comme dans la méthode circulaire.

Mettez donc le plein tranchant *à plat* devant les os de l'avant-bras *étendu* et remontez jusqu'à ce que vous heurtiez la saillie trochléenne. A ce moment le couteau remis de champ et tiré coupe avec la pointe le ligament antérieur : un tiret (—) sur l'interligne huméro-radial, cherché au besoin avec le pouce gauche; accent circonflexe (/\) au-dessus du bec coronoïdien, ou dans l'ordre inverse. L'interligne étant ouvert et par suite visible en avant, entrez sur le côté à pleine lame entre la tête radiale et le condyle huméral jusqu'à l'olécrâne. Coupez de même le ligament interne huméro-coronoïdien et le nerf cubital, puis avec la pointe et grâce à la béance, les fibres huméro-olécrâniennes ou remontantes.

L'avant-bras toujours tenu de la main gauche et renversé, tombe à ce moment suspendu au seul tendon tricipital. Votre gauche va le tordre alternativement à droite et à gauche pour présenter l'insertion tendineuse à l'arpège du couteau (revoy. fig. 244, p. 344).

Le parage du moignon, les résections de nerfs, les ligatures d'artères, s'imposent comme dans tous les procédés.

Le lambeau sera replié et réuni à la concavité postérieure (b). La voie d'écoulement sera naturellement maintenue au niveau même de la cavité olécrânienne.

Notes. — (a) On peut opérer d'une autre manière moins élégante, en coupant la peau d'abord en avant sous forme de lambeau, et ensuite, après avoir retourné ou relevé le bras, en arrière, sous forme de voûte.

(b) L'excès de peau que ce procédé donne de chaque côté, au niveau des saillies trochléenne et condylienne, celle-ci toujours prête à sortir, cet excès, dis-je, est justement ce qui me paraît devoir faire préférer l'incision elliptique telle que je l'ai décrite dès 1871, au lambeau antérieur ordinaire, même pratiqué, comme je vais l'indiquer, avec toutes les précautions recommandées de nos jours. Que dirais-je donc du lambeau antérieur taillé suivant les procédés de Vacquier, Dupuytren et tant de modernes ?

Lambeau antérieur.

On coupe les téguments postérieurs un peu plus haut qu'en exécutant la méthode circulaire, mais on doit conserver la poche olécrânienne, sous peine, dans le cas d'échec de la réunion immédiate, de voir le lambeau antérieur se retirer peu à peu et l'extrémité humérale se montrer à nu.

Ici, le lambeau doit avoir une base *plus large* que la demi-circonférence du membre, ce qui l'amène à ressembler au lambeau de la méthode elliptique.

Sa longueur pourra varier suivant l'état des parties molles, mais alors la quantité de peau conservée en arrière variera aussi en raison inverse.

La manière de faire que je vais indiquer, bien que n'étant plus celle de Dupuytren, est acceptée volontiers dans les concours et les examens.

Tout étant disposé comme à l'habitude, et l'interligne articulaire marqué, tracez un très large lambeau en U dont la branche interne reste à un doigt au-dessous de l'article, l'externe à *deux* et la partie infime ou antérieure à quatre *au moins* (fig. 249).

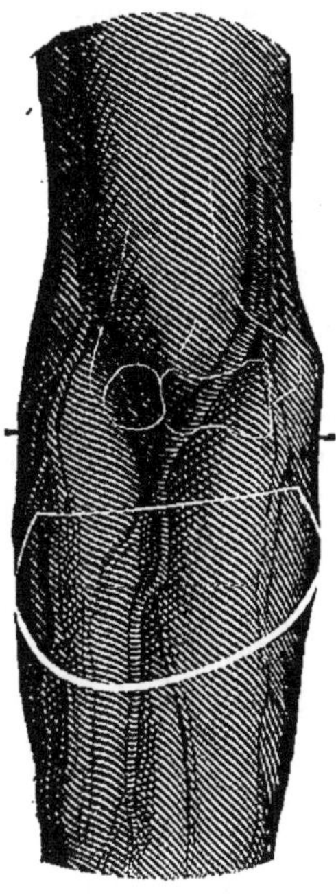

Fig. 249.—Face antérieure du coude droit; désarticulation à lambeau antérieur assez long, très large à la base. En dedans, celle-ci reste à un doigt; en dehors, à deux doigts de l'interligne.

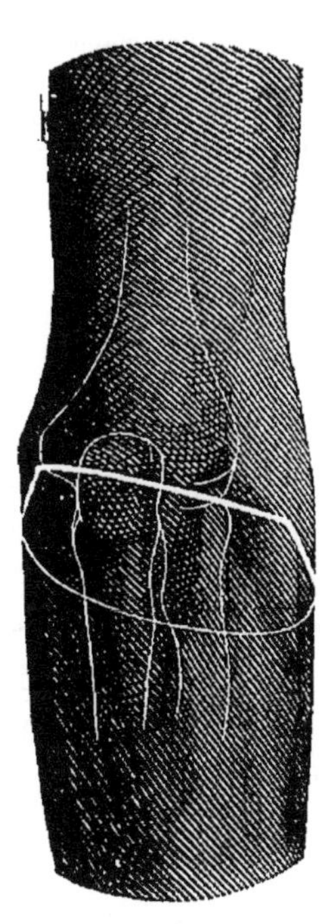

Fig. 250. — Face postérieure du coude droit; tracé du lambeau antérieur trop court; autrefois proposé par Brasdor. Les téguments postérieurs étaient coupés au niveau de la jointure!

1° Donc, saisissez le poignet de la main gauche et portez la pointe du couteau à un doigt *derrière* le bord gauche de l'avant-bras à la distance voulue de l'interligne. Faites une incision qui descende, s'arrondisse, traverse, s'arrondisse de nouveau, remonte enfin sur, puis à un doigt *derrière* le bord droit du membre, jusqu'au point préalablement marqué. Délivrez le bord du lambeau de toutes les adhérences aponévrotiques et celluleuses qui entravent sa rétraction. — Passez le couteau par-dessous le membre, la pointe haute, et unissez, en tirant une incision légèrement oblique, les deux extrémités inégalement élevées de l'U qui circonscrit le lambeau (a).

La peau doit alors obéir facilement aux tractions de l'aide rétracteur. Assurez-vous qu'il en est ainsi.

2° Coupez ensuite par transfixion les muscles du lambeau, comme dans la méthode elliptique; ou bien, entaillez les chairs de bas en haut (entaille ascendante).

3° Désarticulez comme à l'ordinaire.

Note.—(a) Si l'on s'aperçoit à temps que l'on a fait un trop court lambeau antérieur, ou que les incisions latérales remontent trop haut, on garde en arrière un petit lambeau cutané, carré ou arrondi, de 1, 2 ou 3 centimètres, que l'on peut disséquer facilement après avoir relevé l'avant-bras dans la flexion.

Lambeau externe.

L'avant-bras perforé d'avant en arrière par un coup de feu, etc., serait avantageusement désarticulé en gardant les parties molles des bords de l'avant-bras, comme l'a fait, dit Uhde, Jobert en 1848, et comme l'enseigne A. Guérin.

Il n'est possible de garder en dedans qu'un simple lambeau de peau; mais le lambeau externe peut être charnu et taillé par transfixion. C'est à celui-ci que l'on donne volontiers le plus grand développement; il faut craindre de le faire trop large, trop court et trop pointu. Le résultat n'est pas laid sur de petits bras peu musclés et gras.

Les aides sont à leur place ordinaire. — L'avant-bras est étendu en position intermédiaire, c'est-à-dire placé de champ, le bord radial en haut. L'opérateur se tient sur le côté du membre, ayant le coude à sa droite et la main à sa gauche. — Un cercle coloré est tracé au niveau de l'interligne.

Le lambeau n'aura en largeur qu'*un tiers* de la circonférence du membre; en longueur il descendra à 0m,10 de l'articulation, très près du milieu de l'avant-bras.

En ce point, presque au milieu du bord radial, la peau étant fixée par vos doigts gauches, commencez en travers une incision cutanée que vous ferez remonter sur la face dorsale de l'avant-bras, en vous approchant de plus en plus du cubitus, pour finir au côté externe de l'olécrâne, au niveau même de l'interligne ou un peu au-dessous. Revenez dans votre point de départ et faites devant le radius une deuxième incision ascendante, qui longe le bord interne du relief du long supinateur et, plus courte que la première, s'arrête à *deux doigts* de l'articulation (a).

Toute l'épaisseur du tissu cellulaire étant coupée, passez le cou-

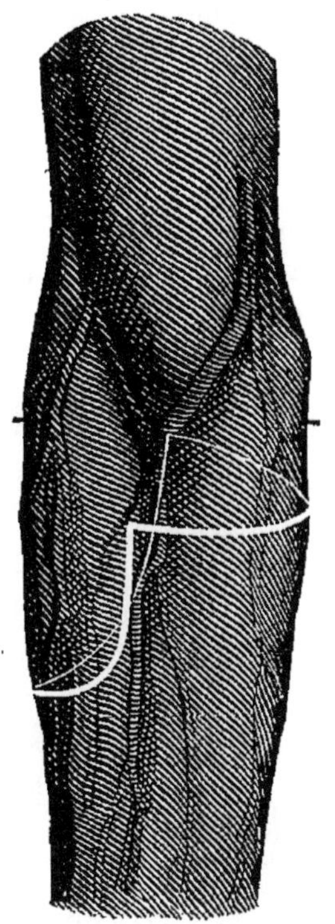

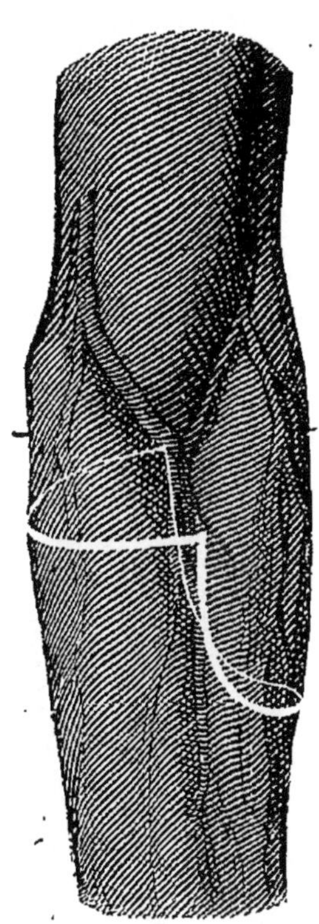

Fig. 251 et 252. — Face antérieure de l'avant-bras droit et de l'avant-bras gauche. Tracé du lambeau externe pour la désarticulation du coude. La branche antérieure de l'U remonte bien moins haut que la postérieure.

teau sous le membre, la pointe haute, et unissez obliquement, par le plus court chemin les deux têtes de l'U, coupant la peau et sa doublure celluleuse.

Déja la rétraction a considérablement écarté en avant les lèvres de la plaie (b). Vous pouvez entailler les muscles ou les diviser par transfixion, en ponctionnant à peu près au niveau de l'articulation.

Vous conficrez ensuite ce lambeau à l'aide rétracteur, vous couperez le reste des chairs circulairement, vous chercherez l'articulation pour l'approcher et l'ouvrir comme d'habitude, en avant et en dehors, etc., etc.

Notes. — (a) Je conseille cette manière d'opérer parce que, dès le début, la longueur du lambeau est assurée. Cela est commode pour le bras droit en dedans duquel l'opérateur doit se placer dès le début, s'il veut continuer et terminer l'opération sans gêne. Du côté gauche, il est élégant de tracer l'**U** d'un seul coup de couteau en commençant en avant à deux doigts au-dessous de l'article. Mais on est toujours tenté de commencer trop haut et surtout de tourner trop tôt. Le mieux, je le dirai cent fois, est de tracer les lambeaux à la teinture, au crayon, à l'encre; on opère ensuite n'importe comment, en toute sécurité.

(b) La tête antérieure de l'**U** remonte maintenant aussi haut que la postérieure, l'obliquité de l'incision interne a disparu et la rétraction antérieure s'exagérera encore après l'achèvement de l'opération.

Autres procédés.

Est-il besoin de dire qu'à défaut d'une longueur de lambeau équivalente à $0^m,10$ on doit garder à l'opposite, sous forme de *lambeau compensateur*, carré ou arrondi, quelques centimètres de peau?

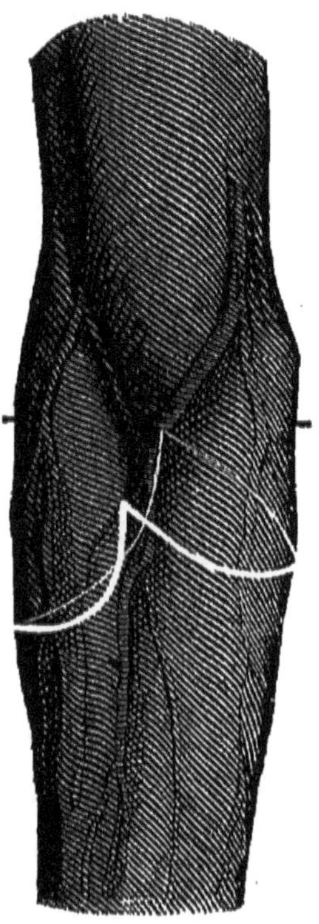

Fig. 253. — Face antérieure du coude droit. Lambeaux latéraux pour la désarticulation. L'externe, plus rétractile, est plus long; la commissure antérieure remonte moins que la postérieure.

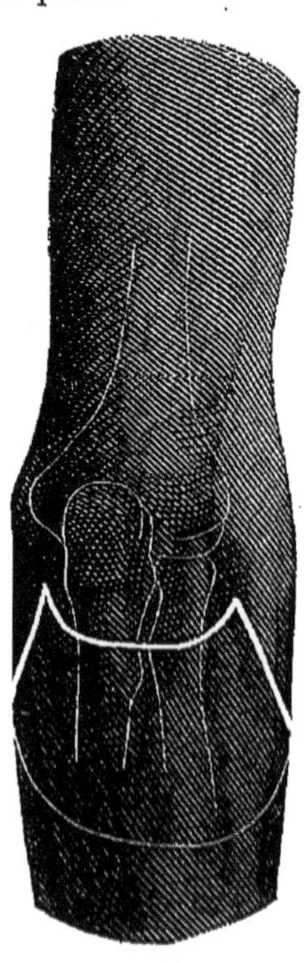

Fig. 254. — Face postérieure du coude droit. Tracé des incisions de Sédillot : petit lambeau postérieur convexe; large et long lambeau antérieur, taillé en dernier lieu, après la désarticulation.

Avec un lambeau externe unique, excessivement rétractile dans sa chair et dans sa peau, on court de gros risques, si l'on manque la réunion immédiate.

Lorsque l'emploi des chairs latérales est de nécessité, deux *lambeaux latéraux* valent sans doute mieux qu'un (fig. 253). Le résultat immédiat n'est pas rationnel, puisque l'on réunit d'un côté à l'autre les téguments d'un moignon dont le squelette est excessivement aplati dans le sens contraire. Cependant, si l'on a des lambeaux suffisants, chacun d'eux enveloppe convenablement l'éminence latérale correspondante et le résultat définitif est bon. La cicatrice, longitudinale, vient se former devant l'épiphyse humérale.

Chacun, sachant bien ce qui a été dit jusqu'à présent, sera en état d'improviser la désarticulation à deux *lambeaux antérieur et postérieur*, égaux ou inégaux, mise en pratique par Textor, Pirogoff, etc.

Sédillot (fig. 254), désirant désarticuler facilement et avancer le plus possible l'opération avant de diviser les gros vaisseaux, écrit qu'il faut successivement : découper derrière l'olécrâne un petit lambeau convexe, le

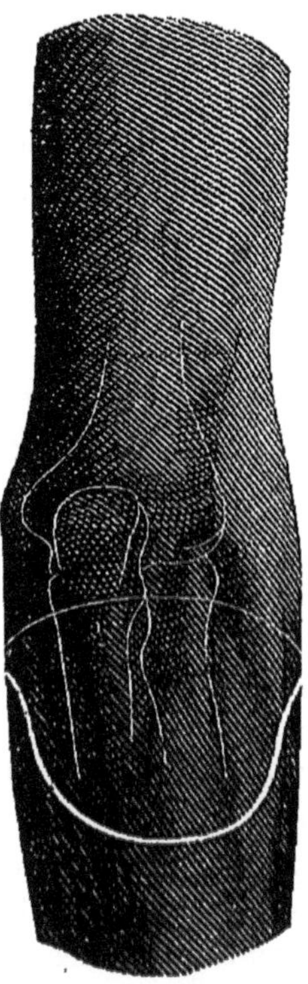

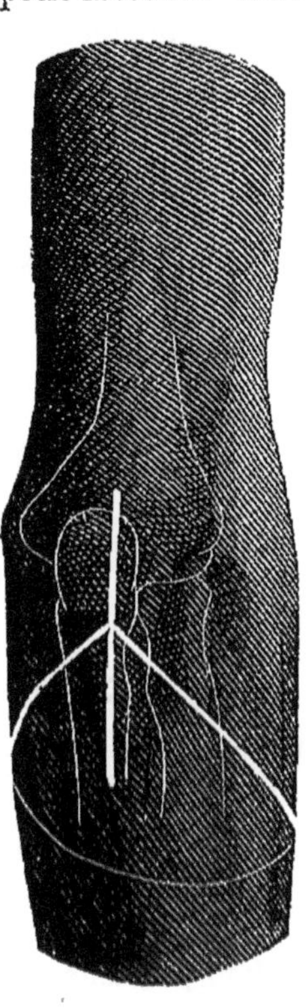

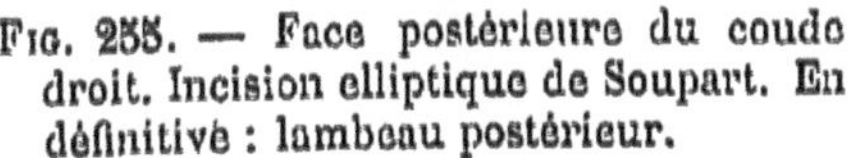

Fig. 255. — Face postérieure du coude droit. Incision elliptique de Soupart. En définitive : lambeau postérieur.

Fig. 256. — Face postérieure du coude droit. Raquette de Neudorfer pour la désarticulation.

disséquer, ouvrir l'articulation, passer le couteau devant les os et tailler en sortant, un très large lambeau antérieur musculo-cutané comprenant les deux tiers de la circonférence du membre.

Pour les cas où le traumatisme aurait altéré les parties molles antérieures, on pourrait couper celles-ci en travers, à un doigt de l'interligne, et garder en arrière un lambeau, soit en traçant une incision elliptique, comme Soupart (fig. 255), soit en faisant un simple *lambeau postérieur*, dût ce lambeau être triangulaire, ainsi que Pfrenger l'a fait avec succès.

Déjà Textor avait préconisé la véritable *méthode ovalaire* à point culminant olécrânien, dans l'intention d'attaquer l'articulation par derrière et de ne couper les chairs antérieures qu'en dernier lieu.

Neudorfer a fait plus et non sans bonnes raisons; il recommande : 1° de faire une incision longitudinale postérieure pour arriver à un isolement sous-capsulo-périosté du squelette, comme dans la résection; 2° de couper les chairs en *raquette*, après avoir désarticulé et fait pincer les artères dans la base de l'espèce de lambeau antérieur ainsi formé (fig. 256); 3° de rogner les éminences latérales de l'humérus.

Enfin, Szymanowski pense qu'il n'est pas déraisonnable de scier l'extrémité de l'humérus et de chercher à y souder un fragment d'olécrâne! Ce serait imiter ce qu'a fait Pirogoff dans son amputation *ostéo-plastique* tibio-calcanéenne. Aujourd'hui, tout est possible à l'asepsie.

ARTICLE VIII

AMPUTATIONS PARTIELLES DU BRAS

Il faut couper le bras le plus bas possible; il y va probablement de la vie du malade et certainement de la puissance du moignon.

Celui-ci rend des services, même après l'amputation intradeltoïdienne, qui, à ce point de vue, l'emporte sur la désarticulation. Je crois que D. Larrey (*Clinique*, 1829, t. III, p. 560) a exagéré la fréquence de l'immobilité du petit moignon, immobilité qui le rend peu utile s'il reste dans l'adduction permanente, et douloureux par tiraillements des nerfs axillaires, lorsqu'il est fixé dans l'abduction ou érection, par l'action du muscle sus-épineux. Je pense que Percy (Rapport à l'Institut, voy. *Archives*, II, 1823) a bien jugé que la saillie de la tête humérale conservée fournit un précieux point d'appui à l'appareil prothétique et surtout aux bretelles du pantalon et de la hotte, à la bricole du portefaix, etc.

Il me semble qu'en France cette opération passait pour plus grave que l'extirpation complète du membre. Mais ce n'était pas l'avis de Pirogoff qui, au dire de Günther, n'a perdu aucun des dix blessés amputés au col chirurgical ou même au-dessus, car il n'a pas craint de porter la scie jusque près du col anatomique, tandis qu'il a perdu quatre désarticulés sur neuf. Évidemment le chirurgien russe avait été exceptionnellement heureux dans ses amputations et exceptionnellement malheureux dans ses désarticulations.

Anatomie. — A part le biceps, qui est libre sur toute sa longueur et tend à se raccourcir d'autant plus qu'on le coupe plus près de ses attaches inférieures, les muscles du bras forment une espèce de fourreau adhérent à presque toute la surface de l'os. Néanmoins, comme les fibres les plus superficielles de ces muscles restent aussi les plus longues, elles se rétractent notablement plus que les profondes, après la première section transversale. C'est pourquoi un cône musculaire, d'une faible saillie, il est vrai, se forme toujours dans la moitié inférieure du bras et se laisse facilement recouper à la base.

Il n'en est pas de même lorsqu'on ampute notablement au-dessus du milieu. A ce niveau, le biceps, le long triceps et le vaste externe, le coraco-brachial, se rétractent proportionnellement à la longueur qu'on leur a laissée et continuent à le faire alors qu'il ne le faudrait plus. Mais la principale masse charnue de la région, le deltoïde, reste pour ainsi dire sur place et pour deux raisons : la première, c'est qu'il faut couper très haut pour le désinsérer tout à fait; la seconde, c'est que l'abduction dans laquelle on a placé le membre pour opérer, a satisfait presque complètement la rétractilité du muscle (voy. Louis, *Mém. de l'Acad. de chir.*, II).

Quand on est forcé d'amputer au niveau du col chirurgical, c'est-à-dire au-dessus des insertions des muscles adducteurs (grand pectoral, grand dorsal et grand rond), le membre est, pendant l'opération, fortement écarté du tronc et devient parallèle à ces muscles qu'il entraîne avec lui. Dans cette attitude, on pourrait commettre la faute de sacrifier plusieurs centimètres de l'extrémité humérale du muscle grand pectoral et des deux autres, alors qu'il convient de les désinsérer pour diminuer autant que possible la profondeur des clapiers axillaires qui résultent de leur retrait.

Si l'on détache le grand pectoral en raclant avec soin la lèvre antérieure de la coulisse bicipitale, le tendon reste généralement inséré encore au col chirurgical par une petite bandelette ascendante, quelquefois très développée, qui permet au muscle de conserver son rôle d'adducteur et de contrebalancer l'action élévatrice du muscle sus-épineux. Il est aussi une raison qui doit engager l'opérateur à couper le tendon bicipital assez bas et à le relever avec les tendons adducteurs en serrant de très près et les lèvres et le fond de la coulisse bicipitale : c'est la crainte d'ouvrir le prolongement synovial que la séreuse articulaire fournit au tendon du biceps, prolongement d'autant plus long que le bras est plus écarté du corps.

Un gros nerf, le radial, est quelquefois si bien caché dans sa gouttière osseuse, qu'il échappe au couteau et n'est coupé que par les dents de la scie, ce qu'il faut tâcher d'éviter.

Les *vaisseaux* à lier sont en nombre variable, en raison des fréquentes anomalies de l'artère humérale, de la hauteur de l'amputation et de l'état des parties molles. Dans la partie inférieure, il faut s'attendre à lier : 1° l'artère humérale, en dedans, sous le nerf médian, et une autre plus superficielle, en cas de bifurcation anticipée ; 2° l'artère humérale profonde en dehors, près du nerf radial; 3° une branche de la collatérale interne ou de l'artère du vaste interne, près du nerf cubital. Chacune de ces artères devra être séparée avec soin du nerf satellite, qui ne doit pas être compris dans la ligature.

Dans le tiers moyen et au-dessus, la *peau* de la partie interne du bras est mince et rétractile ; celle de la partie externe adhère au deltoïde, surtout au niveau des attaches inférieures de ce muscle. La plus grande rétractilité des téguments de la face interne du bras serait une raison pour faire l'incision circulaire un peu oblique, s'il y avait un avantage réel à avoir une cicatrice absolument terminale.

Choix des procédés. — De ce que nous venons de rappeler et de ce que nous avons laissé sous-entendu, il résulte les conclusions suivantes : 1° Dans la moitié inférieure du bras amputé circulairement, la grande rétractilité du biceps rendra les téguments antérieurs un peu plus courts que les postérieurs si on les coupe au même niveau, fait peu important.

2° La méthode circulaire n'est praticable, dans de bonnes conditions, que lorsqu'on ampute au-dessous du milieu du bras. Au-dessus, à moins de maigreur et de flaccidité exceptionnelles, les chairs ne se retirent pas assez également sur toute la périphérie du membre pour permettre de scier l'os assez haut, d'éviter ainsi la conicité primitive, c'est-à-dire la nécrose et la cicatrisation lente, défectueuse et périlleuse.

Donc, au-dessus du milieu, c'est-à-dire au niveau des insertions du deltoïde et du coraco-brachial, il faut tailler un ou deux lambeaux, ou tout au moins fendre longitudinalement du côté externe les chairs du moignon coupées d'abord circulairement.

Plus haut encore, alors qu'il faut détacher les insertions des muscles adducteurs, grand pectoral et grand dorsal, bien que l'on coupe dans la portion non adhérente du deltoïde, c'est encore, ainsi que Leblanc l'enseignait il y a plus de cent ans, à la méthode à lambeau qu'il faut avoir recours.

Usages du moignon. — Le service que fera le moignon de bras, s'il n'est pas armé, consistera à serrer contre la poitrine un portefeuille, un parapluie, le manche d'une faux, etc. Emprisonné dans la coquille d'un appareil rattaché au tronc par des courroies, le moignon agira par sa circonférence; mais, comme celle-ci ne présente aucune saillie osseuse, il importe peu que la cicatrice soit tout à fait terminale ou termino-latérale, pourvu qu'elle soit linéaire et que ses lèvres soient épaisses et mobiles. Les névromes douloureux des nerfs brachial cutané, médian, cubital, sont fort à redouter. Leur adhérence à l'extrémité osseuse entrave singulièrement les mouvements d'abduction du moignon.

Hémostase provisoire. — Quand on ampute au-dessous du milieu, l'artère peut être comprimée sur la face interne de l'humérus au-dessous de l'aisselle; autrement, il faut essayer de comprimer au-dessus de la clavicule ou, mieux encore, lier l'artère avant de la couper.

Si l'opérateur prend soin de ne pas agiter à chaque instant le moignon de l'épaule et la clavicule qui en fait partie, l'aide, armé ou non, parvient à comprimer la sous-clavière sur la grande majorité des sujets. Dans un cas célèbre de Brünninghausen (1806), un amputé atteint de pourriture d'hôpital eut une hémorrhagie secondaire et fut sauvé par la compression de la sous-clavière continuée sans interruption pendant trois jours et deux nuits.

Les vieux auteurs nous disent que l'opérateur peut comprimer l'artère humérale de la main gauche pendant qu'il ampute de la main droite. Nécessité, mère d'industrie, ne manquerait pas de suggérer au chirurgien le plus dépourvu un moyen préférable d'assurer l'hémostase.

Je vais décrire successivement : l'amputation du bras près du coude par la *méthode circulaire*, l'amputation du milieu du bras à *deux lambeaux*, et l'amputation intradeltoïdienne à *lambeau unique*. J'aurai soin d'indiquer brièvement quelques autres procédés.

Position des aides et du chirurgien: — Dans toutes ces opérations, le malade est couché au bord du lit, le bras horizontal, écarté du corps à angle droit; l'aide rétracteur se place en dedans, l'aide compresseur en dehors, rapproché le plus possible de la tête pour laisser place à l'opérateur, qui se tiendra ordinairement en dehors. Cependant, s'il manque d'un bon aide rétracteur, il doit se placer en dedans pour l'amputation circulaire du bras gauche, afin de relever les chairs de la main gauche.

Un assistant quelconque soutient l'extrémité du membre à amputer.

A. — Amputation de la partie inférieure du bras

Méthode circulaire infundibuliforme.

Vous êtes en dehors : toujours pour le bras droit; mais vous pouvez vous mettre en dedans du bras gauche.

1° *Incision des téguments.* — Fixez la peau, de la main gauche;

passez le couteau sous le membre, la pointe haute, pour attaquer les téguments internes, en premier lieu, avec délicatesse et sous vos yeux, car dessous est l'artère qu'il faut respecter. Coupez ensuite en tirant le couteau plus hardiment, derrière le bras, puis en dehors, sans craindre d'intéresser l'aponévrose. Cessez de poursuivre dans la direction première ; revenez plutôt par-dessus le membre à votre point de départ et, traversant de dedans en dehors, complétez l'incision circulaire déjà aux trois quarts accomplie (a).

2° *Mobilisation des téguments.* — Rétractez ou dites à l'aide de rétracter la peau, et détruisez toutes les brides celluleuses qui la retiennent, spécialement de chaque côté, au niveau des cloisons intermusculaires. Agissez encore avec prudence dans la région de l'artère, avec hardiesse partout ailleurs, et, sans retrousser la manchette, ne cessez de mobiliser la lèvre supérieure de la peau que lorsqu'elle sera remontée à deux doigts de la lèvre inférieure.

3° *Coupe des muscles.* — Votre assistant s'applique maintenant à retirer les téguments également sur toute la périphérie du membre. Coupez toutes les chairs jusqu'à l'os à ras de la peau, en passant d'abord le couteau sous le membre et faisant ensuite une reprise par-dessus, comme pour les téguments (b).

4° *Recoupe des muscles.* — L'aide continuant à rétracter, sans déformer le cylindre brachial, un cône charnu saillant s'est formé ; il faut le recouper à sa base à ras de la peau et en creusant. Repassez donc encore une fois le couteau sous le membre et, la pointe haute, appliquez le tranchant sur la face interne de la base du cône ; entrez profondément. Sans cesser de sentir l'os au contact du taillant que vous animez de la trépidation nécessaire, traversez les parties postérieure et externe du cône charnu en tirant et relevant le couteau. — Pour couper devant l'os ce qui reste de la base du cône charnu que vous devez saisir et fixer entre le pouce et l'index gauches, faites avec le couteau une reprise comme ci-devant (revoy. fig. 107, page 172).

5° *Sciage.* — Pendant que vos doigts gauches sont encore dans la plaie, explorez le pourtour de l'os, assurez-vous qu'aucune partie molle, qu'aucun nerf surtout n'a échappé au couteau. Si vous jugez la dénudation suffisante, disposez la compresse fendue afin que l'aide rétracteur puisse envelopper et relever les chairs tandis que vous scierez à peu près horizontalement. Appliquez la lame le plus haut possible, guidez-la dans ses premiers traits avec la dernière phalange de votre pouce fortement fléchie et appuyée sur l'os, suivant la règle (c).

Le sciage terminé, cherchez d'abord la grosse artère, puis les petites. Évitez de lier les nerfs et, s'ils flottent, enlevez-les d'un coup de ciseaux.

Pour fermer le moignon, aplatissez-le d'avant en arrière ou obliquement d'avant en arrière et de dehors en dedans.

Notes. — (a) Si l'on voulait obtenir, en définitive, une amputation circulaire pure et une cicatrice terminale axile, il serait bon de faire l'incision tégumentaire oblique, elliptique, descendant plus bas en avant et en dedans qu'en arrière et en dehors.

(b) On peut se borner à couper d'abord le biceps seul, qui se rétracte beaucoup. Alors, la section des autres muscles se fait à un niveau supérieur et l'on se dispense de les recouper.

(c) Plusieurs auteurs conseillent, après la section des muscles profonds, de refouler le périoste avec un grattoir de manière à conserver une courte manchette de cette membrane. Cette pratique me paraît mériter l'attention, les lambeaux périostiques étant défavorables à l'adhésion des bouts nerveux à l'extrémité osseuse, et cette adhésion étant un des inconvénients ordinaires des amputations du bras.

Je pense que ce serait agir sagement, après avoir coupé une première fois les muscles, de ne pas recouper le cône de rétraction, mais plutôt de le fendre de chaque côté, comme Marc Sée, afin d'en former deux courts lambeaux à la face profonde desquels on garderait avantageusement le périoste.

B. — AMPUTATION DU MILIEU DU BRAS

Deux lambeaux, antérieur et postérieur.

Commencez par chercher et par marquer le trajet de l'artère qui doit correspondre à l'intervalle interne des lambeaux. A défaut de coup d'œil, mesurez la circonférence de la région à amputer avec une bandelette de papier; l'ayant pliée en deux, appliquez-la en travers devant le bras, à partir du bord interne du biceps jusqu'en un point situé en dehors et que vous marquerez. Ainsi, l'égalité de largeur de vos lambeaux se trouve assurée. Leur longueur est déterminée par la moitié de leur largeur, si vous les faites égaux. Vous ferez de préférence l'antérieur plus long, par exemple long d'un travers de bras et le postérieur d'un demi-travers seulement.

L'aide compresseur doit rester en dehors du membre; il n'est point indispensable qu'il comprime pendant le tracé des lambeaux si le chirurgien a la main légère et capable d'épargner les deux grosses veines qui saignent bien plus quand l'artère continue à leur amener du sang.

L'opérateur est bien placé en dehors du bras gauche et en dedans du bras droit. Il a besoin de place pour évoluer ; l'aide

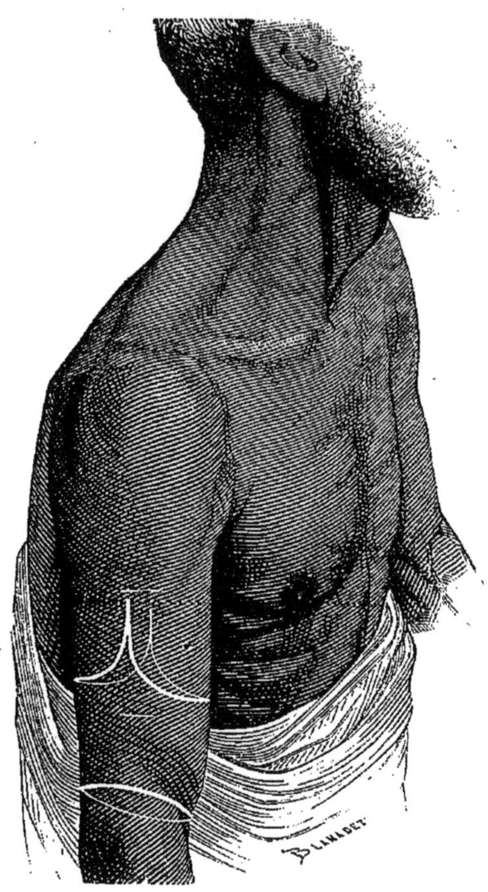

Fig. 257. — Amputation partielle du bras. — En bas, tracé de l'incision circulaire oblique en avant et en dedans. — En haut, deux lambeaux antérieur et postérieur, celui-là primitivement plus long.

rétracteur, qui n'est utile qu'à la fin de l'opération, doit donc se tenir à distance.

1° *Incision cutanée des lambeaux.* — De la main gauche tenez le coude, tordez le bras à droite, et, sur le bord gauche accessible et visible, commencez à un doigt au-dessous de la future section osseuse, une incision longitudinale descendante qui s'incline à droite, s'arrondisse et remonte sur le bord droit du membre (a). Pour accomplir facilement cette dernière partie, tordez à gauche le bras primitivement tordu à droite, et faites un petit pas qui vous rapproche de la racine du membre. Repassez le couteau pour détacher les adhérences celluleuses du bord de votre lambeau. — Puis, tracez le second derrière le bras. Il n'y a guère que la courbe de l'U à inciser : habituez-vous à le faire sous le membre, comme on commence l'incision circulaire; ne faites relever le bras pour y voir que si vous doutez de votre habileté.

2° *Ponction des muscles.* — On coupe les muscles par transfixion, en laissant l'artère humérale dans le lambeau postérieur.

Enfoncez la pointe à plat dans la partie culminante de l'incision

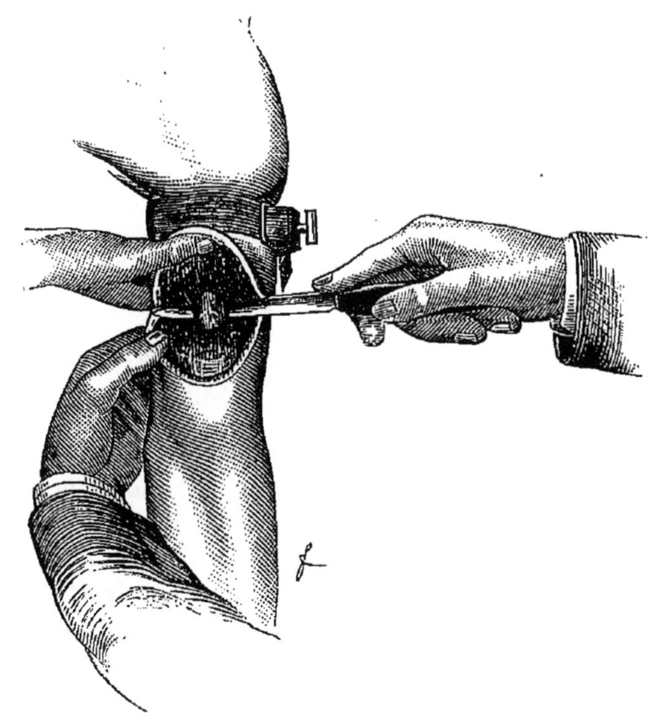

Fig. 258. — Manière d'aller avec la main gauche récliner les chairs pour permettre le dégagement de la pointe du couteau qui va tailler le lambeau postérieur.

latérale rapprochée (b), heurtez délicatement l'humérus; tout en poussant le couteau, abaissez le manche pour soulever la pointe devant l'os; relevez le manche pour abaisser la pointe et la dégager, avec l'aide de la main gauche, dans la partie culminante de l'incision latérale éloignée. Avec le pouce et l'index gauches, pincez et refoulez les téguments du lambeau antérieur pendant que le couteau, agité de mouvements de va-et-vient, coupe les muscles plus courts que la peau. Ce lambeau est confié à l'aide, qui le relève. — Remettez la pointe où primitivement vous l'avez engagée dans les muscles; de son plat refoulez en arrière les chairs du bord rapproché du lambeau postérieur : passez derrière l'humérus et, à l'aide de la main gauche qui récline les chairs, faites sortir le couteau, toujours à plat, devant le bord éloigné du même lambeau (fig. 258). Par quelques mouvements de va-et-vient, taillez, comme en avant, un lambeau de muscles plus courts que la peau et partout adhérents à la peau. — L'aide saisit et relève le deuxième lambeau comme le premier.

3° *Sciage*. — Cernez l'os avec le tranchant, assurez-vous que toutes les parties molles sont coupées, placez la compresse et sciez.

Notes. — (a) La branche interne de l'**U** remontera avantageusement un peu moins haut que la branche externe, en raison de la rétractilité de la peau qui, ultérieurement, rétablira la symétrie.

(b) Rapprochée de l'opérateur, par opposition à éloignée de l'opérateur. Celui-ci est-il placé en dehors du membre, c'est l'incision externe qui est rapprochée et l'interne éloignée, et *vice versa*. Je m'exprime souvent ainsi, ne pouvant parler clair autrement.

Remarques sur d'autres procédés à lambeaux.

La nécessité peut contraindre le chirurgien à garder des lambeaux antérieur et postérieur, égaux ou très inégaux. Cela ne change rien à la manière de faire.

Je ne puis pas féliciter ceux qui après avoir disséqué deux lambeaux cutanés se contentent ici et ailleurs de couper tout le reste au même niveau, circulairement. C'est très simple, à la portée du premier venu ; je ne m'étonne pas qu'on me dise que cela se fait beaucoup... dans les pays où les exercices opératoires sont négligés et par conséquent méprisés. Une main chirurgicale digne de ce nom fait meilleur et mieux avec la même facilité et plus de plaisir. Un peu de science et de métier, à défaut d'art, y suffit.

Quelques chirurgiens français et étrangers amputent le bras en taillant des *lambeaux latéraux* (fig. 259).

Parmi eux, les uns exécutent la transfixion d'emblée, c'est-à-dire coupent à la fois et d'un coup la peau et les muscles. Avec le chloroforme, c'est un procédé de maladroit pressé, car il laisse saillir les muscles, même sur le vivant, même en des mains habiles : je l'ai vu.

Les autres, plus sages, dessinent d'abord les lambeaux de peau avec la pointe du couteau et, lorsque les téguments sont rétractés, coupent les muscles, par transfixion ou autrement, suivant la méthode qui vient d'être conseillée.

Si l'on veut faire deux lambeaux latéraux égaux, il faut que primitivement l'interne soit plus long d'un doigt et que l'incision antérieure remonte un doigt moins haut que la postérieure.

La forme aplatie de l'humérus n'indique pas l'emploi des lambeaux latéraux quand on ampute près du coude. Plus haut, je ne sais pas ce que l'on

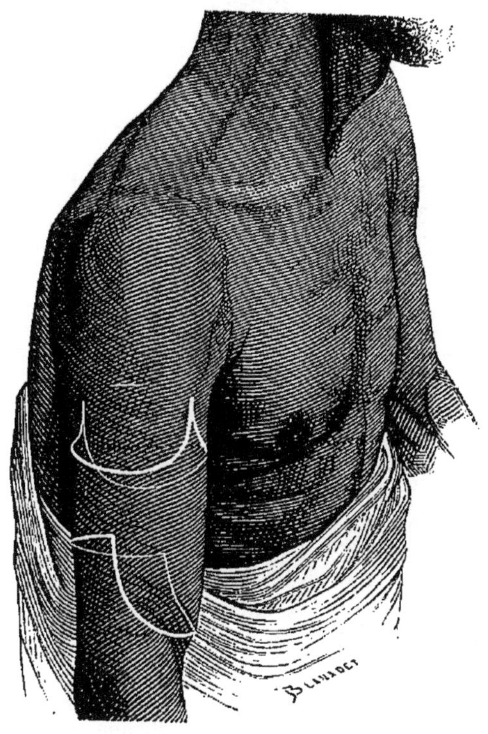

Fig. 259. — Amputations partielles du bras. En haut, lambeaux latéraux, l'interne primitivement plus long. — En bas, lambeau unique antérieur.

peut reprocher de grave aux lambeaux latéraux, pourvu que l'on résèque les nerfs avec soin.

Malgaigne a conseillé comme procédé « ne durant pas une minute » un *lambeau unique* arrondi, de préférence antérieur, ne comprenant pas les vaisseaux, long d'un travers de bras et taillé d'un coup par transfixion (fig. 259). Le Fort n'a pas hésité à prendre par nécessité, « sur la face externe et un peu postérieure », un lambeau unique taillé au bistouri.

Teale, pour l'application de sa méthode au bras, recommande de faire *antéro-externe* le grand lambeau. L'incision antérieure qui le limite doit donc, tout en longeant le bord interne du biceps, respecter l'artère qu'il faut laisser, avec les nerfs médian et cubital, dans le court lambeau *postéro-interne* (fig. 260).

Je rappellerai que les lambeaux de Teale sont taillés à la Ravaton, c'est-à-dire attentivement détachés de l'os comme s'il s'agissait d'une résection uxtapériostée.

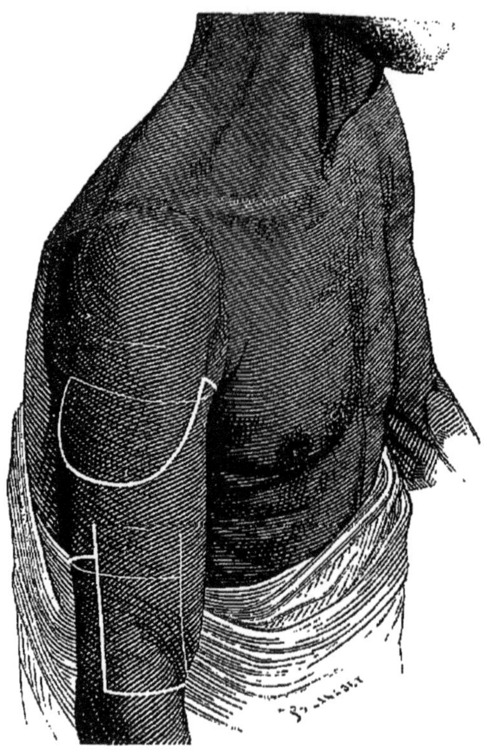

Fig. 260. — Amputations partielles du bras. — En bas, procédé de Teale. — En haut, lambeau externe pour amputation intradeltoïdienne : un trait blanc fin indique le niveau de la section osseuse (col chirurgical) bien au-dessus de la base du lambeau.

C. — Amputation intradeltoidienne

Lambeau externe.

La scie divisera l'humérus au niveau du col chirurgical. C'est à deux bons centimètres au-dessous que devra se trouver le commencement du tracé du lambeau ; celui-ci aura, en largeur la demi-circonférence externe du membre, en longueur un travers de bras au moins.

1° *Incisions cutanées.* — Le chirurgien, placé en dehors du membre, fixant lui-même le tégument deltoïdien s'il opère à droite, le faisant fixer s'il opère à gauche, découpe donc *d'avant en arrière* un lambeau cutané externe arrondi en U, en commençant à peu près à deux doigts au-dessous de la future section osseuse. Après avoir incisé la peau, il la mobilise sur tout le contour. — Il coupe alors les téguments internes ou axillaires. Comme ils sont très rétractiles et tendus par l'abduction du bras, il faut les diviser non absolument en travers, mais suivant une courbe légèrement convexe en bas; et comme ils sont minces et appliqués aux vaisseaux et nerfs, l'attention et la légèreté de main sont indispensables.

2° *Entaille ascendante du deltoïde.* — Le moment étant venu de sectionner le deltoïde, la chair du lambeau, l'opérateur pince et rétracte la base de celui-ci entre le pouce et les doigts de la main

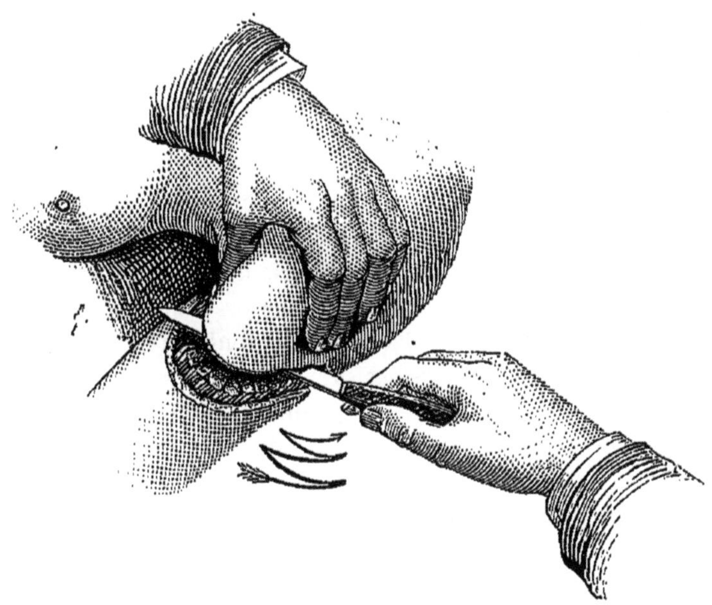

FIG. 261. — Amputation intradeltoïdienne. Manière d'entailler le deltoïde après les incisions cutanées, pour en faire un lambeau charnu arrondi, épais et très large. Les brisures de la flèche indiquent les mouvements d'arpège du couteau.

gauche (fig. 261); en même temps, il entaille le muscle de bas en haut, jusqu'à ce que soit découverte la région où l'os doit être scié.

1° *Section des chairs axillaires et ligature.* — Les chairs internes, le paquet vasculo-nerveux vont être maintenant divisés, après ligature de l'artère axillaire, mais avec des précautions spéciales, pour désinsérer au plus près les tendons adducteurs, et surtout pour détacher de l'os celui du grand pectoral, dont il est bon de conserver quelques adhérences supérieures. — Le grand pectoral, soulevé par le doigt, sera donc d'abord désinséré avec soin et de bas en haut, le couteau ou le grattoir rasant la lèvre antérieure de la coulisse bicipitale. Puis, le faisceau coraco-bicipital, également soulevé du bout des doigts gauches introduits par une fente du côté interne de la gaine, sera tranché pour découvrir le paquet vasculo-nerveux. L'artère ayant été mise à nu, dénudée, liée, coupée et refoulée, le couteau divisera les nerfs *très haut*, enfin tout le reste, long chef du triceps, tendons du grand dorsal et du grand rond, ceux-ci très près de l'os et pas toujours en totalité.

ARTICLE IX

DÉSARTICULATION DE L'ÉPAULE

Indications. Le sacrifice complet du bras est le plus souvent commandé par des traumatismes, blessures de guerre, accidents de chasse, brûlures, etc., etc., qui atteignent l'extrémité supérieure de l'humérus, l'artère axillaire et les gros nerfs du plexus brachial, ou bien qui, n'intéressant que le bras ou même l'avant-bras, sont suivis d'inflammation, de gangrène ascendante, d'anévrysmes, d'hémorrhagies, etc.

Lorsqu'une balle, une charge de plomb, a brisé l'extrémité supérieure de l'humérus et même traversé l'articulation, il ne faut pas d'emblée se résoudre à désarticuler l'épaule; il faut songer d'abord à conserver le membre en faisant un sacrifice partiel, une résection. C'est l'état des parties molles, et spécialement celui des vaisseaux et des nerfs, qui devra guider le chirurgien.

Il est probable qu'une résection traumatique faite dans des conditions locales médiocres ou mauvaises est plus dangereuse que la désarticulation. Mais si le chirurgien se croit en droit d'espérer que le membre conservé sera solide et agissant, il lui est peut-être permis de faire courir au blessé, avec son assentiment, quelques chances de mort de plus.

Lorsqu'un chirurgien est appelé auprès d'un blessé, immédiatement après l'accident, il doit se décider et agir le plus tôt possible. Il peut bien reconnaître ordinairement l'état des nerfs et des vaisseaux; mais relativement à l'os et aux chairs proprement dites, qui n'ont pas encore réagi, il est obligé de deviner l'état de ces parties profondes par ce qu'il aperçoit à la surface. Or il est bien fréquent de rencontrer sous des parties molles, en apparence et en réalité assez peu intéressées, un humérus broyé ou fendu sur une très grande longueur.

Il est possible de réséquer avec succès la moitié de cet os et même plus. Néanmoins, dans les cas où il y a la moindre cause d'hésitation, la première incision doit convenir à la fois à la résection et à l'amputation, afin que l'opérateur, après avoir constaté *de visu* l'état des parties profondes, puisse librement pratiquer l'une ou l'autre de ces opérations.

Les affections organiques exigent aussi quelquefois l'amputation du bras en totalité. Lorsque l'on se trouve en présence d'une énorme tumeur de l'humérus, on doit savoir que la peau attirée sur le membre se retirera énormément en retournant à sa place sur le thorax. Il faut s'attendre encore à de certaines difficultés pour atteindre la capsule.

L'ankylose partielle de l'articulation, les végétations de l'arthrite sèche, sont extrêmement embarrassantes pour l'opérateur, qui, ne pouvant faire tourner l'humérus, doit insinuer un petit couteau solide ou une rugine courbe pour couper la capsule çà et là, tantôt de dehors en dedans, tantôt de dedans en dehors.

Anatomie. — L'articulation scapulo-humérale est formée d'une grosse tête sphéroïdale en partie seulement reçue dans une petite cavité de même courbure. Une capsule en forme de manchon s'attache par l'une de ses extrémités au pourtour de la cavité glénoïde, et par l'autre, la plus large, au-delà du sillon appelé col anatomique, qui sépare la tête cartilagineuse des deux tubérosités. Celles-ci ne sont pas contenues, même partiellement, dans la cavité articulaire, et, pour couper la capsule, c'est en dedans du col anatomique, sur la tête cartilagineuse, qu'il faut porter le couteau.

Cela serait facile si la voûte osseuse acromio-caracoïdienne n'existait pas. Mais elle existe; et pour rendre la *capsule accessible au tranchant,* en avant, en haut et en arrière, il faut ne jamais oublier les faits physiologiques suivants. 1° Lorsque le coude est rapproché du flanc, et seulement alors, les insertions supérieures de la capsule débordent en dehors le sommet de l'acromion. Si l'on écarte le coude du tronc, ces insertions se cachent sous la voûte et deviennent inaccessibles. 2° Le coude étant toujours rapproché du flanc, si le bras n'est tordu ni en dehors ni en dedans, les parties antérieure et postérieure de la capsule sont protégées, la première par le bec coracoïdien, la seconde par l'angle acromial. 3° Si l'on tord le bras en dehors, les insertions antérieures se découvrent complètement pendant que les postérieures se cachent davantage (fig. 262). 4° Si l'on tord le bras en dedans, c'est la partie postérieure de la capsule qui s'expose et l'antérieure qui se dérobe à son tour (fig. 263).

Les tendons des muscles, sous-scapulaire en avant, petit rond et sous-épineux en arrière, sus-épineux et biceps en haut, ainsi que le ligament coraco-huméral, font, pour l'opérateur, partie de la capsule qu'ils épaississent au point que le couteau, pour la diviser dans toute son épaisseur, devra être secoué, agité de ces petits mouvements de va-et-vient imperceptibles, de trépidation, qui décuplent la puissance de son tranchant.

L'emboîtement des surfaces articulaires est presque nul. La cavité glénoïde est si peu profonde que l'on peut facilement pousser d'estoc une

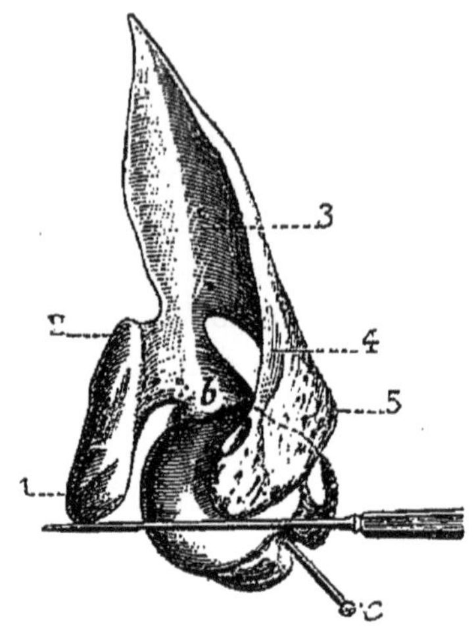

Fig. 262. Fig. 263.

Le squelette de l'épaule gauche, moins la clavicule, vu à pic; l'humérus collé au tronc, expose au couteau le dessus de sa tête. — 1, sommet de l'ap. coracoïde; 5, angle de l'acromion gauche; C, épingle plantée dans la coulisse bicipitale.

Sur la figure 262, la tête humérale est en rotation externe : on voit que, dans cette attitude, le couteau ne peut couper la capsule que devant et dessus. S'il s'abaissait en arrière, il tomberait sur la grosse tubérosité.

Sur la figure 263, la rotation est interne : la partie antérieure de la capsule n'est plus accessible au tranchant; au contraire, la postérieure l'est devenue et se laissera couper si l'on abaisse le manche du couteau.

lame étroite à travers l'articulation, soit d'avant en arrière au-dessous des piliers de la voûte, soit de bas en haut, comme Lisfranc, en faisant ressortir la pointe dans l'intervalle de l'apophyse coracoïde et de l'acromion.

La capsule articulaire est assez longue pour, une fois que l'air y a son libre accès, permettre un écartement de plusieurs centimètres si les muscles ont été paralysés par le chloroforme.

Il semble donc qu'il doit être bien facile de désarticuler le bras. Il n'en est rien. La voûte acromio-coracoïdienne protège l'articulation en haut; les vaisseaux et nerfs axillaires interdisent de l'attaquer par en bas; enfin, la nécessité de garder des chairs en avant et en arrière donne de la profondeur à la plaie et embarrasse le chirurgien.

La désarticulation de l'épaule se pratique au voisinage de *gros vaisseaux* qu'il faut respecter dans les premiers temps de l'opération, et dont, à mon avis, il faut assurer l'occlusion avant de les couper.

L'air peut en effet pénétrer dans la veine axillaire, mais c'est l'accident le moins à craindre, à cause de sa rareté.

La compression de l'artère sous-clavière est possible; malheureusement elle est infidèle, et souvent le blessé n'a plus les moyens de perdre encore une goutte de sang. La désarticulation de l'épaule ne serait rien sans la nécessité d'assurer l'hémostase immédiate. Si l'on n'a pas *un aide absolument sûr* à qui confier cette partie principale de l'opération, il faut s'en occuper soi-même et prendre ses mesures en conséquence. Les deux gros vaisseaux axillaires sont placés dans l'aisselle, au milieu des nerfs, derrière les muscles coracoïdiens, petit pectoral et coraco-brachial. Les artères profondes de l'épaule sont les deux circonflexes, dernières branches de l'axillaire, qui s'en détachent au niveau de la partie supérieure du col chirurgical. La circonflexe postérieure ou deltoïdienne est de beaucoup la plus grosse.

Si, par une opération préalable, on pouvait placer une ligature sur le tronc artériel, au-dessus de l'origine des circonflexes, on n'aurait plus à redouter d'hémorrhagie immédiate. Nous verrons qu'il est possible de pratiquer cette ligature pendant l'opération, qui devient ainsi d'une sécurité absolue et d'une grande élégance, pourvu que l'opérateur ait conservé les notions d'anatomie que voici.

Au-dessous de la clavicule et devant les vaisseaux et les nerfs axillaires, il y a deux plans musculaires. Tant qu'ils ne sont pas coupés tous les deux, l'artère est cachée et difficile à atteindre. Le premier est le plan du grand pectoral et du deltoïde; le second est celui du petit pectoral et du coraco-brachial uni au chef interne du biceps. Si dans un premier temps on coupe à la racine du bras : 1° le tendon du grand pectoral et le bord antérieur du deltoïde; 2° le faisceau musculaire commun au biceps et au coraco-brachial, ce qui peut se faire sans intéresser une seule artère, les racines de ces muscles se rétractent et se laissent refouler tant qu'on veut en haut et en dedans. On découvre alors et l'on sent, à la place qu'occupait le coraco-brachial, un gros nerf blanc, tendu, cylindrique, qui, écarté en dedans, laisse voir l'artère et l'origine de ses collatérales circonflexes. Un fil placé au-dessous de celles-ci, à bonne distance, pare au plus grand danger, celui d'une hémorrhagie pouvant être rapidement mortelle. Placé au-dessus de la circonflexe postérieure ou simultanément sur cette artère et sur le tronc axillaire, le fil, en ischémiant le deltoïde, permet en outre de terminer à sec l'opération. Il est bien commode, en écartant quelques veinules pour ne pas voir de sang, de ne mettre qu'une ligature sur l'axillaire, au-dessus des circonflexes; il faut seulement que l'intervalle qui sépare celles-ci de l'énorme collatérale sus-jacente, la scapulaire inférieure, soit suffisant.

Donc il est acquis que la ligature de l'axillaire au-dessus des circonflexes réalise d'un coup l'hémostase définitive, tandis que la ligature au-dessous des circonflexes suffit seulement à garantir la vie de l'opéré. Ceci est le principal, mais ne permet pas de terminer l'opération à sec, puisque les rameaux deltoïdiens saignent et doivent être liés à la fin de l'opération.

Si l'on ne voulait se contenter du bien, je conseillerais volontiers le mieux, qui serait de lier séparément et l'extrémité inférieure de l'artère axillaire, l'origine de la brachiale, et la circonflexe postérieure, chose facile pour tout le monde, l'œil et le doigt pouvant marcher ensemble à la recherche de ces vaisseaux. Une autorité me répétait naguère encore : « Si vous liez au-dessus de la circonflexe postérieure, vous aurez de la gangrène du deltoïde. » Est-ce que c'est arrivé? Est-ce que le lambeau externe, l'épaulette dite de Dupuytren, d'un emploi encore si fréquent, a coutume de se gangrener? La taille de ce lambeau implique pourtant section immédiate des artères circonflexes!

La veine axillaire est en dedans de l'artère; il ne faut pas y toucher ni la déchirer en isolant l'artère, non seulement à cause du danger de l'entrée de l'air, mais encore parce que cette veine pourrait saigner beaucoup malgré la ligature du principal tronc artériel. Il est plus difficile d'épargner le petit canal veineux collatéral.

Le chirurgien n'a pas besoin de se rappeler le nom ni la place de chacun des *nerfs* du plexus brachial. Qu'il sache seulement que le nerf deltoïdien passe avec l'artère circonflexe postérieure derrière le col chirurgical de l'humérus, et continue son trajet d'arrière en avant à la face profonde du muscle deltoïde; il en conclura qu'en fendant longitudinalement et profondément le moignon de l'épaule en deux parties, égales ou inégales, la partie deltoïdienne antérieure à l'incision sera toujours paralysée, inerte, insensible et peut-être froide, tandis que l'autre restera sensible et contractile. J'insisterai davantage à propos de la résection de l'épaule, qui, pour donner un bon résultat, a besoin de la conservation des fonctions du deltoïde.

Il y a peu de chose à dire des *muscles*, que nous ne sachions déjà. Le deltoïde coupé pendant que le bras est écarté du tronc se rétracte peu; mais, en revanche, sa face profonde est heureusement très facile à détacher des tubérosités de l'humérus. Le grand pectoral se rétracte beaucoup et tend à former un clapier en se retirant, c'est pourquoi il faut le garder en entier en le désinsérant. La même remarque est applicable aux muscles grand dorsal et grand rond.

La désarticulation de l'épaule ouvre largement la *cavité axillaire* pleine de tissu cellulaire dont la suppuration se propagerait facilement, surtout dans les points déclives, le long de la paroi thoracique externe. De là peut naître l'indication du drainage préventif.

Les *téguments* qui couvrent le deltoïde sont adhérents. Ceux qui revêtent le grand pectoral sont, principalement sur les sujets jeunes et maigres, très rétractiles, comme ce muscle. Ceux de l'aisselle et de la partie interne du bras, surtout lorsqu'ils sont coupés pendant l'abduction du membre, se rétractent également beaucoup, mais cela importe peu, car on n'en fait un lambeau que dans les cas de force majeure.

Recherche de l'articulation. — L'exploration du moignon de l'épaule en l'absence de gonflement est facile. En le pinçant d'avant en arrière, à pleine main entre le pouce et les doigts, on sent en arrière l'épine du scapulum et en avant le creux sous-claviculaire en dehors duquel l'*apophyse*

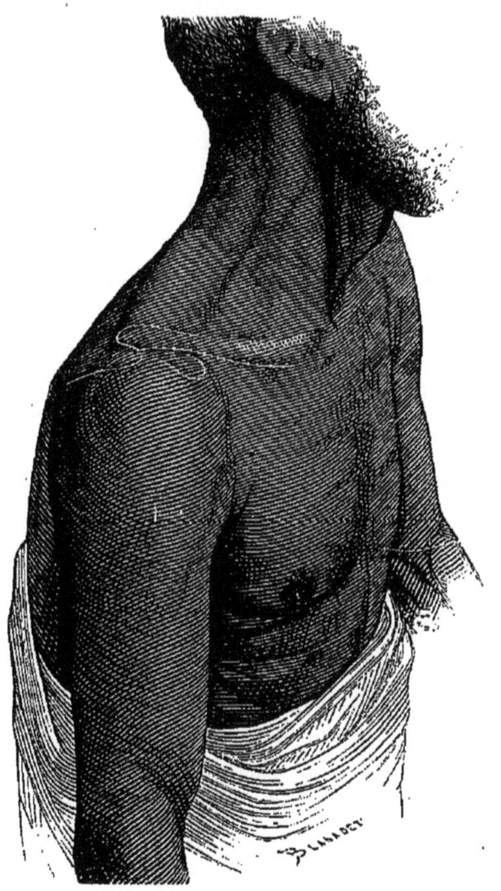

Fig. 264. — Formes de l'épaule avec contours des parties du squelette.

coracoïde se révèle au doigt. En longeant le bord de l'épine en-dessous et de dedans en dehors avec le doigt, on franchit l'*angle* de l'acromion, très sensible, on suit le bord externe qui se relève en avant et se termine en formant un promontoire, le *sommet*, un peu fruste à cause de l'épaisseur du deltoïde (voy. fig. 264). Entre le sommet de l'acromion et le bec coracoïdien, devant l'extrémité externe de la clavicule, le doit peut déprimer légèrement les téguments et sentir la tête humérale à travers la partie fibreuse de la voûte : c'est la région dite *triangle acromio-coracoïdien*.

En somme, pour arriver par le palper à déterminer la place du sommet de l'acromion, il faut toucher l'épine de l'omoplate, l'angle et le bord externe de l'acromion; toucher le creux sous-claviculaire, le bec de l'apophyse coracoïde, et mettre le doigt dans l'intervalle acromio-coracoïdien. Pendant l'exploration, il est bon d'agiter un peu l'humérus, en évitant de mouvoir en même temps l'omoplate, dont l'immobilité relative doit révéler les contours.

Pour déterminer le sommet de l'acromion sur une épaule gonflée, il faut se servir de mesures prises sur l'épaule saine, à partir de l'articulation sterno-claviculaire, facile à sentir avec l'ongle.

Du moignon et du choix des procédés. — L'extirpation du bras ne laisse pour ainsi dire pas de moignon. Néanmoins l'acromion, que sciaient Faure et Bonnet, que Lisfranc voulait trancher chez les enfants, mais qu'il faut conserver aussi souvent qu'on le peut, pour la symétrie des épaules et le soutien du membre artificiel, l'acromion, dis-je, forme une saillie exposée et ne doit avoir aucun rapport avec la cicatrice. Celle-ci est le mieux placée au niveau de la cavité glénoïde, dans un creux que surplombe la voûte et que protègent, en avant et en arrière, les deux anciens bords de l'aisselle. Moins la cicatrice est large, moins les renflements terminaux des nerfs sont superficiels et adhérents, tant à la cicatrice qu'à la mobile cavité glénoïde, mieux cela vaut. La réunion immédiate donne une cicatrice linéaire, mobile et non déprimée.

Les procédés opératoires qui donnent une cicatrice verticale sont les meilleurs pour le drainage et la rapidité de la guérison. Mais, à la racine des membres surtout, on obéit souvent à la nécessité. Quand les téguments sont intacts sur toute la périphérie du membre, on doit employer de préférence un procédé qui, en définitive, donne un lambeau en avant et un autre en arrière, une réunion verticale. Les incisions elliptique, ovalaire, en raquette, ont ce résultat, en raison du retrait des téguments axillaires, presque aussi bien que la méthode à deux lambeaux.

Plusieurs chirurgiens étrangers emploient, quand ils ont le choix, le facile et rapide procédé à lambeau externe deltoïdien. Je le décrirai pour le cas où cette région du moignon de l'épaule aurait été seule épargnée. De même, j'indiquerai, pour des circonstances analogues, les procédés à lambeau unique, antérieur, postérieur et même inférieur.

C'est la crainte de l'hémorrhagie qui rendit si imparfaite l'opération de Ledran père; et la ligature de l'artère devint pour ses successeurs, en Angleterre et en France, le premier temps de la désarticulation. Vers la fin du dernier siècle, Boyer, instruit par Bertrandi, instruit lui-même peut-être par Pojet, écrivit sur l'art d'assurer l'hémostase en coupant l'artère en dernier lieu, après que l'aide l'a saisie entre le pouce introduit dans la plaie et les doigts enfoncés dans l'aisselle. C'est vite fait et très bien ; il faut seulement un aide habile. Cette dernière nécessité devait déterminer, aujourd'hui que l'opérateur, avec le chloroforme, n'a plus besoin de se presser, une réaction en faveur du premier procédé. Car « le précepte donné par Desault, que dans les opérations en général on doit lier avant tout, s'il est possible, tous les vaisseaux un peu considérables, est une des meilleures maximes que l'on puisse suivre ». (S. Cooper.)

Quelques opérateurs recommandent de couper les nerfs le plus haut possible, ou à des hauteurs inégales, pour éviter un névrome en bloc adhérent à la cicatrice. Je crois cela bon. D'autres, à l'exemple de Bromfield opérant, je crois, pour une scapulalgie, recommandent de gratter le cartilage glénoïdien. Si l'on bourrait encore la plaie de charpie, le cartilage devant presque certainement s'exfolier, mieux vaudrait l'enlever d'avance ; mais aujourd'hui, à quoi bon, s'il est sain?

Le procédé de mon choix, que je vais décrire en premier lieu, appartient à D. Larrey pour la forme de l'incision cutanée (raquette), à Marcellin Duval pour la coupe des muscles. M. Verneuil l'a fréquemment employé et recommande de lier l'artère aussitôt que possible. Avec un simple bistouri, l'opérateur arrive d'abord sûrement et facilement sur l'artère axillaire, précieux avantage, surtout en l'absence d'un aide exercé; il découvre ensuite largement la tête humérale et fait ainsi de la désarticulation proprement dite un véritable jeu, autre avantage que personne ne voudra dédaigner.

Je donnerai deux variantes de ce procédé : la première, un peu plus facile, est applicable aux cas traumatiques dans lesquels on hésite entre la simple résection et la désarticulation ; la seconde, plus élégante, demande qu'il n'y ait aucun doute sur la nécessité de l'ablation totale du membre. C'est celle-ci qui a la vogue en ce moment dans les examens et concours.

Coupe oblique partant du milieu de la fente de D. Larrey.

L'usage du chloroforme exige absolument que le malade soit couché, tout au plus demi-assis et non assis, comme on le plaçait autrefois. Qu'il soit donc couché, avec un simple coussin dur sous la région dorso-cervicale, au bord et près de la tête du lit, l'épaule saillante et abordable en arrière comme en avant.

Outre le chloroformisateur, il faut, pour opérer avec sécurité, un aide très exercé qui sache rétracter les chairs, saisir l'artère axillaire et, au besoin, jeter instantanément le pouce sur la sous-clavière. Si l'on voulait faire comprimer cette artère pendant toute durée de l'opération, un aide spécial serait nécessaire. Quant au membre malade et aux instruments, ils peuvent être confiés à de simples assistants ou déposés sur une très petite table approchée à dessein.

Le chloroformisateur se tient du côté sain et laisse autour de la tête et de l'épaule malade de l'espace libre pour l'aide de confiance.

L'opérateur se place en dehors du membre. Celui-ci est écarté du tronc de 45° environ, si cela est possible.

1° *Incisions extérieures.* — De la main gauche, empaumez et

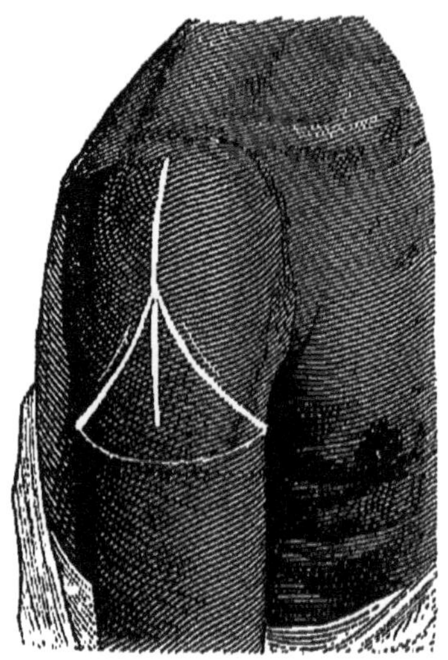

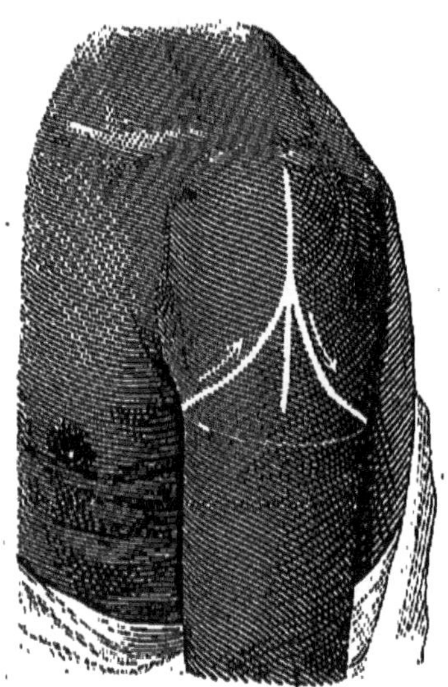

Fig. 265 et 266. — Tracé de la raquette avec grande fente d'exploration préalable. Les flèches indiquent la marche du couteau, qui descend devant l'épaule droite, derrière l'épaule gauche, et, après une reprise, remonte derrière l'épaule droite, devant l'épaule gauche.

serrez les chairs de la partie interne et postérieure de la racine du bras, pour tendre, sur le cadavre, la peau deltoïdienne. Alors que la main droite a déjà saisi le couteau, touchez de son index, une fois encore, le sommet de l'acromion (a). *Au-dessous* et en avant, enfoncez la pointe et abaissez sur la partie externe du moignon de l'épaule une profonde incision longitudinale, de $0^m,10$. Repassez le couteau une seconde fois s'il est nécessaire pour bien mettre à nu l'articulation et l'humérus, car peut-être voulez-vous explorer avant d'aller plus loin (b). Décidé pour la désarticulation, étudiez les figures 265 et 266.

Mettez la pointe sur le milieu de la lèvre droite de l'incision longitudinale et, à partir de là, descendez vers votre droite une incision cutanée oblique qui se recourbe convexe, pour aller transversale, au niveau même de l'extrémité inférieure de l'incision longitudinale, expirer derrière le bras. Cette incision oblique convexe faite à votre droite ne doit intéresser que la peau, non seulement si elle a croisé les vaisseaux axillaires (bras droit), mais même si elle n'a fait que découvrir le deltoïde (bras gauche). Il en sera de même pour la seconde, que vous ferez absolument symétrique à la première, après avoir ramené le couteau par-dessus le membre et repris la partie terminale de celle-ci, la main gauche tendant les téguments (c).

2° *Sections des muscles antérieurs.* — Dans la plaie courbe oblique antérieure, vous apercevez à nu les faisceaux antérieurs

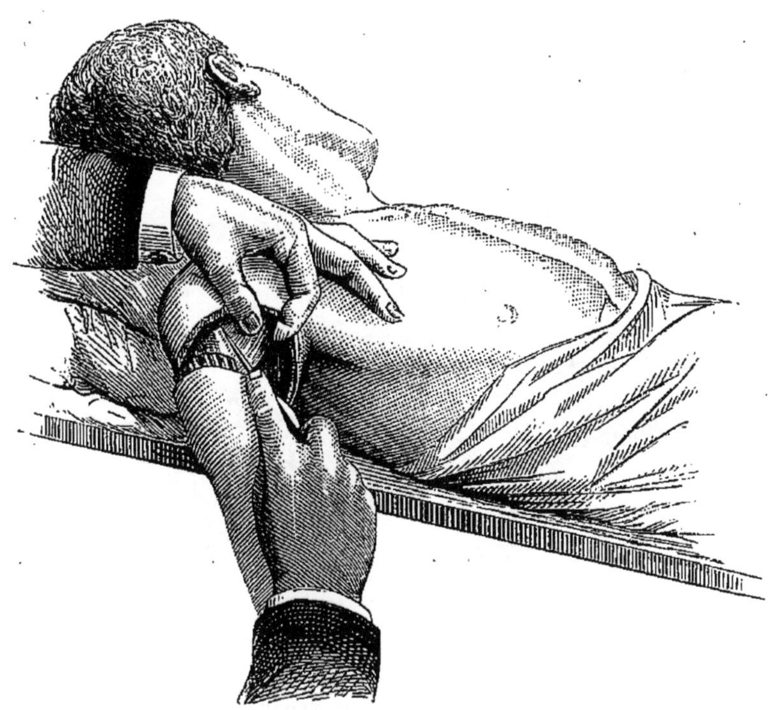

Fig. 267. — Désarticulation de l'épaule. L'incision est elliptique ou autre, peu importe les faisceaux antérieurs du deltoïde sont coupés. — Les doigts gauches soulèvent le tendon grand pectoral que le couteau divise près de ses insertions.

du deltoïde, à peu près confondus avec le tendon du grand pectoral. Soulevez celui-ci avec le doigt aidé de quelques petites incisions (fig. 267); d'un coup de tranchant divisez les faisceaux deltoïdiens à ras de la peau rétractée et désinsérez le tendon grand pectoral. A ce moment, refoulant en dedans le lambeau antérieur rendu très mobile, vous apercevrez et sentirez le faisceau musculaire coraco-bicipital.

3° *Voulez-vous lier l'artère?* — Donnez, suivant le côté interne du coraco-brachial, un long coup de pointe qui fende son aponévrose. Par cette fente, introduisez l'index gauche, en dedans puis en arrière du coraco-brachial; attirez le faisceau musculaire tout entier devant l'humérus pour l'y couper, en travers, sans le moindre danger pour les vaisseaux. Si le lambeau antérieur, maintenant complètement taillé, est bien rétracté par votre aide, les vaisseaux et nerfs axillaires sont largement découverts. Au niveau de la tête humérale, écartez en dedans le premier gros nerf blanc,

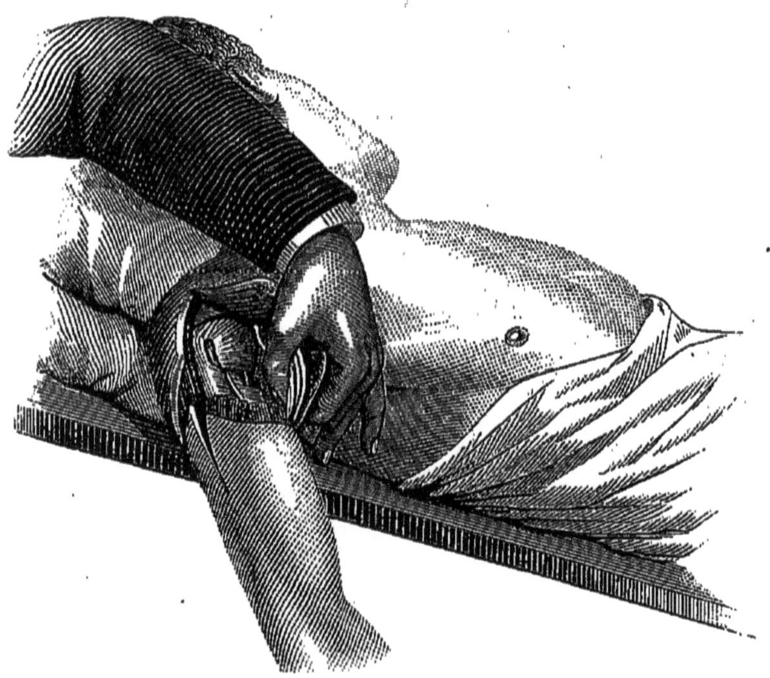

Fig. 268. — Désarticulation de l'épaule. Sont coupés : les faisceaux deltoïdiens antérieurs, le tendon grand pectoral, le faisceau coraco-bicipital. La main gauche écarte les nerfs en dedans et découvre l'artère qui va être liée.
C'est dans cette attitude qu'après la désarticulation, la main de l'aide plongera le pouce pour saisir tout le paquet vasculaire.

tendu et cylindrique : vous découvrirez l'artère et les origines des circonflexes dont la principale s'enfonce dans le trou quadrilatère (fig. 268). Rien n'est plus facile alors que d'isoler et lier l'artère, soit au-dessus, soit au-dessous de l'origine des circonflexes (d).

Tout danger conjuré, l'opérateur, tranquille, est dans les meilleures conditions pour bien faire le reste de l'opération.

4° *Entaille du deltoïde postérieur.* — Reportez maintenant le couteau dans l'incision courbe oblique postérieure et, à ras de la peau rétractée, entaillez le deltoïde hardiment jusqu'au bord postérieur de l'aisselle. — Faites tordre, ou tordez vous-même le bras en dedans et, dans cette attitude, décollez, à l'aide de quelques coups de couteau, la face profonde du lambeau postérieur que vous

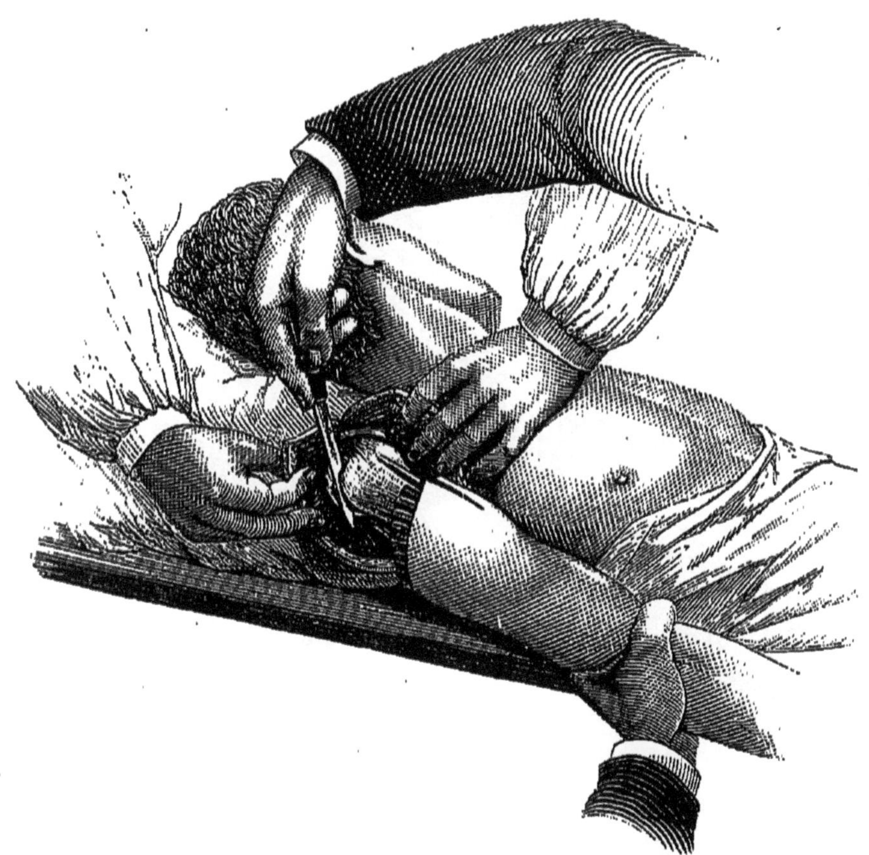

Fig. 269. — Désarticulation de l'épaule droite : section de la capsule. La gauche de l'opérateur, en extension forcée, tient le coude, pas le bras, le coude, afin d'être maîtresse de faire tourner l'humérus ; la droite armée du couteau, ayant coupé derrière, va couper dessus ; puis en avant, mais après détorsion.

venez d'achever (e). Confiez-le enfin à l'aide qui déjà, de l'autre main, tient écarté le lambeau antérieur.

Assurez-vous par quelques mouvements de rotation que la tête de l'humérus et la capsule sont largement découvertes et facilement accessibles dans toutes les attitudes ; et retournez voir les figures 262 et 263, page 369.

5° *Désarticulation.* — De la main gauche, dans une attitude étudiée (note f), saisissez le membre malade par le coude ; rapprochez-le et tenez-le *constamment rapproché du flanc* (fig. 269) ; tordez-le d'abord à votre droite. Je parle comme si le malade était assis. — Sur la partie gauche de la capsule ainsi exposée, appliquez le couteau en long relativement à l'humérus, la pointe tournée vers

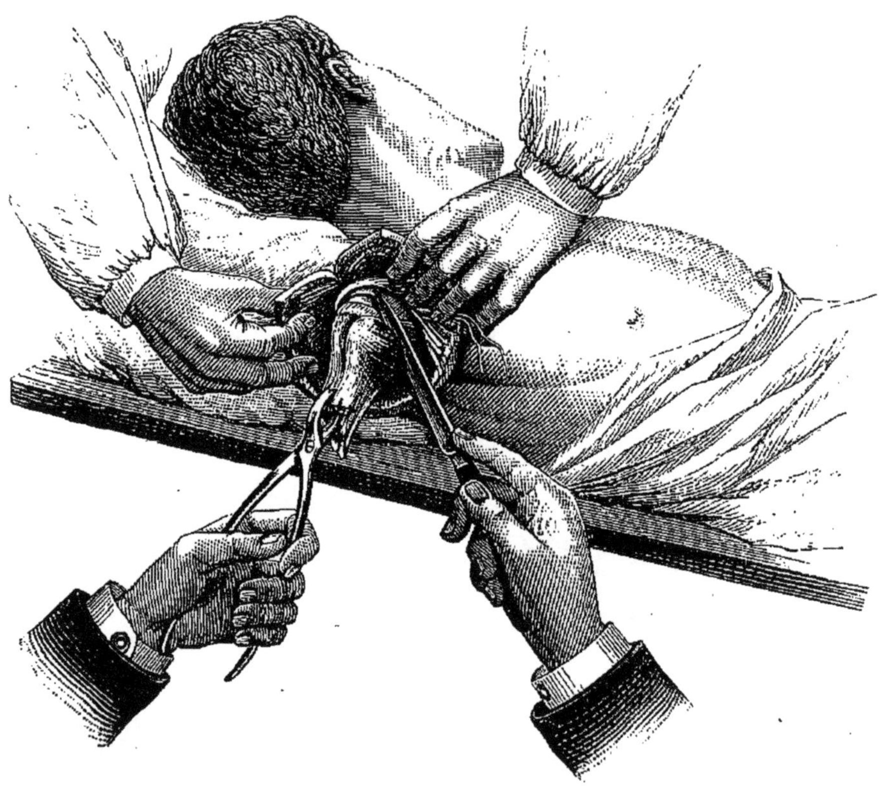

Fig. 270. — L'opérateur, après avoir coupé la partie gauche, puis la partie supérieure de la capsule, tord l'humérus à sa gauche et coupe enfin la partie droite de la capsule (c'est-à-dire la partie antérieure s'il opère sur le côté droit, et *vice versa*).

le coude, le tranchant toujours perpendiculaire à la surface qu'il attaque : coupez à fond, jusqu'à ce que la tête cartilagineuse lisse et brillante apparaisse dans la plaie. Avancez votre incision sur la partie culminante de l'articulation, rasant le sommet de l'acromion. — Alors seulement que la partie supérieure de la capsule sera en grande partie incisée et à mesure que le couteau progressera, détordez le bras, tordez-le même à votre gauche pour dégager et amener sous le talon du tranchant la partie droite de la capsule, dernière partie que vous puissiez inciser pour le moment (g).

La main gauche, remontée lestement le long du bras, jette la tête de l'humérus en dehors. — Avant d'engager le couteau par le milieu en dedans de cette tête, préparez cet engagement d'un coup de pointe sur l'insertion humérale de la lèvre capsulaire antérieure, afin de bien raser le col et de ne couper ni l'artère ni le nerf circonflexes postérieurs. Et si l'artère n'a pas été liée, dites à l'aide qui tient les lambeaux, de plonger le pouce de sa main antérieure dans la plaie, les doigts dans l'aisselle (attitude de la figure 268), pour saisir les vaisseaux; dites-lui d'appuyer cette main sur le thorax afin qu'elle ne glisse pas, et d'user au besoin de la seconde qui tenait le lambeau postérieur (h). — Ayant donc engagé le plein tranchant, rasez la face postéro-interne de l'humérus et sortez au niveau de la section cutanée, coupant d'un coup tout le contenu du canal axillaire, la longue portion du triceps et les tendons du grand dorsal et du grand rond.

Après vous être assuré qu'aucune artériole ne donne plus; après avoir réséqué toutes les bribes flottantes, capsulaires ou autres, s'il y en a, raccourci les nerfs trop longs, etc., vous faites le pansement. Voulez-vous réunir? Rapprochez les lèvres antérieure et postérieure de la plaie. Fixez-les en contact, si elles sont suffisantes, en laissant une ouverture inférieure pour le drainage. Par-dessus les moyens d'union, appliquez un tampon qui enfonce mollement les lambeaux dans l'excavation sous-acromiale jusqu'au contact de la cavité glénoïde. Comprimez de même les clapiers axillaires.

Notes. — (a) Pendant ce temps l'aide rétracte la peau si elle est mobile; sinon, l'opérateur commence à un travers de doigt plus bas, car il ne faut pas que l'incision découvre ce futur promontoire osseux.

(b) Dans le cas où il y a doute véritable touchant l'opportunité de la résection ou de l'amputation, il faut faire l'incision un peu plus en avant comme Fleury.

Avec de l'adresse et une attitude du bras calculée, on peut inciser du haut en bas, dans la coulisse bicipitale, et désinsérer du coup le grand pectoral. Il faut, pour atteindre ce but, mettre le doigt dans la plaie quand le deltoïde est fendu, chercher l'origine de la coulisse entre les deux tubérosités, y mettre la pointe du couteau et inciser vigoureusement en descendant le plus possible et côtoyant le tendon bicipital.

(c) Naguère encore, les opérateurs d'amphithéâtre coupaient à plein tranchant la peau et les muscles du même coup, de chaque côté de la fente longitudinale. Ils avaient donc besoin d'une longue fente permettant d'écarter la lèvre postérieure au moment de l'attaque de l'antérieure, et réciproquement. Avec la manière actuelle d'inciser en deux temps et avec la pointe, la moitié inférieure de l'incision longitudinale n'est pas indispensable.

(d) Il suffit de lier au-dessous de l'origine des circonflexes pour parer au plus grand danger. Rien n'empêche, du reste, de lier ces artères elles-mêmes, immédiatement. En isolant l'axillaire, on déchire souvent le tronc veineux commun des circonflexes ou ses branches placées devant l'artère. Ces veinules saignent assez abondamment; il ne faut pas s'en effrayer.

(e) Il est d'autant plus utile de bien décoller ce lambeau qu'il a plus de largeur, c'est-à-dire qu'on a fait l'incision plus en avant. C'est le cas de la modification de Fleury, qui plaît à beaucoup de chirurgiens. Cela va bien pour commencer, mais quand il s'agit de diviser la partie postérieure de la capsule, il faut que les élèves ne l'oublient pas, la besogne de l'opérateur est rendue plus difficile parce que celle de l'aide, le relèvement du lambeau postérieur, reste toujours imparfaite.

(f) Il faut saisir le coude, parce que, plat et irrégulier, il offre de la prise et obéit à la main gauche, qui peut ainsi imprimer à l'humérus la rotation voulue. Que de fois j'ai vu élèves et maîtres saisir le bras par le milieu, tordre vainement l'enveloppe charnue et mobile de l'humérus sans parvenir à faire tourner celui-ci! En cas de fracture, le davier intervient (voy. fig. 270, p. 379).

Qu'elle saisisse le coude ou le davier, la main gauche de l'opérateur commence par imposer la rotation à droite, mais elle doit étudier son attitude initiale (extension forcée, fig. 269) afin d'exécuter facilement ensuite la rotation à gauche ou détorsion dans toute l'étendue nécessaire.

(g) Le couteau, pour sectionner la capsule, exécute les mouvements ordinaires de trépidation sur place. Les jeunes opérateurs vont toujours trop vite et passent par dessus la besogne; ils se contraignent ainsi à revenir plusieurs fois sur leurs pas. Le couteau ne doit avancer que lorsque le cartilage est visible dans l'incision. L'humérus tordu à droite reste immobile pendant la section des parties gauche et supérieure de la capsule. Alors seulement que le couteau a divisé le tendon bicipital, la détorsion de l'humérus commence et ne va pas plus vite que le couteau qui travaille sous les yeux de l'opérateur.

(h) Si l'artère n'a pas été liée, l'aide, ayant la main dans l'attitude de la figure 268, p. 377, cherche les battements et, quand il tient le vaisseau, dit à l'opérateur : Allez! L'aide, agissant des deux mains, une devant, l'autre derrière, est plus sûr de ne pas faillir.

Quand même l'artère aurait été liée d'avance, il serait bon, par surcroît de précaution, de faire saisir les vaisseaux pour éviter l'entrée de l'air dans les veines. J'ignore pourtant si cet accident est compatible avec le calme respiratoire des anesthésiés.

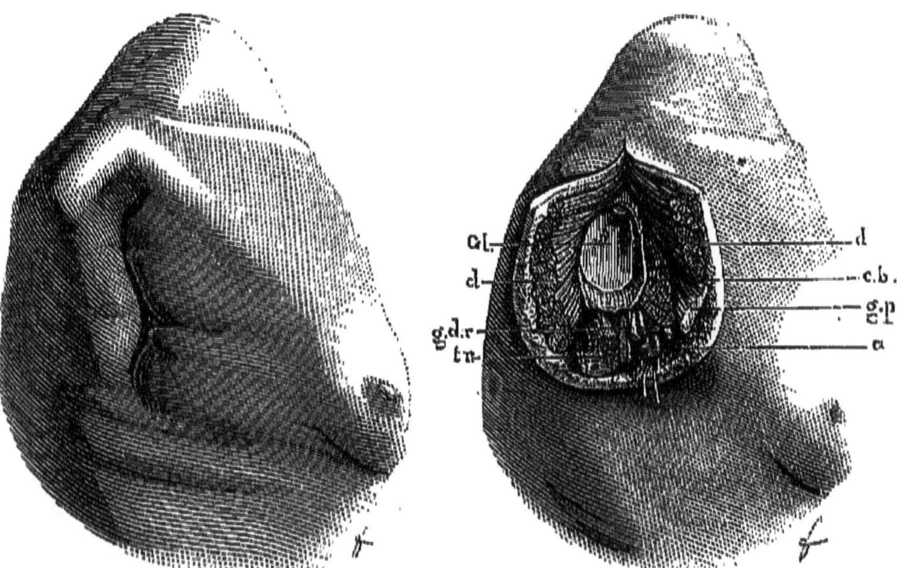

Fig. 271. — Moignon de désarticulation de l'épaule, réunion secondaire.

Fig. 272. — Moignon béant; raquette. Parties désignées par leurs initiales.

Raquette améliorée (croupière).

L'opérateur placé au bout du bras écarté et fléchi au coude peut le tenir et le manœuvrer lui-même. L'avant-bras sera soutenu au besoin par un assistant placé en dedans. L'aide de confiance chargé des lambeaux et des vaisseaux se tient près de la tête.

1° *Incisions extérieures.* — De la main gauche, empaumez et serrez les chairs de la partie postéro-interne de la racine du bras,

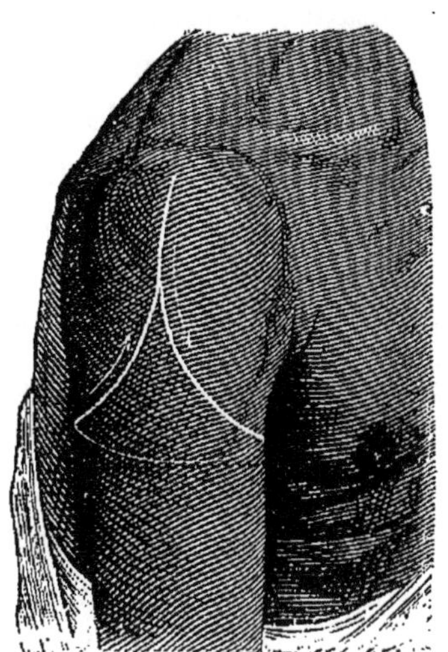

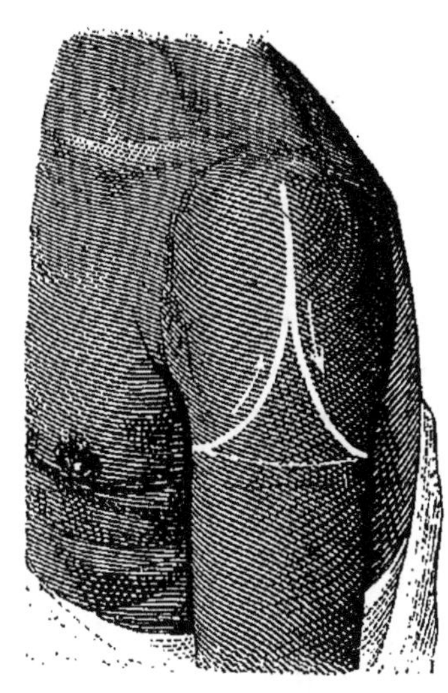

Fig. 273 et 274. — Tracé de la raquette croupière, procédé élégant.

pour tendre la peau deltoïdienne au moment de l'attaque. Alors que la main droite a déjà saisi le couteau, touchez une dernière fois le sommet de l'acromion. Au-dessous, enfoncez la pointe et abaissez sur la partie externe du moignon de l'épaule une incision longitudinale profonde et longue de $0^m,05$. A partir de ce point, quoique descendant toujours, cessez d'inciser à fond et commencez à tourner à droite. Ne divisez donc maintenant que la peau tendue avec intelligence par votre gauche, soit que vous ayez à croiser les vaisseaux axillaires (bras droit, fig. 273), soit que vous incisiez simplement sur le deltoïde (bras gauche, fig. 274), pour gagner la face postérieure du membre. Arrivé là, vous ne pouvez aller plus loin; vous devez être à $0^m,10$ au-dessous du niveau de votre point de départ, beaucoup plus ou un peu moins suivant le volume de l'épaule. — Par-dessus le membre, reprenez sur le bord postérieur de l'aisselle, la partie terminale de la première incision et la ramenez convexe, ascendante et symétrique dans la terminaison de la partie longitudinale, à 0m,05 du bec acromial. En commençant cette reprise, que ce soit dans l'aisselle (bras gauche, fig. 274) ou même sur le deltoïde (bras droit, fig. 273), ne coupez que la peau attentivement et sous vos yeux.

2° *Section des muscles antérieurs.* — Dans la plaie courbe antérieure, vous apercevez les faisceaux deltoïdiens antérieurs confondus en bas avec le tendon grand pectoral. Divisez le tout de haut en bas pendant que le membre est dans la rotation externe, ayant soin de longer la coulisse bicipitale. Faites relever le lambeau et découvrez bien la partie antérieure de la capsule. — Comme le poids du membre fatigue la gauche de l'opérateur, je lui conseille de le confier à un aide et de mettre la main gauche au lambeau pour diviser les chairs antérieures pectoro-deltoïdiennes après les avoir pincées et soulevées et pour refouler ensuite le lambeau vers la clavicule.

3° *Voulez-vous lier l'artère?* — Si oui, découvrez-la en coupant le faisceau coraco-bicipital comme il a été dit plus haut. Si non :

4° *Entaille du deltoïde postérieur.* — Dans la plaie courbe externe et postérieure complétez l'incision musculaire déjà amorcée. Si vous n'employez votre gauche à rétracter la peau, commandez votre aide afin d'entailler de haut en bas, en creusant légèrement. N'allez pas en arrière au delà du bord axillaire : il suffit que le lambeau deltoïdien, disséqué grâce à la rotation de l'humérus en dedans, découvre bien la partie postérieure de l'articulation.

5° *Désarticulation.* — Comme ci-dessus, p. 379 et suiv.

Remarques sur quelques manières d'inciser les parties molles.

Dans les procédés qui viennent d'être décrits et figurés, à quoi sert l'incision longitudinale? 1° A permettre l'exploration de l'articulation dans les cas douteux; 2° à faciliter singulièrement l'entaille des chairs et la désarticulation.

Mais on peut s'en passer, même de la moitié supérieure qui forme la queue de la raquette, pourvu que les téguments et les muscles aient assez de flaccidité et se laissent rétracter facilement. Ce devient alors une *inci-*

sion ovalaire à bords convexes dont l'angle culminant est situé à 0^{m},05 (trois doigts) du sommet de l'acromion. Le résultat est magnifique. Seulement il ne s'obtient pas facilement sur les sujets musclés; je conseille donc

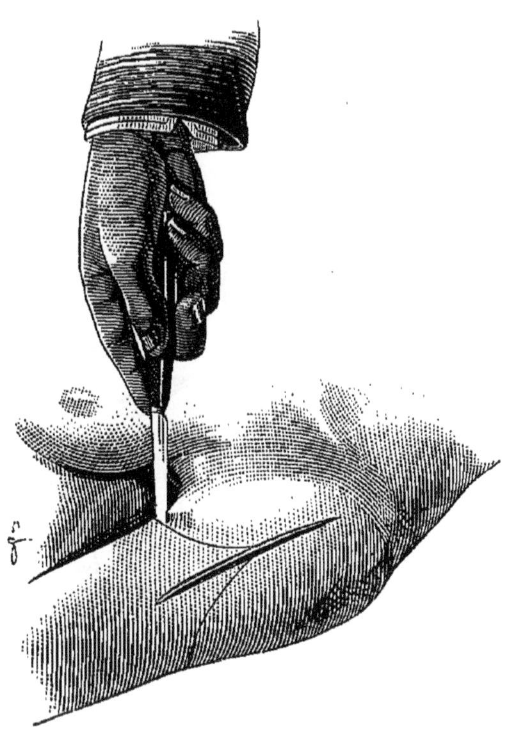

Fig. 275. — Désarticulation de l'épaule *gauche*. — Raquette. [L'incision longitudinale de 0^{m},10 est faite, mais pourrait ne l'être pas : le couteau ayant coupé en dedans du bras en tirant, va faire l'incision oblique antérieure.

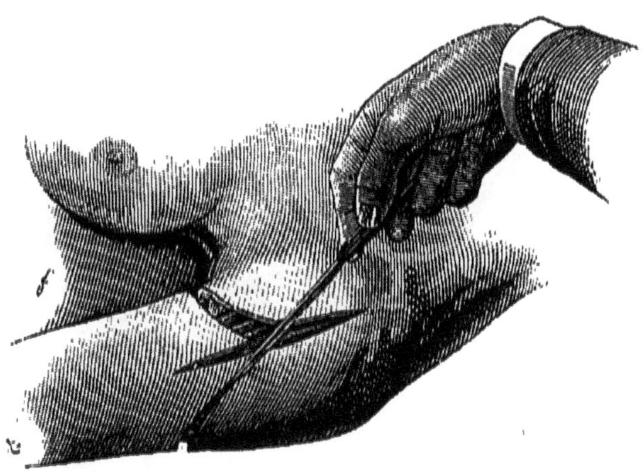

Fig. 276. — Désarticulation de l'épaule *gauche*. — Raquette. Attitude de la main droite de l'opérateur pour pratiquer commodément l'incision oblique postérieure commencée par une reprise derrière le bras.

d'ajouter une queue longitudinale de 0m,05, c'est-à-dire remontant jusqu'au-dessous du bec de l'acromion (incision de Guthrie).

Quant à la division des téguments, suivant un tracé de raquette amé-

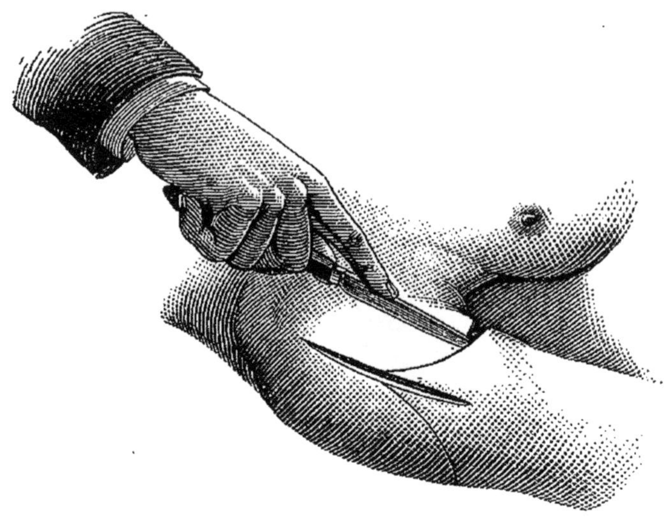

Fig. 277. — Désarticulation de l'épaule *droite*. — L'incision longitudinale de la raquette est faite, mais pourrait ne l'être pas. — Le chirurgien, placé près de la tête, après avoir coupé en dedans du bras en tirant le couteau, est en train de pratiquer l'incision oblique antérieure.

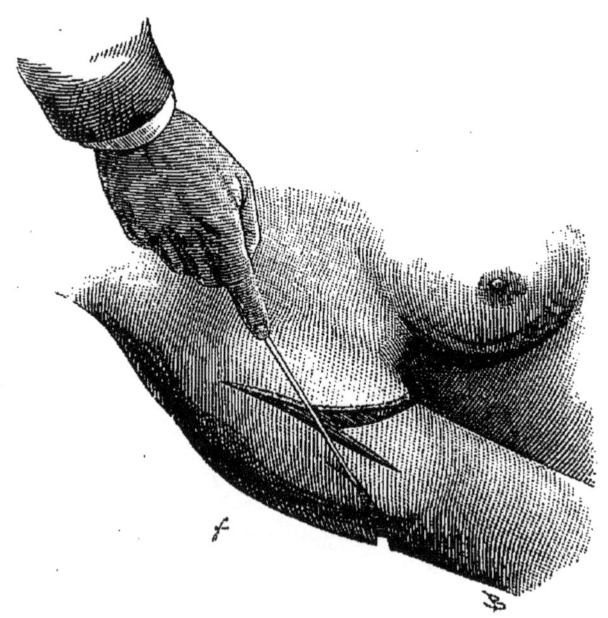

Fig. 278. — Désarticulation de l'épaule *droite*. — Raquette. Le chirurgien, placé vers la tête, fait de la main droite, en supination, l'incision oblique postérieure qu'il a commencée par une reprise derrière le membre.

liorée ou croupière, il n'est pas indispensable de descendre l'incision qu'on fait à sa droite et de remonter celle qu'on fait à sa gauche. On peut le voir en étudiant les figures précédentes, 275, 276, 277 et 278.

Ceux qui ont des cadavres à discrétion feront bien de s'assouplir le poignet en répétant tous les modes indiqués ici. Ce sont des exercices à faire par celui qui aspire à devenir artiste habile et sûr. Une main exercée, fût-elle abandonnée à elle-même par un opérateur préoccupé, va toute seule et va bien, comme un cheval sous son cavalier endormi. Et n'oubliez jamais que l'homme rompu à cette médecine opératoire éducatrice a pour les opérations improvisées ou atypiques une supériorité considérable.

Les figures 275 et 276 représentent l'épaule gauche. Une grande incision longitudinale exploratrice a été faite, mais pourrait ne l'avoir pas été. Ensuite le couteau passé par-dessus le membre a été appliqué, la pointe basse (fig. 275), perpendiculairement sur les téguments internes de la racine du bras, juste au niveau du bout inférieur de la fente longitudinale. L'incision suivie de l'œil, commencée derrière le bras, tirée avec légèreté, croise les vaisseaux sans les atteindre; elle s'arrondira et rejoindra le milieu de la fente longitudinale comme le tracé.

Enfin (fig. 276), la main droite, en pronation, l'index appuyé au talon mousse de l'instrument, tranchant en l'air, reprend sous le bras l'extrémité initiale de l'incision précédente et trace en dehors le deuxième arc de la raquette courbe, convexe et symétrique au premier.

Sur le bras droit (fig. 277 et 278), le contour de la raquette peut se faire d'une manière analogue : incision transversale dans l'aisselle, arquée ascendante par devant (fig. 277); reprise en arrière et trajet symétrique (fig. 278).

Raquette ancien mode. — Tout étant disposé comme je l'ai indiqué, l'opérateur, partant du sommet de l'acromion, incisait à fond, soit en dehors, soit en avant du moignon de l'épaule, sur une longueur de 6 ou 8 centimètres. — Il faisait ensuite partir, du tiers inférieur de cette incision longitudinale, qu'il entre-bâillait pour n'inciser qu'une lèvre à la fois, deux profondes entailles obliques, l'une en avant jusques y compris le bord antérieur de l'aisselle, l'autre en arrière jusques y compris le bord postérieur de la même cavité. Pendant ce temps les mains de l'aide, appliquées, l'une devant, l'autre derrière le moignon de l'épaule, exerçaient une traction énergique sur les téguments. (La peau qui couvre les vaisseaux devait être ultérieurement incisée.) — Les deux lambeaux triangulaires étant décollés et confiés à l'aide, l'opérateur désarticulait et engageait le milieu de son couteau en dedans de la tête et bientôt du col chirurgical qu'il rasait pour éviter les vaisseaux. — A ce moment, le pouce de l'aide enfoncé en dehors et en arrière du faisceau musculaire coraco-brachial, profondément, sentait l'artère et la saisissait. Le couteau, continuant à marcher vers le coude, arrivait bientôt aux limites inférieures des incisions obliques; son tranchant se tournait alors vers l'aisselle et sortait à travers tout le paquet vasculo-nerveux, les muscles et la peau jusqu'ici épargnés.

Avec la précaution de faire les entailles obliques en deux temps, c'est-à-dire de sectionner d'abord la peau, puis, après sa rétraction, les muscles, ce procédé donne un bon résultat. Cependant les téguments de l'aisselle ne sont pas toujours bien coupés en terminant.

C'est pour cela sans doute que certains opérateurs, après avoir fait la queue de la raquette, essayaient d'en faire tout l'ovale d'un seul coup. Ils passaient à cet effet le couteau sous le membre, la pointe haute, et l'amenaient jusque devant le deltoïde, pour attaquer la lèvre antérieure de l'incision longitudinale, lèvre poussée par la main gauche sous le tranchant. Ils incisaient d'abord à fond la peau, le deltoïde et le grand pectoral; puis superficiellement la peau seule, dans l'aisselle, en croisant les vaisseaux; puis encore à fond, la peau et le deltoïde, en terminant par l'incision oblique postérieure. Le reste de l'opération comme ci-dessus.

Autres procédés.

L'*incision circulaire* pure (fig. 302, p. 403), qui, pour donner assez de peau, devrait être faite au-dessous des tendons des muscles adducteurs, n'est pas à conseiller; car, à moins d'une laxité exceptionnelle des parties molles, la capsule reste inaccessible. Alanson s'en est bien aperçu : il nous en avertit en conseillant de fendre en long la région deltoïdienne que la méthode circulaire a la prétention d'épargner. Ce procédé rentre dans le mode en raquette et plaît aux simplistes : on l'emploie assez souvent.

Le procédé que Félizet a employé quatre fois sur le vivant, à son entière satisfaction — *la raquette à queue axillaire* — est au point de vue du moignon, comparable à la fois à la méthode circulaire oblique en bas et en dehors et au lambeau externe.

Félizet avait à sa disposition le deltoïde et les téguments de tout le pourtour du membre; il s'en est servi de la manière la plus raisonnable, une fois accordé qu'il se trouvait dans des conditions où la désarticulation doit être préférée à l'amputation cervicale.

Sa fente axillaire initiale est à deux fins toutes deux importantes. D'abord elle permet de lier l'artère dès le début de l'opération : Félizet lie au-dessous des circonflexes afin, tout en assurant suffisamment l'hémostase, de laisser perméable la nourricière du deltoïde. Plus tard il s'applique à ménager le nerf pour conserver au moignon un pédicule vasculo-nerveux intact. Enfin, après dessin et entaille du contour de la raquette, section de l'artère, de la veine liée et des nerfs, la fente axillaire rend possible la désinsertion des muscles adducteurs, le relèvement complet de l'épaulette deltoïdienne et par conséquent la découverte et la section de la capsule.

L'*incision elliptique* (fig. 304. p. 405), passant, en dedans à 10 centimètres du niveau du sommet acromial, et en dehors à 6 seulement, n'a jamais embarrassé Marcellin Duval ni ses élèves : je le crois volontiers, car le prudent chirurgien dissèque d'abord la peau pour la relever en manchette comme autrefois Velpeau, et coupe ensuite les muscles de la manière que j'ai conseillée d'après lui. Ce procédé évite l'incision longitudinale, c'est quelque chose ; mais cela, quoi qu'on dise, ne facilite pas la désarticulation. L'incision elliptique est fort simple, c'est un avantage ; mais les deux lèvres ou lambeaux qu'elle donne en définitive, au moment de la réunion, ne sont pas convexes, et c'est un petit inconvénient. Sans parler des cas rares où la résection est en balance avec la désarticulation, l'opérateur qui aime ses aises ne se privera pas de l'incision longitudinale plus ou moins longue. Il faut être bien malhabile pour la commencer si haut que l'acromion saille ensuite à travers la plaie.

Celui qui, sûr de lui et rompu aux difficultés de la désarticulation, veut le bien purement et simplement, peut pratiquer l'incision elliptique. Le raffiné préférera, je crois, l'incision ovalaire à bords convexes, ou plutôt son dérivé, la raquette à courte queue, la croupière : rien n'est plus beau ni plus facile.

La méthode à *deux lambeaux*, antérieur et postérieur, avait été vulgarisée par Lisfranc (fig. 296, p. 401). Le résultat n'est pas mauvais et se rapproche beaucoup de celui des dérivés de la méthode ovalaire. Aujourd'hui, si l'on voulait exécuter deux lambeaux, on les dessinerait d'abord et on les entaillerait ensuite de la superficie vers la profondeur. Leurs contours seraient les tracés mêmes de l'incision en raquette à bords convexes, un peu plus fortement recourbée du côté de l'aisselle. Le temps n'est plus où la transfixion si prestement exécutée par Lisfranc et ses élèves, de l'aisselle au défaut acromio-coracoïdien, ou inversement, à travers la cavité articulaire, créait de véritable lambeaux.

Cependant, à Lyon, en 1881 si j'ai été bien informé, dans un concours, la *désarticulation de l'épaule par le procédé de Lisfranc* a dû être exécutée par un candidat.

Ce procédé à deux lambeaux (fig. 296, p. 401), que j'ai souvent pratiqué dans les mois d'été, alors qu'on n'a rien de mieux à faire des cadavres, est difficile, mais très rapide. Je ne pense pas que personne soit jamais tenté d'y avoir recours sur le vivant. Je dirai donc : Le cadavre est assis sur une chaise, le bras tenu légèrement écarté du tronc et de manière à relâcher toutes les chairs postérieures de l'épaule, qu'il s'agit de tailler en lambeau par transfixion. — Le chirurgien, placé derrière, met les doigts sur le défaut acromio-coracoïdien et, du bout du pouce, accroche le bord postérieur de l'aisselle devant lequel s'engage un couteau long et étroit qui, presque parallèle à l'humérus, traverse la partie postérieure de la capsule articulaire et sort devant le tendon bicipital, dans le triangle acromio-coracoïdien. Un coup de poignet fait subitement mordre la pointe pour la dégager en dehors du bec acromial; et le plein du tranchant taille, en sortant, un lambeau arrondi qu'un aide relève immédiatement.

Le couteau, toujours la pointe haute pour le bras gauche, mais la pointe basse pour le bras droit, retourne à l'articulation largement béante, la traverse, contourne la tête humérale, rase le col et forme en sortant, après qu'un aide a saisi l'artère, le lambeau antéro-inférieur.

Parmi les procédés qui ont été fréquemment employés, il en est un qui paraît encore, pour quelques chirurgiens étrangers, le procédé d'élection. Il consiste à tailler avec le deltoïde un grand *lambeau externe* qui retombe comme un rideau sur la plaie qu'il cache, mais ne comble pas, car il flotte à distance de la cavité glénoïde; comme aussi le lambeau postérieur de la circulaire à fente antérieure de Fleury. D. Larrey a critiqué ce procédé, reprochant au lambeau de mal s'adapter, d'être mal nourri, froid, paralysé, etc. S. Cooper a montré, avec des faits, qu'il ne fallait pas craindre de l'employer chaque fois qu'il était indiqué par la forme de la blessure, lorsqu'une balle, par exemple, a perforé l'épaule d'avant en arrière. Tel qu'on le pratiquait au début du siècle (Paroisse, 1800; Grosbois, 1803; Ch. Bell, 1808) et encore au temps de Dupuytren, qui n'aimait pas à s'en servir et qui pourtant lui a donné son nom, le procédé à lambeau externe avait un mérite bien peu prisé de nos jours, celui de la rapidité (fig. 290, p. 397). On pouvait dire de lui ce que Richerand écrivait sur le procédé de Lisfranc : il demande le temps de lever l'aile d'une perdrix.

Lambeau externe.

Pour le pratiquer suivant le mode ancien, vous feriez asseoir le malade, le bras tenu horizontalement écarté, à angle droit. Vous auriez ce membre à votre gauche, empoigneriez la masse deltoïdienne pour la soulever, et transperceriez sa base d'arrière en avant (bras gauche) ou d'avant en arrière (bras droit). En rasant la tête, puis le col et le corps de l'humérus, vous tailleriez de toute la longueur du deltoïde un lambeau arrondi relevé à l'instant par votre gauche qui le confierait à l'aide. Saisissant le coude, de cette même main gauche devenue libre, et le rapprochant du tronc, vous désarticuleriez comme d'habitude, passeriez le couteau en dedans de la tête et du col, feriez saisir l'artère et sortiriez enfin à travers l'aisselle.

Il vaut mieux tailler le lambeau de dehors en dedans en le dessinant d'abord avec la pointe du couteau qui, dans son premier passage, n'intéresse que la peau. On incise ensuite le muscle et, le tout étant relevé, l'on coupe attentivement les téguments des bords et du creux de l'aisselle en se rapprochant du bras plutôt que du thorax. La désarticulation vient alors, suivie de la division des muscles, vaisseaux et nerfs axillaires.

Le contour du lambeau et l'incision interne ressemblent à deux anses en U, fixées aux mêmes points, mais tombant, l'une en dedans du bras, l'autre en dehors, celle-ci plus bas que la première.

La branche antérieure de l'U qui forme le contour du lambeau commencera *en dedans du bec coracoïdien;* la postérieure, *en dedans de l'angle* postérieur de l'acromion.

Le lambeau externe sera très long (fig. 288, 289 et 290, p. 397), car avec le temps il se raccourcit beaucoup. La largeur de sa base est égale à peu près à tout ce qu'on peut embrasser entre le bout du pouce et le bout des doigts.

La formation d'un lambeau externe implique la section des vaisseaux et nerfs circonflexes postérieurs. Il est bon de lier ou de pincer l'artère circonflexe, aussitôt qu'elle est coupée, et de tâcher de ne pas l'ouvrir une seconde fois, au moment où le couteau, après avoir désarticulé, descend à ras du col chirurgical de l'os.

J'arrive maintenant, c'était indispensable, aux *procédés de nécessité*.

Sharp, au milieu du dix-huitième siècle, incisa verticalement depuis le défaut de l'épaule acromio-coracoïdien jusque dans l'aisselle, pour chercher et lier l'artère; puis il désarticula et découpa en sortant un grand *lambeau postérieur* (fig. 305, p. 405). Il faudrait, en cas de force majeure, chercher un pareil résultat, mais en découpant le lambeau de dehors en dedans et le gardant le plus large possible.

Le procédé de Delpech est la contre-partie du précédent (fig. 306, p. 405). Il consiste à entrer en arrière, directement dans l'articulation, sans garder de chairs postérieures, et à la traverser pour tailler en sortant, un grand *lambeau antéro-axillaire*. En 1837, à Heilbronn, Sicherer fut obligé d'opérer ainsi un blessé dont la partie postérieure du deltoïde était détruite. Malgré la gangrène d'une partie du lambeau et plusieurs abcès consécutifs, la guérison eut lieu.

Le procédé dit à *lambeau axillaire* ou *brachial interne* est celui de Ledran l'ancien, de Garangeot, de Langenbeck, de Blasius, etc. (fig. 279, 280, 281, 282, p. 393). Commode pour ouvrir l'articulation, qu'on attaque comme l'aile d'un poulet, il donne un tel résultat qu'il n'est pas permis de l'employer, sinon lorsque les téguments qui couvrent le deltoïde sont détruits à la fois en avant, en dehors et en arrière. Dans une telle occurrence, il faudrait, sur le deltoïde, imiter le plus possible l'incision de Blasius et scier l'acromion au besoin. Le lambeau axillaire est peu vivace, difficile à tenir relevé, et tellement favorable à la rétention des liquides et à la formation des abcès dits axillaires, si fréquents à la suite de la désarticulation de l'épaule, que Sander crut devoir ouvrir préventivement le cul-de-sac qu'il forme avec la paroi thoracique. Aujourd'hui les drainages de précaution se pratiquent couramment et systématiquement.

Moins le lambeau axillaire est long, mieux il tient et mieux il vit; par conséquent, si l'on pouvait garder en même temps un rudiment de lambeau externe, il n'y faudrait pas manquer.

Il me reste à parler d'une manière d'exécuter la désarticulation proprement dite de l'épaule, qui me paraît recommandable. C'est la même que celle que j'ai osé proposer à la Société de chirurgie pour la désarticulation de la hanche. M. Ollier, à qui j'eus l'occasion d'en parler, m'a répondu immédiatement : « Pour l'épaule, je le recommande et je l'ai fait. »

Il s'agit tout simplement, une fois la capsule découverte, de la fendre en long, puis de détruire successivement les insertions humérales de chacune de ses lèvres, avec le grattoir, la serpette ou le couteau, absolument comme dans la résection sous-capsulo-périostée.

Le procédé suivant, véritable désossement, *désarticulation sous-capsulo-périostée*, serait à mon avis hémostatique et excellent. Il est, dans sa première partie, imité de Poyet (1757) (fig. 301, p. 403).

1° Par une longue fente latérale ou antérieure, la capsule serait découverte, incisée et détachée ; la tête luxée comme dans la résection, mais un peu plus que dans la résection (voy. *Résection de l'épaule*).

2° Une véritable amputation circulaire oblique comme le commanderait l'état des parties molles, avec temps successifs pour diviser la peau, les muscles, découvrir et lier les vaisseaux, terminerait l'opération.

Non seulement il est permis d'obéir à l'indication qui peut se présenter d'enlever l'extrémité de la clavicule, l'acromion, la coracoïde et la cavité glénoïde avec le bras, mais les cas déjà très nombreux d'arrachement du membre supérieur en totalité, suivis de guérison, autorisent les chirurgiens à tenter l'amputation interscapulo-thoracique, dans des cas de traumatisme ou de tumeurs malignes.

J'imagine qu'un opérateur habitué aux procédés de désarticulation du bras, de résection de l'omoplate et de la clavicule, ne sera jamais embarrassé pour tracer, en toutes circonstances, un plan d'ablation totale et l'exécuter. Néanmoins, je donnerai plus loin un procédé élaboré avec P. Berger, procédé type qui doit servir pour les exercices cadavériques et dont il faut se rapprocher le plus possible en opérant sur le vivant.

Atlas historique.

Quelques mots sur le petit atlas historique des divers procédés de désarticulation de l'épaule, qui va remplir les sept pages suivantes. Cet atlas n'est pas complet, quoique plus que suffisant. Tel quel, il présente au lecteur 28 figures dessinées aussi juste que me l'ont permis les documents authentiques :

1° Quatre manières d'opérer condamnées par l'expérience et qui consistent essentiellement à attaquer l'épaule en dehors pour garder un lambeau axillaire (p. 393);

2° Huit procédés différents, mais réalisant tous un lambeau externe plus ou moins long, plus ou moins avantageux, taillé soit par transfixion, soit par entaille et dissection (p. 395 et 397);

3° Six modes à lambeaux antérieur et postérieur, plus la raquette de D. Larrey et un procédé bâtard de Rust (p. 399 et 401);

4° Les désarticulations ovalaires de Guthrie et de Scoutetten (p. 403);

5° Les procédés circulaires de Pojet et d'Alanson (p. 405);

6° Les incisions elliptiques de Sanson et de Duval (p. 405);

7° Le lambeau postérieur de Sharp et l'antérieur de Delpech (p. 405).

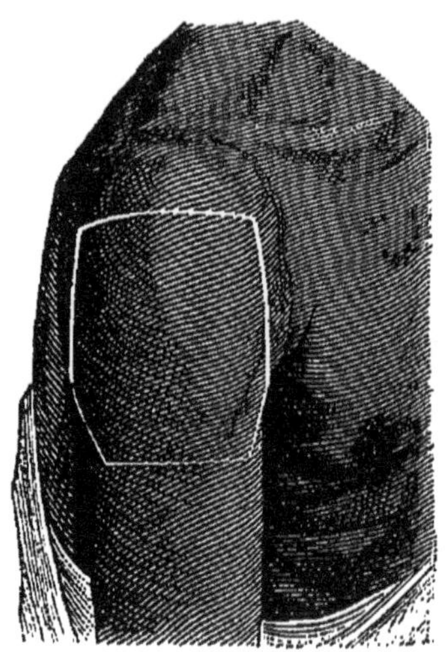

Fig. 279. — Lambeau axillaire. 1re opér. de Ledran père, 1715. — Obs. de chir., n° 45, et *Traité des op.* de Ledran fils.

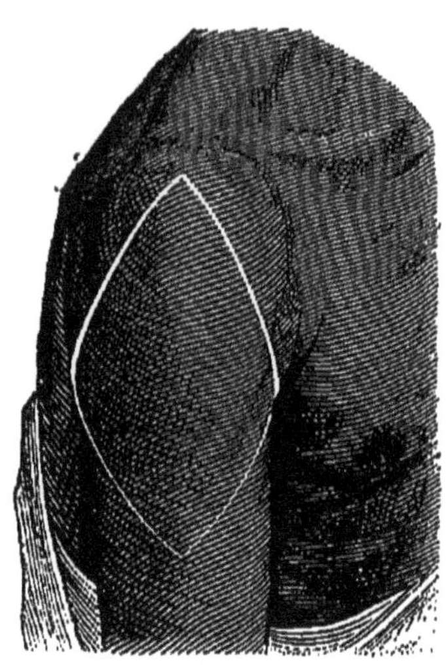

Fig. 280. — Lambeau axillaire de trois doigts de long. Incision losangique de Blasius. (*Der Schrägschnitt*, 1838.)

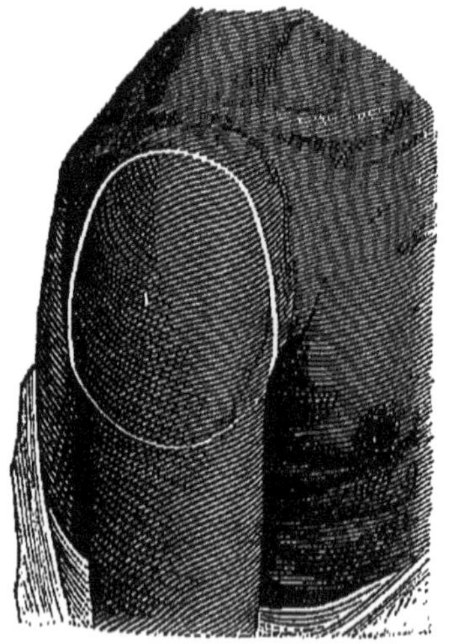

Fig. 281. — Lambeau axillaire. Incision supéro-externe en fer à cheval. Langenbeck, vers 1830, d'après Günther.

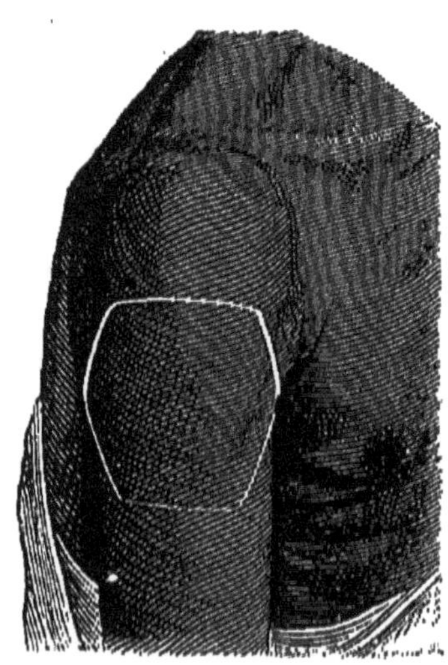

Fig. 282. — Lambeau axillaire. J.-L. Petit et Garengeot. L'incision transversale externe est à 3 doigts de l'acromion.

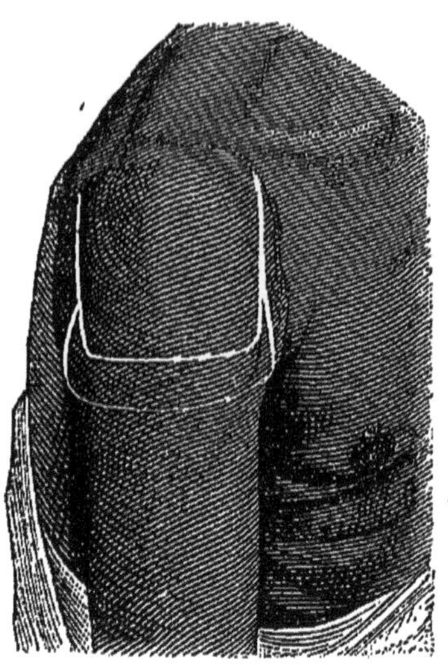

Fig. 283. — Lambeau externe de 3 à 4 doigts et rudiment de lambeau axillaire. Procédé de Lafaye, 1731 à 1741.

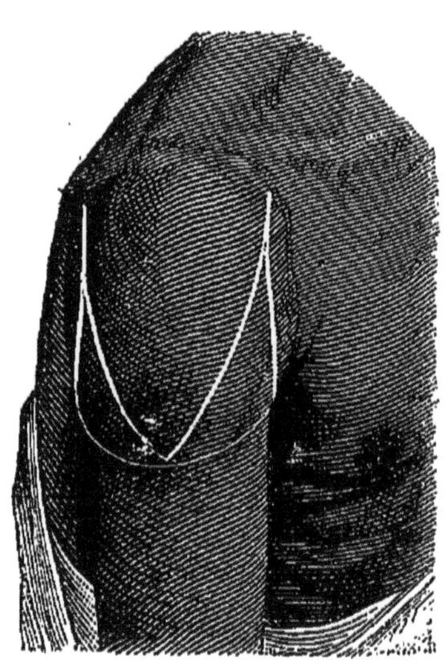

Fig. 284. — Lambeau externe. Dahl, 1760. — Portal recommande un lamb. semblable : la forme déplaît à Linhart.

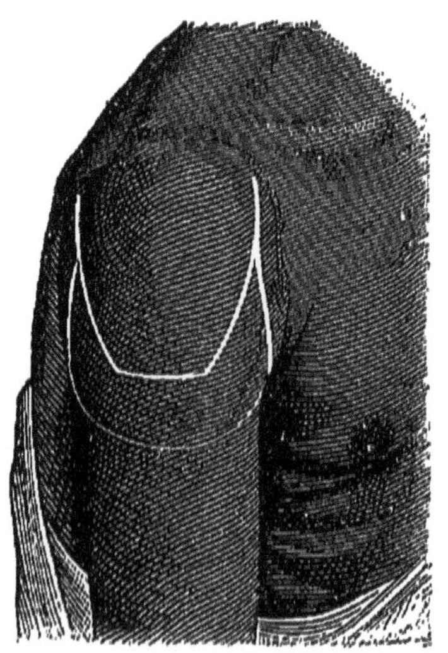

Fig. 285. — Lambeau externe. Procédé attribué à Kloss, date inconnue, figuré par Günther. (*Blut. Oper.*, 1859.)

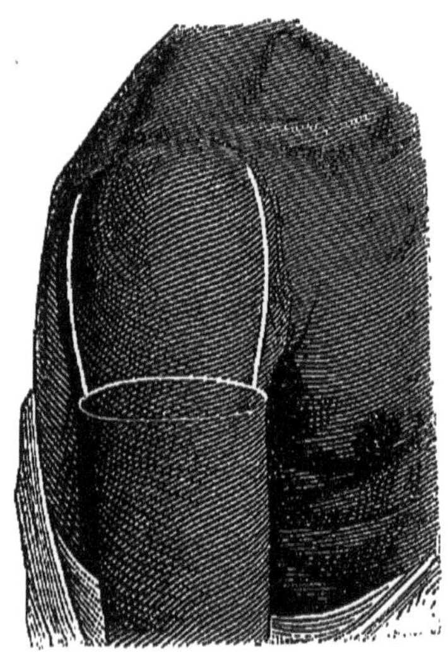

Fig. 286. — Lambeau externe carré (circulaire à double fente). Procédé de B. Bell, 1787, et de Laroche, 1790.

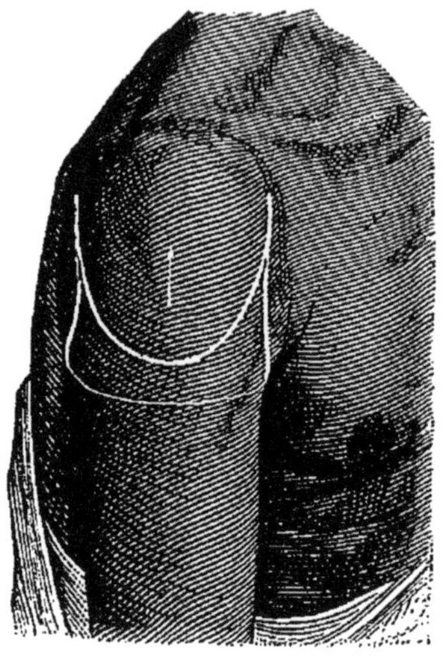

FIG. 287. — Lambeau externe entaillé de bas en haut, van Onsenoort, 1825? (Cline en Angleterre, Chiari en Italie).

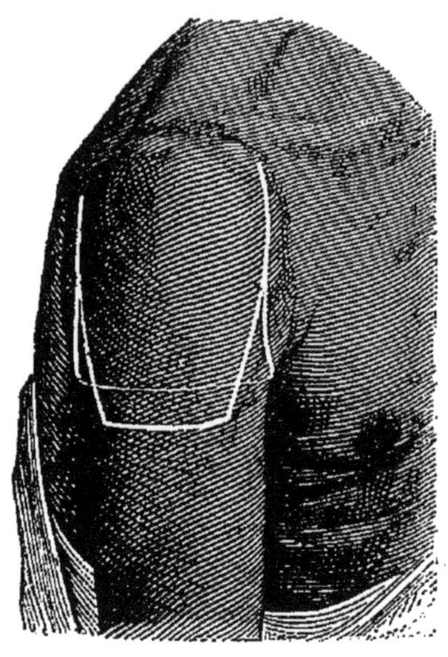

FIG. 288. — Lambeau externe descendant jusqu'aux attaches deltoïdiennes. Procédé de Walther, 1810.

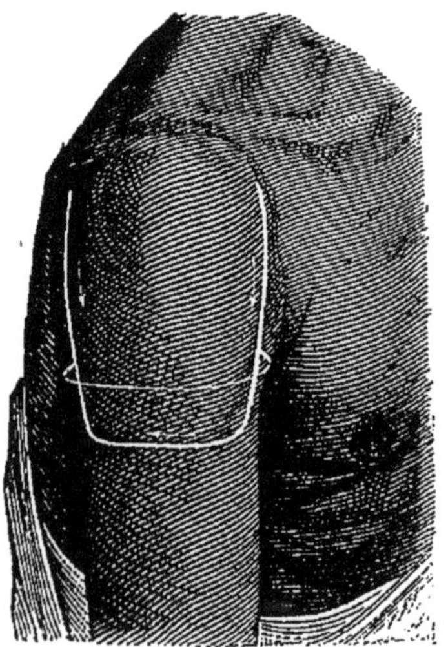

FIG. 289. — Lambeau externe grand, carré, à angles arrondis, disséqué. Procédé de Foullioy : thèse de Hello, 1829.

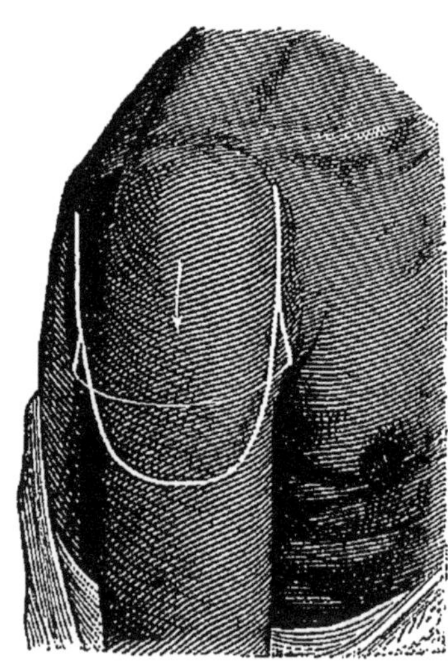

FIG. 290. — Lambeau externe ponctionné, 1er pr. dit de Dupuytren ; Ch. Bell, 1808 Grosbois, 1805 ; Paroisse, 1800.

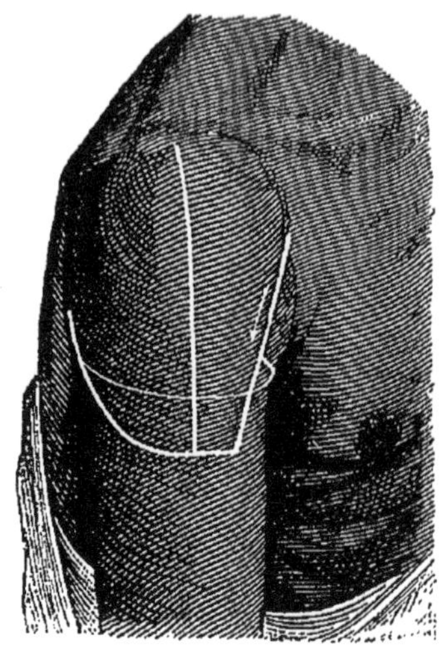

FIG. 291. — Lambeau ext. dédoublé en post. et ant., celui-ci disséqué d'abord pour lier l'artère. Bromfield, 1773.

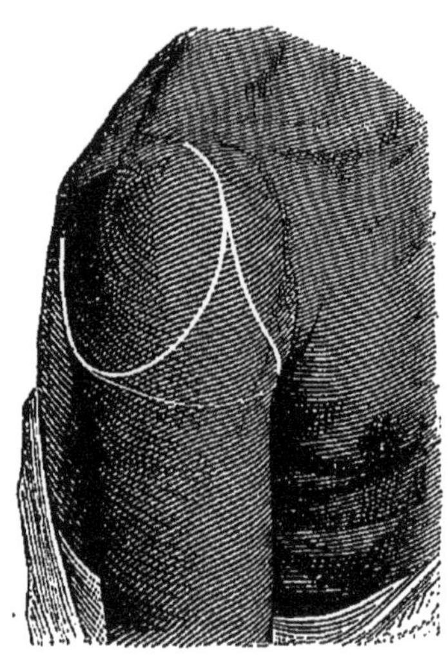

FIG. 292. — Lambeau postéro-externe (2e pr. Champesme-Lisfranc); transition entre lamb. ext. et 2 lamb. ant. et post.

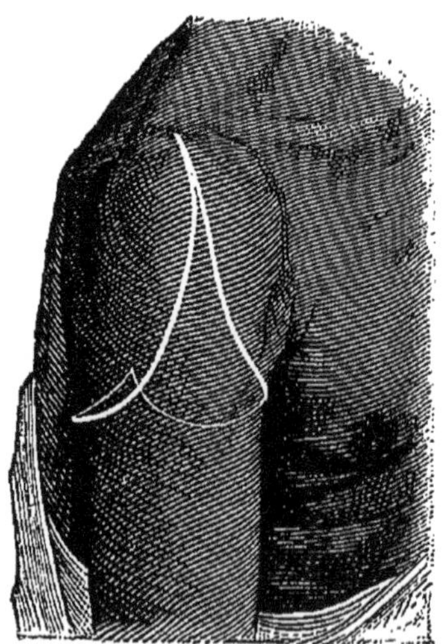

FIG. 293. — Deux lambeaux, ant. et post., perfectionnés. Procédé d'amphithéâtre de Desault (d'après Boyer, XI, p. 212).

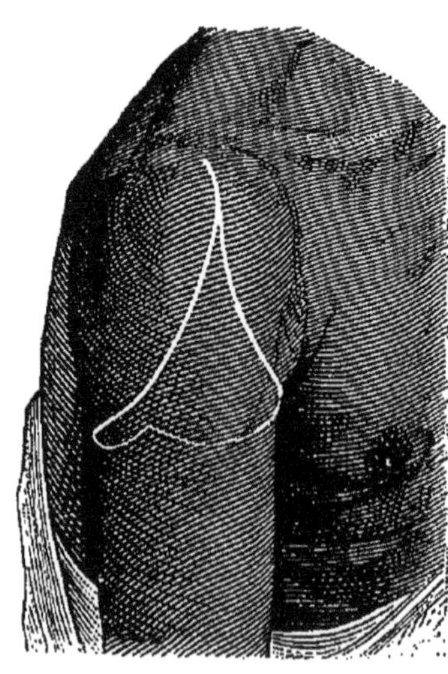

FIG. 294. — Deux lambeaux, ant. et post.; celui-ci ponctionné d'abord. Proc. préf. de Dupuytren (son 2e). Clin. II, p. 349.

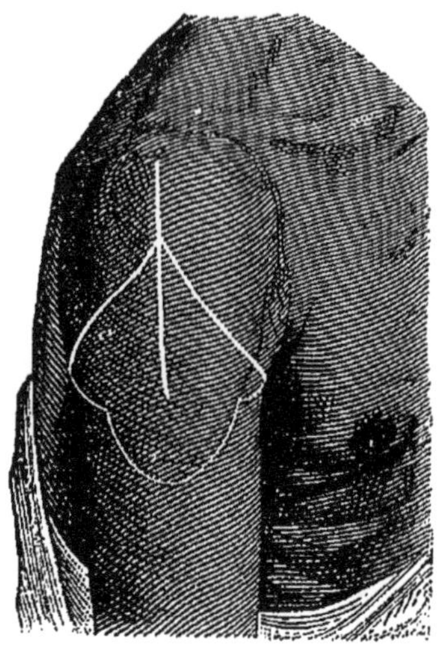

Fig. 295. — Deux lambeaux, ant. et post., incisés et petit lambeau axillaire 3e pr. de Dupuytren, réclamé par Béclard.

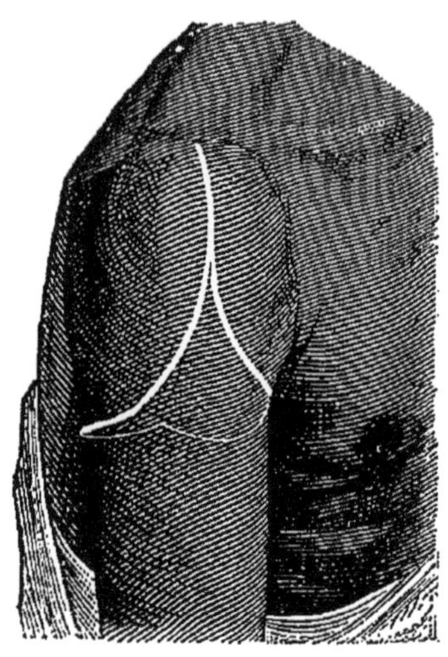

Fig. 296. — Deux lambeaux, ant. et post., celui-ci ponctionné en premier lieu. Procédé d'élection de Lisfranc seul.

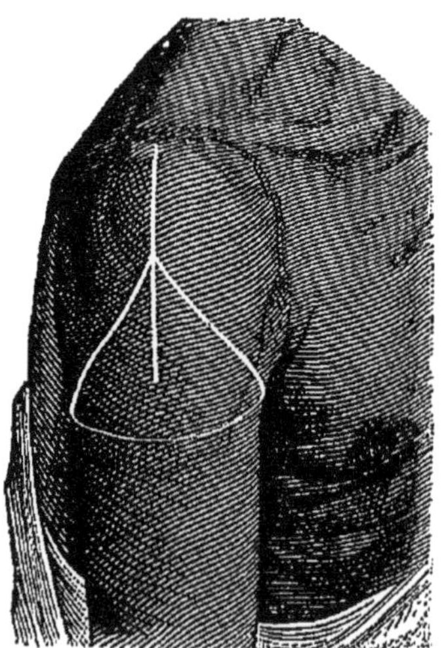

Fig. 297. — Raquette de Dominique Larrey. Grande analogie avec méthode à deux lambeaux, ant. et post.

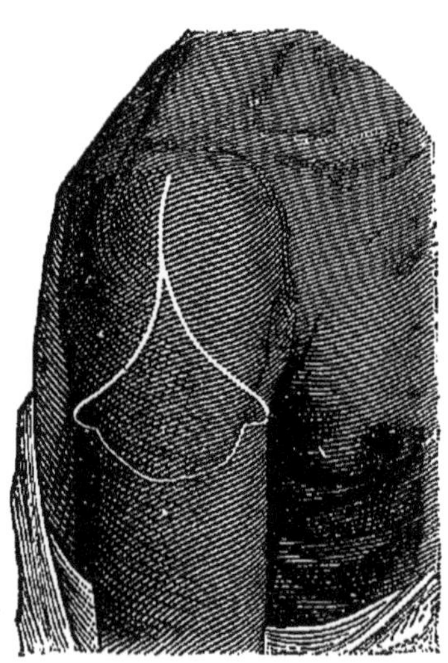

Fig. 298. — Procédé de Rust, d'après Günther. Corruption de la raquette : trois lambeaux, ant., post. et int.

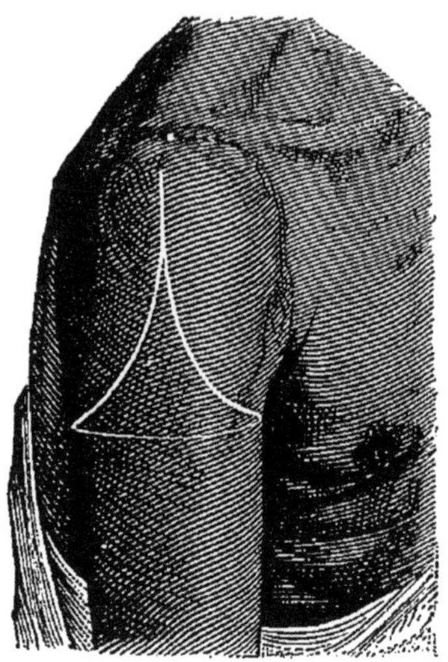

Fig. 299. — Procédé de Guthrie. Commencement du XIXe s. Incisions excellentes et faites en plusieurs temps.

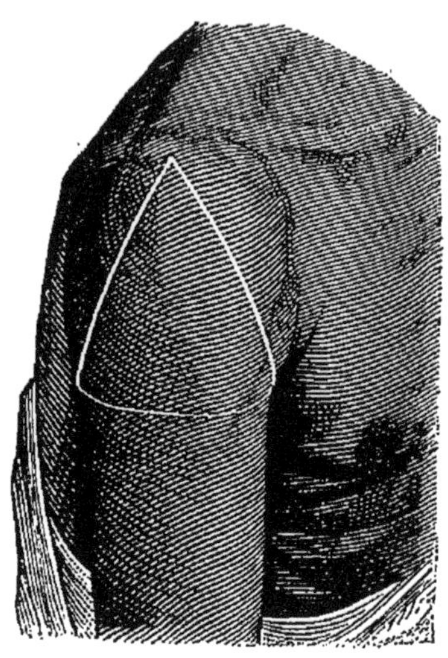

Fig. 300. — Méthode ovalaire de Scoutetten, 1827, bien inférieure à celle de Guthrie, qui est parfaite.

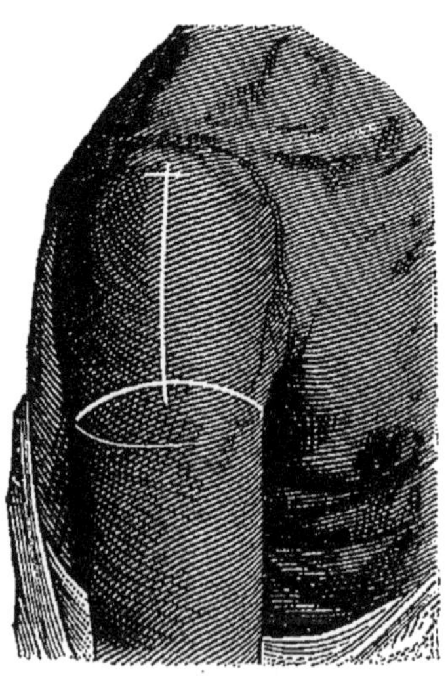

Fig. 301. — Incision circulaire avec fente longitudinale, Pojet, 1757. Imitée par Lacauchie, 1841, et depuis par Fleury.

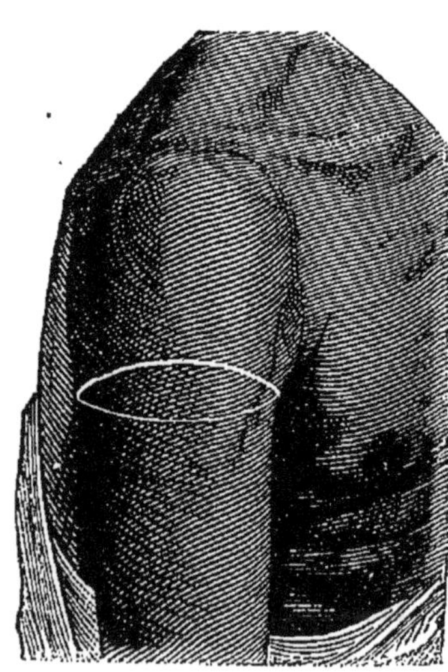

Fig. 302. — Incision circulaire d'Alanson, 1774. Cornuau, etc. Désarticulation impossible sans fente longitudinale.

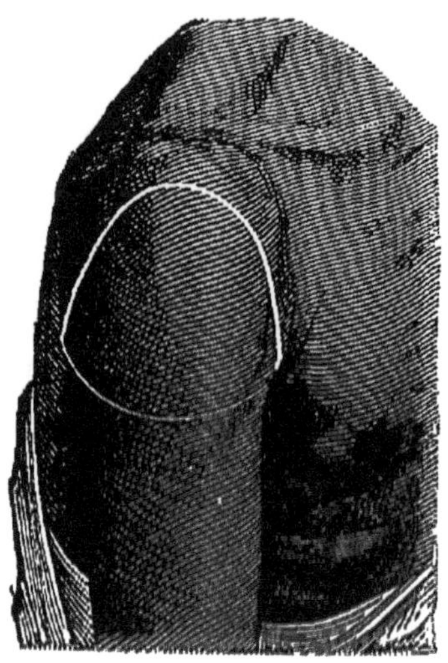

Fig. 303. — Incision très oblique dite circulaire de Sanson, XIXe s. Comparez à pr. Langenbeck moins son lamb. axill.

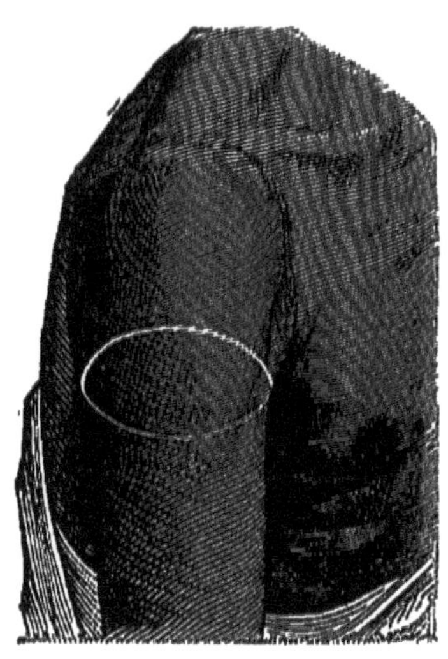

Fig. 304. — Incision elliptique de Marcellin Duval, qui dissèque une manchette de peau de 2 travers de doigt.

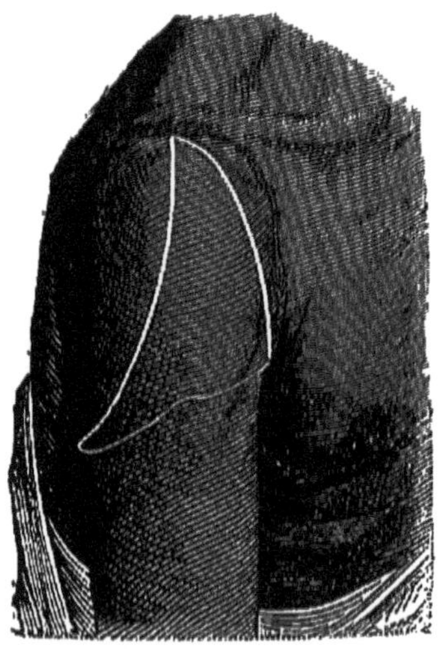

Fig. 305. — Lambeau unique postérieur. Sharp, 1740? L'incision antérieure permet de lier l'artère d'abord.

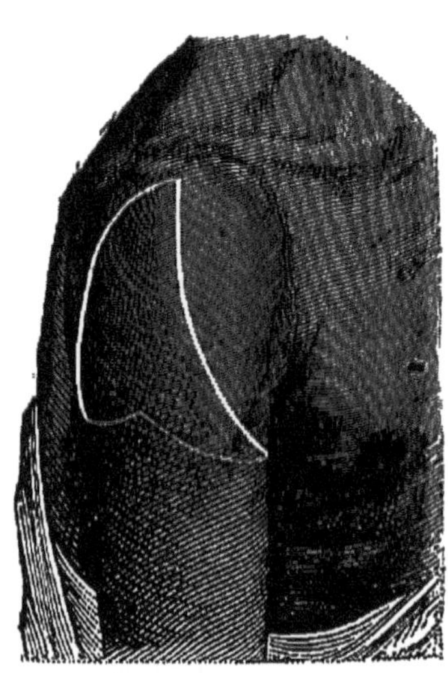

Fig. 306. — Lambeau unique antérieur, proc. de Delpech qui attaque d'emblée l'articul. en arrière. Sicherer, 1857.

ARTICLE X

AMPUTATION INTERSCAPULO-THORACIQUE

Opération d'urgence dans certains traumatismes, de nécessité dans les tumeurs malignes de l'omoplate étendues à l'humérus ou de l'humérus étendues à l'omoplate, etc., l'amputation qui enlève le bras, l'omoplate et les trois quarts de la clavicule n'a pas la gravité qu'on pourrait supposer.

J'emprunte au beau mémoire de P. Berger[1] la description à peu près textuelle du *procédé type* pour l'élaboration duquel il a bien voulu me consulter. Certes la nécessité pourra imposer des variantes au tracé des incisions cutanées, mais les actes opératoires à accomplir dans la profondeur sont comptés et inévitables : on peut en intervertir l'ordre, on ne peut pas les éluder. Il faut donc s'exercer à les bien exécuter.

Notre procédé de choix est à *deux lambeaux*, l'un antéro-inférieur ou *pectoro-axillaire*, l'autre supéro-postérieur ou *cervico-scapulaire*.

Il comporte pour ainsi dire *deux actes* opératoires successifs qui s'exécutent le premier en *deux* temps, le second en *trois*.

Le PREMIER ACTE a pour but l'hémostase préalable : il commence par la section de la clavicule suivie de la résection de la partie moyenne de cet os, ce qui découvre largement l'artère et la veine sous-clavières (*premier temps*) ; il finit par l'isolement et la section de ces vaisseaux entre double ligature (*second temps*).

Le SECOND ACTE opératoire a comme *premier temps* l'incision du contour et la dissection profonde du lambeau antéro-inférieur ou pectoro-axillaire dont font partie les extrémités des muscles grand, petit pectoral et grand dorsal, dissection qui permet de couper le plexus brachial et conduit jusqu'aux insertions sous-scapulaires du grand dentelé ; comme *second temps*, l'incision et le relèvement du lambeau supéro-postérieur doublé du seul trapèze, relèvement poursuivi jusqu'aux limites supérieure et interne de l'os ; comme *troisième et dernier temps*, la section de la ligne des insertions musculaires marginales, c'est-à-dire, que prennent aux bords supérieur et interne de l'omoplate les muscles grand dentelé, omo-hyoïdien, angulaire et rhomboïde.

1. L'amputation du membre supérieur dans la contiguïté du tronc (amputation interscapulo-thoracique), avec figures dans le texte et 2 planches en chromolithographie Paris, G. Masson, 1887.

Exploration, points de repère, incisions. — L'incision destinée à la découverte, à l'isolement, à la section, à la résection de la clavicule et aux ligatures, doit être longue de 10 centimètres environ. En dehors, elle aboutit immédiatement derrière l'articulation acromio-claviculaire, sur le sommet dépressible de l'angle formé par le bord postérieur de la clavicule et la crête scapulaire. En dedans, elle commence ou s'arrête, suivant le côté, à deux travers de doigt de l'articulation sterno-claviculaire, sur la clavicule, devant plutôt qu'au-dessus. Entre ces deux points, l'incision est droite (fig. 307 et 308).

Pour tracer le lambeau postérieur, il suffira de prolonger l'incision cla-

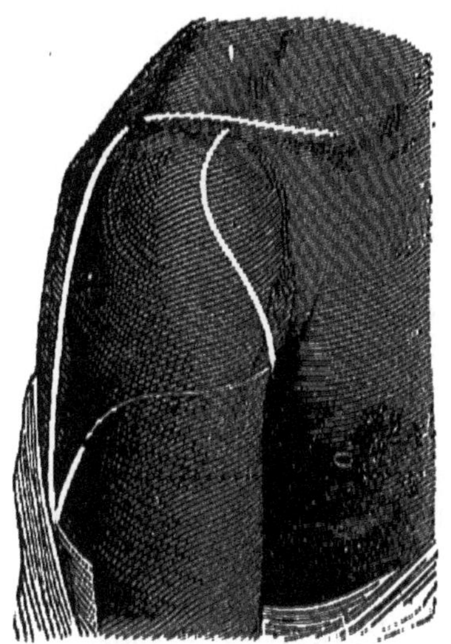

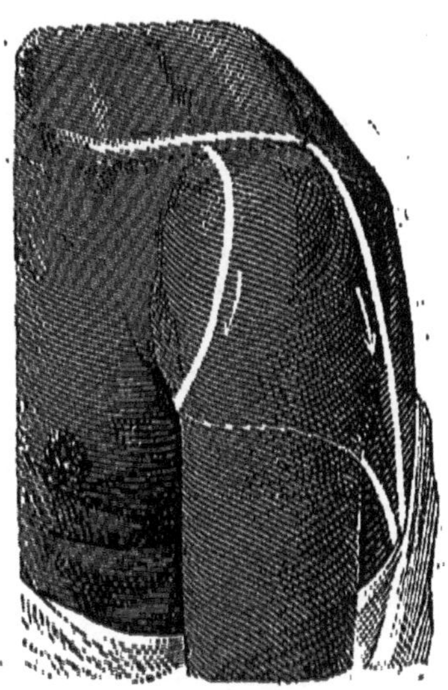

Fig. 307 et 308. — Tracés des trois incisions pour l'amputation interscapulo-thoracique. La claviculaire est droite horizontale ; l'antéro-axillaire est contournée et descendante ; la postérieure est droite descendante.

viculaire derrière l'omoplate, directement vers la face postérieure de l'angle scapulaire où vient aboutir le contour du lambeau antéro-inférieur.

Le tracé de celui-ci commence au milieu de l'incision claviculaire, se dirige en dehors et en bas, audelà du bec coracoïdien tangible, empiétant un grand travers de doigt sur le deltoïde, se recourbe sur l'union du bord inférieur du tendon grand pectoral avec le bras, traverse la face interne de la racine du membre jusqu'au delà du tendon grand dorsal, s'arrondit, descend en arrière, suivant le sillon visible et tangible qui sépare du bord axillaire de l'os la masse musculaire du grand rond et du grand dorsal, pour s'arrêter enfin derrière l'angle scapulaire inférieur.

Position du malade et de l'opérateur. — Le malade est couché, le dos sur un coussin, au bord du lit.

Pendant l'accomplissement du premier acte (résection de la clavicule, ligatures), le bras repose modérément écarté du corps, car l'opérateur se tient en dehors avec deux aides, l'un à sa gauche, l'autre à sa droite, un troisième aide étant placé en face de lui, au côté opposé du malade. La résection de la clavicule s'accommode d'une certaine propulsion du moignon de l'épaule, qui s'obtient, à défaut d'une tumeur, au moyen d'un tampon placé momentanément derrière, c'est-à-dire sous l'omoplate, ou bien avec la main d'un aide. Les ligatures exigent le contraire, l'effacement du moignon en arrière, qui tend, étale et appuie les éléments du paquet vasculo-nerveux.

Avant de commencer le second acte opératoire (entaille du lambeau antérieur, puis du postérieur, puis séparation finale), il faut rapprocher davantage encore le tronc du malade du bord du lit, de manière que la moitié de son dos déborde le coussin *épais* et *ferme* sur lequel il est soulevé. Alors, le bras étant écarté du corps par le premier aide, l'opérateur se place en dedans pour inciser devant l'épaule, traverser la face interne du bras et gagner la région rétro-scapulaire, que l'aide rend accessible en relevant momentanément le membre en haut et en dedans, afin d'amener l'omoplate. — Après l'entaille complète du premier lambeau, le bras est rapproché du tronc et l'opérateur se retrouve en dehors, bien placé pour inciser et disséquer le lambeau supéro-postérieur ou trapézien. — Au moment de la section terminale des attaches musculaires marginales, les aides écartent les deux lambeaux : il est bon que l'opérateur tienne lui-même de la main gauche la partie malade et qu'il soit par conséquent en dedans du bras droit, en dehors du bras gauche.

Premier acte ou première partie de l'opération. — *Premier temps : section et résection de la partie moyenne de la clavicule.* — Le bras est donc couché, peu écarté du corps. Le chirurgien, placé en dehors, fait devant la clavicule proéminente une incision aboutissant d'une part un peu en dedans du bord externe du cléido-mastoïdien, de l'autre derrière ou sur l'articulation acromio-claviculaire.

Cette incision divise la peau, le peaucier, le périoste, successivement, afin de reconnaître si elle existe, et de couper entre et après deux ligatures, l'anastomose veineuse de la céphalique et de la jugulaire externe.

Avec la rugine courbe sur le plat, on gratte d'abord dans l'incision du périoste sur toute la partie convexe de la clavicule; après avoir ainsi amorcé le décollement périostique, on le continue avec beaucoup de précaution, d'abord sur la face supérieure et le bord postérieur de l'os que l'on contourne avec le plat concave de la rugine. On détache ensuite le périoste devant et sous la clavicule; les adhérences musculaires y exigent de la patience pour éviter les échappades. La rugine rejoint finalement le décollement commencé par-dessus l'os et charge celui-ci dans sa concavité. Alors, agité de mouvements latéraux, l'instrument agissant par ses bords, complète l'isolement de l'os sur une longueur suffisante. A la place de la rugine, on passe une sonde à résection ou bien un simple écarteur que l'on tourne ensuite de champ et que l'on tient par l'un de ses crochets pendant le travail de la scie. A ce moment, non seulement la clavicule doit être maintenue proéminente par l'action de l'aide ou du tampon rétro-scapulaire, mais encore il faut en faire immobiliser le milieu par un grand davier tenu solidement.

On scie l'os avec une scie cultellaire, au ras des insertions du cléido-mastoïdien, en dirigeant le trait en bas, en dehors et en arrière. Cependans une scie à chaîne ou un feuillet passe-partout, agissant de dessous en dessus, peuvent également servir. — Maintenant on soulève le fragment externe avec le davier; on poursuit sa dénudation périostique; enfin on le recoupe, soit avec la scie, soit avec de très fortes cisailles, au niveau du tubercule d'insertion du muscle deltoïde. Ainsi se trouve réséquée, enlevée, toute la partie moyenne de l'os sans péril pour les vaisseaux.

Deuxième temps : ligature et section des vaisseaux. — Le muscle sous-clavier se montre dans la plaie : on le soulève sur la sonde cannelée; on le coupe avec des ciseaux au niveau de la section interne de la clavicule; puis, l'ayant saisi avec des pinces, on en résèque toute la partie découverte

A la place du sous-clavier il n'y a rien, l'aponévrose y est si mince qu'elle ne se sent ni ne se voit. Le bout de l'index gauche s'y porte et, remontant vers le cou devant les nerfs, accroche facilement le bord tranchant de l'aponévrose moyenne omo-claviculaire où sont les vaisseaux sus-scapulaires, que l'on charge en masse sur un double fil, sans y comprendre le muscle omo-hyoïdien placé plus haut; on coupe ces vaisseaux après les avoir liés en dedans et en dehors du point où ils doivent être divisés et écartés.

Assez souvent on peut voir dès lors : en dedans et en bas, la veine; en dehors, les nerfs du plexus brachial; au milieu, l'artère. Si le tissu cellulaire masque celle-ci, le doigt monté au tubercule de Lisfranc et descendant ensuite accrochera d'abord la lèvre inférieure de la gaine du sous-clavier, qui sera débridée en dehors, enfin le nerf du grand pectoral qui surcroise l'artère (voir ligature de l'axillaire). Il faut procéder avec précaution à la dénudation parfaite et totale de la veine immédiatement au-dessous du niveau de la partie réséquée de la clavicule. C'est donc sous la terminaison de la veine axillaire qu'on passe les deux fils qui ne seront distancés et serrés qu'après la ligature artérielle, afin de ne pas emprisonner dans le membre du sang perdu. L'artère cherchée et dénudée au-dessus du nerf du grand pectoral est aussi chargée sur deux fils que l'on éloigne d'un travers de doigt avant de les serrer, et entre lesquels on divise ensuite le vaisseau. Finalement, les ligatures de la veine sont distancées, serrées et séparées par la section de la partie intermédiaire. A partir de ce moment, ces gros vaisseaux, rétractés, ne gênent plus l'opérateur.

DEUXIÈME ACTE OU DEUXIÈME PARTIE DE L'OPÉRATION. — *Premier temps : incision et dissection du lambeau antéro-inférieur, pectoro-axillaire.* — Le bras étant écarté du corps et l'opérateur placé en dedans, une incision ne comprenant que la peau et le tissu cellulaire sous-cutané part du milieu de l'incision claviculaire et se porte en bas et en dehors, au delà du bec coracoïdien et de l'interstice pectoro-deltoïdien, le long et en dehors duquel

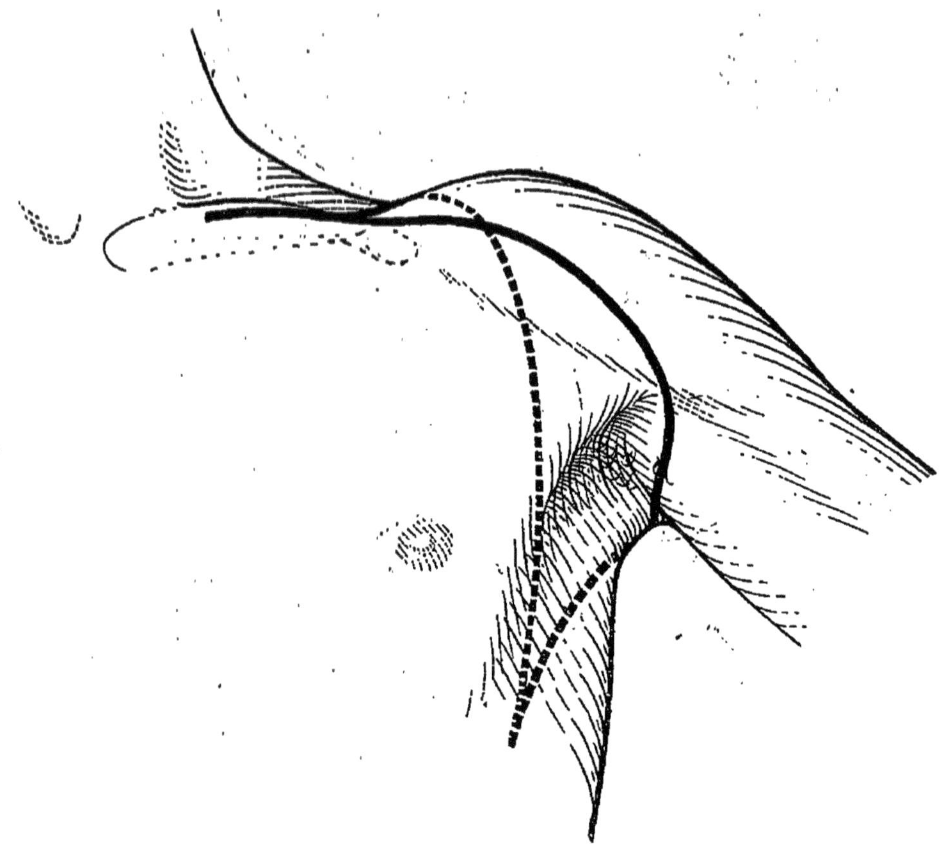

FIG. 309. — Amputation interscapulo-thoracique, contours des lambeaux, côté gauche.

elle descend, empiétant un ou deux travers de doigt sur le muscle deltoïde. Arrivée au niveau de la jonction de la paroi antérieure de l'aisselle et du bras, l'incision croise le bord inférieur du grand pectoral et coupe transversalement la peau de la face interne ou axillaire du membre, jusqu'au delà du bord inférieur des tendons grand dorsal et grand rond. Alors, le bras étant relevé par l'aide, l'opérateur aperçoit le sillon qui en arrière sépare le bord externe de l'omoplate de la masse charnue commune au grand dorsal et au grand rond; il y conduit l'incision pour la terminer sur le milieu de la face postérieure de l'angle scapulaire.

Le lambeau pectoro-axillaire étant ainsi délimité et son contour bien libéré, l'on divise attentivement le grand pectoral près de l'origine de son tendon; et, après l'avoir chargé sur le doigt, on coupe le petit pectoral près de son insertion à l'apophyse coracoïde. Un léger écartement se produit. Quelques coups de tranchant prudemment ménagés et donnés dans l'intervalle des ligatures supérieures et inférieures permettent de voir le

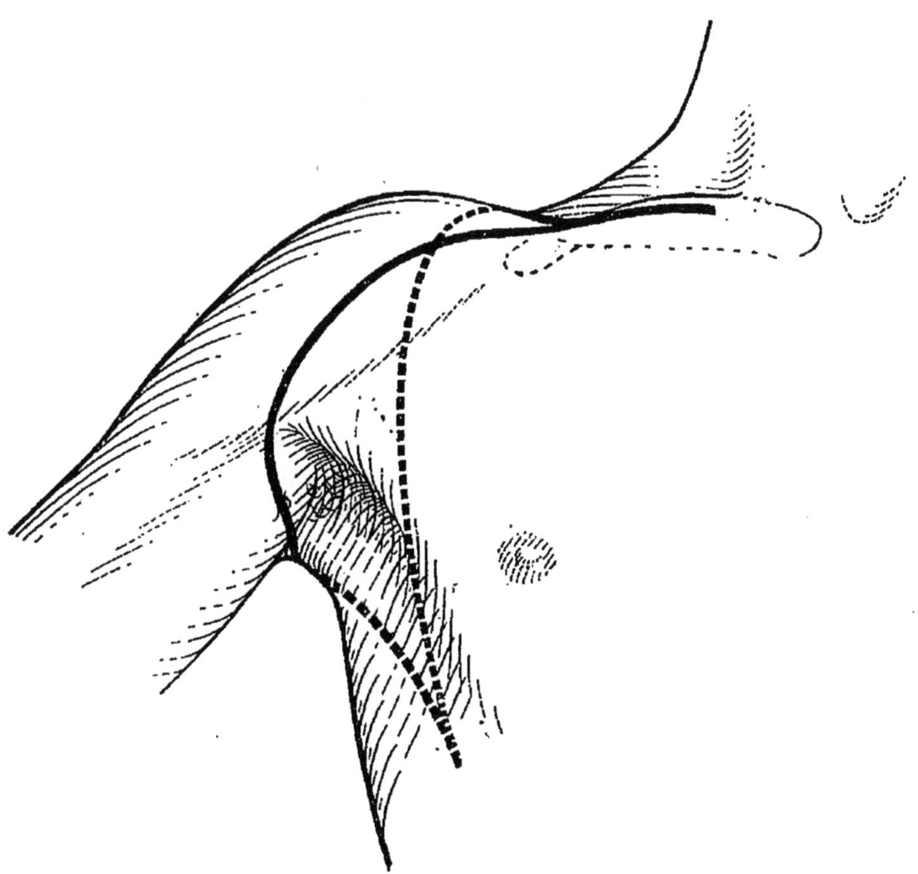

Fig. 310. — Amputation interscapulo-thoracique, contours des lambeaux, côté droit.

plexus brachial et d'engager l'index dessous pour en couper les éléments assez haut, sans les tirailler et sans menacer le bout central de l'artère. L'épaule se laisse maintenant attirer en dehors avec les bouts périphériques des nerfs et des vaisseaux. Le couteau se promène de haut en bas, en dehors de la face externe du muscle grand dentelé qu'il dépouille le moins possible. Les vaisseaux thoraciques et mammaires externes sont aperçus: on les peut lier ou forcipresser avant de les couper. Enfin l'on parvient au fond de l'espace sous-scapulaire ou mieux *interscapulo-thoracique*, et l'on termine en pinçant le grand dorsal entre le pouce et l'index gauche, pour le diviser et le rejeter en avant avec le lambeau. Cela découvre l'angle scapulaire inférieur garni de ses muscles.

Deuxième temps : incision et dissection du lambeau postéro-supérieur, cervico-scapulaire. — Le bras étant remis à côté du corps, l'épaule soulevée, le chirurgien, placé en dehors, reprend sur l'articulation acromio-claviculaire l'extrémité externe de l'incision initiale, pour la conduire, par le plus court chemin, derrière l'angle inférieur de l'omoplate, où elle tombe dans l'extrémité inférieure de l'incision qui circonscrit le lambeau antérieur. Par une dissection rapide, on libère le bord de cette incision cutanée, on relève les téguments seuls dans toute l'étendue de la fosse sous-épineuse; mais on désinsère le trapèze de la clavicule et de l'épine pour le décoller de la fosse sus-épineuse et, finalement, le confier à un aide qui va le tenir écarté dans le lambeau postéro-supérieur dont il fait partie.

Troisième temps : section des attaches musculaires marginales. — Il s'agit des muscles grand dentelé, omo-hyoïdien, angulaire et rhomboïde. L'opérateur saisit de la main gauche la racine du bras; il commande aux aides d'écarter les lambeaux et de tâcher de comprimer dans le haut du postérieur les vaisseaux scapulaires postérieurs; il est en dehors du bras gauche, en dedans du bras droit, et tire sur le membre comme pour l'arracher avec l'omoplate dont cette traction dégage le bord supérieur et le bord spinal. Aussitôt le milieu du couteau, rasant ces bords, divise, en un instant, par de rapides mouvements de va-et-vient, le double feuillet musculaire qui s'y attache.

On cherche alors dans le cou, en dehors du plexus brachial, près de la section du muscle angulaire, l'endroit où l'artère scapulaire postérieure (cervicale transverse) a été coupée, pour la saisir et la lier.

Les lambeaux ainsi dessinés sont à peu près égaux comme surface et comme contour. Quand on les adapte, on a une ligne de réunion oblique en bas, en dehors et en arrière dont la section de la clavicule, des vaisseaux et des nerfs occupe l'extrémité antéro-supérieure. Son extrémité inférieure correspond au point déclive. Pourtant, lorsque le sujet est couché sur le dos, la ligne de section des muscles qui s'inséraient au bord spinal de l'os, est au fond d'une gouttière assez profonde qui doit nécessiter un drainage soigneusement institué.

CHAPITRE II

AMPUTATIONS ET DÉSARTICULATIONS DU MEMBRE INFÉRIEUR

Les amputations du membre inférieur pourraient prêter à des considérations générales, tant sur la faible vitalité des parties molles que sur les usages et les qualités des moignons.

Mais ces considérations seraient difficilement comprises et par conséquent dénuées d'utilité, si je les présentais en bloc, avant d'avoir exposé les amputations en particulier. Je me bornerai donc à dire ici l'indispensable.

Riche ou pauvre, l'amputé du membre inférieur a besoin d'un point d'appui solide et indolent pour marcher. Lorsque ce point d'appui ne peut être fourni par le *bout du moignon*, il faut recourir, soit au *genou* maintenu dans la flexion, soit à l'*ischion*.

L'amputé riche désirera en outre masquer sa mutilation à l'aide d'un appareil prothétique auquel le moignon devra donner les mouvements d'un membre naturel.

ARTICLE PREMIER

AMPUTATIONS DES ORTEILS

Il y a lieu d'amputer les orteils dans les cas de congélation, de carie, de traumatisme, de néoplasme et même de déviation, ordinairement du troisième.

Données anatomiques. — Les quatre petits orteils se ressemblent et nous occuperont d'abord. La première phalange est plus longue à elle seule que les deux dernières ensemble; son corps est très mince et plus ou moins aplati d'un côté à l'autre, ce qui permet de le couper facilement en travers avec la cisaille de Liston.

Les articulations phalangiennes des petits orteils, et leurs articulations métatarsiennes, sont construites sur le modèle de celles des doigts. Mais la première phalange se tenant ici ordinairement redressée, dans la flexion dorsale, c'est au fond d'un angle rentrant qu'il faut chercher l'articulation sur le dos du pied; d'autre part, la tête métatarsienne fait saillie du côté de la plante.

On arrive toujours facilement à sentir l'interligne articulaire, lorsqu'on explore la région entre le pouce et l'index gauches, celui-ci appliqué sur la peau ou dans la plaie, pendant que l'autre main remue l'orteil.

La mensuration peut aussi venir en aide : le milieu de la longueur de l'orteil correspond à l'articulation de la deuxième phalange avec la première dont la poulie forme le point culminant; les têtes métatarsiennes restent à un doigt *au moins* en arrière du bord libre des commissures

Autres données précieuses : la première articulation métatarso-phalangienne est facile à sentir sur le versant dorsal interne du gros orteil; la deuxième est à 2 millimètres en avant; la troisième à 2 millimètres en arrière de la seconde, par conséquent sur la même ligne transversale que la première; la quatrième recule également de quelques millimètres derrière la troisième; la cinquième, enfin, est à 1 centimètre environ derrière la quatrième.

Tout cela n'est qu'approximatif, en raison des variations individuelles. Pratiquement, il suffit de retenir que les trois premières têtes métatarsiennes sont à peu près sur la même ligne transversale, que la quatrième est de plusieurs millimètres en retrait sur la troisième, et la cinquième de 1 centimètre sur la quatrième; ou bien encore, que la tête la plus reculée, la cinquième, est à 15 millimètres, un doigt, derrière la plus avancée, qui est ordinairement la deuxième et exceptionnellement la troisième (voy. fig. 334, p. 451).

Les orteils ont des tendons comme les doigts. Leurs tendons fléchisseurs sont pourvus, comme ceux des doigts, de coulisses synoviales; mais d'après Maslieurat, aucune, pas même celle du gros orteil, ne se continue avec les synoviales tarsiennes des mêmes tendons, situées plus en arrière, dans la profondeur de la plante du pied.

Néanmoins, les fusées purulentes étaient jadis fréquentes après l'ablation des orteils; il est vrai qu'au point de vue de la propagation de la suppuration, le tissu cellulaire lâche, les séreuses ébauchées, sont à peu près aussi favorables que les coulisses véritables. Maintes fois des accidents redoutables ont suivi la désarticulation totale d'un orteil, parce qu'il en était résulté une suppuration du pied et de la jambe. C'est pour cela que l'amputation dans la continuité de la première phalange semble préférable à la désarticulation totale, et que M. Richet préconisait la méthode à lambeaux latéraux, qui assurait, disait-il, un libre écoulement au pus.

Des moignons et des indications opératoires. — Les téguments des orteils sont comparables à ceux des doigts : ils invitent l'opérateur à faire de préférence des lambeaux plantaires. Cependant, comme les quatre petits orteils jouent un faible rôle dans la station, et que leur moignon, quand on les ampute isolément, loin de proéminer, est protégé par les orteils voisins, on peut au besoin prendre la couverture où il y a de la peau.

Est-il permis de faire des amputations partielles des petits orteils ? La plupart des auteurs répondent affirmativement.

Il me semble qu'il n'y a pas de doute pour l'amputation si facile et, dit-on, si bénigne, dans la continuité de la première phalange. Le petit moignon qui en résulte ne fait aucune saillie ; son squelette est très mince et permet aux orteils voisins de se rapprocher.

Il est permis encore d'enlever la phalange unguéale seule, en gardant toute la pulpe de l'orteil pour matelasser le bout du moignon.

Mais que penser de la désarticulation qui enlève les deux dernières phalanges, et laisse seulement la première dont le corps est si mince, mais dont le bout est si large et si mal garni sur les côtés?

Un tel moignon, déjà critiqué par Lisfranc, ou bien se dévie et souffre, ou bien, s'il reste dans le rang, entre deux orteils, blesse l'un et l'autre, en se blessant lui-même, car ce moignon n'a plus cette large pulpe qui semble faite pour tenir à distance les parties moyennes des orteils, les nœuds articulaires si mal rembourrés et si intolérants pour la compression continue. Cependant, Dupuytren en était venu à préférer cette opération à la désarticulation totale, dont il avait appris à connaître la gravité. Aujourd'hui il semble qu'il n'y ait pas à hésiter à amputer de préférence dans la continuité de la première phalange que l'on peut, à volonté, scier ou trancher facilement.

Les cicatrices qui résultent de l'ablation totale ou presque totale des orteils du milieu (deuxième, troisième et quatrième) ne sont pas exposées à la pression de la chaussure. Pourvu qu'elles ne se prolongent pas sous la plante jusqu'à la saillie de la tête métatarsienne, tout est bien.

Il n'en est pas de même pour le cinquième orteil, qui est un chef de file et attirera plus loin notre attention.

Je ne veux pas décrire la désarticulation de la phalange unguéale des petits orteils. Ce que j'ai dit pour la partie correspondante des doigts, et ce que je dirai plus loin à propos du gros orteil, sera plus que suffisant. Garder beaucoup de peau, telle est la règle, sans exception.

Quant à l'amputation dans la continuité de la première phalange, c'est une opération facile que je vais indiquer en quelques mots, avant de parler plus longuement de l'ablation totale ou désarticulation des orteils du milieu, qui constitue un utile exercice d'amphithéâtre.

A. — Amputations des orteils du milieu

1° Amputation partielle, dans la continuité de la grande phalange

Méthode circulaire.

Coupez circulairement jusqu'à l'os, au niveau du pli digito-plantaire. Si les téguments dorsaux ne se retirent pas assez, fendez-les sur une longueur de 1 centimètre.

Voulez-vous scier? Dites à l'aide de tenir la peau relevée et usez d'une lame étroite et finement dentée.

Voulez-vous trancher l'os? Saisissez entre les extrémités pointues de la cisaille les faces latérales du corps de la phalange, dans sa partie dénudée; ne coupez pas à ce niveau, mais seulement après avoir refoulé suffisamment les chairs avec le plat des mors.

2° Amputation totale ou désarticulation d'un orteil du milieu

Méthode ovalaire (a).

L'aide, écartant de chaque main l'un des orteils voisins de l'orteil à enlever, se tient sur le côté de la jambe, tourne le dos au malade et la face à l'opérateur placé au bout du pied.

De la main gauche, saisissez le bout de l'orteil malade et, du bout du doigt, cherchez l'articulation par la flexion dorsale.

Au-dessus de l'articulation, à 1 centimètre si vous voulez (b), commencez avec la pointe et tirez une incision longitudinale qui, arrivée au milieu de la phalange, sera continuée sur le flanc droit de l'orteil jusque dans le pli digito-plantaire qu'elle mordra profondément.

Ne pouvant aller plus loin en ce sens, retirez le bistouri et, le mettant la pointe basse, reportez-le par-dessus l'orteil dans le même pli digito-plantaire où vous reprenez votre incision, pour la faire remonter sur le flanc gauche de l'orteil, jusqu'à l'incision dorsale longitudinale, symétriquement à l'incision du flanc droit (c). Le tendon fléchisseur est coupé ou le sera dans un instant (d).

Quelques coups de pointe sont donnés pour faire de la place de chaque côté et mobiliser la peau que l'aide, agissant par les orteils voisins, écartera à droite ou à gauche, suivant les besoins de la désarticulation qu'il vous reste à exécuter.

Pour *désarticuler*, votre index gauche ayant cherché et trouvé l'interligne dans l'angle rentrant que produit le redressement de la phalange, allongez fortement l'orteil : avec la pointe basse, attaquez le ligament latéral gauche et ouvrez l'articulation qui bâille aussitôt et laisse passer le couteau à travers le tendon extenseur et le ligament latéral droit (rev. fig. 152, p. 250).

Continuez à tirer sur l'orteil comme pour l'arracher et, vous aidant au besoin de la torsion, moins utile ici que la traction, coupez avec l'extrême pointe, à petits coups et très près de la base de la phalange, la seule chose qui résiste encore, le ligament glénoïdien ou plantaire.

Notes. — (a) Quel que soit le procédé choisi, la manœuvre est la même que pour désarticuler un doigt. Ici, la méthode ovalaire pure est applicable, parce que la tête métatarsienne très profondément cachée et très mince, permet aux orteils de se rapprocher; mais ce n'est pas pécher, tant s'en faut, que de donner à l'incision la forme d'une croupière, c'est-à-dire de garder la peau des côtés de la racine de l'orteil.

(b) Cela est très commode et sans inconvénient, car la chaussure ne comprimera pas, sur la petite tête métatarsienne, la cicatrice consécutive.

(c) Il va sans dire que l'on peut exécuter les incisions cutanées tout autrement : en commençant, par exemple, sous l'orteil, pour marcher vers le dos de la tête métatarsienne. Chacun agira suivant son habitude et aussi suivant la conformation et la complaisance des orteils.

(d) Sur le cadavre, les tendons fléchisseurs ne se rétractant pas, font une saillie désagréable à la fin de l'opération si, après libération de la peau, l'on n'a pas su les couper le plus haut possible, c'est-à-dire pendant que l'orteil est allongé et redressé du bout des doigts gauches.

B. — Désarticulation du petit orteil

Le cinquième orteil, en sa qualité de chef de file, laisse, après son ablation, un véritable moignon exposé à la compression en dessus et en dehors. Donc la cicatrice, pour être bien placée, doit être rejetée en dedans, près du quatrième orteil qui la protège. Elle doit être linéaire, afin que sa rétraction n'entraîne pas ce même quatrième orteil dans l'attitude fort gênante d'un véritable ergot.

En conséquence, il convient de garder beaucoup de peau, quel que soit le procédé, imposé ou choisi.

Un lambeau purement externe serait nécessairement étroit et donnerait une cicatrice en partie dorsale. Le mieux est de garder à la fois les téguments dorsaux et externe : je les taille en large lambeau ayant pour contour un U à branches inégales (U), l'une courte inféro-externe, l'autre longue supéro-interne (fig. 311, 312 et 313).

Lambeau dorsal externe.

Après avoir cherché et trouvé l'articulation, du côté dorsal, vous portez la pointe du bistouri à quelques millimètres au-dessous, en dedans du relief du tendon extenseur (a). Vous tirez une incision qui suit, près du quatrième orteil, le bord interne de ce tendon,

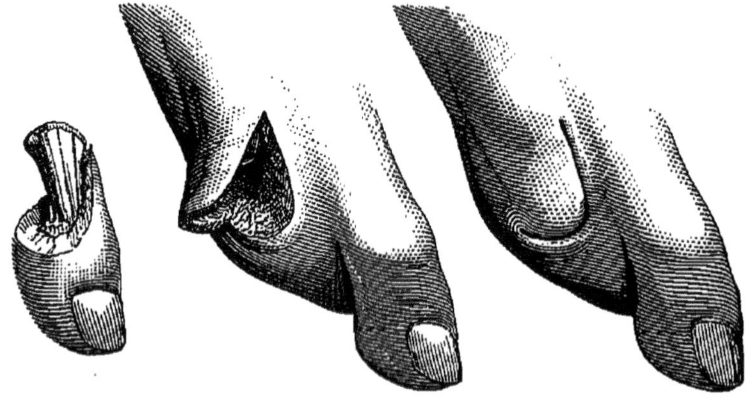

Fig. 311. Fig. 312. Fig. 313.
Désarticulation du petit ou cinquième orteil droit. Lambeau dorsal et externe.
Fig. 311. — Le petit orteil droit amputé.
Fig. 312. — Le lambeau et la plaie béante.
Fig. 313. — Le lambeau fermant la plaie.

dans toute la longueur de la première phalange, pour s'incliner ensuite en dehors, croiser, couper même, le tendon qu'elle côtoyait, s'arrondir sur la face externe de l'orteil, et gagner enfin, après un court trajet rétrograde, l'extrémité du pli digito-plantaire. — Alors, les deux extrémités de l'U ainsi tracé (U pied droit, U pied gauche) sont unies par une deuxième incision qui divise les tendons fléchisseurs dans le pli digito-plantaire et, suivant le plus court chemin, passe, comme toujours, plutôt sur la face interne de l'orteil enlevé que dans la commissure.

Après la dissection du lambeau, les tendons étant totalement coupés, la désarticulation est facile et se fait à l'ordinaire, la main gauche tirant puis tordant l'orteil, pendant que la pointe du bistouri traverse la jointure de gauche à droite et détache ensuite les adhérences plantaires.

Le lambeau adapte son court bord inféro-externe à la coupe du pli digito-plantaire, sa courbe et son long bord supéro-interne à la peau conservée de la commissure (b).

Notes. — (a) On peut être tenté de commencer un peu plus haut; mais comme on est alors obligé de rejeter l'incision encore plus en dedans pour ne pas découvrir la tête métatarsienne, on ne gagne pas grand'chose du côté de la facilité. En dedans du tendon extenseur veut dire du côté du quatrième orteil. La taille du lambeau sur le pied droit se fait par-dessous la main gauche qui, pendante, tient le bout de l'orteil.

(b) Si j'étais forcé d'amputer le petit orteil par l'incision dite en *raquette*, avec la longue queue ordinaire, je n'oserais tracer cette queue ni sur la face externe, comme plusieurs l'ont conseillé, ni sur le milieu de la face dorsale. Conformément aux préceptes traditionnels, je rejetterais l'incision longitudinale entre la tête du cinquième et celle du quatrième métatarsien; en circonscrivant la racine de l'orteil, je garderais beaucoup plus de peau en dehors qu'en dedans, afin de reporter la cicatrice en ce dernier sens et d'obtenir un résultat aussi rapproché que possible de celui que donne le lambeau dorsal externe.

C. — Amputations du gros orteil

1° Amputations partielles

Il peut être avantageux, non seulement de désarticuler la phalange unguéale, mais encore d'amputer dans la continuité de la grande phalange, pour ménager l'importante articulation de cet os avec le premier métatarsien.

L'*articulation interphalangienne* du gros orteil est une charnière trochléenne semblable à celle du pouce. Deux forts ligaments latéraux tiennent les os en rapport. L'éperon dorsal de la phalangette est peu développé et s'avance à peine sur la trochlée phalangienne. Le couteau rencontre souvent, du côté plantaire, un obstacle plus gênant, un os sésamoïde étroitement rattaché à la phalangette.

Quand on fléchit fortement le bout d'un gros orteil sain, l'articulation interphalangienne se laisse voir et sentir facilement, surtout sur la moitié interne de la face dorsale. A 8 millimètres environ au-dessous du point culminant de l'angle produit par la flexion, on peut, en effet, apercevoir un creux transversal et y mettre le doigt. Cela est dû, en partie, à ce que la face dorsale de la grande phalange forme un angle presque aigu en se continuant avec la surface cartilagineuse de la trochlée.

L'articulation est superficielle et facilement abordable par sa face dorsale et ses parties latérales; les téguments plantaires sont épais et vivaces; le moignon ne doit avoir de cicatrice ni sur le bout ni sur la plante : le procédé à lambeau plantaire s'impose donc pour toutes ces raisons.

Deux lambeaux inégaux, le plantaire très long.

Si vous voulez amputer partiellement le gros orteil, placez-vous au bout du membre qui déborde le lit et qu'un aide peut manœuvrer, dans son tout ou dans ses parties (orteils), suivant les besoins. De la main gauche tenez le bout de l'orteil étendu.

Faites sur chacun de ses bords une incision longitudinale de

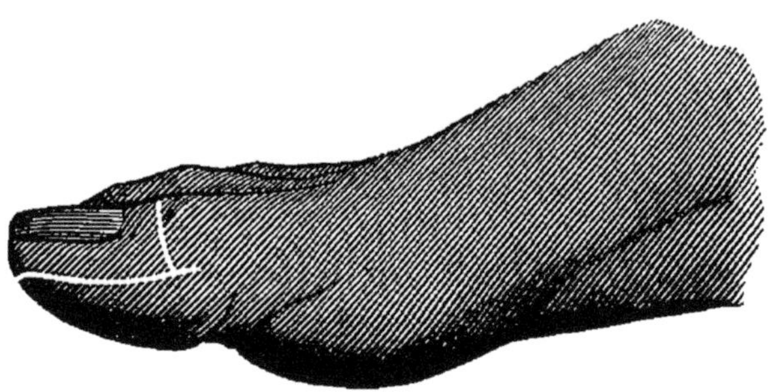

Fig. 314. — Désarticulation de la phalange unguéale du gros orteil. — Des lambeaux analogues conviennent à l'amputation dans la continuité de la grande phalange.

2 centimètres environ, qui, en arrière, commence au niveau du point où le squelette sera scié ou désarticulé. — A un 1/2 centimètre au-dessous de ce point, incisez à fond et en travers la demi-circonférence dorsale de l'orteil. Mobilisez et faites rétracter le petit lambeau carré ainsi formé.

Pour *désarticuler*, coupez avec l'extrême pointe, successivement, le ligament gauche, le dorsal, puis le droit; fléchissez fortement et, grâce à la béance obtenue, engagez le tranchant sur les insertions phalangettiennes du ligament plantaire, rasez la phalangette et sortez au bout de l'orteil, en gardant toute la pulpe si vous pouvez (fig. 314).

Si vous voulez *scier*, une fois l'incision dorsale transverse accomplie, vous taillez par transfixion un énorme lambeau plantaire arrondi que l'aide rétracte aussitôt. Vous cernez la phalange avec le tranchant du couteau et vous la sciez (a).

Note. — (a) On peut opérer autrement et choisir un procédé plus ou moins différent du précédent. Si le lambeau unique ou tout au moins le principal lambeau est plantaire, large, épais et long; si l'on a gardé quelques millimètres de peau dorsale sans rendre la désarticulation ou le sciage trop difficile, le procédé et le manuel sont acceptables, car le résultat est bon.

2° Amputation totale ou désarticulation du gros orteil

Pas plus que les amputations partielles, la désarticulation du gros orteil n'atteint le pied sérieusement comme organe de sustentation, puisque le point d'appui antérieur que fournissent les os sésamoïdes placés sous la tête métatarsienne persiste encore.

Il n'en est plus de même lorsque, avec l'orteil, on enlève la partie antérieure ou la totalité du premier métatarsien.

Lisfranc et Malle ont vu marcher facilement plusieurs opérés de Dupuytren qui avaient subi cette opération ; je puis témoigner dans le même sens relativement à deux malades de Desprès. Je ne crois donc pas que la perte du point d'appui antéro-interne du pied amène nécessairement le renversement de la plante en dehors et une gène considérable de la marche. Cependant, à moins d'ignorer les faits qu'a cités Blandin, il n'est pas permis, quand on peut conserver la tête du premier métatarsien et *la bien couvrir*, de la sacrifier, comme on l'a fait souvent, sous le futile prétexte de la beauté.

Lorsque, voulant désarticuler simplement le gros orteil, l'opérateur a mal déterminé le siège de l'articulation et taillé les téguments trop courts, il n'a pas d'autre ressource que de réséquer l'énorme tête métatarsienne. Il vaut encore mieux faire payer au malade, par une mutilation, les frais d'une bévue pourtant facile à éviter, que de lui laisser un moignon impotent et douloureux.

Il me semble possible de conclure justement, et je le fais ici en partie par anticipation : la désarticulation simple du gros orteil est préférable à l'amputation dans la continuité du premier métatarsien, recommandée par Ledran ; et celle-ci vaut mieux que l'ablation du gros orteil avec extirpation totale et simultanée de son métatarsien.

L'*articulation* métatarso-phalangienne du gros orteil est construite comme son homologue du pouce. Mais la cavité synoviale est plus grande ; et les os sésamoïdes, beaucoup plus volumineux, donnent la prédominance au diamètre vertical du squelette (25 à 30 millimètres) sur le diamètre transverse.

Les ligaments phalango-sésamoïdiens sont assez longs pour se laisser, quoique très solides, facilement diviser par le couteau, dans l'intervalle qui sépare les osselets de la base de la phalange.

L'articulation n'est couverte par des téguments épais que sur la face plantaire ; sur les trois autres côtés elle est facile à aborder et à traverser.

Recherche de l'interligne. — Nous avons vu que, moyennant une flexion légère de la phalange du gros orteil, le doigt gauche, promené sur la moitié interne de la face dorsale, trouvait aisément la jointure. L'explorateur sent, en effet, un creux entre deux saillies dont l'une, postérieure, forte, appartient au rebord dorsal de la tête métatarsienne, et l'autre antérieure, plus faible, à la phalange. C'est presque immédiatement derrière celle-ci qu'est l'interligne. Pendant que l'orteil est étendu, les deux saillies se rapprochent, mais pas au point de se toucher : elles restent distantes de plusieurs millimètres et le petit fossé intermédiaire est encore sensible en l'absence de gonflement. Il va sans dire que, pendant la flexion de l'orteil, c'est la tête métatarsienne seule qui forme la saillie dorsale en avant de laquelle il faut chercher l'articulation. Celle-ci se trouve à un travers de doigt en arrière du pli digito-plantaire, c'est-à-dire immédiatement en avant de la forte saillie plantaire des os sésamoïdes. Cette saillie arrête brusquement le bout du doigt, lorsque, ayant pincé la racine du gros orteil dans le sens de l'épaisseur, on fait glisser les doigts d'avant en arrière, vers le talon. Ce procédé de recherche est excellent; les deux doigts explorateurs peuvent agiter l'orteil et sentir, chacun de son côté, les repères de l'interligne ou l'interligne lui-même.

L'exploration ainsi faite donne une idée juste des dimensions de la tête qu'il va falloir recouvrir largement; elle nous montre qu'un lambeau plantaire serait trop court s'il n'empiétait pas un bon centimètre sur le bourrelet ou durillon sous-phalango-phalangettien, et qu'un lambeau interne, pour être assez long, doit se prolonger jusque sur les limites de ce bourrelet. Encore faudra-t-il, dans les deux cas, ménager une petite longueur de peau complémentaire sur les faces dorsale et externe.

Usages du moignon, choix des procédés. — L'ablation du gros orteil laisse un véritable moignon qui appuie sur le sol par sa face plantaire et dont la partie proéminente est pressée par l'empeigne ou heurtée par les obstacles du chemin.

Donc : ni cicatrice plantaire, ni cicatrice interne, ni cicatrice dorsale. Cela veut dire : pas de cicatrice au voisinage des sésamoïdes, pas de cicatrice sur le rebord interne ni sur le rebord dorsal du cartilage articulaire. Mais cela n'exclut pas les procédés qui placent la cicatrice sur le bout du métatarsien, plus ou moins près de ces crêtes ou saillies osseuses.

On peut considérer l'intégrité du travers de doigt de téguments plantaires situés devant la saillie sésamoïdienne, comme toujours indispensable, quelle que soit la manière d'opérer.

Le procédé aujourd'hui éprouvé, qui donne sans contredit le plus beau résultat, consiste à tailler un lambeau à la fois interne et plantaire. Sous le rapport de l'écoulement, du drainage, de la vitalité des téguments, de la régularité et de la situation de la cicatrice, de la facilité de la désarticulation, il ne laisse rien à désirer (Voy. fig. 315 à 318, p. suiv.).

En raison du silence des auteurs, je croyais que personne n'avait jamais rien fait de pareil; mais j'ai trouvé qu'en 1843 (*Gaz. des hôp.*) deux jeunes chirurgiens, l'un Melchior Robert, l'autre du nom de Boyer, s'étant avisés de perfectionner le faire de Lisfranc, avaient créé un nouveau procédé insuffisamment décrit, qui ne ressemble pas au mien comme exécution, mais qui donnerait à peu près le même résultat définitif.

Lambeau interne et plantaire.

Vous considérez les quatre faces de l'orteil, externe, dorsale, interne et plantaire, comme égales en largeur, et vous cherchez de l'œil à en établir les limites. Comme à l'ordinaire, le lambeau unique aura une largeur égale à la demi-circonférence du membre, et une longueur en rapport avec le volume de la tête métatarsienne.

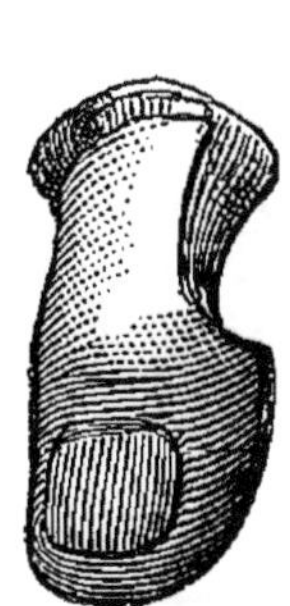

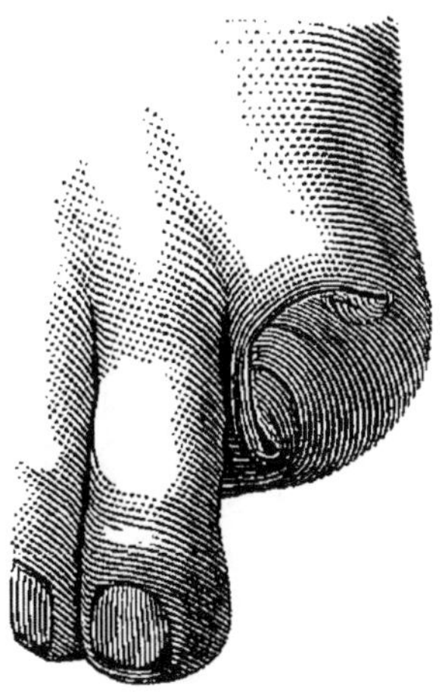

Fig. 315. Fig. 316.

Désarticulation du gros orteil. Lambeau interne et plantaire.
Fig. 315. — Gros orteil droit désarticulé.
Fig. 316. — Lambeau appliqué sur la plaie.

Il devra se prolonger jusqu'à devenir tangent au durillon sous-phalango-phalangettien (fig. 315, 316, 317 et 318).

Vous placez votre malade et votre aide comme pour les opérations précédentes. Vous vous mettez au bout et en dedans du pied, afin d'avoir sous les yeux les faces interne et plantaire du gros orteil dont vous tenez l'extrémité, du bout des doigts gauches.

La situation de l'interligne est connue et marquée.

1° A 2 millimètres au-dessous de l'interligne, sur les limites des faces dorsale et interne, commencez une incision longitudinale un peu convexe en dehors, qui côtoie à distance le tendon extenseur, dans l'étendue de 2 centimètres (a). Alors seulement, attaquez, en arrondissant, la face interne de l'orteil sur les limites du durillon, limites que vous suivrez d'abord sur la face inférieure, pour joindre ensuite obliquement l'extrémité externe du pli digito-plantaire. — Incisez maintenant les téguments des faces externe et dorsale ainsi que les tendons extenseurs, en réunissant les deux extrémités de votre première incision et passant : en dehors, obliquement sur l'orteil plutôt que dans la commissure; en dessus, transversalement et à 2 millimètres devant l'interligne (b).

Disséquez le lambeau et, ce faisant, coupez le tendon fléchisseur.

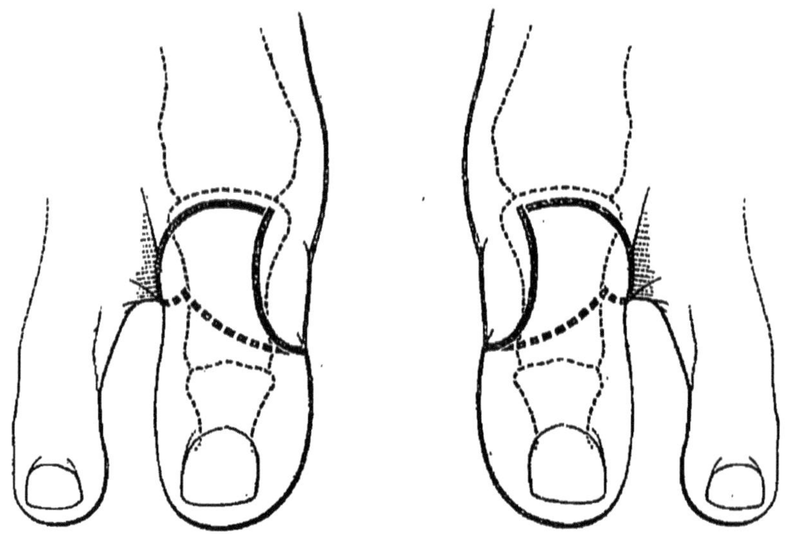

Fig. 317 et 318. — Tracé du lambeau interne et plantaire.
L'incision dorsale absolument transverse, fait *angle droit* avec le bord correspondant du lambeau, bord convexe et non rectiligne.

2° L'aide tient le lambeau écarté avec un crochet mousse ou pointu; il attire aussi en arrière les téguments du premier espace interdigital. Vous avez sous les yeux la face dorsale du pied. — Saisissez l'orteil à pleine main gauche, comme pour l'arracher; retrouvez votre interligne dans la plaie et, avec la pointe basse, attaquez le côté gauche de l'articulation, traversez-la grâce à l'écartement que produit la traction de votre main et, au moment de sortir, ramenez vers vous le tranchant pour ne pas blesser les téguments voisins (c). — Il ne reste plus à couper que les attaches phalangiennes des os sésamoïdes. Continuez donc à tirer sur l'orteil, tout en le tordant de plus en plus, vers votre gauche ou votre droite, mais toujours dans le même sens, à mesure que la pointe rase et libère la base de la phalange.

Notes. — (a) Gardez-vous d'amener l'incision trop tôt sur la face interne; envahissez plutôt la face dorsale en faisant convexe ce qui sera le bord supérieur du lambeau. Sur le pied gauche, la taille du lambeau se fait par-dessous la main gauche qui, pendante, tient le bout de l'orteil.

(b) Si l'on craint d'avoir fait un lambeau trop court ou si l'on a été forcé de le faire, on garde un peu plus de peau en dehors, et l'on rejoint l'incision dorsale non pas dans son commencement très près de l'interligne, mais à quelques millimètres plus près de l'ongle. C'est même toujours une bonne précaution, car il faut éviter que la cicatrice ne soit sur le rebord dorsal de la tête métatarsienne et la rejeter de préférence en avant.

(c) Il faut n'engager que 15 millimètres de pointe et agir absolument comme pour désarticuler un doigt. (Revoy. fig. 153, p. 250.)

Remarques comparatives et autres procédés.

L'incision en *raquette asymétrique*, qui garde plus de peau en dedans qu'en dehors, donne un résultat analogue à celui du procédé d'élection, mais beaucoup moins beau. En outre, la raquette, à moins d'en prolonger la queue très loin sur le dos du métatarsien qui sera plus tard comprimé par l'empeigne, ne donne pas assez de largeur pour la désarticulation.

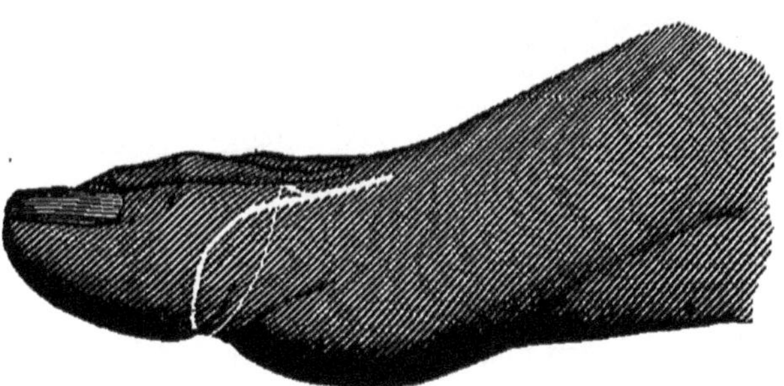

Fig. 319. — Tracé de la raquette asymétrique pour la désarticulation du gros orteil.

Au lieu de faire le lambeau à la fois interne et plantaire, on peut tailler un simple *lambeau interne* et exécuter l'opération absolument de la même manière, mais avec un peu plus de peine. Car si l'on donne au lambeau interne une bonne largeur et si l'on évite de prolonger trop loin en arrière les incisions dorsale et surtout plantaire, la désarticulation proprement dite devient laborieuse.

Elle était très facile au contraire, mais d'un résultat aléatoire, lorsque Chassaignac, sans incisions cutanées préalables, entrait à plein tranchant dans la commissure, en dehors du gros orteil, pour traverser ensuite l'articulation, toujours à plein tranchant, et tailler en sortant un lambeau interne étroit et long, aux dépens des téguments de la face interne de la phalange (procédé dit de la tabatière).

Lisfranc a fait abandonner l'amputation du gros orteil à *deux lambeaux latéraux*, parce que de son temps on les prolongeait beaucoup en arrière, pour découvrir l'articulation largement et la traverser d'un coup de couteau. Il en résultait une longue bande cicatricielle au-dessus, au bout et au-dessous de la tête métatarsienne. Actuellement, pour désarticuler en conservant deux lambeaux latéraux, quelle que soit leur longueur relative, il n'est plus permis d'entamer la plante du pied ni même le tégument dorsal du métatarsien. Dans ces conditions, il est vrai, la désarticulation devient difficile.

Le procédé de Lisfranc consiste à tailler un *lambeau plantaire*, on ne peut pas dire unique, car l'habile chirurgien ne négligeait pas de garder quelques lignes de peau dorsale. Le lambeau plantaire, bien taillé, a l'avantage d'être vivace, épais, large et très favorable à l'exécution de la désarticulation. On doit le dessiner (fig. 520) sur le modèle du lambeau palmaire pour la désarticulation du pouce (incision elliptique coudée). Ses inconvénients sont : la nécessité de le garder très long et de prendre une partie

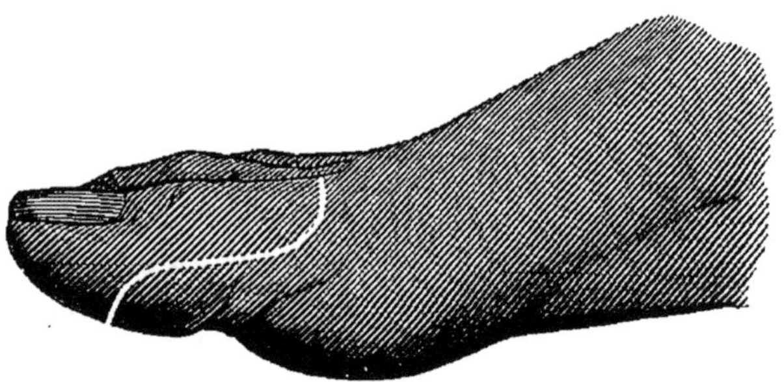

Fig. 520. — Tracé du lambeau plantaire pour la désarticulation du gros orteil.

du durillon sous-phalango-phalangettien, l'irrégularité primitive du moignon, la résistance qu'oppose le lambeau endurci par l'inflammation, aux liens qui le coudent et le tiennent en place, la situation de la partie interne de la cicatrice, la rétention de l'exsudat, etc.

ARTICLE II

AMPUTATION D'UN ORTEIL AVEC ABLATION PARTIELLE DU MÉTATARSIEN CORRESPONDANT

Lorsqu'un orteil doit être sacrifié en totalité et que la tête et le col du métatarsien correspondant sont altérés, mais dans ce cas seulement, il faut les enlever en même temps, quoique l'opération devienne alors plus grave et plus pénible.

A. — Amputation d'un orteil du milieu avec partie de son métatarsien

Le point étroit et faible des métatarsiens est situé approximativement à l'union du tiers antérieur avec le tiers moyen de ces os. A ce niveau, la scie à chaîne passe facilement, les mors de la cisaille peuvent s'engager à une profondeur suffisante. En arrière la section osseuse devient difficile et même impossible, car les métatarsiens s'élargissent et se rapprochent avant de se toucher complètement. De sorte que, pour ne laisser en place que la base d'un métatarsien du milieu, il faut couper cet os par nécessité au lieu d'élection ou à courte distance en arrière; et ensuite, avec un davier tranchant, une dent de castor agissant dans le sens de l'épaisseur du pied, ronger et raccourcir peu à peu le fragment postérieur.

Je ne saurais trop souvent répéter qu'afin d'éviter les *hémorrhagies* et les fusées, ce genre d'opération doit être conduit avec la plus grande prudence. Pour que le bistouri rase les os, l'opérateur est obligé d'en incliner le manche de manière que la pointe en soit toujours appliquée *à plat* sur la surface dure, comme s'il s'agissait de l'y émoudre. Bref, avec les os extirpés il ne doit venir que le périoste et encore (?). Pas une échappade, si minime soit-elle, n'est permise dans les parties molles.

Raquette.

L'incision en raquette à longue queue dorsale est évidemment indiquée. Chaque lèvre de la plaie est d'abord disséquée et les flancs du métatarsien prudemment dépouillés des parties molles jusqu'au point où l'on veut pratiquer la section osseuse. A ce moment, les os ne sont pas encore séparés des chairs de la plante; le ligament intermétatarsien antérieur n'est point encore coupé. Deux partis sont à prendre : ou bien, avant de diviser l'os avec la cisaille ou la scie à chaîne, insinuer la lame du couteau le long du flanc droit de l'os, la faire passer dessous et la faire ressortir le long du flanc gauche, afin de détacher complètement les chairs (coup de Liston); ou bien, au contraire, couper d'abord le métatarsien d'un coup de cisaille ou de quelques traits de scie à chaîne, saisir avec un petit davier l'extrémité du fragment antérieur, l'attirer en haut en la redressant pour permettre à la pointe de trancher, d'arrière en avant, les adhérences plantaires, à mesure que l'extraction progressive les rend accessibles.

B. — Amputation du petit orteil, chef de file externe, avec partie de son métatarsien

L'amputation dans la continuité des métatarsiens chefs de file (premier et cinquième) exige certaines précautions particulières relatives à la situation de la cicatrice, ainsi qu'à la forme de la saillie qui résultera de la section osseuse et sera exposée à la pression du sol et de la chaussure.

Le cinquième métatarsien est aplati de haut en bas; c'est en ce sens qu'il faut le saisir pour le trancher avec la cisaille de Liston. Il est bon de le couper obliquement d'arrière en avant et de dehors en dedans, pour émousser la saillie du moignon qui, malgré le petit volume du corps de l'os et l'épaisseur des téguments, serait peut-être à la fois difforme et douloureux.

Une incision longitudinale, commencée au niveau de la future section osseuse, suivra d'arrière en avant le bord externe du pied et viendra former raquette en contournant le dessus et le dessous de la racine du petit orteil. (Voy. plus loin : Ablation totale du cinquième métatarsien.)

C. — Amputation du gros orteil avec partie de son métatarsien ou amputation partielle du premier métatarsien

L'amputation dans la continuité du premier métatarsien est une de celles qu'à Paris on pratique le moins souvent sur le cadavre, parce que les examinateurs ne la demandent presque jamais. C'est à tort, puisque c'est par cette opération que l'on remédie aux fréquentes altérations pathologiques de l'articulation métatarso-phalangienne du gros orteil.

Les *procédés* jadis employés consistaient à faire, par transfixion ou autrement, soit un large lambeau interne, soit à la fois un lambeau interne et un lambeau dorsal carré ou triangulaire, etc.

Ledran, le promoteur de cette opération, sacrifiait les téguments dorsaux, mais gardait ceux du bord interne et de la plante sans inciser celle-ci. L'os, largement découvert, était facile à scier sur une lame protectrice passée dessous; mais la plaie béante ne pouvait être fermée faute de téguments suffisants.

Une incision en raquette, dont la queue est interne ou dorsale et dont le cercle entoure la racine de l'orteil, permet d'amputer le premier métatarsien, mais à la condition que l'incision droite soit prolongée à un doigt au moins au delà de la future section osseuse.

Aujourd'hui on préfère recourir à des variantes de l'incision en raquette, qui sont obtenues en recourbant, en dedans ou en dehors, l'extrémité de la queue, de manière à avoir une incision transversale découvrant l'endroit où la scie devra attaquer le métatarsien. Cette inflexion, anguleuse ou arrondie, de la queue de la raquette, crée un véritable lambeau, ou plutôt une valve, interne ou dorsale, qui s'abaisse ou se relève commodément et se réapplique de même.

Quant au cercle de la raquette, il entoure nécessairement la racine de l'orteil. Doit-il passer dans la partie terminale interne et fruste du pli digito-plantaire, ou plus en avant, près de l'articulation phalango-phalangettienne? Cela dépend de l'état des téguments. En général, ceux de la face interne de l'orteil sont altérés par les fistules des ostéo-arthrites; c'est une petite raison pour les sacrifier. Mais comme, en opérant ainsi, la valve interne de la plaie serait trop courte pour aller, vers la base du deuxième orteil, s'unir à la peau de la commissure et du dos du pied, on s'efforce,

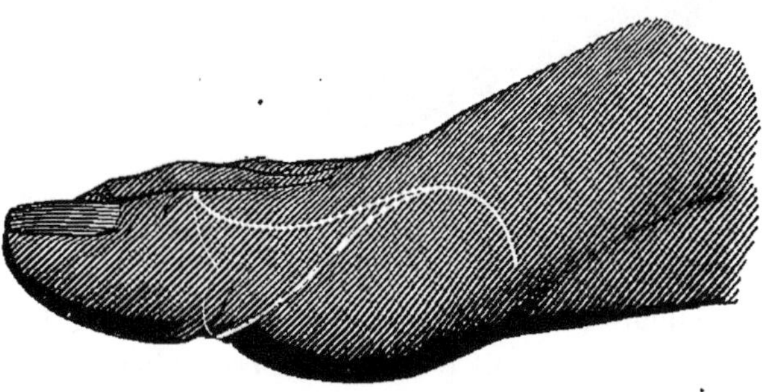

Fig. 321. — Ablation du gros orteil avec partie de son métatarsien. Tracé pour le cas où les téguments internes de la racine de l'orteil étant altérés, il faut garder la peau dorsale pour compenser le défaut que présentera la valve interne dans sa partie antérieure.

pour parer à cet inconvénient, de garder une partie notable des téguments dorsaux externes du métatarsien et de l'orteil enlevés (fig. 321).

Mais si les téguments de la face interne du gros orteil sont en bon état, on obtient un bel et bon résultat en opérant d'après le tracé de la figure 322, c'est-à-dire en faisant passer l'incision qui cerne l'orteil à un doigt au moins en avant de la terminaison interne du pli digito-plantaire.

Quelle que soit la forme de l'incision des parties molles, il faut ensuite énucléer, dénuder les os, en les rasant de très près, car c'est la meilleure manière d'*éviter les blessures des vaisseaux* et la dévastation des parties molles. Il est commode de le faire en incisant des orteils vers le talon et de gauche à droite comme toujours; c'est pourquoi l'opérateur est mieux placé au bout et en dedans du pied droit, au bout et en dehors du pied gauche renversé sur son bord externe, bien entendu, et par-dessus lequel on opère.

Tenez grand compte de ces indications relatives à la position et aux attitudes tant de l'opéré que de l'opérateur.

Depuis Richerand, on scie le premier métatarsien obliquement d'arrière en avant et de dedans en dehors.

Faut-il laisser les os sésamoïdes? L'habitude est d'enlever d'un bloc tout le squelette articulaire. Cependant, je me demande si, dans les cas où l'on ne sacrifie que la tête métatarsienne, des os sésamoïdes *sains* ne pourraient pas reconstituer un excellent point d'appui antéro-interne, en rétrogradant par l'influence de leurs muscles jusque sous l'extrémité antérieure du fragment osseux conservé.

Quand un chirurgien prend le bistouri pour une ostéo-arthrite, il ne

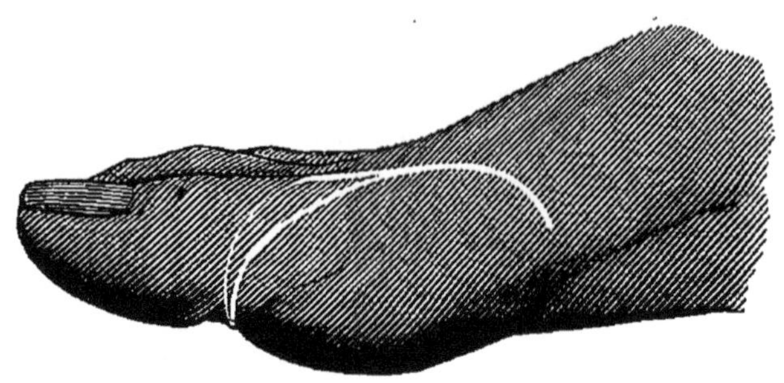

Fig. 522. — Ablation du gros orteil avec partie de son métatarsien. Tracé de la *valve interne*. Très beau résultat.

connaît pas toujours l'étendue du sacrifice qu'il aura à faire. Or, dans le cas où il a résolu de se mettre à l'aise en recourbant dans un sens ou dans l'autre la queue de la raquette, il doit, en premier lieu, faire une incision

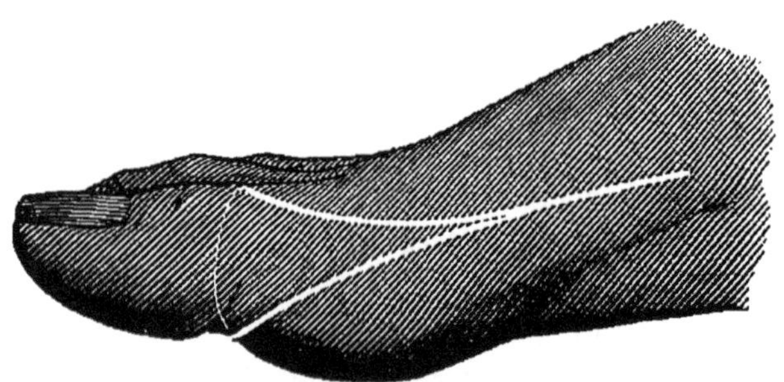

Fig. 523. — Ablation du gros orteil avec partie de son métatarsien. Raquette à longue queue droite et interne.

en raquette à queue droite et courte, pour se rendre compte de l'état du squelette. Cette exploration lui permet de déterminer le lieu où sera appliquée la scie, de prolonger et de recourber son incision en conséquence. Guersant fils se louait d'avoir suivi cette prudente méthode plusieurs fois sur le vivant.

En résumé, dans l'ablation du gros orteil avec partie de son métatarsien, c'est l'état des téguments de la partie interne de l'articulation qui détermine le choix entre les tracés de l'incision qui cerne l'orteil, représentés fig. 321 et fig. 322. C'est le chirurgien qui, après avoir estimé la quantité d'os à enlever, décide de recourber en dedans la queue de sa raquette, pour être à l'aise, ou bien de se contenter d'une queue rectiligne et très prolongée.

S'il opte pour cette dernière incision et s'il veut scier bien et commodément, il la fera longer le bord interne de l'os et suivre, autour de la racine de l'orteil, le tracé de la figure 323. C'est presque l'incision ovalaire de Béclard : on va le voir par la description suivante.

A. — **Raquette à queue droite et interne.**

L'aide, inutile d'abord, est placé au côté gauche du chirurgien. Celui-ci, au bout du pied, en a le bord interne sous les yeux et saisit le gros orteil pour le manœuvrer lui-même.

1° *Incision tégumentaire.* — A un doigt au delà du point où la scie devra être appliquée, sur la face interne du métatarsien, très près de son bord interne, commence une incision qui, d'abord longitudinale, marche d'arrière en avant, s'incline ensuite à droite pour contourner l'orteil en passant : pied droit, dans le pli digito-plantaire; pied gauche, sur le dos de l'orteil, en avant du niveau de ce pli (a). Le couteau ramené par-dessus l'orteil reprend et termine suivant le tracé de la figure 323. Le tendon extenseur a pu être coupé en même temps que la peau. Il doit l'être maintenant et la peau libérée. La section du tendon fléchisseur est faite ou différée, différée sur le cadavre.

2° *Dissection des chairs.* — L'opérateur, se plaçant de côté, de manière à avoir les orteils à sa gauche et le genou à sa droite, confie le gros orteil à son aide qui le tient allongé; il fait renverser le pied sur le bord externe, saisit du bout des doigts gauches la valve inféro-interne de la plaie et commence à la décoller en rasant les os de gauche à droite, des orteils vers le talon (b). Il continue dans le même sens, sous la face inférieure de la phalange, sous le premier osselet en arrière duquel il tranche tout de suite et ses muscles et le tendon long fléchisseur pour atteindre et raser la face plantaire du métatarsien. Il termine en repassant de même, mais plus profondément, de manière à libérer toute la largeur de la phalange et enfin le deuxième osselet dont il traite le muscle comme il a traité ceux du premier.

Alors il saisit la lèvre supéro-externe de la plaie, peau et tendons, et la détache de la face dorsale, puis de la face externe des os, avec le même soin et en coupant toujours des orteils vers le talon. Le bout de l'index gauche, cherchant à faire le tour de la tête métatarsienne, indique à l'opérateur si les os sont complètement isolés et, spécialement, si le ligament transverse des métatarsiens est coupé. Il doit l'être; mais s'il ne l'est pas, la pointe, contournant le débordant sésamoïde externe, a vite raison de ses adhérences et peut alors faire le tour du squelette sans rencontrer de résistance.

La dénudation du métatarsien sera faite en prévision du trajet oblique que suivra la scie.

3° *Sciage.* — Un ruban métallique flexible, argent, cuivre, zinc, etc., devant jouer le rôle de la très épaisse sonde de Blandin, sera passé sous le métatarsien; ses extrémités repliées en dehors, l'une en dessus et l'autre en dessous du pied, pour écarter et protéger les deux lèvres de l'incision, seront mises dans la main de l'aide. L'opérateur saisira et fixera, de la main gauche, le gros orteil et la tête du métatarsien. De la main droite armée de la scie, il attaquera le bord interne de cet os et fera marcher la lame dans un plan perpendiculaire à la plante du pied, mais oblique à 45 degrés d'arrière en avant et en dehors.

La plaie est véritablement fermée par deux valves, l'une inféro-interne, l'autre supéro-externe. L'hémostase n'est facile que si l'on a rasé les os de très près.

Notes. — (a) Les téguments dorsaux se rétractent beaucoup; c'est pour cela que le parcours de l'incision sur le dos et sur la face externe de l'orteil doit être plutôt antérieur que postérieur relativement au parcours sous-jacent qui suit le pli digito-plantaire.

(b) L'opérateur est placé en dedans du pied droit, en dehors du pied gauche tenu renversé sur son bord externe et *par-dessus lequel* il opère on ne peut plus commodément.

B. — **Valve interne.**

C'est une raquette à queue courte et recourbée en dedans avec conservation des téguments de la face interne de la racine de l'orteil (fig. 322, p. 431).

1° A partir du point où l'on suppose devoir scier le métatarsien, sur sa face interne-supérieure, très près de son bord supérieur, c'est-à-dire de l'espace interosseux, au contact du tendon extenseur, on commence à tirer une incision longitudinale jusque sur l'interligne métatarso-phalangien. L'opérateur la conduit alors à sa droite — en dedans, pied droit, en dehors pied gauche — pour contourner la phalange jusque sous la face plantaire. A l'aide d'une reprise pardessus l'orteil, l'incision est ramenée à la queue longitudinale initiale, sur l'interligne métatarso-phalangien. Elle coupe transversalement les téguments plantaires, tangente au coussinet sous-phalango-phalangettien et entame de même les bords de l'orteil, perpendiculairement, afin de dessiner une croupière fortement coudée comme celle de la figure 322, p. 431.

Cela fait, l'étendue de la lésion des parties osseuses peut être appréciée : la queue de la raquette, prolongée s'il le faut, est

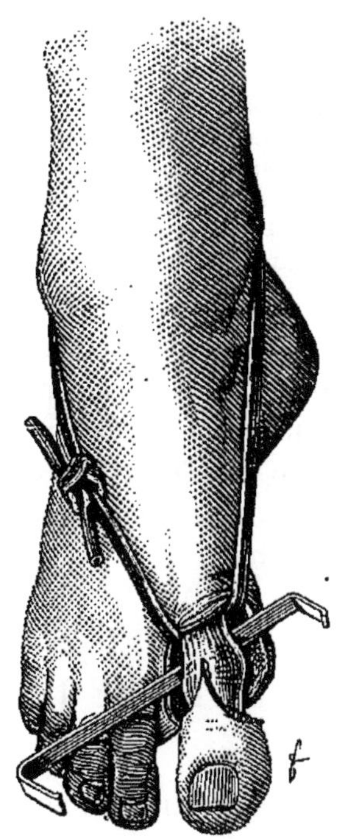

Fig. 324. — Ablation du gros orteil avec partie du premier métatarsien. Manière d'écarter les chairs et de rétracter le tégument dorsal pour permettre de scier obliquement.

enfin recourbée en dedans dans l'étendue d'un bon travers de doigt (a).

2° Le squelette est mis à nu avec le même soin que dans le procédé précédent (b).

3° Relativement à la section osseuse, nouvelle précaution à prendre : sous l'os bien découvert dans le sens transversal, la lamelle protectrice des chairs est facilement placée ; mais il faut en plus, par un artifice quelconque, rétracter fortement le tégument dorsal laissé intact sur la face interne-supérieure de la base du métatarsien, afin que la section osseuse soit faite plus en arrière que la partie transverse de l'incision cutanée : ainsi la peau, une fois l'opération terminée, reviendra former un petit capuchon au contour de la coupe de l'os. L'emploi du tube de caoutchouc représenté figure 324 est commode et suffisant.

Notes. — (a) On peut exécuter autrement ces incisions en suivant une marche inverse, en commençant sous l'orteil ; c'est très commode pour le pied droit. On peut aussi, spécialement sur le pied gauche, en se plaçant en dedans, débuter en arrière par l'extrémité de la partie recourbée de l'incision, et marcher ensuite sur la face interne et inférieure de l'orteil ; une reprise sur la face dorsale externe achèverait l'incision.

(b) Néanmoins, sur le pied gauche, le chirurgien est tenté de se placer en dedans et de décoller les chairs d'arrière en avant : cela va très bien en commençant, mais c'est le moyen d'ébrécher son couteau sur les os sésamoïdes et de les séparer du métatarsien ; je préfère me mettre en dehors de ce pied couché sur son bord externe et opérer par-dessus, en détachant les chairs toujours des orteils vers le talon. Il faut un tranchant court, solide, bien aiguisé et tenu ferme par le plat du talon de la lame.

Remarque. — Je devrais, considérant la coupe des parties molles, parler maintenant des amputations totales de chaque métatarsien en particulier. Mais comme, au point de vue de la séparation des os, ces opérations exigent une connaissance parfaite de tous les détails de l'articulation tarso-métatarsienne, je ne les décrirai que plus tard et j'en ferai les préliminaires de la désarticulation dite de Lisfranc.

ARTICLE III

AMPUTATIONS TRANSVERSALES DU BOUT DU PIED

La désarticulation des cinq orteils à la fois et l'amputation à travers le métatarse vont être traitées dans cet article.

Ces deux opérations donnent un excellent moignon, pourvu que des téguments plantaires aient été ménagés en quantité suffisante.

Le pied, qu'on ne l'oublie jamais, travaille du bout, lorsque vers la fin du pas il s'étend sur la jambe et presse le sol avant de le quitter, afin de chasser le corps en avant.

Pour qu'un amputé des orteils se tienne debout, il suffit que la cicatrice ne soit pas sous la plante; pour qu'il marche bien, il faut encore qu'elle ne soit ni sous la plante ni sur le bout du moignon, près de la plante.

La cicatrice arrive-t-elle à toucher le sol, lorsque le pied s'étend, dans la marche à grands pas ou la course, elle devient douloureuse. Alors, instinctivement, le pied refuse de s'étendre et, pour éviter les surprises, tourne sa pointe en dehors. Dans ces conditions, la jambe et le pied marchent tout d'une pièce, fauchant comme s'ils étaient ankylosés, emprisonnés dans un appareil inamovible ou chaussés d'une botte inflexible.

En raison de la forme aplatie de l'avant-pied, du rôle du moignon dans la marche et de l'épaisseur des parties molles de la plante, toutes les amputations transversales antérieures exigent qu'on recouvre les os principalement avec un grand lambeau inférieur et accessoirement avec un petit lambeau supérieur.

A. — Désarticulation simultanée des cinq orteils

Dans la désarticulation de tous les orteils à la fois, même en coupant rigoureusement dans le pli digito-plantaire, le lambeau inférieur serait très insuffisant; aussi est-on obligé, pour compenser sa trop faible longueur, de

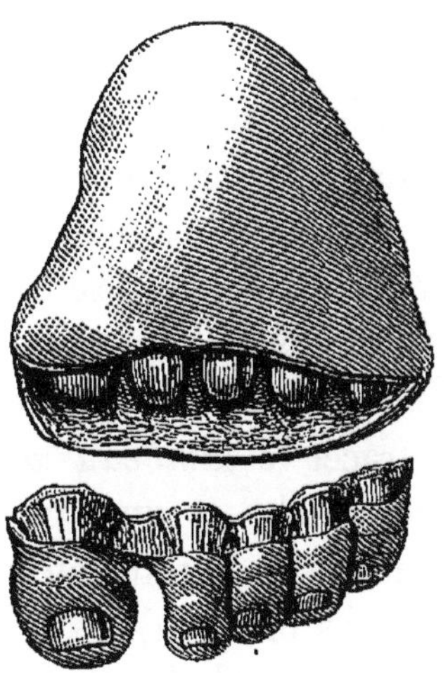

Fig. 325. — Désarticulation simultanée des cinq orteils. Moignon béant encapuchonné; au-dessous, partie enlevée.

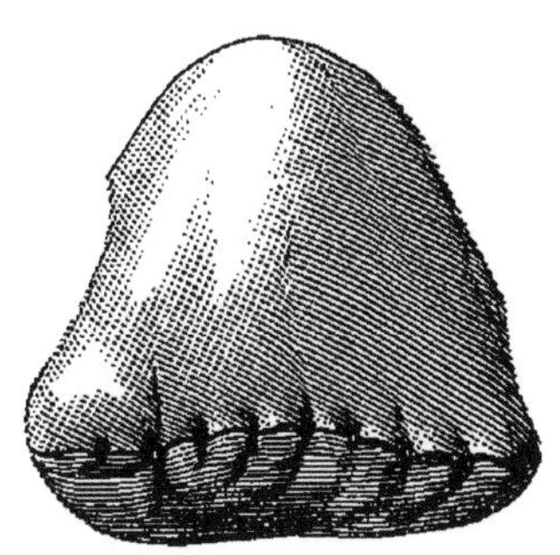

Fig. 326. — Désarticulation simultanée des cinq orteils. Moignon fermé par la suture des lambeaux.

garder le plus possible de téguments dorsaux. Ce plus possible s'obtient en faisant passer l'incision dorsale juste au niveau de l'incision plantaire, par conséquent, en conduisant la pointe au fond de chaque rainure rendue béante pour y couper la peau très près du bord libre de la commissure (fig. 325 et 327).

Cette précaution, qui consiste à garder un capuchon cutané dorsal, est suffisante pour les quatre dernières têtes métatarsiennes. Elle ne l'est pas pour la première, la plus grosse, la plus laborieuse et la plus exposée. C'est pourquoi l'incision qui circonscrit le lambeau inférieur et passe dans le pli digito-plantaire des quatre petits orteils, doit, sous le gros orteil, ne pas suivre ce pli qui fuit en dedans et en arrière, mais se porter transversalement en dedans.

L'incision devrait même raser le bourrelet sous-phalango-phalangettien et former, comme Dubrueil nous a appris à le faire, un véritable lambeau inféro-interne pour remplacer, sur la tête du premier métatarsien, le capuchon dorsal que l'altération des téguments par le traumatisme ou la gangrène peut rendre impraticable.

Avant de prendre le couteau, l'opérateur devra chercher et marquer les articulations métatarso-phalangiennes extrêmes, c'est-à-dire la première et la cinquième, au niveau desquelles doivent se rencontrer les incisions qui circonscrivent les deux lambeaux. (Revoyez les données anatomiques nécessaires, page 415, 3e et 4e alinéa, et page 422, dernier alinéa, etc.)

Deux lambeaux égaux, dorsal et plantaire.

Déterminez, comme vous avez appris à le faire, la situation des première et cinquième articulations métatarso-phalangiennes, celle-ci par le simple redressement dorsal; souvenez-vous de l'inégale proéminence des têtes métatarsiennes (fig. 333 et 334, p. 449 et 451). Faites tordre la jambe à votre droite afin d'avoir sous les yeux le bord gauche du pied, sur lequel vous portez la pointe du tranchant, au niveau de l'articulation, pour de là tracer le *lambeau dorsal*. Je supposerai que vous opérez sur le pied gauche et que, par conséquent, votre couteau attaque le tégument sur le côté interne de l'articulation métatarso-phalangienne du gros orteil (a).

1° De là tirez une incision qui marche d'abord directement en avant dans l'étendue d'un travers de doigt, s'arrondisse brusquement et monte croiser la phalange du gros orteil en son milieu. Alors pour inciser facilement et en travers, dans la première rainure interdigitale, vous tenez le premier orteil entre le pouce gauche placé dessus et l'index dessous, d'une part; d'autre part, vous écartez le deuxième orteil avec les ongles des doigts inoccupés de la même main gauche, afin de tendre et d'exposer la commissure (fig. 327). Apprenez à bien exécuter cette manœuvre qui va se répéter pour tous les orteils. Le tranchant, ayant terminé dans la première rainure, coupe sur le deuxième orteil ; il descend dans la deuxième rainure aussitôt que la main gauche a saisi et écarté, comme ci-dessus, les deuxième et troisième orteils. La pointe, marchant ainsi par monts et par vaux, suit une direction générale

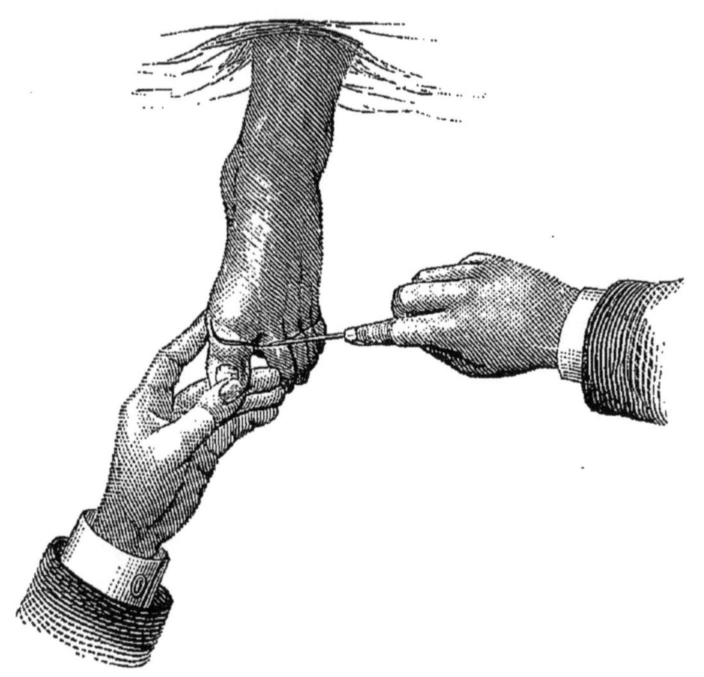

Fig. 327. — Amputation des orteils en masse, désarticulation simultanée des cinq orteils. — *Incision dorsale*. La gauche de l'opérateur fléchit légèrement, fixe et écarte les deux orteils sur lesquels et entre lesquels incise la pointe du couteau. Remarquez bien que la peau est coupée notablement au-dessous de la saillie dorsale de la tête du premier métatarsien, en travers du *milieu* de la grande phalange.

parallèle au front des têtes métatarsiennes et, après avoir franchi le dernier orteil, se porte en arrière directement, pour s'arrêter au niveau de l'articulation. Le lambeau dorsal doit être long : en dedans, de 15 millimètres au moins ; en dehors, de 10 millimètres à peine (b).

Pour disséquer le lambeau dorsal dont vous venez d'inciser le contour, pincez-en, du bout des doigts, l'extrémité gauche ; engagez dessous 1 centimètre de pointe *à plat* et *en long;* faites marcher le bistouri toujours parallèle à l'axe des orteils, vers la droite, en décollant les téguments par de petits mouvements de va-et-vient. Afin de rendre facile et rapide ce temps de l'opération, les mains de l'aide, *agissant en dessous* et précédant la marche du bistouri, fixent successivement les orteils que vous dépouillez et entr'ouvrent les rainures dont vous décollez le tégument.

2° *Lambeau plantaire.* — Entre la face palmaire du pouce gauche placée dessous en travers, et les doigts placés dessus (fig. 328), saisissez tous les orteils et relevez-les pour voir la plante du pied et, à gauche, le commencement de votre incision dorsale. Dans le

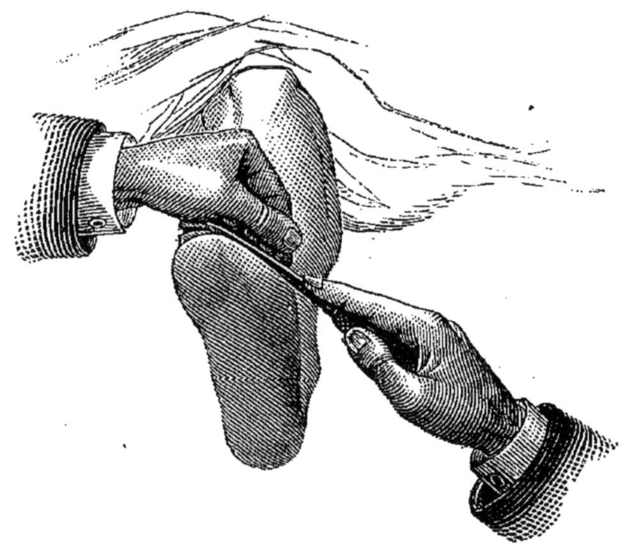

Fig. 328. — Désarticulation simultanée des cinq orteils. — *Incision plantaire.* La main gauche tient les orteils relevés et fixés pour découvrir le pli digito-plantaire que suit le couteau, excepté sous la partie interne du gros orteil où l'incision a été faite un peu en avant, près du durillon sous-phalangien.

point où celle-ci cesse d'être longitudinale pour monter sur le dos de l'orteil, à un grand doigt en avant de l'articulation, attaquez avec la pointe le tégument plantaire. Arrondissez brusquement et passez en travers sous le gros orteil. Cette direction vous conduira, au droit de la première commissure, dans le pli digito-plantaire que vous inciserez ensuite jusqu'à ce que vous rejoigniez, sur le côté externe du petit orteil, l'incision dorsale, à 1 centimètre de sa terminaison.

Confiez les orteils aux doigts ou au bord cubital de la main d'un aide et dites-lui de les tenir *modérément* redressés (c).

Du bout des ongles gauches, abaissez le bord du lambeau plantaire, à mesure que vous promènerez le tranchant de gauche à droite, pour séparer la graisse des parties fibreuses sous-phalangiennes jusqu'aux reliefs des têtes métatarsiennes, mais pas au delà (d).

3° *Désarticulation.* — Après vous être assuré que la dissection de vos lambeaux a dépouillé les faces dorsale et plantaire de toutes les phalanges jusqu'aux articulations; après avoir chargé l'aide de rétracter, d'une main, le lambeau dorsal, pendant que de l'autre armée d'un crochet, il abaisse le plantaire, saisissez le premier orteil, cherchez son articulation, ouvrez-la d'un coup de pointe en travers sur le tendon extenseur et traversez-la, entre-bâillée par la traction, sans risque de heurter les cartilages. Vous couperez facilement le ligament glénoïdien et le tendon fléchisseur, si l'aide manœuvre bien son crochet rétracteur (e).

Le premier orteil désarticulé flotte rattaché au second par le seul bord libre de la commissure; logez-le dans le creux de la main gauche et saisissez l'orteil suivant; cherchez-en l'articulation et traitez-la comme première; logez ce deuxième orteil désarticulé, dans le creux de votre main avec le premier: attaquez le troisième et ainsi de suite (f).

Parez le moignon, liez les artères du gros orteil et rapprochez les lambeaux : ils doivent cacher même l'énorme tête du premier métatarsien, grâce à la conservation du capuchon dorsal (p. 456, fig. 325 et 326).

Notes. — (a) Sur le pied droit la manœuvre s'accomplit absolument de la même manière; seulement, l'incision marche du petit vers le gros orteil, et commence par conséquent sur la cinquième articulation métatarso-phalangienne.

(b) Ce lambeau est tout d'abord godronné, mais il se régularise par la suite. Ceux qui recommandent de le faire plus long sur les orteils, n'ont pas songé que les vraies amputations se font sur des pieds blessés ou gelés dont les téguments sont détruits. Il est bon d'apprendre sur le cadavre à se contenter du minimum nécessaire.

(c) L'aide doit tenir les orteils simplement allongés; s'il les renverse vers le dos du pied, la dissection du lambeau étroitement appliqué par cette manœuvre aux articulations métatarso-phalangiennes, devient très difficile : la pointe du couteau entame, hache la face inférieure des tendons fléchisseurs.

(d) Il ne faut pas essayer de détacher ce lambeau à pleine lame et en travers, à cause de l'inégale proéminence des têtes métatarsiennes. On se rappellera que la tête du cinquième métatarsien est en fort retrait sur celle du quatrième, que celle du second est la plus proéminente, etc.

(e) Si l'aide joue mal son rôle, une fois l'articulation traversée vous insinuerez la pointe le tranchant en l'air sous le tendon fléchisseur et, l'orteil étant par vous allongé, tiré horizontalement, vous couperez ce tendon de bas en haut, c'est-à-dire de dessous en dessus.

(f) Il n'y a pas grand avantage à enlever les cinq orteils en *masse*, en *queue de cerf-volant*, c'est-à-dire tenant encore ensemble par le bord des commissures. C'est seulement plus élégant que lorsqu'on extirpe chaque orteil isolément.

Cette opération est très brillante, c'est-à-dire apte à développer l'habileté opératoire en raison de la multiplicité et de la variété des manœuvres; son résultat est excellent et très beau, car si le lambeau dorsal est légèrement godronné, il n'est nullement festonné.

Les auteurs de la première moitié du siècle, toujours pressés, ne recommandaient pas de garder un lambeau dorsal. Comme ils fléchissaient fortement les orteils pendant qu'ils coupaient les téguments, ceux-ci se rétractaient énormément.

D'autres, plus modernes, ne voyant que le cadavre avec ses téguments intacts, sont tombés dans l'excès contraire. A quoi bon apprendre à l'élève à faire sur le pied sain du mort ce qu'il ne pourra jamais faire sur le pied gelé ou mutilé du vivant?

En fait, Lisfranc, qui ne taillait qu'un lambeau plantaire, arrivait à recouvrir à peu près bien les quatres dernières têtes métatarsiennes; la première seule était insuffisamment enveloppée.

C'est pour cela que Dubreuil a prescrit de garder un petit lambeau spécial sur la face interne du gros orteil. Vous exécuterez son procédé dans ce qu'il a d'essentiel, et vous pourrez le comparer au précédent si vous opérez de la manière suivante.

Procédé Dubreuil.

Sur les articulations métatarso-phalangiennes, un peu en avant si vous pouvez, faites une incision dorsale qui commence sur le côté externe de la cinquième articulation et finisse sur l'axe dorsal du gros orteil (pied droit); inversement (pied gauche). — Aux dépens des téguments de la demi-circonférence interne du gros orteil, découpez un lambeau par une incision en U dont la branche supérieure, la plus longue, suive l'axe dorsal de l'orteil, dont la courbe s'avance jusqu'au niveau de l'articulation des deux phalanges, et dont la branche inférieure, la plus courte, rétrograde sur l'axe plantaire de l'orteil jusqu'au pli de flexion où elle s'arrêtera (fig. 329). — Suivez enfin le sillon digito-plantaire pour compléter votre incision cutanée et former le lambeau inférieur. — Il n'y a pas de lambeau dorsal ; disséquez le lambeau interne d'abord, le plantaire ensuite (a).

Désarticulez successivement tous les orteils à la manière ordinaire, en queue de cerf-volant, pour vous faire les mains.

Note. — (a) Dubrueil conseille de garder au besoin sur le côté externe du cinquième orteil un petit lambeau semblable à celui qu'il taille sur le premier.

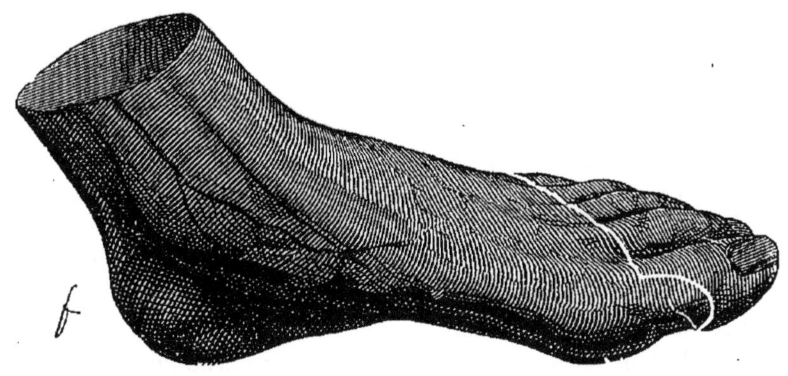

Fig. 329. — Désarticulation simultanée des cinq orteils. Procédé Dubrueil. Lambeau interne pour assurer l'enveloppement de l'énorme tête du premier métatarsien.

B. — Amputation dans la continuité de tous les métatarsiens à la fois

Un siècle s'est écoulé depuis qu'on a adopté les amputations partielles et totales du pied.

Celle qui consite à scier les os du métatarse a été pratiquée une des premières. Fabrice de Hilden écrit qu'elle fut connue des anciens, et Sharp, avant 1741, qu'elle fut exécutée une fois sous ses yeux. Néanmoins, d'après Hancock, cette opération aurait été faite méthodiquement et pour la première fois en Angleterre, d'après les conseils de Aikin, par Turner *junior* de Yarmouth, en 1787. Depuis cette époque, l'amputation dans la continuité des métatarsiens a été faite sans doute dans un grand nombre de cas dont Günther ne connaissait qu'une faible partie, 18 cas, en 1859. Je crois qu'en France les chirurgiens anatomistes n'ont pas toujours résisté au plaisir de pratiquer, de préférence à cette facile opération, la brillante désarticulation de Lisfranc, trop sévèrement qualifiée de fantaisie, et même de jonglerie anatomique par divers praticiens.

« Mais tournez-vous de grâce, et l'on vous répondra. »

C'est ordinairement à la suite d'un écrasement, d'une gelure, d'un enchondrome, etc., que cette opération est indiquée.

La règle générale est ici applicable de sacrifier le moins possible, mais cependant et avant tout, de garder une suffisante quantité de parties molles plantaires pour que le mutilé puisse marcher sans douleur. Or cette suffisante quantité de peau, c'est celle de *toute la plante du pied*, quand on scie les os dans leur moitié antérieure, car il ne faut guère compter sur l'appoint des téguments dorsaux, minces, rétractiles, peu vivaces et ordinairement fort maltraités par le traumatisme ou la gangrène.

C'est donc évidemment sur la face plantaire qu'il faut chercher la matière du lambeau. Toutefois, comme un lambeau plantaire unique se cicatriserait ordinairement sur le rebord dorsal de la section osseuse formant une ligne saillante exposée à la pression de l'empeigne et aux chocs, il est bon de garder un doigt de peau sur le dos du pied, afin de permettre à la cicatrice de s'établir sur le bout du moignon, où la protégera l'épais bourrelet formé par le lambeau plantaire. On arrive à ce résultat par la simple rétraction des téguments dorsaux lorsqu'ils ont conservé de la mobilité; dans le cas contraire, il faut les tailler et les disséquer, en former un petit lambeau.

En raison de l'épaisseur plus grande du bord interne du pied, les lambeaux devront être plus longs en dedans qu'en dehors; c'est une règle générale.

C'en est une aussi que de donner au lambeau plantaire une base aussi large que possible, comprenant la plus grande partie des téguments des deux bords du pied.

Il est admis qu'il faut scier les métatarsiens dans une direction générale oblique comme l'articulation de Lisfranc, de manière que le bord interne du pied mutilé reste plus long que son bord externe (Legouest, *Mém. de méd. et ph. milit.*, 1856, 2e série, t. XVII). Ce même chirurgien recommande de se méfier du défaut de vitalité des bases des métatarsiens à la suite des gelures.

Si l'on porte la scie obliquement et à la fois sur tous les os, les quatre derniers sont bien coupés; au contraire, le premier l'est fort mal, et il convient de rogner la saillie anguleuse que forme le prolongement de son bord interne.

Du reste, comme la plupart des auteurs, je conseillerai de scier successivement chaque métatarsien séparément. La meilleure cisaille de Liston est incapable de trancher net des métatarsiens d'adulte de consistance normale.

L'exécution de cette amputation est un exercice utile; d'abord parce qu'elle est bonne et assez souvent indiquée sur le vivant; ensuite parce qu'elle sert d'exercice préparatoire à la difficile opération de Lisfranc. Je vais supposer que les téguments ont perdu leur souplesse et leur rétractilité, et que par suite la méthode à deux lambeaux s'impose.

Grand lambeau plantaire, petit dorsal.

Examinez attentivement l'état des parties molles du dos et surtout de la plante du pied ; décidez de l'endroit où vous scierez le premier et le cinquième métatarsien, celui-ci à un doigt en arrière de celui-là. Comptant sur la réunion immédiate, il vous faut néanmoins sur la plante, un lambeau au moins aussi long que la partie sus-jacente du pied est épaisse. Le petit lambeau dorsal compensera la rétraction du premier.

Ces mesures étant prises, la jambe, qui dépasse entièrement le bout du lit, est confiée aux mains d'un aide.

1° Vous taillez le *lambeau plantaire*. Placé au bout du membre, le coude gauche en l'air et la main pendante, saisissez les orteils et renversez le pied sur son bord droit, de manière à en apercevoir le bord gauche par-dessous votre poignet. Sur ce bord, sur l'os et non sur les muscles plantaires, au niveau de la future section osseuse, appliquez la pointe du couteau ; tirez une incision longitudinale qui, arrivée au niveau du pli digito-plantaire, s'arrondisse et se recourbe à droite pour le suivre, se recourber de nouveau et rétrograder enfin sur le métatarsien qui occupe le bord droit du pied jusqu'au niveau de la future section osseuse (fig. 331). — Vous couperez les épais téguments plantaires, en tenant le couteau toujours à peu près perpendiculaire à leur surface et en communiquant à l'instrument de petits et rapides mouvements alternatifs de pénétration et de dégagement. Pour bien diriger l'incision, votre gauche, qui d'abord avait porté la pointe du pied à droite, la redressera puis l'inclinera à gauche, afin d'amener successivement sous vos yeux tous les points de la route que doit suivre le couteau.

Le contour du lambeau ayant été incisé, cédez les orteils à l'aide et commandez-lui de les tenir tous à la fois, *modérément* redressés. Du bout des doigts gauches, accrochez et abaissez le bord libre du lambeau et donnez, de gauche à droite, des coups de lame qui séparent la graisse des parties fibreuses sous-jacentes aux têtes métatarsiennes. Au delà de ces têtes, par conséquent au delà des sésamoïdes, entaillez à plein tranchant dirigé, relevé vers les os, tous les tendons et muscles plantaires; séparez bien les *bords* du lambeau des métacarpiens correspondants; allez ensuite, avec la pointe, détacher de l'excavation sous-métatarsienne, toutes les

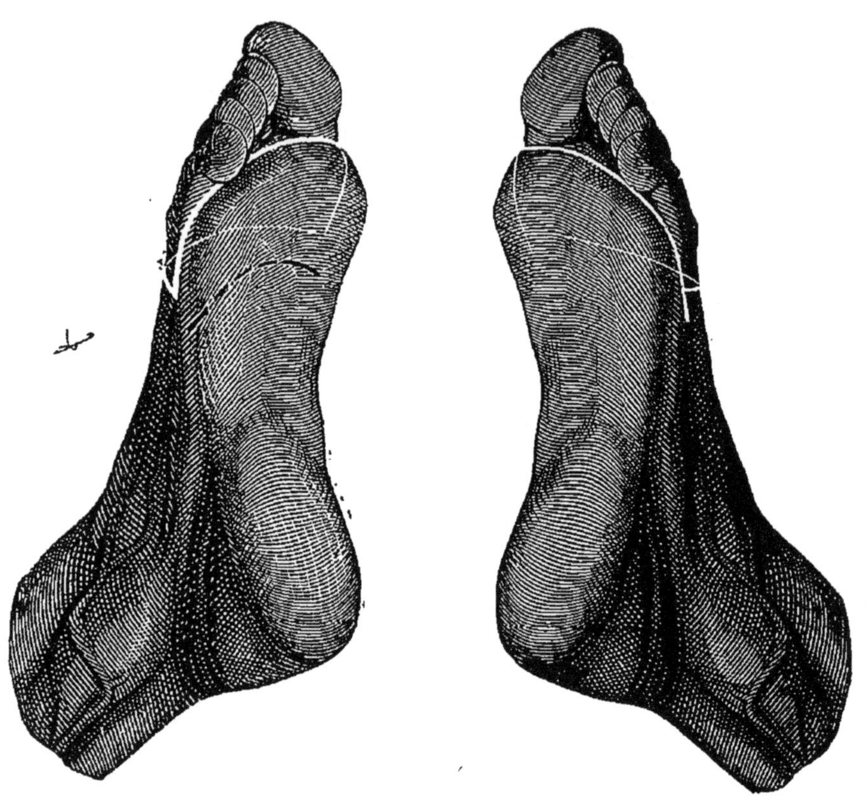

FIG. 330 et 331. — Amputation à travers le métatarse. Sur le pied droit, les tirets noirs indiquent que les os seront sciés notablement en arrière de la coupe dorsale des téguments et de la base du lambeau plantaire qui n'a pas été prolongé plus loin en arrière (contrairement à ce qu'on voit sur le pied gauche) parce que les parties molles sont supposées souples et rétractiles.

parties molles que vous pourrez conserver dans la base du lambeau sans les hacher.

2° Reprenez le bout du pied; abaissez-le (a) et coupez à plein tranchant, à fond, les *téguments dorsaux*, etc., de gauche à droite, à un doigt en avant de la base du lambeau plantaire (fig. 331), suivant une ligne très légèrement convexe en avant, oblique en dehors et en arrière. Disséquez ce petit lambeau carré en dépouillant complètement les os (b).

3° Les lambeaux sont rétractés par l'aide. A 5 millimètres

au-dessous du lieu où passera la scie, introduisez la pointe d'un couteau étroit successivement dans les quatre espaces interosseux pour y *couper les muscles* en travers (c); enveloppez et protégez les chairs dans une compresse à deux ou à six chefs (d).

4° Renversez le pied sur son bord externe; placez-vous de manière à tenir commodément et solidement la base du gros orteil dans votre gauche pour *scier* son métatarsien carrément. La scie à lame étroite et fine est manœuvrée, la main basse pour le pied droit, la main haute pour le pied gauche (e). Vous fixerez les métatarsiens suivants comme le premier, mais vous les scierez de manière que l'ensemble présente un front oblique comme le front naturel des têtes métatarsiennes.

Vous aurez à lier ordinairement la première artère interosseuse ou dorsale du gros orteil, et probablement quelques autres artérioles, principalement du côté du lambeau plantaire.

Notes. — (a) On a conseillé de fléchir fortement les orteils pour attirer les tendons extenseurs et les couper très haut. C'est un artifice qui n'a sa raison d'être que sur le cadavre.

(b) On s'efforcera de garder à la surface profonde du derme tout le tissu cellulaire, lames aponévrotiques, tendons, faisceaux musculaires, nerfs, vaisseaux y compris, afin de réduire au minimum les chances de gangrène du petit lambeau.

(c) Cela est utile sur le vivant; mais sur le cadavre on peut se contenter de diviser les muscles interosseux au niveau même de la section osseuse.

(d) Le plein de la compresse à six chefs enveloppe le lambeau plantaire. Les quatre chefs du milieu sont étroits : passés dans les espaces interosseux, ils se rabattent sur le dos du pied. Les deux chefs extrêmes, plus larges, embrassent les chairs des bords du pied et se croisent sur la face dorsale par-dessus les chefs interosseux.
La simple compresse fendue embrasse dans sa fourchette le cinquième métatarsien. Chacun des chefs retient et protège un lambeau. Tous deux viennent se croiser sur le premier métatarsien. Le tout, embrassé dans les mains de l'aide et rétracté, permet au chirurgien de terminer rapidement son opération.

(e) On peut scier, tenant la main haute ou basse, à volonté, en commençant par le cinquième ou le premier métatarsien, suivant le côté opéré. Je conseille de commencer toujours par le premier métatarsien, afin qu'avant tout il soit scié convenablement et en bon lieu.

Il est possible de tailler l'enveloppe du moignon de plusieurs manières différentes. Quelques-unes méritent d'être signalées.

D'abord, il est évident qu'on peut faire l'incision dorsale aussitôt après avoir dessiné le lambeau plantaire ou même avant, pourvu qu'on prenne bien garde de ne pas entamer les bords de la plante du pied.

On peut aussi se voir obligé de faire un lambeau supérieur aussi long que l'inférieur, sinon sur toute sa largeur, du moins au droit des pertes de substance du tégument plantaire.

Un lambeau dorsal semi-lunaire a l'inconvénient de sacrifier, sur les bords du pied, un angle de peau qu'il vaut toujours mieux ne pas enlever.

Chaque fois que les téguments ont conservé leur mobilité et que, par suite, la dénudation des os est facile, il est même préférable d'opérer de la manière suivante (fig. 330) : Couper sur le dos du pied, à un doigt en avant de la ligne de section des os; faire aboutir les deux branches de l'incision qui circonscrit le lambeau plantaire dans les extrémités de l'incision dorsale, et ne pas les prolonger plus loin en arrière. Le lambeau étant disséqué, il faut en outre dépouiller les os de toutes parts, sur une longueur d'un bon centimètre en faisant rétracter les parties molles comme dans la méthode circulaire. On évite ainsi, de chaque côté, un petit bout d'incision, assez mal placé au voisinage des os chefs de file exposés à la compression du soulier.

ARTICLE IV

DÉSARTICULATIONS DES MÉTATARSIENS EN PARTICULIER

Ces opérations présentent la plus grande analogie avec les désarticulations des métacarpiens. Au pied, comme à la main, les os dont il s'agit sont aussi étroitement unis entre eux qu'avec les pièces de la dernière rangée du tarse. Les différences qui existent résultent des dispositions anatomiques dont l'étude indispensable va nous fournir les moyens de reconnaître les jointures, d'attaquer leurs principaux ligaments et de choisir, d'une manière avantageuse pour l'opéré et l'opérateur, la forme et la situation à donner aux incisions des parties molles. Il n'est besoin « d'adresse ni de génie », comme le croyait Garengeot, « pour conduire un bistouri entre les os du métatarse »; mais *il faut* des connaissances anatomiques précises.

Anatomie. — Les extrémités postérieures des métatarsiens sont appareillées comme les os de la deuxième rangée du tarse, pour former une arcade transversale. Celles des métatarsiens du milieu sont taillées en coin comme les pierres d'une voûte. L'extrémité postérieure du deuxième métatarsien surtout est nettement cunéiforme, sa face dorsale étant beaucoup plus large que sa face plantaire. Le deuxième métatarsien s'articule avec le premier cunéiforme, mais sauf exceptions assez rares, nullement avec le premier métatarsien dont il est cependant très rapproché.

Lorsque la plante d'un pied normalement arqué repose sur le sol, l'extrémité postérieure du cinquième métatarsien, pilier externe de la voûte transversale oblique, n'est pas loin de toucher le point d'appui; le pilier interne, l'extrémité postérieure du premier métatarsien, reste en l'air. Les joints des diverses pièces de cette voûte transversale, c'est-à-dire les articulations des métatarsiens entre eux, rayonnent vers le centre de courbure. Dans l'attitude de la station debout, vient-on à introduire la lame d'un scalpel entre le flanc interne de la base du deuxième métatarsien et les os voisins (premier métatarsien et premier cunéiforme), l'instrument reste à peu près vertical. Introduit de force dans l'intervalle des bases des quatrième et cinquième métatarsiens, un deuxième scalpel se tient incliné à 45 degrés environ. (Voy. la fig. 332.)

Comme l'obliquité des articulations intermétatarsiennes marche progres-

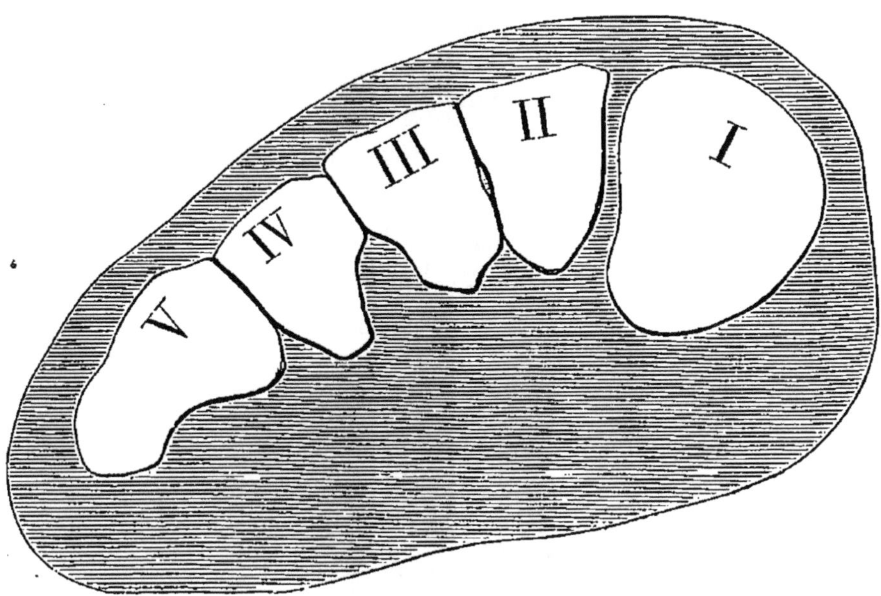

Fig. 332. — Coupe oblique du pied à travers les bases des cinq métatarsiens, pour montrer l'appareil en voûte et l'inclinaison progressive des jointures en allant du premier (I) au cinquième (V).

sivement de dedans en dehors, ces deux chiffres extrêmes, 90 et 45 degrés, suffisent à éclairer l'opérateur sur l'inclinaison qu'il devra donner à son couteau pour couper facilement les ligaments interosseux.

Quelques particularités des deux métatarsiens extrêmes doivent être mises en relief. L'extrémité postérieure du cinquième, aplatie de haut en bas, est plus large qu'elle n'est épaisse, plus large surtout que la facette articulaire que lui offre le cuboïde. Aussi présente-t-elle une *tubérosité* saillante en dehors et en arrière, qui déborde le cuboïde (fig. 333, 16), supporte la pression de l'empeigne et qu'il faut doubler avec la pointe du couteau si l'on veut pénétrer, d'arrière en avant, dans l'articulation cuboïdo-métatarsienne.

La base du premier métatarsien, très grosse, ressemble à un chapiteau à trois cornes (fig. 333, 334 et 335). La corne qui fait suite au bord externe est la plus développée : c'est la *tubérosité*. Elle se prolonge assez pour devenir sous-jacente au deuxième métatarsien, ce qui oblige à incliner le manche du couteau en dedans lorsqu'on a besoin d'en introduire la pointe profondément entre les deux premiers os du métatarse.

La corne dorsale ne mérite pas de nous arrêter.

Quant à l'interne, quoique moins considérable que l'externe, elle doit

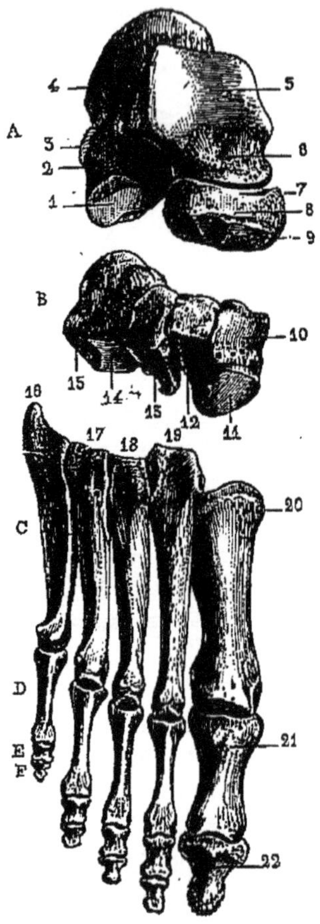

Fig. 333. — Squelette du pied droit, face dorsale.

retenir davantage notre attention : c'est le *tubercule* (fig. 333, 20). A vrai dire, il existe un cercle rugueux et saillant tout autour de l'extrémité postérieure du premier métatarsien, au niveau du plan où s'est faite l'union de la diaphyse avec le plateau épiphysaire. Mais ce cercle n'est bien marqué que sur le prolongement du bord interne de l'os. Cette saillie facile à saisir entre la pulpe et l'ongle du bout du doigt glissé d'avant en arrière, le long du bord interne de l'os, s'appelle, ai-je dit, le tubercule : à quelques millimètres en arrière est l'articulation cunéo-métatarsienne.

Continuant sur le squelette du pied l'étude de l'articulation des métatarsiens avec les os du tarse, nous devons examiner maintenant la voûte formée par les trois cunéiformes et le cuboïde. Il n'y a ici que trois articulations : deux intercunéennes et une cunéo-cuboïdienne. Il est exceptionnel de voir le premier cunéiforme complètement divisé en deux; depuis le cas de Ledentu, j'ai vu les deux d'Hartmann, un de Tramond en 1888 et seulement quelques autres depuis. Cependant les préparateurs de squelettes connaissent le fait. Les articulations tarsiennes rayonnent dans le sens de l'épaisseur du pied et convergent vers la plante comme les trois premières articulations intermétatarsiennes représentées fig. 332.

Leur direction antéro-postérieure (fig. 334), au lieu d'être parallèle à l'axe du membre, est oblique d'avant en arrière et de dehors en dedans. Essayons de fendre le pied à pleine lame introduite, avec l'inclinaison nécessaire, dans l'un ou l'autre des trois premiers espaces interosseux. Pour séparer deux métatarsiens voisins totalement, le tranchant marchera directement d'avant en arrière; il s'inclinera même un peu vers la malléole péronière, mais sera arrêté par l'os tarsien situé en dehors (Voy. fig. 334) : pour le faire pénétrer dans l'articulation intercunéenne ou cunéo-cuboïdienne, nous devrons changer de direction, tourner le tranchant en dedans vers la malléole tibiale. Toutes ces notions sont absolument indispensables à qui veut enlever ou ne pas enlever, avec l'un des trois premiers métatarsiens ou avec les deux derniers, l'os tarsien correspondant.

J'ajouterai, pour terminer ce que j'ai à dire du squelette de la deuxième rangée du tarse, que l'épaisseur de cette rangée est une fois plus considérable en dedans qu'en dehors, puisque le front du grand cunéiforme a plus de 3 centimètres de hauteur, tandis que celui du cuboïde n'en a pas 2. Cela est important à retenir pour donner aux lambeaux une longueur proportionnelle.

Connaissant la construction de chacun des arcs tarsien et métatarsien, il nous reste à étudier la manière compliquée dont ils s'engrènent, c'est-à-dire à suivre, sur le dos du squelette du pied avec la pointe d'un scalpel, ou sur la figure qui le représente avec la pointe d'un crayon, la direction générale et les brisures de l'interligne tarso-métatarsien (Voy. fig. 334).

La direction générale est oblique, parce que l'extrémité interne est située à plus de 2 centimètres devant l'extrémité externe; en d'autres termes, parce que l'entrée de l'interligne sur le bord externe du pied, se trouve au même niveau transversal que l'entrée de l'articulation scapho-cunéenne sur le bord interne; de sorte que le diamètre antéro-postérieur du premier cunéiforme représente la différence de niveau entre les deux bouts de l'interligne tarso-métatarsien.

Ce qui nous frappe tout d'abord en examinant la ligne articulaire sur le dos du pied, c'est que, sans la pénétration du deuxième métatarsien dans le tarse, cette ligne serait une courbe presque régulière, légèrement convexe en avant, comme le front des têtes métatarsiennes. En effet, si nous la suivons de dedans en dehors, nous la voyons se porter d'abord un peu en avant, dans la direction du *milieu du cinquième métatarsien*, puis se recourber en dehors au moment de rencontrer la base enclavée du

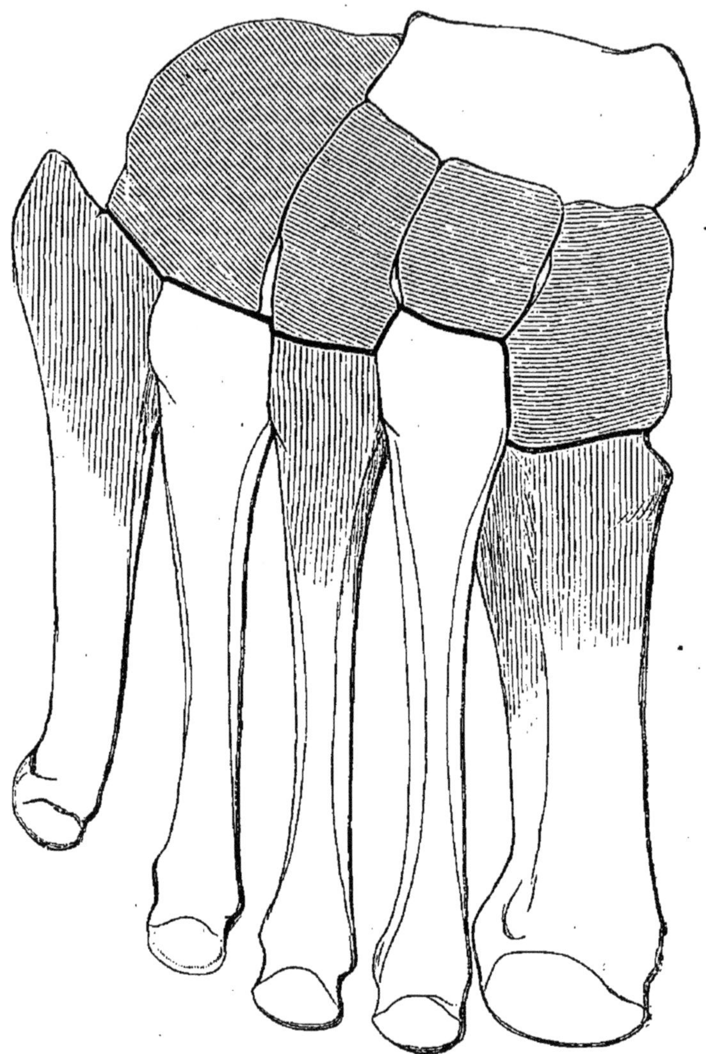

Fig. 334. — Interligne articulaire tarso-métatarsien, pied droit, face dorsale.

deuxième métatarsien. Si maintenant nous suivons cette courbe articulaire de dehors en dedans, nous la trouvons, dans sa première partie (cinquième métatarsien), très oblique en avant, dirigée devant le *milieu du premier métatarsien*, moins oblique dans sa deuxième partie, et dans sa troisième moins oblique encore, presque transversale. Nous voyons que ces deux parties interne et externe de l'interligne, marchent à la rencontre l'une de l'autre. Sur certains pieds, elles se rejoindraient presque bout à bout, si on les prolongeait, par la pensée, par-dessus la base du métatarsien enclavé.

En pénétrant dans l'intervalle des premier et troisième cunéiformes, le deuxième métatarsien se rétrécit à mesure, surtout aux dépens de son flanc externe. Il en résulte que son articulation avec le troisième cunéiforme prend la direction oblique vers la malléole tibiale des articulations intercunéennes, au lieu de conserver, comme son articulation avec le premier cunéiforme, la direction antéro-postérieure ou oblique vers la malléole péronière des articulations intermétatarsiennes.

Quelle est la profondeur de cette mortaise? Elle varie énormément d'un sujet à l'autre. Sur un pied adulte et de bonne taille, on peut dire que le deuxième cunéiforme est de 8 à 10 millimètres en retraite sur le premier et de 4 à peine sur le troisième. La mortaise est plus d'une fois plus profonde en dedans qu'en dehors.

Il est encore une petite irrégularité de la ligne articulaire que je dois signaler. Des quatre os de la deuxième rangée du tarse, deux sont en retraite : le deuxième cunéiforme et le cuboïde. Par conséquent, deux sont en saillie : le premier et le troisième cunéiforme. Celui-ci s'enclave en effet dans l'intervalle des deuxième et quatrième métatarsiens, mais à une faible profondeur, puisqu'il saille à peine devant le cuboïde, et de 4 millimètres seulement devant le second cunéiforme.

Quand on a affaire à un pied robuste, il faut connaître tous ces détails que je résumerai ainsi : les quatre os de la deuxième rangée du tarse et les quatre premiers métatarsiens s'emboîtent alternativement, à une profondeur qui croît en allant de dehors en dedans, comme la progression géométrique 1, 2, 4, 8.

L'opérateur qui connaît les différentes pièces du squelette et leur agencement, doit encore en étudier les moyens d'union.

Les quatre derniers métatarsiens sont unis entre eux par des *ligaments* dorsaux, interosseux et plantaires. Ceux-ci sont pour ainsi dire confondus avec les insertions des muscles court fléchisseur et abducteur oblique du gros orteil, avec les expansions du tendon jambier postérieur, avec les fibres profondes et superficielles venues du ligament calcanéo-cuboïdien inférieur, etc. Aussi, l'extirpation totale d'un de ces os est-elle très difficile. On arrive bien, avec la lame introduite de champ de chaque côté de la base d'un métatarsien, à couper les fibres intermétatarsiennes, mais on a de la peine à diviser les fibres plantaires tarso-métatarsiennes au fond d'une mortaise qui ne peut que s'entr'ouvrir. On le fait cependant sur le cadavre. Il faut ensuite détacher de la face plantaire de l'os les fibres tendineuses ou musculaires qui s'y insèrent.

Les os de la deuxième rangée tarsienne ont des moyens d'union analogues aux liens transversaux des métatarsiens. Mais les ligaments qui nous intéressent le plus sont ceux qui unissent le tarse et le métatarse.

Sans parler des expansions du jambier postérieur, ni du tendon du muscle péronier antérieur, trois tendons concourent à cette union : 1° le court péronier latéral, qui s'attache à la tubérosité du cinquième métatarsien ; 2° la partie du tendon du jambier antérieur, qui se fixe au tubercule du premier métatarsien et joue en dedans le rôle de ligament interne, comme le court péronier joue en dehors celui de ligament externe ; 3° le tendon du long péronier latéral, qui se réfléchit sous le cuboïde, passe obliquement sous l'articulation, puis sous les métatarsiens troisième et deuxième, pour venir s'insérer à la tubérosité du premier et accessoirement à la base du gros cunéiforme. En désarticulant le premier métatarsien, je crois qu'on ouvre toujours la synoviale tendineuse péronière ; c'est donc comme si elle communiquait avec la séreuse articulaire.

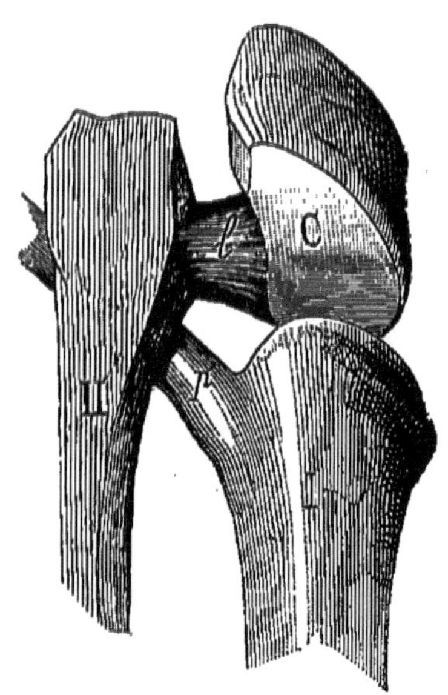

FIG. 335. — Partie interne de l'articulation tarso-métatarsienne droite dont les pièces sont écartées. — C, premier cunéiforme ; I, premier métatarsien ; II, deuxième métatarsien ; *p*, tendon du long péronier attaché à la tubérosité du premier métatarsien ; *l*, ligament de Lisfranc, supposé distendu. — Le dos de la pointe du couteau doit s'appuyer sur *p* pour que le tranchant morde les fibres *l*.

Si l'on introduit de haut en bas la lame d'un scalpel, le tranchant vers la jambe, entre les bases rapprochées des deux premiers métatarsiens (revoy. fig. 334), en inclinant le manche en dedans pour éviter la tubérosité, la pointe heurte néanmoins cette tubérosité ou rencontre le dur tendon long péronier qui l'empêche de pénétrer plus avant. Mais si, tout en l'inclinant en dedans, on tient le manche abaissé sur le gros orteil, la pointe se trouve dirigée vers le talon et pénètre facilement, derrière le tendon long péronier, à une assez grande profondeur. Elle est alors fixée comme dans un étau, le dos appuyé sur le tendon, les flancs serrés entre les os ; on la croirait dans une impasse, elle est dans le défaut de la cuirasse.

Car son tranchant regarde en arrière, prêt à s'engager entre le premier cunéiforme et le deuxième métatarsien. Il s'y engage en effet, si vous relevez le manche du scalpel, et tranche les fibres cunéo-métatarsiennes nombreuses et profondes qui unissent ces deux os et constituent la clef de l'articulation de Lisfranc (fig. 335, *l*). De ces fibres, toutes attachées à la face externe du grand cunéiforme, les unes vont à la face interne, les autres à la face plantaire de la base du deuxième métatarsien.

C'est à Lisfranc que nous devons la connaissance de ce ligament et la manœuvre que je viens d'indiquer, le *coup de maître*, qu'il faut faire pour le diviser, quand on l'attaque par le dos du pied, comme c'est l'habitude.

Écrivant pour des opérateurs, je dirais volontiers qu'il n'y a pas d'autres ligaments tarso-métatarsiens. Cependant il existe de minces bandelettes nacrées qu'on appelle ligaments dorsaux : en suivant l'interligne, le couteau les divise sans peine, peu importe leur nombre.

Outre le ligament de Lisfranc, il faut connaître deux autres ligaments interosseux à fibres longitudinales ou peu obliques, qui sortent des intervalles des pièces de la voûte tarsienne et pénètrent dans les intervalles intermétatarsiens correspondants. Le premier dont il vient déjà d'être question, très épais, né de la face externe du grand cunéiforme, fournit quelques fibres au premier métatarsien et donne toutes les autres réunies en trousseaux obliques en dehors, à la face interne du second métatarsien, pour constituer le véritable ligament de Lisfranc.

Les deux derniers ligaments interosseux tarso-métatarsiens longitudinaux sont, réduits à leurs seules forces, trop faibles pour résister à la main cherchant à abaisser l'avant-pied. Du reste, quand l'articulation est entr'ouverte, on les voit se diriger vers les intervalles qui séparent la base du troisième métatarsien des bases voisines : un coup de pointe en aurait facilement raison.

Enfin, il existe de solides ligaments tarso-métatarsiens plantaires : des fibres cuboïdo-métatarsiennes et cunéo-métatarsiennes; des expansions du ligament calcanéo-cuboïdien, de la gaine du long péronier, du tendon jambier postérieur, des insertions du muscle abducteur oblique, etc. Dans la désarticulation totale du métatarse, on désinsère tout cela facilement au fond de l'articulation rendue béante par l'abaissement de l'avant-pied, après la destruction des autres ligaments préalablement rencontrés. Le tendon du long péronier seul offre de la résistance au couteau.

Il y a généralement trois cavités synoviales isolées dans l'articulation de Lisfranc : une pour l'articulation du premier métatarsien; une pour celle des deux derniers avec le cuboïde, car le troisième ligament interosseux longitudinal peut former une cloison complète; une autre pour les articulations intermédiaires. Celle-ci communique fréquemment, par les intervalles des cunéiformes, avec la synoviale de l'articulation de ces os et du scaphoïde. Je crois qu'elle n'est pas non plus toujours séparée de la synoviale cuboïdo-métatarsienne.

Les *parties molles* qui environnent les métatarsiens et leur articulation postérieure ne nous arrêteront pas longtemps. Sur le dos du pied, il y a

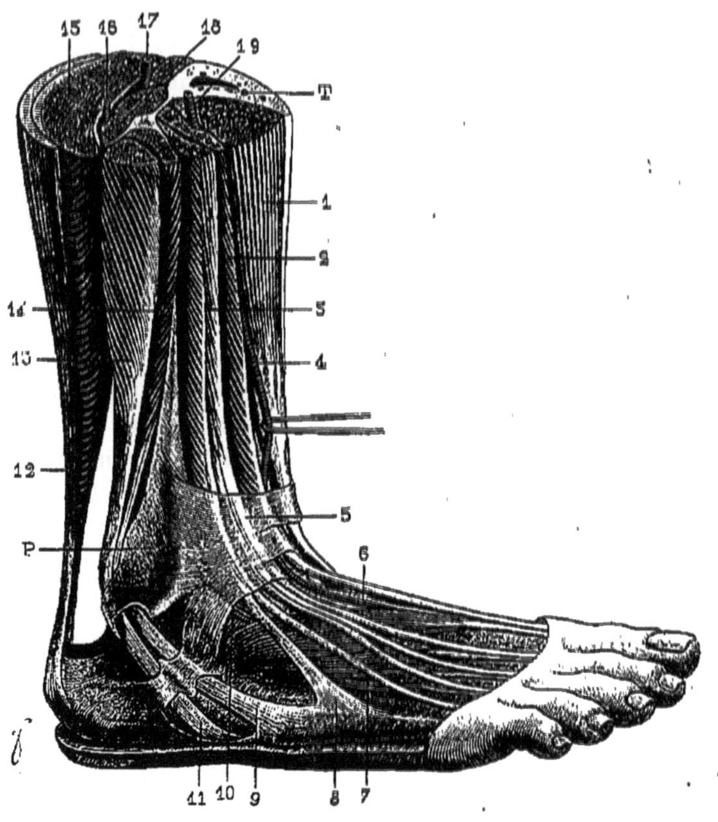

FIG. 336. — Les muscles, les tendons, les troncs artériels du bas de la jambe et du dos du pied.

T, coupe du tibia ; P, malléole péronière ; 1, m. jambier antérieur : 2, m. extenseur propre du gros orteil ; 3, m. extenseur commun des orteils ; 4, art. tibiale ant. extraite de son interstice ; 5, aponévrose et ses trois anneaux antérieurs ; 6 art. pédieuse ; 7, m. pédieux ; 8, insertion du tendon péronier ant. ; 9, insertion du court péronier latéral ; 10, art. perforante péronière ; 11, tendon long péronier latéral ; 12, tendon d'Achille ; 13, m. long péronier latéral ; 14, m. court péronier latéral ; 15, coupe du m. soléaire ; 16, art. péronière ; 17, art. tibiale post. ; 18, muscles fléchisseur propre du gros orteil (derrière le péroné), jambier postérieur et fléchisseur commun ; 19, art. tibiale ant.

des tendons et les faisceaux du pédieux ; dans les espaces interosseux excessivement étroits dans leur moitié postérieure, sont les muscles interosseux ; du côté de la plante, enfin, existe une semelle épaisse, complexe mais précieuse, qu'il est inutile d'analyser.

Une assez grosse artère, la pédieuse, s'enfonce dans l'extrémité postérieure du premier espace interosseux pour gagner la plante ; on est très exposé à l'ouvrir quand on extirpe le premier ou le deuxième métatarsien. Du côté de la plante, nous trouvons, accolée à la face profonde des méta-

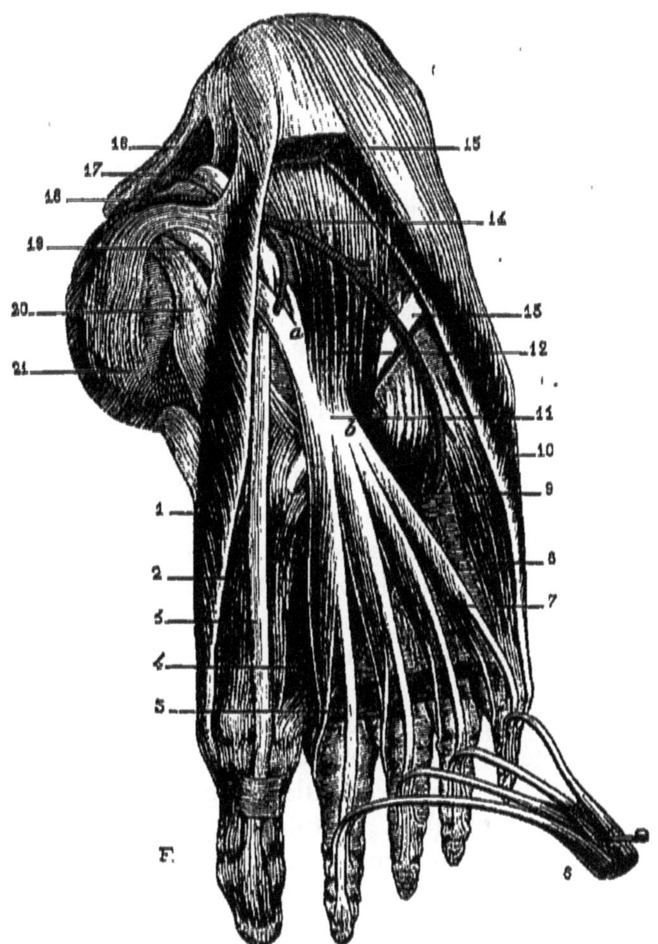

FIG. 337. — Los muscles, les tendons et les troncs artériels de la plante du pied.

1, m. adducteur; 2, m. court fléchisseur: 3, tendon long fléchisseur; 4, m. abducteur oblique; 5, m. abducteur transverse du gros orteil; 6, m. fléchisseur commun coupé et rabattu; 7, m. quatrième lombrical; 8, court fléchisseur du petit orteil; 9, origine de l'arcade artérielle plantaire; 10, m. abducteur du petit orteil; 11 tendon long fléchisseur commun recevant en *a* l'expansion du fléchisseur propre; 12, m. accessoire du long fléchisseur s'insérant dessous en *a* et dessus en *b*; 13, tendon long péronier latéral; 14, origine des artères plantaires externe et interne; 15, coupe du m. court fléchisseur commun; 16, tendon d'Achille; 17, tendon long fléchisseur propre du gros orteil; 18, art. tibiale postérieure; 19, tendon long fléchisseur commun des orteils; 20, insertion scaphoïdienne du m. jambier post.; 21, malléole tibiale.

tarsiens, l'arcade formée par la plantaire externe qu'il est facile de blesser quand on ampute, en partie ou en totalité, un des derniers métatarsiens.

Cette artère croise obliquement l'articulation des cinquième et quatrième métatarsiens ; à mesure qu'elle se porte en dedans, elle devient un peu plus antérieure et s'éloigne par conséquent de l'extrémité postérieure des os pour se rapprocher de leur milieu.

Les téguments de l'avant-pied sont maigres, minces et mobiles sur la face dorsale. Sur la face plantaire, ils sont beaucoup plus épais, endurcis par l'épiderme et fixés à l'aponévrose et aux muscles sous-jacents.

Les chairs du membre inférieur se gangrènent facilement; il faut donc se méfier des lambeaux étroits et des incisions de commodité qui affaiblissent toujours la vitalité des téguments, etc.

Exploration. — Il nous reste à apprendre comment, sur un pied intact de mort ou de vivant, on arrive par l'exploration à déterminer le siège des articulations du premier et du cinquième métatarsien, qui servent ensuite de repères pour tracer, si l'on veut, l'ensemble et les détails de l'interligne.

Voici d'abord une donnée bien simple et suffisamment juste : *au milieu* du bord interne du pied comme *au milieu* de son bord externe, aboutit l'interligne de Lisfranc. Il faut mesurer, avec un fil ou un ruban, la distance qui sépare soit le bout du gros orteil, soit celui du petit, du profil postérieur du talon et plier en deux pour avoir le milieu.

L'exploration par le doigt, quand elle est possible, donne des résultats plus précis.

Toujours, en effet, le doigt promené le long du bord externe du pied, trouve la tubérosité du cinquième métatarsien dont on connaît les rapports avec l'extrémité externe de l'articulation. Une ligne transversale menée à deux petits travers de doigt en avant de cette tubérosité, irait tomber en dedans sur le tubercule du premier métatarsien.

Ce *tubercule*, on le sent toujours sur un pied sain ou modérément gonflé pourvu qu'on le cherche bien : le bout du pouce, fortement fléchi, se place *sous* le bord interne du métatarsien, derrière l'articulation phalangienne et marche en arrière; l'ongle raclant *sous* le bord interne de l'os, rencontre le tubercule, le dépasse et tombe dans le fossé articulaire : le tubercule est alors senti entre la pulpe et l'ongle. — Si le pouce continue sa marche en arrière, et il le faut, il franchit une vague éminence (la base du premier cunéiforme) de plus de 2 centimètres d'étendue, avant de tomber dans le creux de l'articulation scapho-cunéenne, saute ensuite la saillie du scaphoïde, et finalement s'enfonce dans le creux de l'articulation astragalo-scaphoïdienne, creux que vient remplir la tête astragalienne dans l'attitude du valgus, mais qui devient vide et profond lorsqu'on donne au pied l'attitude du varus. C'est donc dans cette attitude, dans l'adduction avec torsion légère, qu'il faut toujours tenir le pied pendant l'exploration, pour éviter de prendre le change que pourrait donner la tête de l'astragale rendue saillante par l'attitude inverse.

Il y a donc sur le bord interne du pied trois saillies osseuses : un petit tubercule et les deux larges éminences du cunéiforme et du scaphoïde. C'est derrière la première saillie, le *petit* tubercule, qu'est l'articulation du premier métatarsien avec le grand cunéiforme.

Usages des moignons. — A la suite des amputations totales d'un ou de plusieurs métatarsiens, qu'on ait enlevé ou conservé les petits os tarsiens correspondants, le pied mutilé peut garder à peu près sa forme et sa direction normales, comme il peut aussi se contourner et devenir véritablement impotent.

La section de certains tendons, la destruction de quelques ligaments articulaires, *la suppression d'un point d'appui*, la *rétraction du tissu cicatriciel,* la direction donnée au moignon pendant la cure et lors des premiers pas, telles sont vraisemblablement les causes de la déformation. Comme les observateurs n'ont pas pris soin de nous édifier sur l'intervention occasionnelle de ces causes, on s'étonne quelquefois de lire qu'à la suite d'une même opération, tel malade marche très bien avec un pied mutilé resté ou établi en bonne direction, tandis que tel autre fauche péniblement avec un membre dévié, contourné et douloureux.

L'ablation d'un ou de deux métatarsiens du milieu n'altère pas notablement la forme du pied et n'entrave pas la marche. Celle du cinquième paraît également innocente, malgré la suppression fâcheuse de la tubérosité. La cicatrice qui résulte de cette opération sollicite bien le quatrième orteil en dehors, mais elle est sans influence sur l'ensemble du bout du pied, qu'étaye solidement le quatrième métatarsien appuyé sur le cuboïde.

L'extirpation du premier métatarsien peut avoir deux conséquences bien différentes au point de vue de la marche : la tendance au varus, qui est bonne, et la tendance au valgus, qui est fâcheuse. Dans certains cas (Robert, W. Fergusson, p. 149, etc.), sans doute la cicatrice aidant, le deuxième orteil devenu chef de file, s'incline en dedans; le bout du pied tout entier le suit dans ce mouvement et se tord en varus peu prononcé : les malades marchent bien. Dans d'autres cas, le pied, peut-être parce qu'il est incapable de fournir un bon point d'appui en avant, se dévie en dehors et entraîne la jambe dans sa rotation. En même temps, il se tord en valgus et son bord interne seul appuie sur le sol, comme si le jambier antérieur n'existait plus : les malades fauchent péniblement.

Une déformation analogue se produit quelquefois après l'ablation des quatre, trois ou même deux derniers métatarsiens. La cicatrice attire en dehors les métatarsiens conservés; l'avant-pied forme avec le tarse un angle saillant en dedans au niveau du premier cunéiforme. Jusque-là il n'y a pas grand mal; mais l'exercice de la marche peut exagérer encore cette déviation, et le pied, renversé sur son bord interne, finir par se fixer dans l'abduction, probablement pour éviter de travailler avec sa partie métatarsienne incapable. On sait qu'une jambe dont la pointe du pied est tournée en dehors ne vaut guère mieux pour la marche qu'un membre ankylosé à la fois au genou et au cou-de-pied.

Cependant, aux faits rapportés par Legouest, Salleron, etc., on peut opposer quelques succès. Hancock en rapporte trois, et ne dit rien de l'opéré de Key, dont le moignon est représenté dans le manuel de Bryant[1].

Remarques et indications opératoires. — De tout cela se dégagent les préceptes suivants. Dans les ablations des métatarsiens des bords du pied, respecter les liens des articulations voisines; garder beaucoup de téguments pour avoir une cicatrisation rapide et linéaire; veiller à l'attitude du membre pendant la cure et diriger ses premiers exercices; surveiller la contractilité des muscles de la jambe, etc.

Tout compte fait, je pense que, même dans les cas traumatiques, il vaut mieux supprimer tout l'avant-pied, ce qui donne un moignon excellent, que d'enlever plus de deux métatarsiens. Je ne parle ici qu'au point de vue des qualités du moignon, car il n'y a plus lieu de discuter la mortalité comparée de ces diverses opérations.

Je l'ai déjà répété d'après la majorité des chirurgiens et surtout d'après Verneuil : au pied, il ne faut pas être trop conservateur. Dans les cas pathologiques principalement, une première amputation ou résection insuffisante nécessite plus tard une mutilation complémentaire, quelquefois deux, quelquefois quatre, au détriment de la santé et du temps du malade, qu'une seule opération radicale eût plus tôt guéri. Hyrtl (*Topographischen Anatomie*) fut, au début de sa carrière, acteur et témoin dans un cas de cette nature; il raconte avec son *humour* habituel que depuis cette déconvenue il n'a jamais tenu un bistouri.

Le souvenir précis des notions anatomiques qui précèdent et de la description déjà faite des amputations partielles des métatarsiens, va nous permettre de décrire rapidement l'extirpation totale de chacun de ces os en particulier. En quelques mots, nous indiquerons ensuite comment on peut enlever ensemble un certain nombre de métatarsiens voisins.

Malgré la valeur douteuse ou négative de la plupart de ces extirpations de métatarsiens, elles constituent un si bon exercice d'amphithéâtre, que j'engage fortement les élèves à se familiariser avec leur exécution, *avant* d'aborder la désarticulation totale du métatarse, l'opération de Lisfranc, réputée impossible pour quiconque a oublié ou n'a jamais su l'ostéologie et l'arthrologie du pied.

1. Voy. Robert, *loc. cit.;* Legouest, *loc. cit.;* Bénéchi, th. Paris, 1860. — Hancock, *On the operative Surgery of the foot and ankle-joint;* Chauvel, rapport sur Nimier, Bull. Soc. de chir. 1888, p. 225. Il y a des figures dans presque tous les ouvrages anglais. — Voyez aussi Duchenne de Boulogne, *Physiologie des mouvements.*

Voici deux tracés pour la désarticulation du premier métatarsien.

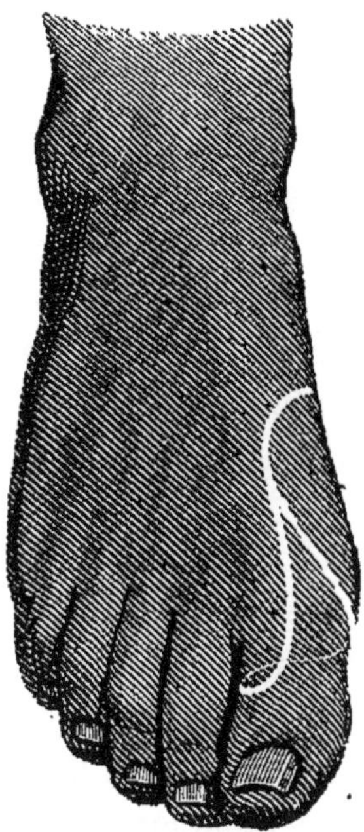
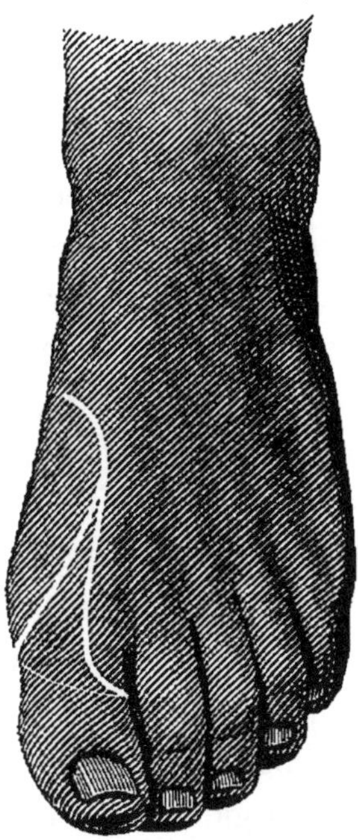

Fig. 338 et 339. — Désarticulation du premier métatarsien. Tracé pour les cas où les téguments internes de la racine du gros orteil sont détruits.

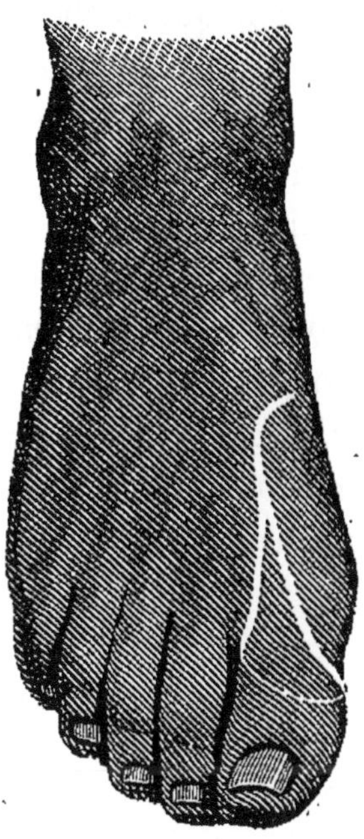
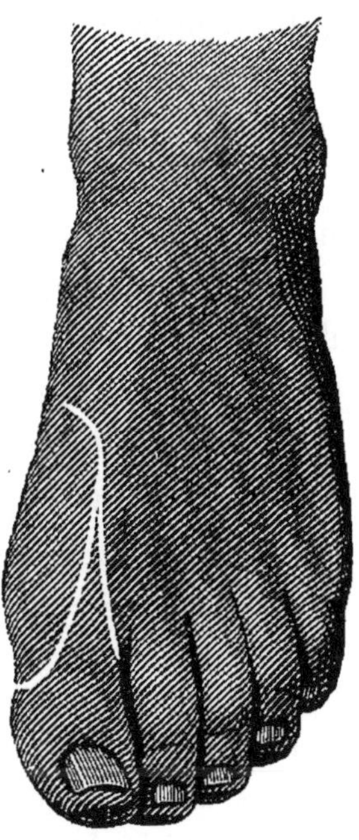

Fig. 340 et 341. — Même opération. Tracé pour les cas où les téguments internes de la racine du gros orteil sont intacts. Valve interne.

A. — Ablation du gros orteil et de la totalité de son métatarsien

Raquette à queue recourbée.

Les incisions convenables, suivant l'état des téguments, sont celles de l'amputation partielle (relisez p. 430) prolongées en arrière afin de permettre la désarticulation (fig. 338 à 340).

Tout étant disposé comme pour l'amputation partielle, le pied dépassant le bout du lit, la pointe renversée en dehors, est fixé par les mains d'un aide. Ménagez-vous de l'espace afin de pouvoir évoluer autour du membre.

Faites marcher l'ongle du pouce gauche d'avant en arrière *sous* le bord interne du premier métatarsien, jusqu'à ce que vous ayez franchi le tubercule et senti la dépression articulaire.

Je suppose que vous opérez d'abord sur le *pied droit.* Vous êtes placé au bout, en dehors même, pour commencer, et tenez l'orteil de la main gauche par-dessus laquelle vous attaquez.

1° *Incision des téguments.* — Mettez la pointe du couteau sur le tubercule (a) ; tirez de là une incision qui, d'abord oblique comme l'interligne, monte sur la face interne du métatarsien, se recourbe ensuite avant d'atteindre tout à fait le bord dorsal de l'os et côtoie ce bord, pour redescendre enfin sur les faces interne et inférieure de la racine de l'orteil, suivant le trajet que vous avez choisi. Vous n'avez coupé que les téguments. — Vous étiez au bout du pied (c'est le droit, fig. 338 et 340), mettez-vous *en dedans* pour y rester définitivement. — Par-dessus et sous l'orteil, reprenez la fin de votre incision pour la ramener, toujours suivant le tracé choisi, dans la partie longitudinale et dorsale. — Coupez obliquement les tendons extenseurs avec le tranchant couché sur le métatarsien.

2° *Dénudation du squelette.* — Votre aide s'empare de l'orteil et le tient simplement allongé.

Accrochez, du bout des doigts gauches, la valve interne de la plaie et détachez-la de la face interne des os, puis de la face plantaire, le pied étant bien renversé sur son bord externe. Donnez tous vos coups de bistouri de gauche à droite et marchez, dans votre dissection, des orteils vers le talon. D'abord, dépouillez sous l'orteil la face inférieure de la gaine du tendon fléchisseur, puis, sous l'articulation, la face inférieure des sésamoïdes et les attaches des muscles courts du pied. Alors coupez tous ces muscles et le tendon qui passe au milieu. Pour cela, tenez ferme et court votre tranchant relevé vers la face plantaire du métatarsien et faites-le mordre jusqu'à ce qu'il rencontre cette face, que vous raserez ensuite d'avant en arrière jusqu'au tubercule. Le plus souvent, il faut s'y reprendre à deux fois pour désinsérer d'abord les muscles sésamoïdiens internes et diviser ensuite, dans la profondeur, le dur tendon fléchisseur avec une partie des muscles sésamoïdiens externes. L'index de votre main gauche, enfoncé dans la plaie, éclaire et dirige la marche du bistouri. Lorsque la valve interne est bien séparée des faces interne et plantaire du squelette parfaitement net, il vous reste à dénuder la face externe du métatarsien, à couper le ligament transverse antérieur et les insertions des muscles abducteurs oblique et transverse qui, de dehors en dedans, viennent s'attacher à l'os sésamoïde externe. A cet effet, saisissez le gros orteil de la main gauche, attirez-le à vous pour rabattre la pointe du pied en dedans et mettre sous vos yeux la lèvre externe de l'incision dorsale, que votre aide attire en dehors avec le deuxième orteil, tandis que de l'autre main armée d'un crochet, il écarte et abaisse toute la valve interne déjà disséquée. — Le long et en dehors du nœud articulaire et de la face externe du métatarsien, passez le bistouri à plusieurs reprises, de gauche à droite, chaque fois à une profondeur plus grande et avec une inclinaison un peu différente de l'instrument. Car il faut serrer les os de très près pour épargner l'artère pédieuse, ne pas hacher le muscle interosseux et rejoindre au plus tôt le décollement plantaire. Infailliblement, votre tranchant heurtera la saillie du sésamoïde externe : c'est en dehors, presque sous le deuxième métatarsien, que l'extrême pointe ira couper laborieusement le ligament et les muscles qui s'attachent à cet osselet et empêchent encore votre main d'éloigner notablement le gros orteil du second (b).

3° *Désarticulation.* — Votre index gauche ayant fait le tour du nœud articulaire et s'étant assuré qu'il était libre comme le corps du métatarsien, vous n'avez plus qu'à désarticuler. — Le même index gauche est maintenant dans l'espace interosseux ; le pouce, sous le métatarsien, vient de toucher le tubercule, et l'aide, armé d'un crochet mousse appuyant du bec, décoiffe l'articulation. Pendant que votre gauche s'efforce de luxer en dedans et en bas le métatarsien, votre droite, tenant courte et ferme l'étroite lame du bistouri, engage 2 centimètres de pointe dans la partie la plus reculée du premier espace interosseux. La lame appliquée à plat sur la face externe du premier métatarsien, marche le tranchant dirigé en arrière. Doucement conduite, elle ne tarde pas à s'arrêter, ne pouvant plus avancer (c). A ce moment, inclinez le tranchant sur l'articulation que vous voulez ouvrir ; vous sentirez qu'un ligament se coupe et que le métatarsien obéit à la main qui le luxe en dedans. La pointe engagée pourra traverser l'article et diviser, chemin faisant, les fibres ligamenteuses dorsales, internes, et avec celles-ci l'expansion tendineuse du jambier antérieur. — Continuez à porter l'orteil en bas et en dedans et commencez à le tordre peu à peu dans ce dernier sens : la tubérosité externe, c'est-à-dire l'insertion du long péronier, se dégagera ; l'extrême pointe aura raison successivement et du tendon et du ligament plantaire (d).

Notes. — (a) Sur le tubercule et pas sur l'articulation, afin de garder un demi-centimètre de peau qui fasse sur le premier cunéiforme un capuchon, bien trop court pour entraver la désarticulation, mais utile plus tard pour couvrir le bord de l'os.

(b) Vous pourriez encore opérer cette section à la manière connue de Liston, c'est-à-dire engager votre lame dans l'espace interosseux par-dessous le métatarsien et couper ensuite, d'arrière en avant, entre les orteils, comme avec une serpette.

(c) La lame engagée entre les deux premiers métatarsiens heurte le premier cunéiforme étroitement accolé au second métatarsien. Le tranchant agité de faibles mouvements de scie a facilement raison des fibres que l'on veut couper et n'entame pas le puissant ligament de Lisfranc. Il me semble inutile de conseiller, pour la désarticulation du premier métatarsien, la manœuvre dite coup de maître, non plus que les coups de pouce gauche agissant sur le dos de la pointe pour en faire mordre le taillant.

(d) La torsion du métatarsien en dedans et son renversement s'obtient facilement si la main qui l'opère a pris la précaution de redresser l'orteil à angle droit sur son métatarsien et de l'empoigner à pleine main comme un chandelier pour faire la torsion dudit métatarsien.

Voici en quelques mots, l'opération sur le *pied gauche* (fig. 342) avec une autre manière de désarticuler.

1° *Incision des téguments.* — Placé d'abord au bout du membre, commencez l'incision sur le tubercule, montez vers le bord dorsal, recourbez en avant, côtoyez ce bord, allez enfin en dehors de l'orteil, jusqu'au pli digito-plantaire. Le bistouri reporté par-dessus et sous l'orteil, reprend la fin de l'incision première et l'amène, en remontant en dedans et en arrière, rejoindre à angle aigu la fente longitudinale qui longe le bord dorsal du métatarsien (fig. 342).

2° *Dénudation du squelette.* — Un petit pas à droite vous place en dehors du pied, que vous faites tenir *renversé sur son bord*

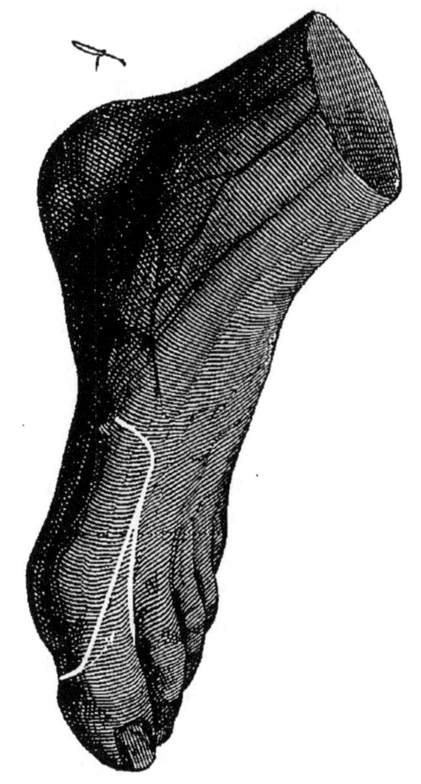

Fig. 342. — Désarticulation du premier métatarsien. — Valve interne. — Remarquez bien qu'aussitôt après avoir mordu le côté interne de l'orteil, sur les limites du coussinet sous-phalango-phalangettien, l'incision rétrograde, au lieu de suivre le trajet indiqué par la flèche et qui donnerait un excès de peau.

externe, afin que, opérant par-dessus, vous puissiez abaisser le lambeau interne, de la main gauche, pouce dans la plaie, et le séparer des faces interne et plantaire du squelette par une série de coups de bistouri toujours donnés des orteils vers le talon, etc. — Vous dénudez ensuite, après avoir fait redresser le pied, le flanc externe de l'articulation et du métatarsien, autour duquel vous passez le doigt pour vous assurer qu'il n'y a plus qu'à désarticuler.

3° *Désarticulation.* — Le pied étant de nouveau renversé sur son bord externe, attitude de la figure 342, vous tenez le métatarsien de la main gauche et, pour le moment, vous ne cherchez à le luxer en aucun sens; l'aide, avec son crochet, relève la peau qui coiffe l'articulation et votre index sent le tubercule.

Sur le tubercule vous appliquez le plat de la pointe en inclinant le tranchant en arrière et en dehors : la lame glisse d'avant en arrière sur la pente métatarsienne du fossé articulaire, et le tranchant, arrêté par le versant opposé, tombe forcément dans l'articulation. Sans retirer le bistouri, vous coupez d'abord le ligament plantaire puis, successivement, les ligaments interne (tendon du jambier antérieur) et supérieur. Mais au moment où votre lame engagée dans l'article va diviser, en sortant, le mince ligament externe, vous revenez au bout du pied; vous tirez et tordez le métatarsien en dedans, afin de faire place à l'instrument qui, ramené vers l'orteil, doit éviter de blesser l'artère pédieuse. Continuant, à l'aide de l'orteil redressé et empoigné, à tordre le métatarsien en dedans et à l'abaisser, vous faites apparaître l'insertion du long péronier que vous coupez avec l'extrême pointe, au fond de la plaie.

Remarques. — Il n'est point indispensable de recourber la queue de la raquette pour dégager la base du premier métatarsien. On vient à bout de l'opération en prolongeant simplement la partie dorsale longitudinale de l'incision sur le cunéiforme, à 2 centimètres en arrière de l'articulation. Les malavisés qui placent la queue de la raquette le long du bord interne de l'os, se créent de grandes difficultés pour atteindre les fibres rendues profondes du mince ligament externe et le tendon long péronier plus profond encore et plus dur.

J'ai conseillé de séparer les chairs des os, en tenant le bistouri comme une plume et par une série d'incisions allant d'un bout à l'autre de la plaie, se dirigeant toujours de l'orteil vers le talon. C'est le moyen sûr de bien dénuder les os, *de respecter les vaisseaux*, de ne pas hacher les muscles et de ne pas laisser les sésamoïdes dans les chairs.

Cette manière de faire exige que, pour le pied gauche, l'opérateur se mette en dehors et opère par-dessus, ce qui se fait aisément.

Quoique le pied ne se renverse pas aussi facilement en dedans qu'en dehors, on peut dénuder le cinquième métatarsien comme le premier, c'est-à-dire en se mettant : en dehors du pied gauche, cela va de soi; et, *ad libitum*, en dehors ou en dedans du pied droit. Je sais bien que dans cette dernière position (en dedans du pied droit), on ne peut pas voir facilement sous la face plantaire de l'os sans baisser la tête; mais le doigt gauche, à chaque instant promené au fond de la plaie, y voit clair pour les yeux et plus clair, car il ne s'agit pas de séparer le rouge d'avec le blanc, mais *le mou d'avec le dur*. Je ferais volontiers une règle générale de se placer toujours sur le côté, de manière à avoir les orteils à sa gauche.

Cependant pour ne pas être exclusif, en raison de la faible excavation que laisse après lui le cinquième métatarsien et de l'absence d'os sésamoïdes volumineux, je vais indiquer comment on peut, avec moins d'économie, séparer les chairs d'arrière en avant. Cela permet d'opérer en se plaçant toujours en dehors et avec un véritable couteau.

Quelques-uns diront que c'est plus chirurgical!

B. — Ablation du petit orteil et de la totalité du cinquième métatarsien

L'opération est facile du côté gauche ; elle ressemble tout à fait à l'ablation du premier métatarsien droit. Même manière de dénuder les os, d'entrer dans l'articulation au fond de l'espace interosseux et de luxer. — On coupe en dernier lieu le tendon du court péronier.

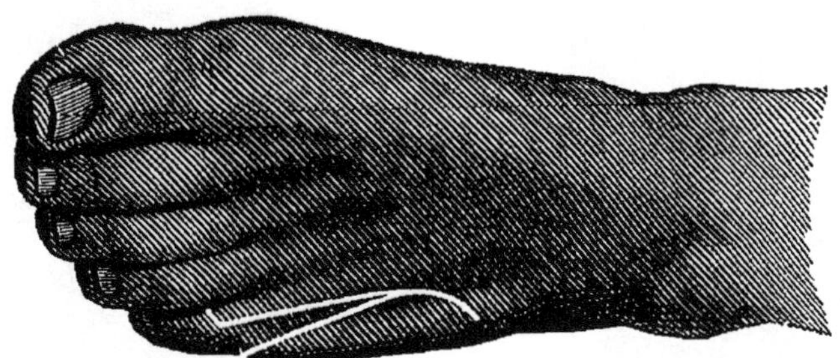

Fig. 343. — Ablation du cinquième métatarsien gauche, raquette à queue dorsale recourbée. Pied placé tel qu'il doit être non pour les incisions cutanées, mais pour dénuder le métatarsien en incisant toujours des orteils vers le talon, et pour désarticuler.

Du côté droit, après avoir divisé les téguments, si placé en dehors (ou en dedans du pied pour opérer par-dessus), l'on incise toujours de l'orteil vers le talon, l'opération s'exécute de la même manière, un peu moins commodément.

Je décrirai tout à l'heure, pour ce pied droit, le manuel préféré des opérateurs qui veulent se tenir au bout et en dehors du membre.

L'incision en raquette à queue dorsale recourbée parallèlement à l'interligne, peut être employée; elle est plus commode, mais donne un moins beau résultat que la raquette simple dont la queue suit le bord externe du pied, jusque sur le cuboïde. Je recommande cette dernière incision.

Il en résulte une plaie à deux valves : l'une dorsale, mince et rétractile; l'autre, plantaire, épaisse et immobile. Pour qu'elles s'adaptent bien en avant, il faut donner plus d'étoffe à la première qu'à la seconde, c'est-à-dire épargner sur le dos de l'orteil et sacrifier sous la plante (voy. Amp. partielle).

Pourquoi cette précaution de tant garder de téguments? C'est afin qu'une large cicatrice ne vienne pas, par sa rétractilité, contribuer à entraîner l'avant-pied en dehors. Chose singulière, l'ablation des derniers métatarsiens produirait, d'après Legouest, la même torsion avec renversement sur le bord interne qui résulte quelquefois de l'ablation des premiers.

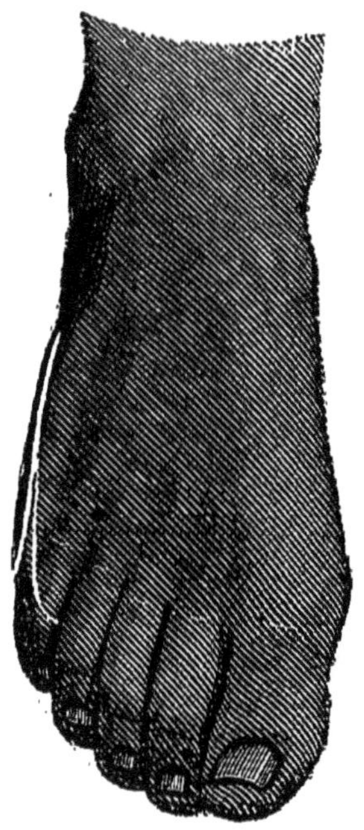

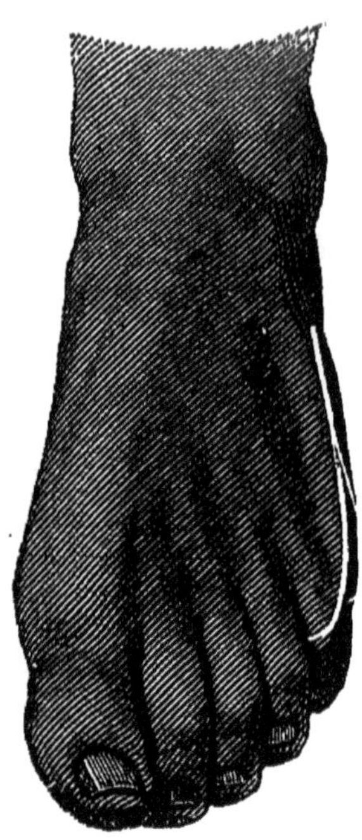

Fig. 344 et 345. — Ablation du cinquième métatarsien, raquette à queue droite longeant le bord externe de l'os. Le tégument dorsal de la première phalange est conservé.

Raquette à queue droite externe.

Comme il a été convenu, je suppose que vous opérez sur le *pied droit*, que vous voulez dénuder à grands traits et rester en dehors du membre.

Le pied est renversé autant que possible sur son bord interne. Vous avez promené le doigt le long du bord externe du cinquième métatarsien et senti la tubérosité.

1° *Incision des téguments*, d'un seul trait. — Tenez le petit orteil de la main gauche. A 1 centimètre derrière la tubérosité, commencez une incision longitudinale qui va suivre non le bord charnu du pied, mais le bord sensible de l'os (a), se relever très légèrement sur le côté de l'articulation métatarso-phalangienne, et s'avancer jusqu'au niveau du bord libre de la commissure des deux derniers orteils, avant de couper en travers la face dorsale puis la face interne du cinquième, pour tomber dans le pli digito-plantaire. Sans vous reprendre, mais en faisant un pas à gauche, continuez l'incision en suivant d'abord ce pli; n'épargnez pas trop la plante et rejoignez, à angle très aigu, le premier trait du bistouri, à peu près vers le milieu du cinquième métatarsien.

2° *Séparation des chairs.* — Revenu au bout du pied, donnez hardiment et d'arrière en avant quelques longs coups de tranchant qui divisent les tendons extenseurs et, avec la collaboration de la main gauche, séparent les téguments et en partie les chairs, d'abord des deux faces dorsale et interne, et même ensuite, du bord externe et de la face plantaire du métatarsien. L'articulation métatarso-phalangienne, en particulier, étant bien dépouillée, libérée, couchez la lame de champ dans l'espace interosseux, le tranchant vers la plante, et pour achever l'isolement de l'os, faites-la passer à plat sous l'orteil et ressortir en dehors (coup de la cuiller ou de Liston, fig. 186, p. 291 et 185, p. 287 (b).

3° *Désarticulation.* — Votre aide, placé en dedans du pied et armé d'un *crochet* mousse, découvre le dessus de l'articulation. Faites un pas à votre gauche pour vous rapprocher du genou du malade auquel vous tournerez le dos (c). Arrondissez le bras gauche et pendant que sa main, appuyée sur l'avant-pied, refoule, écarte du bout des doigts le cinquième orteil (d), engagez 1 centimètre de pointe dans la partie reculée du dernier espace interosseux, le tranchant dirigé vers vous, c'est-à-dire vers le talon. Obéissez à l'*inclinaison* favorable et aux sinuosités des surfaces osseuses (e). La main aidant, le couteau désunit les deux bases métatarsiennes, heurte le cuboïde; il se dégage presque complètement afin de pouvoir tourner et s'incliner en dehors pour couper le ligament dorsal cuboïdo-métatarsien, en suivant la direction très oblique bien connue. La main gauche, éloignant toujours l'orteil, l'abaissant et le tordant en dehors, ouvre largement l'articulation; la pointe y redouble sa manœuvre première et, dans ce dernier passage, coupe toutes les fibres plantaires, intermétatarsiennes et cubo-métatarsiennes. Aussitôt l'orteil se laisse renverser en dehors, le métatarsien ne tenant plus que par le tendon court péronier qu'attend le plein du tranchant pour le couper d'arrière en avant.

Notes. — (a) Quand on suit le bord externe de la plante et non le bord sensible de l'os qui est parallèle, mais situé plus haut, on tombe sur le muscle abducteur du petit orteil qui embarrasse l'opérateur et se montre à découvert. Cela est fort laid.

(b) Quelques opérateurs négligent ce temps de l'opération; ils passent tout de suite à la désarticulation, soulèvent la base du métatarsien, engagent dessous le plein du tranchant et d'arrière en avant, rasant la face inférieure de l'os, la débarrassent de ses dernières adhérences (*extirpation rétrograde*). C'est se priver bien à tort du concours de la gauche, si utile à la désarticulation lorsque le métatarsien a été au préalable complètement détaché de ses liens, notamment du ligament transverse antérieur du métatarse. Ce mode opératoire exige l'emploi de l'incision en raquette à queue recourbée, c'est un défaut de plus.

(c) Au lieu de vous porter vers la jambe, vous pouvez rester au bout du pied, plonger la pointe dans l'articulation intermétatarsienne, la pousser d'avant en arrière, de préférence avec le bout du pouce gauche, jusqu'au cuboïde, etc. C'est incommode et cela peut devenir dangereux pour la plante du pied.

Chaque fois que l'on coupe avec la pointe, l'attitude doit être telle que la pression qui en fait mordre le tranchant tende également, plutôt à dégager l'instrument qu'à l'enfoncer davantage.

(d) La main gauche rejette en dehors le cinquième orteil afin d'écarter autant que possible le cinquième métatarsien du quatrième. C'est la manœuvre appliquée à la désarticulation du petit doigt de la main droite (Voy. fig. 185, p. 285.)

(e) La main qui tient le manche du couteau doit, comme dans toutes les désarticulations délicates, se laisser diriger par la pointe obligée de serpenter, pour ainsi dire, entre les obstacles. Il faut marcher lentement, tâtonner, sonder le terrain, doubler les écueils. La main qui dirige l'instrument sent bien si la passe est libre, ou au contraire si une saillie osseuse qu'il faille tourner, arrête le tranchant. Elle rejette la pointe d'un côté en inclinant le manche de l'autre; par de légères intentions rotatrices, elle fait que le tranchant tâte constamment la voie où entrer.

C. — Ablation simultanée des deux derniers métatarsiens, etc.

L'incision en raquette à queue droite externe, prolongée à un doigt derrière la tubérosité du cinquième métatarsien, est encore ici ce qui donne de beaucoup le plus beau résultat.

On s'exercera d'abord à opérer sur le pied gauche et l'on imitera de tous points la dénudation et la désarticulation du premier métatarsien droit (p. 461). C'est dire qu'on opérera à main posée avec le petit couteau tenu ferme comme une plume, marchant toujours des orteils vers le talon, de gauche à droite. Puis, sur le pied droit, on imitera la désarticulation du cinquième métatarsien qui vient d'être décrite.

L'énucléation de deux métatarsiens au lieu d'un, au fond d'une même plaie rectiligne, pourrait *a priori* paraître difficile. Il n'en est rien, en raison de la mobilité des téguments dorsaux, de l'obliquité favorable des interlignes et du peu d'inconvénients qu'il y a à prolonger l'incision assez loin en arrière, pourvu qu'elle n'intéresse que la peau.

Pour ce qui est du tracé de l'incision au voisinage des orteils, la figure 346 montre que, pour avoir une adaptation exacte, il faut encore

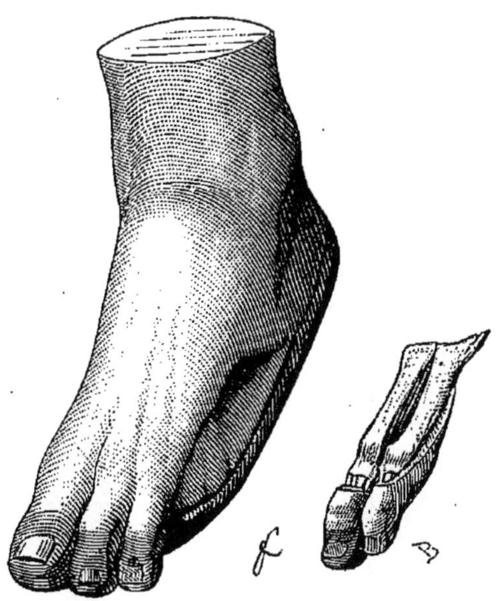

Fig. 346. — Ablation simultanée des deux derniers métatarsiens, raquette à queue rectiligne externe.

garder plus de peau en dessus des orteils qu'en dessous où l'on coupe simplement dans le pli digito-plantaire. Mais j'ai si peu de parti pris absolu contre les incisions commodes que fait le chirurgien, pour lui plutôt que pour son malade, que je donne (fig. 347) le tracé de l'incision en raquette à queue recourbée applicable, avec une légère modification, à la désarticulation des derniers métatarsiens.

Des notions anatomiques détaillées ayant été données sur les surfaces et les ligaments articulaires, je me dispense de décrire la désarticulation simultanée des trois ou quatre derniers métatarsiens, non plus que celle des deux premiers. Je préciserai seulement le trajet des incisions représentées sur les figures 347 et 348.

Pour l'ablation du *cinquième métatarsien* (fig. 347) l'extrémité courbée de la raquette est sur la base même de l'os, aussi longue que cette base est large, oblique comme l'interligne, et à quelques millimètres au devant. La branche externe gagne le pli digito-plantaire; l'interne vient dans l'axe de l'orteil, jusque près de la trochlée phalangienne avant de se recourber.

Dans l'extirpation d'un *métatarsien du milieu* (fig. 347), la queue de la raquette peut se fendre en V, pour découvrir les articulations latérales et former un petit lambeau-capuchon au rebord du cunéiforme.

L'incision représentée (fig. 348) pour la désarticulation simultanée des *deux derniers métatarsiens* va, parallèle à l'interligne et à quelques milli-

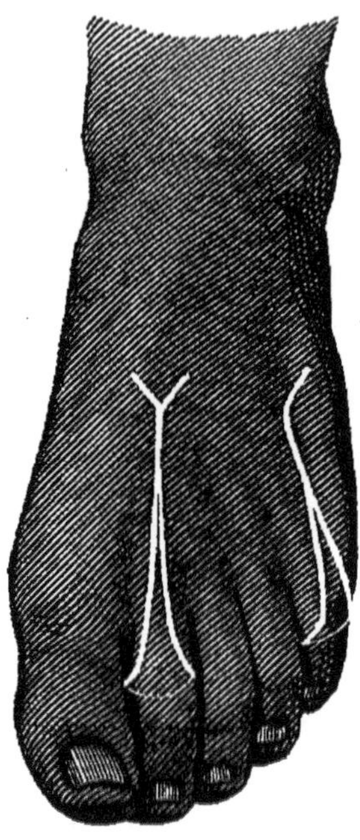

Fig. 347. — Tracés pour les désarticulations du cinquième et du deuxième métatarsien.

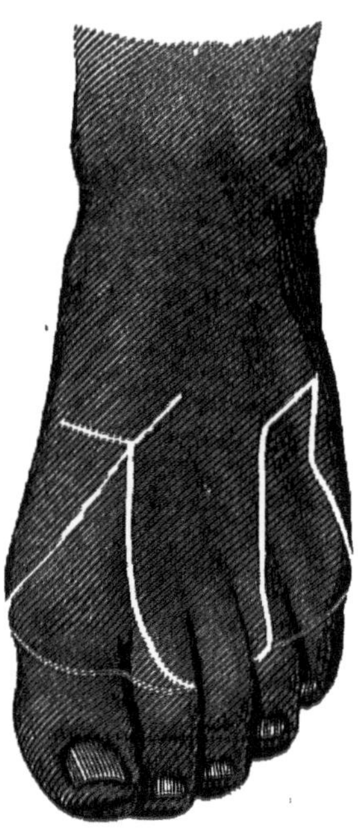

Fig. 348. — Tracés pour désarticuler les deux derniers et les deux premiers métatarsiens.

mètres au devant, depuis la tubérosité du cinquième métatarsien jusqu'à la base du quatrième, descend sur le dos de celui-ci, dans l'axe de l'orteil correspondant, jusque près de la trochlée phalangienne, se recourbe en dedans pour gagner et suivre en dehors le pli digito-plantaire, remonte obliquement sur le dos du cinquième métatarsien, et de là, se coudant à angle obtus, rétrograde au point de départ, sur la tubérosité. Si ce n'était toujours un défaut de sacrifier des téguments, je recommanderais cette incision pour enlever les deux ou trois derniers métatarsiens, car elle est commode et donne, sur le cadavre, de *très beaux* résultats.

Quand on voudra enlever ensemble les *deux premiers métatarsiens* sans laisser en place la base enclavée du deuxième, on pourra user des incisions indiquées par la figure 348 et qui ont pour aboutissant commun l'extrémité postérieure du premier espace intermétatarsien. De ce point, l'incision, ovalaire, se dirige dans la partie interne du pli digito-plantaire et remonte en dehors du deuxième orteil, gardant beaucoup de peau externe et dorsale. Du même point de départ (extrémité postérieure du premier espace), deux autres incisions de deux bons centimètres gagnent, l'une en dedans, le tubercule du premier métatarsien, l'autre en dehors et en arrière, l'angle externe de la base du second.

On pourrait imiter les incisions indiquées par la figure 348 si l'on se croyait obligé d'enlever avec les métatarsiens correspondants, soit le cuboïde, soit un ou plusieurs cunéiformes, soit même le scaphoïde.

D. — Ablation d'un orteil du milieu et de la totalité de son métatarsien

Dépouiller toutes les faces d'un métatarsien du milieu, désarticuler et extraire sa base par une simple incision dorsale, n'est pas chose commode. C'est cependant ce qu'il faut apprendre à faire.

Rien n'est plus simple que de découvrir l'os à l'aide d'une incision en raquette à longue queue dorsale; puis, d'en isoler les flancs à longs traits et ensuite la face plantaire dans sa moitié antérieure par la manœuvre que j'ai appelée et que j'appelle de Liston, avec Chassaignac et Guérin, ne sachant comment la désigner autrement.

On arrive encore assez facilement à détruire de chaque côté de la base, enclavée ou non dans le tarse, les ligaments interosseux et à ouvrir, du côté dorsal, l'interligne tarso-métatarsien. On se souvient qu'un métacarpien traité ainsi se renverse facilement sur le dos de la main. Un métatarsien a des adhérences et des ligaments plantaires autrement solides qu'il faut nécessairement couper. Comment le peut-on faire? En abaissant fortement l'extrémité antérieure de l'os vers la plante, on entr'ouvre légèrement le côté dorsal de son articulation tarsienne au fond de laquelle la pointe peut atteindre péniblement le ligament plantaire.

Certes, l'articulation s'ouvrirait mieux si le métatarsien pouvait baisser la tête davantage. Nous allons voir comment on raccourcit l'os pour n'avoir plus au fond de la mortaise, qu'un petit prisme basilaire de 2 centimètres qu'il est possible alors de renverser la base en l'air, de redresser sur son bout antérieur.

Raquette simple.

Faites, sur le dos du métatarsien et autour de la racine de l'orteil, une incision en raquette à longue queue commençant à un doigt en arrière de l'articulation dont le siège vous est connu, à peu de chose près, si vous avez tracé l'interligne de Lisfranc à l'aide des repères saillants des bords du pied. — Coupez les tendons qui se présentent et dénudez les faces latérales du métatarsien. — Examinez la solidité de l'os. S'il est brisé, saisissez le fragment inférieur du bout du doigt ou avec un davier, relevez-le, détachez-le d'arrière en avant, de ses adhérences plantaires et, finalement, enlevez-le avec l'orteil. S'il est solide, couchez la lame du couteau sur son flanc droit, rasez la face plantaire et ressortez du côté gauche. Par ce « coup de Liston », ou *dégagé*, comme on dit en escrime, vous avez dû isoler complètement la moitié antérieure du métatarsien et diviser les tendons fléchisseurs.

Puisque votre os est solide, ne le coupez pas encore, vous seriez obligé, comme lorsqu'il est rompu, de saisir avec un davier le fragment supérieur et vous seriez moins à l'aise pour détruire de chaque côté les ligaments intermétatarsiens. Cherchez son articulation tarsienne et ouvrez-la, afin de ne pas vous exposer tout à l'heure à la dépasser et à pénétrer jusque dans les intervalles des os du tarse. Si vous n'avez pas réussi après deux ou trois coups donnés en travers, usez du stratagème suivant : en incisant en long, vous croiserez sûrement l'interligne et sentirez la pointe s'y arrêter, pourvu que votre gauche refoule la tête du métatarsien vers la plante afin d'entr'ouvrir la jointure. — Pour trancher les ligaments latéraux interbasilaires, vous êtes placé maintenant, suivant la règle générale, ayant à votre gauche le bout du pied et tenant les côtés de l'orteil malade entre le pouce et l'index. Celui-ci d'abord fait coin et cherche à élargir l'espace interosseux correspondant dans l'extrémité postérieure duquel vous engagez un doigt de pointe pour couper d'avant en arrière, en cherchant votre voie, les ligaments intermétatarsiens, jusqu'au niveau de l'articulation tarsienne. L'index coin apprécie les résultats du travail du couteau : s'il peut s'enfoncer en long entre les têtes, jusque dans le milieu de l'espace interosseux, c'est assez. Avec le concours du pouce, agissant à son tour de son côté, vous faites ensuite dans l'autre espace interosseux ce que vous venez de faire dans le premier.

Le métatarsien est alors mobile latéralement et ne tient plus que par la face plantaire de sa base ; coupez-le avec la cisaille le plus haut possible. — Il vous reste à faire l'extraction du fragment supérieur, extraction déjà bien préparée par la section des ligaments intermétatarsiens. Avec une forte pince à griffe ou un petit davier, saisissez le court fragment basilaire de bout en bout et cherchez à le renverser sous son bout antérieur. Cela ouvrira l'articulation tarso-métatarsienne : la pointe pourra couper au fond, et en toute sécurité, le ligament, les expansions tendineuses et les autres adhérences plantaires, à mesure que la pince opérera le redressement et finalement l'extraction.

ARTICLE V

DÉSARTICULATION TARSO-MÉTATARSIENNE (Hey, Lisfranc[1])

Je veux dire un mot de l'*histoire* de cette amputation. Lisfranc, d'une part, ses ennemis, de l'autre, se sont chargés de nous édifier sur ce sujet. Plusieurs désarticulations du métatarse avaient été faites à la fin du siècle dernier en France et à l'étranger. Hey (de Leeds), quoi qu'en ait dit Boyer (XI, p. 222), était même arrivé, à sa troisième opération, en 1799, à se poser des règles excellentes pour la taille des lambeaux et à confectionner un moignon parfait, représenté dans son ouvrage et que j'aurais pu reproduire comme modèle. Le chirurgien anglais ne trouva d'abord que de rares imitateurs, car n'ayant pas de données précises pour désarticuler facilement, il ne put les communiquer à ses élèves.

C'est avec la plus grande injustice que certains auteurs anglais, assez rares du reste, omettent de citer le nom de Lisfranc quand ils traitent de la désarticulation de l'avant-pied.

Ce sont les recherches anatomiques de notre compatriote qui ont rendu praticable « *Hey's operation* ». C'est son enseignement qui l'a vulgarisée et répandue dans toute l'Europe. Tous les auteurs allemands que j'ai lus en conviennent. Et certainement, je fais preuve de courtoisie et de justice en associant le nom de Hey à celui de Lisfranc.

Indications. — Le mal perforant, l'ostéite, l'enchondrome, le cancer des téguments, la gangrène spontanée, la congélation, le traumatisme, telles sont les causes ordinaires de l'amputation qui nous occupe. L'état des téguments, on le devine d'après cette énumération, varie énormément.

Si l'on ne devait faire la désarticulation tarso-métatarsienne que dans les cas où la plante est intacte dans toute sa longueur, on ne la ferait pas souvent et ce serait dommage, car cette opération, faite dans d'autres conditions, donne encore un moignon excellent. C'est donc un abus que d'ap-

1. Hey, *Practical observations in Surgery illustrated by cases*, 2e édit. London, 1818. — Lisfranc, Mémoire lu à l'Institut, 1815, etc.; *Méd. op.*, II, p. 260.

prendre à des élèves, ainsi que plusieurs maîtres le font encore, à opérer sur le cadavre comme jamais ils ne pourront le faire sur le vivant.

Moignon, choix des procédés. — Certes, un lambeau plantaire de très grande longueur, relevé devant les cunéiformes et cicatrisé sur le dos du pied, peut donner un excellent résultat. Mais le moignon garde quelquefois un volume excessif et semble fait pour chausser un de ces souliers à larges bouts et à crevés qu'on portait du temps du roi Louis XII.

La cicatrice établie sur le dos du pied est bien placée, pourvu qu'elle soit à une certaine distance du rebord anguleux des os du tarse. Elle est bien placée sur l'extrémité, sur le front du moignon, à une faible distance

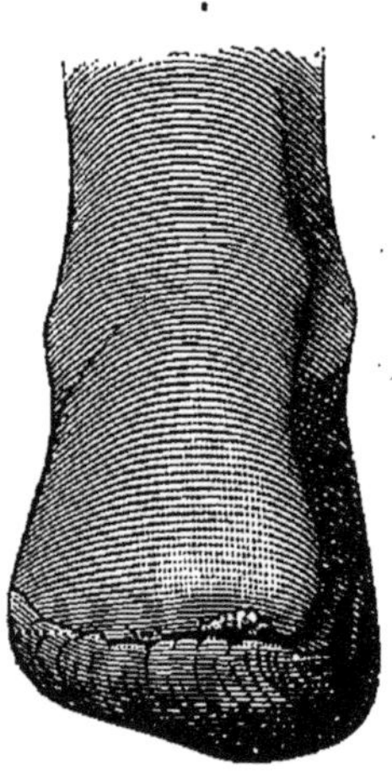

Fig. 549. — Moignon imparfait. La surface cicatricielle antérieure est le résultat de la gangrène, l'interne (noire) d'une incision de commodité.

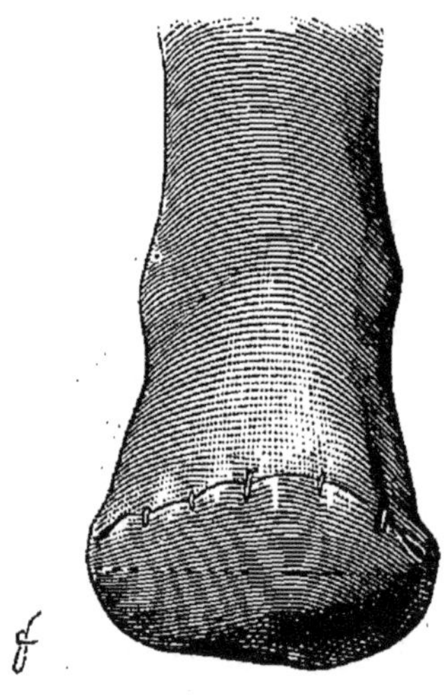

Fig. 550. — Moignon d'une désarticulation tarso-métatarsienne suturé. Adaptation régulière du lambeau plantaire au petit capuchon dorsal.

du même rebord osseux dorsal, afin d'être à l'abri de la pression du sol, lorsque le pied s'étend et travaille du bout, à la fin du pas.

Pour espérer une cicatrice franchement dorsale, il faut avoir à sa disposition toute la plante du pied, chose rare. Pour obtenir une cicatrice terminale suffisamment éloignée de la plante, il faut garder un capuchon de téguments dorsaux de 20 millimètres. Cela suffit à compenser une perte de substance presque double qu'a pu subir l'extrémité de la semelle plantaire.

La crainte de ne pouvoir ouvrir l'articulation a porté quelques chirurgiens à scier purement et simplement, au hasard, à travers les jointures et les os. Sur un pied non ankylosé, il n'est pas permis d'agir ainsi et de s'exposer à laisser dans la plaie de courts fragments osseux peut-être insuffisamment vascularisés et menacés de la nécrose.

Est-il donc si difficile de désarticuler ?

Celui qui possède un souvenir précis des données anatomiques dont l'exposé a été fait (p. 447 et suiv., fig. 332 et suiv.), et qui, d'après ces données, a déjà pu s'exercer à désarticuler chaque métatarsien en particulier, celui-là seul peut essayer la désarticulation simultanée de tous les métatarsiens; mais il n'a pas à douter du succès. Ne prenez pas le couteau sans avoir relu et retenu les pages ci-dessus indiquées.

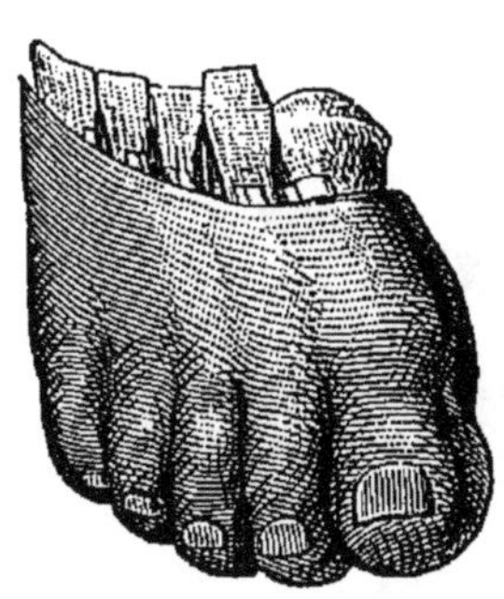

Fig. 351. — Métatarse désarticulé. L'incision dorsale a été bien faite, à un travers de pouce en avant de la partie interne de l'interligne.

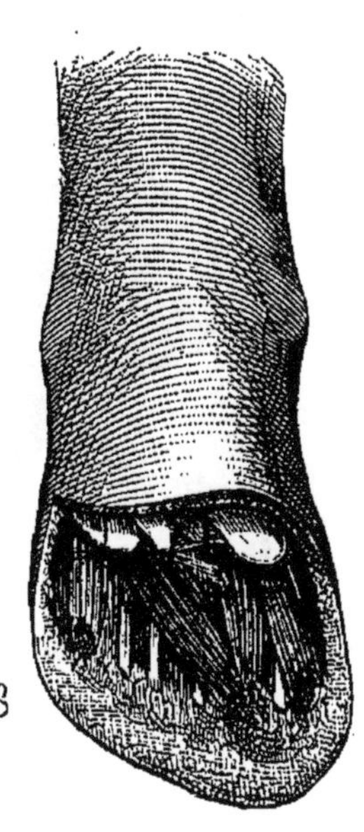

Fig. 352. — Désarticulation tarso-métatarsienne. Forme et dimensions du lambeau plantaire. La peau dorsale couvre le rebord des cunéiformes.

Grand lambeau plantaire, petit dorsal.

Vous placez votre malade de manière que la jambe presque entière dépasse le bout du lit. Un aide soutient d'une main la région sus-malléolaire; de l'autre d'abord nue, puis armée d'un crochet mousse, il rétracte les téguments.

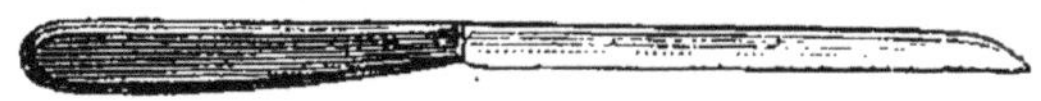

Fig. 353. — Couteau de Lisfranc. Lame de $0^m,15$.

Vous employez le couteau à pointe rabattue de Lisfranc (fig. 353), et vous avez à votre portée une scie qui vous servira dans les cas exceptionnels d'ankylose (fig. 367, p. 486) ou de saillie trop considérable de l'angle antéro-supérieur du premier cunéiforme.

Pour déterminer la situation de l'interligne, vous avez pu mesurer les bords du pied, reporter du côté mutilé les mesures prises sur le côté sain, etc. En général, sur le vivant comme sur le cadavre, vous pourrez vous contenter de l'exploration digitale.

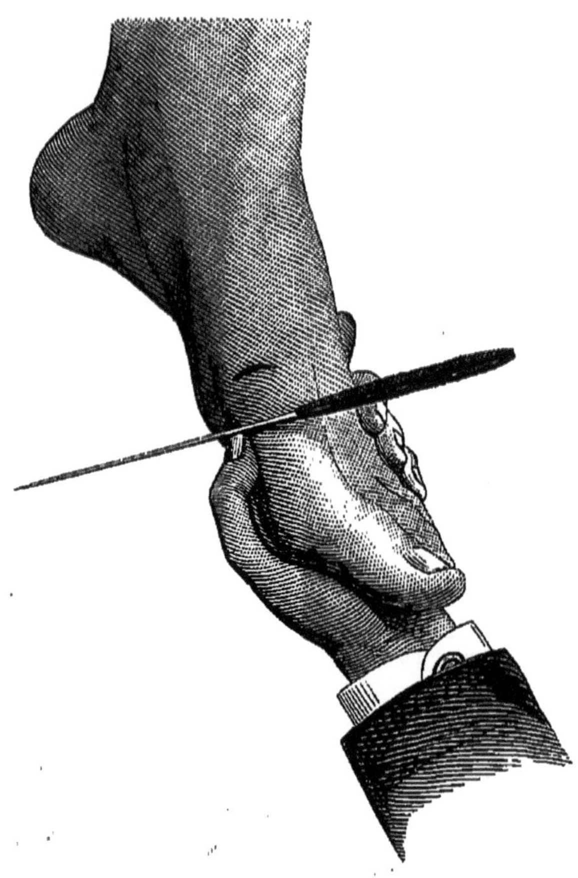

Fig. 354. — Désarticulation de Lisfranc, attaque du bord gauche pour l'incision dorsale. — Le pouce gauche refoule les chairs de la plante sous le métatarsien. Le trait noir marque l'interligne.

De la main gauche en supination, embrassez la plante du pied, le pouce et l'index appliqués *sous* le milieu des métatarsiens extrêmes. Poussez en arrière jusqu'aux premiers tubercules. Voyez si, en les unissant, vous obtenez une ligne *très oblique*, et si les extrémités de cette ligne correspondent au milieu de chacun des bords du pied comme il convient. Si cela est, retirez un peu, vers les orteils, vos doigts explorateurs, l'interne une fois plus ($0^m,02$) que l'externe

($0^m,01$); avec ces doigts, refoulez la peau des bords plantaires sous les métatarsiens, afin de la mettre à l'abri du couteau qui va d'un bord à l'autre, couper les téguments dorsaux du pied (fig. 354).

1° *Incision dorsale.* — Attaquez le bord gauche du métatarse à plein tranchant, la pointe basse comme le montre la figure 354, sans entamer la plante ; tirez le couteau et traversez le dos du pied pour finir sur le bord droit, la pointe haute, ayant gardé : en dedans et sur les deux premiers métatarsiens, 2 centimètres de peau dorsale au moins, en dehors 1 centimètre au plus. C'est donc, pour le pied gauche, à un travers de pouce en avant du tubercule du premier métatarsien que vous commencerez votre incision ; vous la conduirez ensuite en travers, vous rapprochant même quelque peu des orteils jusque sur le deuxième métatarsien. Alors seulement, vous tournerez légèrement en arrière pour gagner obliquement le bord externe du cinquième métatarsien, sur la tubérosité, à 1 centimètre au plus de sa pointe terminale (a, p. 486). Sur le pied droit, vous feriez la même chose à l'envers. — Au niveau de la peau *rétractée* par le bord cubital de la main ou par les pouces de l'aide, repassez dans votre incision et divisez tous les tendons, muscles et vaisseaux sous-cutanés.

2° *Contour du lambeau.* — Saisissez les orteils (fig. 355),

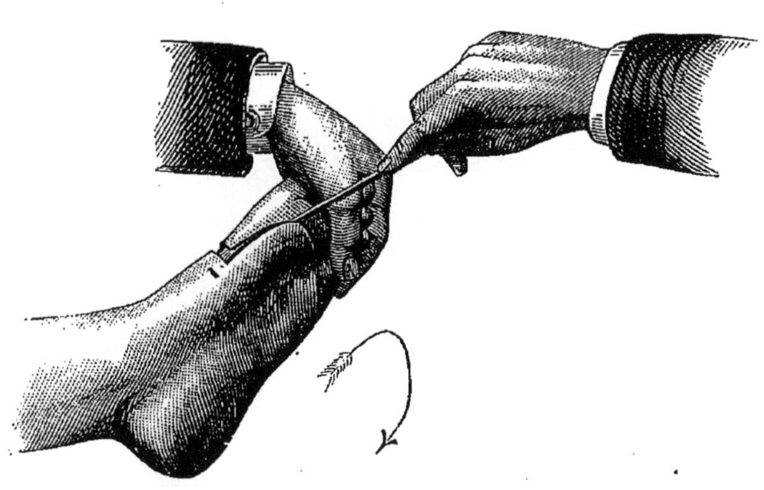

Fig. 355. — Desarticulation de Lisfranc. Incision du contour du lambeau plantaire. La flèche indique le mouvement de la main droite et du couteau exécuté pendant que la main gauche ramènera le pied en sens contraire.

ou ce qui en reste, entre le pouce *gauche* placé dessous et les doigts placés dessus; relevez le bout du pied pour voir la plante, poussez-le à droite en élevant le coude pour apercevoir, sur le bord gauche du métatarse, le commencement de votre incision dorsale (fig. 355). — Dans ce commencement, mettez la pointe; d'arrière en avant, *sur* le métatarsien (b), tirez jusqu'à la tête de l'os une incision longitudinale qui se recourbe alors, divise le tégument plantaire suivant la courbe oblique et au droit des articulations métatarso-phalangiennes, et finalement rétrograde, *sur* le métatarsien du bord droit du pied, jusque dans la terminaison de l'incision dorsale que votre main gauche, manœuvrant le pied par les orteils, vous a amenée sous les yeux.

Le contour du lambeau plantaire étant parfaitement et complètement incisé, notamment sur les côtés, confiez les orteils à l'aide qui va les tenir simplement allongés et non renversés (fig. 356). Du bout des doigts gauches, accrochez le bord terminal du lambeau; séparez-le avec le couteau, des parties fibreuses sous-articulaires. Assurez-vous, par le toucher, que les bords du lambeau sont bien libres jusqu'à l'articulation et que votre dissection a dépassé : en dedans les os sésamoïdes, en dehors la tête du cinquième métatar-

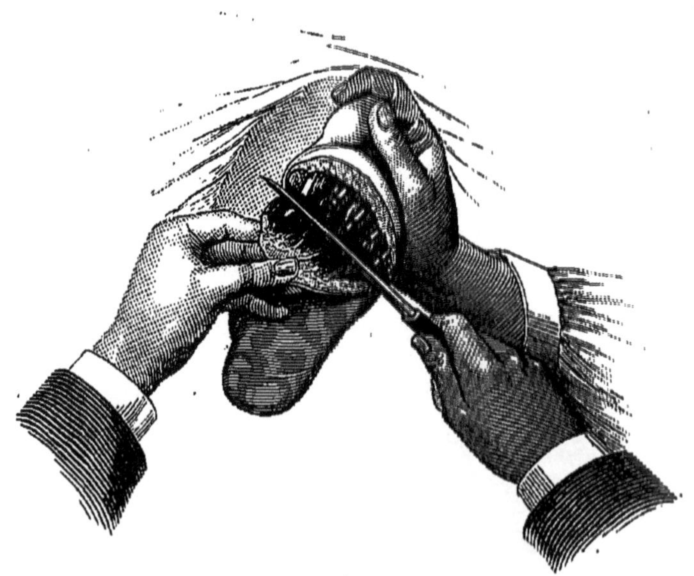

Fig. 356. — Désarticulation tarso-métatarsienne. Dissection du bord du lambeau et entaille au delà des têtes métatarsiennes (Hey, Liston, Marc. Duval, etc., etc.).

sien. Vous ne ferez jamais moins; je vous conseille de faire plus. Appliquez donc le plein du tranchant en arrière de ces saillies et, le dirigeant d'abord vers la face inférieure du métatarse, puis vers le talon, entaillez lestement les parties charnues et tendineuses jusqu'aux os (fig. 356); sans aller tout à fait jusqu'à l'articulation, ayez soin, en poussant le couteau sous le métatarsien du bord gauche, en le tirant ensuite sous le métatarsien du bord droit, de bien libérer les *côtés* du lambeau (c).

3° *Mobilisation des téguments dorsaux.* — Le métatarse et les orteils abandonnés par l'aide retombent alors : vous devez, sur le

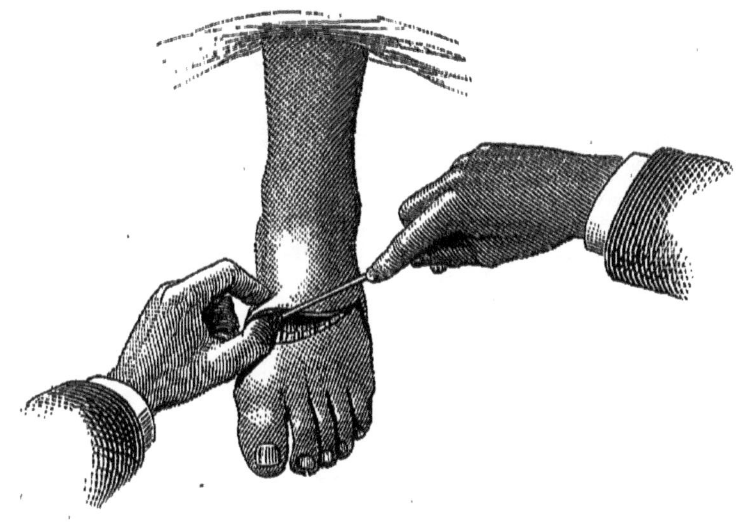

Fig. 357. — Désarticulation de Lisfranc. L'opérateur mobilise la peau dorsale, surtout en dedans, mais aussi en dehors, pour rendre l'interligne facilement accessible.

dos du pied et sur les bords, assurer par quelques coups de pointe le retrait des téguments. N'hésitez pas à mettre à nu la *tubérosité* du cinquième métatarsien et surtout le *tubercule* du premier, en saisissant du bout des doigts le tégument pour le refouler en arrière (fig. 357) pendant que la pointe en détruit les adhérences ainsi que celles des *bords du lambeau.* — Quand les deux repères sont bien découverts et que les doigts, dans la plaie, les ont *facilement sentis*, car ils sont *à nu*, l'articulation est accessible. L'aide n'a qu'à attirer vers la jambe les téguments dorsaux avec le bord cubital de la main ou mieux avec les pouces; dans les cas exceptionnels (œdème, infiltration, induration) il aura besoin d'un crochet mousse pour les rétracter (d). Mettez-vous toujours à l'aise ; ne songez jamais à la désarticulation avant d'avoir bien découvert, reconnu, exposé, l'interligne.

4° *Désarticuler*, c'est : α. ouvrir l'articulation du premier métatarsien ; β. celle des trois derniers ; γ. celle du second, et δ. faire le coup de maître. β peut précéder α (pied droit).

α. Pour ouvrir l'*articulation du premier métatarsien*, vous en

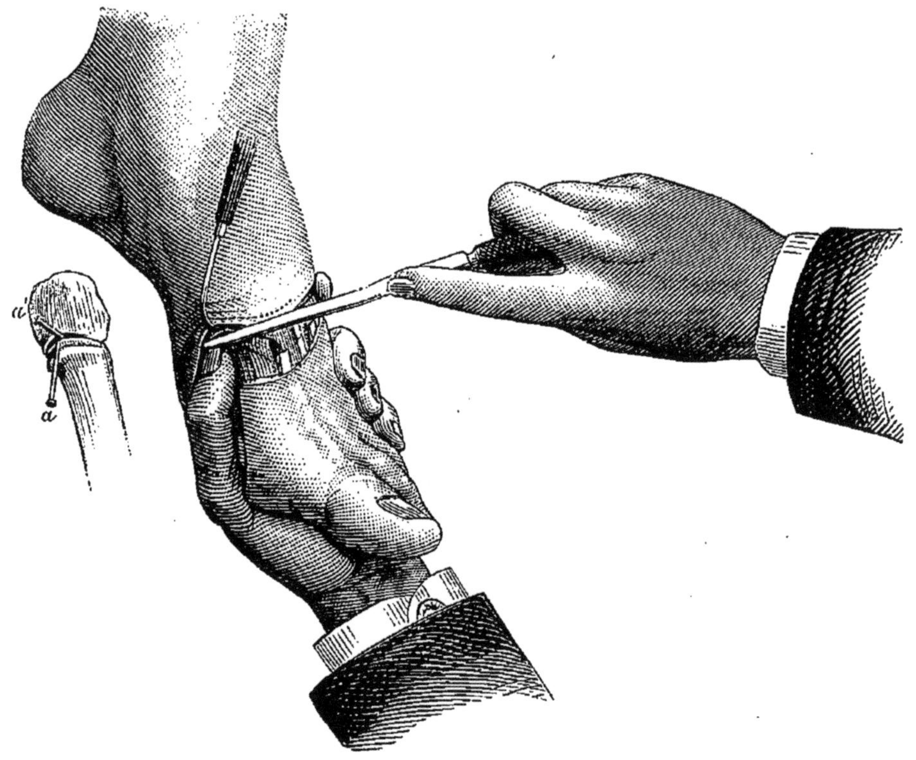

Fig. 358. — Désarticulation de Lisfranc. Ouverture de la partie interne de l'interligne avec la pointe (pied gauche). — Le crochet rétracteur est généralement inutile. L'épingle *a*, image du tranchant, dirigée obliquement, a heurté le cunéiforme et s'étant redressée, *a'*, a pénétré dans l'interligne.

saisissez le tubercule entre la pulpe et l'ongle du pouce gauche (fig. 358 et 359) ; vous appliquez sur l'ongle le plat de la pointe (pied gauche, fig. 358) ou du talon du couteau (pied droit, fig. 359) que vous faites mordre en dehors et en arrière ; vous heurtez infailliblement la berge postérieure du fossé, le rebord du premier cunéiforme. Tournez aussitôt votre tranchant directement en dehors : il coupera l'expansion tendineuse du jambier et ouvrira l'articulation; abaissez alors l'extrémité du couteau qui est en l'air, vers

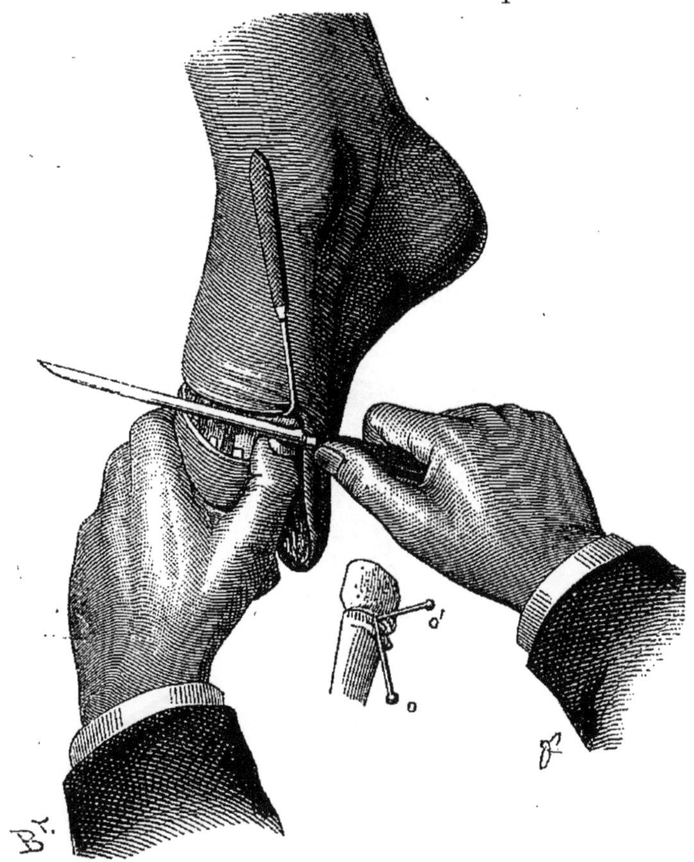

Fig. 359. — Comme dans la figure précédente, l'épingle *o*, image du tranchant, dirigée obliquement, a heurté le cunéiforme et, s'étant redressée, *o'*, a pénétré dans l'interligne.

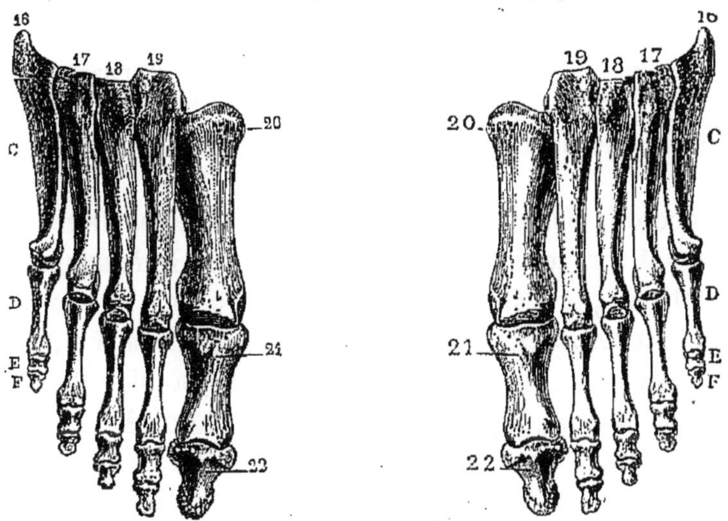

Fig. 360 et 361. — Squelette du métatarse pour rappeler la direction et les sinuosités de l'interligne. — 19, le 2ᵉ métatarsien qui s'enclave dans le tarse.

le milieu du cinquième métatarsien : la partie active de la lame s'engagera dans la partie dorsale de la jointure.

La pointe agit à gauche (fig. 358); le talon, à droite (fig. 359).

β. Pour ouvrir les *trois dernières articulations*, le plus sûr est de commencer toujours par la cinquième dans laquelle on pénètre, après avoir doublé la tubérosité, avec la pointe qui seule opère de ce côté (e). Tenez donc le couteau le manche en l'air, perpendiculairement au plan du dos du pied *fortement abaissé* (f); appli-

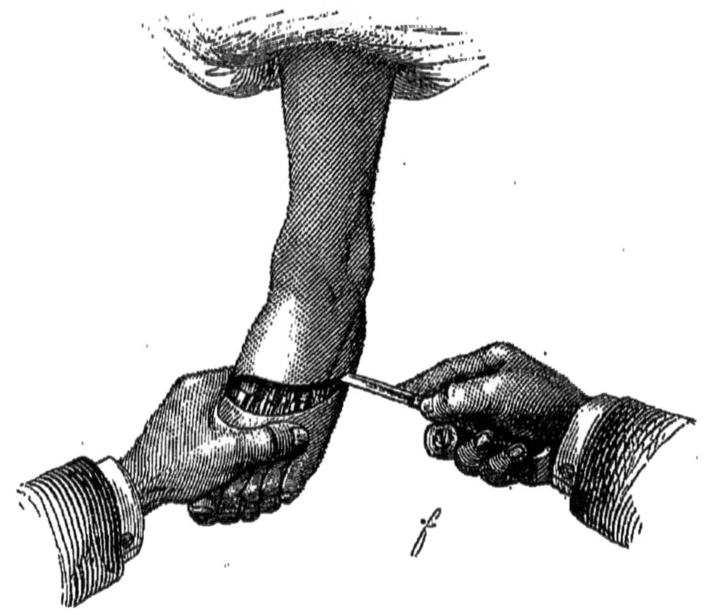

FIG. 362. — Désarticulation de Lisfranc, côté gauche. Le pied est *fortement abaissé*, la pointe du couteau a doublé la tubérosité du cinquième métatarsien et revient en avant, puis en dedans, enfin presque en travers. C'est facile sur le pied droit, difficile sur le pied gauche représenté ici, s'il n'est pas fortement abaissé.

quez d'abord le plat de la pointe à la tubérosité et faites marcher le tranchant vers le talon en secouant la main légèrement. Bientôt, vous sentirez que l'appui osseux se dérobe sous le couteau qui a dépassé la tubérosité : tournez le tranchant en dedans et, au lieu de sauter par-dessus, divisez le tendon court péronier, en secouant toujours la main, jusqu'à ce que le cuboïde arrête l'instrument. Ramenez alors le tranchant en avant et, tout en le dirigeant intentionnellement vers le milieu du premier métatarsien, laissez la pointe s'engager d'elle-même dans l'articulation et couper les ligaments dorsaux en suivant l'interligne que votre gauche s'efforce d'entre-bâiller par l'abaissement des derniers métatarsiens. Souvenez-vous de la saillie légère du troisième cunéiforme et arrêtez-vous au heurt du deuxième métatarsien enclavé (g).

γ. Vous trouveriez l'interligne transversal de l'*articulation du deuxième métatarsien*, en donnant un, deux ou trois coups de pointe en travers, à 8, 10, 12 millimètres (la largeur de l'ongle du petit doigt), en arrière de celle du premier. Voici un moyen sûr : abaissant l'avant-pied pour entr'ouvrir cet interligne malgré les ligaments, cherchez à le croiser en incisant d'arrière en avant, avec l'*extrême pointe* appliquée d'abord assez loin sur le deuxième cunéiforme; l'instrument tiré lentement vous avertira, par une espèce de chute, de la rencontre de l'interligne qu'une petite incision transversale ouvrira immédiatement (h).

δ. Pour exécuter le *coup de maître* (revoyez au besoin page 453, dernier alinéa), vous saisissez de la main gauche le métatarse aux

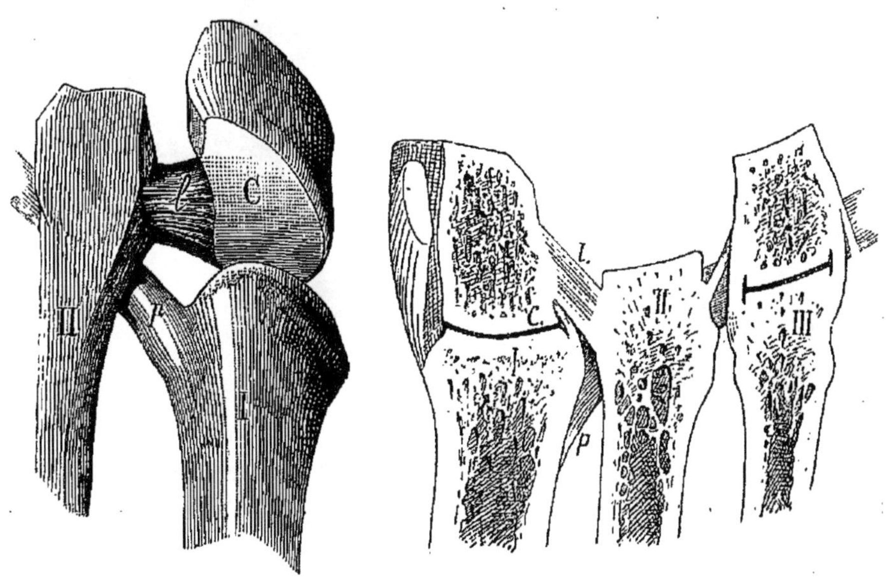

Fig. 363 et 364. — I, II et III, premier, deuxième et troisième métatarsien ; C, premier cunéiforme ; *p*, tendon long péronier ; *l*, ligament à couper par le *coup de maître*.

trois quarts dépouillé, les doigts dessous, le pouce dessus dans le premier espace interosseux où il cherche à s'enfoncer pour écarter l'un de l'autre les deux premiers métatarsiens (i). Vous tenez le couteau comme un trocart, le manche *très incliné* sur le gros orteil (fig. 365); vous engagez la pointe de champ; le tranchant en l'air, dans le milieu de l'espace interosseux et la dirigez à travers le pied vers le talon, le plat de la lame bien appliqué à la face externe du premier métatarsien.

Vous poussez doucement et, pour insinuer la pointe en dehors de la tubérosité, vous portez en dedans le manche de l'instrument. Bientôt la lame cesse de pénétrer; vous la sentez solidement enclavée.

Prenez alors le manche du couteau à pleine main, comme un poi-

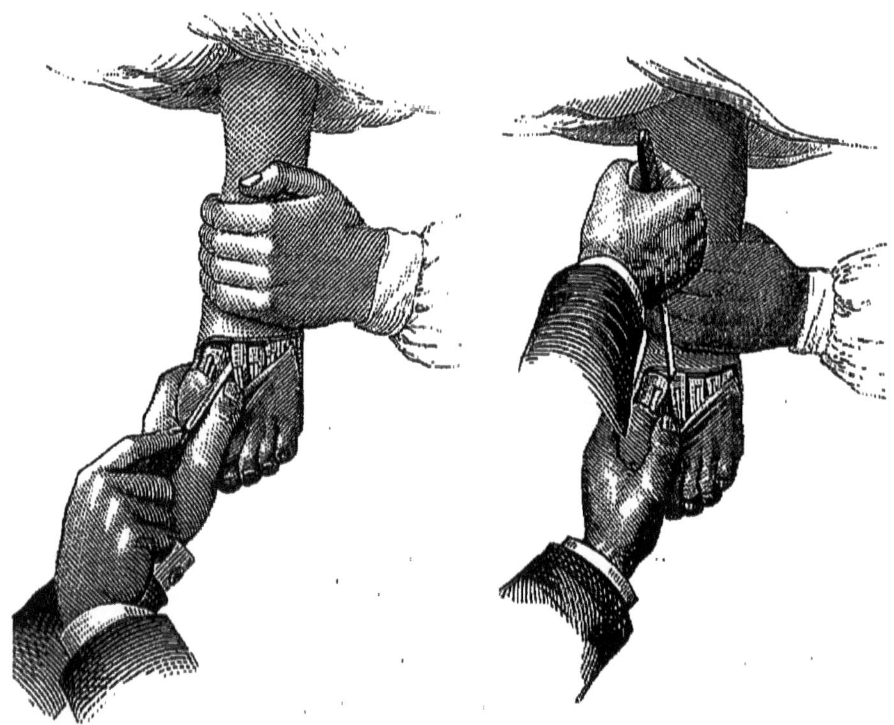

Fig. 365. — Désarticulation de Lisfranc. Engagement du couteau pour le coup de maître. Pouce gauche coin. Couteau couché, incliné en dedans.

Fig. 366. — Redressement du couteau vers la malléole externe, coup de maître. Le bord cubital de la droite appuie, frappe sur la lame pour en faire mordre la pointe.

gnard, et le relevant, dirigez le tranchant vers la malléole péronière, pour engager la lame entre le grand cunéiforme et le deuxième métatarsien (fig. 366). Ne laissez pas reculer la pointe qui travaille dans la profondeur, excitez-la à mordre le ligament interosseux, par des pressions répétées, des chocs du *bord cubital* de votre main droite sur le dos de la lame. Quand le couteau sera devenu perpendiculaire au dos du pied, que son tranchant aura atteint le front du deuxième cunéiforme, sans que la pointe ait reculé, abaissez l'avant-pied d'un petit coup sec de la main gauche, le coup de maître sera terminé (j).

Dans l'articulation béante, coupez, s'ils ont résisté, les deux autres ligaments interosseux tarso-métatarsiens. Abaissez l'avant-

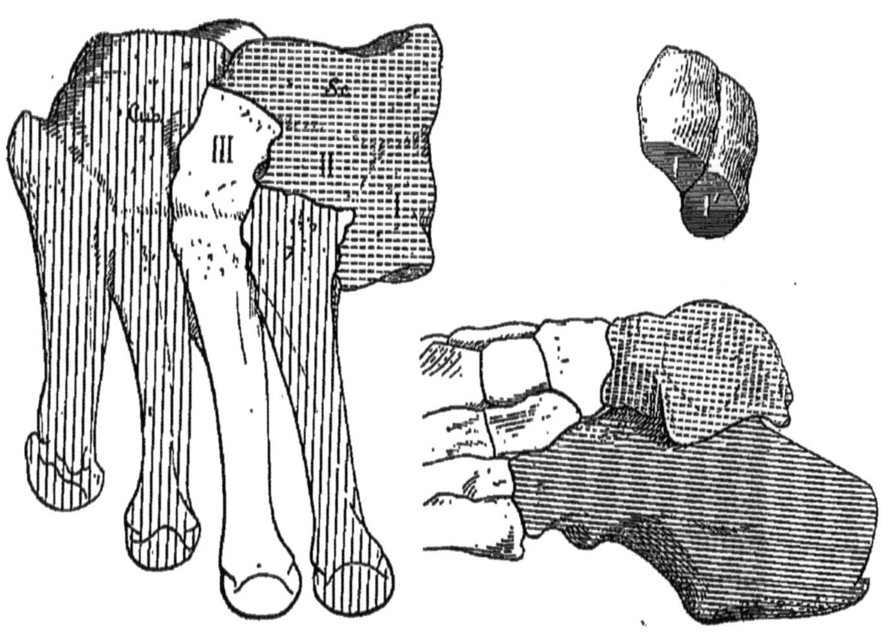

Fig. 367. — Variété d'ankylose tarso-métatarsienne. — A côté : Premier cunéiforme en deux pièces I et I' ; fusion du calcanéum et du cuboïde.

pied davantage, luxez vers vous les bases métatarsiennes et désinsérez, décollez les ligaments plantaires et le tendon long péronier, en rasant la face plantaire des métatarsiens de gauche à droite avec la pointe basse du couteau tenu vertical, c'est-à-dire parallèle aux métatarsiens. Alors, si vous n'avez pas disséqué votre lambeau jusqu'à la racine, engagez la lame par le milieu sous les bases des os du métatarse; relevez les orteils pour voir sous l'avant-pied, faites avancer le couteau et terminez au mieux en sortant, la taille des chairs de votre lambeau (k).

Notes. — (a) Arrivée là, l'incision se recourbe avantageusement en arrière, suivant le bord du pied, jusqu'à l'extrémité la plus reculée du métatarsien. Cela est sans inconvénient et facilite beaucoup la désarticulation, car les téguments dorsaux ont à ce niveau fort peu de mobilité.

(b) Je dis *sur* le métatarsien parce que, du côté interne surtout, on se laisse facilement aller à inciser dessous, ce qui diminue la largeur de la peau du lambeau et laisse à découvert le muscle sésamoïdien interne du gros orteil.

Les deux têtes de l'incision qui limite le lambeau peuvent dépasser en arrière les extrémités de la première incision. Cela crée un petit lambeau dorsal carré, et c'est fort avantageux pour la commodité de la désarticulation.

(c) Dans un concours ou dans un examen, à Paris, il était bon, au moment de la première édition de cet ouvrage, de s'informer de l'opinion des juges sur l'étendue à donner à la dissection du lambeau. Sur le vivant, je conseille, après l'avoir fait et vu faire, de le disséquer le plus loin possible, et en cela je suis d'accord avec Hey, Liston, M. Duval, etc., etc. Ce sont des autorités, je pense ! Devant un jury, l'on peut s'arrêter immédiatement derrière les os sésamoïdes et les têtes métatarsiennes, mais il faut aller jusqu'au delà de ces saillies, sous peine de terminer difficilement et de festonner le lambeau. Il est très important également, pour faciliter le retrait du capuchon dorsal, retrait qui doit découvrir l'interligne, de couper toutes les adhérences celluleuses qui unissent aux métatarsiens les bords de la base du lambeau.

(d) Comme on opère la désarticulation pendant que le pied est étendu sur la jambe, la peau du cou-de-pied, quand elle n'est pas malade, se retire beaucoup.

(e) Sur le pied droit, c'est facile ; sur le gauche, c'est plus difficile : en abaissant le pied et faisant fléchir le genou de manière que la jambe pende verticale, on y arrive néanmoins assez bien. Un concurrent avisé qui a le choix prend toujours le pied droit. Sur le pied gauche, quelques opérateurs ne sachant pas contourner la tubérosité de leur droite vers leur gauche, s'en remettent, pour trouver les trois jointures externes, au hasard ordinairement heureux de quelques incisions obliques dorsales bien dirigées.

(f) Pour tenir le pied suffisamment abaissé et le présenter commodément à l'opérateur l'aide passe un avant-bras sous le jarret pour le soulever et tenir la jambe *pendante ;* de l'autre main appliquée au pied, il rétracte la peau.

(g) En se servant de l'extrême pointe, il est rarement difficile de passer de l'articulation du troisième métatarsien dans celle du second, située à quelques millimètres en arrière. Il faut s'y exercer sur le pied facile, le droit.

(h) Quelque procédé qu'on adopte, je recommande d'ouvrir le côté dorsal de cette articulation avant d'exécuter le coup de maître. Ce n'est vraiment pas difficile et c'est avantageux, car l'interligne béant indique ensuite à l'opérateur qui coupe le ligament interosseux, clef de l'articulation, à quel niveau il doit arrêter son couteau pour ne pas entrer dans la jointure des deux premiers cunéiformes, à la fin du coup de maître.

(i) J'ai lu dans Robert qu'une manœuvre analogue a déjà été conseillée par Pirogoff, cela vaut bien mieux que de serrer les métatarsiens l'un contre l'autre, comme on le fait généralement.

(j) Quand on fait le coup de maître sans avoir ouvert au préalable l'articulation du deuxième cunéiforme avec le métatarsien correspondant, il faut relever le couteau avec précaution vers la malléole externe, pour ne pas enfiler la jointure des deux premiers cunéiformes. Lorsque, agissant ainsi, l'on est arrivé à heurter le deuxième cunéiforme, il faut abaisser fortement l'avant-pied et tourner le tranchant en dehors pour tâcher d'ouvrir ladite articulation cunéo-métatarsienne. Si la main gauche est de force à arracher le ligament dorsal, ou bien si l'emboîtement est assez peu prononcé pour laisser tourner le couteau, cela va bien, autrement non.

N'admirez jamais un opérateur avant d'avoir examiné l'état du sujet. La désarticulation de Lisfranc est facile sur un pied jeune, féminin, modérément développé et en bon état. J'ai visé, dans ma description, un grand pied de marcheur adulte ou vieux ou déformé, solide et serré.

(k) Quelques chirurgiens, habitués dans leur jeunesse à ouvrir l'articulation le plus tôt possible, aiment encore que l'on s'escrime à le faire avant de dessiner le lambeau plantaire. Dans le dessein unique de permettre aux candidats d'être agréables à quelques-uns de leurs juges, j'ai fait et fait faire de nombreux essais.

La *désarticulation anticipée* est possible : 1° quand on ne garde pas une quantité de peau dorsale suffisante, ou 2° quand on taille, dissèque et relève un véritable lambeau dorsal. Le premier cas est un délit; le second, aux yeux d'un jury, serait peut-être encore une contravention.

La désarticulation anticipée est d'une difficulté inouïe lorsque l'on divise les téguments dorsaux en *bon lieu*, par une simple incision transversale oblique. Le retrait du capuchon dorsal ou plutôt de ses côtés qui masquent les extrémités de l'interligne, est singulièrement facilité par le dessin et la mobilisation préalable du contour du lambeau plantaire. Cela « réduit de beaucoup les difficultés de la désarticulation ». Malgaigne, Le Fort, etc.

En général, je suis opposé aux désarticulations anticipées : c'est donner l'assaut avant d'avoir fait sauter les défenses extérieures; c'est chercher au jugé un interligne qui tout à l'heure, dépouillé, exposé, sera beaucoup plus accessible à l'œil et au doigt, par conséquent au couteau.

Autres procédés.

Tout le monde n'opère pas comme je viens de l'indiquer. Ceux qui en sont encore à chercher avant tout la rapidité, coupent sur le dos du pied très près, trop près de l'articulation, désarticulent, font de chaque côté une incision d'engagement, abaissent complètement l'avant-pied, engagent le milieu de la lame d'arrière en avant sous les métatarsiens qu'ils rasent, pour tailler un lambeau en sortant le plus près possible des orteils. Mais, chemin faisant, ils rencontrent et heurtent les os sésamoïdes et finissent péniblement un lambeau aminci, irrégulier et déchiqueté. Quelquefois, pour avoir un lambeau plus régulier, ils divisent la peau, de dehors en dedans, comme je l'ai indiqué; ils la dissèquent même sur une étendue de quelques millimètres, pour faciliter la sortie du couteau; mais pour rien au monde ils ne voudraient entailler ni disséquer les parties charnues de la plante avant d'avoir désarticulé!

Avec ce procédé, le rebord osseux dorsal, notamment au niveau du premier cunéiforme, reste découvert. Il est vrai que si le lambeau est assez long et se fixe par première intention sur le dos du pied, le résultat quoique laid peut être bon : dans les conditions opposées, un tissu cicatriciel large et fragile recouvre l'énorme saillie du premier cunéiforme.

C'est pour envelopper cette saillie du premier cunéiforme que je conseille de garder 2 ou 3 centimètres de peau dorsale, à l'imitation des nombreux et sages chirurgiens qui ont recommandé de tailler un petit lambeau dorsal toutes les fois que cela est possible. Ce lambeau dorsal, on le fait arrondi ou carré. Arrondi, il sacrifie sur les côtés un angle de peau pourtant bien utile, surtout en dedans; arrondi ou carré, sa vitalité est affaiblie par la prolongation en arrière des incisions latérales, prolongation tout à fait de commodité et sans utilité réelle. Le moignon représenté page 475, figure 349, est la preuve de ce que je viens d'avancer.

Marcellin Duval (*Atlas d'anat. et de méd. op.*, 1858, et th. de Guyot, Paris 1874) opère de la manière suivante : il forme un très grand lambeau avec les parties molles de la plante et le dissèque jusqu'au delà de l'articulation, qui se trouve ainsi rendue parfaitement accessible en dessous. Il dissèque ensuite un lambeau dorsal de plusieurs centimètres de long, en gardant à la face profonde des téguments les faisceaux musculaires, les nerfs et les vaisseaux. Les deux lambeaux étant relevés, l'articulation est devenue accessible en dessus, en dessous et par les côtés[1].

M. Duval attaque en dessous le tendon long péronier et la clef de l'articulation qu'il divise d'un coup de pointe, à ciel ouvert; le coup de maître est ainsi supprimé ou, si l'on veut, mis à la portée du premier venu.... anatomiste. Pour trouver l'articulation du premier métatarsien, le même chirurgien saisit cet os d'une main, et le fait jouer sur le premier cunéiforme pendant que l'autre main explore la région articulaire.

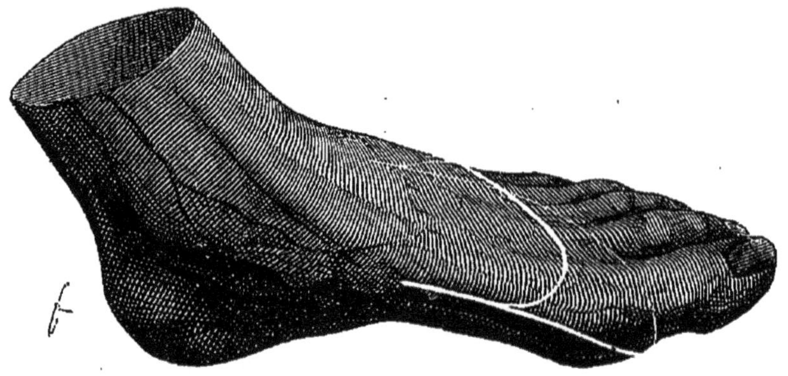

Fig. 368. — Désarticulation tarso-métatarsienne. Deux lambeaux de Marcellin Duval excellent procédé.

Évidemment, ce procédé savamment combiné ne peut donner qu'un bon résultat et il a pour lui la sanction de l'expérience. Les défauts que je lui reconnais sont minimes; les chirurgiens qui trouveront la désarticulation ainsi faite plus facile, pourront sans crainte imiter M. Duval sur le vivant, car deux lambeaux valent mieux qu'un.

Ce ne sont pas seulement ces procédés rationnels qui ont été conseillés pour désarticuler le métatarse. Baudens, Soupart, d'autres encore, ont cru possible de réaliser un moignon utile avec des lambeaux empruntés au dos ou aux bords du pied. En 1865, à Leeds, un homonyme de Hey dit avoir obtenu un bon résultat, sous tous les rapports, avec deux lambeaux latéraux. (Hancock, *loc. cit.*). Chez un adulte, je n'oserais pas chercher ailleurs qu'à la plante du pied le principal lambeau.

1. En opérant ainsi, l'on est toujours tenté de traverser l'articulation d'un côté à l'autre avec le milieu d'une lame assez étroite pour séparer le métatarse à la manière d'une scie à découper qui suit un dessin tracé sur la planche. Beaucoup l'ont essayé depuis Hey jusqu'à moi-même ; cela ne réussit que sur des pieds d'enfant.

Je ne crois pas qu'il faille jamais scier et laisser en place la partie enclavée du deuxième métatarsien ; mais je ne vois aucun inconvénient à retrancher l'angle antéro-supérieur du grand cunéiforme, toutes les fois qu'il n'est pas bien recouvert. Un trait de scie oblique respecte à la fois les deux tendons, jambier antérieur et long péronier, qui adhèrent encore à la base de l'os après une opération bien faite.

ARTICLE VI

DÉSARTICULATION MÉDIO-TARSIENNE OU DE CHOPART [1]

Lisfranc a montré qu'il était juste de conserver à cette opération le nom de Chopart qui, le premier, l'a pratiquée d'une façon régulière en 1787 ou 1791. Un peu plus tard, Lafiteau la décrivit dans le *Journal de Fourcroy* (1792), sur les pressantes instances de Boyer.

L'opération de Chopart n'est devenue vulgaire, en Angleterre, que plusieurs années après le voyage de Roux à Londres (1814).

Elle fut pratiquée en Allemagne, depuis 1809, par Walther, Gräfe, Rust, Zang, Langenbeck senior, Chélius et la plupart des modernes, etc., etc.

Aujourd'hui, elle a été exécutée un très grand nombre de fois dans le monde entier, et malgré cela, aujourd'hui comme il y a cinquante ans, on se prend à douter de l'avenir de cette opération.

Je ferais une pitoyable besogne si je décrivais purement et simplement le procédé opératoire, sans prévenir le lecteur des nombreuses précautions qui ont été conseillées par d'autres et par moi-même pour permettre au malade, une fois guéri, de marcher sur son moignon.

L'amputation de Chopart consiste à ne conserver du squelette du pied que les deux plus gros os, l'astragale et le calcanéum, et à garder, pour recouvrir leurs extrémités antérieures, toute l'épaisseur, toute la largeur et la plus grande partie de la longueur de la plante du pied. On obtient ainsi un moignon primitivement magnifique, reposant sur le sol par la face plantaire du talon et présentant sa cicatrice très haut placée en avant.

Renversement du moignon. — Quelquefois, je ne suis pas sûr que ce soit dans la moitié ni même dans le tiers des cas, le moignon reste en

1. Voy. Lisfranc, *Méd. op.*, t. II, p. 507. — Hancock, *On the operative Surgery of the foot and ankle-joint*, p. 350. — Wenzel von Linhart, *loc. cit.*, p. 365. — Günther, *loc. cit.*, in-4. — Sédillot, *Contribution à la chir.*, II, 176. — Jousset, *Bull. de thérap.*, 1876. — Verneuil, etc., *Bull. de la Soc. de chir.*, passim et notamment 1856-1860. — Duchamp, thèse de Lyon, 1879. — Larger, *Soc. de chir.*, 1880.

bonne attitude ; le malade marche très bien sur le bord externe de la face inférieure du calcanéum, devenue horizontale. Quelquefois aussi, et cela jusqu'à présent a été trop fréquent, le moignon se renverse dans l'extension forcée; le talon semble entraîné derrière la jambe par le tendon d'Achille. Ce n'est plus la face inférieure du calcanéum qui touche le sol, mais la grande apophyse de cet os et, en de certains cas, la tête de l'astragale. Dans ces conditions, même lorsque la cicatrice est exempte de toute pression, de tout tiraillement, au bout de plusieurs mois ou de plusieurs

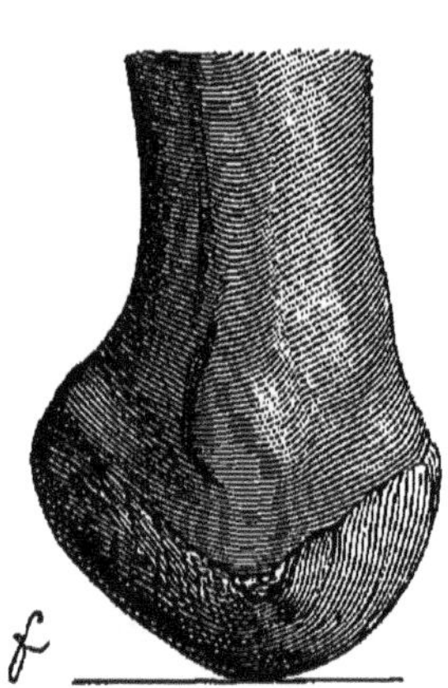

Fig. 369. — Moignon d'une amputation médio-tarsienne. — Côté droit, face externe. — Renversement.

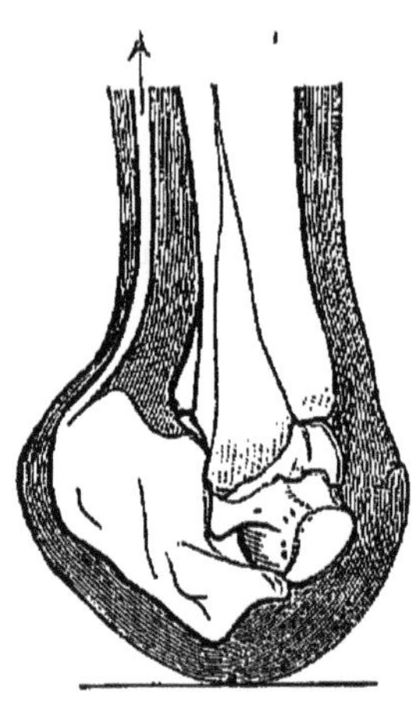

Fig. 370. — Squelette du même moignon. — C'est le bec du calcanéum qui appuie sur le sol.

années, la marche devient difficile et douloureuse; les téguments peuvent même s'ulcérer et les os percer la peau. Il n'y a de ressource certaine que dans une nouvelle amputation.

Ces cas malheureux sont loin d'être rares, et c'est pourquoi je dis : si, par l'amélioration du procédé, du pansement, de l'appareil prothétique ou par tout autre moyen, on n'arrive pas bientôt à empêcher le renversement du talon, l'opération de Chopart devra être abandonnée.

Elle donnait avant l'antisepsie, d'après la statistique importante de M. Schede (*Sammlung klin. Vortræge* et *Revue des sc. méd.*, 1874), plus de morts (13 0/0) que la désarticulation tibio-tarsienne de Syme (11 0/0).

Son infériorité, surtout si l'on défalque les *nombreux cas d'amputation antéscaphoïdienne ou tarsienne antérieure confondus* avec les véritables amputations de Chopart, est bien plus grande sous le rapport du fonctionnement du membre.

On dit qu'avec certaines précautions on peut éviter le renversement du moignon.

Boyer, Blandin le proclamaient déjà ; A. Guérin le répète volontiers. Blandin, cependant, au dire de Guérin qui fut son interne, avait des résultats déplorables; et pourtant il déclare l'amputation de Chopart préférable à celle de Lisfranc! Que l'on croie si l'on veut, avec Max Schede, que sur 168 cas *ressemblant plus ou moins* à l'opération de Chopart, on n'a vu en Allemagne que 3 renversements. Mais que l'on n'oublie pas qu'en France, au commencement du siècle, 15 invalides amputés ont dû être réamputés! Il est vrai que les chirurgiens des armées de Napoléon n'avaient pas les agents antiseptiques pour assurer la réunion rapide.

Je vais chercher, à l'aide de ce que j'ai lu et de ce que j'ai vu, à mettre toutes les chances du côté de l'opérateur. L'étude des causes présumées du renversement du moignon est seule capable de nous guider dans la recherche des améliorations à apporter à l'opération de Chopart : faisons d'abord cette étude.

Sur un pied bien conformé et entier, le calcanéum est fortement relevé en avant et ne touche le sol que par ses tubérosités postérieures. Après la désarticulation de Chopart, l'extrémité antérieure du calcanéum, n'ayant plus de soutien en avant, s'abaisse nécessairement au contact du sol, *s'accommode.*

Si le *pied* était *plat,* l'abaissement est peu considérable; l'appui du tibia sur l'astragale est à peine modifié; les téguments sous-calcanéens antérieurs, habitués à la pression, de longue date, souffrent peu de l'augmentation de cette pression.

Si le *pied* était *creux,* bien arqué d'avant en arrière, l'abaissement de l'apophyse antérieure du calcanéum est considérable. Ces mêmes téguments sous-calcanéo-cuboïdiens qui avaient jusqu'ici échappé à toute pression, supportent maintenant une grande partie du poids du corps. Les surfaces qui supportent l'astragale s'inclinent en avant, et cet os, chassé dans le même sens par la pression qu'exerce le tibia sur la partie postérieure de la poulie, glisserait rapidement s'il n'était retenu par des ligaments très puissants. L'astragale, chassé par le poids du corps, ne tend pas seulement à glisser en avant, mais aussi en dedans, car la tête de l'os repose sur l'apophyse interne ou petite du calcanéum, véritable tablette qui elle-même ne repose sur rien.

Le calcanéum peut obéir ou résister à cette impulsion latérale. S'il obéit, le renversement du moignon s'exagère, et la tête de l'astragale, au lieu de rester suspendue, arrive à toucher le sol; s'il résiste, le moignon, au lieu de tomber sur sa partie antéro-interne, la tient relevée et n'appuie sur le sol que par son bord externe. Cette dernière attitude est très favorable, parce que le corps de l'astragale trouve un point d'appui large et d'aplomb sur la grosse apophyse.

Sédillot a pensé que le *poids du corps* venant tomber très près ou en avant de l'extrémité antérieure du calcanéum des pieds creux, suffisait d'abord pour abaisser cette extrémité, ensuite pour faire basculer le talon en arrière et en haut. La première de ces assertions est vraie. La seconde est douteuse: si elle était vraie, il faudrait réserver aux pieds plats la désarticulation médio-tarsienne et ne jamais la pratiquer sur un pied creux.

Mais il est bien d'autres causes probables du renversement du moignon.

D'abord, un renversement modéré est l'*attitude de repos* de l'articulation tibio-tarsienne. Condamnez un pied à l'inaction, et vous le verrez toujours se fixer et s'enraidir dans un certain degré d'équinisme. Tous ceux qui, ayant eu à soigner une fracture du membre inférieur, n'ont pas tenu le pied à angle droit sur la jambe, savent combien de temps il a fallu ensuite pour rétablir la flexion normale. A. Nélaton a, depuis longtemps, fait remarquer que l'immobilité prolongée due à une tumeur blanche de l'avant-pied, avait des conséquences pareilles.

Il est certain que cette tendance qu'a le pied à se mettre en extension modérée, tient en partie à la *conformation des surfaces articulaires* tibio-astragaliennes et aux ligaments qui les maintiennent en rapport. A cela nous ne pouvons rien.

Il est probable, en outre, que la *prédominance des muscles postérieurs* de la jambe n'est pas sans influence.

Après l'opération de Chopart, les muscles antérieurs, ceux qui pouvaient s'opposer au renversement, sont tous sacrifiés, jambier antérieur, extenseur propre et commun, péronier antérieur. Quelquefois, mais c'était l'exception peut-être, leurs tendons contractent d'heureuses et solides adhérences avec la cicatrice profonde et retiennent le moignon dans une attitude favorable à la marche. Ce résultat doit être cherché par tous les moyens.

Des tendons postérieurs, l'un n'est pas même touché, le tendon d'Achille; la plupart des autres sont coupés assez longs pour qu'ils puissent se réunir solidement à la base du lambeau et solliciter constamment le moignon à se renverser. Quelquefois, l'inflammation envahit leurs gaines ainsi que le tissu cellulaire rétro-tibial et sus-calcanéen, et engendre là une *gangue rétractile* qui rapproche énergiquement la face supérieure du calcanéum de la face postérieure du tibia.

On a beaucoup incriminé les muscles gastro-cnémiens et certainement avec raison; cependant on a trouvé le tendon d'Achille flasque et relâché; il ne prend donc pas toujours part à l'ascension du talon. On l'a souvent coupé, soit pour prévenir, soit pour réprimer le renversement du moignon et, la section faite, le talon s'est laissé généralement abaisser; pas toujours cependant, ce qui semble bien prouver que les muscles profonds jouent un rôle important. La section du tendon d'Achille n'est qu'une suspension *momentanée* de l'action élévatrice du triceps sural : l'amputé marche assez bien tant que ce muscle n'a pas recouvré sa puissance. La déformation du moignon n'est donc pas une simple question d'aplomb, une conséquence inévitable de la forme des os du pied. Après la ténotomie, si la raideur articulaire n'a pas fixé le moignon dans la bonne attitude, le renversement se produit de nouveau. De même, a dit Bouvier, vous pouvez momentanément redresser en coupant le tendon d'Achille, un pied bot équin causé par la paralysie des muscles antérieurs, mais si vous ne parvenez pas à redonner la contractilité aux muscles paralysés, le tendon d'Achille, ne trouvant pas d'antagonistes, reproduira la déformation première.

De ces longues, mais indispensables considérations, nous pouvons, je l'espère, tirer quelques *indications opératoires*. Le renversement du moignon est incontestablement dû, à la fois, à la conformation du squelette du talon, à l'action des muscles postérieurs ou des tissus rétractiles, à l'insuffisance des muscles antérieurs. J'y vais revenir.

Quant à l'issue des os à travers la peau, qui tend à se produire après le renversement, elle ne peut qu'être favorisée par la minceur du lambeau et la forme anguleuse de la grosse apophyse du calcanéum. Il faudra donc toujours donner à la base du lambeau la plus grande épaisseur possible.

Faut-il abattre le bec calcanéen, c'est-à-dire l'angle ou rebord inférieur externe de la grosse apophyse? Je l'avais pensé après Malgaigne, mais je ne le conseille plus; la tête de l'astragale elle-même a pu percer la peau; et j'ai appris que le bec calcanéen avait été réséqué six fois en Angleterre par Moore et à son instigation, avec un nombre égal de succès et d'insuccès.

Imitant l'amputation *talo-calcanea*, c'est-à-dire astragalo-calcanéenne de Kern, Jager, Blasius, Velpeau et Mayor, Fergusson n'a pas craint, un jour qu'il avait fait des lambeaux trop courts, de scier à la fois le col de l'astragale et la grande apophyse calcanéenne. Roux l'avait déjà fait; mais comme il avait ouvert l'articulation tibio-tarsienne, son opéré mourut.

Au lieu de raccourcir le calcanéum, il vaudrait bien mieux l'allonger. On le peut quelquefois en conservant une partie du cuboïde, comme on peut quelquefois aussi allonger l'astragale en gardant le scaphoïde en partie ou en totalité. Mais cette modification, conseillée par Hayward, Hancock et tant d'autres, toute recommandable qu'elle est, n'est plus la désarticulation médio-tarsienne.

Après celle-ci, il n'y a qu'un moyen d'allonger les os en avant, c'est de provoquer dans la base du lambeau la formation d'un bourrelet fibreux et dur, fixé aux extrémités osseuses et formant comme une espèce d'avant-pied. Dans ce but, il faut, en opérant, garder un lambeau très long pour qu'il puisse se doubler lui-même, et raser avec soin la face inférieure des os cuboïde et scaphoïde, afin de ne sacrifier aucune des fibres du puissant ligament calcanéo-cuboïdo-scaphoïdien inférieur. Quelqu'un avait proposé de faire suppurer longtemps l'intérieur du moignon, afin d'y obtenir une masse sarcomateuse qui englobe et allonge les extrémités osseuses. Je ne cite ce fait que pour convaincre mon lecteur de l'utilité, reconnue par tout le monde, d'avoir un lambeau très épais à la base.

C'est tout ce que nous pouvons faire pour combattre la mauvaise conformation du squelette du moignon. Peut-être serons-nous plus puissants pour rétablir l'action des muscles antérieurs et affaiblir celle des muscles postérieurs.

Pour conserver l'action des muscles antérieurs, on a proposé sagement de garder de longs bouts de leurs tendons et de chercher à les faire adhérer par la suture (Delagarde, Ollier, etc.) ou autrement, au lambeau inférieur.

Pour détruire l'action défavorable des muscles profonds et postérieurs, on a conseillé de réséquer leurs tendons pour qu'ils ne puissent s'unir aux chairs de la plante du pied. Est-ce utile? Je ne crois pas bon d'agir ainsi à l'égard du tendon jambier postérieur qui peut et doit conserver des adhérences au ligament calcanéo-scaphoïdien, capables de contribuer avec ce ligament à soutenir la tête de l'astragale et à lutter contre le renversement du moignon sur son bord interne.

Faut-il couper le tendon d'Achille par mesure préventive, bien qu'il doive plus tard recouvrer sa puissance? Non, si l'on croit par là se mettre sûrement à l'abri du renversement ultérieur. Oui, si l'on ne peut favoriser autrement la réunion des tendons antérieurs au lambeau plantaire, ni obtenir la cicatrisation dans une attitude favorable. Oui encore, si l'on croit pouvoir ankyloser l'articulation, car la section sous-cutanée du tendon n'a aucune gravité.

Ce serait peut-être un moyen de mettre les muscles postérieurs de la jambe dans l'impossibilité de nuire, que de réséquer le nerf sciatique poplité interne. Tout en ayant réfléchi aux inconvénients de l'anesthésie de la face inférieure du moignon, je m'étonne qu'on n'ait jamais songé à mettre cette idée en pratique, dans les cas malheureux qui ont exigé une seconde amputation.

Bien des conseils judicieux ont été donnés pour diriger la cicatrisation après la désarticulation médio-tarsienne : coucher la jambe demi-fléchie, pour relâcher les muscles; sur sa face externe, pour laisser couler le pus ; comprimer le membre dans du coton ; tenir le moignon immobile et fortement fléchi, etc. Aussitôt l'amputation faite, je crois qu'il serait bon d'appliquer pour des semaines, sinon des mois, une attelle-gouttière postérieure en feutre plastique, en plâtre ou en gutta-percha, le moignon étant, bien entendu, fixé dans la flexion forcée et légèrement tordu en dedans, pour le préparer à marcher sur le bord externe.

On obtiendrait ainsi une certaine raideur articulaire dans une attitude favorable, et si, à l'aide d'une guêtre *moulée* et suffisamment rigide, on continuait à maintenir le moignon pendant plusieurs mois, on arriverait peut-être à une ankylose (l'arthrodèse tibio-astragalienne la donnerait plus sûrement) suffisante pour mettre à l'abri de tout renversement ultérieur. Ce ne serait pas l'idéal, le mieux, mais ce serait le bien. En tout cas, l'immobilisation du moignon jusqu'à ce que la cicatrice soit absolument solide dans la profondeur, est une condition *sine qua non* de la bonne réinsertion des tendons antérieurs, de même que l'électrisation des muscles correspondants peut être plus tard indiquée pour en combattre l'atrophie.

On a conseillé pour empêcher, non seulement le renversement, mais le simple abaissement de l'extrémité antérieure du calcanéum au contact du sol (c'est trop demander!), de faire soutenir cette extrémité par un coussin cunéiforme introduit dans la chaussure.

Lorsque le renversement reste modéré, la marche est généralement possible. Il peut être indiqué alors de donner comme appui à la face inférieure du calcanéum un plan incliné en avant, et d'empêcher le moignon de glisser sur cette pente à l'aide d'une courroie qui, fixée au quartier ou talon de la chaussure, viendrait se boucler devant le cou-de-pied au-dessus de la cicatrice.

Quelle que soit l'attitude du moignon, je pense qu'il faut souvent le chausser étroitement, d'un appareil *moulé* et rigide qui l'immobilise presque complètement sur la jambe, et soit pourtant assez mince pour être ensuite introduit dans un soulier quelconque.

Les *indications* de l'amputation de Chopart sont les mêmes que celles des autres amputations partielles étudiées jusqu'ici. Comme celles-ci, elle donne de mauvais résultats au point de vue de la guérison définitive, à la suite des tumeurs blanches de longue date. Elle exige que le traumatisme ait respecté toute la plante du pied.

L'amputation de Chopart ressemble singulièrement à celle de Lisfranc sous le rapport de la coupe des parties molles. Elle en diffère naturellement tout à fait au point de vue de la désarticulation proprement dite. Celle-ci a passé longtemps pour difficile, elle l'est encore pour quelques-uns, si j'en crois Maunder (*Operative Surgery*).

L'*étude anatomo-physiologique* que nous allons faire mettra l'opérateur le plus novice en mesure d'ouvrir sûrement et rapidement l'articulation médio-tarsienne.

Je n'insiste pas sur les surfaces osseuses : celles de l'astragale et du scaphoïde forment, dit-on, une enarthrose; celles du calcanéum et du cuboïde un emboîtement réciproque peu prononcé. Les synoviales articulaires ne communiquent pas ensemble. Après la désarticulation, on aperçoit la surface cartilagineuse de l'astragale au-dessus et en dedans de celle du calcanéum. Toutes deux semblent avoir fait partie d'une même articulation en charnière, dont l'axe serait oblique en bas et en dehors. C'est pour cela que Sédillot a proposé son procédé à lambeau interne et plantaire, dont l'adaptation est véritablement facile et rationnelle et qui, bien exécuté, peut être employé dans certains cas de traumatisme.

L'interligne articulaire médio-tarsien est transversal. Cependant les deux os du talon ne s'avancent pas chez tous les individus au même niveau et, dans l'extension-adduction qui est l'attitude donnée au pied lors de la désarticulation, le calcanéum saille presque toujours de plusieurs millimètres au-devant de l'astragale.

Ces variations n'ont, on le verra plus loin, qu'une importance médiocre au point de vue de l'ouverture de l'articulation, si l'on opère comme je l'indiquerai. La partie astragalo-scaphoïdienne de l'interligne est concave en arrière, la partie calcanéo-cuboïdienne est concave en avant. On le voit bien quand l'articulation est entr'ouverte; et pour l'entr'ouvrir il suffit, je le répète, de savoir que l'interligne médio-tarsien est transversal.

Sur le bord externe du pied, rien n'indique le siège de l'articulation :

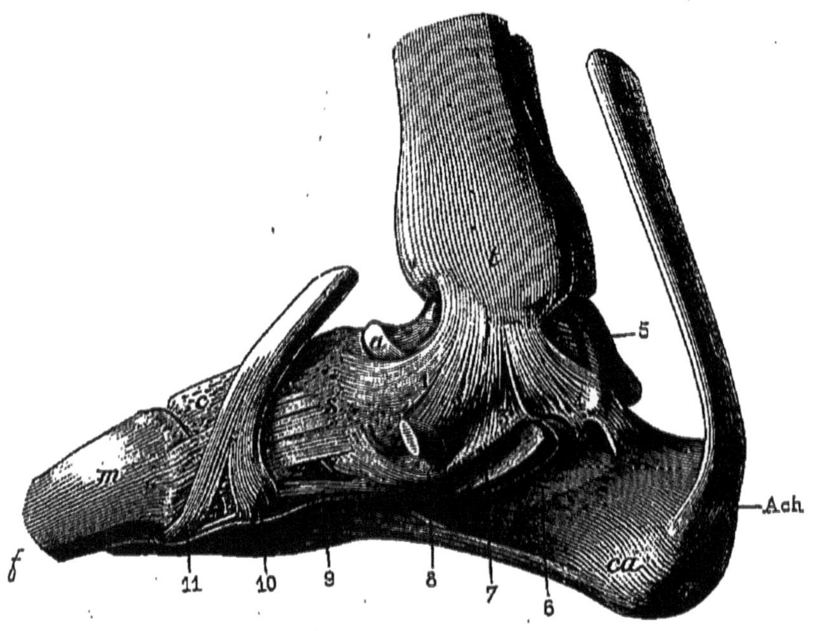

Fig. 571. — Articulations du cou-de-pied, côté droit, face interne. *a*, tête astragalienne; *s*, scaphoïde; 8, tendon jambier postérieur.

elle est à un petit travers de doigt derrière la tubérosité du cinquième métatarsien. Du côté interne, l'énorme tubercule du scaphoïde signalé comme repère par Richerand, et que nous avons appris à trouver (Voy. p. 457), sert de guide. Mais il faut savoir qu'une ligne droite passant sur le dos du pied au niveau de la double articulation médio-tarsienne tombe sur le tubercule et non pas derrière, surtout dans les cas assez fréquents où celui-ci se prolonge en arrière plus loin que de coutume.

Quand on cherche le *tubercule scaphoïdien* d'arrière en avant, en partant de la malléole interne, il faut se défier de la saillie que fait, sur certains sujets, la tête de l'astragale doublée du tendon jambier postérieur, lorsque le pied est dans son attitude normale. Dans cette attitude, on peut mettre deux doigts entre la malléole et la saillie du scaphoïde et l'on sent plus ou moins la tête de l'astragale. Si, au contraire, le pied a été porté dans l'extension et l'adduction, tordu en varus, le scaphoïde n'est plus qu'à un doigt de la malléole : il a coiffé en dedans la tête de l'astragale devenue tout à fait insensible.

En raison de la minceur des *ligaments* dorsaux, on pourrait dire que l'astragale n'a pas de ligaments qui le rattachent à l'avant-pied; il n'en est pas de même du calcanéum. De la face inférieure de cet os et du bord antérieur de la petite apophyse on voit se détacher un énorme plan fibreux qui se rend, d'une part, sous le cuboïde et plus en avant; d'autre part, au bord inférieur de la face concave du scaphoïde. Ce n'est pas tout : il existe un

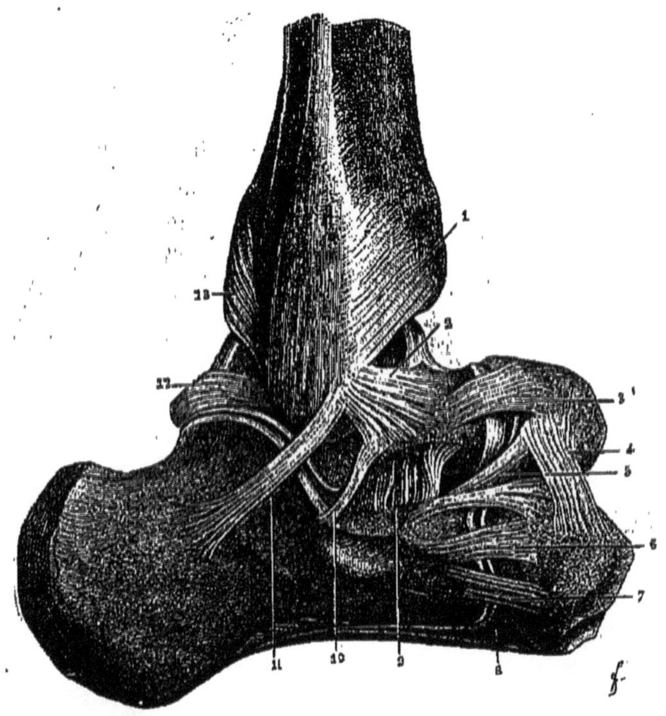

Fig. 372. — Articulation du cou-de-pied, côté droit, face externe.
5, ligament en Y, sa branche scaphoïdienne; 3 et 6, ligaments dorsaux, sans intérêt.

ligament interosseux qui n'est autre qu'une cloison longitudinale placée de champ entre les articulations astragalo-scaphoïdienne et calcanéo-cuboïdienne. Le bord supérieur de cette cloison est très solide, grâce à de nombreuses fibres ligamenteuses qui s'insèrent ensemble, principalement en dedans de la grosse apophyse calcanéenne, et viennent en avant se distribuer, partie au cuboïde et partie au scaphoïde, en formant ce qu'on appelle le *ligament en Y* (fig. 372,5,). Je ne saurais trop répéter que le ligament interosseux, la clef de l'articulation de Chopart, est une *cloison* placée de champ, que le couteau devra diviser dans toute sa hauteur, c'est-à-dire depuis le bord supérieur très fort et très accessible jusqu'au bord inférieur profondément situé et adhérent au ligament plantaire.

Le tendon jambier postérieur (fig. 371, 8), attaché au tubercule du scaphoïde, au ligament calcanéo-scaphoïdien et plus en avant au premier

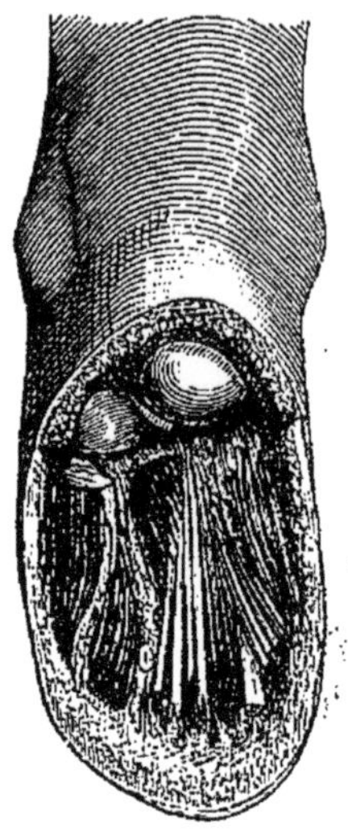

Fig. 373. — Désarticulation médio-tarsienne, procédé classique. — Forme et dimensions du lambeau plantaire.

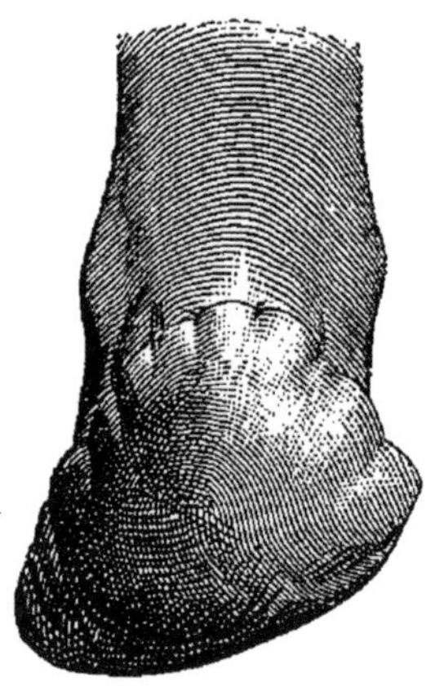

Fig. 374. — Désarticulation médio-tarsienne, côté droit, le grand lambeau plantaire relevé et suturé.

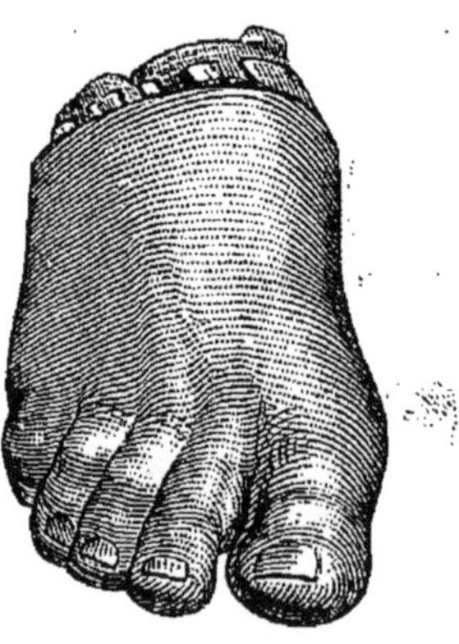

Fig. 375. — Désarticulation médio-tarsienne, procédé classique. — Direction et place de l'incision dorsale.

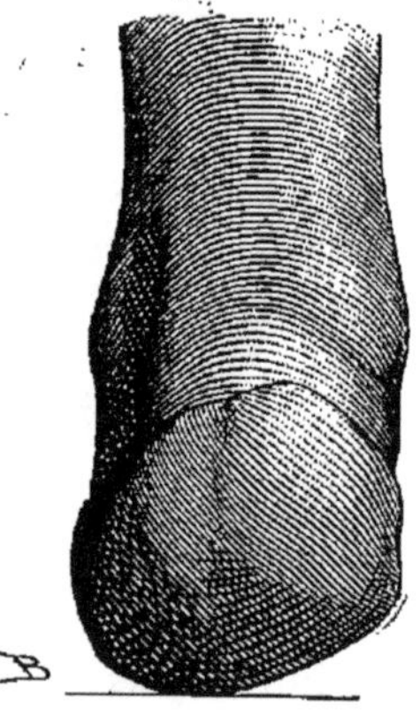

Fig. 376. — Moignon résultant d'une désarticulation médio-tarsienne, côté droit, vu de face (Trélat).

cunéiforme, etc., constitue un véritable ligament interne pour l'articulation qui nous occupe. Jusqu'à un certain point, les tendons péroniers jouent le rôle analogue de ligament externe.

Ces divers moyens d'union ne sont pas faciles à diviser; le ligament en Y est assez souvent ossifié et le tendon du jambier postérieur épaissi, endurci, calcifié. C'est pourquoi la scie ne doit jamais être loin de l'opérateur, d'autant plus que les os, notamment l'extrémité externe du scaphoïde et le calcanéum, peuvent être complètement soudés l'un à l'autre. Les pieds d'adultes et surtout ceux de vieillards, ainsi que les pieds difformes, présentent donc des difficultés spéciales.

Il me reste à indiquer le *moyen sûr et facile d'ouvrir l'articulation*, moyen qui résulte des remarques de Dupuytren et de Marcellin Duval, et qui avait été méconnu (fig. 377).

Si vous saisissez l'avant-pied et le tordez en varus, en le portant dans l'extension et l'adduction, vous ferez saillir fortement la tête de l'astragale

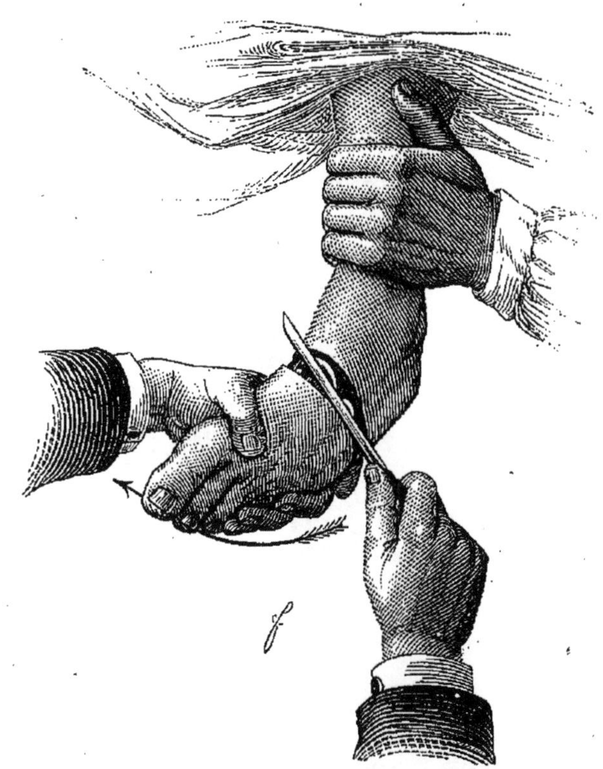

Fig. 377. — Désarticulation médio-tarsienne. — La main gauche abaisse et tord le pied comme la flèche l'indique (extension, adduction et rotation interne : le couteau, appliqué *à plat sur le versant externe* du pied, heurte les têtes blanches de l'astragale et du calcanéum rendues saillantes par l'attitude.

au-dessus de l'extrémité externe du scaphoïde et l'extrémité antérieure du calcanéum au-dessus du cuboïde. Si le pied est maigre et sain, vous pourrez voir et toucher à travers les téguments. Dans tous les cas, une fois que les os sont dépouillés, le doigt ou le couteau marchant d'avant en arrière, couché en travers et à plat sur le versant externe de la face dorsale du pied, ne manque jamais de heurter la saillie du calcanéum aussi bien que celle plus considérable de l'astragale.

Je vais décrire d'abord le *procédé classique*, modifié seulement dans son mode d'exécution (fig. 373 à 376). A mon avis, ce procédé, fixé et amélioré, a-t-on dit, par Richerand, est de beaucoup inférieur au procédé primitif (deux lambeaux), si l'on a le soin, que ne prenait pas Chopart, de garder dans le petit lambeau dorsal une certaine longueur des tendons antérieurs et de les suturer, afin de favoriser leur soudure à la cicatrice profonde du moignon.

Lambeau plantaire unique.

Vous placez votre malade de manière que sa jambe presque entière dépasse le bout du lit et se laisse fléchir facilement. L'aide embrasse d'une main le dessous de la région sus-malléolaire pour

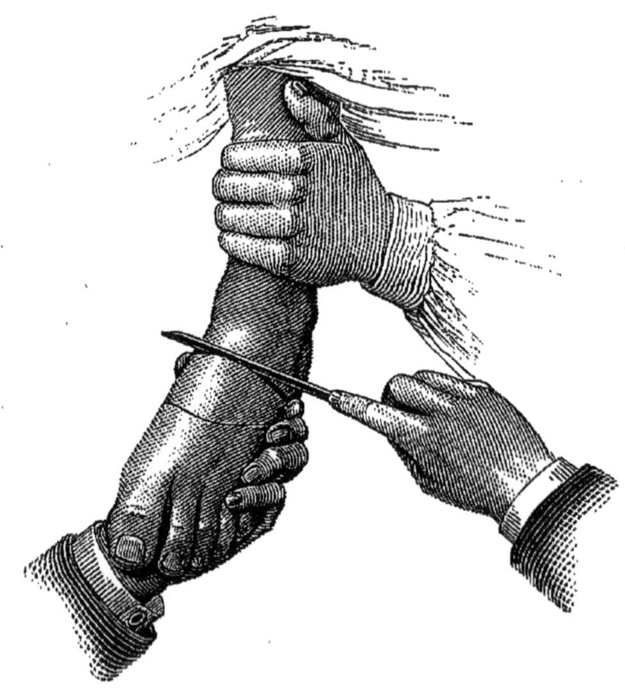

FIG. 378. — Désarticulation de Chopart, position de la main gauche pendant la section dorsale. Le trait noir oblique, marqué sur le dos du pied, rappelle l'incision de la désarticulation de Lisfranc.

soutenir et manœuvrer le pied ; du bord cubital de l'autre main, il rétractera les téguments antérieurs au moment de la désarticulation.

Vous déterminez approximativement le siège de l'interligne et le marquez d'un trait de teinture transversal, passant à un petit doigt derrière la tubérosité du cinquième métatarsien et aboutissant sur le tubercule du scaphoïde, pas derrière. Placé au bout du pied, vous avez à la main le couteau de Lisfranc et à votre portée une scie pour les cas exceptionnels d'ankylose ou d'ossification des ligaments.

De la main gauche en supination, embrassez la plante du pied étendu, mettant le pouce et l'index, l'un derrière la tubérosité du cinquième métatarsien, l'autre sur le tubercule scaphoïdien (fig. 378). Du bout de ces doigts que vous ramenez un peu vers les orteils, refoulez sous la plante les téguments de chacun des bords du pied, pour les mettre, comme vos doigts, à l'abri du couteau qui va traverser la face dorsale (a).

1° *Incision dorsale.* — Attaquez le bord gauche du tarse à plein tranchant, la pointe basse, tirez le couteau sur la face dorsale en abaissant le manche, et finissez sur le bord droit, la pointe haute. Que votre incision aboutisse : en dedans, *sur* le tubercule scaphoïdien, plutôt devant que derrière, dessus, pas dessous ; en dehors, à un petit travers de doigt derrière la tubérosité du cinquième métatarsien, sur la ligne de démarcation distincte des téguments dorsaux et des téguments plantaires, ceux-ci attentivement ménagés. Qu'elle présente une convexité en avant ayant un doigt de flèche, afin que son point proéminent soit à un doigt en avant de la tête de l'astragale, sur le milieu du cou-de-pied.

Vous devez inciser à la fois les téguments dorsaux et toutes les parties molles sous-jacentes en tirant le couteau. Vous pourriez ouvrir la jointure en le repoussant ; mais ce sera plus facile et mieux fait ultérieurement.

2° *Contour du lambeau.* — Faites-le plus large à la base qu'à l'extrémité, plus long en dedans qu'en dehors. Saisissez les orteils ou ce qui en reste, entre le pouce *gauche* placé dessous et les doigts placés dessus ; relevez le bout du pied pour voir la plante, poussez-le à droite en élevant le coude pour apercevoir, sur le bord gauche du tarse, le commencement de votre incision dorsale. — Dans ce commencement, mettez la pointe : d'arrière en avant tirez sur les os du tarse et du métatarse une incision d'abord longitudinale pour ne pas découvrir les muscles trop tôt. Qu'elle s'incline ensuite obliquement et s'arrondisse pour diviser le tégument plantaire au niveau ou en avant des articulations métatarso-phalangiennes; finalement, qu'elle rétrograde sur le métatarsien du bord droit du pied jusque dans la terminaison de l'incision dorsale que votre main gauche, manœuvrant le pied par les orteils, vous a amenée sous les yeux (b). — Confiez les orteils à l'aide qui va les tenir simplemen allongés. Du bout des doigts gauches, accrochez le bord terminal du lambeau et, avec le tranchant, séparez-le des parties fibreuses sous-articulaires. Après vous être assuré, par le toucher, que votre dissection a dépassé, en dedans les os sésamoïdes, en dehors la tête du cinquième métatarsien, appliquez le plein du tranchant en arrière de ces saillies et, le dirigeant d'abord vers la face inférieure du métatarse, puis vers le talon, entaillez jusqu'aux os les parties charnues et tendineuses de la plante du pied (Voy. fig. 556, p. 479). Ne poussez pas la dissection plus loin. Venez à la désarticulation. Mais auparavant, mobilisez bien les bords cutanés du lambeau, jusque derrière le scaphoïde, jusque derrière la tubérosité du cinquième métatarsien.

3° *Désarticulation.* — L'avant-pied, abandonné par l'aide, retombe sous l'action de la pesanteur, et vous pouvez, sur la face dorsale, assurer par quelques coups de pointe le retrait des téguments, retrait qui va découvrir suffisamment la jointure et que l'aide sollicite en agissant avec le bord cubital de la main. — Votre gauche en supination a réempoigné la plante du pied comme primitivement; elle le porte dans l'extension et l'adduction, le tordant en varus. Votre droite place le couteau en travers et à plat sur le versant oblique externe du pied, rasant la face dorsale des os antérieurs du tarse; elle pousse vers la jambe le tranchant qui, heurtant bientôt la tête de l'astragale et l'apophyse calcanéenne, entr'ouvre successivement ou simultanément les deux articulations (revoyez la fig. 377, p. 500). Quelques coups de pointe donnés suivant la courbe particulière de chaque interligne, divisent complètement et facilement les minces ligaments supérieurs et font voir le ligament en Y, c'est-à-dire le bord supérieur et accessible de la cloison interosseuse. — Attaquez-la en travers et à pic, avec la pointe; abaissez en même temps l'avant-pied : l'articulation s'ouvrira à mesure que le couteau divisera sous vos yeux les fibres de plus en plus profondes de ce ligament interosseux.

Forcez l'abaissement de l'avant-pied et, tenant le *couteau ver-*

tical, pointe basse, coupez au côté externe de l'articulation béante, le tendon du long péronier; au côté interne, celui du jambier postérieur que vous désinsérerez soigneusement, en contournant et serrant de près le tubercule du scaphoïde. — Au fond de la jointure largement béante, le puissant ligament plantaire sera devenu accessible à la pointe du couteau toujours vertical qui, pour le détacher, et le faire partie intégrante du lambeau, doit raser à plusieurs reprises et de gauche à droite la face inférieure du scaphoïde et du cuboïde, jusqu'à ce que le milieu de la lame puisse s'engager sous ces os absolument dénudés. — Quand le couteau est ainsi engagé en travers et par le milieu, l'avant-pied est relevé par les orteils, réarticulé; la lame continue de marcher d'arrière en avant, plus haute en dedans qu'en dehors, en raison de l'inégale élévation des bords du pied et afin de séparer des os, en dedans comme en dehors, toutes les chairs de la plante. En un instant, le tranchant vient sortir dans l'entaille préparatoire qui a divisé l'extrémité du lambeau (c).

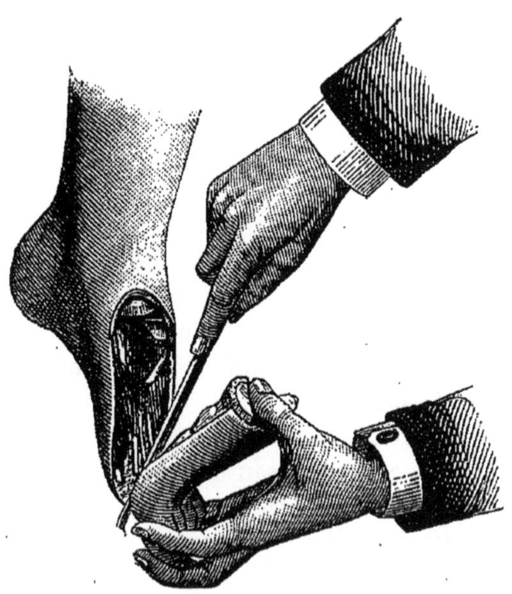

Fig. 379. — Désarticulation médio-tarsienne. Manière de terminer péniblement le lambeau plantaire quand on ne l'a pas entaillé au préalable.

L'opération terminée, liez les artères; excisez les tendons flottants et les nerfs, si vous en voyez. Relevez le lambeau, suturez les tendons et la peau, comme le représente la figure 374, page 499.

Notes. — (a) Quelques opérateurs préfèrent empaumer le dessus de l'avant-pied au lieu de la plante. Peu importe, pourvu que leur main gauche s'efforce de refouler sous les os qui bordent le pied, les téguments correspondants, afin de ménager au lambeau une base très large non entamée par les extrémités de l'incision dorsale.

b) Cette manœuvre est celle qui a été décrite et figurée pour la désarticulation de Lisfranc, p. 478, fig. 355.
Je recommande formellement d'inciser le contour du lambeau *de gauche à droite*, et non de droite à gauche, car cette dernière manière oblige l'opérateur à se déplacer vers sa gauche pour terminer péniblement.

(c) Lorsque cette entaille n'a pas été faite, c'est-à-dire lorsque après avoir incisé le contour du lambeau on a négligé d'en disséquer l'extrémité jusqu'au delà des têtes métatarsiennes et d'entailler en ce point les parties charnues, il faut opérer péniblement comme le représente la figure 379.

Remarques. — Pour l'opération de Lisfranc comme pour celle de Chopart, je conseille de circonscrire le lambeau, d'en bien mobiliser les bords et même d'en entailler l'extrémité avant de désarticuler. J'en ai déjà donné les raisons : régularité du lambeau, facilité de la désarticulation, facilité, même avec conservation d'une *suffisante quantité de peau dorsale*.

Pour paraître habile opérateur, voulez-vous couper la peau dorsale d'un trait, d'un *aller* du couteau vers la droite et ouvrir l'articulation d'un *retour* vers la gauche? En choisissant un pied complaisant et avec de l'exercice, c'est possible, mais c'est mal et insuffisant. Mal, parce que vous vous êtes permis de couper la peau trop près de la jointure pour atteindre celle-ci; insuffisant, car l'articulation n'est qu'entr'ouverte quand elle n'est pas manquée, ce qui arrive toujours aux opérateurs novices ou aux chirurgiens rouillés.

Pour l'opération de Lisfranc, il n'y a pas à discuter : à moins de tailler et de relever un lambeau dorsal, ce qui implique une assez longue incision interne où il n'en faudrait pas, la pointe la plus présomptueuse ne peut atteindre l'interligne. Ceux qui le font cependant coupent la peau dorsale tellement près de l'interligne, qu'après l'opération le grand cunéiforme est à moitié découvert, sinon plus!

Mais c'est de la désarticulation de Chopart qu'il s'agit. Certes il n'est pas difficile, après avoir coupé la peau dorsale en bon lieu, d'entr'ouvrir la jointure et même de diviser le ligament en Y jusque dans la profondeur. Quant aux parties latérales, elles sont encore inaccessibles et là reste la partie délicate et importante de l'opération. Elles sont inaccessibles, parce que l'incision dorsale doit être *courte* et s'arrêter à distance des bords du pied, afin que le lambeau ait des sortes de ridelles de chaque côté de sa base.

C'est seulement après la circonscription du lambeau et la mobilisation de ses bords que ceux-ci peuvent s'écarter pour laisser la pointe contourner le tubercule scaphoïdien sans fouiller le canal calcanéen, et contourner de même la tubérosité du cinquième métatarsien et le cuboïde.

J'estime que le tendon jambier postérieur doit être non coupé, mais désinséré en languette prolongée jusqu'aux bases métatarsiennes, afin de conserver intégralement tout ce qui, du tendon et du ligament calcanéo-scaphoïdien y adhérant, devra soutenir la tête astragalienne. Je recommande de décoller de même de la face inférieure du cuboïde le plan fibreux épais calcanéo-cuboïdien qui s'interposera utilement entre le bec calcanéen, futur point d'appui, et les chairs du lambeau; par conséquent le tendon long péronier sera coupé non dans l'angle de la plaie, mais sous la plante.

L'opération terminée, la base du lambeau est *épaisse*, *large*, à bords *saillants* pour bien envelopper, à fond *blanc*, c'est-à-dire garni de tissu fibreux, non hachuré d'incisions transversales. Le muscle abducteur oblique cache encore les tendons du long fléchisseur qui sont coupés seulement au voisinage de l'extrémité du lambeau.

Examinons maintenant le travail d'un opérateur qui ne sait pas son métier et qui peut-être vient de briller. Nous n'apercevons pas de ces grosses fautes comme la saillie de l'astragale, la perforation du lambeau, etc. Mais voici un tendon jambier postérieur coupé haut qui ne soutiendra pas la tête de l'astragale et ne s'unira certes pas aux tendons élévateurs; peut-être la pointe qui l'a coupé à l'aveuglette a-t-elle fouillé la région de l'artère? Voilà la place que devrait occuper le plan fibreux, calcanéo-cuboïdien et le muscle abducteur oblique : c'est l'accessoire qui se montre à nu; il est même coupé avec le tendon long fléchisseur dont la gaine béante invite le doigt ou la sonde à pénétrer jusque derrière la jambe!

En résumé, mince lambeau, artères compromises, ligatures difficiles, fusée préparée, bords cutanés insuffisants. Les muscles font hernie de chaque côté quand on ferme la plaie, et maintiennent ouvertes les voies par où sortiront les fongosités si le moignon est pathologique ou s'il le devient à la suite de fatigue prématurée.

Deux lambeaux inégaux.

L'opération ne diffère du premier procédé que par le petit lambeau dorsal que l'on garde pour compenser la perte de substance qu'a pu subir la partie antérieure de la plante, couvrir sûrement la tête de l'astragale et faciliter l'union des tendons antérieurs avec les parties profondes du lambeau plantaire. La plupart des chirurgiens, surtout de l'étranger, ont adopté ce procédé. Parmi ses partisans, je citerai entre autres : Chopart, Walther et Günther, Blandin, Chélius, M. Duval, Chauvel, etc. Chélius dit formellement : « L'expérience m'a plusieurs fois prouvé que, en formant un lambeau supérieur qui contient la peau et les tendons, ces derniers et surtout celui du tibial antérieur contractent des adhérences qui contre-balancent jusqu'à un certain point l'action des muscles du mollet et empêchent que le moignon ne soit renversé en arrière.... »

Je conseille d'exécuter cet excellent procédé, le meilleur de tous, de la manière suivante :

D'abord, circonscrire le lambeau inférieur dans une incision en U dont les branches latérales suivent les bords du pied pour aboutir,

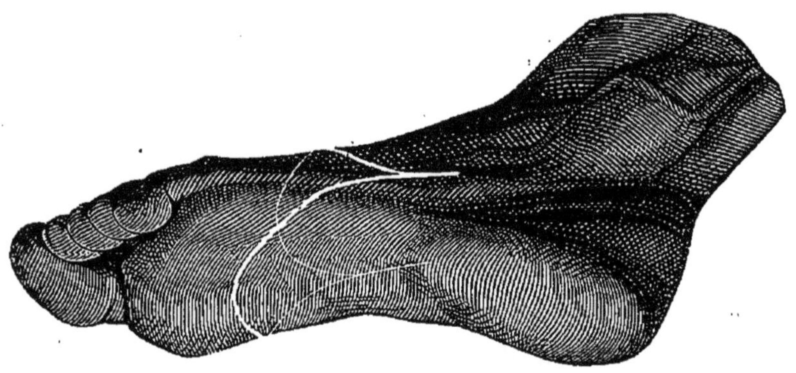

Fig. 380. — Procédé de Chopart, deux lambeaux, dorsal et plantaire, celui-ci le plus long.

en dedans sur le tubercule scaphoïdien, en dehors à un doigt derrière la tubérosité du cinquième métatarsien. Ce lambeau doit avoir une longueur au moins égale à quatre travers de doigt. On en dissèque le bord libre et même l'on entaille les chairs correspondantes si le lambeau atteint les os sésamoïdes (a).

Ensuite, faire à travers le dos du pied une incision profonde, convexe en avant, qui limite avec les incisions latérales déjà faites un lambeau dont les bords aient 2 centimètres et la partie moyenne 4. Ce lambeau, auquel on peut aussi donner la forme arrondie d'une guêtre, doit être disséqué, relevé, et comprendre les tendons, le muscle pédieux, les nerfs et les vaisseaux (b).

L'articulation ainsi mise au jour est ouverte avec les précautions ordinaires; et le tranchant, engagé d'arrière en avant sous les os du tarse après que la pointe a préparé sa voie, termine en sortant la séparation du lambeau.

Notes. — (a) Je ne puis pas recommander de disséquer dans le premier temps le lambeau inférieur jusqu'au delà de l'articulation, car je ne reconnais aucun avantage à attaquer celle-ci par-dessous et je pense qu'il est bien plus facile, en opérant suivant la méthode classique, mais avec soin, de serrer de près la face inférieure des os et de conserver, à la surface saignante de la base du lambeau, le plan fibreux calcanéo-cuboïdo-scaphoïdien.

(b) Il est bien évident qu'on intervertirait sans le moindre inconvénient l'ordre de la taille des lambeaux. En commençant par le lambeau dorsal, on peut, comme Chopart, lier immédiatement l'artère pédieuse ; et si l'on se borne à dessiner le lambeau plantaire, sans entailler profondément les chairs, on n'ouvre plus aucun vaisseau avant la fin de l'opération.

Lambeau interne et plantaire (Sédillot).

Un lambeau inféro-interne se replie on ne peut mieux sur les surfaces osseuses qu'il s'agit de recouvrir ; il est praticable lorsque

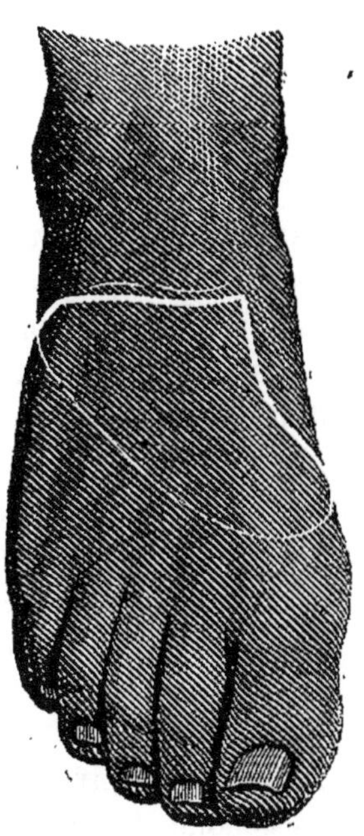

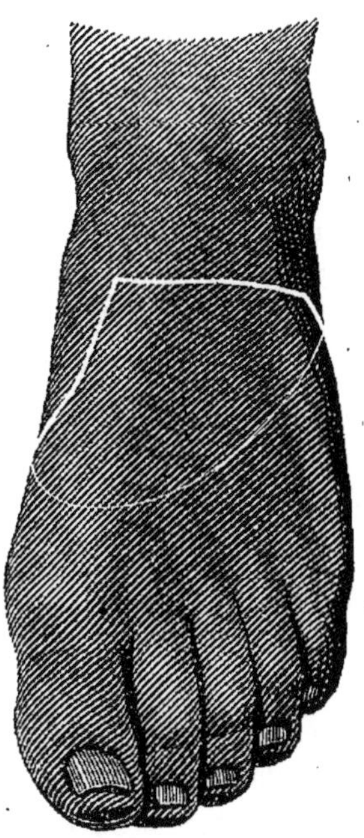

Fig. 381 et 382. — Désarticulation médio-tarsienne, lambeau interne et plantaire de Sédillot.

le bout du pied a été complètement broyé ou gangrené, pourvu que les téguments soient sains, en dedans jusqu'au milieu du premier métatarsien, en dehors jusqu'à la base du cinquième. Toute la longueur du tendon du jambier antérieur peut être conservée.

Voici comment il faut tailler les parties molles. La première incision, qui est dorsale, part du bord externe du pied, entre l'articulation calcanéo-cuboïdienne et la tubérosité du cinquième métatarsien, monte parallèle et antérieure à l'interligne médio-tarsien, c'est-à-dire transversale, jusqu'auprès du relief du tendon jambier antérieur. De ce point, la seconde incision, celle qui cerne le lambeau, se porte en avant, puis en bas, se recourbe sous le milieu du premier métatarsien et, suivant un trajet légèrement convexe en avant, rejoint derrière la tubérosité du cinquième métatarsien le commencement de l'incision dorsale (fig. 381 et 382).

Ce lambeau est entaillé jusqu'aux os et disséqué sur le bord interne du pied, assez loin pour découvrir le scaphoïde.

On attaque l'articulation par la face dorsale et l'on termine comme d'habitude.

Autres procédés.

D'autres procédés, *lambeau dorsal* (Baudens), deux *lambeaux latéraux* (Poullain, *Gaz des hôp.*, 1844), *trois lambeaux* (Günther), *incision ovalaire* (Scoutetten), *incision losangique* (Blasius), etc., ont été proposés ou pratiqués. Ce n'est pas la peine de recourir à ces procédés médiocres ou mauvais pour compromettre davantage l'opération de Chopart.

Sous le nom d'**amputations médio-tarsiennes** et **tarsiennes** on peut exécuter, comme cela a été fait depuis D. Larrey (*Clinique méd.*, III, 671) par un grand nombre de chirurgiens, volontairement ou accidentellement, un certain nombre d'opérations sur le type de celles de Lisfranc et de Chopart.

On peut scier à la fois les trois cunéiformes et le cuboïde; — on peut désarticuler les trois cunéiformes et scier le cuboïde au niveau du front du scaphoïde; — ou bien, conserver avec le scaphoïde toute la longueur du cuboïde; — ou encore, scier à travers ces deux os; — ou enfin enlever l'un et laisser l'autre en totalité ou en partie, etc., etc.

Toutes choses égales d'ailleurs, la meilleure amputation tarsienne paraît être celle qui conserve au moignon la plus grande saillie en avant des os de la jambe.

Tripier, de Lyon (Duchamp, th. Lyon 1879), a fait sur le cadavre (quelques-uns l'ont imité sur le vivant) des tentatives pour remplacer la désarticulation médio-tarsienne par une amputation intra-calcanéenne obtenue à l'aide d'un trait de scie *horizontal* passant immédiatement au-dessous de la petite apophyse du calcanéum. Mais ce n'est plus l'amputation de Chopart, ni comme procédé, ni comme résultat.

Cela se rapproche bien plus de la désarticulation sous-astragalienne (voy. plus loin). C'est en effet la même coupe des parties molles. Seulement, il faut de toute nécessité détacher le lambeau, c'est-à-dire décortiquer le calcanéum en dehors, en arrière, en dessous, en dedans, jusqu'à ce que la scie puisse être appliquée horizontalement sous la petite apophyse. Il est avantageux de se débarrasser de l'avant-pied en désarticulant la médio-tarsienne avant de scier. Tripier recommande d'arrondir l'angle antérieur que forme le trait de scie avec la surface articulaire cuboïdienne.

ARTICLE VII

DÉSARTICULATION SOUS-ASTRAGALIENNE[1]

Voici maintenant une opération tout à fait moderne. Proposée par de Lignerolles à Velpeau (*Méd. op.*, 2e édit., 1839), exécutée en Allemagne par Textor père, en 1841, etc., en France par Malgaigne en 1845, en Angleterre par Simon en 1848, la désarticulation sous-astragalienne a dû sa vulgarisation au Mémoire publié par Malgaigne en 1846, à la pratique de Nélaton et à l'enseignement technique de Verneuil.

Je n'ai pas besoin de revenir sur les *indications et contre-indications* des amputations du pied. Quant à la fréquence des fusées purulentes jambières et à l'inflammation de l'articulation tibio-tarsienne, c'est de l'histoire ancienne. Ces amputations donnent souvent de mauvais moignons, spécialement lorsqu'on les pratique pour des ostéo-arthrites chroniques ou encore lorsqu'on garde des lambeaux mal situés, trop minces ou trop courts. L'exercice de la marche, surtout lorsqu'il est prématuré, fatigue beaucoup les os et les téguments de la face plantaire du moignon qui, pour supporter tout le poids du corps, doit être *large*, *matelassée* et *exempte de cicatrice*.

La propagation de la suppuration le long des vaisseaux et nerf tibiaux

1. Vacquez, *Mémoire sur l'amputation de M. Malgaigne*, etc., thèse de Paris, 1859. — Chauvel, *Valeur relative des amputations sous-astragalienne, tibio-tarsienne et sus-malléolaire* (*Mém. Soc. de chir.*, t. VII, 1873. — Hancock, *loc. cit.* — Wenzel von Linhart, *loc. cit.* — M. Perrin, *Bulletin thérap.*, 1875, p. 237, et *Bulletin de l'Acad. de méd.*, 1875.

postérieurs, dans la région jambière postérieure et profonde, était jadis très fréquente. On a longtemps dit : fusées dans les gaines tendineuses, Dolbeau disait : angioleucite profonde. Ce qui nous intéresse, c'est de savoir que le pus n'est pas seulement à l'intérieur, mais aussi à l'extérieur des gaines; qu'il remonte quelquefois bien au delà des limites des coulisses séreuses; qu'il est sous l'aponévrose profonde ordinairement et que, pour lui donner issue, c'est le tissu cellulaire sous-aponévrotique profond qu'il faut ouvrir ou drainer.

L'opération consiste, une fois les parties molles divisées, à ouvrir les articulations astragalo-scaphoïdienne que l'on attaque par la *face dorsale*, et astragalo-calcanéenne dont le ligament interosseux ou vertical (la clef)

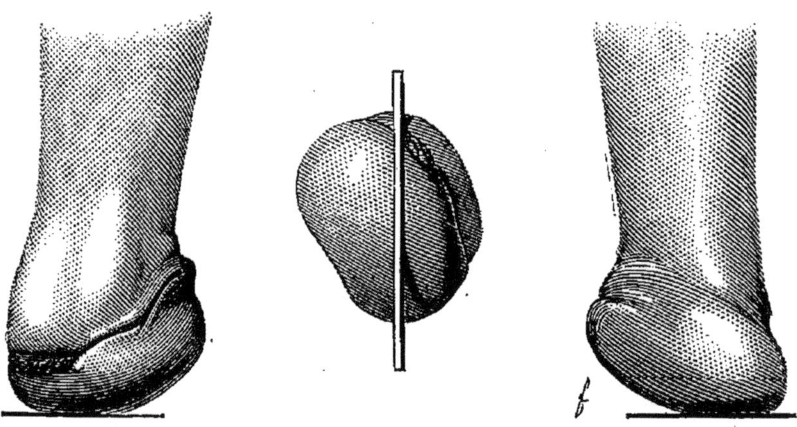

Moignon d'amputation sous-astragalienne, pied gauche, procédé ordinaire avec conservation totale de la coque talonnière maintenant exubérante, plissée, remontée derrière les os de la jambe et ne supportant pas le poids du corps.

Fig. 583. — Face externe, montre que le lambeau plantaire n'a pas été assez long pour fournir en avant une cicatrice linéaire.

Fig. 584. — Le dessous du moignon avec une règle et son ombre portée indiquant que la surface d'appui ne s'étend pas jusqu'en arrière

Fig. 585. — Face interne ; on y voit que le lambeau est à la fois entraîné en haut et déjeté en dedans.

ne peut être divisé qu'en introduisant la pointe du couteau *en dehors*, dans la partie large de la rainure sous-astragalienne où il est caché. On enlève d'un bloc tout le squelette du pied, excepté l'astragale qui reste enclavé dans la mortaise tibio-péronière. Cet os, après la guérison du moignon, appuiera sur le sol par sa face inférieure si, mobile ou ankylosé, il reste dans son attitude normale. Si, au contraire, l'astragale se renverse avec le lambeau sollicité incontestablement par le tendon d'Achille et les autres muscles postérieurs, ce sera la tête abaissée qui seule reposera sur le sol et transmettra le poids du corps (H. Larrey, *Bull. Soc. de chir.*, VII, p. 552. — Hancock, *loc. cit.*, p. 202. — Linhart, *loc. cit.* — Maisonneuve, *Gaz. hôp.*, 1849 et 1853, p. 22).

Ce renversement fréquent a le mince avantage de diminuer le raccourcissement du membre et l'inconvénient quelquefois grave de rétrécir la surface d'appui et de faire supporter le poids du corps à la partie primitivement antérieure du moignon sur laquelle doit se trouver nécessairement la cicatrice.

Hancock, en 1864, scia la tête de l'astragale afin de ne garder de cet os que la partie enclavée.

Baudens (*Gaz. des hôp.*, 1848, p. 90), dans une opération qui devint finalement une désarticulation totale du pied, avait d'abord porté la scie au-dessous de la pointe des malléoles et donné ainsi à la partie conservée de l'astragale une face inférieure large et plane. Nous verrons plus loin que la nouvelle opération, dite de Hancock, consisterait justement à souder à la face inférieure de l'astragale aplanie et avivée par un trait de scie, un fragment de calcanéum conservé à la Pirogoff.

Après la désarticulation sous-astragalienne pure et simple, il est probable que le moignon n'a rien à craindre des faibles anfractuosités de la face inférieure de l'astragale. On peut donc ne pas imiter Baudens, à moins qu'il n'y ait ankylose calcanéo-astragalienne. Si l'on enlève une partie de l'astragale, il faut s'appliquer à le faire sans ouvrir l'articulation du cou-de-pied.

Quant à la tête, si proéminente chez certains sujets, il vaut mieux la réséquer que de la mal couvrir, ce à quoi on est exposé lorsque, par nécessité ou par inattention, des téguments suffisants n'ont pas été conservés. Pour réséquer la tête de l'astragale, on la saisit avec un davier à résection, du bout des dents et, appliquant sur le col la scie à chantourner, on dirige le trait en bas, puis en arrière, en arrondissant. Si l'on veut simplement enlever le cartilage, la même scie peut encore faire la majeure partie de la besogne. Mais un grattoir manié avec patience n'a pas l'inconvénient d'ouvrir le tissu spongieux de l'os. Dolbeau m'a dit, il y a quelques années, et répété peu de jours avant sa mort : « J'ai fait six fois cette opération; cinq fois, n'ayant pas touché aux cartilages, j'ai vu une suppuration interminable; une fois, les ayant grattés, j'ai obtenu la réunion par première intention. » Aujourd'hui, avec les nouveaux pansements, l'ablation des cartilages n'a plus la même importance.

Anatomie. — La première articulation qu'il faut ouvrir est facile à trouver pour celui qui sait tordre le pied en varus et faire saillir la tête de l'astragale au-dessus et en dehors du scaphoïde (voy. fig. 377, p. 500. La seconde, l'astragalo-calcanéenne, que je suppose connue dans ses parties essentielles (fig. 386), présente pour le chirurgien trois ligaments : deux latéraux et un interosseux appelé encore vertical. A vrai dire, les deux premiers ne sont que les ligaments latéraux de l'articulation tibio-tarsienne : en dehors, le ligament restiforme péronéo-calcanéen (fig. 386, 11) ; en dedans, toute la portion longue, épaisse et large du ligament interne qui, du tibia, descend au-dessous de l'astragale, pour s'attacher à la petite apophyse calcanéenne, au ligament glénoïdien et au scaphoïde (fig. 371, 1, 2 et 3, p. 497). Il est évident qu'on ne peut séparer le calcanéum de l'astragale sans diviser ces deux ligaments transastragaliens qui rattachent le calcanéum aux malléoles; c'est pourquoi j'en ai parlé ici.

Le ligament interosseux est impossible à atteindre par le côté interne de la jointure. Du côté externe, au contraire, est le *défaut* de l'articulation; l'entrée du tunnel calcanéo-astragalien y est assez évasée pour accepter le bout du doigt qui la cherche et la pointe du couteau qui, introduite à plat, peut diviser le ligament dans toute sa profondeur.

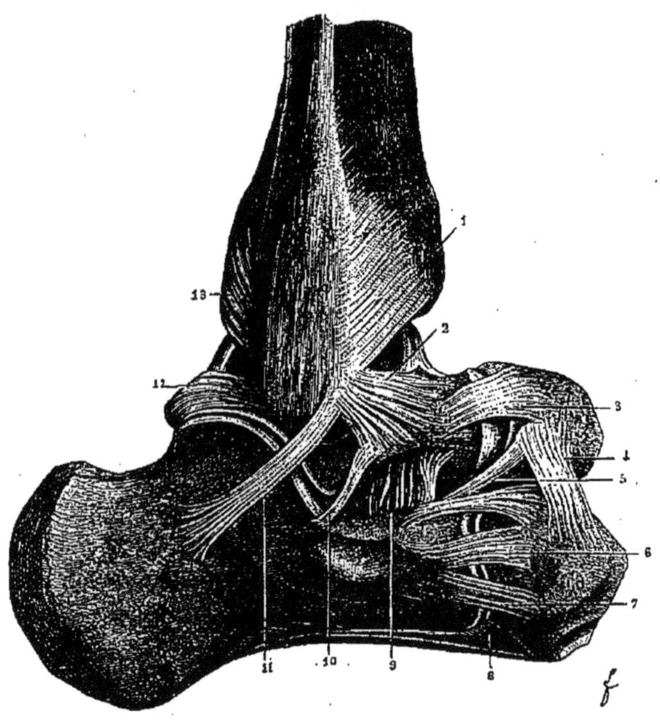

Fig. 386. — Articulation du cou-de-pied, côté droit, face externe.
5, branche scaphoïdienne du ligament en Y; 3 et 6, ligaments dorsaux sans intérêt.

En examinant attentivement la figure 386, on peut constater que le ligament vertical interosseux calcanéo-astragalien est en réalité double; une haie de trousseaux fibreux s'élève d'un os à l'autre immédiatement devant l'articulation postérieure (fig. 386, 10) et une autre plus serrée et plus résistante, immédiatement derrière l'articulation antérieure (fig. 386, 9). En dedans, ces deux cloisons fibreuses se rapprochent, se touchent et se confondent; en dehors elles restent écartées et distinctes. La pointe du couteau, pour les couper d'un seul coup, ne devra pas être enfoncée dans leur intervalle, mais bien insinuée à plat, entre les surfaces de l'articulation qui est à la gauche de l'opérateur, pour marcher ensuite jusque dans l'articulation qui est à sa droite. Enfoncée un peu au hasard, mais à plat et horizontalement, entre le calcanéun et l'astragale, la lame divise toujours assez de fibres interosseuses pour rendre possible un écartement des os qui permet de se reprendre pour couper le reste facilement.

Les *parties molles* qu'il faut employer pour former le lambeau destiné à s'appliquer sous l'astragale sont évidemment celles de la face interne du talon où sont les vaisseaux, et celles de la plante du pied conformée pour supporter le poids du corps. Le lambeau n'est jamais trop épais. Les vaisseaux sont profonds et, à peu de chose près, en contact avec la paroi osseuse du canal calcanéen : ces deux raisons obligent l'opérateur à dépouiller soigneusement les faces inférieure, postérieure et interne du calcanéum par crainte de la gangrène. Il ne faut, en effet, diviser les vaisseaux que sur les limites extrêmes du lambeau. Encore n'est-ce pas une garantie absolue.

Les chairs de la plante du pied, en arrière comme en avant, sont nourries par des artérioles détachées des artères plantaires et surtout de l'externe, la plus grosse, comme on le sait. Ces artérioles fournissent également au calcanéum. Un grand nombre d'entre elles sont intéressées par la dissection du lambeau et saignent ensuite abondamment et longtemps. Peut-être des veinules prennent-elles part à l'hémorrhagie. Mais certainement, beaucoup d'artérioles donnent des jets de sang et embarrassent fort le chirurgien qui n'en peut saisir l'extrémité rétractée dans les parties molles. Le lambeau contient dans son épaisseur le gros *nerf tibial postérieur qu'il faut réséquer*, les tendons des muscles fléchisseurs des orteils, tendons à raccourcir ultérieurement, mais qu'il faut ménager pendant la dissection, pour être plus sûr encore de ménager aussi les artères qu'ils protègent. Les extrémités postérieures des muscles plantaires font partie du lambeau : en les séparant du calcanéum, on doit raser les ligaments et le périoste, mais ne pas décoller ce dernier, sous peine, dit-on, d'avoir ultérieurement de fâcheuses (?) productions osseuses dans le moignon.

Choix du procédé. — Les premiers opérateurs couvrirent l'astragale : avec deux lambeaux latéraux; avec le grand lambeau dorsal de Baudens; avec le lambeau postérieur de Syme; avec un lambeau de moyenne grandeur, externe ou interne. Aujourd'hui, en France, les dérivés du procédé de J. Roux sont les plus employés. On conserve un lambeau plantaire à base interne et postérieure (fig. 402, p. 530, et 404, p. 532). On aborde le calcanéum par sa face externe; mais il faut ensuite énucléer l'extrémité postérieure de cet os, sa face plantaire, sa face interne : c'est très difficile, car la coque talonnière est dure, inextensible. L'expansion fibreuse que le tendon d'Achille donne comme doublure profonde au pannicule graisseux, est la cause principale de cette inextensibilité qui nous intéressera davantage lorsque nous étudierons la désarticulation totale du pied avec lambeau talonnier de Syme.

Je vais, en premier lieu, décrire un procédé facile que l'on appréciera certainement après l'avoir exécuté sur le cadavre. Il consiste à tailler un lambeau *interne* et plantaire dont la vitalité soit garantie par une *très large base*; dont la forme soit absolument modelée sur celle de la surface à recouvrir (fig. 387 et 388). C'est le lambeau de J. Roux considérablement allongé en avant, mais privé en arrière et en dehors d'une certaine quantité de téguments inutiles dont le sacrifice facilite beaucoup et l'opération et l'écoulement du liquide. Je me suis arrêté à ce procédé en 1871, et l'ai fait adopter à plusieurs jeunes chirurgiens qui n'ont pas craint de l'exécuter dans les concours et n'ont pas eu toujours à le regretter.

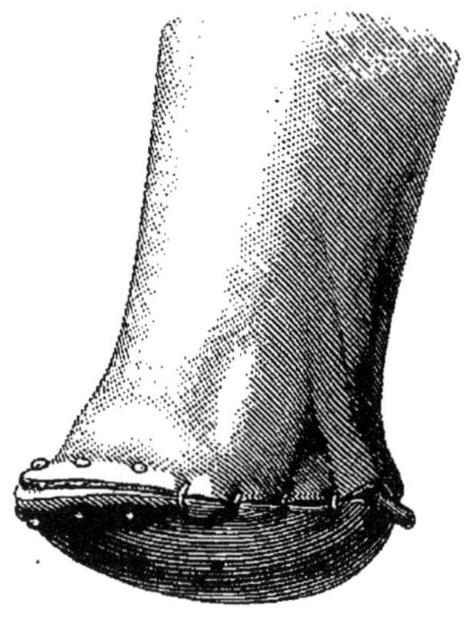

Fig. 387. — Désarticulation sous-astragalienne après la suture du lambeau (face externe, pied gauche).

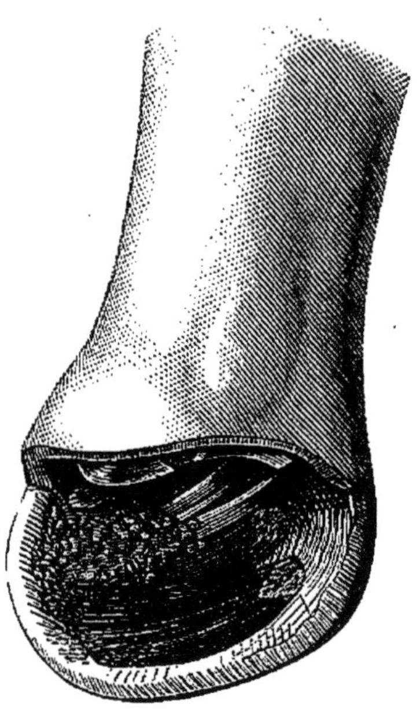

Fig. 388. — Désarticulation sous-astragalienne (face externe, pied gauche), lambeau d'élection flottant.

Aujourd'hui, plusieurs malades ont été ainsi opérés avec succès (fig. 389, 390 et 391). J'ai voulu (en 1871), tout en diminuant la difficulté, augmenter les dimensions du lambeau plantaire en le prolongeant en avant beaucoup plus qu'on ne le faisait à cette époque.

La saillie considérable de la tête de l'astragale pourrait être couverte et enveloppée par une guêtre de téguments dorsaux, s'ils étaient de nature à supporter le poids du corps dans les cas fréquents où la rétraction consécutive du tendon d'Achille détermine le renversement de l'astragale déjà signalé. En raison de la possibilité de ce renversement, l'opérateur a le devoir de chercher, en *allongeant en avant le lambeau plantaire*, à rejeter le plus haut possible la partie antérieure de la cicatrice. L'idéal, en effet, serait d'envelopper toute la surface articulaire de la tête astragalienne avec les chairs de la plante du pied.

La rétention du liquide dans la coque talonnière a été accusée autrefois, par tous les chirurgiens, de favoriser les fusées purulentes. C'est donc un avantage sérieux pour un procédé, que de ne pas conserver entier ce véritable *réservoir*. Le sacrifice partiel que je fais volontiers de la partie externe du tégument calcanéen, est sans inconvénient pour la base de sustentation. La semelle sous-calcanéenne est conservée entière (voy. fig. 396 et 399, p. 520 et 525). C'est sur la partie antérieure de la face plantaire du moignon que marche le malade; ce n'est pas sur la partie reculée de l'ancien talon, car, plus ou moins remontée en arrière, *elle ne porte ordinairement plus sur le sol.*

Mais, je le répète, ce procédé a de plus le mérite de la facilité relative. N'est-ce pas à la face profonde du lambeau que sont les plus gros vaissseaux

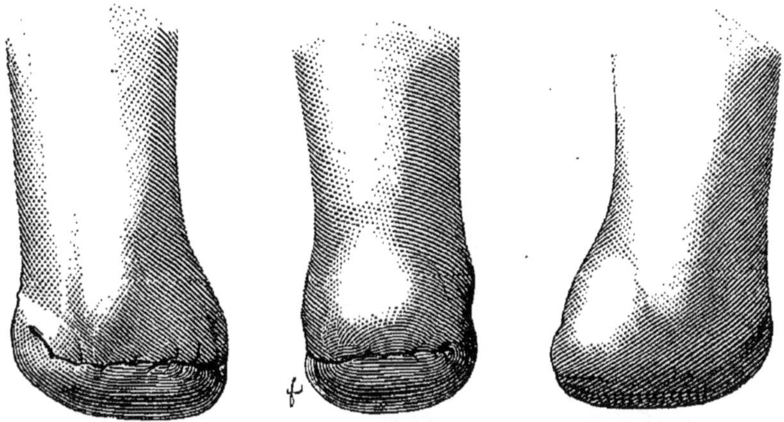

Moignon d'amputation sous-astragalienne, pied droit, procédé d'élection, grand lambeau postéro-interne, avec sacrifice de la paroi externe de la coque calcanéenne. (D'après nature.)

Fig. 389. — Face externe : le tendon d'Achille a légèrement relevé l'extrémité postérieure de la cicatrice.

Fig. 390. — Face antérieure : la cicatrice est linéaire, éloignée de la plante ; ses deux lèvres dorsale et plantaire ont été suffisantes et concourent également à l'enveloppement de la tête astragalienne.

Fig. 391. — Face interne.

et que naissent par conséquent les principaux rameaux tégumentaires? Si vous scarifiez cette face profonde, vous aurez une hémorrhagie considérable, une pluie de sang et, après une hémostase longue et difficile, peut-être la gangrène. Or, plus vous serez à l'aise pour séparer les chairs du calcanéum, moins vous hacherez le lambeau, moins il saignera, mieux il sera nourri. Je soupçonne les contempteurs de la désarticulation sous-astragalienne d'avoir eu des malheurs mérités par leurs fautes opératoires.

Exploration. — Avant de prendre le couteau, il faut, de toute nécessité, regarder et palper le pied sur toutes ses faces, toucher le point où s'insère le tendon d'Achille derrière le calcanéum ; la malléole externe et la tubérosité du cinquième métatarsien ; toucher de même la malléole interne, la tubérosité du scaphoïde, celle plus vague du grand cunéiforme, afin de bien connaître la situation de l'articulation *scapho-cunéenne.* Celle-ci, du reste, se trouve sur la même ligne transversale que la tubérosité du cinquième métatarsien, située elle-même au milieu du bord externe du pied. Ce n'est pas tout, il faut encore déterminer le trajet du tendon *extenseur propre* du gros orteil, soit en explorant son relief de l'œil et du doigt, soit, en cas de gonflement, en tirant une ligne droite du milieu de l'orteil au milieu de l'espace inter-malléolaire.

Tracé de l'incision. — Il s'agit de faire un lambeau interne dont la base, très large, comprenne au moins la moitié de la circonférence du

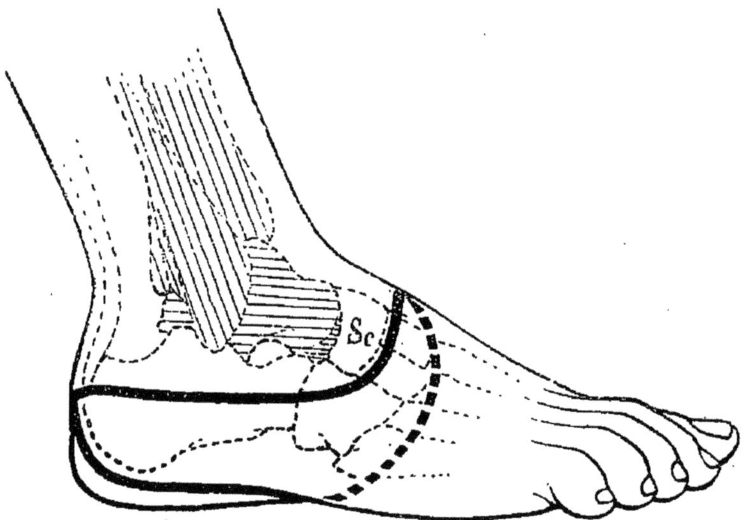

Fig. 392. — Incisions pour la désarticulation sous-astragalienne, pied droit.

membre, c'est-à-dire les téguments de la face postérieure du tendon d'Achille et toute la face interne du cou-de-pied jusqu'au tendon extenseur propre du gros orteil. Par conséquent, les téguments externes de la région seront divisés dans toute l'étendue comprise entre ledit tendon extenseur propre et le tendon d'Achille (Voy. fig. 587 et 588, p. 515).

L'incision passera, parallèle au bord externe du pied, à un grand doigt au-dessous de la pointe de la malléole péronière (fig. 592), s'avancera jusqu'au niveau commun à la tubérosité du cinquième métatarsien et à l'interligne scapho-cunéen, se recourbera presque brusquement en dedans, plutôt en avant qu'en arrière de cet interligne, surtout si la peau ne peut être rétractée, et s'arrêtera sur le relief du tendon extenseur propre. La demi-guêtre presque angulaire ainsi obtenue, a pour but de satisfaire à la grande rétractilité des téguments du cou-de-pied et de recouvrir la face supérieure du col et de la tête de l'astragale. En arrière, l'incision qui, je le répète, passe *horizontalement* à un grand doigt au-dessous de la malléole péronière, devra néanmoins s'abaisser un peu pour aboutir sur l'insertion du tendon d'Achille. (Étudiez les figures 592 et 593.)

L'incision qui cernera le lambeau, continuera la première (dorsale-externe) en partant du relief du tendon extenseur propre. Mais, pour descendre sur le bord interne du pied, elle se fera convexe en avant, afin de passer juste *sous le milieu de ce bord* et d'attaquer la moitié interne de la plante, en travers, à ce niveau. Arrivée au milieu de la plante, pas plus tôt, l'incision commencera à rétrograder en s'arrondissant ; elle atteindra le bord externe du pied près de la tubérosité du cinquième métatarsien et suivra ce bord jusqu'à la tubérosité postérieure externe du calcanéum pour remonter enfin derrière le talon, rejoindre l'extrémité de la première

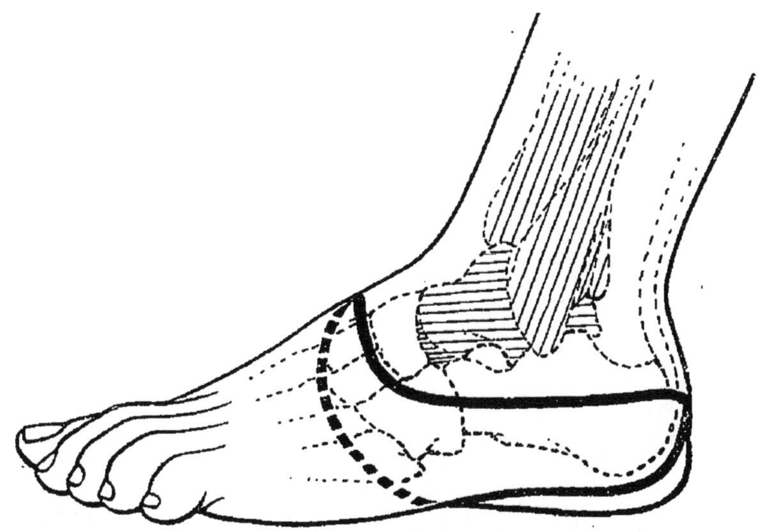

Fig. 593. — Incisions pour la désarticulation sous-astragalienne, pied gauche.

incision. De cette manière, les téguments de la face externe du calcanéum sont en grande partie sacrifiés. Les deux incisions se rencontrent derrière le calcanéum à angle presque droit si l'on s'arrête au bord externe du tendon d'Achille pour garder celui-ci adhérent au lambeau. Au contraire, elles se joignent à angle aigu si on les prolonge jusqu'au bord interne du même tendon, qu'on tranche alors sans plus de façon. Cela donne beaucoup de facilité pour la dissection et l'adaptation du lambeau.

Quand on s'est exercé à plusieurs reprises, sur des pieds de morts ou de vivants, à marquer les points de repère et à dessiner à la teinture le trajet des incisions, quand on a simulé sur chaque pied une ou deux fois l'opération pour s'habituer aux *attitudes* de l'opérateur et de l'opéré, on peut hardiment prendre le couteau (fig. 394) et exécuter facilement le procédé suivant.

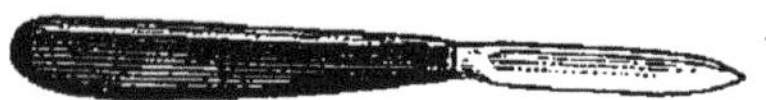

Fig. 394. — Forte lame de $0^m,06$, solidement emmanchée, pour amputations sous-astragalienne et tibio-tarsienne.

Long et large lambeau postéro-interne et plantaire.

Le tiers inférieur de la jambe malade dépasse le bout du lit. L'aide chargé de relever les téguments et de supporter, quand il le faut, tout le poids du membre, etc., se tient de préférence en dehors.

Déterminez attentivement les repères et le trajet des incisions comme je viens de l'indiquer, et armez-vous du petit couteau.

A. *Pied gauche.* — 1° Vous tenez l'avant-pied de la main gauche,

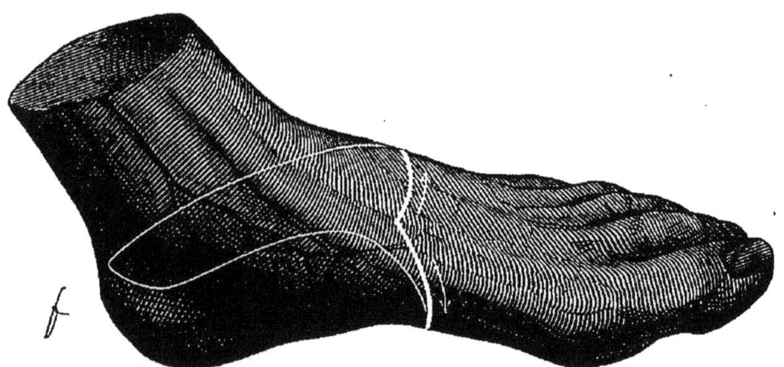

Fig. 395. — Tracés pour la désarticulation sous-astragalienne. On voit, sur le relief du tendon extenseur propre, le départ de l'incision dorsale-externe. — Une reprise sera faite au même point pour le contour du lambeau.

abaissé et incliné en dedans. Commencez l'*incision dorsale-externe* sur le tendon *extenseur propre*, à quelques millimètres *devant l'articulation scapho-cunéenne* (a, page 528). Coupez à fond et marchez transversalement en dehors, dans la direction de la tubérosité du cinquième métatarsien; mais, après un parcours de 5 centimètres, dirigez-vous en arrière, parallèlement au bord plantaire, pour passer à un large doigt au-dessous de la malléole péronière, et gagner enfin, en abaissant un peu l'incision, l'insertion du bord externe du tendon d'Achille (b).

La jambe est soulevée par l'aide pour vous montrer la plante et vous permettre d'inciser le *contour du lambeau*. Votre main gauche repousse maintenant l'avant-pied en dehors, à votre droite. Votre coude et votre avant-bras gauches sont fortement relevés, afin

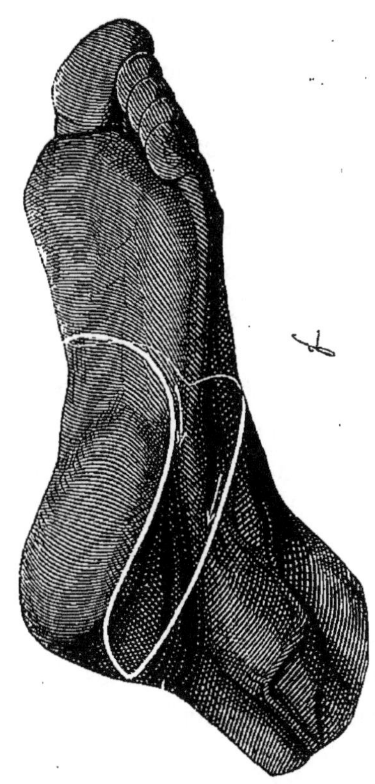

FIG. 396. — Vue plantaire externe du pied gauche : attitude pour terminer le contour du lambeau. — On voit aussi la partie externe de l'incision initiale dorsale-externe.

que, par-dessous, vous aperceviez le bord interne du pied et le départ de l'incision dorsale. Remettez-y le bistouri, conduisez-le vers la plante suivant un trajet légèrement convexe en avant, qui l'amène *sous la première articulation cunéo-métatarsienne*. — A ce niveau, entamez la plante transversalement jusqu'en son milieu; au delà, commencez à rétrograder tout en gagnant vite *le bord externe du pied*, que vous suivrez pour atteindre le dessous de la tubérosité postérieure externe du calcanéum et remonter enfin (après avoir fait élever le pied), derrière le talon au côté externe du tendon d'Achille dans la terminaison de l'incision première. La figure 396 indique bien l'attitude du pied gauche pour finir le contour du lambeau. Dans ce long trajet, vous devrez secouer la main afin que la pointe, agitée de mouvements de va-et-vient, coupe dans son premier passage toute l'épaisseur des parties molles. — Dussiez-vous ramener le couteau plusieurs fois dans le même chemin en vous aidant de la main gauche, il faut qu'à ce moment toutes les chairs du lambeau, tendons compris, soient coupées *à fond* sur toute la longueur de l'incision.

2° Afin que vous *désarticuliez facilement*, l'aide fléchit la jambe à angle droit sur la cuisse : d'une main, il renverse complètement le genou en dedans et pèse dessus; de l'autre, il fixe la région sus-malléolaire appuyée sur le bord du lit, et rétracte les téguments dorsaux et externes. Il vous tient sous les yeux et à portée du couteau, la face externe du pied parfaitement horizontale et regardant en haut, orteils à votre gauche, talon à votre droite (c). Ne négligez pas d'obtenir cette attitude (fig. 397).

Repassez le couteau de gauche à droite dans l'incision dorsale-externe, pour diviser s'ils ont été jusqu'ici épargnés, les tendons antérieurs y compris celui du jambier, le muscle pédieux, les tendons péroniers et le ligament péronéo-calcanéen. Disséquez le très court lambeau dorsal-externe en rasant les os et, par conséquent, en conservant les insertions calcanéennes du muscle pédieux.

La tête de l'astragale et l'excavation astragalo-calcanéenne sont devenues accessibles.

Chaque coup de bistouri que vous allez donner maintenant, commencera à l'extrême gauche de l'incision, sur le bord interne du tarse et finira à l'extrême droite, y entamant toujours de plus en plus les insertions du tendon d'Achille. — Le poids du pied suffit à faire saillir la tête de l'astragale; touchez-la néanmoins du bout du doigt, ainsi que l'excavation calcanéo-astragalienne. Ouvrez, par sa face dorsale, l'articulation astragalo-scaphoïdienne; sans retirer la pointe, engagez-la à plat sous la tête astragalienne, le tranchant en arrière, et divisez le ligament interosseux, *la clef*. La simple pression du bout des doigts gauches sur la face externe du calcanéum tournée en haut, vous aidera singulièrement. Aussitôt le ligament interosseux tranché, les articulations calcanéo-astragaliennes s'ouvriront largement : le calcanéum tournant sur son grand axe vous présentera sa face supérieure; votre couteau marchant en arrière, au sortir de la grande articulation calcanéo-astragalienne, détachera facilement le tissu adipeux suscalcanéen et s'engagera enfin entre l'os et le tendon d'Achille, pour commencer et avancer la désinsertion de celui-ci.

Reportez le tranchant à l'extrême gauche de l'incision et par-

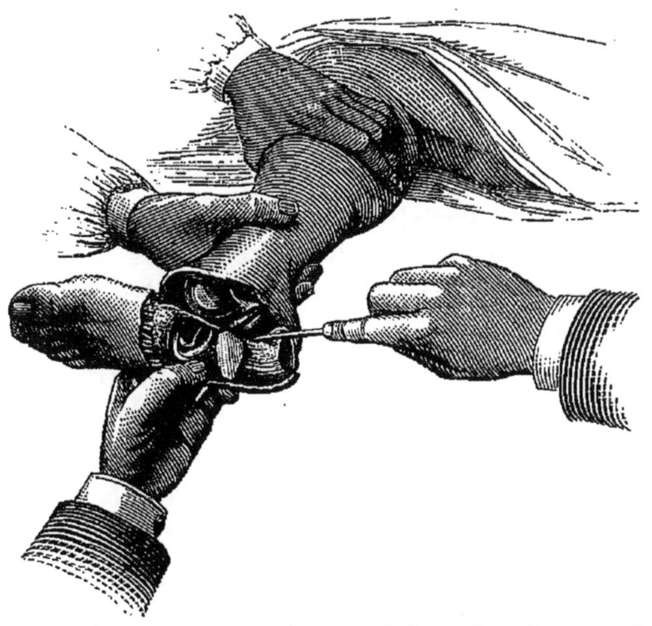

Fig. 397. — Désarticulation sous-astragalienne, pied gauche, dissection du lambeau de l'intérieur vers l'extérieur. L'aide tient la jambe fléchie au genou, couchée sur sa face interne. La gauche de l'opérateur tord le pied de plus en plus en dedans, faisant saillir le calcanéum. La droite passe et repasse le couteau toujours tenu parallèle à l'axe du canal calcanéen.

courez-la de nouveau jusqu'à l'extrême droite, pour couper, chemin faisant, tout ce qui s'oppose encore au complet écartement des surfaces articulaires et achever de désinsérer le tendon d'Achille (d). Prenez bien garde de faire avec la pointe, des échappades dans la base de votre lambeau qu'il s'agit maintenant de séparer de la surface irrégulière que présentent la tubérosité du scaphoïde, la petite apophyse et l'excavation du calcanéum.

3° Souvenez-vous de la direction du *canal calcanéen* oblique en bas et en avant; il va falloir y conduire la lame, non pour couper, mais pour décoller les nerfs, vaisseaux et tendons qui y passent. —

De la main gauche en supination, les doigts sous la plante, le pouce sur la grosse apophyse calcanéenne (fig. 397), exagérez la béance de la plaie, en renversant de plus en plus le pied directement en dedans. Ménagez vos forces et gardez-vous toujours d'abaisser l'avant-pied : vous vous rendriez la partie postérieure du calcanéum inaccessible. Dans cette attitude, attaquez avec l'extrême pointe l'insertion du jambier postérieur au scaphoïde, puis, d'avant en arrière, entamez les fibres du ligament latéral interne qui s'insérent au même os, au ligament glénoïdien et à la petite apophyse calcanéenne. Repassez à plusieurs reprises l'extrême pointe, afin de couper toute l'épaisseur du ligament sans intéresser les chairs du lambeau. Cela fait, tenez le couteau très oblique, ainsi qu'est le trajet des vaisseaux plantaires, et le mettant dans l'extrême gauche de la plaie, le tranchant appliqué contre les os, comme pour l'y émoudre, incisez et décollez d'avant en arrière, jusque derrière le calcanéum. Dans ce trajet, tenez toujours le plat de la pointe du couteau appliqué aux os, afin que le taillant suive les accidents de de la surface du canal calcanéen, comme s'il s'agissait d'en décoller le périoste sans le trouer (fig. 397). Contournez de la même manière, avec les mêmes précautions, la tubérosité interne et la face postérieure du calcanéum. — Faites reprendre au couteau plusieurs fois le même chemin : chaque fois, au moment de dépasser la petite apophyse calcanéenne, songez à la profondeur du canal sous-jacent que vous devez évider de tous les tendons, nerfs et vaisseaux, en les touchant, mais sans les blesser. Enfin, continuez à promener le couteau de gauche à droite, en détachant du calcanéum les muscles plantaires, jusqu'à ce que le pied, de plus en plus tordu par la main gauche dont le pouce a fini par accrocher la petite apophyse, soit complètement séparé du lambeau.

Parez le moignon. A la surface saignante du lambeau, extirpez, si vous l'avez gardé, le bout deux fois coupé du tendon long péronier latéral; excisez les tendons flottants des muscles fléchisseurs commun et propre.

Cherchez le nerf tibial près de l'extrémité des tendons excisés, très haut par conséquent, saisissez-le avec une pince et, l'ayant dénudé de haut en bas avec grandes précautions, enlevez-en 2 centimètres d'un coup de ciseaux. — Liez le plus d'artérioles que vous pourrez, afin de bien dessécher la plaie.

Essayez votre lambeau : s'il n'est pas trop court, si vous avez pu tailler comme j'ai dit, conservez l'astragale en totalité. Dépouillez cet os de ses cartilages, si vous opérez dans un mauvais milieu et si vous ne pouvez employer un pansement antiseptique.

Je crois bon de suturer les tendons antérieurs au lambeau *ramené en avant* comme pour refaire l'avant-pied ; de ménager une ouverture en arrière, d'immobiliser le lambeau, de comprimer mollement la jambe fléchie et couchée sur sa face externe.

B. *Pied droit.* — 1° De la main gauche saisissez l'avant-pied pour l'abaisser et le porter à votre droite. Sur l'insertion du bord

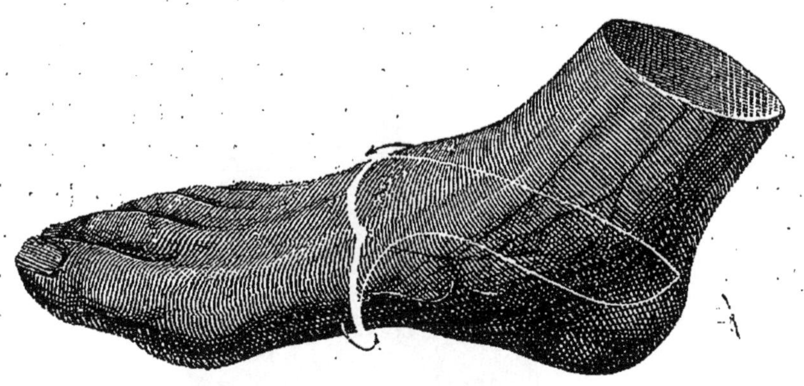

Fig. 398. — On voit l'incision externe devenir dorsale et aboutir sur le tendon extenseur propre d'où elle repartira ensuite pour le contour du lambeau.

externe du tendon d'Achille, commencez l'*incision externe* hardie et profonde qui d'abord monte un peu, puis bientôt marche directement en avant, pour passer horizontalement à un large doigt au-dessous du sommet de la malléole péronière, atteindre le niveau de l'articulation scapho-cunéenne et se recourber en dedans, à quelques millimètres devant cette articulation, jusqu'au tendon extenseur propre du gros orteil.

A ce moment et sans désemparer, vous portez le bout du pied à votre gauche, pour en amener sous vos yeux le bord interne. Continuant l'incision dorsale, faites descendre le *contour du lambeau,* légèrement convexe en avant, sous le milieu du bord interne du pied. Toujours sans désemparer, mais après avoir relevé le métatarse, aidé par l'assistant qui soulève la jambe, conduisez l'incision à travers la plante jusqu'en son milieu. Au delà seulement, recourbez-la en arrière, faites-la toucher et mordre le bord externe du pied sous le cuboïde, et rétrogradez ensuite le long de ce bord, jusque sous la tubérosité postérieure externe du calcanéum. Enfin, après avoir commandé à l'aide d'élever de plus en plus la jambe en l'air (fig. 399), conduisez votre incision derrière le talon, sur l'in-

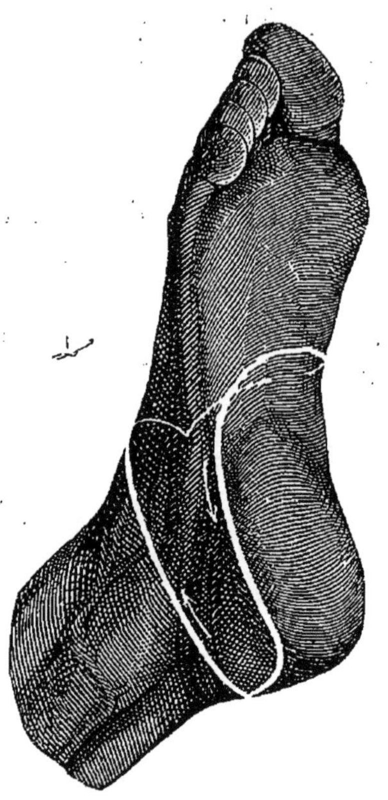

Fig. 399. — Vue plantaire externe du pied droit. Attitude pour terminer le contour du lambeau. — On voit aussi le départ et la partie externe de l'incision externe-dorsale.

sertion du bord externe du tendon d'Achille, rejoignant à peu près à angle droit le départ de l'incision première. — Repassez le couteau une ou plusieurs fois, afin de couper toutes les parties molles *jusqu'aux os* spécialement sous et derrière le talon.

2° Vous avez alors à choisir entre deux partis : disséquer le lambeau avant de désarticuler (je vous le conseille, c'est plus facile, voy. fig. 401, p. 328), ou désarticuler d'abord pour détacher ensuite le lambeau en renversant le pied droit comme vous avez appris à renverser le pied gauche. Un ambidextre, tenant le couteau de la main gauche, n'hésiterait pas à choisir ce dernier parti. Tout opérateur qui a un peu de souplesse dans le poignet peut en faire autant de la main droite (fig. 400). Voici comment :

Afin que vous *désarticuliez facilement*, l'aide fléchit la jambe à angle droit sur la cuisse; d'une main, il renverse énergiquement le genou en dedans et pèse dessus; de l'autre, il fixe la région sus-malléolaire, appuyée sur le bord du lit, et rétracte les téguments dorsaux externes. Il vous tient sous les yeux et à portée du couteau la face externe du pied parfaitement horizontale et tournée en haut, orteils à votre droite, talon à votre gauche. Vous repassez le couteau dans l'incision externe et dorsale : aucun tendon, pas même celui du jambier antérieur, n'a dû être épargné. Vous disséquez suffisamment le petit lambeau correspondant, en rasant les os, pour détacher complètement le muscle pédieux et rendre tangibles et visibles le défaut ou creux astragalo-calcanéen et la saillie de la tête astragalienne, que vous mettez à nu d'un coup de pointe.

Celle-ci s'engage facilement dans l'articulation astragalo-calcanéenne postérieure et, d'arrière en avant, coupe les premiers, puis les seconds faisceaux du ligament interosseux, aidée par la main gauche qui appuie légèrement sur le calcanéum pour l'abaisser et l'écarter de l'astragale. S'il est nécessaire, un coup de pointe donné plus profondément dans le tunnel, achève la section du ligament afin que l'articulation s'ouvre largement.

3° Il faut maintenant exécuter, comme pour le pied gauche, une série d'incisions superposées dans la même voie, de l'extrême gauche à l'extrême droite de la plaie, c'est-à-dire, sur ce pied droit, du talon où vous attaquerez le talon d'Achille en entrant, jusqu'au scaphoïde, dont vous séparerez le jambier postérieur en sortant. Chemin faisant, il faudra d'abord détacher le tissu adipeux sus-calcanéen et, plus tard, couper le ligament interne. Vous devrez ensuite évider le canal calcanéen, en tenant, bien entendu, le couteau dans sa direction, comme pour le sonder. Par conséquent, la main droite armée du couteau, fléchie et en pronation forcée, devra croiser la main gauche comme le représente la figure 400 (e).

Si, au contraire, vous voulez opérer autrement et *disséquer le lambeau* avant de désarticuler, vous le pouvez grâce au sacrifice que vous avez fait des téguments de la face externe du talon. A cet effet, aussitôt le contour du lambeau incisé, sans plier la jambe sur la cuisse, vous le détacherez en dessous et en avant, dans l'étendue de quelques centimètres; vous disséquerez également, comme à l'ordinaire, la lèvre supérieure de l'incision dorsale-externe. —Puis,

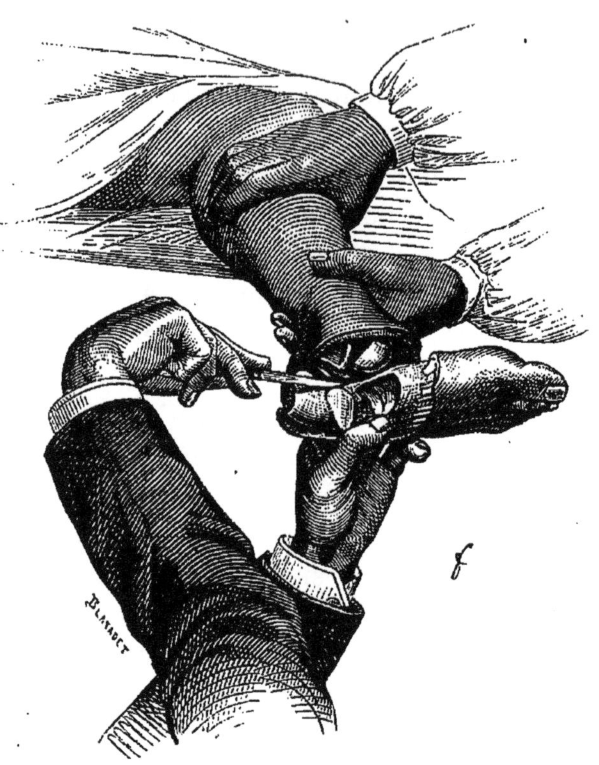

Fig. 400. — Désarticulation sous-astragalienne, pied droit, dissection du lambeau de l'intérieur vers l'extérieur. La droite de l'opérateur est obligée de se jeter en dehors de la gauche pour diriger la lame dans l'axe du canal calcanéen. Jambe toujours fléchie à angle droit et couchée sur sa face interne.

faisant renverser fortement l'avant-pied en dehors pour rendre le talon visible et accessible (fig. 401), vous accrocherez du bout des doigts de la main gauche la partie postérieure du lambeau et la détacherez d'abord, avec le tendon d'Achille, de la face postérieure du calcanéum, de ses tubérosités et de sa face intérieure. Vous relèverez de plus en plus la partie talonnière du lambeau vers la malléole tibiale, à mesure que le couteau parallèle aux tendons évidera le canal calcanéen (f).

Lorsque le lambeau sera suffisamment disséqué et le calcanéum dénudé sur toutes ses faces, postérieure, inférieure, interne et supérieure, vous irez attaquer l'articulation par son côté externe, après avoir placé la jambe fléchie et le pied dans l'attitude de la figure 400.

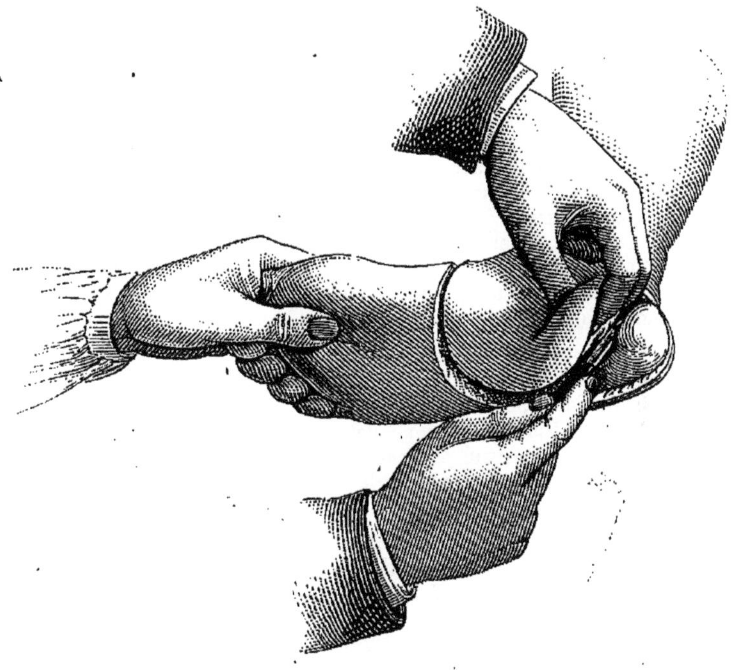

Fig. 401. — Désarticulation sous-astragalienne, dissection du lambeau du pied droit; action de l'aide sur le pied, la jambe restant étendue. La gauche de l'opérateur s'efforce de décoller le lambeau pour faire place au couteau qui évide le canal calcanéen et que la droite tient parallèle à l'axe de ce canal.

Notes. — (a) C'est à l'opérateur, avant de couper sur le dos du pied, à apprécier la proéminence de l'astragale, la mobilité et l'élasticité des téguments, toutes choses variables. Le pied est-il long, la peau mobile et tendue, il vaut mieux garder plus que moins et inciser, non à quelques millimètres, mais à un travers de doigt en avant de l'articulation scapho-cunéenne.

(b) Cette insertion se fait sur une crête horizontale qui divise en deux étages à peu près égaux la face postérieure du calcanéum. Les avis sont partagés sur la conservation des adhérences tégumentaires du tendon d'Achille à la partie postérieure du lambeau.

En prolongeant l'incision externe jusqu'au bord interne du tendon, que l'on divise en travers juste au-dessus de son insertion, *le résultat est plus beau, plus facilement obtenu et primitivement meilleur :* l'adaptation des lèvres de la partie postérieure de la plaie se fait mieux ; le tendon d'Achille ne peut plus empêcher de maintenir en avant la masse du lambeau pour y faire une espèce d'avant-pied ; les contractions des muscles du mollet sont sans action sur la cicatrisation, etc. Reste à savoir si le tendon d'Achille recouvre plus tard des adhérences suffisantes pour agir utilement sur le coussinet du moignon, et si l'entamure pratiquée à la partie postérieure de la base du lambeau n'augmente pas les chances de gangrène (?).

(c) L'attitude conseillée ici facilite considérablement la désarticulation. Si le malade est couché sur le côté sain, la besogne de l'aide, relative à la flexion de la jambe et au renversement du genou en dedans, est un jeu. L'opérateur qui était au bout du lit, a fait un pas à droite et se tient maintenant sur le côté du lit.

(d) Aussitôt qu'on le peut, il faut se débarrasser des insertions tendineuses facilement accessibles. Ainsi, le tendon jambier antérieur si souvent oublié par les élèves, a dû être coupé depuis longtemps, et le tendon d'Achille complètement détaché, avant que la pointe attaque le ligament interne de l'articulation. Tout est plus facile lorsque, dès le début de l'opération, on a prolongé la partie reculée de l'incision externe suffisamment en dedans pour trancher complètement le tendon d'Achille. Je conseille donc aux débutants de faire ainsi leurs premières opérations.

(e) Après que l'articulation est ouverte, on arrive encore autrement à séparer le pied droit du lambeau. Mais il faut le concours d'un deuxième aide, chargé de tenir l'avant-pied pendant que l'opérateur placé en dehors et s'aidant de sa main gauche détache d'abord d'avant en arrière la graisse sus-calcanéenne et le tendon d'Achille. Une fois celui-ci complètement désinséré, l'opérateur coupe le ligament interne; il se remet au bout du pied, le reprend, le tord et l'abaisse un peu, pour entailler *d'avant en arrière*, décoller, la partie antérieure du lambeau et engager la lame dans le canal calcanéen, qu'elle évide avec facilité. La main du deuxième aide intervient utilement pour écarter le lambeau à mesure que l'opérateur le détache.

(f) On arrive avec peine à disséquer d'une manière analogue le lambeau du pied gauche. Pendant cette dissection, un aide tient la jambe allongée, élevée et fortement tordue vers la droite de l'opérateur accroupi en dedans de la plante. Cette torsion, ce renversement de l'avant-pied gauche en dehors, expose le talon que l'opérateur peut décortiquer de dessous en dessus en tenant le couteau en pronation forcée, pour commencer tous les traits derrière le talon et les conduire peu à peu et parallèlement dans le canal calcanéen.

Remarques. — En laissant pendre le lambeau qui vient d'être décrit, on voit que la surface saignante totale ressemble à un cœur symétrique, à base antérieure non échancrée. Le lambeau, en effet (revoy. fig. 588, p. 515), reproduit en grand la forme semi-cordée de la surface à recouvrir; la partie la plus étoffée est l'antérieure, celle qui supportera le poids du corps. Après l'application, la béance utile de la plaie, en arrière et en dehors, existe naturellement.

La valeur clinique de ce procédé est certainement supérieure à celle du trop petit et trop étroit lambeau interne, qui pourtant a donné de bons résultats (Malgaigne, Volkmann, etc., etc.) ; j'engage les élèves à le pratiquer sur le cadavre jusqu'à ce qu'ils soient sûrs de pouvoir désarticuler et évider le canal calcanéen sans blesser les vaisseaux. Alors seulement, ils pourront s'exercer à l'exécution du procédé en raquette, dérivé des procédés de J. Roux et Verneuil et qui ne diffère essentiellement de celui qui vient d'être décrit que par le trajet de l'incision plantaire et l'extrême difficulté que l'on rencontre pour énucléer le calcanéum (voy. plus loin).

Le procédé de J. Roux, tel qu'il l'exécuta devant Nélaton et le décrivit (*Gaz. des hôp.*, 1848), avait été inventé pour pratiquer la désarticulation tibio-tarsienne, en 1846. Ce fut Nélaton qui l'appliqua à l'amputation sous-astragalienne.

Je crois que Nélaton opérait ainsi : de l'extrémité postérieure de la face externe du calcanéum, une incision vient en avant, passe à un doigt au-dessous de la malléole péronière, se recourbe en dedans sur le dos du scaphoïde, rétrograde vers le tubercule de cet os et de là, revenant en avant, forme une encoche obtuse pour descendre, légèrement convexe, couper la plante en travers, au niveau de la tubérosité du cinquième métatarsien et jusqu'à cette tubérosité, pour atteindre le bord externe du pied et remonter obliquement au point de départ.

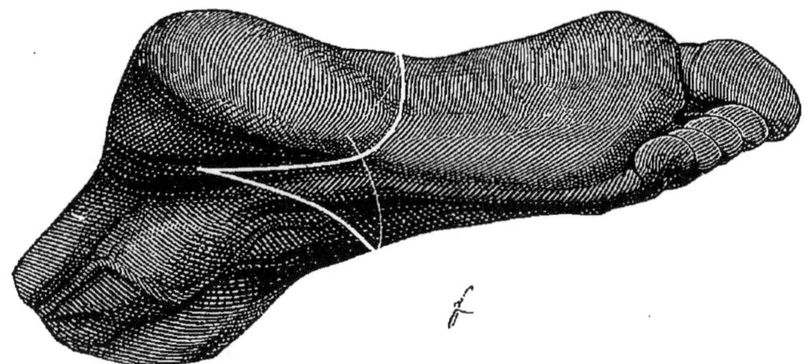

Fig. 402. — Désarticulation sous-astragalienne, incision de A. Nélaton.

La première opération de Nélaton avait été précédée des recherches de Verneuil sur l'adaptation du procédé J. Roux à l'amputation sous-astragalienne.

Verneuil, armé d'un couteau à lame courte et solide, faisait partir l'incision du tubercule externe du calcanéum (à 2 ou 3 centimètres au-dessous

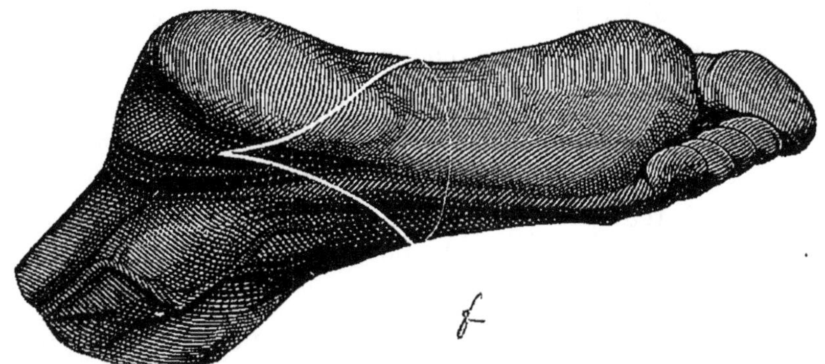

Fig. 403. — Désart. sous-astragalienne, procédé J. Roux, adapté par Verneuil.

de la malléole péronière), l'amenait en avant jusqu'à 2 centimètres en arrière et en dedans de la tubérosité du cinquième métatarsien et la recourbait en guêtre sur le dos du pied pour la conduire sur le milieu du premier cunéiforme, puis sous la plante du pied, en se dirigeant, malheureusement très obliquement, vers le point de départ.

Raquette.

Enfin j'arrive à un dérivé qui fut en vogue à l'École du Val-de-Grâce (Perrin et Chauvel), et qui a perdu son nom de procédé à lambeau pour s'appeler procédé en raquette. Comme moi, Perrin se proposait de « donner assez d'ampleur au lambeau pour que la tête de l'astragale soit facilement recouverte en avant, non plus par les parties molles de la région dorsale, mais bien par la peau de la plante du pied.... Le procédé ainsi modifié diffère de celui qui a été décrit par M. Verneuil par les dimensions en quelque sorte exagérées qu'il donne au lambeau plantaire de façon à obtenir, comme résultat opératoire, un véritable pied d'éléphant. »

A partir du côté externe de l'insertion du tendon d'Achille, l'incision de Perrin marche en avant, passe à 0m,03 de la pointe péronière, atteint l'extrémité postérieure du cinquième métatarsien, se recourbe en dedans sur le dos du pied (a), croise le bord interne au niveau de l'articulation cunéo-métatarsienne et traverse la plante pour rejoindre l'incision externe, à 0m,02 en arrière du cinquième métatarsien (fig. 404 et 405).

En fait, j'ai vu Perrin prolonger son incision en arrière jusque sur le bord interne du tendon d'Achille qu'il a coupé en travers sous mes yeux, dans l'espoir, m'a-t-il dit, de supprimer pour le présent et l'avenir l'action du triceps sural sur le coussinet plantaire... et aussi peut-être pour se donner de la facilité.

Chauvel ne veut pas qu'on coupe ce tendon d'abord, et par conséquent défend de prolonger la queue de la raquette au delà du « bord externe du talon ».

En tenant l'incision externe près du bord plantaire et en la prolongeant assez loin derrière le talon pour couper le tendon d'Achille facilement et tout de suite, à son insertion, on ne rencontre pas de grandes difficultés. Il faut alors, à mon avis, bien détacher la lèvre inférieure de la queue de la raquette, c'est-à-dire le bord du lambeau plantaire, afin de dépouiller le dessous du cuboïde, du calcanéum et surtout de la tubérosité postérieure externe de cet os,... puis libérer de même tout le cercle de la raquette et sa lèvre dorsale-externe, afin qu'il ne reste plus à séparer des os que les parties internes, périlleuses et inabordables avant la désarticulation.

Celle-ci s'exécute à l'ordinaire, et le reste aussi, sur le pied gauche.

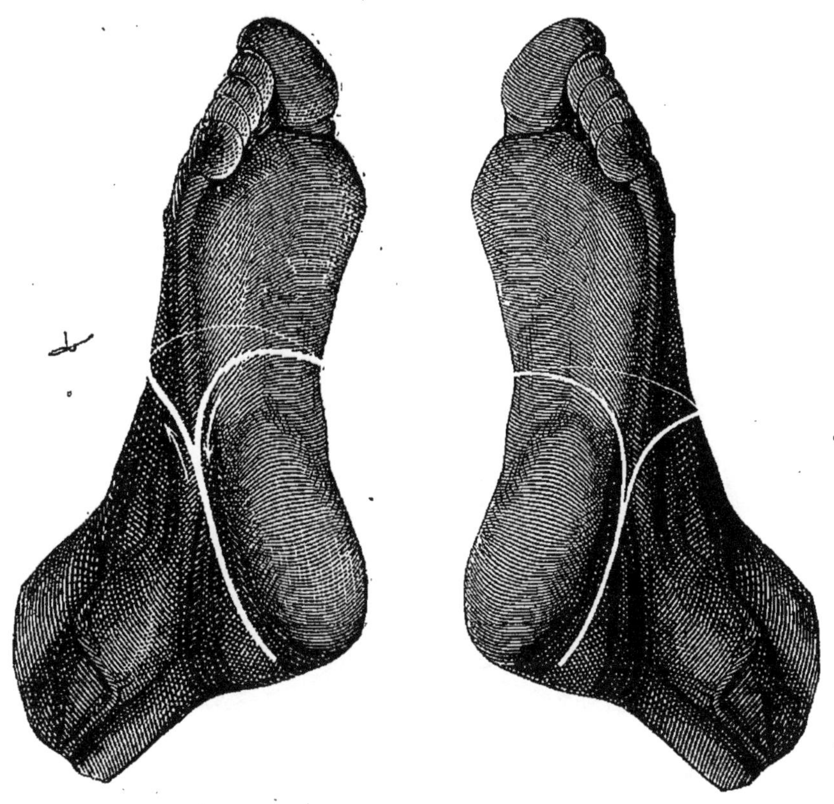

Fig. 404 et 405. — Désarticulation sous-astragalienne, incision en raquette (Perrin).

Sur le pied droit, après avoir disséqué dans la mesure du possible, en premier lieu la lèvre inféro-externe et le lambeau plantaire, en second lieu le lambeau supéro-externe, l'articulation sera ouverte. Pour évider le canal calcanéum sans péril, il faudra ici le concours d'un aide armé d'un grand écarteur qui attire en dedans la partie interne du cercle de la raquette, pendant que le chirurgien abaisse le pied, le tord en dedans et le jette en dehors, afin de faire place au couteau qui, par une succession de traits de dessus en dessous, va pénétrer d'avant en arrière, au delà du scaphoïde et de la petite apophyse calcanéenne. Quand il ne reste plus à dégager que la tubérosité interne du calcanéum, l'intervention de l'aide qui écarte les chairs est encore précieuse, pendant que la gauche de l'opérateur exagère la torsion et l'abaissement ou plutôt le renversement total du pied (b).

Notes. (a) Chauvel la fait empiéter un tiers de la longueur du troisième métatarsien : c'est exiger beaucoup des traumatismes et aller contre ce que j'ai cité de Perrin.

(b) La force que la main gauche est obligée de développer dans ces opérations n'est pas sans danger. Il y a des téguments fort peu souples qui résistent ou qui déchirent à la base du lambeau plutôt que de céder. Je l'ai vu sur le cadavre et sur le vivant.

Je veux bien que dans les cas rares où le chirurgien a des parties molles à discrétion il fasse pour le pied des moignons très étoffés ; je le lui conseille même formellement et je n'ai pas agrandi considérablement le lambeau de Roux-Verneuil-Nélaton, pour un autre motif. Mais je recommande aussi d'apprendre à se contenter du strict nécessaire.

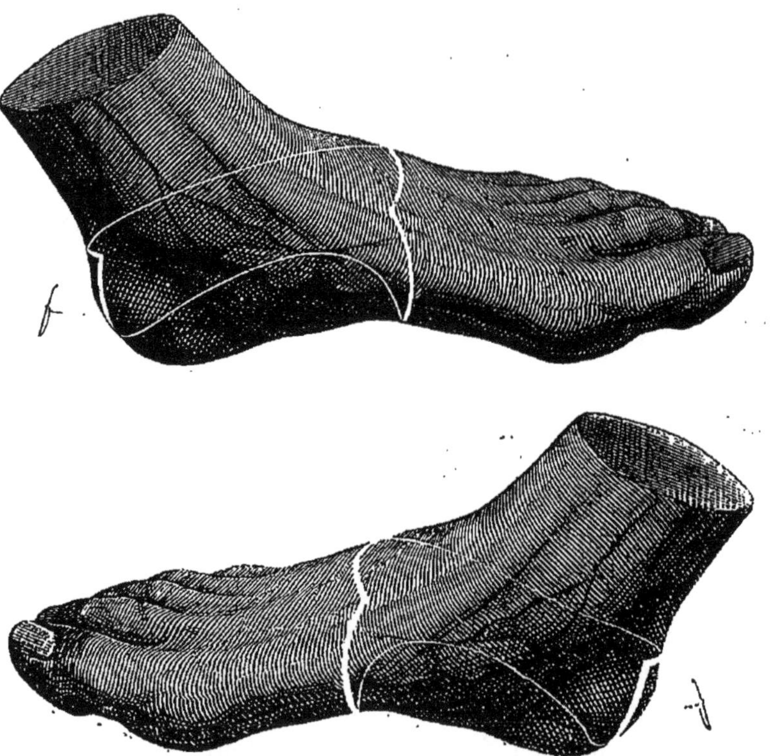

FIG. 406 et 407. — Désarticulation sous-astragalienne, pied gauche et pied droit, lambeau réduit au strict nécessaire (procédé de nécessité).

Quel est ici le strict nécessaire dont on ne devra se contenter qu'en cas de nécessité absolue et qu'il faut néanmoins essayer sur le cadavre ?

C'est un lambeau interne bien plus petit que celui que j'ai décrit, assez long pour comprendre plus de la moitié interne de la plante du pied, assez large pour que sa base s'étende depuis le bord interne du tendon d'Achille jusqu'à l'articulation du premier métatarsien. On s'est contenté de moins, je crois que l'on risquait beaucoup; mieux eût valu désarticuler le pied en totalité.

En opérant ainsi, on peut *très facilement* disséquer le lambeau de dehors en dedans. Pour peu que la tête de l'astralgale soit à l'étroit dans son enveloppe, il faudrait l'exciser avec la scie à chantourner. Ce serait, je pense, un bon parti à prendre dans tous ces cas.

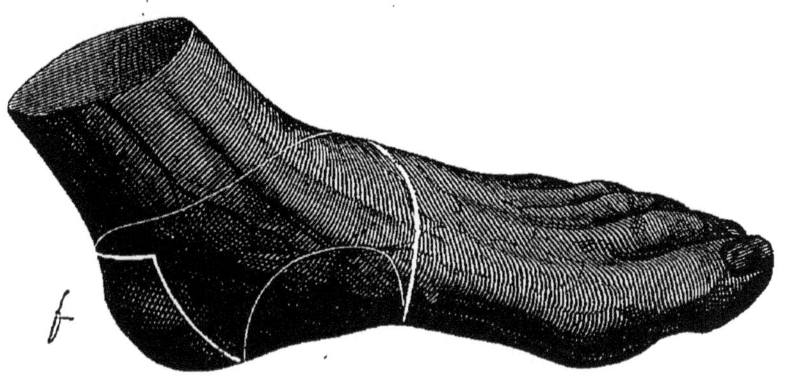

Fig. 408. — Désarticulation sous-astragalienne, lambeau interne insuffisant (Malgaigne).

Malgaigne restait donc en deçà de l'indispensable, lorsqu'il opérait d'après le tracé de la figure 408. Après avoir tranché le tendon d'Achille et coupé les téguments postérieurs, externes et dorsaux (ceux-ci à 3 centimètres devant l'articulation astragalo-scaphoïdienne), Malgaigne entaillait au même niveau le bord interne et la plante du pied, au moins jusqu'au milieu. Puis, remettant le couteau dans le commencement de l'incision postérieure, derrière la malléole interne, il descendait obliquement vers la plante du pied, sous un angle d'environ 45 degrés (?), et rejoignait la fin de la première incision, en découpant ainsi un lambeau arrondi, large de 8 à 10 centimètres à la base et de 4 à 6 au sommet.

On a aussi, spécialement en Angleterre, gardé maintes fois un simple lambeau postérieur, la cupule calcanéenne de Syme, pour couvrir la face inférieure de l'astragale. C'est un très mauvais procédé qui place la cicatrice justement sur le point du moignon qui fatigue le plus, sous la tête de l'astragale.

En septembre 1888 Chaput a imité Tripier, mais en apportant une importante modification au procédé. Chaput a commencé par se débarrasser du tendon d'Achille en le désinsérant. Puis il a fait deux coupes calcanéennes : l'une verticale destinée à raccourcir, à retrancher la portion rétro-astragalienne du calcanéum ; l'autre horizontale comme celle de Tripier. Le résultat fut la conservation d'un plateau calcanéen à peu près de même longueur que l'astragale, adhérent à cet os, offrant au coussinet plantaire une surface d'appui unie et parfaitement horizontale, privant enfin le tendon d'Achille du bras de levier dont il se sert pour renverser le calcanéum.

Les incisions propres à la désarticulation sous-astragalienne simple et à l'opération de Pasquier-Le Fort conviennent parfaitement ici, moyennant qu'on les prolonge assez en arrière pour découvrir facilement le tendon d'Achille et l'arrière-calcanéum.

ARTICLE VIII

AMPUTATION TOTALE DU PIED, DÉSARTICULATION TIBIO-TARSIENNE [1]

La désarticulation totale du pied, pratiquée plusieurs fois à de grands intervalles, était abandonnée et méprisée de la plupart des chirurgiens lorsque Baudens fit sa première opération en 1839. Imbu de cette idée que les lambeaux antérieurs doivent toujours être préférés parce que, dans le décubitus dorsal, ils s'adaptent d'eux-mêmes sous l'action de la pesanteur et ne forment pas clapier, Baudens choisit un mauvais procédé. C'est pourquoi notre compatriote a dû partager l'honneur d'avoir réhabilité la désarticulation tibio-tarsienne avec Syme d'Édimbourg. Celui-ci, à partir de 1842, fit en Angleterre un très grand nombre de désarticulations du pied, réussit à donner son nom à l'opération, et trouva l'occasion d'enseigner son procédé à Chélius fils et, par lui, à toute l'Allemagne (1846). Il faut pourtant rendre justice à Baudens et ne pas oublier non plus que l'invention du procédé de J. Roux a eu l'influence la plus heureuse sur la vulgarisation en France des amputations tibio-tarsienne et sous-astragalienne. Cela dit, je dois ajouter que le procédé de Syme est beaucoup trop négligé

1. Baudens, *Gaz. des hôp.*, 1841, 1848, 1849. — Syme, cinq mémoires reproduits en substance in *Contributions to the Pathology and Practice of Surgery*. London, 1848, analysé in *British and foreign med.-chir. Review*, 1848, II. — J. Roux, *Annales de thérap.*, 1846, et *Gaz. des hôp.*, 1848. — Sédillot, *Contributions*, II. — Gross, *loc. cit.* — Chauvel, *loc. cit.* — Hancock, *loc. cit.* — Linhart, *loc. cit.* — Flamain, *Études sur les procédés opératoires applicables à l'amputation tibio-tarsienne*, thèse de Paris, 1871. — J. Bell, *Manuel of operations of Surgery*, Edinburgh, 1874.

chez nous, puisqu'il paraît donner, avec bien moins d'étoffe, des résultats aussi bons, sinon meilleurs, que ceux du procédé de J. Roux.

Les *indications* de cette opération sont les mêmes que celles des autres amputations partielles du pied. C'est dire que l'état des parties molles ne permettra pas toujours au chirurgien de choisir son procédé. Dans les circonstances favorables, où les meilleurs téguments, ceux du talon et de la face interne du cou-de-pied, sont détruits, faut-il néanmoins désarticuler, plutôt que d'amputer dans la région sus-malléolaire? Non.

Le grand avantage de la désarticulation, c'est de permettre la marche sur le bout du moignon. Il n'y faut plus compter si l'état des téguments ne permet pas de confectionner des lambeaux bien étoffés qui rejettent la cicatrice en bon lieu : car le désarticulé se trouverait alors dans les conditions d'un homme amputé au-dessus des malléoles par un procédé médiocre; il devrait porter un appareil de riche prenant son point d'appui sous l'ischion. Je crois qu'au point de vue de la marche une amputation intra ou même sus-malléolaire qui, avec un lambeau long, large et épais, permet au mutilé de s'appuyer directement sur le bout du moignon, vaut mieux que la désarticulation du pied faite par un procédé de nécessité. S'il y avait entre les deux opérations une différence de gravité *notable*, il faudrait, c'est évident, opter pour la moins grave. Et encore, je ne comprends guère la sensiblerie de quelques chirurgiens militaires qui veulent, avant tout et quand même, donner à leur amputé toutes les chances de survivre, même au prix d'une infirmité. Car tout moignon de jambe, ou mauvais ou médiocre, réduit le salaire du mutilé qui garde le lit de temps en temps, court des risques de phlegmon, d'ostéite, d'érysipèle, de résection ou d'amputation secondaire; bref, une telle infirmité empoisonne et abrège la vie.

L'amputation sus-malléolaire est, dit-on, plus grave que la désarticulation du pied; c'est pourquoi il faut pratiquer cette dernière de préférence, toutes les fois qu'on le peut. Je ne conteste pas cette préférence à donner toujours à la désarticulation, quand on a à sa disposition des téguments de choix. Je discute seulement les cas où le chirurgien hésite entre une désarticulation par un procédé de nécessité et une amputation sus-malléolaire par un procédé d'élection. La statistique ne nous a rien appris sur la gravité relative de ces deux opérations faites *dans ces conditions*. L'écart est déjà si faible entre la mortalité des désarticulations tibio-tarsiennes prises en bloc et celle des amputations sus-malléolaires, que je soupçonne fort qu'un malade, dont le pied serait assez altéré pour imposer au chirurgien un procédé de désarticulation médiocre, ne perdrait aucune chance de survivre en se faisant amputer au-dessus des malléolos par le procédé d'élection.

Je dis tout cela pour arriver une fois de plus à répéter : si vous amputez dans le pied ou dans le bas de la jambe, faites un moignon sur lequel le mutilé puisse marcher.

Choix des procédés. — Un tel moignon, après la désarticulation qui nous occupe, doit avoir pour coussinet les téguments de la plante du pied habitués à supporter le poids du corps; la cicatrice doit être rejetée sur la périphérie, au-dessus de la surface d'appui. C'est donc par un lambeau que nous couvrirons l'extrémité du squelette de la jambe. Ce lambeau, nous ne le prendrons ni en avant, parce qu'il doit comprendre une partie de la semelle plantaire, ni en dehors, parce qu'il doit contenir les vaisseaux dans son épaisseur; mais plutôt en arrière, ou en dedans, ou à la fois en dedans et en arrière (fig. 409 à 412).

Autant que possible nous garderons un *large* lambeau et chercherons à lui conserver sa mobilité sur le bout des os, par une réunion rapide et par la conservation ou la reproduction des adhérences tendineuses. Car il me semble démontré que la marche est plus facile lorsque le coussinet charnu se meut et s'immobilise à la volonté du malade.

Avant de décrire l'amputation sous-astragalienne, j'ai dit le nécessaire sur les téguments du talon et les vaisseaux qui les nourrissent. Je rappellerai seulement ici que la coque talonnière est très épaisse et très résistante en bas, très mince au contraire en haut, sur les côtés du tendon d'Achille. Nous retrouverons une minceur pareille au niveau des malléoles où le fascia pellucida est à l'état de séreuse ébauchée.

L'articulation tibio-tarsienne est facile à trouver et facile à ouvrir. Mais, après la désarticulation, la mortaise tibio-péronière avec ses deux malléoles inégales est évidemment fort mal disposée pour fournir un bon moignon : il faut l'aplanir, soit avec la scie, soit avec les cisailles. Quelques chirurgiens recommandent de scier franchement à 1 centimètre au-dessus de l'interligne; d'autres d'enlever seulement avec les malléoles les bords antérieur et postérieur (celui-ci plus saillant) de la surface articulaire du tibia; d'autres de couper simplement les deux malléoles ou seulement l'externe. On peut même ne rien enlever du tout et réussir; mais c'est une mauvaise pratique, surtout chez l'adulte, quand on veut, ce qui est l'ordinaire, faire marcher l'amputé sur le bout du moignon[1].

La maladie des surfaces articulaires peut forcer le chirurgien à enlever, successivement et par tranches, 2 ou 3 centimètres des os de la jambe.

Lorsque l'articulation est saine, je crois qu'il faut scier les deux malléoles isolément et un peu obliquement pour donner à la surface terminale du squelette des bords latéraux légèrement obtus. Je crois encore que si le

1. Blandin ne croyait pas qu'il fût possible d'obtenir un pareil résultat. En conséquence, il conservait les malléoles, qu'il couvrait avec deux lambeaux latéraux. Ainsi avait été opérée la jolie modiste pour laquelle F. Martin fit sa première jambe artificielle. Le jour du mardi gras, étant masquée, elle trompa l'interne qui l'avait soignée, le lutina, dansa avec lui une partie de la nuit : « Ce ne fut qu'à la sortie du bal..., lorsque le masque dut se déchausser... que le jeune homme la reconnut. » (*Gaz. des hôp.*, 1846, p. 562.) Mais, plus tard, elle fut trouvée chez elle avec un simple pilon, et avoua que sa jambe articulée la gênait beaucoup. Note de Sédillot (1868), *Contributions à la chir.*, II, 161.

moignon doit suppurer, une minute employée à gratter le cartilage sans perforer la lame compacte sous-jacente contribuera à assurer la guérison

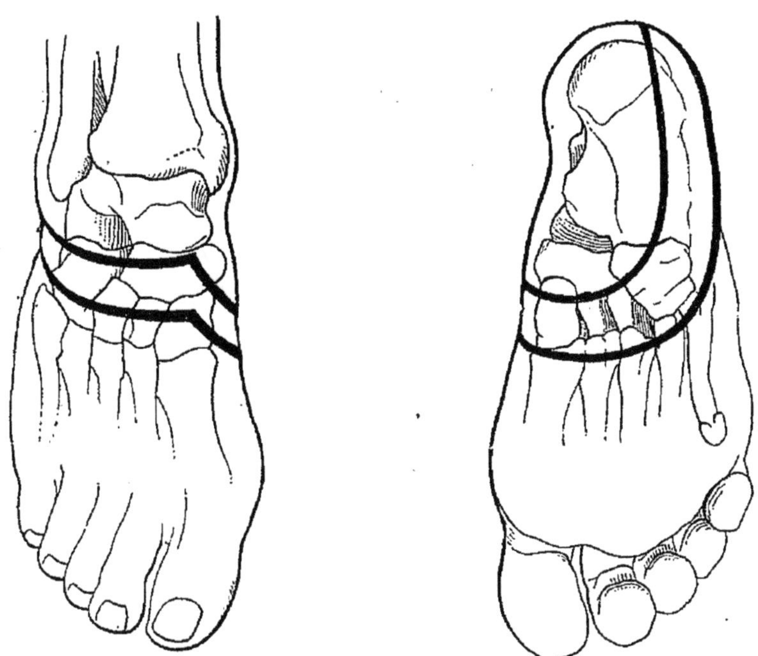

Fig. 409 et 410. — Tracés comparatifs pour l'amputation sous-astragalienne et la désarticulation tibio-tarsienne, par le procédé à lambeau interne amélioré.

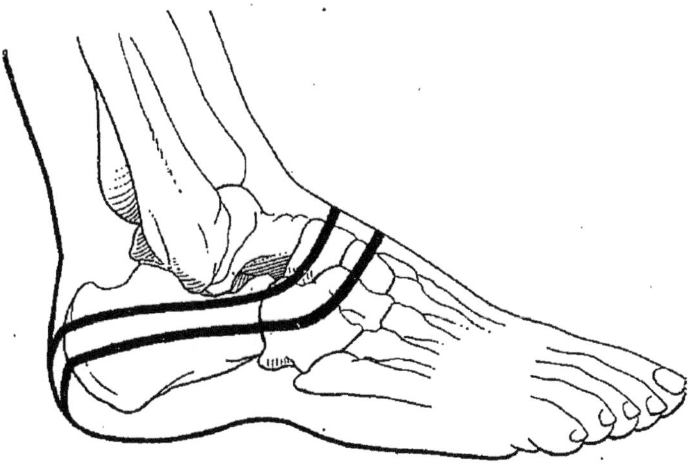

Fig. 411. — Désarticulations sous-astragalienne et tibio-tarsienne, lambeau interne amélioré, tracés comparatifs de l'incision dorsale-externe.

rapide. Sans cette précaution, si la réunion immédiate fait défaut, le cartilage s'exfolie rarement, mais il s'exfolie quelquefois.

Quatre procédés pourraient être donnés comme acceptables, et décrits longuement les uns et les autres : le lambeau interne pur (fig. 413), le lambeau interne amélioré comprenant le tendon d'Achille (fig. 409 à 412), le lambeau interne et postérieur de J. Roux (fig. 419), enfin, le lambeau postérieur de Syme (fig. 422 à 424). Les deux premiers ne comprennent pas la coque talonnière; ils se ressemblent comme exécution et ne sont que la reproduction, en plus petit, du lambeau du procédé facile décrit pour l'amputation sous-astragalienne.

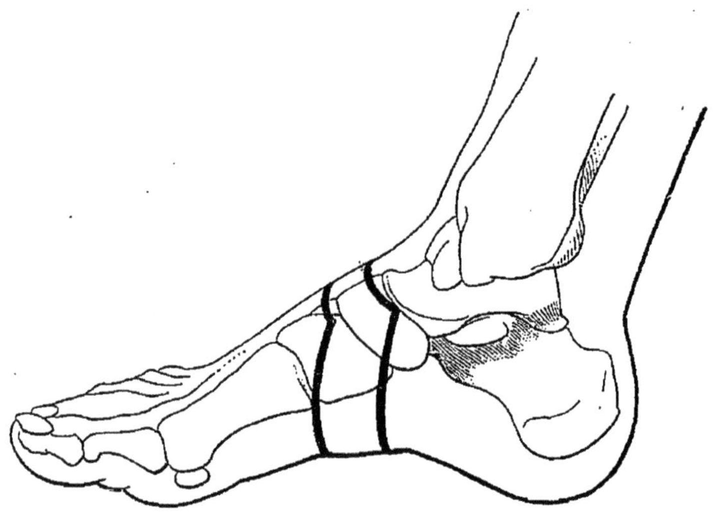

FIG. 412. — Désarticulations sous-astragalienne et tibio-tarsienne, lambeau interne amélioré, tracés comparatifs.

Je m'attacherai à bien exposer la manière d'exécuter le procédé de Syme d'après les ouvrages anglais, spécialement d'après le manuel de J. Bell d'Édimbourg et aussi d'après mes propres remarques. Je le ferai en dernier lieu, parce que les premiers procédés sont les mêmes que ceux de l'amputation sous-astragalienne qui vient d'être décrite.

Lambeau interne (Soupart, Sédillot, A. Guérin, etc.).

Ce procédé est, de tous ceux qu'il est permis d'appliquer sur le vivant, le plus facile à exécuter. Il a l'inconvénient de détruire tout à fait les adhérences du tendon d'Achille au futur coussinet du moignon, adhérences qui peuvent, il est vrai, se rétablir. On a réussi, sur le vivant, à faire un bon moignon, avec une très petite quantité de parties molles, mais je ne me permettrais pas de rester en deçà du minimum suivant : lambeau étendu en largeur depuis le bord interne du tendon d'Achille jusque sur le scaphoïde, et en longueur, jusqu'au milieu de la plante du pied; section des téguments externes au niveau de la pointe du péroné.

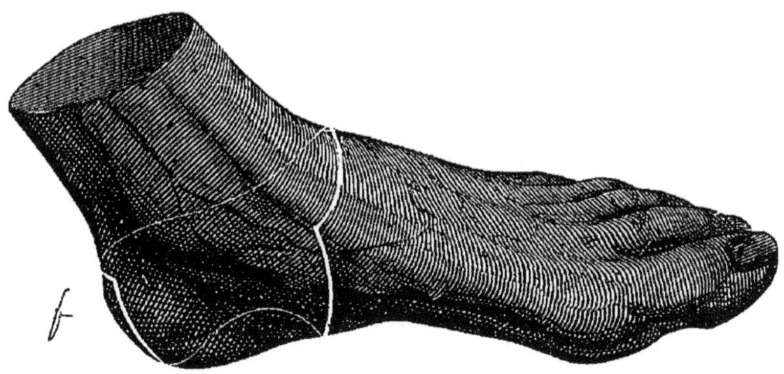

Fig. 413. — Amputation totale du pied, désarticulation tibio-tarsienne. Lambeau interne primitif.

Le lambeau peut-être disséqué facilement avant la désarticulation. C'est un avantage énorme que nous retrouvons dans le procédé suivant. Cela permet, sur l'un et l'autre pied, de faire, si l'on s'y croit obligé, l'amputation *intra-malléolaire* sans désarticuler.

Lambeau interne amélioré.

Ce procédé se recommande par les arguments que j'ai donnés à propos de l'amputation sous-astragalienne (p. 515 et 516). Ce n'est, en effet, que le procédé facile que j'ai conseillé pour cette opération, avec environ un doigt de peau en moins dans tous les sens (fig. 409 à 412). Le lambeau est étoffé, épais, bien vascularisé, adhérent au tendon d'Achille, et beaucoup plus facile à séparer du canal calcanéen que les lambeaux de J. Roux et de Syme. Il fournit aux os de la jambe une semelle aussi large que l'on veut. Dans ma description, je vais supposer, comme d'habitude, que l'état des parties molles ne laisse disponible que le minimum indispensable.

C'est dire que sur le vivant on devra tailler plus large et plus long toutes les fois qu'on le pourra.

Pour la coupe des parties molles, je n'ai qu'à reproduire mot à mot la description de l'amputation sous-astragalienne. Néanmoins, cette reproduction me paraît nécessaire, car on ne me comprendrait pas à demi-mot. Il est si difficile, comme dit Paré, « de mettre clairement et entièrement par escrit la Chirurgie manuelle! » Les *notes* b, c, d, e, f de l'amputation sous-astragalienne (p. 528) sont applicables à la désarticulation du pied.

Opération. — Le tiers inférieur de la jambe malade dépasse le bout du lit. L'aide chargé de relever les téguments et de supporter, quand il le faut, tout le poids du membre, etc., se tient en dehors. S'il est très habile, il peut assurer l'hémostase en comprimant les artères pédieuse et tibiale postérieure. Mais il vaut mieux faire agir un appareil ou un aide sur la fémorale.

Vous avez examiné le pied attentivement, vous savez notamment où passent les tendons extenseur propre du gros orteil et jambier antérieur, où se trouve l'articulation astragalo-scaphoïdienne, etc.

A. *Pied gauche.* — 1° Abaissant d'abord l'avant-pied de la main gauche qui tout à l'heure l'inclinera en dedans, commencez l'*inci-*

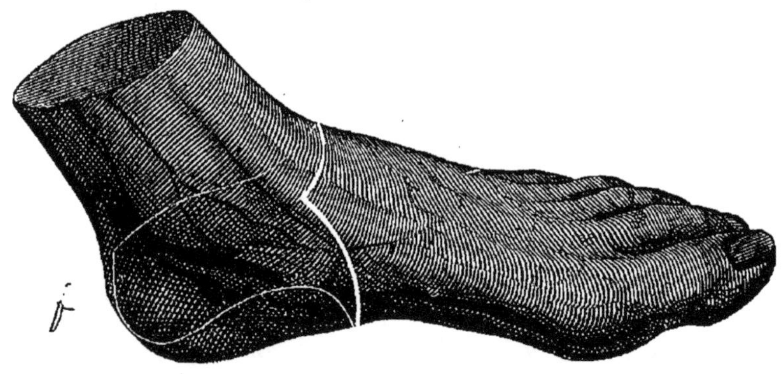

FIG. 414. — Tracés pour la désarticulation tibio-tarsienne, pied gauche. Lambeau interne amélioré. On voit, en dedans du relief du tendon extenseur propre, près de celui du jambier, le départ de l'incision dorsale-externe. — Une reprise sera faite au même point pour le contour du lambeau.

sion dorsale-externe en dedans du tendon *extenseur propre*, entre ce tendon et celui du jambier, à quelques millimètres *devant l'articulation astragalo-scaphoïdienne;* coupez à fond, marchez transversalement en dehors et, après un trajet de 4 à 5 centimètres, tournez et rétrogradez parallèlement au bord externe du pied, vers la pointe de la malléole péronière que vous raserez, pour viser ensuite et atteindre le bord externe du tendon d'Achille au voisinage de son insertion.

Pour inciser le *contour du lambeau*, votre main gauche redresse l'avant-pied et le repousse en dehors, c'est-à-dire à votre droite. Votre coude et votre avant-bras gauches sont fortement relevés : par-dessous vous apercevez le bord interne du pied et le départ de l'incision dorsale. Remettez-y le bistouri, conduisez-le vers la plante

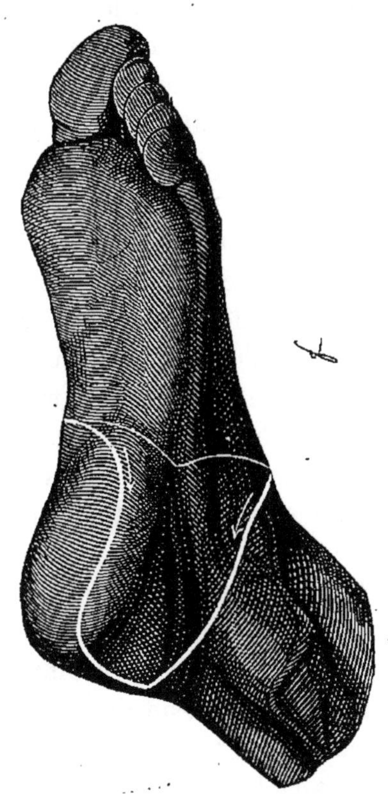

Fig. 415. — Vue plantaire externe du pied gauche : attitude pour terminer le contour du lambeau. On voit aussi la partie externe de l'incision initiale dorsale-externe.

suivant un trajet légèrement convexe en avant, qui l'amène *sous l'articulation scapho-cunéenne*. A ce niveau, entamez hardiment et en travers le tiers interne de la plante. Alors seulement, arrondissez l'incision et menez-la arciforme et tangente à la ligne médiane plantaire, c'est le minimum, la figure 415 dit plus ; menez-la, dis-je, convexe en dehors, sous la partie interne ou moyenne de la pointe du talon, puis derrière, puis en dehors vers la terminaison de l'incision externe que vous rejoignez, après avoir fait élever le pied par votre aide. Repassez le couteau plusieurs fois jusqu'à ce que toutes les parties molles du lambeau, y compris les tendons profonds, soient coupées à fond et un peu en biseau.

2° Afin que vous *désarticuliez facilement* (ne négligez pas mon conseil), l'aide fléchit la jambe à angle droit sur la cuisse. D'une main (la droite) il renverse complètement le genou en dedans et pèse dessus ; de l'autre (la gauche) il fixe la région sus-malléolaire appuyée sur le bord du lit et rétracte les téguments dorsaux et externes : il vous tient sous les yeux, et à portée du couteau, la face externe du cou-de-pied parfaitement horizontale et regardant en haut, orteils à votre gauche, talon à votre droite.

Repassez le couteau de gauche à droite dans l'incision dorsale-externe où quelque tendon pourrait avoir résisté, et mobilisez suffisamment la lèvre supérieure des téguments, en avant et sur le côté, pour rendre la malléole péronière visible et l'articulation accessible. — Touchez la pointe malléolaire ; au-dessous, entrez à plein tranchant en insinuant la lame à plat entre la malléole et la face latérale de l'astragale. Vous aurez divisé ainsi les trois ligaments péroniers, et la simple pesanteur aidée d'une pression légère des doigts de la main gauche, commencera le renversement du pied en dedans ; l'articulation s'entr'ouvrira et votre pointe coupera, en avant et en arrière, les faibles ligaments tibiaux antérieur et postérieur ; elle dégagera, sans le blesser, le tendon long fléchisseur propre de sa coulisse rétro-astragalienne, détachera ensuite la graisse sus-calcanéenne et, toujours rasant l'os, désinsérera le tendon d'Achille en s'y reprenant à plusieurs fois, s'insinuant chaque fois plus profondément, à plat entre l'os et le tendon.

Le pied se renversera alors davantage sous l'action modérée de la main gauche agissant sur le calcanéum (voy. fig, 397, relative à la désarticulation sous-astragalienne, p. 522). — Portez la pointe du couteau dans la gauche de l'incision : attaquez-y le tendon jambier postérieur et, en arrière, les divers plans du ligament latéral interne ; repassez prudemment le couteau plusieurs fois sur ces tissus fibreux, dans la même voie. Puis, tenant le couteau oblique comme les tendons, c'est-à-dire comme le canal calcanéen, rasez successivement de l'extrême gauche à l'extrême droite de la plaie, la face inférieure du tubercule scaphoïdien, de la petite apophyse, de l'excavation, de la tubérosité interne et de l'extrémité postérieure du calcanéum. Au moment de dépasser la petite apophyse calcanéenne, songez à la profonde gouttière sous-jacente et faites tourner la lame sur son axe pour qu'elle s'y engage et en déloge, sans l'entailler, le tendon du fléchisseur propre (attitude de fig. 397). Dans toute la longueur de la plaie, vous repassez donc le couteau plusieurs fois dans la même voie, la lame bien inclinée et secouée, glissant à plat sur la surface dure dont elle suit les irrégularités, afin que jamais le tranchant ni la pointe ne s'écartent du périoste.

Bientôt le pied, de plus en plus tordu par la main gauche dont le pouce s'est avancé jusque dans la gouttière calcanéenne, se trouve complètement séparé. Le calcanéum présente une surface absolument nue, la face profonde du lambeau n'a pas reçu le moindre coup d'estoc.

3° Dès à présent, on peut lier les vaisseaux et ensuite exciser les deux tendons flottants pour apercevoir *le nerf* dont il faut toujours détruire la continuité, près de la base du lambeau, sur une longueur de 2 centimètres.

Il faut maintenant réséquer les malléoles et d'abord les dépouiller. Dans ce dessein, vous ramènerez la jambe dans la rectitude.—De la main gauche, vous saisirez le bord des téguments pour le soulever et, avec la pointe introduite en long et à plat entre la peau et les os, vous contournerez successivement chaque malléole (fig. 416), en faisant marcher le taillant d'avant en arrière où vous devez, de chaque côté, fendre les gaines des tendons, pour que ceux-ci puissent être relevés hors de la portée des dents de la scie ou de la cisaille.

Si vous êtes obligé d'enlever, avec ces malléoles, un plateau tibial de $0^{m},01$, par exemple, vous dépouillerez les faces antérieure et postérieure du squelette comme les malléoles. Le trait de scie devant être perpendiculaire aux os, il faudra dénuder un peu plus haut en arrière qu'en avant, parce que le bord postérieur de la mortaise descend plus bas que l'antérieur.

Quand, par suite d'altération manifeste des surfaces articulaires, on est contraint de substituer une amputation intra-malléolaire à la désarticulation, il faut envelopper les chairs dans une compresse à deux chefs et en confier la rétraction à l'aide qui tient le tout solidement embrassé à deux mains.

Le chirurgien, placé en dehors (il s'agit toujours du pied gauche), saisit la malléole la plus solide avec un davier et manœuvre la scie de la main droite.

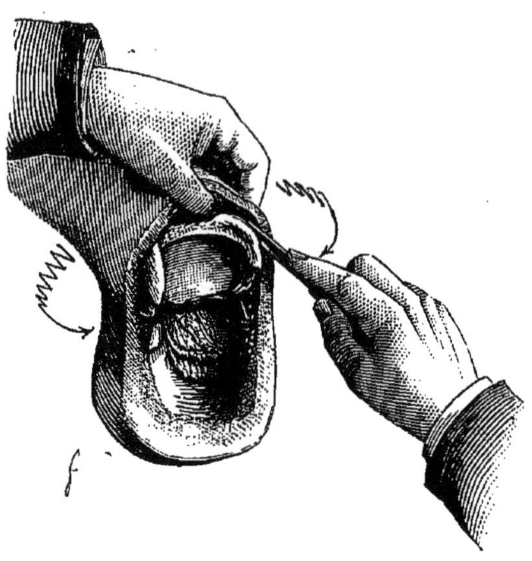

Fig. 416. — Après la désarticulation du pied, dénudation et toilette des malléoles qu'il va falloir scier. Le lambeau ici représenté est celui de Syme et non le lambeau interne amélioré : cela ne change rien à la manœuvre actuelle. Les flèches indiquent la marche du couteau et ses mouvements de va-et-vient.

Dans les cas ordinaires, il est expéditif et élégant d'enlever d'un seul trait les deux malléoles, en effleurant le bord antérieur et en intéressant un peu davantage le bord postérieur de la mortaise dont la partie intermédiaire serait ensuite à volonté dépouillée du cartilage épargné par la scie.

On peut se borner à scier ou à couper isolément et obliquement chaque malléole comme je l'ai déjà indiqué.

B. *Pied droit.* — De la main gauche, saisissez l'avant-pied pour l'abaisser et le porter à votre droite. A partir du bord externe du tendon d'Achille, près de son insertion, tirez une incision qui, d'abord très légèrement ascendante, marche ensuite hardie et profonde parallèlement au bord externe du pied, au ras du sommet de la malléole péronière, jusqu'au niveau de l'articulation de Chopart; qui se recourbe ensuite en dedans pour traverser le dos du pied, à quelques millimètres *devant* cette articulation, et s'arrêter sur le relief du tendon *extenseur propre* du gros orteil, ou même un peu en dedans (fig. 417).

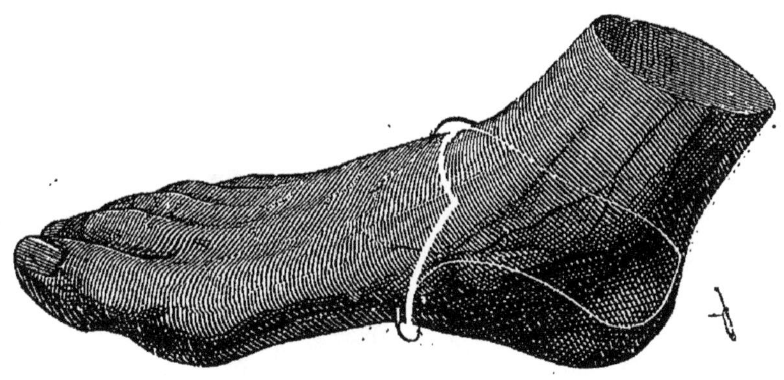

FIG. 417. — On voit l'incision externe devenir dorsale et aboutir en dedans du relief du tendon extenseur propre d'où elle repartira ensuite pour le contour du lambeau.

A ce moment, vous rejetez le bout du pied à votre gauche et vous avez sous les yeux le bord interne du tarse et la fin de votre incision dorsale où vous avez laissé la pointe. — Incisez le bord interne du pied suivant un trajet légèrement convexe en avant qui vous conduise *sous l'articulation scapho-cunéenne*. Entamez transversalement le tiers interne de la plante. Alors seulement, arrondissez et rétrogradez suivant une courbe arciforme tangente à la ligne médiane plantaire, c'est le minimum. Cette courbe convexe en dehors vous ramènera sous la partie interne ou moyenne de la pointe du talon d'où, après avoir fait élever le membre (fig. 418), vous rejoindrez en arrière et en dehors le point de départ de l'incision externe. Repassez le couteau une ou plusieurs fois dans la même voie, jusqu'à ce que toutes les parties molles du lambeau, tendons y compris, soient coupées à fond un peu en biseau.

De même que pour la désarticulation sous-astragalienne, vous avez à choisir entre deux manières de terminer l'opération.

Ou bien, faisant tenir la jambe fléchie à angle droit, le genou renversé en dedans, le pied offrant sa face externe horizontale, talon à gauche, orteils à droite (fig. 400, p. 527), attaquer l'articulation en dehors et l'ouvrir, détacher le tendon d'Achille et la graisse sus-calcanéenne, couper le ligament interne et le tendon jambier postérieur; puis, à plusieurs reprises dans la même voie, repasser le couteau en croisant les mains pour évider le canal calcanéen, etc., comme le représente la figure 400.

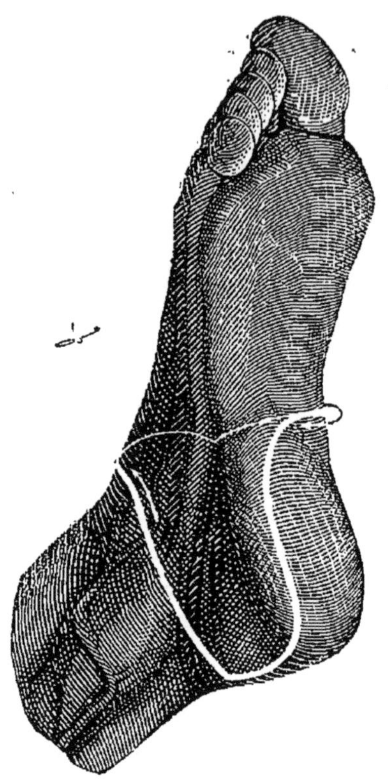

Fig. 418. — Vue plantaire externe du pied droit. Attitude pour terminer le contour du lambeau. — On voit aussi le départ et la partie externe de l'incision externe-dorsale.

Ou mieux, disséquer le lambeau avant de désarticuler (fig. 401, p. 528). Dans ce but, laisser la jambe étendue, couchée sur sa face externe, le bout du pied fortement renversé en dehors par un aide, tordu en varus pour exposer et relâcher les chairs de la face interne du cou-de-pied. Le membre étant ainsi, accrocher du bout des doigts gauches la partie talonnière de votre lambeau et, avec la pointe du couteau coupant exceptionnellement de droite à gauche, désinsérer le tendon d'Achille, décortiquer l'extrémité postérieure du calcanéum, détacher les muscles insérés à la tubérosité interne et postérieure, enfin évider le canal calcanéen. Que les doigts de votre main gauche, qui relèveront le lambeau sur la malléole tibiale, ne craignent pas de précéder toujours le couteau dans le fond de la plaie, opposant les ongles au tranchant pour se garer de toute blessure et protéger efficacement l'artère et les tendons. C'est très facile.

Quand vous aurez disséqué votre lambeau sur toute sa largeur, jusqu'à la pointe du tibia que vous pourrez sentir, vous ferez ramener le bout du pied en dedans, ou mieux encore fléchir la jambe et renverser le genou en dedans (attitude de la désarticulation, fig. 400) pour attaquer l'articulation en dehors... et traiter les malléoles, le cartilage, les tendons, le nerf, etc., comme du côté gauche.

En disséquant le lambeau d'avance, vous pouvez aussi vous dispenser de désarticuler. Pourvu que la dissection des parties molles ait été prolongée assez haut et suivie de la section du tendon jambier postérieur, le squelette de la jambe est facile à dénuder sur toute sa périphérie, et à scier, soit au niveau de l'interligne, soit au-dessus (5, 10, 15, 20 millimètres).

Dans ce dernier cas, on fait une *amputation intra-malléolaire* qui peut être précédée ou non de la désarticulation.

Le *lambeau interne amélioré* a donné à M. Félizet, entre autres, un excellent résultat : on ne peut rien voir de plus beau ni de mieux conformé pour la marche.

Lambeau interne et postérieur ou raquette (J. Roux).

Voici d'abord le tracé de l'incision des parties molles, d'après le texte un peu vague de J. Roux.

« Du bord externe du tendon d'Achille, ou si on l'aime mieux de « l'extrémité postérieure de la face externe du calcanéum, part « une incision qui passe au-dessous de la malléole externe, à 1 cen- « timètre au devant de l'articulation tibio-tarsienne, et aboutit à « quelques millimètres au devant de la malléole interne; de ce « point elle descend transversalement au-dessous du pied, parvient « à la face externe du calcanéum et remonte obliquement jusqu'au « point de départ. Cette incision ovalaire, ou en raquette, doit par- « tout diviser les parties molles jusqu'aux os.... »

Le procédé, décrit par quelques auteurs sous le nom de Morel, ressemble tellement au précédent, que la question de priorité a été posée devant les Sociétés savantes en 1849. Tous les documents témoignent en faveur de J. Roux.

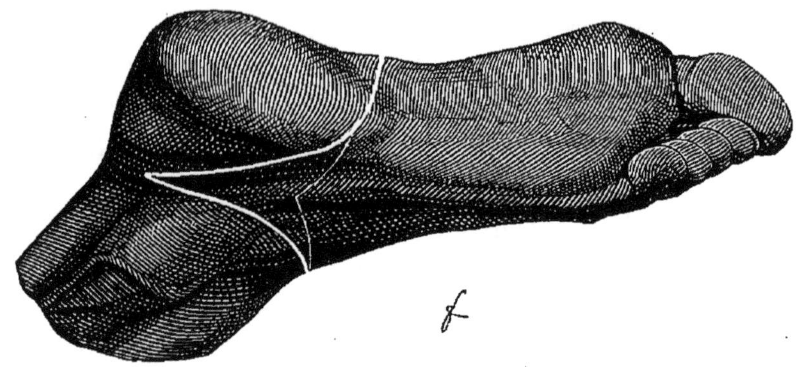

FIG. 419. — Désarticulation tibio-tarsienne, procédé de J. Roux, mais avec plus d'ampleur donnée au lambeau et, par suite, une encoche interne un peu plus marquée.

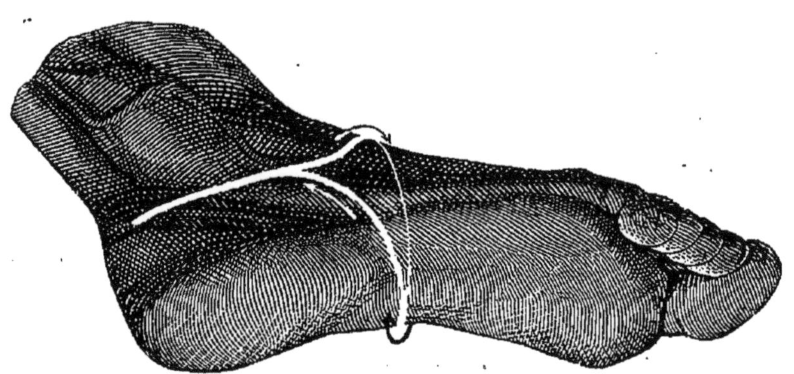

FIG. 420. — Raquette pure, sans encoche, taillée d'un seul trait exécutant successivement les parties externe, dorsale et plantaire de l'incision, pied droit.

Le « père Dupré », jadis célèbre au quartier latin, enseignait un faire plus simple encore : longue incision externe, du tendon aux orteils ; après exploration et parti pris, coupe circulaire autour du pied, en bon lieu ; bref, le mode en ⊣ pour toutes les amputations de l'arrière-pied.

Actuellement, en raison de la tendance à exagérer les dimensions des lambeaux, et de l'habitude prise sur le cadavre de tailler en plein drap, l'on pratique le procédé de Roux en suivant plutôt le tracé de la figure 420 que le tracé primitif.

L'incision part d'un point reculé de la face externe du calcanéum, vient passer sur le scaphoïde et même plus en avant, traverse le bord interne et la plante du pied. Elle remonte ensuite derrière la tubérosité du cinquième métatarsien, en rétrogradant à peine, et ferme le cercle de la raquette en rejoignant la queue.

Quel que soit le tracé primitif ou modifié que l'on adopte, le procédé de J. Roux s'exécute de la même manière qui est la suivante.

Opération. — L'incision en raquette, commencée en arrière, est faite d'un seul coup de couteau, sans reprise, ou au contraire en deux temps, comme pour le lambeau interne. Chaque opérateur choisit l'attitude qui lui convient, peu importe. J. Roux faisait d'abord l'incision externe et dorsale, puis descendait sous le bord interne et la plante du pied. Morel, au contraire, conduisait l'incision externe sous la plante d'abord et remontait ensuite sur le bord interne et le dos du pied. La main gauche qui tient le métatarse manœuvre de manière à amener successivement sous les yeux de l'opérateur les diverses régions que doit traverser le couteau.

Lorsque l'incision des parties molles est faite et parfaite, il faut en saisir les lèvres successivement et les disséquer : la supérieure en dedans, en avant et en dehors jusqu'à l'articulation, l'inférieure en dessous et en dehors le plus loin possible. C'est spécialement en détachant des faces inférieure et externe du calcanéum la semelle plantaire, qu'il faut se servir vigoureusement du pouce et l'enfoncer profondément pour faire la voie du couteau et protéger les chairs.

Il ne faut pas espérer décoller complètement le lambeau de dehors en dedans. Quand on a fait le possible, sans chercher imprudemment à évider le canal calcanéen, on attaque l'articulation en avant et en dehors; ensuite l'on renverse le pied en dedans. A ce moment, le concours d'un aide spécial armé de deux crochets mousses destinés à écarter les chairs, devient presque indispensable pour permettre à l'opérateur : d'abord de désinsérer le tendon d'Achille en contournant et serrant de près la face postérieure du calcanéum encore enfouie dans la coque talonnière; ensuite pour couper le ligament interne et déloger les tendons et les vaisseaux de la profonde gouttière osseuse où ils sont contenus. Si le chirurgien préfère écarter les parties molles lui-même avec les doigts de la main gauche, il est obligé de confier le pied à un aide qui le renverse, le tord, l'abaisse, l'incline, etc., suivant les besoins.

Dans la pratique, si l'on rencontrait quelque difficulté à couper

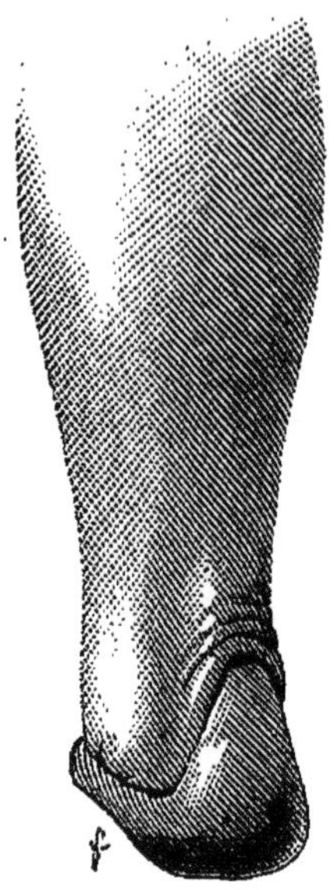

Fig. 421. — Moignon de désarticulation totale du pied gauche, procédé de J. Roux, vu en arrière. Ce dessin montre l'action du tendon d'Achille qui fronce et invagine les téguments. Dans ce cas les malléoles n'avaient pas été sciées, par oubli, je pense. Le malade marchait bien.

le tendon d'Achille avec le couteau, on devrait, comme Foucher, se servir de ciseaux (*Gaz. des hôp.*, 1860, p. 215).

Lambeau talonnier (Syme).

Le procédé primitif de Syme (422 et 423) n'a subi que des modifications insignifiantes entre ses mains ou celles de ses élèves.

D'autres chirurgiens l'ont véritablement altéré en proposant : les uns, d'allonger le lambeau en avant, aux dépens de la plante, pour avoir une plus longue base de sustentation ; les autres, de débrider en dehors la coque talonnière pour faciliter l'opération, etc. Le lambeau de Syme se gangrène s'il est trop long, si au lieu d'une large base on lui donne un étroit pédicule, si sa face profonde a été tailladée. Il y aurait en Angleterre, disent les Anglais, des chirurgiens habitués à voir le lambeau de Syme se gangrener entre leurs mains. Est-ce maladresse? N'est-ce pas plutôt qu'en voulant garder trop d'étoffe, ils exagèrent les difficultés de l'opération et maltraitent le lambeau? Ces chirurgiens seuls peuvent être tentés de tailler, à tout événement, une guêtre, un lambeau dorsal complémentaire que l'on peut accuser de favoriser la descente de la cicatrice sur la surface d'appui. Or, pour qu'un amputé des deux pieds, par le procédé d'Édimbourg, puisse danser, courir et sauter sans chaussures, sur

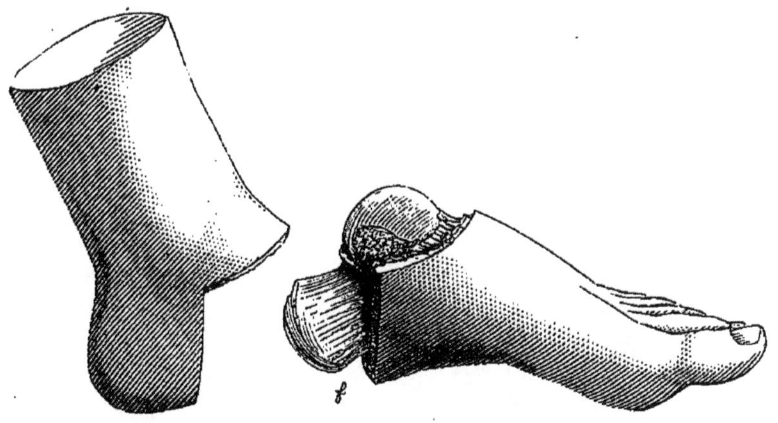

Fig. 422 et 423. — Désarticulation tibio-tarsienne, procédé de Syme, lambeau talonnier.

le pavé, comme cela s'est vu, il faut que la cicatrice reste en avant, à une certaine hauteur.

L'incision en sous-pied commence au-dessous de la malléole externe, dans l'axe de cette malléole; elle descend en ligne droite, en bas et même un peu en arrière, parallèle au profil du talon, traverse la plante et remonte *symétriquement* vers la malléole interne, *à un doigt* de laquelle elle s'arrête. La deuxième incision bride le cou-de-pied et réunit les deux extrémités de la première par le plus court chemin. Avec ce tracé, l'artère est coupée à un doigt environ au-dessous de sa bifurcation. Sa branche plantaire externe a donc pu déjà fournir la plupart des rameaux presque récurrents qu'elle donne aux parties molles du talon (fig. 424).

Opération. — 1° L'aide tient d'une main le bas de la jambe, de l'autre, le bout du pied qu'il relève de manière à vous présenter la plante à une certaine hauteur, si vous n'êtes pas assis. Empaumez le derrière du talon de la main gauche, pour sentir avec le pouce la malléole qui est à gauche, et avec l'index celle qui est à droite. Incisez en sous-pied et à fond, de gauche à droite, suivant le trait décrit et figuré (a).

Du bout du pouce, accrochez fortement le bord du lambeau talonnier et, les autres doigts prenant un point d'appui derrière le talon, agissez comme pour décortiquer le calcanéum : l'ongle doit arriver au contact de l'os et accompagner constamment la pointe du

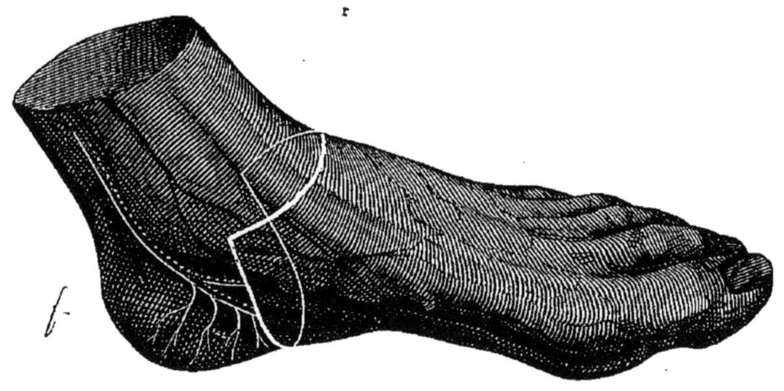

FIG. 424. — Désarticulation totale du pied, tracé des incisions de Syme. On peut juger du lieu où seront coupées les artères plantaires et de l'importance du rôle des rameaux de l'externe dans la nutrition du lambeau.

bistouri qui travaille à désinsérer les muscles attachés aux tubérosités calcanéennes (b). — Ne cherchez pas à voir ce que vous faites, et ne vous obstinez pas à vouloir détacher le lambeau complètement d'avant en arrière (c). Décollez ses bords dans la mesure du possible et partout assurez-vous que les tendons, même les plus profonds, sont coupés.

Cela fait, prenez l'avant-pied de la main gauche, abaissez-le et faites, de gauche à droite et à fond, l'incision dorsale qui passe sur ou devant la tête de l'astragale.

2° Ouvrez la partie antérieure de l'articulation, puis introduisez la pointe, le tranchant en bas, successivement entre chaque malléole et la face astragalienne correspondante, pour couper de l'intérieur vers l'extérieur chacun des ligaments latéraux. L'articulation s'ouvrira largement par l'abaissement et la traction du pied : vous diviserez le ligament postérieur et commencerez à séparer, de la face supérieure du calcanéum et de ses limites latérales, le tissu graisseux, les tendons et les vaisseaux. La main gauche, à ce moment de l'opération, tire sur le pied en même temps qu'elle le renverse fortement en arrière, se méfiant de déchirer les bords du lambeau; de plus, elle le tord à droite quand le couteau travaille sur le flanc gauche de l'os du talon (fig. 425), et le tord à gauche quand

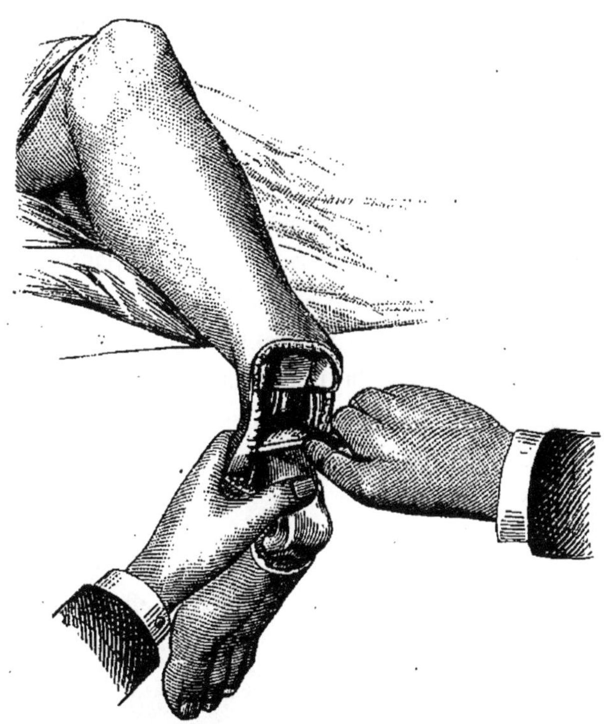

Fig. 425. — Désarticulation tibio-tarsienne, décortication de l'extrémité postérieure du calcanéum.

le couteau travaille sur le flanc droit. Vous vous trouverez bien de faire écarter vigoureusement toute l'épaisseur des bords latéraux du lambeau par un aide armé d'un crochet mousse large et solide.

Bientôt le pied sera presque replié derrière la jambe; l'insertion du tendon d'Achille ainsi exposée, pourra être détruite assez facilement. Ici encore, pour terminer l'opération, il faut que la pointe, basse, contourne de gauche à droite la face postérieure du calcanéum, appliquée à plat sur la surface osseuse et agitée de petits mouvements de va-et-vient comme s'il s'agissait de l'y émoudre.

5° Le pied étant détaché, l'on dénude les malléoles (fig. 416), le bord postérieur du tibia, et l'on scie à quelques millimètres au-dessus de l'articulation. Les tendons sont trop courts pour qu'il faille les exciser. Je crois, au contraire, qu'il est bon de réséquer le nerf, comme d'habitude.

Après avoir lié tous les vaisseaux (il y en a quelquefois douze), Syme faisait en arrière, à la coque talonnière, une ouverture dans laquelle il engageait les fils. On pourrait l'imiter pour le drainage.

Il est important de ne pas mettre le lambeau en place avant d'avoir arrêté complètement l'hémorrhagie. On peut être obligé, par précaution, d'attendre plusieurs heures avant de fermer définitivement la plaie. Dans cette occurrence, il faut passer les fils de la suture pendant que le sommeil artificiel dure encore, mais ne pas les nouer. Au bout d'un certain temps, on évacue les caillots qui se sont formés et l'on ferme la plaie dans laquelle on peut laisser encore un drain pendant quelques jours. En pratiquant la suture, il faut y comprendre les tendons du jambier antérieur et des extenseurs des orteils (d).

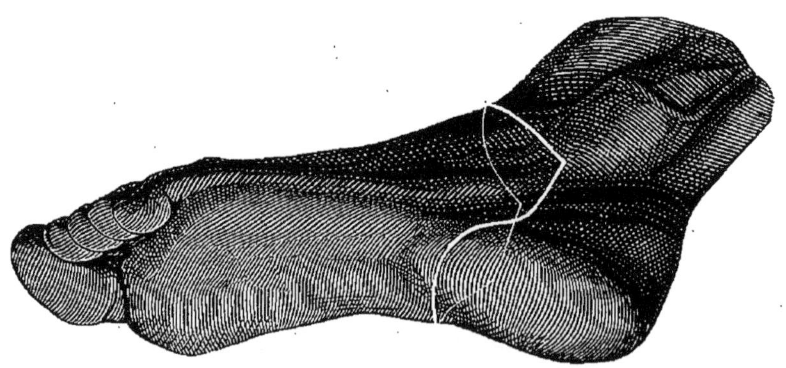

Fig. 426. — Désarticulation tibio-tarsienne, modification de l'incision plantaire de Syme (Hancock, Ollier, Panas).

Notes. — (a) Plusieurs chirurgiens recommandent de commencer par l'incision dorsale. Cela paraît, *a priori*, indifférent, mais songez combien serait compromise la vitalité de votre lambeau si, par malheur, cette première incision se prolongeait trop en arrière au-dessous de la malléole interne.

(b) Il est plus facile de ne pas comprendre les muscles dans le lambeau dont la face profonde présente alors la toile fibreuse qui vient du tendon d'Achille et qui, avec la peau, fait un véritable matelas dont le pannicule graisseux représente la laine. En incisant cette toile fibreuse en long, lorsque l'opération est terminée, la coque talonnière s'étale plus facilement et s'adapte mieux au bout des os. Je recommande de garder les muscles et de ne rien inciser, l'ennemi à craindre étant la gangrène. Ollier m'a dit qu'il gardait même le périoste et qu'il avait eu de bons résultats.

(c) Je voudrais bien voir les élèves de Syme décortiquer le calcanéum en disséquant le lambeau d'avant en arrière jusque derrière le talon! Cette décortication est impraticable dans l'immense majorité des cas, si l'on tient à l'intégrité du lambeau.

(d) C'est pour faciliter cette suture que je ne conseille pas de couper en deux temps les parties molles du cou-de-pied. Sur le cadavre, quelques opérateurs divisent successivement et non simultanément la peau et les tendons. C'est plus propre, mais c'est une habitude qui pourrait être préjudiciable au malade.

Autres procédés.

Un très grand nombre de procédés, dont l'énumération serait longue et certainement incomplète, ont été imaginés et conseillés autrefois pour désarticuler le pied : incision circulaire (Brasdor, Sabatier, Velpeau, Günther); deux lambeaux latéraux (Rossi, Blandin); lambeau antérieur (Kluge, Baudens); lambeau antéro-interne (Jobert, Leroy); lambeau externe (Baudens et Soupart).

Aucune de ces manières d'opérer n'est bonne; mais les dernières sont les moins mauvaises et pourraient à la rigueur être employées comme procédé de nécessité.

Lambeau antérieur (Baudens). — Un immense lambeau dorsal comprenant le muscle pédieux, etc., dans son épaisseur, est dessiné, disséqué et relevé; — la scie traverse l'articulation d'avant en arrière; — le pied est abaissé et les parties molles postérieures coupées avec le tendon d'Achille.

Lambeau externe (Baudens). — Il s'étendait en largeur de la tubérosité du cinquième métatarsien à la pointe du talon, en longueur jusqu'au bord interne du pied; — l'opérateur s'était proposé de scier l'astragale juste au-dessous des malléoles, voilà pourquoi il a tant gardé de peau.

Ce chirurgien militaire, si souvent cité dans ce livre et que ses contemporains civils ne me paraissent pas avoir justement apprécié, avait indiqué également le procédé à lambeau interne.

ARTICLE IX

AMPUTATIONS OSTÉOPLASTIQUES INTRA-CALCANÉENNES

(Pirogoff, Pasquier-Le Fort, Hancock, etc. [1].)

Depuis que Pirogoff a fait publier (congrès du Tubingue, 1853) l'idée de conserver la partie postérieure du calcanéum dans le lambeau de Syme, pour en obtenir la soudure rapide ou tardive, à l'extrémité des os de la jambe avivés par un trait de scie, le procédé primitif, grandement amélioré par Sédillot, a engendré plusieurs dérivés, notamment ceux de Hancock et de Pasquier-Le Fort.

Je ne crois pas devoir insister sur l'*opération de Hancock*, que mes essais cadavériques me font juger impraticable. Elle consisterait, après avoir décapité l'astragale, à le scier horizontalement au-dessous des malléoles et à ramener, sous cet os avivé, la surface de section à peu près verticale du calcanéum. Une telle adaptation est rendue impossible par le tendon d'Achille et les téguments postérieurs qui refusent de s'allonger pour s'enrouler jusque sous le moignon. Quand même on viendrait à la réaliser par la force, comment pourrait-on la maintenir? Par de solides sutures profondes? Je vois d'ici, dans un grand nombre de cas, les boutons les mieux agencés perforer les téguments, les os même, si la suture les intéressait, et le fragment calcanéen remonter derrière la jambe. Ceci n'arrive encore que trop souvent lorsqu'on opère comme Pirogoff, c'est-à-dire lorsque l'on raccourcit le squelette des 3 ou 4 centimètres que prétend conserver Hancock.

Dans l'observation que rapporte le chirurgien anglais (*Operative Surgery on the foot and ankle-joint*, 1873, p. 289), il n'est nullement question d'une adaptation du calcanéum sous l'astragale. Très vraisemblablement, cet os-ci reposait devant cet os-là, sur la grande semelle plantaire que Hancock avait heureusement conservée.

Quant au procédé Pasquier-Le Fort, je le décrirai avec autant de soin que celui de Pirogoff, car, quoique difficile, il est possible, et j'en ai vu de bons, d'excellents résultats, aujourd'hui nombreux.

1. Voy. Pasquier, *Mém. de méd. chir. et pharm. militaires*, 1875, XXXI, p. 107. *Sur l'amputation tibio-tarsienne par le procédé de Pirogoff*, historique, bibliographie, tableaux, etc.

On peut lire la traduction du mémoire de Pirogoff dans Sédillot, *Contributions à la chirurgie*, II, p. 194. Il faut être prévenu qu'à plusieurs reprises le traducteur y dit *tête*, au lieu de poulie de l'astragale.

J'associe avec intention les noms de Pasquier et de Le Fort, comme j'associerais volontiers ceux de Lignerolles et de Malgaigne pour la désarticulation sous-astragalienne. Pasquier le premier (thèse 1871) a décrit et figuré la section horizontale du calcanéum. Le Fort, qui affirme avoir poursuivi de son côté la même idée pendant des années, a pratiqué l'opération le premier en 1873; il en a bien montré les avantages, en faisant ressortir (comme Sédillot, II, 193) que les mutilés marcheraient sur la surface d'appui naturelle du talon, etc., etc., et qu'au moment de l'opération, ils seraient exempts de l'abondante hémorrhagie veineuse et artérielle qui suit l'énucléation partielle ou totale du calcanéum.

De quelque manière que soit faite la section calcanéenne, les os de la jambe sont allongés de toute l'épaisseur de l'os conservé. Malgré le titre de son mémoire et malgré l'opinion classique, Pirogoff n'attachait qu'une importance secondaire à cet *allongement ostéoplastique*. Il voulait éviter les inconvénients du lambeau de Syme, lambeau si difficile à décortiquer, si mince à la base, si peu vivace et si mal conformé pour l'évacuation des liquides.

Quoi qu'en ait dit Weber de Bonn et quoi qu'on ait pu voir exceptionnellement, les amputations ostéoplastiques tibio-calcanéennes exigent que les os conservés soient absolument sains. Elles ne conviennent donc pas dans les ostéo-arthrites fongueuses, bien que l'extrémité postérieure du calcanéum y paraisse souvent en bon état.

Procédé de Pirogoff.

Au début, le chirurgien russe sciait les os et le calcanéum à peu près perpendiculairement à leur axe. De là une certaine difficulté dans l'affron-

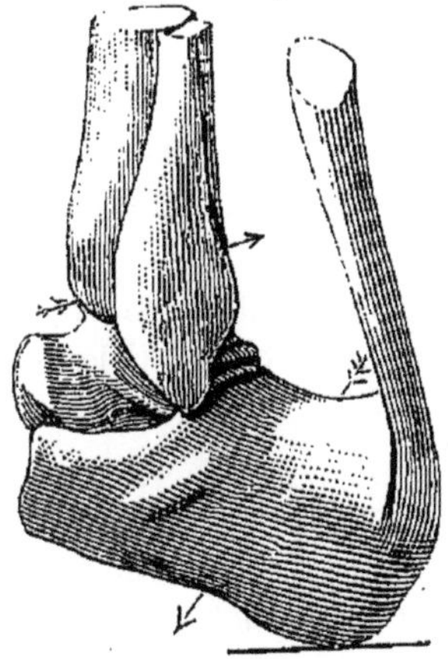

Fig. 427. — Squelette du talon dans l'attitude normale. Les flèches indiquent des sections osseuses presque perpendiculaires aux axes des os.

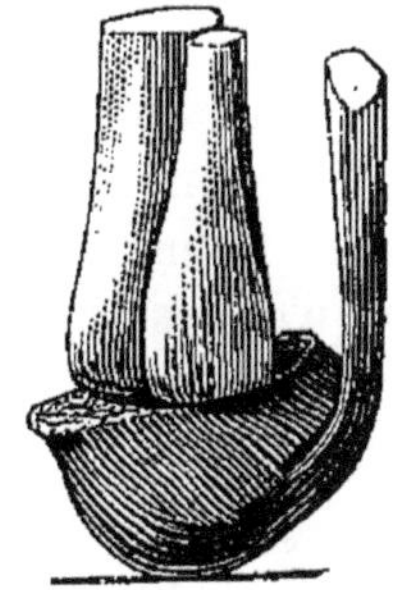

Fig. 428. — Le squelette du moignon après l'amputation ostéoplastique tibio-calcanéenne de Pirogoff, sans obliquité considérable des traits de scie.

tement, difficulté qui porta Michaelis, Sédillot, Günther, etc., à pratiquer ou à recommander les sections obliques aux dépens de la face postérieure du tibia et de la face supérieure du calcanéum. Ce que je vais décrire, avec ces améliorations, n'en reste pas moins le procédé de Pirogoff. Il donne un raccourcissement de 3 à 4 centimètres, juste ce qu'il faut pour permettre de loger un coussinet dans la chaussure. Les moignons réussis sont les plus beaux qu'on puisse voir, disent les Anglais, grands partisans de cette amélioration de l'opération nationale de Syme. On cite cependant quelques échecs par névralgie, renversement, gangrène, nécrose et surtout par ostéite. Je ne me lasse pas de répéter que le moindre doute sur l'intégrité des os est une contre-indication aux opérations ostéoplastiques.

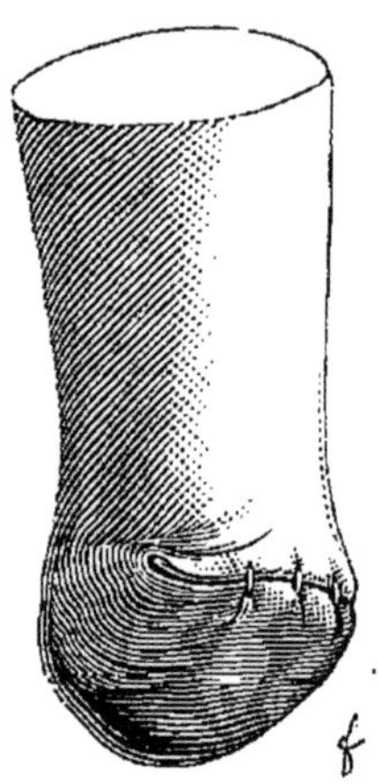

Fig. 429. — Opération de Pirogoff, moignon suturé. Grâce à l'obliquité pourtant peu considérable des sections osseuses, la marche ne se fera pas sur le mince tégument rétro-calcanéen. — Les oreilles latérales, très saillantes immédiatement après l'opération, disparaissent dans la suite.

Quelle qu'en soit la direction, les sections osseuses ne s'adaptent jamais bien, car celle du calcanéum est beaucoup plus étroite dans le sens transversal et beaucoup plus longue d'avant en arrière que celle des os de la jambe (V. fig. 428).

Quant au renversement et à l'ascension du fragment calcanéen, c'est par la fixation, l'immobilisation absolue qu'il faut les prévenir. Cela est si important qu'on est allé récemment jusqu'à clouer aseptiquement le fragment calcanéen sur le bout du tibia.

Aujourd'hui, la réunion se fait rapide et solide, moyennant quelques semaines, j'allais dire quelques jours, d'immobilisation. Aussi je ne pense pas qu'il y ait lieu de rejeter plus longtemps les sections très obliques si recommandables à tous les autres points de vue, par l'unique raison qu'elles favorisent l'action nocive du tendon d'Achille. Je ne ferai donc que citer l'opinion de Legouest qui, voulant s'en tenir aux sections perpendiculaires de Pirogoff, préconisait la ténotomie immédiate afin de rendre possible l'adaptation.

Avec les sections obliques (du calcanéum et des os de la jambe), la marche a lieu non pas sur les minces téguments postérieurs du talon, comme dans le procédé primitif, mais sur la partie postérieure de l'excellent coussinet sous-jacent au calcanéum. Pourquoi donc dédaigner ce procédé aussi bon que facile? J'ai fait les figures 430 et 431 conformes à la nature pour vous convaincre par les yeux.

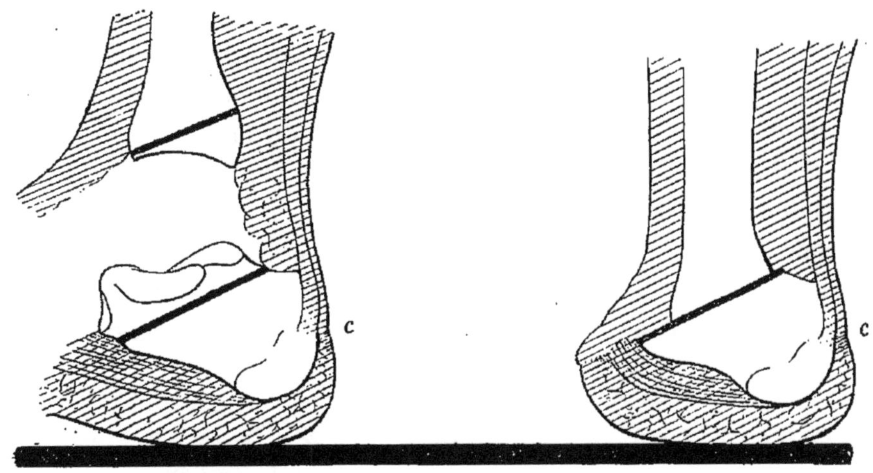

Fig. 430 et 431. — Sections très obliques de Sédillot, arrivées au parallélisme et par conséquent s'adaptant sans le moindre changement de la surface d'appui.

Le tégument (*c*) mince et fragile qui couvre l'insertion du tendon d'Achille reste aussi loin du sol que sur un pied intact.

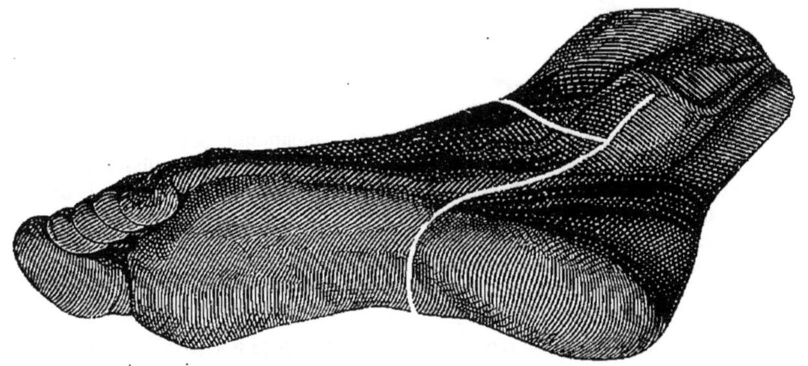

Fig. 432. — Incisions d'après Sédillot pour l'amputation ostéoplastique tibio-calcanéenne à coupes obliques parallèles.

Opération. — 1° Le pied dépassant le bout du lit, faites d'abord les incisions de Syme, à savoir : incision en sous-pied et incision en bride sur le cou-de-pied (rev. fig. 424 p. 553), divisant tout jusqu'aux os; ou bien imitez Sédillot (fig. 432) (a).

2° Les téguments antérieurs, les tendons, etc., étant bien rétractés, tâtez l'articulation et ouvrez-la en avant, d'un trait transversal. Alors divisez, de l'intérieur vers l'extérieur et de haut en bas, les ligaments latéraux, en insinuant la pointe successivement entre chaque malléole et la face astragalienne correspondante. — En manœuvrant le couteau de la même manière, décollez la naissance de chaque bord latéral du lambeau écarté par le crochet large et bien enfoncé d'un aide. Que votre gauche attire et abaisse le pied, tout en le tordant légèrement quand il le faut, pour faire place au tranchant de la pointe qui travaille sur les côtés d'abord, et ensuite en arrière de l'astragale, sur le dessus de l'os du talon.

3° Quand les flancs du squelette tarsien sont libérés, dans une étendue décroissante de haut en bas, et que la partie rétro-astragalienne de la face supérieure du calcanéum est bien visible, attaquez cette face avec la scie (fig. 433), à un travers de doigt derrière l'astragale, afin de l'entamer obliquement de haut en bas et d'arrière

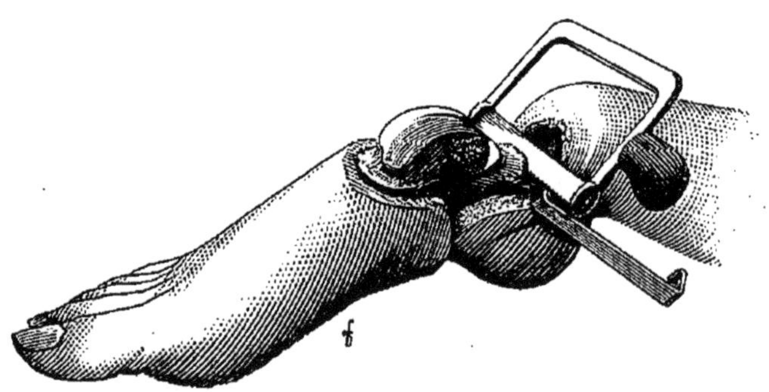

Fig. 433. — Opération de Pirogoff. Section du calcanéum. La gauche de l'opérateur devrait être représentée luxant le pied et le projetant hors de la plaie. Deux crochets, l'un en dedans, seul visible, l'autre en dehors, réclinent la base des bords du lambeau. La scie entame très en arrière et va marcher obliquement en bas et en avant, précédée par les écarteurs, car il est désirable que, l'opération terminée, la coupe du calcanéum n'affleure pas tout à fait celle de la peau.

en avant (b). — La réussite dépend et de votre main gauche qui doit abaisser et attirer fortement le pied tout en le tenant ferme, et de l'aide qui, armé de deux larges et solides crochets, les pouces appuyés derrière le talon, rétracte les bords latéraux du lambeau, en précédant la scie dans son travail.

Lorsque le calcanéum est scié et par suite le pied détaché, vous dénudez les malléoles, vous délogez les tendons postérieurs de leurs gaines et, la jambe étant élevée, vous dépouillez la face postérieure des os dans l'étendue de 2 centimètres.

L'aide chargé du membre ayant ramené la jambe dans la situation horizontale et tenant le lambeau, calcanéum y compris, fortement relevé vers le mollet, vous saisissez l'une des malléoles dans le davier tenu de la main gauche; la scie commence en avant, très près de l'articulation, et finit en arrière, à un grand travers de doigt plus haut (c).

Adaptez les surfaces de section en poussant en avant le fragment calcanéen; suturez-le au tibia, etc.

Notes. — (a) Sédillot, voulant se mettre à l'aise et donner une grande obliquité à la section calcanéenne, a dû modifier le sous-pied de Syme. Il en fait remonter les branches jusqu'à la base des malléoles au lieu de s'arrêter à la hauteur de la pointe péronière. Il conduit ensuite le sous-pied obliquement en avant de manière à le faire passer sous l'articulation médio-tarsienne. Je conseille de s'avancer un peu davantage et d'arrondir l'incision plantaire. Sur le cou-de-pied, l'incision faite à la hauteur ordinaire, donne un lambeau carré de 2 ou 3 centimètres de long (fig. 432).

Je dois ajouter que dans les pays où l'amputation ostéo-plastique tibio-calcanéenne est couramment pratiquée, les chirurgiens ne se sont point gênés pour modifier les incisions, les uns en prolongeant très haut les têtes du sous-pied, les autres en détruisant la symétrie des branches et plaçant l'interne devant la malléole tibiale, l'externe derrière la malléole péronière, etc.

(b) Il faut employer une lame assez large (0m,02) afin d'être sûr de faire une section plane. La scie cultellaire à dos mobile convient bien, de même la scie à arbre, pourvu que la lame de celle-ci puisse être inclinée, sans quoi l'arbre serait gêné par le bout de la jambe. — Bruns a essayé de chantourner et le calcanéum et les os de la jambe, pour donner à celui-là une surface concave, à ceux-ci une surface convexe.

(c) Primitivement Pirogoff divisait le calcanéum avec la scie à chaîne. Pour les os de la jambe il usait d'une scie ordinaire. Dans sa première opération seulement, il n'enleva que les malléoles, laissant une partie du cartilage de la mortaise tibiale. — Il est arrivé assez souvent que pour réussir à rapprocher les os mal sciés, on a dû enlever successivement plusieurs tranches du squelette jambier.

Remarques opératoires. — Pirogoff a indiqué lui-même qu'il était possible de *scier le calcanéum de bas en haut*, sans désarticuler. Pour le bien faire, c'est-à-dire pour scier le calcanéum obliquement, il est nécessaire de disséquer d'abord les bords latéraux du lambeau et ensuite de les faire rétracter. Dans ce but, l'aide, ne l'oubliez pas, tient de chaque main un crochet et s'appuie du bout des pouces derrière le talon qu'il tend à expulser hors de sa coque tégumentaire.

Après la section du calcanéum, le squelette jambier est facilement dépouillé, cerné et divisé.

Dans cette variante l'articulation n'est pas ouverte.

Il en est de même lorsqu'on imite Pélikan et que l'on scie d'abord les os de la jambe, puis le calcanéun de haut en bas, derrière l'astragale, à la première manière de Pirogoff. Cette modification exige que l'on découvre bien le squelette jambier, que l'on déloge les tendons postérieurs, et qu'entre eux et les os on passe une sonde ou une lamelle protectrice. Tout cela ne se peut faire avec l'incision de Syme et demande la prolongation des branches latérales du sous-pied à plusieurs centimètres au-dessus de l'incision antérieure qui bride le cou-de-pied. Cela crée un lambeau carré préosseux.

Procédé Pasquier-Le Fort.

J'ai décrit ce procédé, beaucoup moins d'après les textes et les dessins publiés, que d'après mes essais d'amphithéâtre complémentaires des indications primitives de M. Le Fort, qui voulut bien opérer devant moi.

L'opération ressemble à la désarticulation sous-astragalienne avec les incisions J. Roux-Nélaton. Mais l'incision externe doit être prolongée en arrière jusqu'à l'insertion du tendon d'Achille, de manière que le pied, étant désarticulé, puisse être tordu en dedans et luxé en dehors en totalité.

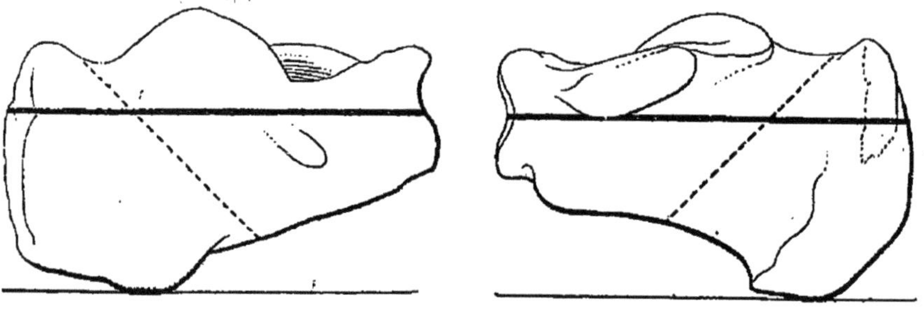

Fig. 434. Fig. 435.
Faces externe et interne du calcanéum, attitude normale. — Tracés comparatifs des sections osseuses que l'on doit se proposer de réaliser dans les opérations de Pirogoff (lignes pointillées), et de Pasquier-Le Fort (lignes pleines).

Il faut en effet que le feuillet de la scie morde la face interne du calcanéum et divise cet os horizontalement juste au-dessous de la petite apophyse (voy. fig. 439, p. 567).

Il n'est pas facile de scier horizontalement parce que la partie postérieure du calcanéum luxé reste peu accessible. Heureusement, une section légèrement oblique est sans inconvénient sur le vivant. Pour bien faire, vous le voyez sur les figures 434 et 435, le trait de scie doit passer : en avant, très près et au-dessous de la petite apophyse; en arrière, immédiatement au-dessus de l'insertion tendineuse qu'il faut conserver, c'est-à-dire dans le sinus inférieur de la petite cavité séreuse rétrocalcanéenne.

Les os de la jambe sont ensuite divisés transversalement et leur surface de section n'a qu'à descendre s'appliquer à celle du calcanéum, comme après les coupes obliques de Sédillot, sans que cet os ait à subir la moindre modification dans son attitude normale.

La surface calcanéenne, créée par la scie, est une fois plus étendue d'avant en arrière que la section tibio-péronière. Aussi je ne me ferais aucun scrupule de rogner la grande apophyse, si le lambeau plantaire manquait d'ampleur.

Voici d'abord le tracé des incisions.

La guêtre dorsale et la semelle plantaire s'avancent au même niveau, l'une sur et l'autre sous l'*articulation scapho-cunéenne*, qu'il faut tout d'abord

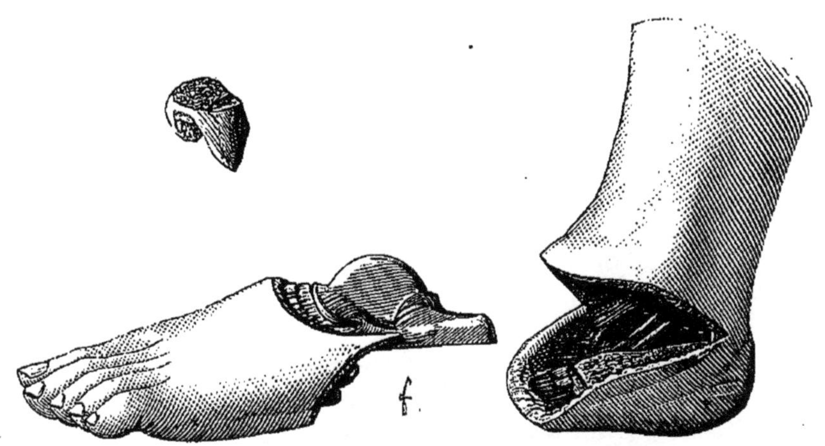

Fig. 436. — Amputation ostéoplastique tibio-calcanéenne à section horizontale ; face externe, pied gauche. Au-dessus de l'avant-pied est représentée l'extrémité du squelette jambier qui a été excisée.

déterminer et marquer. En dedans, les incisions dorsale et plantaire, toutes deux convexes, se rencontrent sur le tubercule scaphoïdien (fig. 437). En dehors, elles se rejoignent en un point à peu près symétrique au précédent, pour devenir une incision unique horizontale qui passe à 1 centimètre au-dessous de la pointe péronière et rétrograde jusque sur l'insertion même du bord externe du tendon d'Achille (fig. 436).

Si l'on négligeait l'échancrure interne, on reproduirait la raquette à queue externe recommandée à l'école du Val-de-Grâce pour la désarticulation totale du pied.

Il importe de bien placer l'incision externe, la queue de la raquette. Elle doit être à quelques millimètres à peine au-dessus du plan de la future section osseuse ; car, lorsque le pied étant désarticulé, tordu en dedans et luxé en dehors, la scie aura mordu la face interne du calcanéum, c'est au niveau même de la lèvre inférieure de la queue de la raquette que le feuillet denté devra se dégager en frôlant cette lèvre (regardez fig. 436).

Quelle que soit la scie qu'on emploie, mon davier à double articulation rend les plus grands services. Aussitôt que la désarticulation est accomplie et la luxation opérée, ce davier est appliqué sur les flancs de l'astragale comme l'étaient les malléoles, mais plus profondément. Il est ensuite renversé et tenu ferme par la main gauche, dans la position horizontale. Après cette manœuvre, le bord externe du pied regarde en bas, et la face interne du calcanéum en haut (voyez et comprenez, fig. 439, p. 567). Il suffit à la main gauche de tirer sur le davier pour faire saillir, en dehors du bout de la jambe et du bord externe du tendon d'Achille, non seulement l'astragale en totalité, mais encore le plateau supérieur du calcanéum sur toute sa longueur; par conséquent, pour permettre à la scie agissant verticalement, perpendiculairement au corps du davier, de s'engager sous la petite apophyse et d'enlever en arrière presque toute l'épaisseur de l'os située au-dessus de l'insertion du tendon d'Achille.

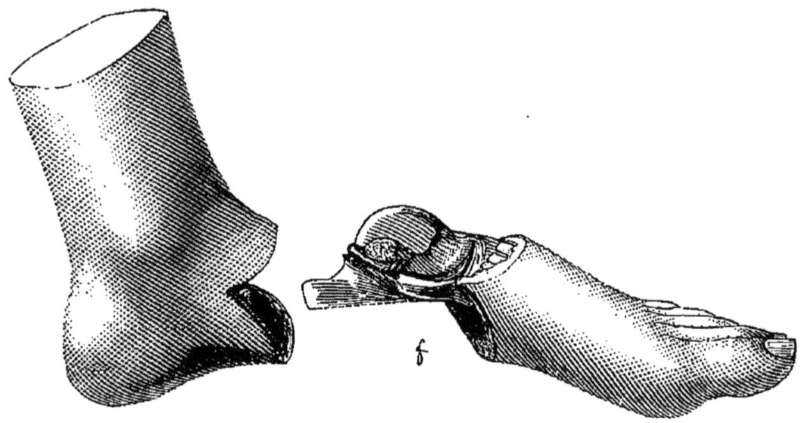

FIG. 437. — Amputation ostéoplastique tibio-calcanéenne à section horizontale, face interne, pied gauche.

Opération. — Le bas de la jambe, solidement fixé dans les mains d'un aide, dépasse le bout du lit. Vous avez à votre disposition un petit couteau à lame courte et trapue, mon davier à double articulation et une scie. Vous avez marqué l'interligne scapho-cunéen.

1° *Incisions.*—A. *Pied droit :* votre main gauche abaisse l'avant-pied et l'incline en dedans pour vous montrer le côté externe de la face postérieure du talon où vous mettez le couteau. Commencez là une incision qui, parallèle au bord externe du pied, passe à 1 centimètre au-dessous de la malléole péronière, forme guêtre sur l'articulation scapho-cunéenne et — le pied étant rejeté en dehors — rétrograde jusqu'au tubercule du scaphoïde où elle s'arrête (fig. 438). Ayant relevé l'avant-pied, pour en voir la plante, faites dessous une incision profonde convexe en avant, correspondant au niveau de l'articulation scapho-cunéenne et se joignant à la première : en dedans, sur le tubercule scaphoïdien; en dehors, à une très faible distance au-dessus et en arrière de la tubérosité du cinquième métatarsien.

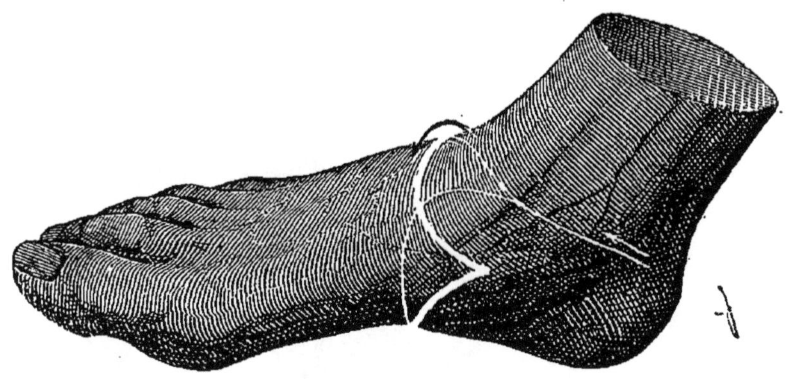

FIG. 438. — Incisions sur le pied droit. Les flèches indiquent la marche du couteau pour l'incision initiale, externe-dorsale.

B. *Pied gauche* (fig. 436 et 437) : vous commenceriez sur le tubercule scaphoïdien pour venir devant cet os et retourner en arrière, à 0m,01 au-dessous de la malléole péronière, jusqu'au bord externe de l'insertion du tendon d'Achille. Puis, ayant relevé le pied, vous inciseriez semblablement la plante, rasant en dehors la tubérosité du cinquième métatarsien avant de rétrograder pour rejoindre l'incision externe.

Sur l'un et l'autre pied il faut, les incisions terminées, repasser le couteau pour diviser tout, muscles, tendons, etc., jusqu'aux os ; il faut disséquer la lèvre supérieure de l'incision externe et la guêtre jusqu'à l'articulation tibio-tarsienne; il faut détacher, très peu profondément, mais sur toute sa longueur, la lèvre inférieure de l'incision externe et la partie proéminente ou convexe de la semelle plantaire, jusqu'à ce que l'articulation calcanéo-cuboïdienne soit accessible.

2° *Désarticulation.* — Tout cela fait avec soin, l'articulation du cou-de-pied est attaquée en dehors. Le couteau y pénètre de bas en haut, entre la malléole péronière et l'astragale. Bientôt, la main gauche aidant, la pointe a coupé les ligaments tibiaux antérieur et postérieur, détaché la graisse sus-calcanéenne; elle attaque ensuite et désinsère le tendon jambier postérieur et le ligament interne. Alors la petite apophyse est devenue libre et les os du tarse semblent ne plus tenir à la jambe que par le tendon d'Achille. De ce côté-ci, travaillez un instant, afin d'ouvrir la petite séreuse et de bien libérer l'étage supérieur de la face postérieure du calcanéum que tout à l'heure il faudra faire saillir hors de la plaie (a).

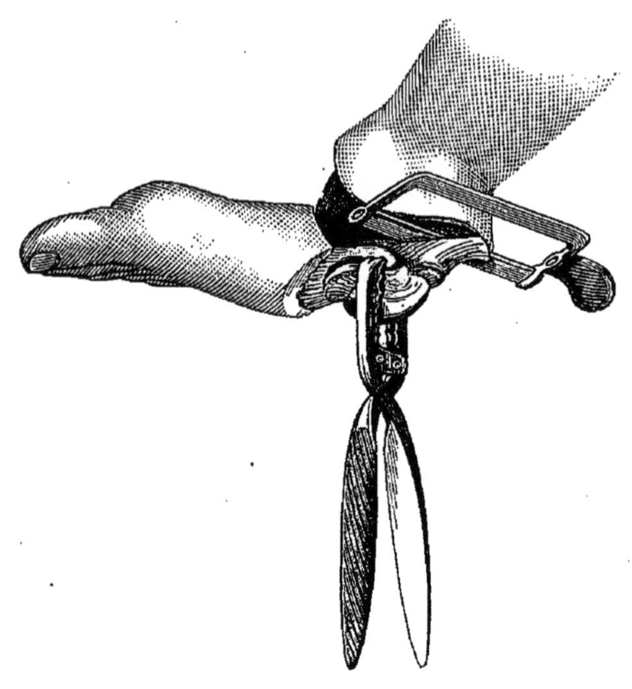

Fig. 439. — Amputation ostéoplastique tibio-calcanéenne à section horizontale. Le pied, c'est le gauche, est renversé horizontalement sur son bord externe et tenu ferme par le davier. La scie attaque en dedans et en arrière, dans un plan vertical comme est devenu celui de la plante du pied.

3° *Sciage.* — Maintenant, enfourchez à pleins mors du davier les deux faces latérales de l'astragale et renversez en dehors, jusqu'à ce que le davier soit horizontal. Tirez sur l'instrument afin que tout le plateau supérieur du calcanéum, *en arrière comme en avant*, saille hors de la plaie. Débridez au besoin en arrière, le long du bord externe du tendon d'Achille, ou contentez-vous d'y placer un écarteur (b). — Que le tarse soit tenu comme si le calcanéum était couché horizontalement sur sa face externe. Cela étant, portez la scie, manœuvrée dans un plan vertical, sur la face interne de l'os, pour en enlever un doigt d'épaisseur en arrière et raser en avant le dessous de la petite apophyse. Un aide essaye de soutenir la plante du talon pendant le sciage, mais c'est le davier, et par conséquent votre main gauche, qui fixe sérieusement. Comme, en réalité, vous sciez de dedans en dehors et d'arrière en avant, méfiez-vous en approchant du cuboïde : la grosse apophyse du calcanéum casse souvent avant d'être complètement dédoublée. Pour détacher le pied, si vous ne l'avez fait d'avance, vous n'avez plus qu'à diviser les fibres calcanéo-cuboïdiennes latérales et inférieures.

Dénudez les malléoles et sciez le squelette jambier en travers juste au-dessus du cartilage de la mortaise.

Après l'hémostase, rapprochez les surfaces osseuses, drainez, suturez et immobilisez.

Notes. — (a) A ce moment, il est commode de se débarrasser de l'avant-pied en exécutant la désarticulation médio-tarsienne ou de Chopart. Le reste de l'opération en est beaucoup facilité. Mais peut-être trouverait-on cela mauvais dans les concours, où l'on est en droit de demander aux candidats de faire preuve d'une adresse supérieure à celle qui suffit dans la pratique.

(b) Ce débridement a des avantages de commodité et peu d'inconvénients; il a été figuré et par Pasquier et par le dessinateur de Le. Fort (Malgaigne, 8e éd. 1875). On le pratiquerait en incisant le long du bord externe du tendon d'Achille dans une étendue de quelques centimètres.

Procédé de Tauber.

Le professeur Tauber de Varsovie, qui m'a fait l'honneur de traduire cet ouvrage en langue russe, a imaginé un procédé d'amputation ostéoplastique tibio-calcanéenne.

Il forme un lambeau postéro-interne analogue à celui que j'ai décrit comme procédé facile pour la désarticulation tibio-tarsienne, mais il y conserve la moitié interne du calcanéum, qu'il divise par un trait de scie vertical et à peu près antéro-postérieur. Voici la plus grande partie de la note ajoutée à l'édition russe. Cette note a été traduite par l'assistant de Tauber et rapportée de Varsovie par Lejars.

[Au premier congrès de médecins russes, en décembre 1885, à Saint-Pétersbourg (voy. *Arch.* de Langenbeck, XXXIV, 2), j'ai proposé une nouvelle méthode de l'amputation ostéo-plastique du pied, méthode que j'enseignais à mes élèves depuis quelques années. Aussi je crois bon de faire ici une brève description de cette opération.

1er *temps.* — Me mettant du côté externe du membre, je commence mon incision cutanée sur le côté externe de l'insertion du tendon d'Achille, et je la conduis d'abord directement d'arrière en avant, sur la face externe du talon, en la faisant passer immédiatement au-dessous de la malléole. Arrivé à l'interligne de Chopart, je tourne mon couteau sur le dos du pied, transversalement, puis je l'abaisse en ligne directe sur le bord interne; je continue dans la plante jusqu'en son milieu et je finis par un dernier trait perpendiculaire au précédent, qui suit le milieu de la plante, d'avant en arrière, jusqu'au point où j'ai commencé, c'est-à-dire jusqu'à l'insertion du tendon d'Achille.

Dans ce premier temps, je coupe toutes les parties molles jusqu'aux os.

2e *temps.* — Il consiste à ouvrir l'articulation tibio-tarsienne suivant les règles ordinaires; je tranche donc les ligaments externes péronéo-astragaliens et péronéo-calcanéen, puis le ligament capsulaire astragalo-scaphoïdien, enfin, par des coups rapides du couteau, je sectionne le fort ligament deltoïde qui s'étend de la face interne du calcanéum à la malléole interne du tibia.

3e *temps.* — L'interligne tibio-tarsien une fois ouvert, je saisis l'astragale avec le davier de Farabeuf, et je le désarticule pour l'enlever. Ceci fait, je désarticule l'avant-pied dans l'interligne de Chopart et je l'enlève à son tour : dans le lambeau reste seul le calcanéum, les parties molles sont intactes à son côté interne.

Je le saisis avec un davier, je le renverse en dehors, de sorte que sa surface cartilagineuse soit tournée vers moi ; je confie le davier à un aide qui fixe l'os en l'appuyant sur la table. Quant à moi, je place la scie perpendiculaire, dans la direction de l'axe antéro-postérieur du calcanéum, ou un peu obliquement, c'est-à-dire en me tenant plus près du bord interne de l'os en avant, et plus près du bord externe en arrière. J'enlève ainsi avec ma scie toute la moitié externe du calcanéum, en faisant passer mon trait sur la limite de la coupe plantaire des parties molles.

Ce qui caractérise cette coupe, c'est qu'elle contient un large fragment quadrangulaire du calcanéum, et l'artère tibiale postérieure intacte.

4e *temps.* — Ce dernier temps consiste dans la section horizontale, supra-malléolaire, du bout des os de la jambe.

Après les ligatures des artères, l'adaptation du lambeau juxtapose la coupe du calcanéum à celle des os de la jambe.]

ARTICLE X

AMPUTATIONS PARTIELLES DE LA JAMBE.

Avec les progrès qu'a faits l'art de la prothèse d'une part, et la technique opératoire d'autre part, je suis tenté d'écrire que de la jambe comme du bras il faut ôter le moins possible. Dans les siècles derniers et même dans la première moitié de ce siècle-ci, un malade amputé près des chevilles devait presque nécessairement marcher le genou plié appuyé sur un pilon; il était en peine, disait autrefois Paré, « de porter trois jambes au lieu de deux ». Cette gêne poussait quelques malheureux à demander la réamputation. Aujourd'hui, nous savons faire, avec des précautions minutieuses, il est vrai, d'excellents moignons de jambe, ordinairement capables de porter tout ou partie du poids du corps et, dans les plus mauvais cas, de mouvoir un membre artificiel articulé, à point d'appui ischiatique. Mais les pauvres gens préféreront longtemps encore le pilon et par conséquent l'amputation près du genou.

Il est admis que plus on coupe la jambe près du pied, moins l'opération est grave. Le danger de l'amputation sus-malléolaire, qu'on ne l'oublie jamais, c'est la *conicité*, la conicité secondaire, précoce ou tardive; fort heureusement, il dépend de l'opérateur de l'éviter.

Nous aurons donc à apprendre, dans la suite de cet article, à couper la jambe à une hauteur quelconque, depuis les malléoles jusque près de la tubérosité tibiale antérieure. Ravaton se demandait déjà pourquoi l'on rendait la jambe entière victime des maladies du pied. Et Chassaignac, tout en reconnaissant dans le lieu d'*élection* des anciens un lieu de *nécessité*, allait néanmoins, sans doute pour faire un mot, jusqu'à l'appeler lieu d'*exclusion*. Je me demande ce qu'il eût répondu à cet amputé qui me dit un jour : « Je n'avais plus les 300 francs par an nécessaires à l'entretien de mon appareil... c'est pourquoi je marche maintenant à genou sur un pilon malgré la longueur embarrassante de mon moignon. »

Anatomie. — Les téguments de la jambe ont une telle *prédisposition à la gangrène* qu'il n'est pas permis de faire des lambeaux cutanés un peu longs, encore moins de les comprimer, si peu que ce soit, sur les os sous-jacents.

Les muscles des régions antérieure et externe, emprisonnés et isolés dans une gaine ostéo-fibreuse, se rétractent assez peu, et dans leur rétraction n'entraînent pas les téguments. Il est impossible de comprendre toute l'épaisseur de ces muscles dans un lambeau taillé par transfixion.

Au contraire. les muscles superficiels de la région postérieure de la jambe, les jumeaux surtout, se rétractent énormément, et attirent avec eux la cicatrice et les téguments, surtout lorsque l'amputation a lieu dans la région du tendon d'Achille.

La jambe n'a qu'un gros nerf, le tibial postérieur; chaque fois qu'il sera compris dans un lambeau, il faudra le réséquer.

Les artères de la jambe ont toujours passé pour difficiles à lier. Certes, quand on ampute très haut, il n'est pas facile, après avoir saisi, soit la tibiale antérieure, soit le tronc tibio-péronier, à cheval sur le ligament interosseux, de les faire saillir notablement, car ces artères sont retenues par l'orifice fibreux du ligament et par leurs collatérales qui desservent le pourtour et l'intérieur du genou. En outre, lorsque la scie a porté sur l'ancien lieu d'élection, l'artère nourricière du tibia peut jeter du sang et se dérober, soit dans la gouttière qui précède le trou, soit dans le canal même qui parcourt plusieurs centimètres dans le tissu compact. On pourrait introduire et tasser, dans cet étroit orifice, un petit fragment de catgut ou de tissu fibreux emprunté au moignon lui-même. Dans un cas de friabilité exceptionnelle, Verneuil fut obligé de fendre la partie interne du mollet pour lier la poplitée (*Gaz. des hôp.*, 1859, p. 552).

Usage des moignons. — Les anciens chirurgiens qui amputaient toujours au lieu dit d'élection, cinq doigts au-dessous de l'articulation, se proposaient pour but de faire marcher le malade sur le genou fléchi, sur la tubérosité tibiale antérieure, la rotule et les condyles. Le moignon proprement dit ne servait absolument à rien. Pourvu qu'il fût indolent, c'était bien; pourvu qu'il fût court, c'était commode et beau. La cicatrice pouvait donc être terminale ou latérale, suivant la préférence de l'opérateur pour tel ou tel procédé, ou suivant les exigences du traumatisme.

Aujourd'hui, pour peu que le moignon ait au moins $0^m,10$ de longueur, on doit désirer qu'il puisse communiquer à une jambe articulée les mouvements normaux de flexion et d'extension. Ce serait trop demander que d'exiger qu'il soit en outre capable de supporter le poids du corps. Donc, pour nous borner au nécessaire, nous chercherons, en amputant à la partie supérieure de la jambe, à chasser la cicatrice des faces antérieure et postérieure, à conserver une enveloppe large et bien matelassée, et nous ne craindrons pas trop les cicatrices terminales.

Quand le moignon est plus long, il a plus de facilité à mouvoir la jambe artificielle et l'on est tenté de lui faire supporter, sinon la totalité, du moins une notable partie du poids du corps. Il en est généralement capable lorsque la cicatrice est bien placée pour échapper à la pression du coussinet qui remplit le vide de la jambe artificielle.

Abstraction faite pour un instant de l'usage ultérieur du moignon, ce que nous savons de la faible vitalité des téguments de la jambe nous fait hésiter à recommander l'emploi des lambeaux cutanés, et même celui de la méthode circulaire pure, qui donne, en avant et en dedans, une longue manchette cutanée peu vivace et fatiguée par l'os sous-jacent. D'autre part, la situation des masses charnues, en dehors et surtout en arrière, semble nous inviter à prendre là des lambeaux, ou tout au moins à diriger dans ce sens la partie basse des incisions elliptiques.

L'expérience a démontré qu'il n'était plus permis, à moins d'avoir la main forcée, d'amputer une jambe dans la région sus-malléolaire, autrement que par un procédé donnant en définitive un lambeau postérieur.

A. — Amputation sus-malléolaire.

Dans la partie inférieure de la jambe, le tibia arrondi a perdu sa crête : les deux os se sont rapprochés en reprenant du volume, l'espace interosseux n'existe plus. Autour des os : la peau, les vaisseaux, les nerfs et de nombreux tendons dont quelques-uns seulement, celui du long fléchisseur propre du gros orteil en particulier, sont encore garnis d'une quantité notable de fibres musculaires.

Le tendon d'Achille, très large à son origine et doublé en avant des dernières fibres du soléaire, forme une couche bien distincte, excessivement rétractile, adhérente à l'aponévrose superficielle qui l'engaine et le rattache immédiatement aux téguments.

L'opérateur doit employer le tendon d'Achille pour garnir le moignon; il doit tout faire pour en obtenir la cicatrisation rapide, la fixation immédiate et définitive sur la surface de la section osseuse. Alanson l'avait déjà compris, et c'est pour empêcher la contraction des muscles du mollet d'entraver cette fixation immédiate, qu'après avoir constaté l'insuffisance des sutures superficielles (opération d'avril 1781), il mit (opération d'octobre de la même année) un point de *suture profonde* (*through the whole substance of the flap*) sur le milieu de son lambeau.

Dans l'amputation sus-malléolaire type, pratiquée sur un adulte, on scie les os au moins à 3 centimètres ou deux doigts au-dessus de l'articulation.

Toute amputation de jambe faite plus bas doit être dite intra-malléolaire et exécutée par les procédés de la désarticulation tibio-tarsienne, c'est-à-dire avec le lambeau talonnier de Syme ou un lambeau postéro-interne imité de celui de J. Roux (voy. plus haut Désarticulation totale du pied).

L'histoire de l'amputation sus-malléolaire est intéressante à établir. Il fallait *concevoir l'opération*, trouver le *procédé convenable* et réaliser un *appareil prothétique* utilisable.

L'opération a été conçue par les Hollandais van Solingen et Verduin, dans la seconde moitié du dix-septième siècle; assez bien exécutée par les Anglais Ch. White et Alanson, dans la seconde moitié du dix-huitième[1]; et enfin perfectionnée par les Français Marcellin Duval et F. Guyon, dans la seconde moitié du dix-neuvième.

Les jambes de Solingen, Brünninghausen, etc., le pilon de Bigg et toutes les bottines modernes qui ne fournissent d'appui réel qu'à l'extrémité du moignon exigent de celui-ci une conformation parfaite et une tolérance absolue. Ces conditions ne se rencontrent pas toujours, tant s'en faut! Aussi, Mille d'Aix (1835), en faisant remonter son appareil articulé jusqu'à l'ischion, pour y fournir un point d'appui et décharger le bout du moignon, a-t-il rendu un véritable service. L'appareil de Mille, lourd, dispendieux, fort gênant en été, doit être réservé aux moignons impotents; le simple pilon de Bigg, aux moignons parfaits, capables de supporter constamment la totalité du poids du corps. Pour les moignons de valeur moyenne et ordinaire, c'est une jambe imitée de celles de Ravaton, Mori, Salémi, etc., qu'il faut employer. Cette mécanique, étroitement appliquée à la jambe mutilée, recevra le poids du corps, partie par le bout du moignon, partie par les saillies des condyles tibiaux et de la rotule. Elle sera fixée à un cuissard très court, articulé excentriquement avec la jambière, suivant le mode inventé par F. Martin.

C'est à l'excellente méthode de White et d'Alanson (*lambeau postérieur*), trop longtemps dédaignée en France, que se rattachent les procédés elliptiques actuellement en usage et que je décrirai longuement : celui de Duval (*ellipt. peu oblique*) et celui de Guyon (*ellipt. très oblique*).

Je dois commencer par ce dernier procédé, car il permet de scier les os très bas, sans ouvrir les canaux médullaires : on l'a même souvent qualifié *intramalléolaire*, à tort, il est vrai, puisque l'on doit scier à trois centimètres au-dessus de l'articulation, c'est-à-dire à douze centimètres du sol, sur un grand sujet.

Procédé Guyon (elliptique très oblique).

Ce procédé, décrit par un rédacteur anonyme de la *Gazette des hôpi-*

1. En 1740, Bromfield, après avoir vu des amputations sus-malléolaires spontanées, par gangrène, projette d'imiter la nature à l'occasion. Mais il ne revient à son idée pour la mettre en pratique qu'en 1754, après avoir appris que Wright a réussi trois fois.

En 1755, O'Halloran conseille l'emploi de la méthode à lambeau. Il est lu par Ch. White. Celui-ci, abandonnant immédiatement la méthode circulaire jusque-là usitée pour cette opération, fait, en 1766, 1768 et 1769, huit amputations sus-malléolaires à lambeau postérieur de trois pouces, entaillé de bas en haut *à partir de l'insertion du tendon d'Achille*. Alanson, en 1780, avant d'en venir à la transfixion pure, taille un lambeau postérieur semblable; toutefois il coupe d'abord la peau; ce n'est qu'après avoir ainsi dessiné le contour du lambeau qu'il sectionne les tendons et les muscles.

taux, 1868, page 514, a subi quelques petites modifications que l'aimable professeur a bien voulu m'enseigner ou accepter.

Le point culminant de l'ellipse est antérieur et répond au niveau même de l'interligne ou à quelques millimètres au-dessus. Le point infime est situé au sommet de l'arc qui dessine le profil du talon, plutôt dessous que

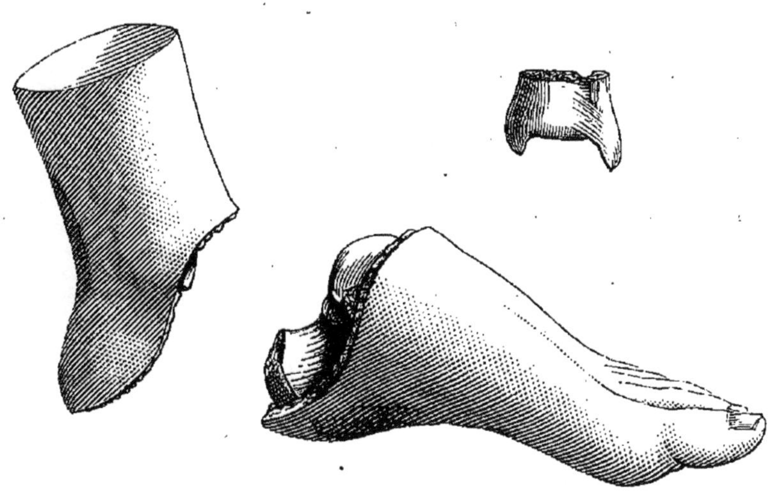

Fig. 440. — Amputation sus-malléolaire, procédé de F. Guyon. — La forme curviligne de l'incision a été conservée au lambeau pour la graver dans la mémoire. Cela n'est pas conforme à la vérité, car le lambeau se rétrécit et les malléoles se découvrent aussitôt que les incisions sont accomplies. — Au-dessus du pied on voit représentée la longueur du squelette jambier qu'il faut enlever.

derrière. Si l'on se borne à unir par le plus court chemin les deux extrémités de l'ellipse, on obtient un mauvais résultat à cause du rétrécissement élastique que subit la base du lambeau ainsi formé. Mieux vaut un lambeau vivace et à large base, qui donne momentanément des oreilles latérales après adaptation, qu'une étroite languette prédisposée à la gangrène et insuffisante pour l'enveloppement des os.

Donc, l'incision que je supposerai partir du point culminant, devant et sur l'articulation, se portera d'abord en arrière et en bas, puis directement en bas, en sous-pied, jusqu'à mi-chemin de la distance qui sépare du sol les pointes malléolaires; puis enfin, en arrière, pour aller former fer à cheval derrière et sous le talon. Ce sera une *ellipse coudée*.

Les parties latérales ou descendantes doivent se trouver, pour être symétriques : l'interne, dans l'axe même de la malléole; l'externe, un peu en avant, car le péroné est plus rapproché du tendon d'Achille que le tibia.

Opération. — Le pied du malade déborde le bout du lit. Un aide est placé en dehors de la jambe qu'il devra dresser en l'air à un moment donné.

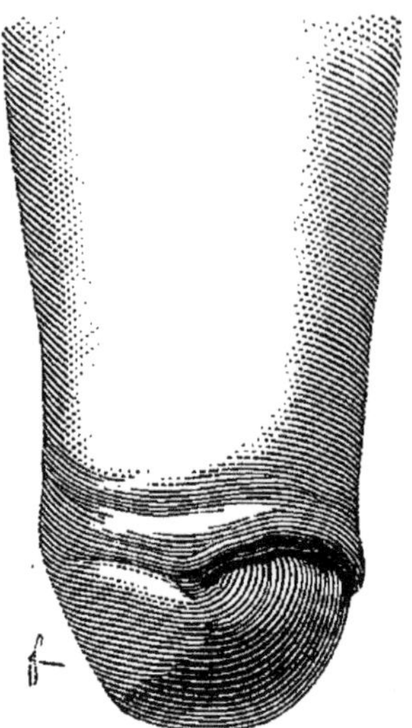

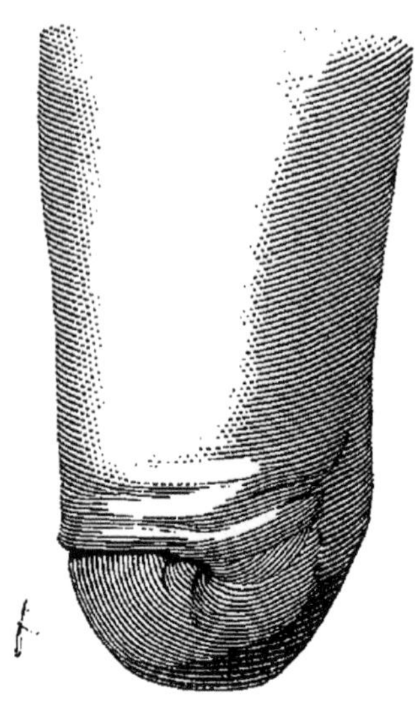

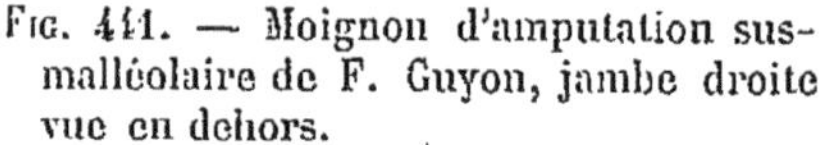

Fig. 441. — Moignon d'amputation sus-malléolaire de F. Guyon, jambe droite vue en dehors.

Fig. 442. — Même moignon, face interne. Sur les deux figures, la cicatrice se montre bien placée, linéaire, protégée.

1° *Incision.* — Tenez-vous au bout du membre et, de la main gauche en pronation, saisissez la pointe du pied ; renversez-la fortement à votre droite pour rendre visible et abordable la partie gauche et postérieure du talon. Avec une lame courte et forte tenue la pointe basse, attaquez hardiment, derrière et sous le calcanéum, entamant le plus loin possible la face latérale du talon qui regarde le sol. Tirant le couteau, divisez les téguments, suivant le tracé indiqué (a); remontez sur le cou-de-pied, la main gauche ramenant les orteils en avant pour les renverser bientôt à gauche, afin que vous puissiez faire redescendre votre incision à son point de départ. Au besoin, repassez le couteau une seconde fois, afin de bien mobiliser la peau (b).

2° *Formation du lambeau.* — Vous pouvez choisir entre deux manières : α, celle de Syme que vous connaissez déjà, et β, celle de Guyon qui taille le lambeau en le relevant et scie sans désarticuler.

α. — Comme la partie de l'incision qui bride le cou-de-pied a découvert les bords antérieurs des malléoles et l'articulation tibio-astragalienne, vous pouvez diviser les tendons antérieurs sur l'interligne même qui se trouve ouvert du coup. Ayant ensuite insinué la pointe le tranchant en bas, successivement entre chaque malléole et la facette astragalienne correspondante, pour couper de l'intérieur vers l'extérieur chacun des ligaments latéraux, le pied se laisse abaisser et amener par la main gauche. Le couteau, continuant à travailler sur les côtés et en arrière, avec la plus grande attention, permet de voir peu à peu l'astragale et l'arrière-calcanéum s'énucléer, sans emporter la moindre parcelle de graisse, ni de chair, ni de tendon.

Il faut maintenant isoler le squelette jambier sur une hauteur de $0^m,03$. Quatre incisions longitudinales, en partie sous-cutanées, sont nécessaires : deux pour fendre de chaque côté des tendons antérieurs, devant le tibia et devant le péroné, l'enveloppe aponévrotique qui empêche le relèvement de ces tendons; deux pour fendre aussi et pour la même raison, derrière chaque malléole, l'aponévrose qui applique les tendons postérieurs à la face postérieure des os.

Pour pratiquer ces incisions, la main gauche pince le bord de la peau, l'écarte ou le relève afin que la pointe insinuée en long sous le tégument, profondément, notablement au-dessus du futur trait de scie, soit suivie de l'œil autant que possible.

Lorsque ces incisions de dégagement sont faites, le pourtour du squelette peut être parfaitement dénudé et préparé pour la scie à la hauteur nécessaire; c'est dire que la base du lambeau postérieur, en particulier, sera détachée avec le plus grand soin et sans la moindre hachure.

β. — Si, après avoir fait l'incision, vous aimez mieux, comme l'auteur du procédé, disséquer le lambeau et ne pas désarticuler, commencez par le côté externe ou péronier et, de ce côté où ne sont pas les vaisseaux jusqu'ici épargnés, poussez la dissection au point que le tendon d'Achille soit complètement désinséré. — Dans ce dessein, pendant que l'aide tient l'avant-pied fléchi à angle droit et renversé en dedans, pincez et relevez la peau du bout des doigts gauches; avec la pointe du couteau, dénudez la malléole péronière, fendez en long la gaine des tendons péroniers pour les y couper court, d'un trait descendant, et les en dégager; dépouillez la face externe du calcanéum et sa tubérosité correspondante. Que le couteau s'y reprenne à plusieurs fois, toujours de la base du lambeau vers son extrémité, et serre le calcanéum de très près. Vous détacherez ainsi et le tissu graisseux sus-calcanéen et le tendon d'Achille lui-même (c).

Cela fait, l'aide renversant le pied fortement en dehors, vous présente maintenant la partie interne de l'incision. Repassez-y le couteau une ou plusieurs fois pour diviser à fond : tendons, muscle, nerfs et vaisseaux. En vous aidant de la main gauche, dépouillez le bord postérieur de la malléole tibiale : incisez en long la gaine des tendons pour les y couper court, d'un trait descendant, et les en dégager ensuite; séparez ensuite les chairs de l'excavation calcanéenne et de la tubérosité interne (d), jusqu'à ce que le lambeau flotte complètement détaché du talon.

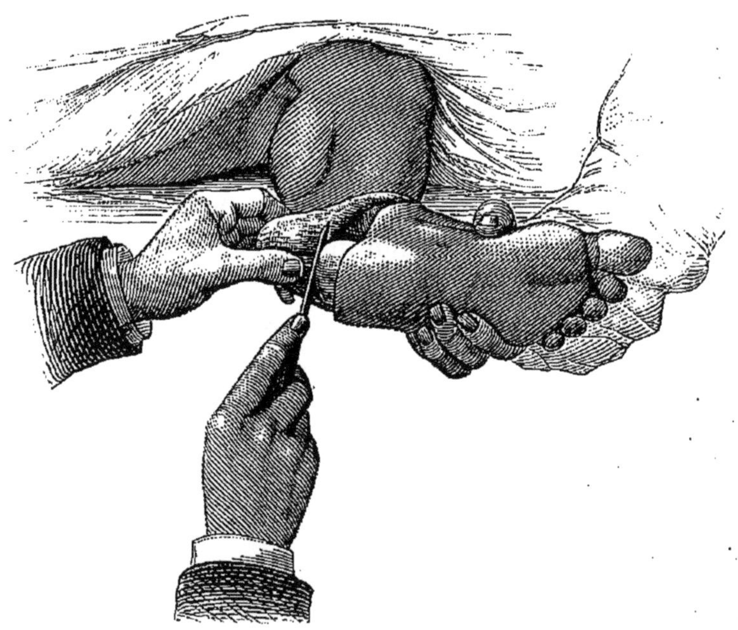

Fig. 443. — Amputation sus-malléolaire. — Dissection du lambeau postérieur talonnier de Guyon. — Attitude de la jambe fléchie et horizontalement couchée sur le côté; action de l'aide sur le pied ; travail des deux mains de l'opérateur pour entailler du côté interne et finir la désinsertion du tendon d'Achille, quand on ne veut pas dresser la jambe en l'air et quand cette désinsertion n'a pas été accomplie par la voie externe.

Faites dresser la jambe en l'air. De la main gauche, rabattez le lambeau vers le mollet pour bien dépouiller la face postérieure de l'articulation et des os de la jambe en les rasant, les raclant même, dans une étendue de deux travers de doigt.

Le moment est venu de ramener la jambe dans la position du décubitus dorsal pour diviser les tendons antérieurs. A cet effet, ayant relevé le plus possible la peau pour découvrir les bords antérieurs des os, fendez l'aponévrose de haut en bas sur ces bords. Puis, entre le pouce et l'index gauches, pincez et soulevez le paquet tendineux, vaisseaux et nerf y compris, pour tout couper en travers, en petit lambeau carré de 2 centimètres, dans lequel vous saisirez facilement l'artère quand vous voudrez.

3° *Sciage.* — Après vous être assuré que les os sont dénudés à la même hauteur sur toute la périphérie, placez une compresse à deux chefs, le péroné dans la commissure. — Sciez de manière que le rebord antérieur de la section tibiale ne soit pas anguleux. Employez la scie à chantourner si vous en avez une bonne; sinon, abattez d'avance ce rebord. Un peu au-dessus du point où vous devez diviser les deux os, faites mordre la scie guidée par l'ongle du pouce, sur le tibia, lentement et à longs traits (e). Aussitôt qu'un léger sillon sera tracé, inclinez l'instrument et entamez le tibia obliquement en bas et en arrière. Arrivé au tiers de l'épaisseur de l'os, dégagez le feuillet et reportez-le à quelques millimètres au-dessous du premier trait pour diviser, cette fois-ci complètement, les deux os en travers.

Liez les vaisseaux, réséquez le nerf tibial postérieur, parez, drainez et suturez le moignon : de prime abord, passez un ou deux fils profonds qui fixent le lambeau aux tendons antérieurs. Les lèvres du moignon suturé doivent faire en avant une moue très accentuée.

Notes. — (a) Dans ce premier temps, il faut couper toute l'épaisseur des téguments (peau et tissu cellulaire). Cette épaisseur est considérable sous la pointe du talon. Mais ce serait une faute de diviser prématurément, et tout à fait inutilement les vaisseaux qui passent dans la concavité du calcanéum.

(b) On peut maintenant faire dresser immédiatement la jambe en l'air pour détacher le lambeau de la pointe à la base. Cette attitude sera préférée par quelques-uns, bien qu'assez fatigante pour l'aide et l'opérateur.

(c) Il importe beaucoup, pour disséquer facilement ensuite la partie interne du lambeau, que le tendon d'Achille soit d'abord désinséré complètement ou presque complètement. Cela n'est pas difficile quand l'aide tient le pied fortement renversé en dedans et bien fléchi à angle droit, pourvu que l'extrémité du lambeau ne soit pas retenue par quelques adhérences plantaires oubliées lors du second passage du couteau dans l'incision cutanée elliptique.

(d) A ce moment, le pied n'étant plus retenu, cède à l'impulsion de l'aide et se porte dans la flexion exagérée. Le calcanéum paraît absolument dénudé, car la racine du muscle adducteur du gros orteil, les tendons, nerf et vaisseaux, le tissu graisseux sus-calcanéen, tout doit faire partie du lambeau.

(e) Quand on veut scier obliquement, il est bon, afin que la scie morde sans échappade ni déraillement, d'attaquer perpendiculairement pour creuser un léger sillon; mais il faut se garder de donner à ce dernier une profondeur notable, parce qu'il empêcherait ensuite d'incliner l'instrument.

Procédé oblique elliptique (d'après Marcellin Duval, 1849).

Ce procédé convient à l'amputation dans le *tiers inférieur* de la jambe, plus ou moins près des malléoles; c'est pour cela qu'il a été créé (voy. Marcellin Duval, *Atlas général d'anatomie*, etc., pl. A, fig. 17 et 22 et légende générale, p. 9). Je sais que, depuis la publication du procédé de Guyon, M. Duval et ses élèves ont plaidé l'identité des deux procédés. Tous deux appartiennent en effet à la méthode elliptique; mais Guyon, dans l'intention spéciale de diviser les os toujours très près de l'article, a indiqué un procédé que personne n'avait précisé avant lui. Et, pour plaider l'identité, il avait fallu prendre, non le procédé primitif de M. Duval, mais ses plus récents perfectionnements.

L'opérateur n'oubliera jamais l'excessive retractilité secondaire des chairs postérieures de la jambe. Il en gardera un lambeau *conservant*, après la rétraction immédiate, une longueur au moins *égale au diamètre antéro-postérieur* du membre mesuré au niveau de la future section osseuse. Cela ne serait point une garantie suffisante contre la conicité : la partie antérieure de la manchette devra rester capable de couvrir la moitié de la surface de la coupe, c'est-à-dire rester égale en longueur au *demi-diamètre* ou rayon du membre.

J'estime qu'il est bon et commode, si l'on opère sur une jambe bien développée, ayant par exemple 8 centimètres de diamètre antéro-postérieur au niveau de la future section osseuse, de couper en arrière à 12 centimètres au-dessous et, en avant, à 6 seulement.

Cette incision recommandée, un peu plus oblique que celle de M. Duval (fig. 445), resterait inclinée à moins de 45 degrés sur l'horizon. Je n'hésite pas à conseiller de la faire encore plus oblique dans le cas où, en raison de la réplétion des téguments, l'on prévoirait de la difficulté à relever la manchette.

L'*opération*, en ce qui concerne la taille des parties molles, se divise ainsi : 1° incision, mobilisation et relèvement de la *peau* et du tendon *d'Achille*; 2° coupe des *muscles antérieurs* et des *muscles profonds postérieurs*, en deux petits lambeaux.

La jambe dépasse le bout du lit qui ne saurait être trop haut. Un aide se tient prêt à la tourner dans tous les sens et même à la dresser en l'air. L'opérateur se place au bout du membre et garde de l'espace pour évoluer librement.

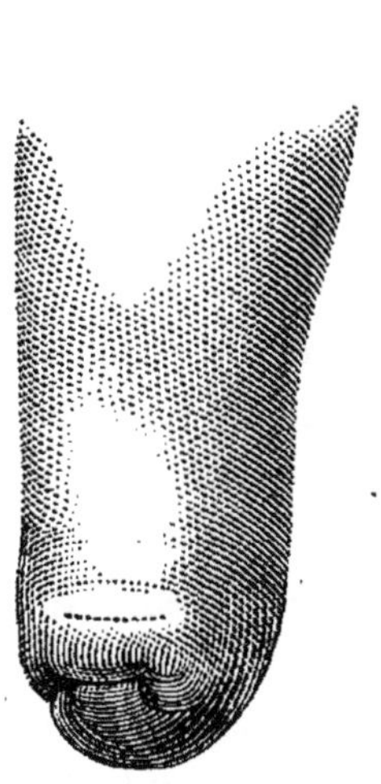

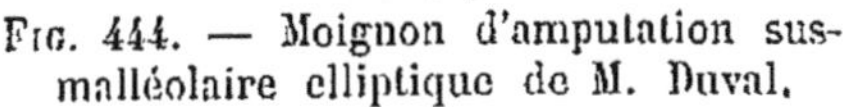

Fig. 444. — Moignon d'amputation sus-malléolaire elliptique de M. Duval.

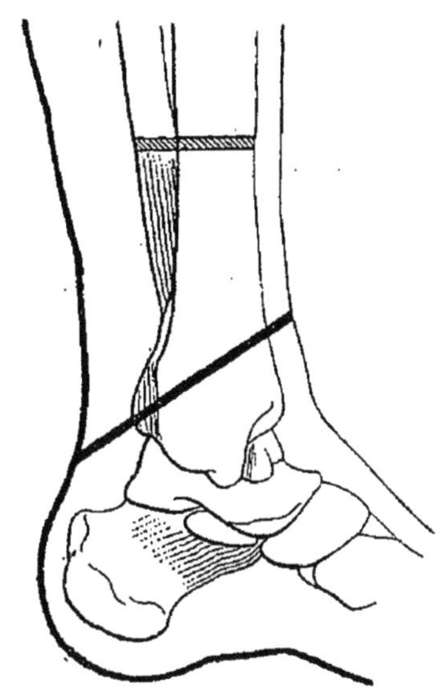

Fig. 445. — Amputation sus-malléolaire elliptique de M. Duval.

1° *Téguments et tendon d'Achille.* — Ayant saisi de la main gauche l'avant-pied, renversez-le à votre droite : par-dessus le membre portez le couteau, la pointe basse, derrière le tendon d'Achille, de manière à attaquer le plus loin possible. Tirez une incision qui remonte sur le côté, oblique à 45 degrés, croise le devant de la jambe et, le pied maintenant renversé à gauche, redescende à son point de départ (a). — Mobilisez lestement la peau et confiez le pied à votre aide. — Coupez le tendon d'Achille pincé et soulevé par les doigts gauches; séparez-le de la couche musculaire profonde en détruisant, avec précaution, le tissu cellulaire lâche qui l'y unit. — Appliquez-vous maintenant à bien décoller les téguments des parties latérales (b) et antérieure, vous aidant de la main gauche et les relevant en manchette si vous pouvez.

2° α. *Muscles antérieurs.* — Du bout d'un doigt gauche glissant de bas en haut devant la crête du tibia, refoulez le bord de la manchette pour, avec la pointe insinuée le plus haut possible sous la peau, fendre de très haut en bas l'aponévrose, le long et en dehors de la crête osseuse. Faites de même devant le bord tangible du péroné. Alors, ayant soulevé entre le pouce et l'index tout le faisceau charnu antérieur, divisez-le en travers, au-dessous de vos doigts; décollez et relevez ce court lambeau, dans lequel vous lierez facilement l'artère tibiale antérieure et qui jamais ne débordera la peau.

β. *Muscles postérieurs profonds.* — Taillez de même un lambeau postérieur profond plus grand, après avoir fendu en long l'aponévrose derrière le bord interne du tibia et derrière le péroné où vous trouverez des fibres musculaires à désinsérer (c). Faites élever la jambe en l'air si vous voulez avoir vos aises pour achever de détruire les adhérences de la face profonde du lambeau; et dépouillez les os en arrière aussi bien et aussi haut qu'ils l'ont été en avant.

3° *Sciage.* — Placez la compresse qui doit protéger et relever les parties molles pendant que vous scierez.

Liez les artères. Réséquez le nerf tibial postérieur. Rapprochez les chairs d'arrière en avant; laissez béants les angles latéraux de la plaie et ne vous inquiétez pas des oreilles saillantes qui disparaîtront dans la suite. Je crois que la suture profonde à travers le tendon d'Achille et ceux des muscles antérieurs est indiquée.

Notes. — (a) Quelques-uns préféreront attaquer le membre en dessous, comme on fait pour l'incision circulaire. Ils devront alors faire une reprise par-dessus pour compléter la section des téguments.

(b) Pour obtenir la mobilité de la peau et rendre possible le retroussement de la manchette, il faut, en s'aidant de la main gauche qui pince le bord cutané et le refoule, porter la pointe du couteau en dehors vers le péroné, comme aussi derrière et sur le bord interne du tibia, où se trouvent de solides adhérences aponévrotiques.

(c) L'opérateur ne rencontre aucune difficulté à séparer les chairs de la face tibiale postérieure à laquelle elles n'adhèrent pas; mais il n'en est pas de même en dehors, du côté du péroné. Pour rendre possible cette partie importante de l'opération, il est bon que l'opérateur soit placé en dehors et que la jambe soit tordue en dedans, ce qui devient facile si, le malade étant couché sur le côté sain, le membre opéré est légèrement fléchi à l'aine et au genou.

Deux lambeaux inégaux, le postérieur très long.

L'amputation elliptique de la partie inférieure de la jambe n'est pas facile quand les téguments ont perdu leur souplesse et leur mobilité. Dans un cas pareil, il vaut mieux, pour être sûr de diviser le squelette assez haut, fendre la peau de chaque côté ou plutôt pratiquer l'excellent procédé à lambeaux inégaux, postérieur très long, antérieur très court.

En 1840 (*Gaz. méd.*), Tavignot emploie ce procédé et le recommande. En 1845, Jobert fait quelque chose d'analogue et dit : « mon procédé » (*De la réunion en chirurgie*, p. 627). Enfin, Lucien Boyer, en 1848 (*Gaz. des hôp.*, p. 556), opère à peu près de la même manière. Mais Tavignot donnait au lambeau antérieur, cutané, les deux tiers de la longueur du lambeau charnu postérieur, tandis que Jobert et surtout Boyer le faisaient beaucoup plus court. Cette dernière pratique me paraît mériter la préférence. Mais je crois qu'il faut renoncer à la transfixion, quoiqu'elle soit bien séduisante par sa rapidité et sa facilité, je dirai même par la beauté des résultats primitifs... sur des jambes fines peu musclées et grasses.

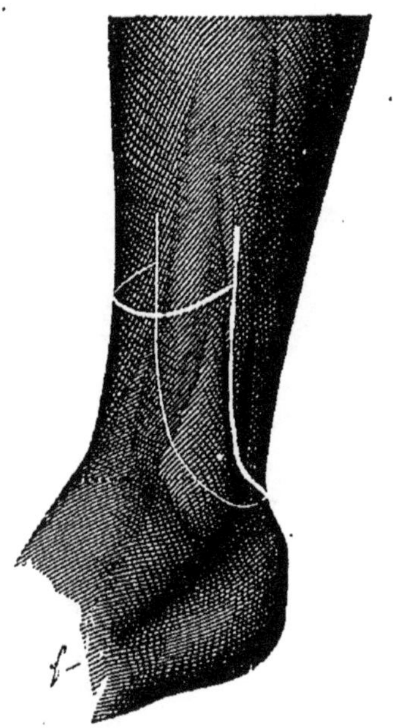

Fig. 446. — Amputation sus-malléolaire. — Tracé des deux lambeaux inégaux, le postérieur très long. Face antéro-externe de la jambe gauche.

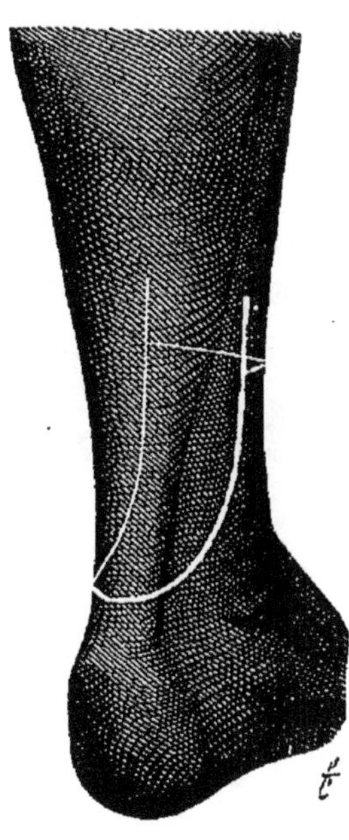

Fig. 447. — Amputation sus-malléolaire Face postéro-interne de la jambe gauche. Tracé des deux lambeaux inégaux, le postérieur très long.

Le lambeau postérieur, musculo-cutané, légèrement rejeté en dedans, doit être plus large dans ses téguments que la demi-circonférence du membre. Son bord interne descendra devant le bord interne du tibia; l'externe, immédiatement derrière le péroné. Les muscles péroniers seront coupés en travers comme les muscles antérieurs, plutôt que conservés en languette difficile à envelopper. Le lambeau antérieur cutané et carré devant être court (2 ou 3 centimètres), le postérieur sera taillé assez long pour qu'après avoir perdu, par rétraction immédiate, un tiers de sa longueur, il reste encore *au moins* égal au diamètre du membre.

La partie difficile de l'opération est l'incision du contour du lambeau postérieur ; car, une fois la peau divisée, la coupe des chairs musculaires, quoique toujours laborieuse, peut se faire absolument comme dans le procédé elliptique précédemment décrit.

L'examen des figures 448 et 450 montrera comment on peut en un ou deux temps, à volonté, dessiner un lambeau postérieur avec le couteau.

Quant au résultat, il est représenté fig. 459, p. 590.

Opération. — La jambe est tenue par les mains d'un aide et dépasse entièrement le bout du lit. L'opérateur se tient d'abord à l'extrémité du membre, il évolue ensuite à gauche et se rapproche du genou.

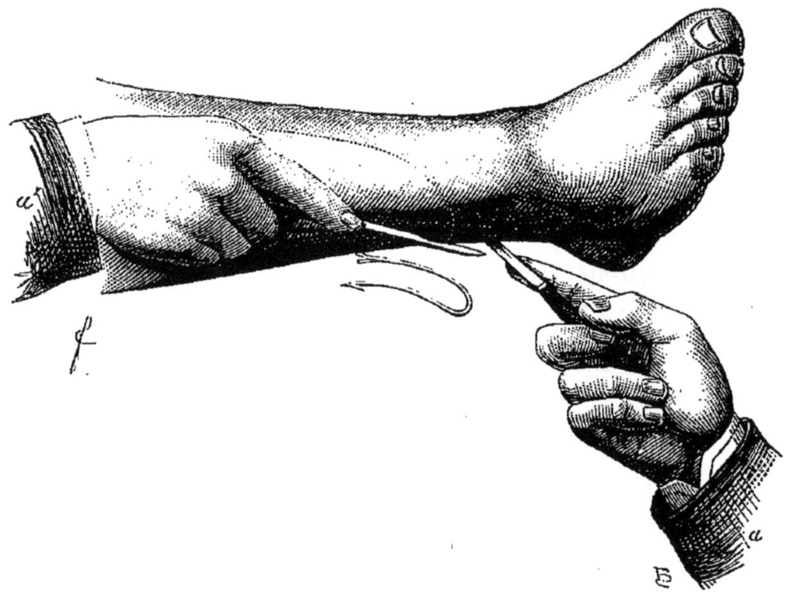

Fig. 448. — Manière de circonscrire d'un trait un lambeau postérieur. L'opérateur, placé d'abord au bout de la jambe droite, a attaqué devant le bord interne du tibia pour descendre, croiser le tendon d'Achille, main *a*. Sans désemparer, mais après être venu en dehors du membre, il remonte le long du péroné, main *a'*. — La gauche de l'opérateur pourrait être représentée pendante et tenant le pied par les orteils.

1° *Contour des lambeaux.* — Donc, placé auprès du pied dont vous tenez le bout de la main gauche pendante, vous portez la pointe tranchante sur le côté droit (c'est-à-dire à votre droite), et vous abaissez une incision longitudinale devant le bord interne du tibia ou derrière le péroné. Au moment d'arrondir pour passer sous le tendon d'Achille, vous faites un premier petit déplacement à gauche.

Un second pas dans le même sens vous rapproche du genou et vous permet de conduire sans désemparer la deuxième branche de l'U derrière le péroné ou devant le bord interne du tibia, jusqu'au niveau de la tête de la première. — Divisez maintenant les téguments antérieurs en travers, à 3 centimètres des têtes de l'U (a). — Partout mobilisez bien la peau.

2° *Entaille des muscles*. — Ayant libéré le tendon d'Achille par deux traits de pointe le long de ses bords pour le pincer et le soulever entre le pouce et l'index gauches, coupez-le à plein tranchant, sans atteindre les vaisseaux tibiaux postérieurs. — De chaque côté, incisez en long l'aponévrose profonde ou les muscles, d'abord derrière l'os le plus rapproché de vous, puis derrière l'os éloigné, ne cherchant pas à garder les péroniers dans le lambeau.

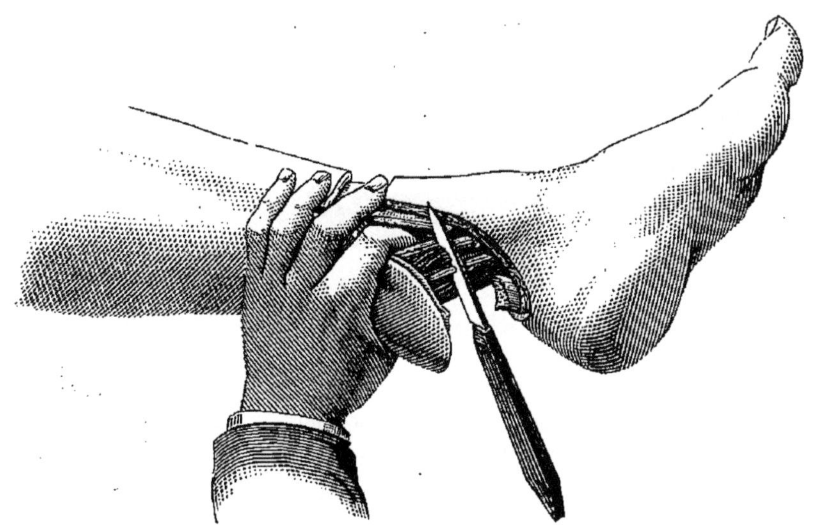

FIG. 449. — Manière de pincer et de soulever les chairs profondes postérieures pour les couper après les avoir décollées de chaque côté.

Ensuite, empaumant et pinçant entre le pouce et l'index introduits dans les fentes latérales toute l'épaisseur du lambeau postérieur (fig. 449), aidez-vous du couteau pour dépouiller absolument bien la face postérieure du squelette jambier; finalement divisez, soit de dehors en dedans par entaille, soit de dedans en dehors, la couche charnue profonde que vous venez de détacher avec tant de soin (b).

Au niveau de la peau antérieure rétractée, coupez en travers les chairs antéro-externes; détachez-les des os après avoir débridé l'aponévrose le long et en dehors de la crête du tibia et relevez-les en court lambeau.

5° *Sciage.* — Quand le squelette sera également bien dépouillé sur toute sa périphérie et assez haut, vous placerez la compresse et vous scierez en travers.

Le nerf tibial postérieur ayant été réséqué, les sutures profondes et superficielles seront convenablement faites, de manière à produire une moue antérieure qui ne disparaîtra que trop vite par la suite.

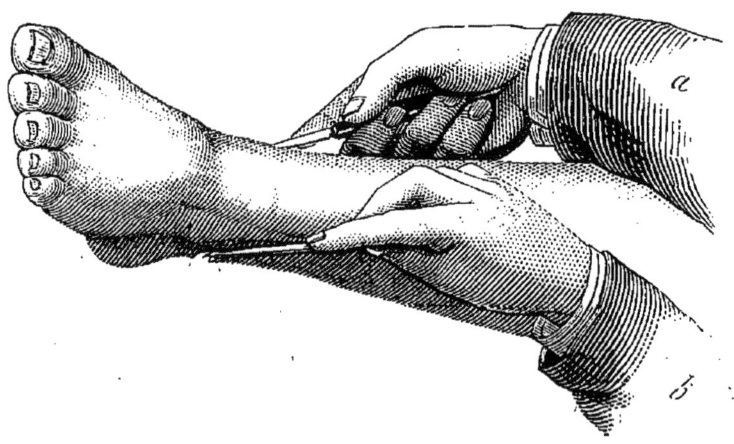

FIG. 450. — Autre manière de circonscrire un lambeau postérieur : en deux temps. L'opérateur, placé en dehors de la jambe gauche d'abord en rotation externe, attaque derrière le tendon d'Achille et remonte devant le bord interne du tibia, main *a*. Ensuite, il provoquera la rotation interne, reprendra son incision derrière le tendon d'Achille et remontera le long du péroné, main *b*.

Notes. — (a) Le lambeau antérieur peut être légèrement convexe comme il peut mesurer un peu plus de trois centimètres.

(b) Rien ne s'oppose à ce que l'opérateur fasse dresser le pied en l'air pour détacher des os les chairs profondes du lambeau postérieur. Les ongles de la main gauche jouent efficacement le double rôle d'écarteur et de grattoir.

Cette opération n'est pas aussi facile qu'elle le serait si l'on pouvait coucher l'opéré sur le ventre. Le résultat immédiat n'est pas beau, car ce long lambeau postérieur pend montrant sa chair, d'autant plus irrégulière qu'elle a été mieux ménagée, et ne cachant pas l'extrémité des os. Après la suture, l'œil n'est pas flatté non plus. Mais après la cicatrisation le moignon est régulier et bon.

Autres procédés.

L'amputation sus-malléolaire peut être pratiquée dans de bonnes conditions de succès, avec un lambeau postérieur unique mais très grand, soit en employant la méthode elliptique très oblique, soit en découpant un très long lambeau postérieur arrondi par entaille ou même par transfixion, avant de diviser les téguments antérieurs en travers juste au niveau de la base du lambeau.

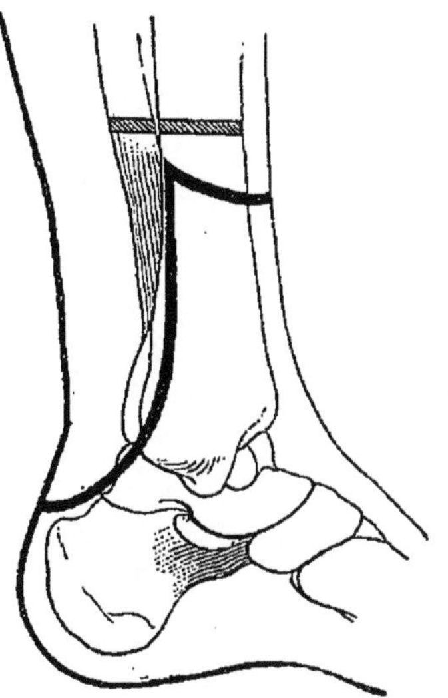

Fig. 451. — Amputation sus-malléolaire, lambeau unique postérieur. — Sa base est au-dessous de la section osseuse.

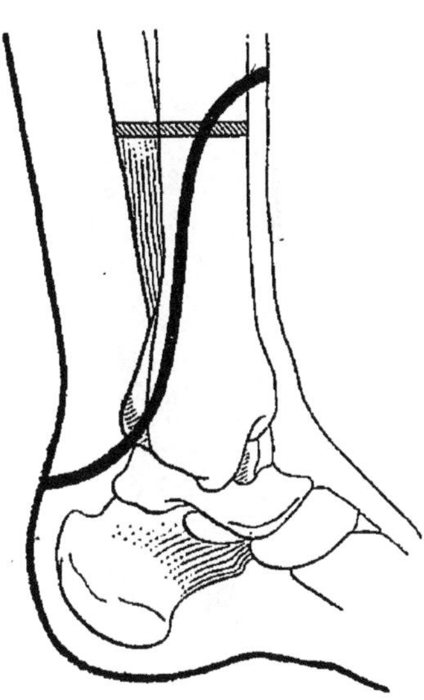

Fig. 452. — Amputation sus-malléolaire, elliptique très oblique remontant au-dessus de la section osseuse.

Lambeau postérieur unique. — C'était le procédé de Ch. White et d'Alanson, dont les modernes ont fait honneur à Voillemier. Celui-ci faisait la transfixion sans inciser d'abord le contour du lambeau.

Il aurait une longueur d'un diamètre et demi ; de plus, la section osseuse serait pratiquée notablement au-dessus de la base du lambeau. Vous commenceriez par inciser le contour du lambeau et diviser les téguments antérieurs suivant une ligne légèrement convexe en bas (fig. 451). — La peau ayant été bien mobilisée, vous tailleriez les muscles en arrière et en avant comme il a été dit. — Enfin, vous vous efforceriez, avant de scier, de dépouiller les os en faisant rétracter les chairs le plus haut possible. Le nerf serait réséqué, etc.

Elliptique très oblique. — Après avoir eu sous les yeux un opéré de Laborie dont la cicatrice, primitivement antérieure et haute, s'était abaissée considérablement, j'avais imaginé de recommander une incision très oblique dont le point culminant antérieur surmonterait de plusieurs centimètres la section osseuse (fig. 452). La crête du tibia, devant laquelle je croirais bon de garder le tissu cellulaire sous-cutané, serait couverte, dans ce procédé, par l'extrémité même du grand lambeau.

Le résultat, quand on ampute ainsi dans la région sus-malléolaire, est assez flatteur. Son principal mérite tient à ce que, comme dans tous les procédés précédents, l'opérateur forme un grand lambeau postérieur composé de toutes les parties molles rétrosquelettiques moins le nerf.

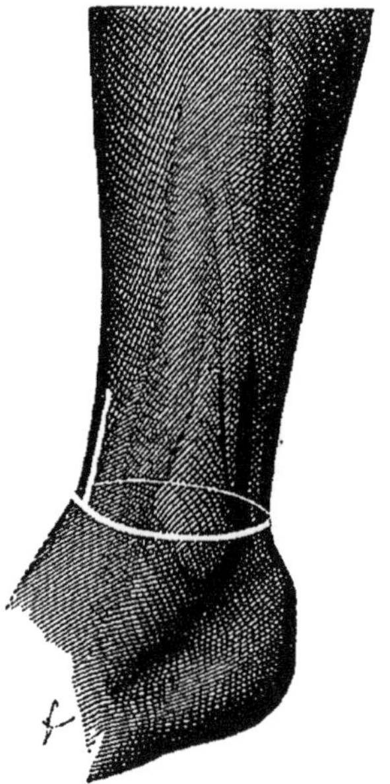

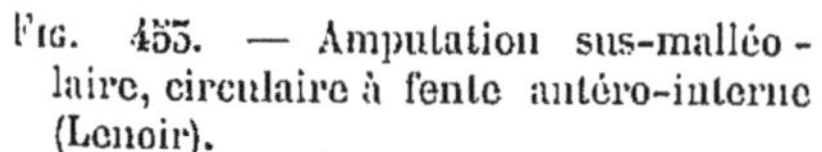
Fig. 453. — Amputation sus-malléolaire, circulaire à fente antéro-interne (Lenoir).

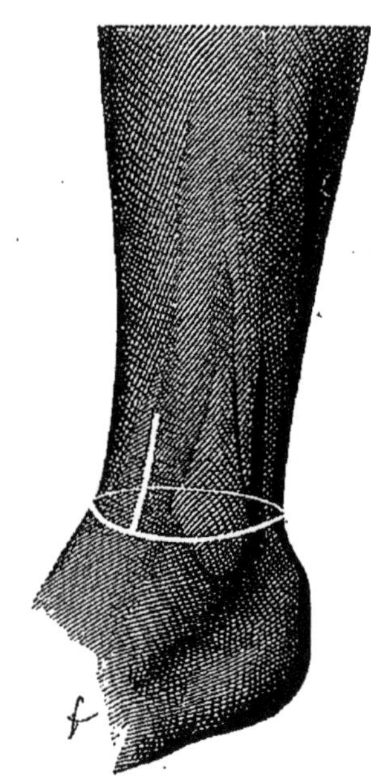

Fig. 454. — Amputation sus-malléolaire, circulaire à fente antéro-externe.

Amputation circulaire. Procédé de Lenoir. — Voici enfin, au dernier rang, le procédé le plus souvent mis en usage en raison de sa facilité. J'ai dû lutter des années pour faire bannir des amphithéâtres l'amputation circulaire du bas de la jambe, dont les résultats restent déplorables malgré les améliorations considérables dues à Lenoir (*Archives gén. de méd.*, juillet 1840). Ces améliorations avaient surtout pour but d'éviter la fréquente gangrène de la manchette cutanée et les fusées purulentes. Elles ne visaient guère la conformation définitive du moignon, tout en l'améliorant quelque peu.

Pourquoi donc les chirurgiens du commencement de ce siècle avaient-ils laissé perdre l'expérience des siècles derniers? Quelque maître ayant plus d'autorité que de jugement et de savoir, avait sans doute causé ce recul malheureux. Cela ne se voit que trop souvent.

Quoi qu'il en soit, Lenoir faisait à un pouce et demi ($0^{m},04$) au-dessous du passage de la scie une incision circulaire aux téguments. Il fendait la peau le long et en dedans de la crête du tibia (fig. 455), disséquait et relevait les deux angles antérieurs ainsi formés, ce qui donnait à la plaie la forme ovalaire. D'un coup oblique, il divisait les chairs superficielles, principalement les postérieures, le tendon d'Achille. Le tout étant relevé, Lenoir coupait circulairement les chairs profondes et sciait.

J'ai vu procéder autrement : fendre la peau en dehors de la crête du tibia plutôt qu'en dedans (fig. 454), disséquer les deux petits lambeaux angulaires antérieurs ainsi formés, et tailler les muscles postérieurs par transfixion.

De quelque manière qu'on s'y prenne pour pratiquer l'opération circu-

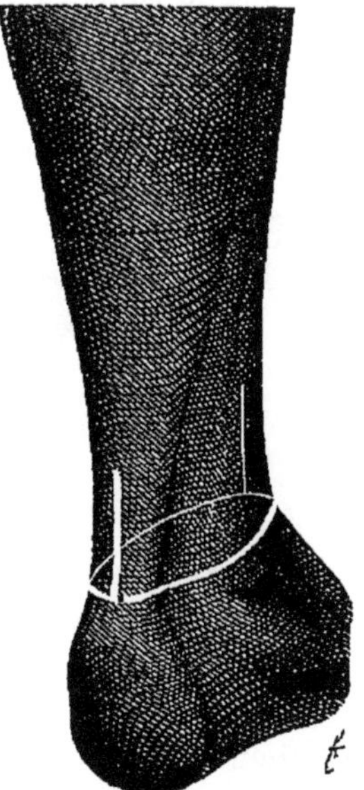

FIG. 455. — Amputation sus-malléolaire, circulaire fendue en avant et en arrière (Dupuytren).

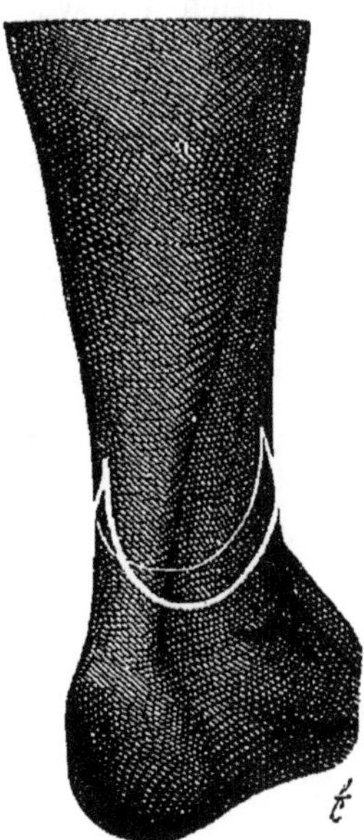

FIG. 456. — Amputation sus-malléolaire, deux lambeaux latéraux égaux (Vermale, Roux).

laire du bas de la jambe : que l'on fende la peau en avant — en avant et en arrière, comme Dupuytren (fig. 455), — ou bien encore de chaque côté, comme Ravaton, on a une cicatrice terminale et l'on fait courir au mutilé le risque de ne pas pouvoir s'appuyer du tout sur le bout de son moignon. C'est ce qui arriva au fameux cavalier du régiment de Schomberg opéré par Ravaton, en 1755. — J'ai lu dans la thèse de Mathé, Paris, 1872, qu'un chirurgien préoccupé de loger la cicatrice terminale antéro-postérieur dans un sillon osseux, a eu l'idée de faire un moignon fourchu, en enlevant à la scie un petit coin d'os pris aux dépens de la face externe du bout du tibia.

Je le répète : pour amputer le bas de la jambe, employez le procédé que vous voudrez, pourvu qu'en définitive il vous donne un *grand lambeau postérieur* dont vous *réséquerez le nerf*, à moins que vous ne vouliez imiter les élèves de Teale, qui, avec un énorme lambeau antérieur, obtiennent, dit-on, d'excellents résultats.

Procédé de Teale. — Les lambeaux sont taillés à la Ravaton (voy. GÉNÉRALITÉS, p. 185). Reste à préciser leurs dimensions.

Les fentes latérales partent d'un point situé un peu au-dessus de la future section osseuse ; l'externe remonte plus haut que l'interne. Celle-ci longe le bord postérieur du tibia ; celle-là suit une ligne diamétralement opposée ; elles passent sur les malléoles et gagnent le cou-de-pied, où une incision transversale convexe les réunit quand le lambeau est jugé

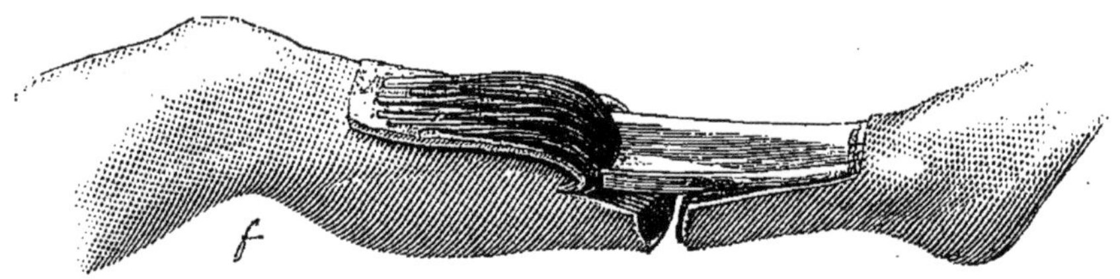

FIG. 457. — Lambeau de Teale pour l'amputation de la moitié inférieure de la jambe.

assez long. Or, le lambeau antérieur doit avoir presque deux fois le diamètre du membre, tandis que le postérieur n'a besoin que d'un demi-diamètre à peine.

Prenons une jambe ordinaire, ayant au niveau de la section osseuse projetée, à 10 centimètres au-dessus de l'articulation du cou-de-pied, une circonférence de 24 centimètres. La longueur totale des deux lambeaux devra égaler les deux tiers de cette circonférence, soit 16 centimètres, et se partager de manière que le lambeau antérieur soit quatre fois plus long que le postérieur : celui-ci ayant 32 millimètres, celui-là 128.

Donc, pour scier les os à $0^{m},10$ de l'articulation tibio-tarsienne, le lambeau antérieur de Teale se prolongera jusqu'à l'articulation de Chopart. Et, pour scier au lieu d'élection de Teale, au-dessous du mollet, à l'union du tiers moyen avec le tiers inférieur de la jambe, le lambeau devra descendre au niveau de la pointe de la malléole tibiale.

Le résultat est analogue à celui du lambeau postérieur prédominant quoique les cicatrices soient diamétralement opposées, ainsi que le montrent les figures 458 et 459.

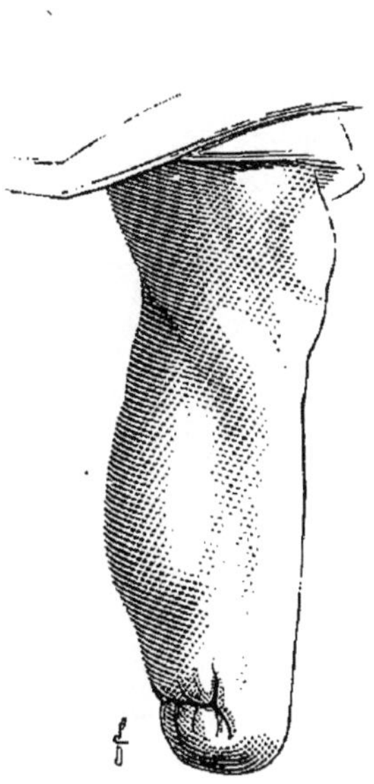

Fig. 458. — Moignon de jambe, grand lambeau antérieur prédominant, procédé de Teale. Cicatrice transversale postérieure.

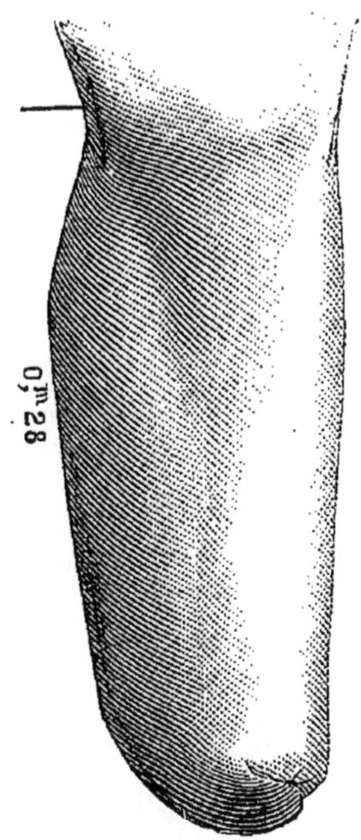

Fig. 459. — Moignon de jambe, grand lambeau postérieur prédominant, procédé de Hey. Cicatrice transversale antéro-inférieure.

B. — Amputation de la jambe en son milieu.

« Tant plus long on laissera le tronc, tant mieux et tant plus ferme on pourra lui appliquer la jambe artificielle. » Cette phrase de Verduin (traduction Vergniol, 1697) est restée longtemps lettre morte, à cause des insuccès de l'amputation sus-malléolaire, compromise par des chirurgiens obstinés à n'employer que de faciles et mauvais procédés à cicatrice terminale. Il est évident que si l'on veut faire marcher l'amputé le genou fléchi sur un pilon, il est inutile de lui laisser une demi-jambe qui serait fort embarrassante. Mais si le mutilé doit faire usage d'un membre articulé, il marchera d'autant mieux que son moignon sera plus long. Le malade dont la jambe est représentée fig. 459, marchait très bien sur le bout du moignon avec un simple pilon de Bigg. Il se livrait aux plus rudes travaux de l'agriculture.

Il ne faut donc plus, tant s'en faut, rejeter systématiquement l'amputation de la jambe au voisinage de son milieu.

Cela dit, quels procédés convient-il d'appliquer à cette opération qui,

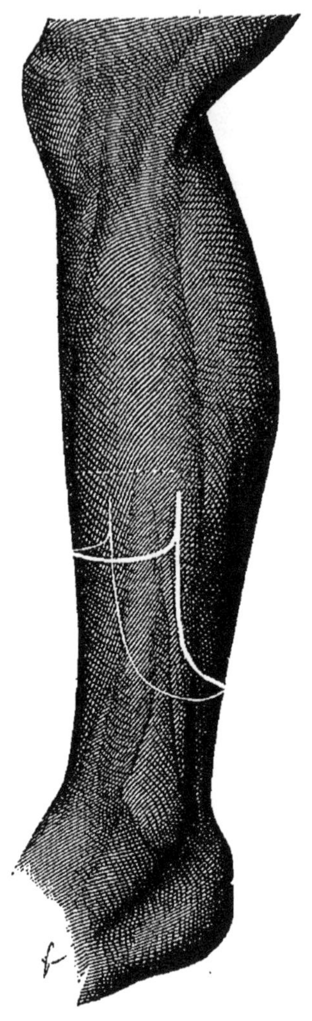

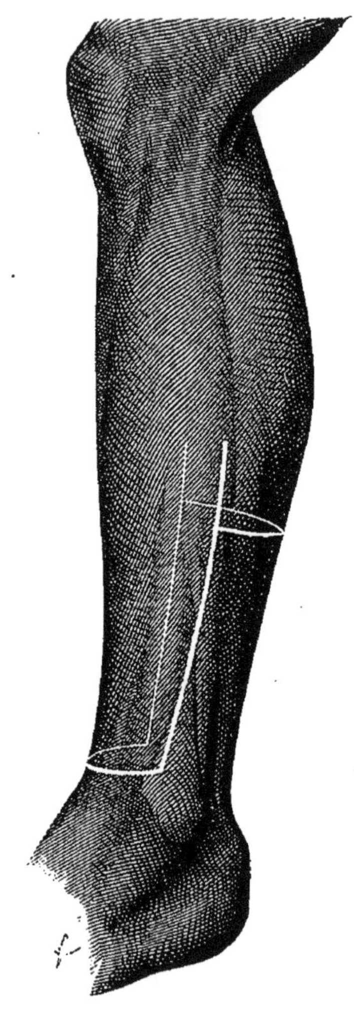

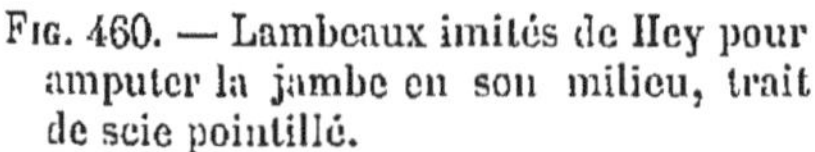

Fig. 460. — Lambeaux imités de Hey pour amputer la jambe en son milieu, trait de scie pointillé.

Fig. 461. — Tracé des lambeaux de Teale pour l'amputation à la partie moyenne de la jambe.

au dire des orthopédistes anglais, donne le moignon le plus facile à chausser?

Hey, qui la pratiquait aussi souvent qu'il le pouvait, taillait un grand lambeau postérieur et un petit antérieur après avoir tracé des lignes et fait des mensurations méthodiques.

Teale, au contraire, a préconisé un énorme lambeau antérieur destiné à se replier jusque derrière les os pour s'unir à un très court lambeau postérieur. Les auteurs anglais rapportent de nombreux succès dus à ce procédé.

Nul doute qu'on ne puisse amputer la jambe dans le tiers moyen à l'aide de tout autre procédé. Mais qu'on ne l'oublie pas : si l'on compte utiliser le bout du moignon pour supporter tout ou partie du poids du corps, les procédés capables de donner des résultats analogues à ceux des procédés de Hey et de Teale sont seuls recommandables, parce que la cicatrice qui en est la suite n'est pas terminale.

Les deux lambeaux sensiblement égaux ou devant le devenir par la rétraction secondaire, les lambeaux exclusivement cutanés, la méthode circulaire, ne me paraissent pas devoir être employés.

La transfixion des muscles doit être rejetée et remplacée par le désossement à la Ravaton suivi de sutures profondes. C'est la meilleure manière de bien matelasser le bout des os et, en ménageant les vaisseaux, d'éviter la gangrène et les hémorrhagies secondaires.

Si vous prenez parti pour le procédé de Hey, amélioré suivant les préceptes de Marcellin Duval, je vous conseille d'opérer de la manière suivante, avec un petit couteau à pointe large et convexe.

Grand lambeau postérieur, petit antérieur.

Le malade sera couché de telle façon que la jambe et le genou dépassent le bout du lit. Ayant l'un des aides en face de vous, placez-vous de préférence en dehors de la jambe droite et en dedans de la jambe gauche, afin de pouvoir relever vous-même, de votre main gauche, les lambeaux que le couteau détachera des os, à la Ravaton.

Marquez d'un point le lieu où passera la scie. Estimez, à ce niveau, le diamètre antéro-postérieur du membre. S'il a dix centimètres, faites un lambeau postérieur de dix centimètres et un antérieur trois fois moins long. Mais prenez la précaution de commencer ces lambeaux à un grand doigt au-dessous de la future section osseuse. Après l'incision et la mobilisation des téguments, vous atteindrez facilement, pour la taille des lambeaux charnus, le point où les os doivent être sciés, et vous aurez des parties molles en quantité suffisante.

1° *Contour des lambeaux.* — D'abord vous tenez vous-même l'avant-pied de la main gauche pour suspendre le membre et laisser libre le talon sous lequel va évoluer votre avant-bras droit. — En effet, armée du couteau, votre droite passée sous la jambe tire une incision descendant derrière l'os éloigné, péroné ou tibia (a), croisant ensuite la face postérieure de la jambe, remontant enfin derrière l'os rapproché (fig. 448, p. 583). — Alors, ayant remis le pied à l'aide, vous découpez devant la jambe, d'un trait légèrement convexe en bas, le lambeau antérieur. — Vous mobilisez bien les téguments, en arrière comme en avant; vous disséquez même le bord du lambeau cutané postérieur sans ménager l'aponévrose, afin que plus tard le tégument déborde toujours les muscles que vous allez entailler.

2° *Entaille des muscles.* — Faites plier la jambe sur la cuisse, rejeter le genou en dehors et fléchir le pied (b). Après avoir pincé, entre le pouce et l'index gauches, les muscles gastro-cnémiens dont l'enveloppe a été préablement fendue de chaque côté, tranchez-les au niveau de la peau rétractée (c). — Quand ils se seront retirés, incisez en long et de haut en bas, immédiatement derrière le bord interne du tibia et derrière le muscle long péronier (d). Dans ces fentes latérales, mettez le bout du pouce et les bouts des doigts pour soulever les chairs profondes postérieures (voy. fig. 449, p. 584); coupez celles-ci en travers, assez haut; enfin, détachez-les des os et du ligament interosseux à l'aide du plat de la pointe du couteau, que vous tenez couché en long derrière le bas de la jambe et le talon. Évidez ainsi la gouttière interosseuse jusqu'au niveau du point où les os seront sciés, en faisant dresser la jambe en l'air si vous voulez. — S'il ne l'est déjà, taillez de même et décollez un court lambeau antérieur musculo-vasculaire après avoir fendu en long l'aponévrose en dehors de la crête du tibia.

3° *Sciage.* — Vous ferez bien de garder le périoste de la face interne du tibia, mais vous le relèverez plus haut devant la crête qu'il faut abattre d'un trait de scie oblique commençant à 2 centimètres au-dessus de la section transversale définitive (fig. 465, p. 597). Pour accomplir cette section-ci, que vous soyez en dedans ou en dehors du membre, il est de règle de prendre voie sur le tibia, puis d'attaquer tôt et de terminer d'abord la section du mince péroné. Vous scierez donc, la main basse si vous êtes placé en dehors de la jambe droite, et la main haute si vous opérez en dedans de la jambe gauche. Dans les deux cas, la jambe sera étendue et vous vous souviendrez que le péroné, flexible comme une baguette de bois vert, doit être fixé par votre main gauche ou par l'aide, le pouce et les doigts faisant coin entre les deux os en avant et en arrière, de manière que le péroné reste immobile, empêché de s'écarter en dehors par le ligament interosseux, et de se rapprocher en dedans, par les doigts.

Les ligatures sont faciles dans les lambeaux. La tibiale antérieure est près du ligament interosseux, à la face profonde du lambeau antérieur, entre le muscle jambier et l'origine de l'extenseur propre. La péronière se voit à la surface même du lambeau postérieur, dans ou devant le fléchisseur propre; la tibiale postérieure en dedans du nerf, entre le soléaire et les muscles profonds correspondants. Il faut toujours réséquer le nerf tibial postérieur.

Notes. — (a) Les deux branches de l'U doivent être rectilignes et situées, l'une derrière le bord postérieur du tibia, l'autre derrière les muscles péroniers.

(b) Sur la jambe droite, étant placé en dehors, il faudra vous approcher beaucoup du membre par-dessus lequel vous êtes obligé de tailler les chairs du lambeau postérieur.

(c) Le travail des doigts gauches est de première importance, car il permet de diviser les gastro-cnémiens sans blesser les vaisseaux tibiaux postérieurs, mais les doigts ne s'insinuent bien sous les muscles à soulever que si le couteau a fendu l'aponévrose de chaque côté. Il est bon de couper ces muscles pendant que l'aide, par la flexion du pied, attire en bas le tendon d'Achille.

(d) Quand on opère sur la jambe gauche, en dedans de laquelle on est placé, il est avantageux de commencer par le lambeau musculo-vasculaire antérieur. Il n'est pas défendu de faire de même lorsqu'on opère sur la jambe droite. La seule partie un peu difficile est la séparation des muscles péroniers, qui doivent rester dans le court lambeau antérieur. Un long coup de couteau commençant très haut et descendant très bas facilite bien les choses. Pour le donner, il est permis, parce qu'il est bon, de ramener momentanément la jambe dans l'extension et la rotation en dedans.

C. — Amputation de la jambe au lieu dit d'élection.

A cinq doigts au-dessous de l'articulation, c'est là qu'il faut, non pas commencer les incisions, mais scier les os quand on se propose de faire marcher l'amputé, le moignon fléchi, à genou sur un pilon. Il faudra donc se méfier d'une ankylose dans la rectitude ou dans la semi-rectitude. Il faudra craindre aussi la rigidité dans la flexion, car il est des malades qui tiennent à porter une jambe artificielle complète offrant appui à l'ischion. Un petit tronçon de jambe, pourvu qu'il ait au moins $0^{m},10$, peut même contribuer à donner quelques mouvements de flexion à l'appareil.

Comme on ne cherche pas ici à faire marcher l'amputé sur le bout du moignon, les méthodes à réunion terminale sont permises. En fait, on a souvent appliqué au lieu d'élection de la jambe l'*incision circulaire*, les *deux lambeaux*, antérieur et postérieur, interne et externe, égaux ou inégaux, souvent aussi le *lambeau postérieur* de Verdun et, dans notre siècle, le *lambeau externe* de B. Bell et Sédillot.

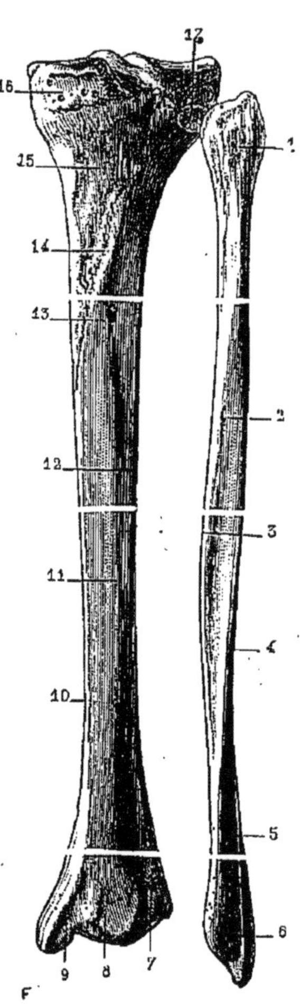

FIG. 462. — Face postérieure du squelette de la jambe droite scié en trois points :

1° Au lieu dit d'élection, entre les chiffres 13 et 14. Le chiffre 13 indique le troú nourricier du tibia.

2° A la partie moyenne, entre les chiffres 11 et 12.

3° A la partie inférieure, à 3 centimètres au-dessus de l'articulation (amputation sus-malléolaire).

Le moignon travaillera par sa face antérieure ; il y faut donc des téguments intacts assez étoffés pour rester largement suffisants même après que la rétraction secondaire aura entraîné la cicatrice vers le jarret. Or, les téguments antérieurs ne peuvent être taillés en long et mince lambeau sans courir des risques de gangrène fort sérieux.

D. Larrey comprimait le moignon latéralement pour obtenir la soudure du péroné au tibia. Le même chirurgien nous dit que « les artères doivent être comprises autant que possible dans la section des muscles libres ou superficiels, pour qu'elles soient accessibles à la ligature ». Ce précepte général se recommande ici d'une manière particulière ; car la difficulté de lier les artères jambières et la fréquence des hémorrhagies secondaires commandent de tailler les chairs avec des précautions spéciales, autant que possible sans user de l'aveugle transfixion souvent fatale à la vitalité des lambeaux.

Les artérioles musculaires de la région antéro-externe de la jambe, prise comme exemple, sont très nombreuses ; mais, de ce qu'elles se détachent perpendiculairement de la tibiale antérieure, il résulte qu'un lambeau antéro-externe ponctionné reçoit très peu de sang, parce que le couteau fchemine presque fatalement devant le tronc de l'artère tibiale qu'il ébranche. J'y reviendrai plus loin.

L'amputation de jambe au lieu d'élection est très difficile à bien faire, particulièrement sur le mort dont les muscles ne se rétractent pas et manquent de fermeté. Pour éviter la saillie des jumeaux du cadavre, saillie que la rétractilité physiologique ferait disparaître, on prend la mauvaise habitude de couper ces muscles beaucoup plus haut qu'il ne convient de le faire sur le vivant si l'on veut ne pas avoir un moignon conique de forme, comme celui que représente la figure 464.

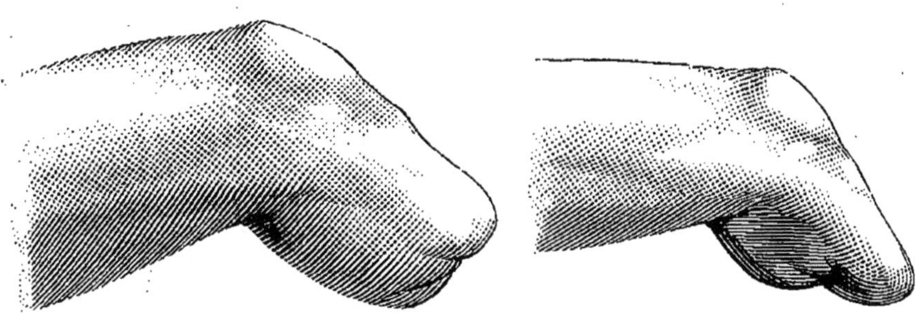

Fig. 463. Fig. 464.

Moignons d'amputation de jambe au lieu d'élection : fig. 463, bon et beau ; fig. 464, médiocre et laid, parce que les chairs postérieures, coupées trop haut, se sont rétractées énormément et ont forcé les téguments antérieurs à se tendre sur le bout des os pour les coiffer.

L'opérateur doit s'efforcer de ne couper qu'une fois les artères, de détacher ensuite les chairs profondes de la surface des os dans l'étendue d'un travers de doigt, afin de faciliter les ligatures, le sciage, l'enveloppement des os et la fixation cicatricielle des muscles aux extrémités du squelette. Je tiens à ce précepte.

Si l'on réunit les parties molles suivant une ligne antéro-postérieure, ce qui est excellent, il faut scier le péroné obliquement et plus haut que le tibia. Quant à celui-ci, qui sera toujours en conflit avec les téguments, puisqu'il est sous-cutané, l'idéal serait d'en abattre les angles, sauf l'externe, et de couvrir sa coupe d'un lambeau périostique. Ceux qui tiennent pour la réunion en fente transversale doivent abattre l'angle antérieur, petite amélioration que Béclard a vulgarisée (fig. 465) ; ceux qui préfèrent la fente antéro-postérieure, après avoir scié le péroné haut et obliquement, imitent Sanson et biseautent toute la face interne du tibia (fig. 466).

De quelque côté que se tienne le chirurgien, il sera toujours gêné pour exécuter un ou plusieurs des temps de l'opération. L'ancienne règle vou-

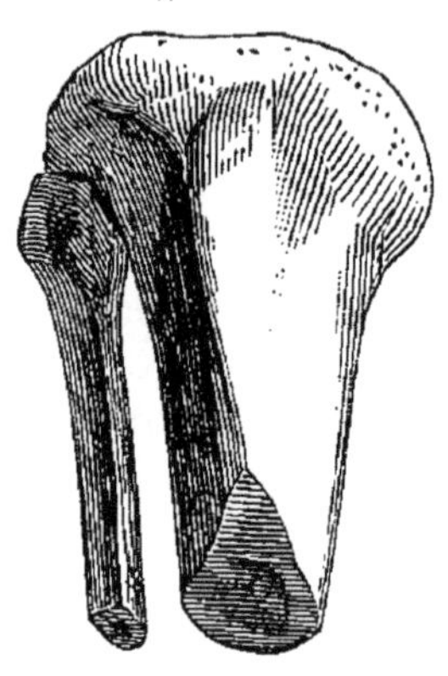

Fig. 465. — Manière de scier le squelette jambier en abattant l'angle tibial antérieur pour la réunion en fente transversale.

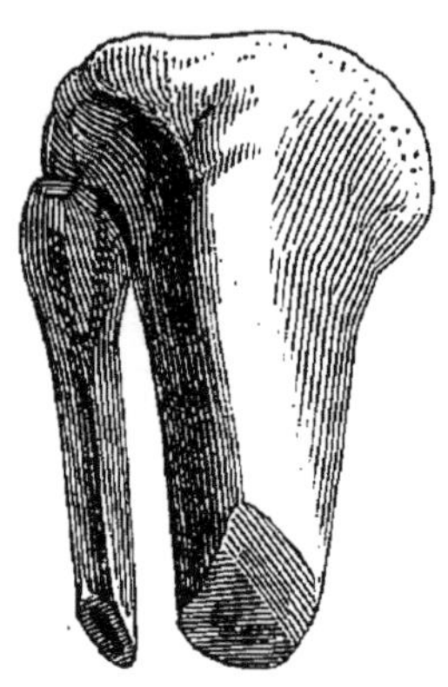

Fig. 466. — Manière de scier en biseautant le tibia en dedans, le péroné en dehors, pour la réunion en fente antéro-postérieure.

lait que l'opérateur se plaçât toujours en dehors de la jambe, dans le but de scier, la main haute, les deux os à la fois. Aujourd'hui, la taille des parties molles, que nous avons le temps et qu'il est utile de bien faire, a pris une importance prédominante ; l'on est d'accord pour reconnaître qu'il faut souvent scier les os séparément et que, voulût-on les diviser simultanément et au même niveau, on y arrive facilement, quelle que soit la position du chirurgien.

Je me range donc à l'avis de ceux qui se placent de manière à confier à leur main gauche le relèvement des téguments ou des lambeaux, c'est-à-dire qui se mettent en dedans de la jambe gauche et en dehors de la jambe droite. Mais cette règle générale pourra sans inconvénient, parfois même avec avantage, souffrir des exceptions que j'aurai soin d'indiquer.

Je vais décrire avec quelques détails deux procédés de choix, l'amputation circulaire et l'amputation à lambeau externe. J'indiquerai brièvement les autres procédés et je dirai quelques mots ensuite de l'opération de Dominique Larrey.

Méthode circulaire.

Le malade sera couché de manière que le bout du lit corresponde au milieu des cuisses. Un assistant écartera le membre sain, qu'il pourra tenir fléchi à l'aine et au genou, le pied ramené et appuyé sur l'extrémité du lit.

Un aide exercé, placé en face du chirurgien, manœuvrera le pied du malade.

L'opérateur se tient en dehors de la jambe droite, en dedans de

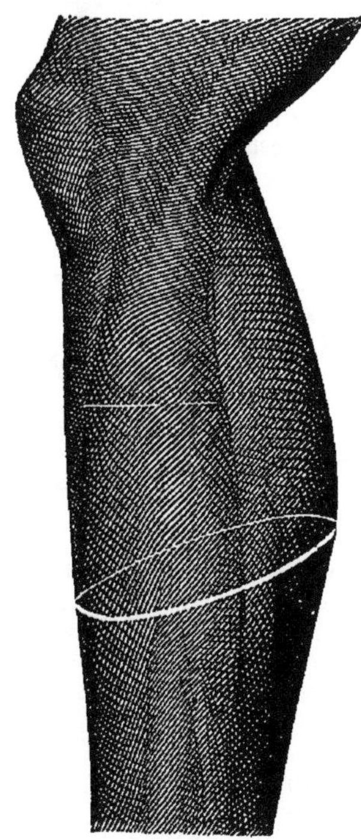

Fig. 467. — Tracé de l'incision dite circulaire pour l'amputation de jambe au lieu di d'élection. Deux petits traits fins et horizontaux indiquent ce lieu d'élection, c'est-à-dire le futur trait de scie.

la jambe gauche. Il a à sa disposition, outre les instruments indispensables : pinces, scie, etc., des écarteurs et un grattoir refoulant, par exemple, ma rugine courbe sur le plat et à front rectiligne. Il emploie une lame de 12 centimètres ou un simple bistouri à pointe large et obtuse

Vous allez : 1° diviser la peau tout autour et la retrousser en avant seulement ; 2° couper les deux jumeaux, ce qui permettra de rétracter le tégument à la même hauteur, sur toute la périphérie de la jambe ; 3° sectionner les chairs adhérentes aux os, puis les en détacher sur une étendue d'un travers de doigt.

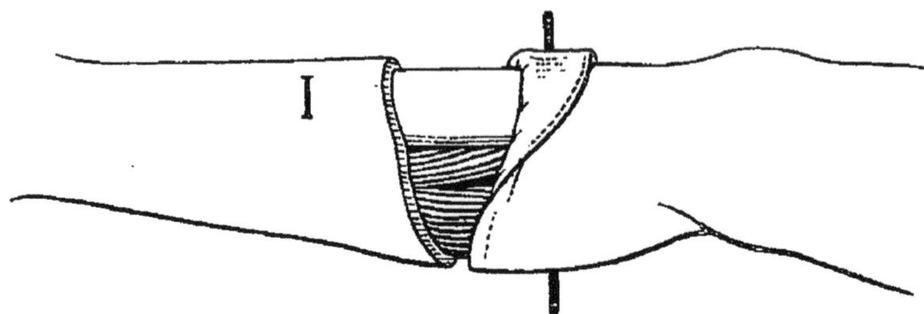

Fig. 468. — Amputation circulaire au lieu d'élection, jambe droite vue en dedans. La peau est retroussée en avant du tibia, mais pas tout à fait à la hauteur du trait de scie indiqué par deux tirets noirs verticaux.

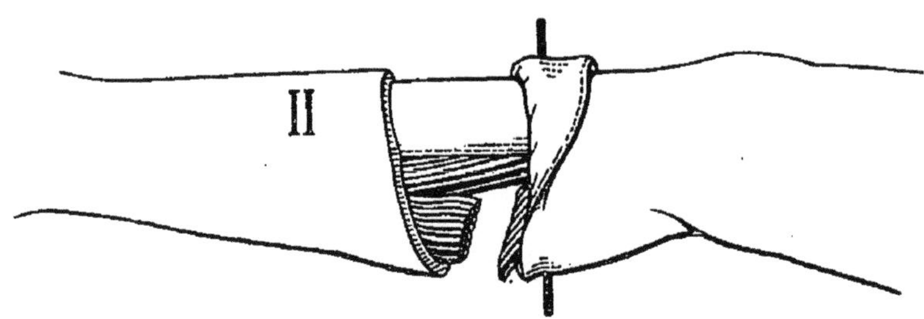

Fig. 469. — Amputation circulaire au lieu d'élection, jambe droite vue en dedans. — La section des jumeaux vient d'être accomplie ; la rétraction des téguments est maintenant égale en arrière où il n'y a pas de retroussis, et en avant. La hauteur du trait de scie n'est pas encore atteinte. Reste à couper les muscles adhérents postérieurs, externes et antérieurs et à les décoller enfin dans l'étendue d'un travers de doigt.

Pour couper la peau en bon lieu, marquez d'abord, à cinq doigts environ au-dessous de l'interligne fémoro-tibial sensible de chaque côté du ligament rotulien, le point où vous scierez les os. Estimez à ce niveau le rayon ou demi-diamètre du mollet. Une manchette, vous le savez, doit conserver, après dissection, une longueur égale au rayon, pour que ses lèvres puissent s'affronter sans traction.

Si le rayon est de 6 centimètres, il suffit que vous incisiez la peau à 8 centimètres de la future section osseuse, pour parer à la rétraction qui, à la partie antéro-supérieure de la jambe, n'excède guère un travers de doigt.

Mais comme, en coupant tout à fait circulairement, vous pourriez avoir de la peine à rétracter suffisamment les chairs sans fendre la manchette, il vous est permis et conseillé, si le gras du mollet est situé au-dessus de l'incision cutanée, de faire passer celle-ci un peu plus haut en arrière, un peu plus bas en avant (a).

1° *Incision cutanée.* — La jambe étant étendue et votre gauche s'y appuyant, passez le couteau sous le membre et, toujours tirant, sciant au besoin, attaquez-en la face éloignée, la pointe haute, puis la face qui regarde le sol, puis la face rapprochée. Faisant alors une reprise par-dessus le membre, reportez le tranchant, la pointe basse, dans la partie initiale de la première incision dont vous devez unir les extrémités (b). — Mobilisez parfaitement le tégument avec l'extrémité du couteau. Coupez donc les brides celluleuses qui, sur tous les points de la périphérie et spécialement sur les côtés, s'opposent à la rétraction sollicitée par votre main gauche. — Pincez maintenant la partie antérieure de la peau, détachez-la du tibia et de l'aponévrose et faites-en un retroussis de deux doigts, moins considérable sur les côtés et tout à fait nul en arrière (fig. 468).

2° *Sections musculaires.* — A ce moment, faites renverser en dehors et fléchir un peu le genou. Soulevez les deux *jumeaux* (c) entre le pouce et l'index gauches pour les détacher de la couche profonde, afin de pouvoir les diviser au niveau de la peau rétractée, sans atteindre les vaisseaux.

La jambe étant remise dans l'extension, les parties molles obéissant à l'aide, se relèvent également sur tout le pourtour du membre, sans que cependant le niveau de la section osseuse soit encore atteint (fig. 469). Il vous reste à diviser et à détacher les *chairs adhérentes*, d'abord en avant, ensuite en arrière. — *En avant* : commencez par introduire la pointe de champ sous la manchette pour inciser, de très haut en bas, la forte aponévrose, le long et en dehors de la crête du tibia. Cela vous permettra de soulever, entre les doigts, tous les muscles antéro-externes et de les couper facilement en travers. Vous les décollerez ensuite de bas en haut avec les nerfs et vaisseaux y compris, dans l'étendue d'un travers de doigt (d). — *En arrière* : après avoir passé le couteau sous le membre, divisez d'abord les muscles et les vaisseaux au niveau du trait transversal antérieur. Puis faites tordre la jambe en dehors ou, mieux encore, faites élever le pied pour voir derrière la jambe et décoller facilement les muscles profonds, avec les ongles gauches et le couteau ou le grattoir. Il faut dénuder la face postérieure du squelette ostéo-fibreux, comme l'a été la face antérieure, sur une étendue d'un travers de doigt, c'est-à-dire en arrière comme en avant, jusqu'au niveau du point où la scie va passer (e).

Par ce procédé très recommandable et pratiqué par plusieurs chirurgiens, il n'y a pas, à proprement parler, de 8 de chiffre à faire. On perce le ligament interosseux d'un coup de pointe et, du bout de l'index, l'on éraille et l'on refoule la lèvre supérieure de la petite boutonnière. — Reste à refouler le périoste tibial incisé en travers au même niveau que les muscles profonds, de manière à en former, adhérent à la face profonde du tégument, un lambeau à base oblique, mesurant un doigt sur la face interne du tibia, mais atteignant deux doigts devant la crête que la scie doit attaquer plus haut, pour la biseauter.

3° *Sciage.* — La compresse à trois chefs est placée; un écarteur contribue à bien découvrir la crête tibiale que la scie mord à un travers de doigt au-dessus du prochain trait transversal. L'instrument attaque d'abord perpendiculairement, prend voie, mais, avant qu'elle soit profonde, s'incline pour entamer très obliquement et très profondément le tibia. — Enfin, la scie dégagée et reportée plus bas, au lieu d'élection, prend voie de nouveau sur le tibia, puis sur le péroné et, celui-ci étant maintenu écarté par un aide ou par l'opérateur, divise les deux os en travers en terminant naturellement la section du péroné en premier lieu, puisque cet os est le moins épais et aussi le moins solidement articulé (f).

Cherchez l'artère tibiale antérieure devant le côté interne du péroné, les artères postérieures (tibiale postérieure et péronière ou tronc tibio-péronier) assez loin des coupes osseuses, entre les muscles profonds et le soléaire. Liez aussi les jumelles et obturez la nourricière du tibia si elle saigne et si, engagée dans l'os prématurément, elle est insaisissable. — De quelque manière que vous fassiez le pansement, évitez toute compression sur les téguments du tibia.

Notes. — (a) On voit qu'ici, relativement à la quantité de téguments à garder, nous sommes au-dessous des prescriptions de la règle générale. Avec un rayon de $0^m,06$ il faudrait, en effet, $0^m,09$ de distance entre la section cutanée et la section osseuse. Mais, d'une part, le tégument antérieur se rétracte peu ; d'autre part, le volume des chairs du mollet condamnées à l'amaigrissement et à l'atrophie est considérable, relativement au volume des os.

(b) Il est tout aussi bon d'inciser d'abord devant la jambe et de compléter ensuite la circulaire en faisant une reprise sous le mollet. Chacun fera à sa fantaisie ou à son habitude.

(c) Cette section des jumeaux est facilitée, on le sait déjà, par deux incisions aponévrotiques le long de leurs bords ; les doigts peuvent alors soulever facilement les muscles que le bistouri divise ensuite avec prudence. Sur le membre droit, l'opérateur agit par-dessus la jambe, facilement. Sur le membre gauche, il faut forcer l'abduction du genou, élever la jambe ; encore est-on obligé de se baisser un peu.

(d) Le nerf musculo-cutané caché dans la concavité de la face externe du péroné ne doit pas échapper au couteau, car il est au moins inutile de l'exposer aux dilacérations de la scie.

(e) Si ce n'était pas difficile, je conseillerais, non pas de détacher les chairs profondes du périoste, mais de les détacher avec le périoste, à l'aide de la rugine courbe que j'ai recommandé d'avoir dans l'appareil instrumental. Je me borne à conseiller formellement de conserver le périoste épais qui recouvre la face interne et la crête du tibia. C'est une précieuse doublure pour la peau. Tout le monde semble convenir aujourd'hui qu'il faut garder une manchette ou des lambeaux de périoste quand on le peut (voy. Houzé de l'Aulnoit, *Etude historique et clinique sur les amputations sous-périostées*, 1873).

(f) Avec la scie à chantourner, on n'a qu'une voie à prendre sur la crête de l'os, e l'on peut, en terminant, arrondir aussi l'angle interne.

Il est bien entendu que si l'on voulait rapprocher les chairs d'un côté à l'autre, on scierait les os séparément, biseautant le tibia aux dépens de sa face interne et le péroné aux dépens de sa face externe. En terminant par ce dernier os, on arrive à le diviser plus haut que le tibia, sans le briser, sans même ébranler son articulation supérieure, pourvu que le pied et la jambe soient soutenus.

« Simple modification de la méthode circulaire » : ainsi M. Le Fort, dans la dernière édition de Malgaigne, qualifie sa manière actuelle de faire l'amputation de la jambe au lieu d'élection. C'est en effet une incision circulaire avec fente de commodité sur le milieu de la face interne du tibia. Seulement, au lieu du mode en ⊥, Le Fort, arrondissant les angles, obtient en définitive une raquette dont la queue est perpendiculaire au cercle.

Cette incision permet d'évider la gouttière interosseuse antérieure (voy. plus loin le lambeau externe), de désinsérer de même les muscles rétro-tibiaux. Mais pour les chairs postéro-externes il faut en venir à des sections transversales échelonnées.

Avec une incision longitudinale rétro-péronière symétrique à l'incision tibiale, ce serait la méthode à deux lambeaux, c'est-à-dire un peu plus long de cicatrice ; mais le sciage du péroné se ferait mieux.

Lambeau externe (B. Bell, Sédillot).

Après avoir vu bon nombre de lambeaux externes se gangrener en totalité ou en partie, j'en suis venu à croire le procédé de B. Bell (t. VI, p. 245, 1796) et de Sédillot, même légèrement amélioré, moins recommandable que la méthode circulaire.

Dans plusieurs cas, après mortification des téguments ou des chairs du lambeau, la plaie ne s'est fermée que grâce au petit lambeau cutané complémentaire que j'ai toujours conseillé formellement de garder en dedans du tibia, d'accord avec Sédillot et Pingaud.

Je crois la transfixion aussi désastreuse que facile. Guyon, Duplay, Tillaux, et tant d'autres, après M. Duval et Verneuil, semblent avoir re-

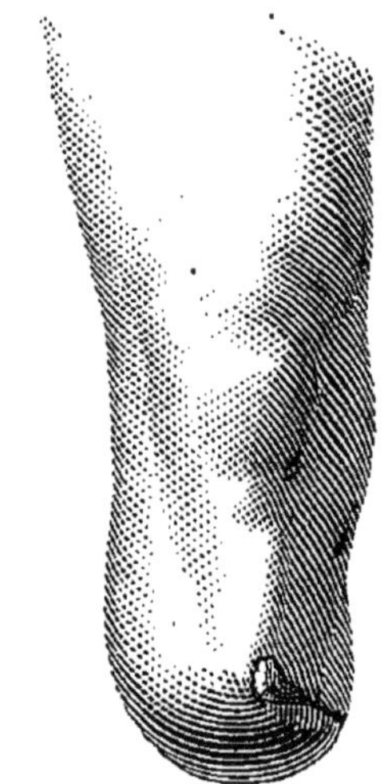

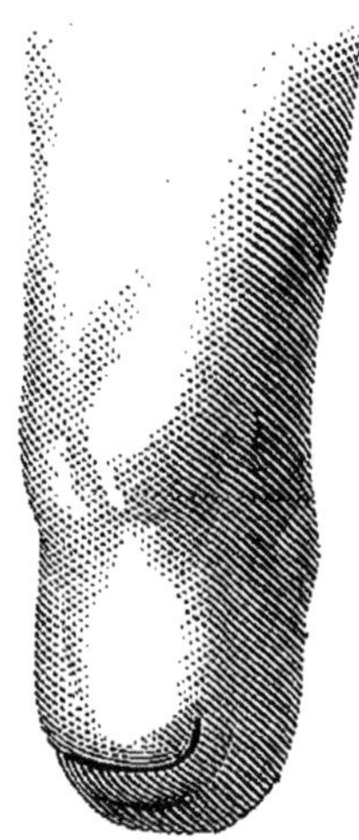

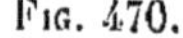

Fig. 470. Fig. 471.

Moignons d'amputation de jambe au lieu d'élection, à lambeau externe.

Fig. 470. — Moignon droit; le tégument interne ayant été insuffisant, c'est une surface cicatricielle qui revêt le bout du tibia.

Fig. 471. — Moignon gauche, excellent, cicatrice linéaire, le tégument interne suffisant coiffe le tibia (Peyrot, 1879.)

noncé définitivement à tailler ainsi les lambeaux. Voici les raisons anatomiques qui m'ont porté à penser que, toutes choses égales d'ailleurs, les lambeaux désossés, à la Ravaton, doivent se gangrener moins souvent que les lambeaux ponctionnés. Ceux-ci, en effet, ne peuvent jamais comprendre l'artère tibiale antérieure; par conséquent, ils ne reçoivent que peu ou pas de sang dans les deux tiers antérieurs de leur largeur. On me pardonnera de rappeler le résultat des injections que j'ai faites des vaisseaux jambiers.

L'artère tibiale antérieure, profondément couchée au contact du ligament interosseux, ressemble un peu à l'aorte fournissant les intercostales; elle donne, en effet, deux séries de collatérales séparées par la veine antérieure et qui se portent en avant, l'une en dedans, l'autre en dehors. Il y a, de chaque côté, autant d'artérioles que de centimètres sinon plus. Les rameaux de la série interne se distribuent spécialement au muscle jambier antérieur; quelques-uns passent entre ce muscle et le tibia pour perforer l'aponévrose et aborder la peau. Les rameaux de la série externe nourrissent les deux muscles extenseurs et la moitié voisine des péroniers. Ceux-ci reçoivent en outre du sang de l'artère péronière. Les artères que leur envoie la tibiale antérieure sont peu nombreuses, mais volumineuses : on les voit perforer la cloison fibreuse intermusculaire pour contourner le bord antérieur du péroné et se diriger ensuite principalement de haut en

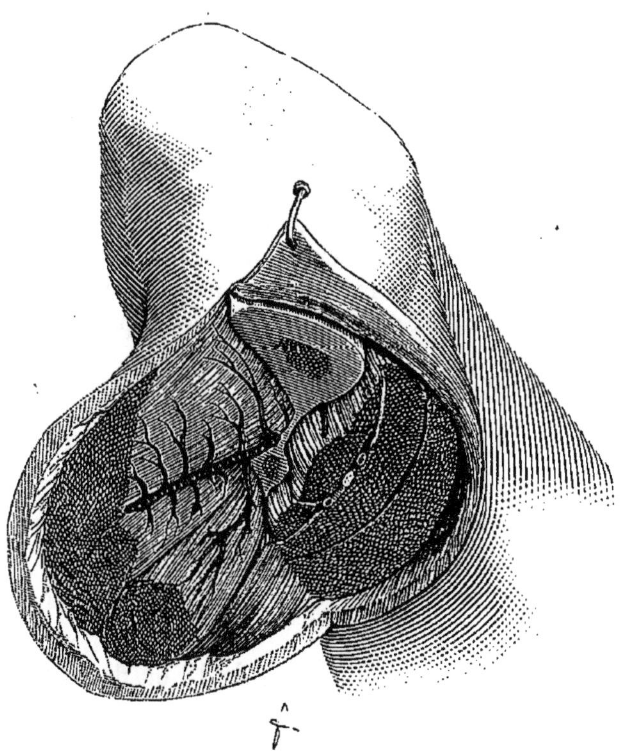

Fig. 472. — Amputation de la jambe droite au lieu d'élection, lambeau externe musculo-cutané, disséqué pour conserver l'artère tibiale dont on voit les branches nombreuses et perpendiculaires, sauf celles des péroniers. Court lambeau interne tégumentaire ou doublé de périoste tibial. Les muscles postérieurs sont représentés coupés à un doigt au-dessous du trait de scie.

bas, direction indispensable pour l'irrigation sanguine d'un lambeau ponctionné. Cette direction n'existe pour aucun des trois muscles de la région antérieure. Car leurs artères sont très nombreuses et *perpendiculaires* au tronc mère (fig. 472), de sorte qu'à un centimètre au-dessous de la section et de la ligature de ce tronc, ces muscles ne reçoivent plus d'autre sang que celui qui peut leur venir par les anastomoses capillaires.

La conclusion logique de ces faits, c'est la nécessité de garder l'artère tibiale antérieure dans le lambeau et, par conséquent, le rejet de la transfixion pour la taille des chairs antérieures. Je dis antérieures, car, pour les muscles péroniers et gastro-cnémiens, l'obliquité descendante de leurs artérioles indique l'admissibilité de la transfixion.

J'ai coupé des jambes par centaines avant de m'arrêter aux détails du procédé suivant qui me paraît actuellement ce qu'il y a de mieux, étant supposé que le procédé dit de Sédillot doive être préféré à la méthode circulaire.

Inciser le contour du lambeau et le mobiliser — diviser en travers les téguments internes et les mobiliser — fendre l'aponévrose en dehors de la crête tibiale pour évider la gouttière interosseuse en détachant, à la Ravaton, les muscles antérieurs, vaisseaux y compris, et tailler ensuite, par ponction, les chairs postérieures du lambeau — couper enfin les parties molles situées derrière les os et les en détacher sur une faible hauteur : tels sont les principaux actes successifs qui constituent ce procédé. Régularité, largeur, bonne irrigation, brièveté compensée par quelques centimètres de téguments internes, tels sont les avantages du lambeau externe taillé comme je vais l'indiquer. Je ne compte plus les bons moignons que mes élèves m'ont montrés ou dont on m'a parlé. Naguère encore, je recevais la photographie d'un résultat magnifique, envoyée pour me faire plaisir par Maglioni de Buenos-Aires.

Opération. — Le malade est couché, le siège au bout du lit, afin que le membre à amputer soit libre dans toute sa longueur. Un assistant tient le membre sain fléchi à l'aine et au genou, le pied ramené près de la fesse et appuyé sur l'extrémité du matelas. Un aide exercé se place en face du chirurgien pour manœuvrer le pied malade.

J'emploie indifféremment une lame de 12 ou de 15 centimètres.

Déterminez et marquez le point où vous scierez les os, le lieu d'élection, à cinq doigts de l'article, et la longueur du lambeau qui doit descendre à un grand diamètre au-dessous.

Comme pour l'incision circulaire, l'opérateur se tient en dehors de la jambe droite et en dedans de la jambe gauche, afin de pouvoir relever les chairs lui-même de la main gauche. Mais, quand il agit sur le membre gauche, il commence par se tenir au bout et en dehors pour inciser le contour du lambeau en manœuvrant comme j'aurai soin de l'indiquer.

1° *Incision du contour du lambeau*, puis *des téguments internes*.

A. *Jambe droite*. — Vous êtes en dehors de la jambe prête à subir la rotation en dedans; votre gauche repose devant la partie supérieure pour fixer les téguments. A partir du lieu d'élection, incisez en descendant le long et en dedans de la crête tibiale; recourbez ensuite en dehors le trait de votre couteau; commandez de fléchir un peu la jambe et de la tordre en dedans pour en apercevoir la face postérieure, y conduire votre incision (fig. 473) et la faire remonter enfin, diamétralement opposée à ce qu'elle était au départ, sans atteindre tout à fait le niveau de ce départ. Mobilisez les téguments avec soin.

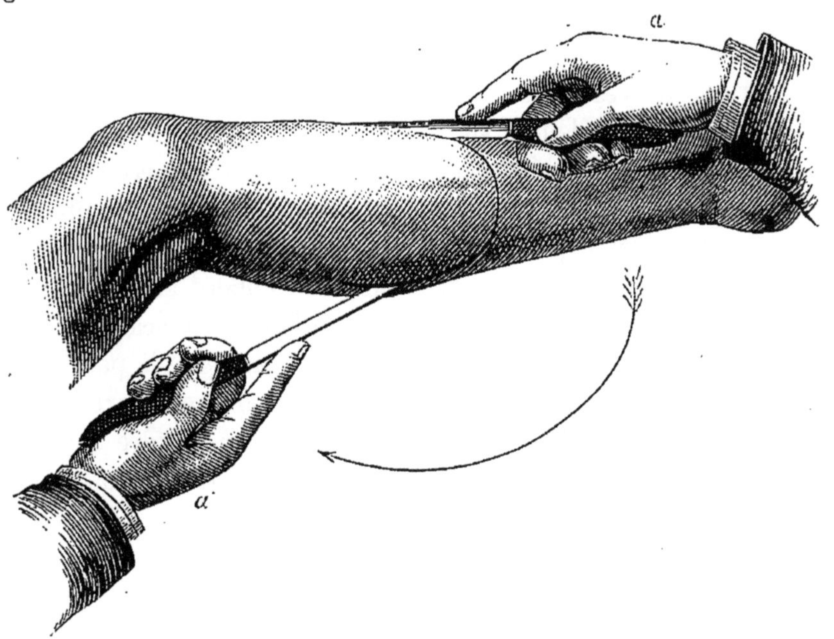

Fig. 473. — Incision du contour du lambeau externe pour amputer la jambe droite au lieu d'élection. Attitude initiale *a* et terminale *a'* de la main droite. — C'est ainsi que l'on taille un lambeau antérieur sur la cuisse du même côté.

B. *Jambe gauche*. — Placé au bout et en dehors du pied, vous le tenez de la main gauche. Commencez l'incision au lieu d'élection, descendez le long et en dedans de la crête tibiale; dirigez ensuite le couteau en dehors et, à mesure que votre gauche élèvera le membre pour vous en présenter le dessous, gagnez la face postérieure du mollet et faites la branche postérieure ou ascendante de l'U, diamétralement opposée à l'antérieure, mais un peu moins longue (a). Repassez le couteau une seconde fois dans la plaie pour bien mobiliser le tégument. Donnez la jambe à tenir et, faisant un pas à votre gauche, placez-vous définitivement au côté interne du membre.

Le contour du lambeau étant incisé, vous êtes donc en dehors de la jambe droite ou en dedans de la gauche. Divisez en travers les téguments internes en réunissant la tête postérieure de l'U à un point situé à deux doigts au-dessous de la tête antérieure (b). Repassez le couteau dans la plaie afin de permettre à ce petit lambeau triangulaire de bien se rétracter. Ne vous laissez jamais tenter de sacrifier l'angle de ce lambeau pour l'arrondir.

2° *Taille des chairs du lambeau* et ensuite *coupe des muscles postérieurs restants*. — Quelle que soit la jambe, insinuez la pointe au sommet de l'incision antérieure, sous la peau, et fendez l'aponévrose de très haut en bas, d'abord le long de la crête, puis obliquement en dehors suivant le contour de la peau du lambeau que votre main gauche réussit à faire glisser en arrière à mesure que le tranchant divise la toile fibreuse (c). — Le jambier antérieur est ainsi exposé et comme hernié; divisez-le de la même manière, de haut en bas et en dehors, d'abord en le décollant du tibia, puis en l'incisant obliquement le long de la peau du lambeau. Ayez soin, dans ce trait descendant, de maintenir la pointe au contact de l'os afin qu'elle ne divise pas prématurément l'artère, lorsque le manche de plus en plus rejeté en dehors fait mordre obliquement la surface du muscle. Continuez cette profonde incision en dehors

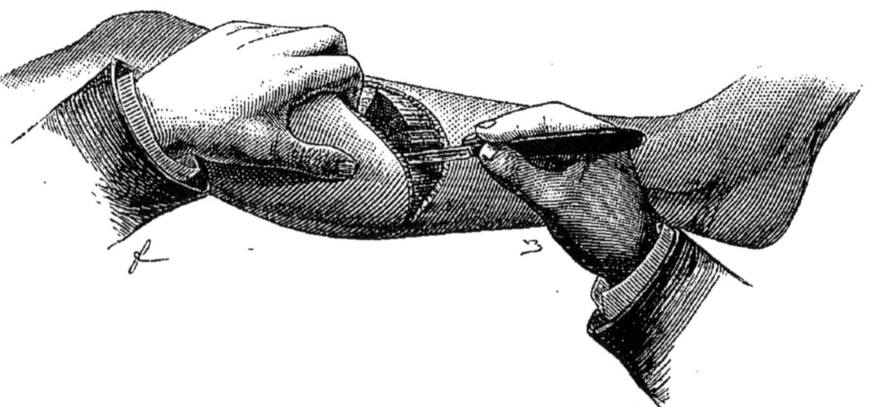

Fig. 474. — Bonne manière d'entailler par dissection les chairs du lambeau externe dans l'amputation de jambe au lieu d'élection.

et en arrière pour sectionner, en travers. l'artère, les muscles extenseurs, et entamer les péroniers (fig. 474). A l'aide des doigts ou du pouce gauches, écartez et soulevez les muscles antéro-externes, pendant que le couteau, couché dans la gouttière interosseuse, les détache du ligament et du péroné en s'appliquant à respecter les vaisseaux. — Quand les chairs antérieures du lambeau, l'artère y comprise, seront bien décollées jusqu'au delà du bord antérieur du péroné et jusqu'à la hauteur du lieu d'élection, vous pourrez commodément ponctionner d'avant en arrière, en dehors du péroné, le reste des muscles qui doivent garnir la partie postérieure du lambeau. La pointe, ainsi engagée, ressortira le plus haut possible, dans la tête postérieure de l'U que la main gauche relèvera du bout du doigt, tout en attirant en dehors *la masse du mollet* relâché par une *flexion* légère. (Voy. fig. 475, p. 610.)

Le lambeau relevé, jugé assez long, suffisamment détaché des os, est confié à l'aide : il faut maintenant couper les chairs postérieures un peu plus bas (d), au niveau de la peau rétractée, c'est-à-dire à un doigt au-dessous du lieu d'élection. Dans ce trait, la pointe perfore prudemment le ligament interosseux et se montre dans la gouttière interosseuse au-dessous de la base coudée du lambeau. Dans ce même trait, le périoste de la face interne du tibia est divisé afin que l'opérateur puisse le garder comme doublure à la peau. — Détachez donc le périoste de la crête, de la face interne et du bord interne du tibia (e), jusqu'au-dessus du lieu d'élection, car vous devrez scier obliquement aux dépens de la face interne. Décollez et refoulez de même avec les ongles, le couteau ou la rugine, les muscles profonds postérieurs que votre aide rend abordables en fléchissant la jambe et rejetant le genou en dehors.

3° *Sciage.* — Avant de passer le chef médian de la compresse dans la boutonnière du ligament interosseux, la lèvre supérieure sera détachée du tibia et du péroné dans une étendue suffisante, soit par la pointe, soit par la simple pression du doigt.

La réunion devant se faire en fente antéro-postérieure, il faut biseauter la face interne du tibia à la Sanson, scier le péroné à 1 centimètre au-dessus du tibia, ce qui n'est pas facile, en biseautant sa face externe. Il est utile de faire agir des crochets rétracteurs par-dessus la compresse fendue. — *A gauche*, on scie le péroné en premier lieu, la main haute, d'un trait oblique de haut en bas, de dehors en dedans et d'avant en arrière, pendant que la jambe est tordue en dedans. Puis on dégage la scie, on fait tordre la jambe en dehors de manière à pouvoir, après avoir mordu obliquement la face interne du tibia, reprendre transversalement, à quelques millimètres au-dessous de l'entaille première. — *A droite*, si l'on veut scier dans le même ordre, le péroné d'abord, on réussira bien en attaquant ce petit os de dessous en dessus, la scie ayant les dents en l'air. On peut encore, de l'avis de Malgaigne, Verneuil, Le Fort, etc., scier le péroné en dernier lieu, après le tibia (f).

Notes. — (a) Il est moins commode, mais possible, de tracer le lambeau en se plaçant en dedans dès le début de l'opération. Pour ce faire, vous attaqueriez par-dessus la jambe, derrière le mollet, descendriez croiser la face externe et, sans désemparer, remonteriez devant le tibia, jusqu'au lieu d'élection. Ou bien, après avoir tracé derrière et en dehors la branche postérieure et la courbe de l'U, vous viendriez attaquer au lieu d'élection pour descendre joindre la courbe du contour du lambeau (voy. fig. 114, p. 181).

(b) L'incision demi-circulaire interne peut être faite de dessous en dessus ou de dessus en dessous. Dans les deux cas, la main gauche de l'opérateur doit attirer fortement le mollet pour rendre visible l'incision longitudinale postérieure. Il est permis de faire aboutir la coupe demi-circulaire un peu au-dessous de la tête de cette incision. — Je dirai plus : si l'on veut être à l'aise pour scier le péroné plus haut que le tibia, il faut faire remonter la branche postérieure de l'U du lambeau aussi haut que l'antérieure et, conséquemment, conduire la coupe demi-circulaire interne à un ou deux doigts au-dessous de la tête de cette branche. De la sorte, on obtient un vrai lambeau interne carré, un peu plus long en avant qu'en arrière.

Lorsque la peau s'annonce rétractile, on est tenté de maintenir les têtes du contour du lambeau externe, à plusieurs centimètres au-dessous du futur trait de scie et de couper là, en travers, les téguments internes. Ce serait bel et bon si le sciage restait facile.

(c) Fendre l'aponévrose de très haut en bas, veut dire qu'il faut insinuer la pointe sous la peau jusqu'à 2 centimètres au-dessus de la future section osseuse. Cette fente est destinée à permettre l'écartement du lambeau avant et surtout pendant le sciage. Si elle permet au jambier antérieur de faire hernie, celle-ci ne peut qu'avoir d'heureux effets, en soulevant la peau voisine et l'empêchant d'entrer en conflit avec l'angle du tronçon tibial.

La pointe fendant l'aponévrose longe d'abord la crête du tibia, mais tôt elle doit s'incliner en dehors. Cela n'est possible qu'avec le concours de la main gauche s'appliquant à faire glisser en dehors et en arrière la peau du lambeau. Du reste, à mesure que la pointe divise la toile fibreuse, les téguments se laissent récliner de plus en plus facilement.

(d) Il serait bon, sans doute, de couper d'abord la masse des jumeaux, à cause de leur grande rétractilité; comme d'habitude, après avoir fendu l'aponévrose en dedans (la taille du lambeau l'a fendue en dehors), on pincerait ces muscles entre le pouce et l'index gauches, pour les soulever et les diviser, sans entamer les muscles sous-jacents destinés à être sectionnés un peu plus haut et en même temps que les vaisseaux, après rétraction des jumeaux.

(e) On n'obtient un bon lambeau périostique qu'en agissant ainsi : sur les deux extrémités de l'incision transversale, on fait tomber deux incisions longitudinales situées, l'une sur la face postérieure du tibia le long du bord interne, l'autre sur la face externe le long du bord antérieur. Le grattoir ramène les bords de ce large lambeau périostique vers la face interne avant de dépouiller cette face aussi haut qu'il convient.

(f) A l'amphithéâtre, j'ai bien souvent scié en faisant dresser la jambe en l'air, verticalement. Dans cette attitude, les chairs, obéissant à la pesanteur, s'écartent elles-mêmes de l'instrument.

Autres procédés.

Lambeau externe ponctionné. — A l'amphithéâtre, sur un sujet un peu gras, on obtient un beau résultat en taillant le lambeau externe par transfixion, soit d'emblée, soit après avoir incisé les téguments. Dans les deux cas, il faut craindre de faire un lambeau trop étroit. Cela arrive nécessairement si l'on ponctionne trop près de la crête du tibia ou si l'on

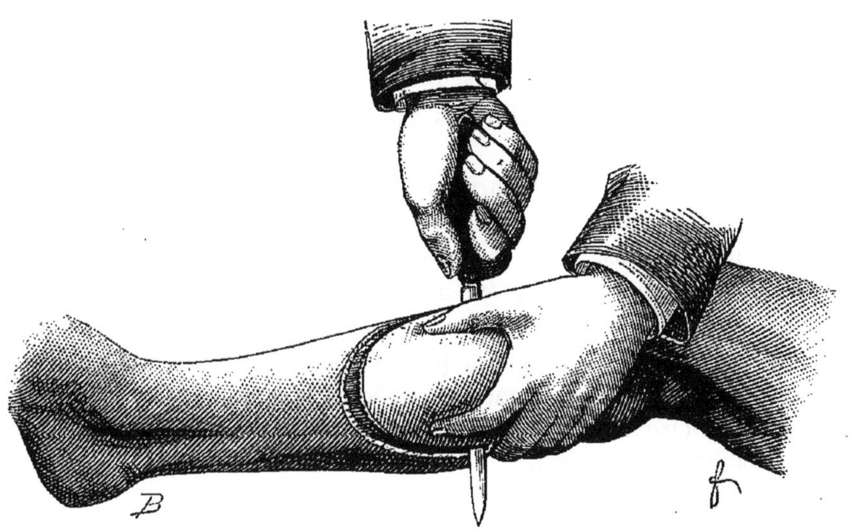

Fig. 475. — Amputation de la jambe gauche, ponction du lambeau externe dont le contour a été préalablement incisé. — L'opérateur est placé en dedans; mais il pourrait être en dehors. Ses derniers doigts gauches amènent en dehors le mollet relâché par la flexion du genou; le pouce et l'index de la même main rétrécissent et rétractent les téguments du lambeau afin que le couteau taille les chairs plus étroites et plus courtes que la peau.

oublie, au moment où la pointe va se dégager, d'attirer le mollet en dehors, ce qui n'est possible qu'avec une légère *flexion* de la jambe (fig. 475).

Je supposerai une transfixion d'emblée.

Elle exige : 1° un peu de flexion ; 2° abduction du mollet par la main gauche; 3° ponction à distance de la crête.

1° La jambe est légèrement fléchie et dans la rotation interne; la face externe regarde donc en haut; 2° l'opérateur, placé en dedans, embrasse de la main gauche le haut du mollet, qu'il soulève et attire en masse, pendant que son pouce fait glisser en dehors les téguments du tibia; 3° la ponction est faite à un doigt en dehors de la crête et la contre-ponction en un point diamétralement opposé. Chemin faisant, la pointe heurte puis contourne le péroné. A mesure que la lame descendant fait son office, la main gauche *rétrécit* et *rétracte* les téguments du lambeau afin qu'ultérieurement ils soient *plus larges* et *plus longs* que les muscles.

Une coupe transversale divise alors les téguments internes un peu au-dessous du lieu de la ponction, puis les muscles antérieurs et postérieurs avec les vaisseaux, au niveau même de la ponction (voy. la manière de couper les chairs interosseuses, p. 330 et 331).

Quand on ne veut user de la transfixion qu'après avoir incisé et mobilisé le contour du lambeau, ce qui est de beaucoup préférable, l'un de ces deux actes peut devenir difficile si le chirurgien manque de souplesse ou répugne à changer de position.

Du *côté droit*, l'opérateur placé en dehors dessine facilement son lambeau d'un trait (revoy. fig. 473, p. 606); facilement aussi il fait la ponction d'avant en arrière et la taille des chairs, pourvu qu'il ait fait un pas vers le pied malade.

Du *côté gauche*, le chirurgien est également mieux en dehors qu'en dedans pour inciser le contour du lambeau, mais il serait mieux en dedans pour le reste de l'opération. Cependant, sans bouger, il ponctionnerait facilement d'arrière en avant, mais plus difficilement d'avant en arrière, et seulement après s'être rapproché de la hanche du malade.

En résumé, le chirurgien, pour la ponction d'emblée et d'avant en arrière, se tient de préférence *en dedans* des deux jambes; pour la ponction avec incision préalable des téguments, il est mieux placé *en dehors* pour commencer l'opération.

Lambeau externe par incision elliptique. — Guyon, préoccupé sans doute de garder les vaisseaux du lambeau, a pratiqué sur la jambe l'incision elliptique à point infime externe et à point culminant interne, ce dernier correspondant au lieu d'élection.

La distance entre les deux extrémités de l'ellipse doit être d'un diamètre et demi (fig. 476). La partie antérieure de la courbe descend sur la face interne du tibia, le long et à $0^m,01$ en dedans de la crête. Les muscles sont entaillés et détachés des os avec les précautions nécessaires pour conserver les vaisseaux tibiaux antérieurs.

Deux lambeaux latéraux arrondis (fig. 477). — En même temps qu'un lambeau externe dessiné, puis entaillé, ou simplement ponctionné, on a quelquefois taillé un lambeau interne tégumentaire de forme et de dimensions pareilles.

A l'étranger, les *lambeaux cutanés latéraux* égaux et arrondis sont très recommandés et fréquemment employés.

Où doit se trouver la commissure antérieure des lambeaux? Sur la crête du tibia? En dedans, ou en dehors?

Je préférerais la placer à 1 centimètre en dehors et je garderais comme doublure au lambeau interne, l'insertion de l'aponévrose à la crête, le périoste de cette crête et celui de la face interne du tibia.

Avec des lambeaux cutanés semi-lunaires il y aurait béance des commissures, ce qui serait fâcheux, surtout pour l'antérieure, par laquelle le tibia tend à sortir. C'est pour cela que les lambeaux en U doivent être préférés. Leur longueur sera telle qu'après leur rétraction d'un tiers ils aient encore au moins un demi-diamètre. Si la jambe a 12 centimètres de

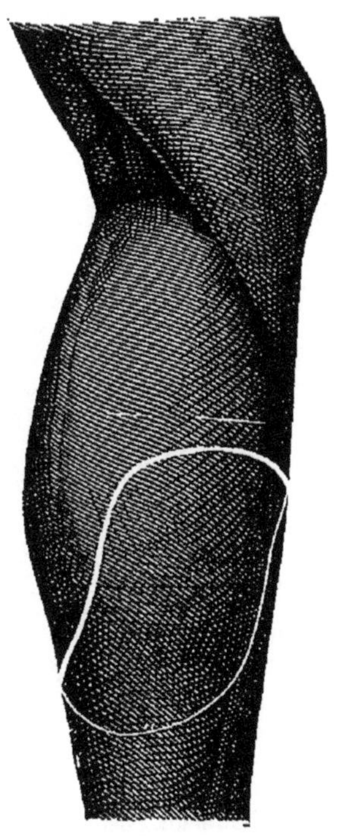

Fig. 476. — Vue postéro-interne de la jambe gauche, tracé de l'incision elliptique pour l'amputation au lieu d'élection. Le résultat définitif est un lambeau externe.

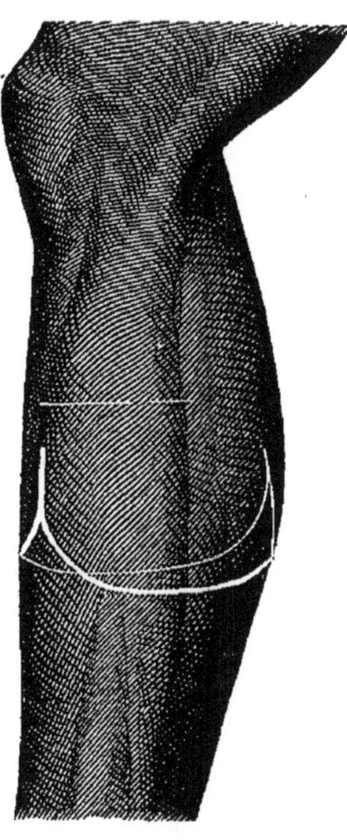

Fig. 477. — Vue antéro-externe de la jambe gauche. Tracé des lambeaux latéraux. Comme sur la figure 476 le trait de scie est indiqué par deux traits fins horizontaux.

diamètre, on taille des lambeaux de 9 au moins, afin qu'après rétraction ils conservent 6 au moins. Les lambeaux étant dessinés, disséqués et relevés, il faut couper les chairs circulairement avec les précautions indiquées, *notablement au-dessous* du point où les os doivent être sciés.

Deux lambeaux antérieur et postérieur. — J'ai vu un certain nombre de moignons, et pas tous bons, résultant de diverses variantes de cet antique procédé que Verneuil emploie volontiers et que Guermonprez recommande (fig. 478 et 479).

Tantôt l'opérateur dessine et dissèque un lambeau antérieur assez court, cutané, semi-lunaire ou carré à angles arrondis, en U : tantôt il double ce lambeau d'une couche musculaire empruntée, par tranfixion ou mieux par dissection, à la région antéro-externe de la jambe. Je crois, avec Marcellin Duval (*Tribune méd.*, 1875, p. 450), qu'il faut faire charnu et vasculaire le lambeau antérieur comme le postérieur. Celui-ci, en raison de sa grande rétractilité, doit être taillé très long, car il est bon qu'il reste proéminent.

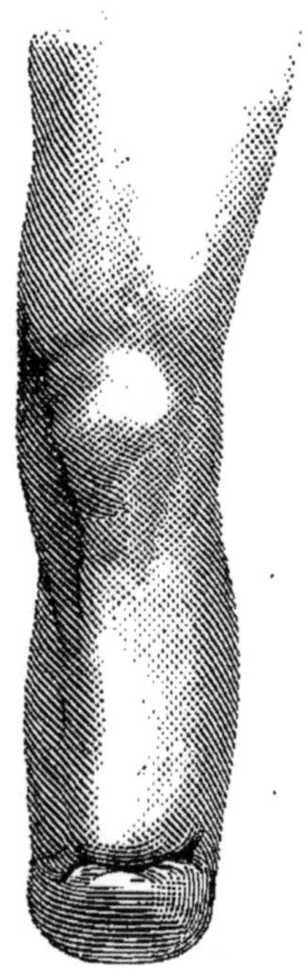

Fig. 478.

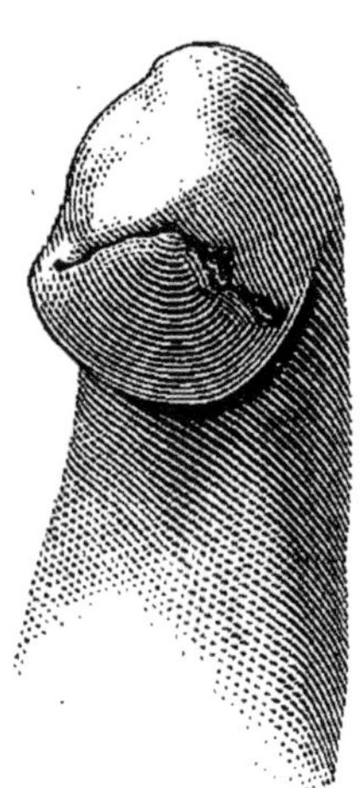

Fig. 479.

Bons moignons de jambe résultant du procédé à grand lambeau postérieur complété par un court lambeau antérieur. — Fig. 478. Amputation à la partie moyenne. — Fig. 479. Amputation au lieu d'élection exécutée par un chirurgien anglais, en 1871.

Donc je regarde comme bon le procédé suivant : lambeau antérieur musculo-cutané en U court, c'est-à-dire mesurant un demi-diamètre, ayant sa branche interne à un doigt derrière le bord interne du tibia et sa branche externe derrière le péroné, diamétralement opposée; lambeau postérieur également musculo-cutané en U, mais un fois plus long.

Le chirurgien, placé comme à l'ordinaire en dehors de la jambe droite, en dedans de la gauche, incise facilement d'un trait le contour du lambeau antérieur en commençant derrière le tibia droit, derrière le péroné gauche. Il découvre la face interne du tibia pour aborder la crête en dehors de laquelle il fend de très haut en bas l'aponévrose, séparant du coup le muscle jambier antérieur de la face externe tibiale. Il fend de même derrière le muscle long péronier jusqu'à l'os. Saisissant alors entre le pouce et l'index gauches la masse musculo-vasculaire antéro-externe, il la divise et la relève en dénudant absolument bien la gouttière osseuse et son fond ligamenteux. Cela est très facile au couteau tenu couché devant le bas de la jambe.

Marcellin Duval veut même garder à la face profonde du lambeau, pour la sécurité des vaisseaux, le plan du ligament interosseux désinséré, coupé et facilement détaché du muscle jambier postérieur.

D'une manière analogue, mais avec un peu plus de difficulté si l'on n'a pas soin de faire renverser le bassin du malade sur sa *hanche gauche*, le lambeau postérieur est dessiné long d'un diamètre, puis entaillé dans ses chairs non adhérentes et dans ses chairs adhérentes, celles-ci détachées des os par des incisions longitudinales rétro-tibiales et rétro-péronières.

Ce procédé est de beaucoup le plus favorable au sciage du péroné. Guermonprez (Delattre, th. Paris, 1886) fait la transfixion du lambeau postérieur et réunit les muscles antérieurs aux postérieurs par suture perdue. Les profils des moignons ainsi suturés sont fort beaux.

Amputation de D. Larrey.

D. Larrey a pratiqué souvent, par nécessité, pendant les campagnes du premier Empire, l'amputation de la jambe à deux doigts de l'interligne, immédiatement au-dessous de l'insertion du ligament rotulien. Pour avoir un moignon plus régulier et plus tolérant, il ne craignait même pas d'extirper la tête du péroné, détruisant ainsi l'attache du muscle biceps fémoral.

A cette époque, on coupait la jambe ou la cuisse aux lieux d'élection; aucune opération intermédiaire n'avait cours. Or, c'était pour éviter l'amputation de la cuisse, fort grave, que D. Larrey pratiquait l'amputation de la jambe au voisinage du genou. Il n'était pas fâché non plus de diviser l'os tibial dans une région spongieuse et de laisser au mutilé un moignon bien plus utile que celui qui résulte de l'amputation de la cuisse.

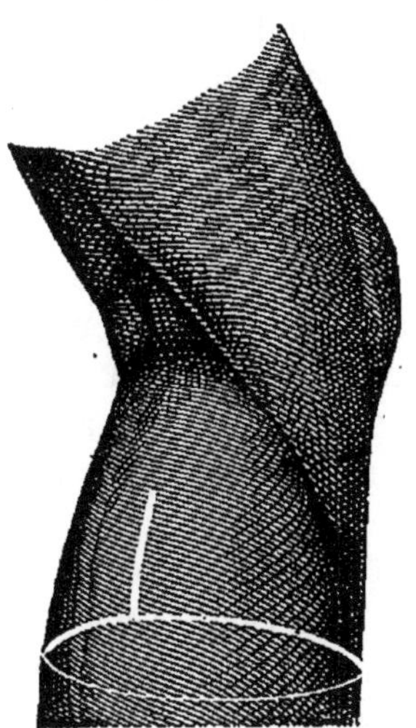

Fig. 480. — Amputation de jambe au-dessus du lieu d'élection. Incision circulaire avec fente postérieure.

D. Larrey fendait la peau en avant au niveau de l'angle tibial pour en éviter, dit-il, la perforation. Il agissait de même quand il opérait plus bas et débridait aussi en arrière pour l'écoulement du pus et le passage des fils.

Il ne faut pas se dissimuler que l'on peut être amené assez fréquemment à amputer près de la tubérosité tibiale antérieure, c'est-à-dire notablement au-dessus du lieu d'élection. Les téguments bien vascularisés des environs du genou suffiront à couvrir le moignon sans qu'il soit nécessaire d'essayer de conserver des lambeaux charnus. On couperait donc les muscles transversalement, les jumeaux à quelques centimètres au-dessous du trait de scie. On ne devrait pas hésiter à fendre en arrière la manchette cutanée pour permettre à l'aide de rétracter suffisamment les téguments (fig. 480). De cette manière, on imiterait Stephen Smith (voy. *Désarticulation du genou*, fig. 492, p. 632). — (Voy. aussi : Dor, *De l'amputation intra-condylienne du tibia par la méthode sous-périostée*. Th. Lyon, 1888.)

ARTICLE XI

AMPUTATION TOTALE DE LA JAMBE. — DÉSARTICULATION DU GENOU[1].

Je crois devoir décrire, dans cet article, et la simple désarticulation, et l'amputation dite condylienne, intra ou sus-condylienne, dans laquelle on se borne à raccourcir le fémur, après avoir pratiqué la désarticulation par l'un des procédés habituels. Dans la désarticulation comme dans l'amputation sus-condylienne, on peut sacrifier la rotule ou au contraire la garder, soit pour la laisser en place devant l'os, abandonnée aux tractions du triceps, soit pour la souder, après avivement, à la surface de section du fémur. De là un certain nombre de procédés qu'il convient néanmoins de réunir dans le même article parce qu'ils reposent sur les mêmes données anatomiques et se ressemblent beaucoup, au double point de vue de l'exécution et du résultat définitif.

Quoi qu'en aient dit Hamilton et Stephen Smith[2], je pense qu'il ne saurait être question d'opposer sérieusement l'amputation totale de la jambe aux diverses amputations partielles qui se pratiquent de nos jours. Au contraire, il y a lieu de se demander si la désarticulation du genou et l'amputation de l'épiphyse fémorale inférieure sont préférables à la véritable amputation de cuisse et si, par conséquent, elles méritent des études d'amphithéâtre.

Relativement à la mortalité, si grande et si redoutée avant la vulgarisation de la méthode antiseptique, je ne puis rien décider. Voici des chiffres trop vieux et trop discordants : statistique défavorable de Panas (Genou, *Dict. de méd. et chir. prat.*), 33 succès sur 137 cas ; statistique

1. Brasdor et Hoin, *Mém. d'Ac. de chir.*, V. — Velpeau, *Archiv. de méd.*, 1830, et *Médecine opératoire*, II, 510. — Baudens, *Bull. de l'Ac. de méd.*, I.
2. Mac Cormac, *Dublin quarterly Journal*, n° XVIII, 1870.

favorable de Brinton (*American Journal*, 1876), 111 succès sur 164 cas, dont 117 opérés en Amérique.

Au point de vue de l'utilisation du moignon, deux cas se présentent. Tantôt on veut faire marcher le mutilé sur l'ischion, comme après une amputation ordinaire de la cuisse : la désarticulation du genou conserve un plus long bras de levier pour mouvoir l'appareil, et un muscle puissant, le droit antérieur, pour projeter le tout en avant. C'est un avantage qui persiste même quand on enlève et la rotule et les condyles.

Tantôt on désire que le bout du moignon puisse transmettre directement le poids du corps. Cela n'est jamais possible, que je sache, après l'amputation dans la diaphyse fémorale, et cela se voit certainement quelquefois après la désarticulation du genou, particulièrement chez les enfants, mais aussi chez les adultes. Je dis quelquefois et n'ose pas encore dire souvent, parce que les trois premiers moignons que j'ai vus avaient fini tous trois par refuser le service. Ils étaient devenus coniques dans le sens pathologique du mot, sans qu'il y eût atrophie de l'extrémité fémorale, comme cela a déjà été observé.

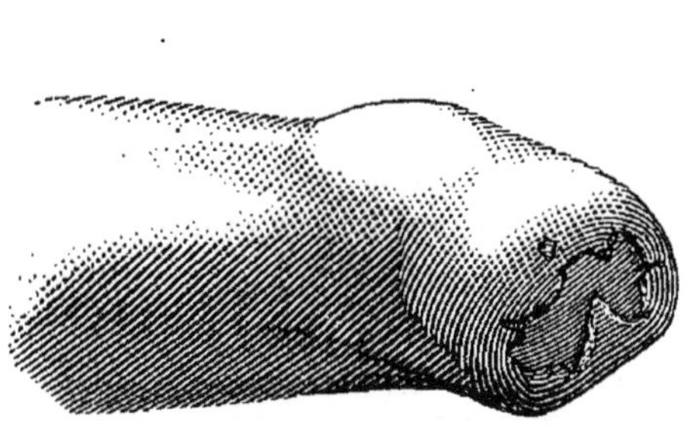

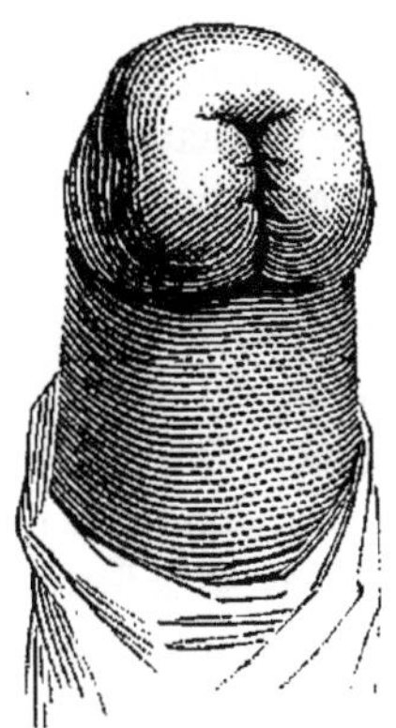

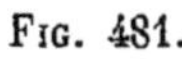

Fig. 481. Fig. 482.

Fig. 481. — Désarticulation du genou, moignon conique dans le sens pathologique du mot, impotent, douloureux, ulcéré, ayant nécessité l'admission du malade à l'asile de Bicêtre.

Fig. 482. — Désarticulation du genou. Bon moignon, relevé, vu en dessous, pour montrer la place et la forme de la cicatrice, après l'incision de Stephen Smith (d'après Bryant).

Tout en admettant avec Skey contre Liston (*British and foreign med. chir. Review*, 1851, VII, p. 292) qu'un moignon est d'autant plus utile et puissant qu'il est plus long, il faut reconnaître que la conservation totale du fémur a quelques petits inconvénients. La difformité consécutive à l'amputation totale de la jambe est difficile à cacher quand on veut faire marcher le blessé sur le bout du moignon. Car on est obligé d'adapter à celui-ci un coussin épais qui l'allonge très notablement. Cet allongement, dissimulé dans la station debout, saille désagréablement en avant lorsque la jambe artificielle est fléchie. On la croirait luxée en arrière, pendant la station assise. On peut bien éviter cet inconvénient-ci en abaissant la fausse articulation du genou, mais cela raccourcit la jambe et allonge la cuisse, ce qui devient encore disgracieux lorsque le membre artificiel est plié.

La désarticulation du genou, au point de vue de la rétractilité secondaire des parties molles du jarret, a les inconvénients des amputations faites à l'extrémité périphérique d'un segment de membre. Aucune adhérence normale ne peut entraver la rétraction des muscles biceps, demi-tendineux, droit interne et couturier. Le muscle demi-membraneux conserve son tendon réfléchi. Les muscles vastes interne et externe deviennent inutiles. Au contraire, le droit antérieur, grâce à son attache pelvienne, reste actif et précieux pour projeter en avant le moignon, de concert avec le psoas et le tenseur du fascia lata. Quand on conserve la rotule, il faut ménager aussi ses ligaments latéraux, par l'intermédiaire desquels le muscle agira sur le fémur. De même, quand on enlève la rotule, on doit serrer cet os de près et respecter attentivement les mêmes expansions latérales qui rattachent aux condyles les muscles vastes et le tendon droit lui-même. Autrement, le muscle libre se retirerait; il pourrait même entraîner la rotule à une grande hauteur devant le fémur. Il faut noter ici qu'après une désarticulation comme celle du genou, dans laquelle on ne garde guère que des téguments, il ne peut se former au bout de l'os un foyer inodulaire qui soude et fixe solidement les extrémités peu ou pas saillantes des tendons et muscles divisés.

On l'a dit il y a longtemps déjà, les téguments de la partie antérieure du genou, habitués à la fatigue et à la distension, se replient naturellement sous les condyles du fémur après la désarticulation. On aime mieux les employer sous forme de lambeau ou de manchette que de tailler, aux dépens du mollet, un énorme lambeau postérieur difficile à couder, très rétractile, et exposé à la gangrène partielle, si l'on y garde la tête du soléaire. La face disséquée des téguments antérieurs est presque naturelle, tant sont rares ses relations vasculaires avec les parties sous-jacentes, condition jugée autrefois défavorable à l'infection purulente. La peau qui avoisine le genou est épaisse et vivace; néanmoins, taillée en lambeau trop long ou trop étroit, elle peut se gangrener, surtout si elle a été préalablement altérée par la contusion.

Étant donnés les usages présumés et désirés du futur moignon, on est amené à penser que le procédé d'élection doit donner une cicatrice placée en arrière et, si c'est possible, dans l'échancrure des condyles. C'est indiquer : 1° l'*incision elliptique* à point culminant postérieur (Baudens); 2° le *lambeau antérieur* unique, ou prédominant sur un très court lambeau postérieur complémentaire.

Il y a quelques années, la réunion immédiate n'était pas à tenter. Tout le monde, en prévision d'une vaste et longue suppuration, s'évertuait à ouvrir préventivement ou à extirper les sinus de la synoviale, à enlever les cartilages des condyles et à emporter la rotule elle-même, pour éviter les inconvénients que J.-L. Petit a si bien signalés. Tout en sachant que, malgré l'ablation de la rotule, le contact restait parfois irréalisable, à cause

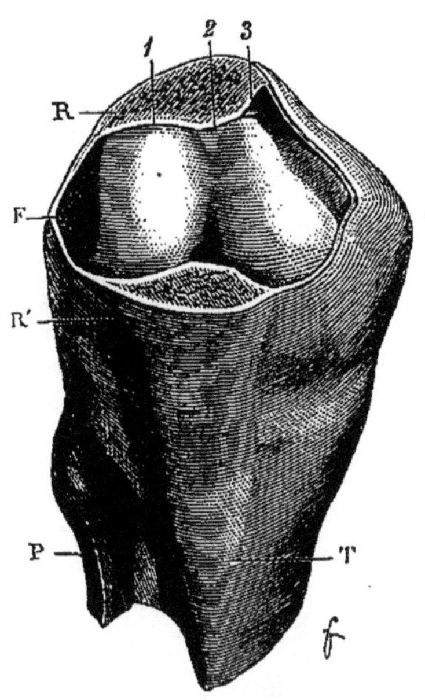

Fig. 483. — Coupe transversale de la rotule et de ses ligaments latéraux. Le genou a été fléchi ensuite. Le fragment supérieur de la rotule resté dans l'extension soulève la capsule par son épais bord interne (3) et forme là un espace tout préparé pour faire un clapier.

de l'épaisseur du tendon du triceps, je conseillais alors de relever les téguments antérieurs jusqu'au-dessus de la rotule, pour enlever cet os en même temps que la jambe malade. Cela m'avait fait reconnaître les difficultés d'un retroussis suffisamment étendu, spécialement chez les femmes grasses, dont le côté interne du genou est garni d'un épais coussinet adipeux. Je m'étais donc arrêté à tailler un grand lambeau antérieur complété par un petit postérieur, ayant appris, du reste, que cette coupe des parties molles avait été ordinairement employée dans les nombreuses désarticulations du genou pratiquées en Amérique. Mais aujourd'hui que la conservation de la rotule est possible et conseillée par beaucoup de praticiens, je crois préférable l'incision elliptique simple, c'est-à-dire l'incision de Baudens (voy. fig. 485).

L'*interligne articulaire* du genou est très facile à sentir de chaque côté du ligament rotulien, surtout si l'on imprime, pendant l'exploration, quelques mouvements de rotation à la jambe demi-fléchie. Quand les téguments seront relevés, il faudra toucher de nouveau l'interligne, pour l'attaquer en avant, à plein tranchant.

Cette attaque devra se faire non pas comme pour traverser la jointure, mais comme s'il s'agissait de fendre le fémur de bas en haut. C'est le moyen sûr de passer au-dessus du ligament adipeux et des ménisques, que l'on recommande d'enlever avec le tibia. Aussitôt que le couteau a touché les bords de la trochlée fémorale, il doit se porter successivement et à gauche et à droite, le plus loin possible en arrière, en coupant les ligaments latéraux juste sur le rebord cartilagineux condylien, au-dessous de leur insertion osseuse, au-dessus de leur adhérence aux ménisques.

Le ligament croisé antérieur, rendu accessible par la flexion de la

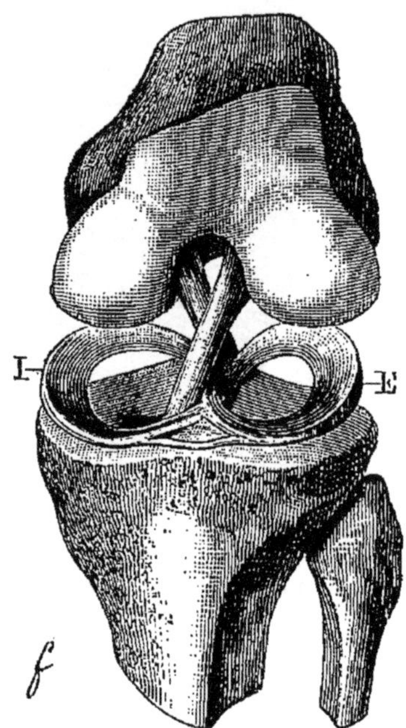

Fig. 481. — Squelette et ligaments intérieurs du genou (Richelot, musée Orfila).

jambe, est coupé près de l'épine tibiale. Le ligament croisé postérieur et le ligament postérieur proprement dit sont ensuite désinsérés du tibia, toujours avec la précaution d'enlever les ménisques et de ne pas en laisser des copeaux dans la cavité du moignon.

A. — SIMPLE DÉSARTICULATION DU GENOU

Incision elliptique.

Le malade a le siège au bout du lit ; le membre sain est fléchi et écarté par un assistant. Un autre assistant soutient le pied et la jambe à amputer. Ayant en face l'aide rétracteur, vous vous placez sur le côté du membre malade, de manière que la jambe à enlever soit à votre gauche. Vous êtes donc *en dehors de la jambe gauche* ou *en dedans de la jambe droite*, prêt à saisir une lame de 12 à 15 centimètres.

Cherchez l'interligne articulaire de chaque côté du ligament rotulien; estimez l'épaisseur ou diamètre antéro-postérieur du jarret,

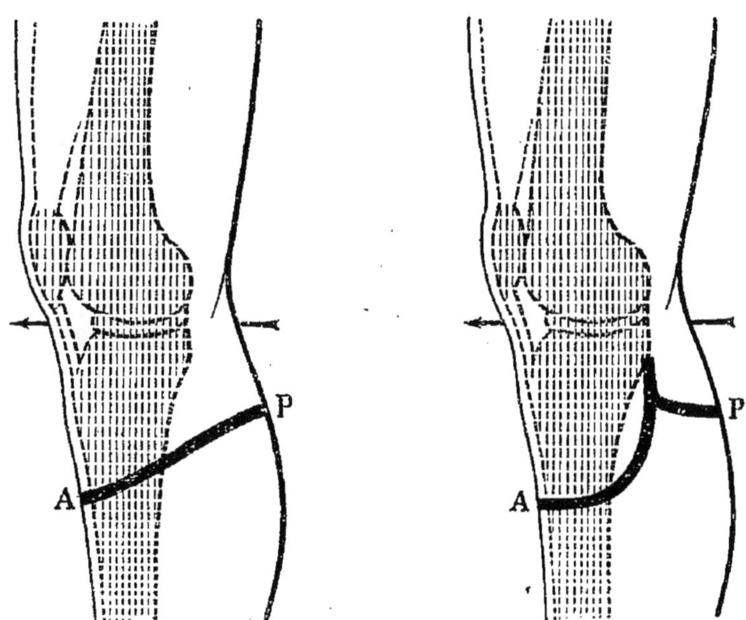

Fig. 485 et 486. — Désarticulation du genou. Tracés de l'incision elliptique et des lambeaux grand antérieur et petit postérieur. Dans l'un et l'autre procédé, le point A est à *un diamètre*, le point P à un *demi-diamètre* au-dessous de l'interligne.

et marquez, en avant de la crête du tibia, le point infime de l'ellipse, à un diamètre au-dessous de l'articulation. Marquez de même le point culminant derrière le mollet, à un demi-diamètre au-dessous de l'interligne, c'est-à-dire à égale distance de cet interligne et du point infime. Enfin, tracez l'ellipse à la teinture (fig. 485) et remarquez bien qu'elle est inclinée à 30 degrés seulement sur le plan supposé d'une coupe circulaire (a).

1° *Incision tégumentaire*. — Tenant la jambe à pleine main gauche et la tordant à droite, vous attaquez sa face gauche, c'est-à-dire à votre gauche, avec le milieu du tranchant dirigé, la pointe basse, suivant l'obliquité faible de 30 degrés. Venez au point infime, devant la crête tibiale, et remontez symétriquement sur la face droite, pendant que la jambe est amenée dans la rotation à gauche. Vous avez fait ainsi, d'un trait, les trois quarts antérieurs de l'ellipse. — Immédiatement, passez le couteau sous le jarret, afin de le remettre dans la partie initiale de la première incision et, tenant toujours l'instrument dans le plan oblique indiqué, complétez, en tirant et sciant au besoin, la section elliptique (b).

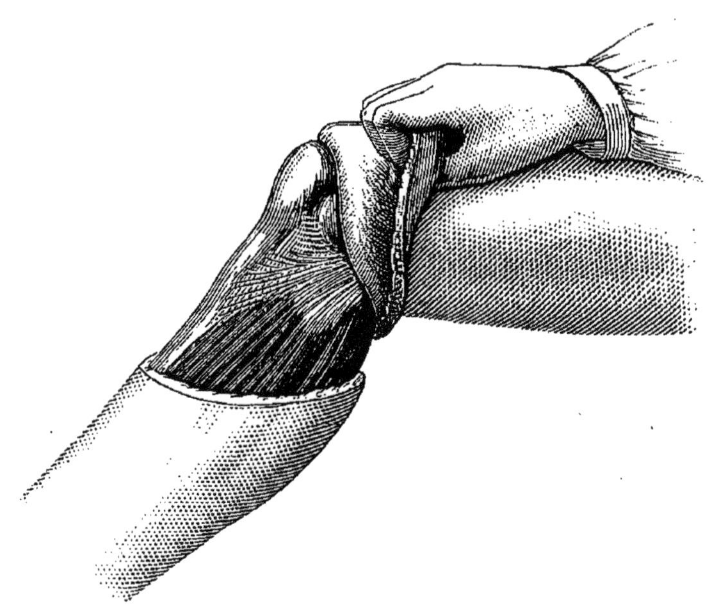

Fig. 487. — Désarticulation du genou. Incision elliptique. Manière, pour l'aide, de relever le lambeau, même jusqu'au-dessus de la rotule, ce qui n'est possible que sur un sujet maigre et ce qui ne doit se faire que dans les cas exceptionnels où l'on veut enlever cet os.

2° *Dissection et retroussis des téguments.* — Abandonnez complètement la jambe à l'assistant qui la soutient. Occupez-vous de bien couper les adhérences celluleuses des téguments sur toute la périphérie, spécialement en arrière où la peau doit être rétractée par glissement et non par renversement. Ensuite, retroussez la partie antérieure de la manchette. Saisissez-en donc le bord entre le pouce et les doigts gauches ; disséquez-le avec le plat de la pointe, qui peut mordre l'aponévrose et le périoste plutôt que de ne pas laisser au tégument toute l'épaisseur de sa doublure celluleuse. Ne vous arrêtez, dans ce retroussis, que lorsque la pointe de la rotule sera accessible. Pour arriver assez haut, ne craignez pas d'entailler les lames fibreuses qui sont de chaque côté et en arrière des condyles (c).

3° *Désarticulation.* — Enfin, confiez à l'aide rétracteur la peau relevée devant la rotule. De la main gauche, redevenue libre, reprenez la jambe et tenez-la *modérément* fléchie. — Détachez l'index droit à la recherche de l'interligne, en dehors du ligament rotulien. Renseigné, attaquez celui-ci à plein tranchant et en travers, près de la pointe rotulienne, en dirigeant le taillant au-dessus de l'interligne, vers les lèvres de la trochlée, qui l'arrêteront bientôt. Sans désemparer, poussez le couteau sur la lèvre gauche et le *rebord cartilagineux* du condyle qui la prolonge en arrière, rebord qui apparaît dans la plaie et que vous suivez de l'œil pour le suivre du tranchant et diviser dessus la capsule et le ligament latéral. Incisez ainsi en poussant le couteau *jusqu'en arrière.* Puis, ramenez votre lame en avant sur la lèvre trochléenne droite; abaissez le manche en tirant, et divisez ligament latéral droit et capsule, encore en sciant *sur le rebord cartilagineux* du condyle, *jusqu'en arrière.* — Un coup de pointe ayant achevé de détacher le ligament adipeux, le ligament croisé antérieur apparaît grâce à la flexion et à la luxation en avant que votre main gauche, remontée derrière le jarret, impose à la partie supérieure de la jambe. Du bout du couteau tombant à pic sur le tibia-billot, coupez ce ligament croisé antérieur, puis désinsérez le ligament croisé postérieur. Aussitôt, portez avec précaution le plat de la lame au contact du ligament postérieur, juste au-dessus des ménisques; faites mordre pour raser la face postérieure du tibia et, après que la jambe aura été relevée, pour sortir carrément à travers les jumeaux, dans la partie culminante et postérieure de l'incision elliptique, à quelques centimètres au-dessous des condyles (d).

Là se borne la désarticulation du genou réduite à sa plus grande simplicité. Il n'y a plus qu'à lier les vaisseaux, l'artère poplitée et quelquefois un grand nombre d'artérioles.

Les lèvres de la plaie seront rapprochées d'avant en arrière, de manière à produire une cicatrice transversale postérieure qui se raccourcira singulièrement dans la suite. Un drainage très soigné me paraît indispensable. Peut-être devrait-on passer un tube transversal sous le tendon du triceps, dans le cul-de-sac synovial, sus-rotulien. Je rappelle seulement qu'autrefois on extirpait les parois synoviales, les cartilages, la rotule entière. Avec les pansements antiseptiques, ces précautions ne sont plus nécessaires.

Au contraire, je pense qu'au genou comme ailleurs, quel que soit le pansement, si l'on veut obtenir une réunion rapide et la fixation sur place des parties profondes, il faut immobiliser le moignon extérieurement et intérieurement, c'est-à-dire par la compression modérée, mais générale, désarmer les muscles, entraver leurs contractions.

Notes. — (a) Si vous n'osez pas employer la teinture devant les juges d'un concours, tenez le bout du doigt gauche sur le point le plus bas de l'ellipse et, en attaquant avec le tranchant sur le côté éloigné du membre, souvenez-vous de l'inclinaison à 30 degrés, pas davantage, que doit avoir l'ellipse. La tendance générale des débutants est de donner trop d'obliquité à l'incision, ce qui les conduit ensuite beaucoup trop haut dans le creux du jarret.

En disant que la partie basse de l'ellipse doit être à un diamètre au-dessous de l'interligne, je parle en général, pour les sujets de tout âge et de toute taille. Sur un adulte ordinaire, un diamètre équivaut à environ cinq travers de doigt. La pointe rotulienne se trouve à un doigt au-dessus de l'interligne, et la tubérosité antérieure du tibia à un doigt au-dessous. C'est donc à six doigts de la rotule, à cinq de l'interligne et à quatre de la tubérosité antérieure qu'il faut couper la peau devant la crête tibiale, sur un sujet moyen.

(b) Quelques-uns préféreront renverser l'ordre des deux temps de l'incision tégumentaire et commencer sous le membre, comme on le fait ordinairement dans la méthode circulaire. Peu importe, pourvu que le couteau soit tenu dans l'obliquité convenable. Trop d'obliquité amène défaut de peau; trop peu, difficulté extrême pour atteindre l'interligne.

(c) On peut notamment détacher avec la peau antéro-interne les lames de la patte d'oie. Il ne faudrait pas hésiter à fendre la peau en arrière, si l'on ne pouvait obtenir autrement une rétraction suffisante de la manchette, ce qui arrive chez les *femmes grasses*. Le plus souvent la lèvre postérieure se trouve suffisamment refoulée par la flexion même dans laquelle on place la jambe pour désarticuler. Si l'épaisseur de la graisse fait prévoir de grandes difficultés pour relever la manchette, il faut abandonner l'incision elliptique et employer le procédé décrit ci-après.

(d) Après que le couteau est engagé, il est possible de faire comprimer immédiatement les vaisseaux poplités par un aide qui saisit, entre le pouce et les doigts, toute l'épaisseur du petit lambeau musculaire taillé avec la chair des jumeaux.

L'incision elliptique, chez les sujets gras à jarretière étranglée, ne permet malheureusement pas de relever les téguments d'une manière suffisante pour atteindre l'interligne sans débridement postérieur : la désarticulation sus-rotulienne et l'abrasion des condyles deviennent difficiles.

Dans ces cas, la raquette à queue postérieure de Stephen Smith (p. 632, fig. 492) et les deux lambeaux sont avantageusement employés.

Que peut être le procédé à deux lambeaux préférés, sinon l'incision elliptique même, avec échancrures et courtes incisions latérales?

Grand lambeau antérieur, petit postérieur.

Des deux lambeaux, le principal, le plus long et le plus large est l'antérieur, cutané par nécessité, arrondi, large et long comme le lambeau fourni par l'incision elliptique, c'est-à-dire descendant à *un diamètre* au-dessous de l'interligne; l'accessoire, le plus court et le plus étroit, est le postérieur, musculo-cutané, à peu près carré, ayant sa limite inférieure, comme le point culminant de l'ellipse, située à un *demi-diamètre* de l'articulation (fig. 486, p. 620).

En raison du glissement que subira la peau après les incisions, il est inutile, il est mauvais, de commencer les têtes du contour du lambeau antérieur à la hauteur de l'interligne. On les tiendra à un travers de doigt au-dessous de ce niveau : les lambeaux n'en seront plus courts qu'en apparence; ils en seront mieux nourris et plus enveloppants en réalité. La largeur du lambeau antérieur doit dépasser, d'un doigt de chaque côté, la demi-circonférence antérieure du membre et atteindre en dehors et en dedans une ligne tombant à plomb du *bord postérieur* du condyle correspondant. Cela place le bord interne du lambeau à un grand travers de pouce derrière le corps du tibia et le bord externe sur le péroné.

Le lambeau postérieur se taille en deux temps : sa peau est divisée d'abord suivant une ligne transversale ou légèrement convexe en bas. Ce n'est qu'en sortant, après la désarticulation, que le couteau divise les muscles, nerfs et vaisseaux.

Opération. — On se place et l'on opère comme pour l'incision elliptique : en dedans de la jambe droite, en dehors de la gauche. Un aide soutient la cuisse; un autre le pied, s'il existe encore. L'exploration est faite, les repères sont marqués.

1° Tenant à pleine main gauche la jambe à peu près étendue, et la tordant à droite pour découvrir le côté gauche du genou, attaquez à un doigt au-dessous de l'interligne, derrière la tubérosité interne du tibia (jambe gauche); derrière la tête du péroné (jambe droite); descendez longitudinalement à distance le long du corps du tibia (jambe gauche) sur le péroné (jambe droite). Ne recourbez pas votre incision avant d'être descendu presque au niveau de la limite inférieure assignée au lambeau. Alors, à mesure que vous et vos aides ramenez le membre en rotation à gauche, traversez devant la jambe et remontez du côté opposé, symétriquement, à la hauteur de votre point de départ. Ce contour doit être bien incisé. — Tout de suite passez le couteau sous le jarret et coupez les téguments à peu près en travers, à bonne hauteur.

2° Disséquez et relevez le lambeau antérieur ; veillez à ce que rien n'entrave la rétraction du court lambeau cutané postérieur. Bientôt l'interligne sera accessible ; vous pourriez même remonter beaucoup plus haut, si quelque imprévu vous faisait désirer de découvrir la rotule : il suffirait de prolonger les fentes latérales.

3° La désarticulation comme ci-dessus, page 622.

B. — DÉSARTICULATION DU GENOU AVEC ABLATION DES CONDYLES, ETC.

Le procédé qui vient d'être décrit en dernier lieu s'impose ici.

L'opération consiste donc à tailler un grand lambeau antérieur cutané, arrondi, destiné à se replier sous la surface de section du fémur et à s'unir en arrière, avec un lambeau postérieur complémentaire, charnu, court et à peu près carré. Les deux courtes fentes latérales qui séparent les lambeaux sont destinées à permettre de relever suffisamment les téguments antérieurs pour enlever la rotule en désarticulant, et à faciliter le sciage de l'épiphyse fémorale. C'est le procédé de Carden (1846, *On amputation by single flap*), dans ce qu'il a d'essentiel : section du fémur sans ouverture du canal médullaire, ablation de la rotule et conservation des téguments antérieurs pour servir d'appui.

Les adhérences aux faces latérales des condyles que conservaient la rotule et le tendon tricipital après la simple désarticulation vont être sacrifiées, et par conséquent les dangers de la rétraction primitive et secondaire du droit antérieur vont augmenter. J'estime qu'il faut garder un doigt de peau en avant pour parer à cet accroissement de rétractilité.

Donc, au lieu de ne donner au lambeau antérieur qu'un diamètre de longueur à partir de la section osseuse, nous y ajouterons un travers de doigt. Nous avons vu que, sur un sujet moyen, le diamètre en question était d'environ cinq travers de doigt, près de 10 centimètres. En conséquence, le contour de notre lambeau antérieur croisera la crête tibiale, à un diamètre plus un doigt, soit six doigts au-dessous de la future section osseuse, 10 à 12 centimètres : le tégument postérieur sera divisé en travers, à mi-distance de cette même section. Telle sera la longueur *réelle* des lambeaux. Leur longueur *apparente* pourra varier singulièrement selon que les fentes latérales remonteront plus ou moins haut. Comme, à mon avis, elles ne doivent guère excéder le niveau de l'interligne situé à deux doigts du trait de scie, il arrivera que les lambeaux seront réduits *en apparence*, l'antérieur à quatre doigts, le postérieur à un seul, sans avoir rien perdu de leur longueur utile et réelle. L'antérieur n'en sera que moins exposé à la gangrène, surtout si l'opérateur lui a donné une largeur prédominante, comme il convient. — En ne faisant pas remonter les fentes latérales sensiblement au-dessus de l'interligne, l'opération est un peu moins facile, mais l'enveloppement des angles latéraux de la section osseuse est bien mieux assuré.

Je rappelle que le lambeau antérieur doit s'étendre en largeur jusque *derrière* les condyles, c'est dire que les fentes latérales doivent descendre : l'externe sur le péroné ; l'interne, comme pour venir longer à distance, à 3 centimètres en arrière, le bord interne du corps du tibia. Ces deux fentes ne sont donc pas diamétralement opposées : chacune d'elles est à un travers de doigt en arrière des extrémités de la demi-conférence antérieure du membre, extrémités qu'il est bon de marquer après les avoir déterminées à l'aide d'un ruban.

Voici les divers temps de l'opération, dans l'ordre où ils se succèdent :

1° Incision du contour du large lambeau antérieur ; section transversale des téguments du jarret ; dissection et relèvement du lambeau antérieur. 2° Désarticulation par-dessus la rotule et, en sortant en arrière, section des muscles jumeaux et des vaisseaux. 3° Toilette de l'épiphyse fémorale et sciage.

L'ablation de la rotule n'est plus obligatoire.

Si c'est un aide qui comprime la fémorale, il faut lier les vaisseaux avant de scier le fémur.

Grand lambeau antérieur, petit postérieur.

Le malade, les aides, le chirurgien, se placent comme pour la désarticulation simple.

Tenez-vous donc sur le côté, de manière que la jambe malade soit à votre gauche. Explorez l'articulation, les bords postérieurs des condyles, l'interligne articulaire. A deux doigts plus haut passera la scie ; mesurez le diamètre antéro-postérieur et marquez l'extrémité du lambeau devant la crête tibiale, à un diamètre plus un doigt de la future section osseuse, c'est-à-dire, sur un adulte ordinaire, à quatre travers de doigt de l'interligne.

Vous êtes placé en dedans du membre droit ou en dehors du membre gauche, armé d'une lame de 12 ou 15 centimètres. Un aide soutient la cuisse, un autre le pied ; ils suivent les mouvements que vous imprimez à la jambe.

1° *Formation des lambeaux.* — Tenant la jambe à peu près étendue, à pleine main gauche, et la tordant à droite pour découvrir le côté gauche du genou, attaquez derrière le condyle, à peine au-dessus de l'interligne. Descendez longitudinalement, presque jusqu'au niveau de la limite du lambeau. Recourbez votre incision à mesure que votre gauche, aidée de l'assistant qui soutient le pied, substitue à la rotation droite la rotation gauche qui vous permet de remonter derrière le condyle droit, à la hauteur voulue. — Immédiatement, passez le couteau sous le jarret et coupez les téguments en travers, à mi-distance entre le futur trait de scie et l'extrémité du lambeau antérieur (a).

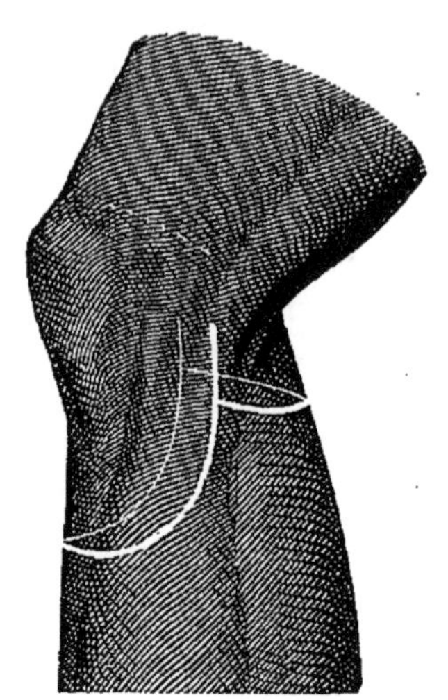

Fig. 488. — Désarticulation du genou suivie de l'ablation des condyles. Tracé d'un grand lambeau antérieur complété par un petit postérieur. Un trait pointillé et fin indique le niveau de la section osseuse.

Abandonnez complètement la jambe à l'assistant qui déjà la soutient et, après avoir soigneusement détruit les adhérences cellulo-fibreuses des téguments, dans toute la longueur des incisions, occupez-vous de disséquer et de relever le lambeau antérieur. Saisissez-en donc le bord du bout des doigts gauches, en y comprenant, si vous pouvez, les lames de la patte d'oie ; décollez avec la pointe tranchante la face profonde du lambeau des parties ostéo-fibreuses sous-jacentes, afin de découvrir complètement la rotule. Avant d'y parvenir, vous apercevrez sans doute que sur les côtés et en arrière, dans les fentes latérales, quelques bribes fibreuses retiennent encore la peau prérotulienne; vous devrez trancher ces obstacles hardiment, gardant le plus possible de la genouillère fibreuse comme doublure à la peau. Pour amener la rotule au jour, vous confierez le lambeau à l'aide rétracteur dont l'autre main retire par glissement les téguments du jarret. Vous fléchirez vous-même la jambe, et, après quelques coups de pointe, la désarticulation sus-rotulienne sera rendue possible.

2° *Désarticulation.* — Vous tenez donc la jambe fléchie et pendante; vous pouvez, d'un trait unique, saccadé, mais non interrompu, ouvrir l'articulation en passant par-dessus la rotule (b). Attaquez la capsule à gauche, le plus en arrière possible, juste *sur le rebord cartilagineux* du condyle, c'est-à-dire au-dessus du ménisque et, tout en secouant la main et marchant à mesure que vous apercevez le cartilage dans la plaie, venez en avant vers le bord latéral correspondant de la rotule; rasez ce bord et libérez-le en remontant pour aller attaquer et trancher le tendon tricipital, en secouant le couteau avec vigueur. Sans désemparer et coupant toujours à fond, descendez à droite de la rotule *sur le rebord du condyle* droit et incisez la capsule dessus jusqu'en arrière (c).

Terminez la désarticulation à l'ordinaire, divisant le ligament adipeux, le croisé antérieur devant l'épine tibiale; puis, après propulsion de l'extrémité supérieure du tibia, le croisé postérieur; enfin, engagez le plein tranchant entre le ligament postérieur proprement dit et le tibia, pour raser un instant cet os et sortir enfin carrément à travers les jumeaux, au niveau de la section cutanée postérieure. — Si le mode hémostatique employé ne vous inspire pas une confiance absolue, liez les vaisseaux.

3° *Toilette et sciage.* — Procédez alors à la toilette de l'épiphyse fémorale. Sur les côtés seulement existent encore des adhérences fibreuses très solides qui relient au fémur le muscle triceps. Au lieu de les couper haut et de provoquer ainsi une rétraction excessive, détachez-les des faces latérales des condyles en serrant l'os de près (d).

Si vous êtes obligé de scier un tant soit peu au-dessus des condyles, il vous faudra dresser la cuisse et prendre le grattoir pour décoller, dans l'étendue nécessaire, les insertions supérieures du ligament postérieur (e).

Où et comment faut-il scier le fémur? Chez les jeunes sujets, autant que possible au-dessous du cartilage de conjugaison et par conséquent dans les condyles. Il convenait ensuite d'abraser les saillies que forment encore en arrière ces éminences restées saillantes de chaque côté de l'échancrure, et même de racler le cartilage du bord supérieur épargné de la trochlée.

Chez les adultes, je crois que le mieux est de scier à quelques millimètres au-dessus des condyles.

Tout étant prêt, les lambeaux enveloppés, relevés et solidement embrassés dans les mains de l'aide qui doivent aussi fixer le corps du fémur horizontal, vous saisirez l'un des condyles dans les mors du davier à double articulation, tenu de la main gauche. Alors, vous attaquerez la face antérieure de l'os, notablement au-dessus de la trochlée, à la hauteur nécessaire pour que le trait, mené perpendiculairement au fémur dans le sens antéro-postérieur, mais parallèlement à l'interligne dans le sens transversal, vienne aboutir juste au-dessus des condyles (f).

A plusieurs points de vue, il est avantageux de chantourner. Si donc vous avez à votre disposition une bonne lame étroite, vous pourrez la faire mordre juste au-dessus de la trochlée, entamer l'os obliquement en bas, puis recourber le trait en arrière et en haut, afin de sortir sur les limites des condyles, après avoir créé une surface de section cylindroïde faiblement convexe en bas et dont la génératrice dentée soit, dans son mouvement, toujours restée parallèle à l'interligne. Cette manière de scier me paraîtrait surtout recommandable, sur les jeunes sujets, si l'on voulait à la fois ménager le cartilage de conjugaison et abraser à la scie le cartilage d'encroûtement.

Le pansement sera le même que celui de la désarticulation du genou : immobilisation et drainage. Les fusées dans la cuisse étaient autrefois redoutables par leur fréquence et leur étendue.

Notes. — (a) Quand le lambeau antérieur a été commencé au niveau de l'interligne, le lambeau postérieur n'a qu'un doigt de longueur apparente. Plusieurs opérateurs seront tentés de le supprimer tout à fait; d'autres, tout en conservant ses angles latéraux, d'en faire le bord terminal légèrement convexe. Cela n'est pas indiqué si l'on veut faire marcher le mutilé sur le moignon, car, dans ce cas, il faut tout faire pour que la cicatrice soit maintenue en arrière du bord du fémur.

(b) L'incision des ligaments et de la capsule prend la forme d'un oméga majuscule Ω, c'est-à-dire qu'elle se compose de deux longs tirets latéraux réunis en avant par un arc saillant en haut qui embrasse la rotule dans sa concavité.

(c) Il est moins propre mais plus facile d'opérer autrement, savoir : trancher d'abord le tendon du triceps d'une entaille transversale, saisir la rotule de la main gauche, et à mesure qu'on la rabat devant le tibia, diviser à gauche et à droite les ligaments latéraux. Ce qui importe, c'est de couper ceux-ci sans hésiter, sur le rebord condylien, entre leurs insertions fémorales et leurs adhérences aux ménisques.

(d) En prenant la précaution de garder ainsi de longs bouts des tendons, lames tendineuses et aponévroses qui environnent le genou, on rend possible leur réinsertion à l'extrémité de l'os scié. Si cette fixation se produit solide et rapide, c'est, entre autres avantages, une garantie sérieuse contre la conicité secondaire si fréquente et si redoutable.

(e) A aucun prix vous ne devez trouer ce ligament qui sépare si heureusement le vaste espace poplité du foyer opératoire. Le même instrument, le grattoir, est sans doute ce qu'il y a de mieux pour traiter les parties fibreuses des faces latérales des condyles.

(f) On pourrait scier encore plus haut sans ouvrir le canal médullaire. On resterait, par conséquent, dans le tissu spongieux, renommé pour s'exfolier plus rarement et se modeler plus vite. La surface d'appui serait encore assez large.

Amputation ostéoplastique fémoro-rotulienne.

Je dois dire quelques mots de l'*amputation sus-condylienne ostéoplastique* de Gritti.

Le chirurgien de Milan s'est proposé de conserver la rotule dans le lambeau, et, après l'avoir dédoublée à la scie, dans le sens de l'épaisseur,

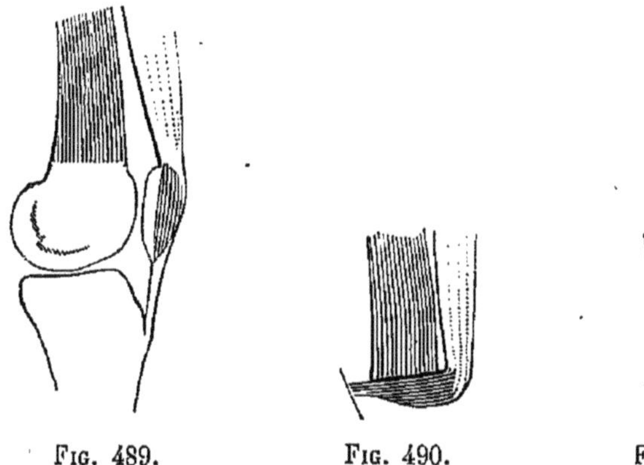

Fig. 489. Fig. 490. 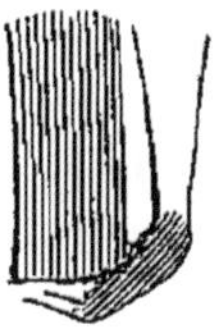 Fig. 491.
Amputation ostéoplastique fémoro-rotulienne de Gritti.

Fig. 489. — Indique quelles parties (blanches) du fémur et de la rotule on enlève.
Fig. 490. — Montre comment doit être appliqué le fragment rotulien sous le fémur.
Fig. 491. — Montre ce que j'ai vu une fois, c'est-à-dire la rotule soudée obliquement et, par la saillie de son bec, rendant le moignon intolérant.

pour enlever le cartilage et aviver l'os, de la souder à la surface de section du fémur. La partie sous-périostique de la rotule ainsi conservée n'a perdu aucun vaisseau; elle est donc dans de meilleures conditions de vitalité que le fragment calcanéen de Pirogoff. Pour la souder au fémur, il faut d'abord la mettre, puis la maintenir en contact avec la surface du trait de scie, c'est-à-dire lutter contre l'action continue du triceps.

Pour établir le contact, c'est-à-dire pour replier la rotule sous le fémur, il faut avoir scié environ *six centimètres* de cet os. Le maintien de cette adaptation sera d'autant plus difficile que le triceps sera plus distendu et plus libre de se rétracter. Les précautions les plus méticuleuses, pour immobiliser le moignon, neutraliser les contractions du muscle et éviter l'amaigrissement, ne sont pas à dédaigner.

Les Anglais et les Allemands ont pratiqué un assez grand nombre d'opérations de Gritti et les avis restent partagés. La majorité semble du côté de ceux qui nient que la marche soit possible sur le bout du moignon.

Comme le professeur Le Fort, je doute aussi que, même la réussite opératoire étant parfaite, les mutilés puissent ordinairement marcher longtemps sur la rotule. Le moignon que j'ai vu ne prouve rien à cet égard, puisque la rotule, au lieu de se souder horizontalement au fémur, s'était fixée obliquement et de sa pointe formait une saillie intolérante. L'opération avait été faite, en 1871, à Nancy, par un chirurgien allemand, sur un soldat français. Le moignon était beau, la cicatrice complètement postérieure, mais la saillie du sommet rotulien s'était toujours refusée à servir d'appui. Il m'a paru que le fémur n'avait perdu que ses condyles et, par conséquent, n'avait pas été assez raccourci.

Si l'on croyait devoir pratiquer cette opération ostéoplastique, qui paraît donner un bon moignon pour l'appareil ordinaire donnant appui à l'ischion, on taillerait de préférence les téguments comme dans l'amputation sus-condylienne, mais on aurait soin de garder dans le lambeau antérieur, la rotule, un bout de son tendon et les toiles fibreuses latérales.

La désarticulation terminée, on dédoublerait la rotule de la manière suivante. Après l'avoir renversée devant la cuisse, le cartilage en l'air, on embrasserait ses angles latéraux dans les mors du davier couché à plat et suffisamment enfoncé dans les parties molles sous-jacentes pour laisser excéder le plateau cartilagineux que la scie doit abraser sans rencontrer le fer de l'instrument fixateur.

Autres procédés.

Les procédés de choix longuement décrits plus haut, sont incontestablement les meilleurs quand on veut faire marcher le blessé sur le bout du moignon. Mais la forme extérieure et l'étendue du traumatisme peuvent contraindre l'opérateur à recourir à d'autres manières de tailler les parties molles. Comme la plupart de ces procédés de nécessité donnent une cicatrice terminale, ils exigent ensuite ordinairement l'emploi d'un cuissard à point d'appui sous-ischiatique.

Velpeau, qui fit beaucoup pour réhabiliter la désarticulation du genou, préconisait l'*incision circulaire* à trois ou quatre doigts au-dessous de la rotule. Cornuau et Blasius recommandaient la même méthode, mais celui-ci conseillait de réunir en fente antéro-postérieure pour placer la cicatrice entre les condyles comme avec deux lambeaux latéraux.

La difficulté d'atteindre et d'ouvrir l'articulation, après l'incision circulaire, a porté plusieurs chirurgiens à *fendre la manchette*, soit en dehors (Lacauchie), soit de chaque côté (Günther), soit même en arrière et en avant. Lorsque cette espèce de débridement est double, c'est la méthode à deux lambeaux égaux et carrés ; quand il est simple, le résultat est celui de la raquette primitive : cicatrice termino-unilatérale. Je pense que si un débridement longitudinal est jugé utile, il faut le faire en arrière, où la cicatrice peut se prolonger sans inconvénient.

Stephen Smith (*Amer. Journal of med. sc.*, janvier 1870) est également de cet avis, car pour le genou, comme pour la jambe et pour la cuisse, il conseille une espèce de raquette améliorée, c'est-à-dire à branches convexes et arrondies, dont la queue remonte sur la ligne médiane postérieure. Ce procédé, dont se loue Bryant, et qui, exécuté dans les règles ordinaires, me paraîtrait recommandable, donne deux lambeaux latéraux cutanés en arrière, et une manchette en avant (fig. 492).

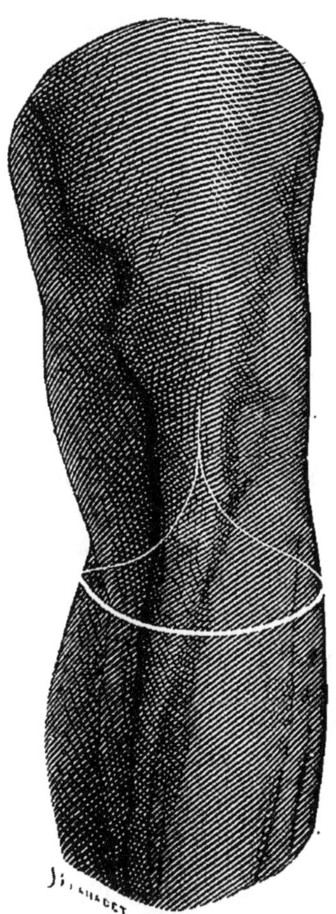

Fig. 492. — Tracé de l'incision de Stephen Smith pour la désarticulation du genou. Vue antérieure. C'est une raquette à queue postérieure qui remonte jusqu'au niveau de l'interligne.

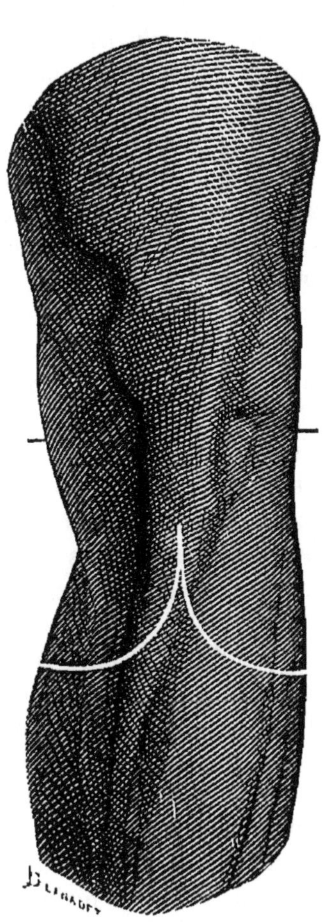

Fig. 493. — Tracés des deux lambeaux latéraux arrondis pour la désarticulation du genou. Vue antérieure du genou gauche. Les deux tirets noirs indiquent le niveau de l'interligne.

A côté de la méthode circulaire il faut, considérant le résultat définitif, placer le procédé à *deux lambeaux* sensiblement égaux.

Faire ces lambeaux antérieur et postérieur, c'est chercher une cicatrice transversale et terminale, probablement la pire de toutes. Il est vrai que le lambeau postérieur pourra être entraîné et l'antérieur allongé par la rétraction, ou plutôt que la cicatrice primitivement placée au bout du moignon se trouvera consécutivement attirée en arrière. Mais, pour que cette déformation favorable se produise, il faut que le lambeau antérieur ait et conserve une longueur suffisante.

Faire deux *lambeaux* égaux, mais *latéraux* (Rossi, Turin, 1806), est beaucoup moins déraisonnable quand il s'agit de la désarticulation simple. Il paraît même que plusieurs blessés ainsi opérés ont pu marcher sur leur moignon, la cicatrice dirigée d'avant en arrière se trouvant cachée dans la trochlée et l'échancrure condylienne comme la commissure d'un pied fourchu. Il ne faut pas oublier toutefois que les condyles du fémur peuvent s'atrophier et une telle cicatrice devenir comprimée.

Si le traumatisme avait détruit, fendu la peau en avant de la crête du tibia, la méthode à lambeaux latéraux s'imposerait. On devrait les tailler courts, non pas en négligeant de les faire descendre assez bas, mais en tenant leurs commissures au-dessous du niveau de l'interligne et comptant sur la possibilité de faire glisser les téguments pour atteindre l'articulation. On pourrait commencer les deux anses latérales ou contours des lambeaux, sur la tubérosité tibiale antérieure, et remonter en arrière au même niveau, après être descendu à trois ou quatre doigts plus bas.

L'amputation dans le genou, par ce procédé, est incommode, car l'attitude qui convient pour inciser les téguments ne convient plus pour la désarticulation. Si l'opérateur ne craint pas de changer de place, il se mettra, pour tailler les lambeaux, en dehors de la jambe droite, en dedans de la jambe gauche ; il se placera de l'autre côté du membre pour désarticuler. Je pense qu'il vaut mieux d'emblée prendre cette dernière attitude, qui met la jambe à la gauche et dans la main gauche de l'opérateur. Cela étant, le dessin du contour des lambeaux reste pénible : néanmoins, on parvient à bien faire en commandant à l'aide d'imprimer au genou et à la jambe des mouvements de flexion et de rotation ou d'élévation. La dissection des lambeaux cutanés doit être soignée ; il est bon de leur conserver une doublure épaisse, peut-être même d'y comprendre les plans fibreux de la patte d'oie. Aussitôt que les lambeaux relevés sont dans les mains de l'aide rétracteur et que l'interligne est accessible, le chirurgien saisit et fléchit la jambe pour désarticuler à l'ordinaire.

Le plus souvent, le genou a été, avec raison, désarticulé par la méthode à cicatrice non terminale rejetée vers le côté postérieur, à l'aide d'un lambeau antérieur unique ou simplement prédominant. Tantôt les opérateurs dessinèrent un véritable lambeau, tantôt ils atteignirent le même but par l'incision elliptique. Mais, pendant longtemps, la méthode à *lambeau postérieur* (ou son équivalent, l'incision elliptique ou ovalaire, à point infime postérieur) a trouvé des partisans : Hoin, Brasdor, Blandin, Syme.

Supposant que la peau antérieure doive être forcément coupée à peu près au niveau de l'interligne ou de la section osseuse, je crois que le lambeau postérieur devrait descendre à deux diamètres plus bas, et sa largeur s'étendre de chaque côté, à plusieurs centimètres en avant des bords latéraux des jumeaux. Quand la peau serait incisée et rétractée, il conviendrait de couper les jumeaux au-dessus de leur fusion avec le soléaire et de les décoller de la face postérieure de ce muscle. Ce serait après la désarticulation que, rasant la face postérieure du muscle poplité, on couperait les vaisseaux et nerfs au moment où ils s'engagent dans l'anneau du soléaire.

On comprend l'importance que doivent avoir l'immobilisation, la suture et le drainage après une telle opération.

ARTICLE XII

AMPUTATIONS PARTIELLES DE LA CUISSE

L'occasion de couper la cuisse se présente souvent dans la pratique civile, pour des traumatismes, des néoplasmes, des arthrites fongueuses du genou, etc.

On ne marche pas sur le bout d'un moignon de cuisse autre que celui qui peut résulter de l'amputation sus-condylienne déjà décrite. Mais un long moignon, bien mobile dans tous les sens, est utile pour mouvoir la jambe artificielle. En outre, la mortalité est d'autant moindre qu'on ampute plus près du genou.

L'os unique est entouré complètement par des masses musculaires. Celles-ci sont formées de muscles superficiels longs et libres qui se rétractent beaucoup, et de muscles profonds adhérents qui se rétractent peu. C'est pour remédier à la conicité des moignons de cuisse que tant de mémoires ont été écrits sur l'amputation circulaire (voy. p. 163 et suiv.).

L'inégale rétraction, tant primitive que secondaire, des chairs et par suite des téguments, tend à porter *la cicatrice en arrière et en dedans*.

Si donc on ampute circulairement et que l'on prétende obtenir une cicatrice terminale à peu près centrale, il faut, à l'exemple de Sédillot, Ph. Boyer, M. Duval, etc., couper les téguments et les chairs très obliquement ; faire passer l'incision beaucoup plus bas en arrière et en dedans qu'en dehors et en avant. De même, dans les amputations à lambeaux, il faut compter fort peu sur l'effet utile définitif des lambeaux postérieurs ou postéro-internes, à moins qu'ils n'aient été taillés d'une longueur primitivement excessive. Il est à peine besoin de dire que les muscles les plus rétractiles sont ceux qui, s'insérant aux os de la jambe, deviennent complètement libres après la section : le demi-membraneux, le demi-tendineux, etc.

La forme conique de la partie supérieure de la cuisse rend difficile et peu étendu le retrait de la gaine tégumentaire à la suite des incisions

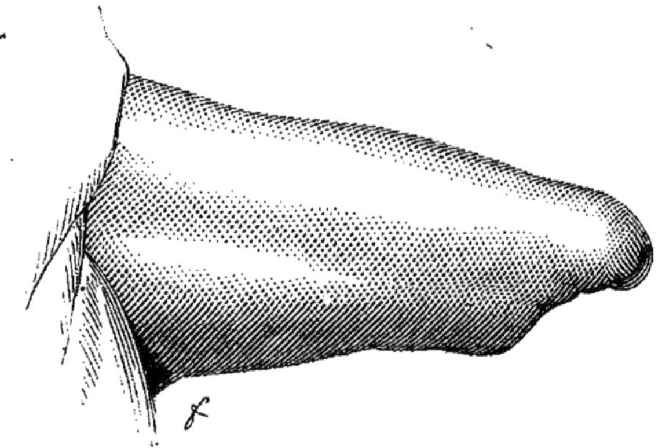

FIG. 494. — Face interne d'un moignon de cuisse gauche amputée par la méthode circulaire non améliorée, c'est-à-dire sans qu'on ait gardé plus de parties molles en arrière qu'en avant.

circulaires faites au-dessus du tiers inférieur, chaque fois que le sujet est gras ou bien musclé, c'est-à-dire chaque fois qu'il a des chairs plein la peau. Dans ces conditions, la rétraction des muscles, restés courts, est également fort peut marquée. C'est pourquoi je déconseille l'emploi de la méthode circulaire, pourtant si naturelle, comme disait St. Laugier, quand le fémur doit être scié au-dessus de son milieu. Car, avant tout, il faut éviter la conicité d'emblée, conicité si fréquente dans les amputations rapprochées de la racine des membres.

Au contraire, quand ils sont divisés près du genou, la peau et les muscles dont presque toute la longueur est conservée, se retirent facilement et beaucoup, tant primitivement que consécutivement. De là un danger de conicité secondaire. De là aussi, comme une invitation à employer la méthode circulaire, quelle que soit l'énorme quantité de parties molles que l'on croie devoir garder.

Je conclurai à peu près comme pour le bras : les procédés à lambeaux sont applicables à toute hauteur ; mais ils ne sont indispensables que lorsqu'on scie l'os au-dessus du milieu ; la méthode circulaire ne convient qu'à la partie inférieure du membre, à moins qu'on ne la transforme par des fentes longitudinales ou qu'on n'ait affaire à une cuisse exceptionnellement flasque et amaigrie.

Comment faut-il traiter le fémur? Doit-on le dépouiller de son périoste, le scier carrément, etc.? Je regarde comme un excellent précepte celui de désinsérer les muscles qui s'attachent à la ligne âpre, même au delà du passage de la scie, afin d'être sûr de diviser le fémur assez haut. C'est donc une occasion presque unique d'appliquer opportunément le précepte de Bell. En outre, n'oubliant pas que maintes fois le fémur a percé même toute l'épaisseur d'un lambeau antérieur charnu, je suis d'avis d'écouter Assalini, Gensoul, Sédillot, Malgaigne, etc., et de scier l'os obliquement ou mieux de le chantourner en se servant d'une lame étroite de la scie représentée (fig. 135, p. 208). La conservation d'un lambeau ou d'une manchette de périoste est également une bonne précaution.

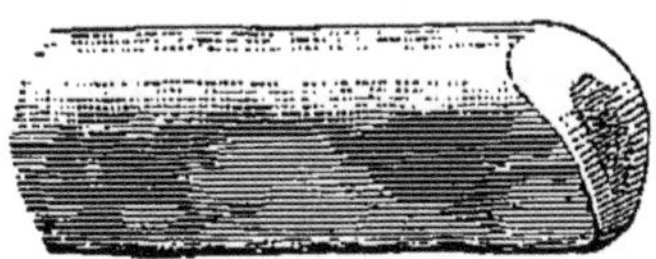

Fig. 495. — Le fémur chantourné aux dépens de sa face antérieure et de son bord postérieur.

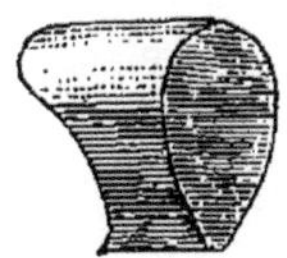

Fig. 496. — Morceau de fémur scié carrément d'un côté; et de l'autre détaché avec la scie à chantourner.

Si l'on ampute un enfant, on doit toujours songer que la simple rétraction de l'aide peut décoller trop haut et très haut la membrane nourricière de l'os.

Méthode circulaire.

Cette opération a servi de type à la description générale de l'amputation circulaire infundibuliforme (p. 164, et fig. 102 et suiv.). Je prie le lecteur de relire ce chapitre et d'en examiner les figures qu'il me paraît inutile de reproduire.

Elle n'est applicable que dans la moitié inférieure du fémur.

Après avoir décidé que vous scierez le fémur à telle hauteur, vous calculez immédiatement la quantité de parties molles à garder. Refaites donc mentalement le raisonnement suivant : Après rétraction complète, il faut que chaque lèvre conserve une longueur minima égale au rayon ou demi-diamètre du membre. Or, nous savons que la rétraction enlève aux chairs, en moyenne, le tiers de leur longueur primitive; c'est donc à un rayon et demi au-dessous du futur trait de scie qu'il faut couper la peau. Pratiquement, un rayon et demi, c'est le quart de la circonférence, puisque celle-ci vaut six rayons; $\pi = 3$; circonférence $= 2\pi R = 6R$.

C'est pourquoi, en présence de la cuisse à amputer, vous en mesurerez la circonférence avec un fil ou un ruban que vous plierez en quatre pour avoir la longueur des parties molles, c'est-à-dire la distance entre la section osseuse et la section tégumentaire. Cette distance sera presque toujours supérieure à 10 centimètres. Vous devrez, en outre, l'augmenter de près de moitié en arrière et en dedans pour parer à l'excès de rétraction, qui se produit en ce sens.

Si la cuisse appartient à un sujet petit et grêle, elle peut n'avoir que 36 centimètres de circonférence, c'est-à-dire un diamètre de 12, un rayon

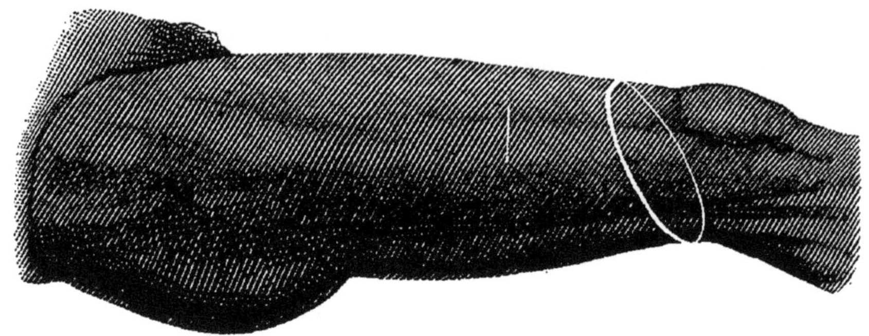

Fig. 497. — Amputation de la cuisse, partie inférieure. Tracé oblique de l'incision dite circulaire. Un trait fin indique le niveau de la section osseuse.

de 6, ce qui donne pour le rayon et demi, 9, le quart de la circonférence. Sur cette cuisse, que j'ai supposée petite pour avoir des chiffres favorables au calcul mental, il faudrait donc garder 9 centimètres, cinq travers de doigt de peau en avant, et sept doigts en arrière et en dedans.

Mettez-vous, par ces précautions, en garde contre la conicité du moignon, et sachez bien que la quantité de parties molles que je vous conseille de garder est au-dessous de celle qu'exigent d'éminents chirurgiens.

De toutes les amputations dans la moitié inférieure de la cuisse que j'ai vu pratiquer autrefois dans les hôpitaux de Paris, par diverses méthodes, bien peu avaient des parties molles suffisantes : le plus souvent, la cicatrisation fut très lente et suivie de larges bandes inodulaires ; enfin, j'ai vu rescier le fémur plusieurs fois et, plusieurs fois aussi, le chirurgien attendre le raccourcissement de l'os par nécrose.

Opération. — Le malade étant couché le siège au bout du lit, la jambe saine repliée, l'hémostase assurée, la jambe malade soutenue par un assistant..., le chirurgien, armé d'un long couteau, se place en dehors de la cuisse. L'aide rétracteur ne devient utile qu'au moment de la coupe des muscles ; il se tient en dehors du membre, à la droite de l'opérateur pour la cuisse gauche, en dedans du membre, en face de l'opérateur, pour la cuisse droite.

1° *Incision tégumentaire.* — Tout étant calculé et ordonné, votre main gauche s'appuyant sur le devant du membre pour fixer la peau, passez le grand couteau sous le jarret et, en tirant et sciant, divisez successivement les téguments internes, inférieurs et externes. — Pour compléter cette incision circulaire *oblique*, alors aux trois quarts accomplie, faites, par-dessus le membre, une *reprise* qui divise les téguments antérieurs (a).

2° *Mobilisation des téguments.* — A ce moment, l'aide peut commencer à rétracter la peau. Vous-même y contribuez de la main gauche, pendant que l'extrémité de votre taillant détruit les adhérences cellulo-fibreuses, de manière à libérer le tégument bien et également sur toute la périphérie, et à permettre, entre les lèvres de l'incision, un écartement de trois travers de doigt au moins, dussiez-vous faire un retroussis (b).

3° *Coupe des muscles.* — L'aide, s'appliquant à former de ses mains un cercle parfait, rétracte fortement, sans détruire l'obliquité de la lèvre cutanée. A ras de cette lèvre, après avoir engagé de nouveau le couteau sous le jarret, divisez les chairs jusqu'à l'os, et faites une *reprise* pour couper devant le fémur (c).

4° *Recoupe des muscles.* — La besogne de l'aide qui rétracte devient difficile et importante. Il doit vous faciliter la recoupe des muscles profonds plus ou moins saillants autour de l'os (d). Attaquez cette espèce de cône le plus haut possible, pour creuser le moignon régulièrement. En secouant vivement le couteau, incisez dans l'ordre ordinaire, en dedans, en dessous et en dehors, l'aide rétracteur concentrant ses efforts successivement sur chaque région, pour que les effets de son action précèdent le tranchant dans sa marche. Pour couper devant le fémur, faites une *reprise* du couteau et fixez vous-même, entre le pouce et l'index, ce qui reste du cône charnu. (Voy. fig. 107, p. 172.)

Pendant que vos doigts gauches sont encore dans la plaie, explorez le pourtour de l'os pour vous assurer qu'il est absolument à nu ; et pincez entre le pouce et l'index les insertions qui se font à la *ligne âpre*, pour les diviser par pression et sur une certaine hauteur avec la pointe ou le talon de la lame. Si vous voulez garder un manchon périostique, usez du grattoir pour le refouler prudemment après une incision nette. Gardez-vous, en tout cas, de dépouiller l'os plus haut que vous ne pourrez le scier.

Appliquez la compresse fendue ou le rétracteur métallique.

5° *Sciage.* — Guidée par l'ongle du pouce gauche, que la forte scie à dos mobile morde la face antérieure du fémur le plus haut possible, qu'elle marche à longs traits, le manche assez élevé pour terminer sur la face externe et non sur la ligne âpre, qui éclaterait facilement en pointe. Ou mieux, que la fine et étroite lame d'une scie à chantourner entame obliquement et très haut la face antérieure du fémur, que son trait devienne bientôt transversal, enfin ascendant pour terminer en biseautant la ligne âpre.

L'artère fémorale sera liée après avoir été bien isolée des nerfs satellites. Le sciatique sera raccourci afin que son extrémité se cicatrise loin du bout de l'os et de la masse inodulaire.

Les avis sont partagés sur la forme immédiate à donner au moignon. Souvent j'ai vu réunir en fente transversale. Mais on peut aussi rapprocher les chairs d'un côté à l'autre ou encore diriger la cicatrice obliquement d'avant en arrière et de dehors en dedans, suivant le plus grand diamètre du membre. Pour les moignons de cuisse, plus encore que pour les autres, je regarde, avec Houzé de l'Aulnoit, l'immobilisation comme précieuse.

Notes. — (a) Si je recommande de faire oblique l'incision circulaire, c'est dans l'espoir d'obtenir une cicatrice à peu près terminale. Mais, à vrai dire, ce n'est pas un grand mal de voir la cicatrice se porter en arrière pourvu que les téguments soient suffisants. Si donc vous ne voulez pas garder deux doigts de peau en plus du côté postérieur, vous économiserez un doigt en ce sens mais l'ajouterez en avant. Vous ne serez pas étonné d'avoir ensuite un moignon en gueule de requin.

(b) Le retrait de la peau, simple retrait ou retroussis, doit être égal sur tous les points, afin de conserver l'obliquité de la première incision. C'est, en effet, dans le même plan oblique, c'est-à-dire plus bas en arrière et en dedans qu'en avant et en dehors qu'il faut entailler les muscles. J'attache une telle importance à la mobilisation des téguments que j'en fais un temps spécial de l'opération.

(c) Je dis d'inciser jusqu'à l'os, parce que beaucoup de débutants, surtout ceux à qui l'on a enseigné de tâcher d'épargner l'artère, entament simplement les chairs sans même diviser complètement les muscles libres superficiels, ce qui est une faute grave. Pourtant il ne faut pas s'attacher à émousser le tranchant sur l'os pour être plus sûr de bien atteindre celui-ci, puisqu'il va falloir recouper plus haut les muscles profonds adhérents.

Il est plus anatomique de diviser les muscles un à un, en commençant par les plus rétractiles, c'est-à-dire par les postéro-internes non adhérents. C'est le seul moyen d'éviter sûrement de couper l'artère lors de la première coupe musculaire, et même de la lier avant de terminer l'opération.

(d) J'ai déjà dit qu'au lieu de recouper ce cône, M. Sée le fendait de chaque côté pour en faire deux lambeaux garnis de périoste à leur face profonde.

Quand on voit la coupe béante de l'artère, on la fait relever pour attaquer au-dessous. Il n'est pas dangereux de recouper les vaisseaux, mais cela n'est pas utile.

Grand lambeau antérieur, petit postérieur.

Lorsqu'on est obligé de scier le fémur au milieu, il est prudent de recourir à la méthode à lambeau pour être sûr d'éviter la conicité. Dans le temps où les plaies d'amputation s'enflammaient et suppuraient presque nécessairement, j'ai vu de très mauvais résultats de cette méthode. Mais les opérateurs y étaient pour beaucoup. Ils avaient conservé un lambeau antérieur insuffisant et unique, double faute.

Car si le lambeau antérieur est unique, comptez qu'il devra rester assez long pour se replier derrière le fémur, à la manière des lambeaux de Teale, en raison du retrait considérable immédiat et consécutif des chairs postérieures.

Pour que le lambeau antérieur n'ait autre chose à faire qu'à se couder à angle droit, son extrémité doit rencontrer, pour s'y réunir, un court

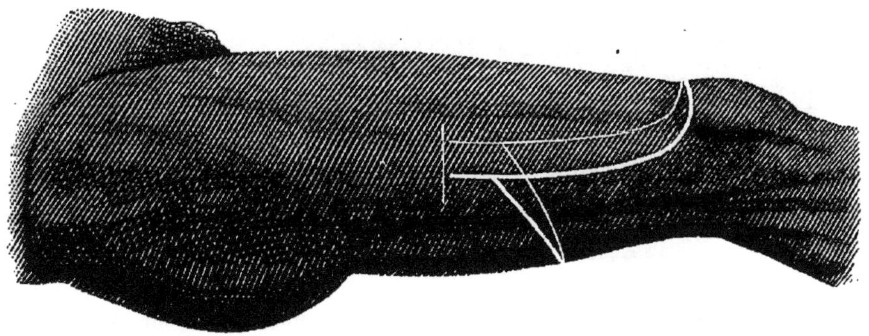

Fig. 498. — Amputation de cuisse. Tracé du grand lambeau antérieur et du petit postérieur complémentaire, à partir du niveau du trait de scie. Procédé recommandé pour les sujets gras et très musclés. Le sciage est toujours facile à la bonne hauteur.

lambeau postérieur, court au moment où la cicatrice se produit, mais d'une longueur primitive égale au demi-diamètre du membre.

Quelle longueur faut-il donc donner au lambeau antérieur? La réponse est facile, sachant que ce lambeau devra couvrir le diamètre entier, toute l'épaisseur du membre, et que sa rétractilité le raccourcira d'un tiers.

C'est en effet à un diamètre et demi environ du futur trait de scie que doit se trouver l'extrémité du tracé du lambeau. Donc, si vous voulez scier le fémur juste au milieu, que votre lambeau descende jusqu'à toucher la rotule (fig. 498 et 499). Si cela vous paraît excessif sur le cadavre, songez que vous devez opérer pour le vivant comme sur le vivant, et ne négligez pas le petit lambeau postérieur complémentaire. A plus forte raison, si vous avez à amputer le tiers inférieur, devez-vous faire descendre le lambeau antérieur jusque sur la rotule.

Mais, tout en descendant aussi bas, le lambeau antérieur peut être plus court, *en apparence*, le lambeau postérieur manquer, *en apparence*, et le résultat se montrer excellent, pourvu que, dans ces conditions, après avoir taillé le lambeau et coupé les chairs postérieures, l'on dépouille l'os des parties molles environnantes afin d'arriver à le scier à bonne hauteur, à *plusieurs travers de doigt au-dessus* de la base du lambeau, qui autrement serait trop court (fig. 499). Cette manière de faire rentre dans ce qu'on appelle la méthode mixte et peut être recommandée, surtout lorsque les chairs flasques paraissent devoir obéir aux mains de l'aide rétracteur. Il est évident que les deux tracés 498 et 499 se valent au point de vue du résultat.

L'artère doit-elle être comprise dans le lambeau ? Non, si l'on ampute très bas ; oui, si l'on scie l'os dans le tiers supérieur. Pour le milieu, il

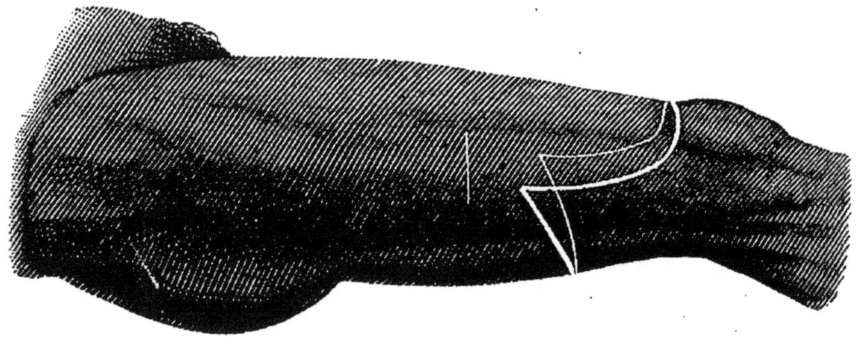

Fig. 499. — Amputation de cuisse. Tracé du court lambeau antérieur et de l'incision demi-circulaire postérieure, dans la méthode mixte. Un trait blanc indique le niveau de la section osseuse à demi-diamètre environ au-dessus de la base du lambeau. Procédé très beau dans son résultat, applicable à presque tous les cadavres, impraticable seulement lorsque la graisse et les muscles ont un développement excessif.

suffit de rejeter le lambeau un peu en dehors, afin d'éviter d'y comprendre l'artère.

Le grand lambeau pouvant être ou directement antérieur (Hennen) ou légèrement rejeté en dehors (Chassaignac), nous sommes libres d'en placer le bord interne en dehors ou en dedans du trajet du vaisseau, à volonté.

Dans tous les cas, il faut mesurer la circonférence du membre avec un ruban que l'on applique ensuite, plié en deux, devant la cuisse, pour marquer la largeur de *la base* du lambeau, largeur qui devra excéder d'un grand travers de pouce et de chaque côté la demi-circonférence ainsi déterminée. Enfin, il est beau que la branche interne de l'U remonte primitivement un peu moins haut que l'externe.

Opération. — Placez-vous de préférence en dehors du membre quel qu'il soit, pour tracer d'un coup le lambeau, en commençant toujours par la branche interne de l'U.

Votre aide rétracteur se tiendra en face de vous.

Marquez devant la cuisse : 1° le niveau du futur trait de scie (a); 2° le point extrême du lambeau, à un diamètre et demi plus bas;

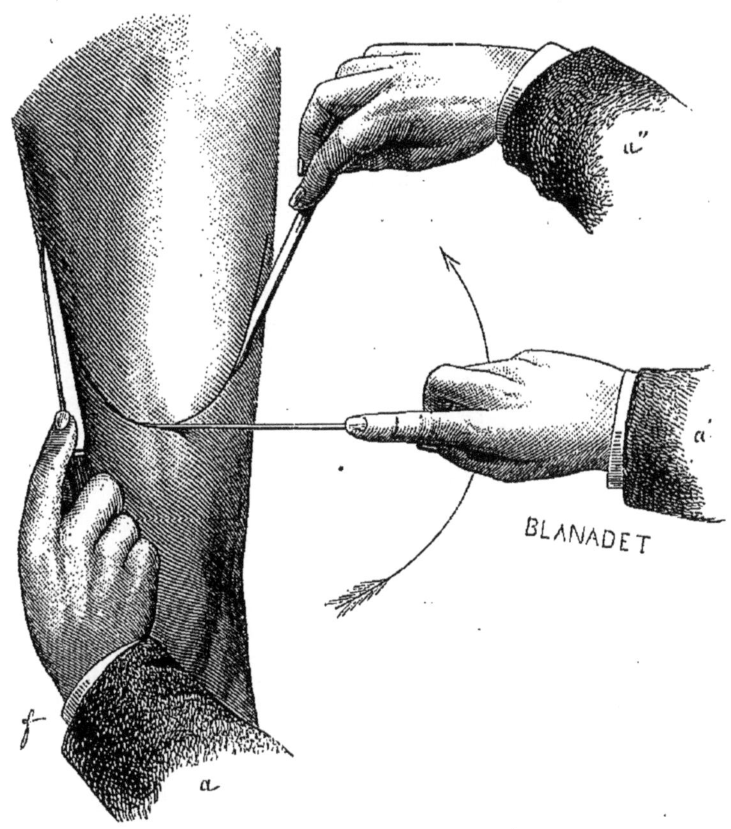

Fig. 500. — Amputation de la cuisse gauche. Incision du contour d'un lambeau antérieur, d'un trait. La main droite de l'opérateur est représentée dans ses trois attitudes successives *a*, *a'*, *a''*.

Sur la cuisse droite, la main droite agirait comme pour tailler le lambeau externe de la jambe du même côté (voy. fig. 473, p. 606).

3° les bords latéraux diamétralement opposés de la cuisse; 4° le niveau de la section des téguments postérieurs, à un demi-diamètre de la section osseuse.

1° *Incisions tégumentaires.* — Cela fait, prenez le couteau et, pendant que la cuisse est primitivement tordue en dehors, attaquez-en le flanc interne devenu antérieur pour descendre, traverser et remonter sur le flanc externe, après que la cuisse a été tordue en dedans (fig. 500). Faites que le lambeau soit arrondi plutôt que carré du bout et que les têtes de l'U, surtout l'interne, n'atteignent pas le niveau du point où l'os sera divisé (b).

Après avoir mobilisé le contour du lambeau, passez le couteau sous le membre pour inciser les téguments postérieurs, un peu au-dessous des têtes de l'U et en demi-lune (fig. 501), de manière que

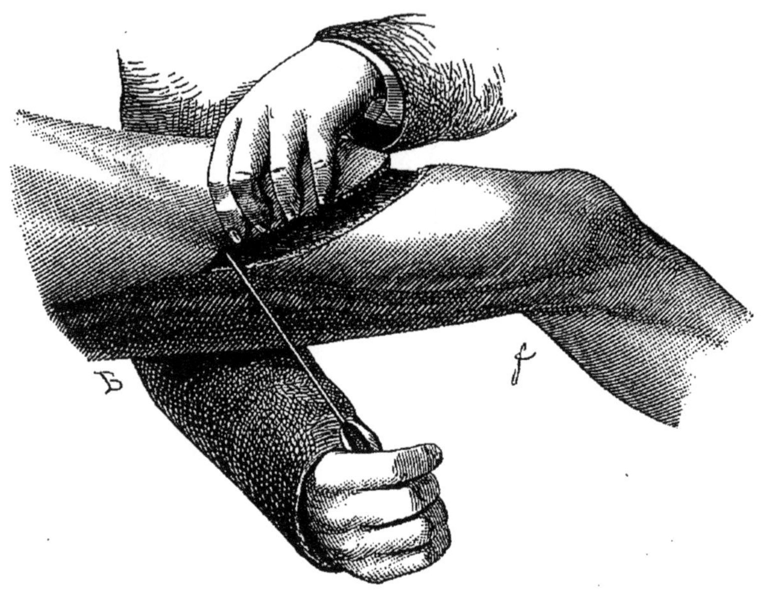

Fig. 501. — Amputation de la cuisse gauche, vue interne, opérateur en dehors comme toujours. Le lambeau antérieur ayant été circonscrit, la main gauche en rétrécit les téguments pour permettre au couteau engagé sous le membre d'y inciser la peau sans encocher les bords du lambeau.

la peau soit coupée, en arrière du demi-membraneux, à un demi-diamètre de la section osseuse.

Divisez soigneusement toutes les adhérences qui peuvent retenir la peau avant de songer à entamer les chairs.

2° *Sections musculaires.* — Usez à volonté de l'entaille ou de la transfixion pour diviser les chairs du lambeau antérieur, mais rasez la face antérieure du fémur, ne pourfendez pas l'artère et faites que la masse musculaire soit plus courte que la peau (c). Je conseille, pour l'élégance et la commodité, la transfixion de la cuisse gauche et l'entaille de la cuisse droite. Lisez la note (d).

Aussitôt que le lambeau aura été relevé, passez le couteau sous la cuisse et entaillez à plein tranchant les muscles de la demi-circonférence postérieure, à peu près en travers, mais en creusant, c'est-à-dire en dirigeant le taillant vers la racine du membre.

5° *Toilette de l'os et sciage.* — Dénudez le fémur. Comme vous êtes obligé de redonner un coup d'entaille sous la base du lambeau antérieur, vous pouvez découper un petit lambeau périostique adhérent à sa face profonde. Vous délivrerez ensuite la ligne âpre des attaches des adducteurs, du vaste externe, etc., après les avoir pincées entre le pouce et l'index gauches.

Que l'on garde ou non un lambeau périostisque, je n'hésite pas à recommander de chantourner le fémur en attaquant sa face antérieure à 1 centimètre au-dessus de la partie transversale du trait et biseautant le bord postérieur (e).

L'artère, le nerf, doivent être traités comme dans la méthode circulaire. Drainage bilatéral, compression, immobilisation.

Notes. — (a) A mesure que les parties tégumentaires et musculaires seront divisées, ce point marqué sur la peau se déplacera en remontant. Par conséquent, c'est au niveau de sa position première qu'il faut scier, à quelques centimètres au-dessous de sa situation acquise du fait de la rétraction.

(b) Sur une cuisse ordinaire, la tête interne de l'U peut se tenir hardiment à quatre centimètres du trait de scie et l'externe à deux. Cela n'empêche pas d'atteindre l'os assez haut et facilement.

(c) Si l'on divise les muscles par transfixion, on peut n'en donner aux lambeaux qu'une mince couche : il en reste alors, notamment de chaque côté de l'os, une certaine quantité à sectionner circulairement. C'est la méthode mixte. L'artère, dans cette manière de faire, n'est jamais comprise dans le lambeau ; on la coupe en travers avec les adducteurs.

(d) Dans une épreuve de concours encore récente, les candidats ont presque tous manqué la ponction ou l'entaille. Je voudrais vous épargner pareille mésaventure.

Pour réussir la *ponction* des muscles, en passant le couteau en travers devant le fémur, malgré la grande largeur du lambeau cutané incisé au préalable, il faut que ce lambeau soit pincé, *rétréci*, par la main gauche ; et il ne peut l'être que si l'opérateur en a *bien mobilisé les bords :* il faut que les muscles, au lieu d'être tendus par la flexion plus qu'inopportune de la jambe, soient relâchés par une légère flexion du bassin sur la cuisse ; il est bon que l'aide rétracteur soulève les chairs et les amène devant le fémur ; il est indispensable que l'opérateur qui ponctionne de dehors en dedans ne pique pas trop en arrière, car l'aponévrose fascia lata, à moins d'avoir été d'abord longuement fendue, précaution recommandée, s'opposerait absolument au relèvement du manche, relèvement sans lequel la pointe perfore le lambeau au lieu d'aller se dégager derrière le bord interne.

Quant à l'*entaille*, très avantageuse lorsqu'on ampute la cuisse droite, c'est en vain qu'on prétendrait la bien faire en dirigeant le taillant qui est rectiligne en travers devant le cylindre fémoral. Lorsque le tégument est incisé et le lambeau empaumé dans la main gauche, le couteau fend les chairs en dedans, le long du bord interne du lambeau, devant l'artère, cela va de soi ; coupant les muscles à fond, il descend sur la face interne de l'os, traverse la face antérieure, remonte enfin sur la face externe, toujours suivant le contour du lambeau. Il ne reste plus qu'à décoller, avec la pointe couchée en long, les faisceaux adhérents à la face fémorale antérieure et à ses bords. Aux approches de la future section osseuse, un court lambeau périostique circonscrit de dedans en bas, en dehors et en haut, peut être gardé adhérent à la face profonde des muscles.

(c) Le sciage du fémur est bien plus facile lorsque les chairs ont été taillées en lambeaux que lorsqu'on les a coupées circulairement. Cependant le lambeau antérieur ne se laisse pas toujours relever, et c'est ce qui arrive quand il est induré ou bien quand on a voulu le faire court et creuser ensuite le moignon. Avec la scie à chantourner, sans relever le lambeau, on engage le mince feuillet dessous et on l'y fait travailler : l'aide qui se borne à agir sur le lambeau postérieur enveloppé d'une compresse met un doigt ou un crochet de chaque côté dans les têtes de l'U et les attire assez haut pour le libre jeu de l'instrument.

Deux lambeaux égaux, antérieur et postérieur.

Pour que ces lambeaux deviennent et restent sensiblement égaux, le postérieur doit être primitivement plus long de deux travers de doigt ; il doit égaler le diamètre entier, l'antérieur les trois quarts.

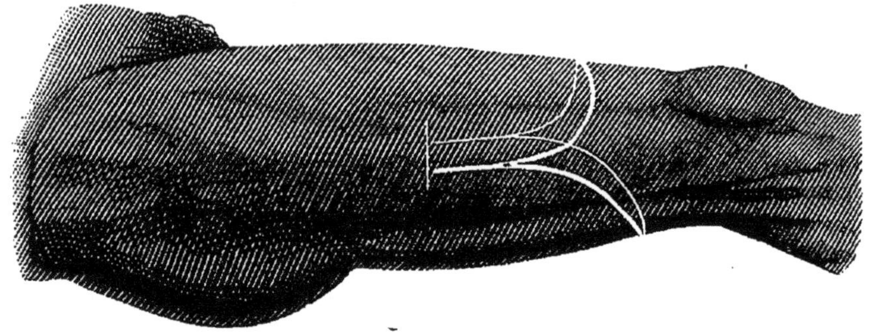

FIG. 502. — Amputation de cuisse. Tracés de deux lambeaux inégaux, antérieur et postérieur, destinés à devenir et à rester égaux. Trait de scie indiqué.

Supposons une cuisse mesurant, au niveau du trait de scie, 16 centimètres d'épaisseur, c'est-à-dire de diamètre : le lambeau postérieur mesurera primitivement 16 centimètres et l'antérieur 12 seulement (fig. 502). Tous deux auront largeur égale, la demi-circonférence du membre, et la forme d'un U.

L'opérateur, toujours placé en dehors, attaque par-dessus la cuisse le côté interne du membre tordu en dehors. Sa droite agit comme le montre la figure 473, p. 606 pour le côté droit et la figure 500, p. 642 pour le côté gauche. L'incision tégumentaire descend d'abord longitudinale, elle se recourbe en dehors et, la cuisse étant tordue en dedans, redevient longitudinale en remontant sur la face externe. D'un seul trait l'U antérieur est terminé ; il ne reste à faire que la courbe du postérieur. On peut l'exécuter en un temps par-dessous le membre, en commençant la pointe haute : c'est le mieux pour le côté droit. Au contraire, du côté gauche, il est commode de porter d'abord le couteau par-dessus la cuisse, la pointe basse, pour faire de bas en haut la partie interne de la courbe de l'U postérieur. Ensuite, le couteau reprend, en dehors et en dessous, la première partie de cette courbe et la réunit à la branche externe commune aux deux U.

Quand la peau est complètement incisée et bien mobilisée, le fascia lata fendu au besoin, les muscles sont divisés par ponction ou par entaille. Voy. note *d* précédente. Il faut s'appliquer à ne pas pourfendre l'artère et la comprendre nettement dans l'un ou dans l'autre des lambeaux.

L'os étant cerné sera scié en travers ou chantourné.

Autres procédés

Bien que les chirurgiens emploient de plus en plus rarement le procédé à *lambeaux latéraux* de Vermale, il faut cependant convenir qu'il est indiqué quelquefois par la forme du traumatisme, par exemple lorsqu'une balle a perforé la cuisse d'avant en arrière et aussi lorsque le fémur rachitique est fortement aplati d'un côté à l'autre. Ce procédé, comme tous ceux de la même méthode, permet d'explorer très bien l'étendue des lésions osseuses. De ce que j'ai vu l'os sortir par la commissure antérieure de lambeaux latéraux, je ne conclurai pas au rejet de ce procédé. Il est bien facile, en effet, de ne pas faire remonter cette commissure jusqu'au niveau du trait de scie et surtout de soutenir les chairs par un pansement bien fait et surveillé.

On donne aux lambeaux même largeur et à peu près même longueur, l'interne dépassant primitivement un peu l'externe. Leurs sommets doivent descendre à près d'un diamètre de la section osseuse (fig. 503). Pour obtenir un beau résultat, l'on inciserait les contours des lambeaux avant de ponctionner ou d'entailler les muscles.

Il est facile de dessiner le lambeau externe en commençant devant la cuisse pour descendre, passer en dehors et remonter en arrière pendant que le membre est élevé. Mais pour le lambeau interne ce n'est pas commode, à moins que l'opérateur ne se mette un instant en dedans du membre, pour découper le contour de ce lambeau. Autrement, l'on incise : cuisse droite d'un trait, d'arrière en avant ; cuisse gauche de deux traits successifs et ascendants partis du point infime de la courbe pour remonter le premier en arrière, le second en avant.

Après que les téguments ont été divisés et bien mobilisés, les muscles sont entaillés ou ponctionnés.

L'os cerné est scié en travers, car ce serait une minutie de le chantourner d'avant en arrière, puisque les chairs doivent être rapprochées d'un côté à l'autre.

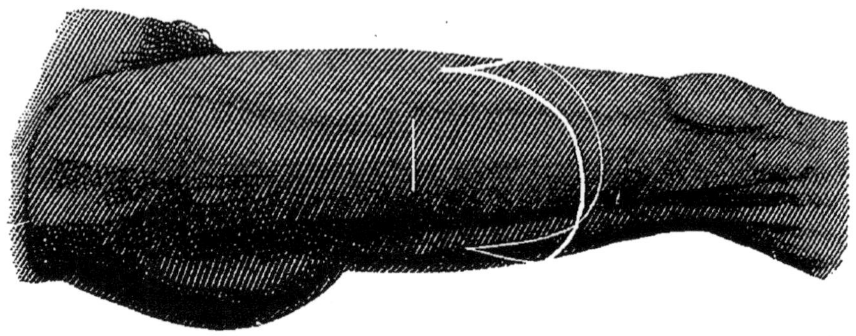

Fig. 505. — Amputation de cuisse. Tracés de deux lambeaux latéraux, courts parce que le moignon doit être creusé suivant la méthode mixte pour atteindre l'os à la hauteur marquée, notablement au-dessus de la base des lambeaux, afin d'éviter l'issue du fémur par la commissure antérieure.

On recherchera avec soin la réunion rapide superficielle et profonde de toute la partie antérieure de la plaie et l'on soutiendra les chairs pendant fort longtemps, afin d'éviter que le bout du fémur ne rouvre la cicatrice en avant.

Les lambeaux, quelle que soit la position qu'on leur donne, peuvent être taillés à la Ravaton; ils sont alors carrés et aussi épais au bord libre qu'au bord adhérent.

L'énorme lambeau antérieur de Teale n'est pas fait autrement.

Parmi les procédés de nécessité, on peut citer ceux qui consistent à garder un lambeau unique, soit en dedans, soit en dehors, soit même en arrière. Syme, on le sait, dans l'amputation sus-condylienne, se servait des chairs du mollet pour couvrir le bout de l'os. Mais un lambeau postérieur unique, trop lourd, trop difficile à fixer, trop rétractile, rejette la cicatrice dans le lieu le plus exposé aux chocs.

Au lieu de conserver pour envelopper l'os un entonnoir ou des lambeaux charnus, plusieurs chirurgiens se sont contentés et se contentent de garder soit une manchette cutanée, soit des lambeaux cutanés semi-lunaires. Ceux-ci, qu'on appelle souvent lambeaux cutanés de Brünninghausen, paraissent avoir repris une assez grande faveur à l'étranger. Forgue, de Montpellier, se loue « d'émuscler » ses moignons.

ARTICLE XIII

AMPUTATION TOTALE DU MEMBRE INFÉRIEUR, OU DÉSARTICULATION DE LA HANCHE

C'est la plus grave de toutes les amputations. Dans la pratique civile, on est obligé d'y recourir assez souvent, pour des néoplasmes, des affections inflammatoires, des échecs d'amputation sous-trochantérienne, des traumatismes, etc. On la fait généralement trop tard, tant cette opération effraye à juste titre les chirurgiens. La mort en est la suite ordinaire : très souvent elle arrive peu d'heures après l'action chirurgicale. Cette mort rapide peut avoir d'autres causes, mais elle est fréquemment déterminée, en apparence du moins, par la perte de sang. La plupart des blessés qui subissent cette mutilation ont déjà tant saigné qu'ils n'ont plus les moyens de subir une hémorrhagie, fût-elle modérée.

Avant les guerres de la République et de l'Empire, le fémur n'avait été désarticulé que cinq ou six fois pour des cas pathologiques, gangrène ou carie articulaire. Cependant cette opération occupait les chirurgiens depuis 1739, date du travail de Puthod et Wohler inspiré par Morand. L'Académie de chirurgie avait mis la question au concours en 1751, reçu finalement 34 mémoires sur ce sujet et couronné celui de Barbet en 1759. La même année, Moublet avait publié son grand travail dans le journal de Vandermonde. Lalouette avait donné son procédé en 1748. Quant à Ravaton, il aurait eu appliqué sa méthode sur le vivant dès 1743, s'il avait pu triompher de l'opposition de ses confrères consultants.

Ce fut D. Larrey qui, par un excellent procédé, pratiqua probablement la première désarticulation traumatique : c'était à l'armée du Rhin en 1793. A. Blandin en fit autant à Nieder-Loustadt le 14 fructidor an III. Dans les années suivantes, d'autres opérateurs civils et militaires, français et étrangers, notamment Baffos à l'hôpital des Enfants de Paris en 1812, exécutèrent la même opération. Les revers restaient en proportion effrayante; cependant, un désarticulé vivant et marchant cessait d'être une rareté.

Lüning nous apprend en 1877 qu'il ne meurt plus que les deux tiers des opérés, mais aussi que cette amélioration ne tient pas aux cas traumatiques opérés avant la fièvre, dont la mortalité reste considérable à cause sans doute de la multiplicité des blessures et des hémorrhagies préopératoires.

La perte de sang tue en effet rapidement un grand nombre d'opérés.

Telle est la raison impérieuse qui va nous obliger à rechercher et à adopter un procédé hémostatique. (Voy. Lüning, *Ueber die Blutung bei der Exarticulation der Oberschenkels und deren Vermeidung*. Zurich, 1877. — *Id.* anal. par Berger dans *Revue des Sc. méd.* 1878, XI, p. 682.)

Moignon. — Les mutilés guéris marchent sur l'ischion ; c'est dire que la cicatrice doit en être éloignée et qu'il faut garder, pour couvrir largement cette éminence, une partie suffisante des téguments de la partie interne de la racine du membre.

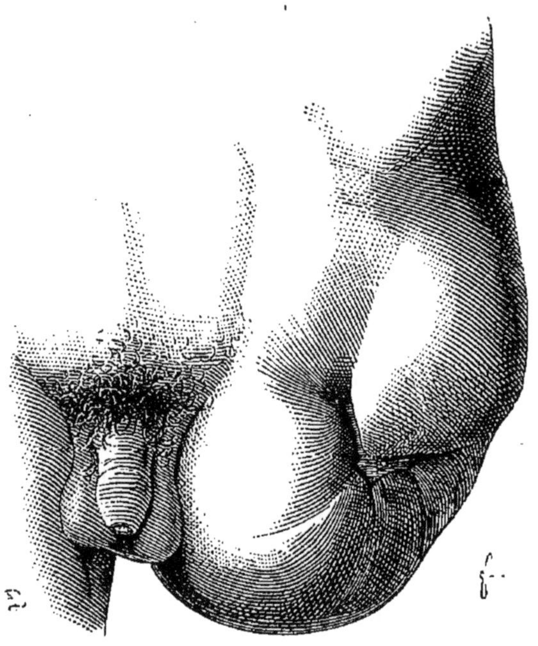

Fig. 504. — Moignon résultant de l'amputation totale du membre inférieur. (Verneuil, méthode ovalaire antérieure, réunion secondaire.)

Qu'on n'oublie pas que ces téguments, comme ceux de la partie antérieure voisine, sont excessivement rétractiles.

Par son voisinage de l'ischion, le tronçon du nerf sciatique a pu gêner la marche : il est bon de le raccourcir, mais il faut se méfier de l'hémorrhagie de son artère.

Anatomie. — Pour former l'articulation enarthrodiale de la hanche, une tête sphérique supportée par un col oblique est enfoncée dans un cotyle au fond duquel elle est rattachée par le ligament rond interarticulaire, ligament gras et vasculaire, long et faible, quoique gros. Une capsule en forme de manchon, insérée d'une part à l'extérieur du bord ou sourcil cotyloïdien, se porte en dehors vers la base du col, dont elle atteint les rugosités pour s'y fixer en avant, en dessus et en dessous, mais pas en arrière. Car la capsule, plus courte en ce dernier sens, s'insère sur une anse ou cravate fibreuse, la zone orbiculaire, qui embrasse la face postérieure du col et n'adhère solidement qu'en dessus et en dessous. De sorte qu'en avant, la capsule vient jusqu'à la ligne intertrochantérienne, tandis qu'en arrière elle s'arrête à un doigt du bord postérieur du trochanter et laisse passage au tendon enroulé de l'obturateur externe qui glisse sur le col et vient s'insérer dans la cavité digitale.

Plusieurs autres *muscles* ont des rapports étroits avec l'articulation qu'ils couvrent en venant s'insérer aux trochanters. Ce sont, en arrière : le pyramidal, l'obturateur interne et les jumeaux, insérés au bord supérieur du trochanter ; le carré crural et le grand fessier, insérés au bord postérieur et plus bas ; en dessus : le petit fessier, attaché par un énorme tendon devant le grand trochanter ; le moyen fessier, dont le tendon plat se fixe à la diagonale de la face externe et principalement à l'angle postéro-supérieur de la même éminence, et le tenseur du fascia lata ; en avant : le psoas-iliaque, étroitement appliqué sur la capsule, jusqu'à son insertion au petit trochanter, le droit antérieur et le couturier ; en dedans et en bas : le pectiné et l'obturateur externe déjà nommé, sans parler des muscles adducteurs ni de ceux qui s'attachent à l'ischion. Le tissu cellulaire qui sépare ces muscles est plus ou moins largement ouvert suivant les procédés employés ; il n'était que trop souvent ravagé par des fusées purulentes.

L'articulation coxo-fémorale est donc profondément située dans l'épaisseur de masses musculaires énormes.

Cela ne serait rien sans les vaisseaux nombreux et volumineux qui semblent en défendre l'approche.

En avant, l'artère fémorale primitive couvre elle-même la partie interne de l'articulation ; elle se bifurque à quelques centimètres ou seulement à quelques millimètres au-dessous du ligament de Poupart. Les branches des *artères fémorales primitive*, *superficielle* et *profonde*, s'étendent de chaque côté comme pour rendre l'articulation tout à fait inaccessible par la partie antérieure. Ce sont : 1° en dehors : la *petite musculaire* en haut, la *circonflexe antérieure* plus bas, et plus bas encore la *grande musculaire* ; 2° en dedans : les *honteuses externes* et quelques rameaux de la *circonflexe postérieure*, qui finalement passe sous le col fémoral, derrière la base duquel elle forme, avec des anastomoses venues de la fessière et de l'ischiatique, une *arcade* que je vous prie de noter.

De cette distribution des branches de la fémorale, il résulte qu'un fil, jeté sur cette artère immédiatement au-dessous de l'arcade crurale, ischémie approximativement toute la partie antérieure de la racine du membre, à une profondeur suffisante pour que l'articulation puisse être découverte sans trop verser de sang.

C'est l'*obturatrice* qui, par sa branche interne ou antérieure, se distribue à la racine des muscles adducteurs ; on peut la considérer comme épuisée ou tout au moins réduite en ramuscules insignifiants à $0^{m},10$ au-dessous du périnée.

L'artère *ischiatique* nourrit les muscles profonds situés derrière le col fémoral ainsi que la partie inférieure du grand fessier au-dessous duquel elle n'est plus représentée que par les rameaux du nerf sciatique.

La *fessière* enfin n'a de rapports avec l'articulation que par le rameau de sa branche profonde, qui descend se distribuer au petit fessier, au voisinage de son insertion trochantérienne.

En résumé, si l'on porte hardiment le couteau en avant, au-dessus et surtout en arrière du grand trochanter, on ouvre des artères d'un certain volume appartenant : en avant, à la circonflexe antérieure ; au-dessus, à la fessière ; en arrière, à l'ischiatique.

Si, au lieu de circonscrire le trochanter hardiment, on cherche à énucléer cette éminence, après l'avoir abordée à l'aide d'une fente longitudinale externe, on réussit, péniblement il est vrai, à désinsérer tous les muscles sans ouvrir d'autres vaisseaux que ceux qui pénètrent dans l'os.

Une fois encore, que l'on n'oublie pas qu'une *arcade artérielle* rétro-cervicale contourne le col à la manière du tendon obturateur externe et que, formée principalement par la circonflexe postérieure, elle reçoit des anastomoses : en bas, de l'ischiatique et de la branche postéro-externe de l'obturatrice ; en haut, de la fessière.

On le devine, il ne suffit pas de lier l'artère fémorale primitive pour pouvoir attaquer l'articulation en avant sans perte de sang. En effet, pendant la taille des chairs antérieures, un grand nombre de branches de cette artère sont coupées qui ne jettent pas fort, c'est le principal, mais qui peuvent donner chacune un peu de sang, à cause des anastomoses.

Il faut savoir que la veine fémorale primitive, continuation de l'iliaque externe dépourvue ordinairement de valvules suffisantes, saignerait beaucoup par regorgement si on osait la couper sans la lier. Les faits cliniques et les expériences cadavériques sont là pour le prouver. Les bouts périphériques des rameaux veineux coupés donnent quelquefois du sang qu'ils reçoivent évidemment des anastomoses des vaisseaux fessiers.

Hémostase. — « Décidément, dans cette amputation, le plus sûr est de commencer par lier l'artère et la veine au niveau du ligament de Poupart. »

Je suis absolument de cet avis, exprimé par la grande majorité des chirurgiens qui se sont occupés de la question. Il faut lier non seulement l'artère, mais aussi la veine fémorale, et ce n'est point encore suffisant pour éviter une notable perte de sang dans la suite de l'opération.

Que se passe-t-il, en effet, après la ligature des deux gros vaisseaux fémoraux primitifs? Je vais le dire *de visu*, car j'ai expérimenté sur le cadavre et pris part à plusieurs désarticulations sur le vivant.

Non seulement la veine, mais encore l'artère reste pleine de sang au-dessous des ligatures, que l'on ait coupé ou non ces vaisseaux entre deux fils. C'est que de nombreuses *voies anastomotiques* unissent l'obturatrice, l'ischiatique et la fessière aux collatérales fémorales sous-jacentes à la ligature (circonflexes, musculaires, etc.).

La ligature préalable des gros troncs ne fait donc autre chose que parer au plus grand danger. C'est déjà beaucoup. Mais quand tout à l'heure le couteau atteindra forcément les vaisseaux au-dessous de la ligature, le sang coulera, ne formant, il est vrai, que des jets nuls ou très faibles, mais en quantité variable suivant le volume des vaisseaux coupés, la largeur des anastomoses et le temps employé à terminer l'opération. Les voies anastomotiques ne sont pas égales chez tous les sujets, et se développent vraisemblablement en de certains cas pathologiques.

Les artères qui viennent de l'hypogastrique dans la cuisse suffisent à remplir en peu de temps tout le système vasculaire du membre inférieur. C'est pourquoi la bande d'Esmarch, quand elle est applicable, doit rester en permanence et remonter le plus près possible du champ opératoire. Sans cela, les veines sous-cutanées et profondes saignent lorsqu'on sectionne les téguments d'abord, les muscles ensuite. Jeter des fils ou des pinces sur des bouts périphériques des veines coupées lorsqu'on n'a pas appliqué la bande élastique, c'est s'opposer à l'écoulement du sang, mais ce n'est pas économiser ce liquide d'une façon notable, puisque ce n'est pas l'empêcher de venir s'accumuler dans le membre qui tout à l'heure sera jeté.

Donc, après avoir lié les gros vaisseaux fémoraux primitifs, il faut encore laisser la bande d'Esmarch à demeure, lier ou pincer les veines sous-cutanées qui donnent du sang, et avancer l'opération le plus possible sans toucher aux gros vaisseaux, ni même à leurs branches malheureusement fort exposées dans le champ où manœuvre le bistouri. Je suis sûr, d'après ce que j'ai lu, qu'un bon compresseur aortique, dans les cas où la souplesse du ventre en permettrait l'application, serait souvent d'une grande utilité pour empêcher l'abord du sang dans l'hypogastrique et, par conséquent, la réplétion du système sanguin de la cuisse.

Après la ligature préalable des vaisseaux fémoraux primitifs, on peut, à la manière de Verneuil, couper les deux adducteurs superficiels pour découvrir la branche antéro-interne de l'artère obturatrice et la lier à son tour. Ce n'est pas difficile, d'autant plus que le mieux est d'embrasser avec une aiguille tout le paquet artério-veineux. On supprime ainsi une demi-voie anastomotique; mais il reste toujours celles des artères de la fesse et de la branche postéro-externe de l'obturatrice.

Ce sont les artères de la fesse qu'il faut ménager à tout prix. Par leur multiplicité, elles sont autrement redoutables que la fémorale elle-même, quand elles ont été imprudemment et prématurément coupées en plusieurs points. Avec les anciens procédés rapides, sans ligature préalable, c'était sur elles que le chirurgien, aidé de plusieurs mains nues ou armées de tampons, d'éponges et de pinces, devait se précipiter d'abord avant de songer à l'artère fémorale, confiée à un aide éprouvé.

Désarticulation. — L'articulation coxo-fémorale, quand elle est exposée, n'est pas difficile à ouvrir, surtout en avant et en dedans, pendant la rotation en dehors ; ni même en arrière, pendant la rotation en dedans. Il suffit de donner sur la tête un coup de couteau perpendiculaire au col, parallèle et adjacent au sourcil cotyloïdien, pour que la tête se luxe sous les efforts de l'aide qui fait la rotation, et présente l'insertion du ligament rond qu'il devient facile de trancher d'un coup de pointe.

Si, pour ouvrir l'articulation, l'on fend simplement la capsule en avant, suivant sa longueur, et si l'on détruit avec soin les adhérences de chacune des lèvres de la fente à la base du grand trochanter, on peut, après avoir saisi le col avec un davier, tirer la tête de sa boîte comme une molaire, il suffit d'une traction de 15 kil. On y réussit très bien, à l'imitation de Foulliov, en soulevant, avec le manche d'un scalpel ou la pointe du couteau, la lèvre supérieure de la plaie capsulaire pour entr'ouvrir la porte à l'air qui doit pénétrer dans le cotyle. L'emploi du davier est très précieux dans les cas de fracture cervicale ou sous-trochantérienne qui rend impossible la luxation par rotation, puisque le levier fémoral n'existe plus. S. Cooper dit avoir vu un des premiers anatomistes de Londres, assisté d'un aide vigoureux, rester une demi-heure pour luxer la tête, quoique le fémur fût entier !

L'*exploration* destinée à déterminer la place occupée par l'articulation n'est pas difficile. On reconnaît les attaches osseuses de l'arcade crurale, et l'on trace sur la peau le trajet de l'artère dont on sent les battements immédiatement en dedans du milieu de l'arcade. La tête fémorale est dans l'angle obtus ouvert en dehors que forment le pli de l'aine et les vaisseaux.

Quant au grand trochanter, il faut le saisir, le pincer d'avant en arrière entre le pouce et les doigts, puis remonter jusqu'au-dessus pour en sentir les limites. Si, pendant cette exploration, il est possible d'imprimer au fémur des mouvements de rotation, on atteint bien vite son but. Dans le cas où la région serait déformée, on agirait sagement en étudiant le côté opposé resté normal, pour y prendre des mesures à reporter du côté malade.

Pour certains procédés, il faut avoir senti le bord interne du moyen adducteur. C'est un gros cordon que l'abduction de la cuisse rend tangible, sinon visible, et qui forme une espèce d'arête mousse entre la face antérieure et la face interne du membre.

Nous avons dit plus haut que l'articulation n'était pas difficile à détruire quand elle était découverte, exposée, accessible. Mais est-elle rendue également accessible, quel que soit le point d'attaque, quel que soit le procédé de taille des parties molles? Il s'en faut de beaucoup. La levée d'un lambeau antérieur ou antéro-interne donne une facilité extrême. De même, l'incision ovalaire ou raquette antérieure permet de séparer les os très commodément. Au contraire, l'ovalaire ou raquette externe rend la désarticulation laborieuse et pénible si, pour épargner les vaisseaux, l'on serre de près les surfaces osseuses. Je ne parle que des procédés les plus recommandés à l'heure actuelle.

Sur les procédés rapides. — Ce qui a fait le succès du lambeau antérieur dans les amphithéâtres, c'est que la transfixion en est brillante, rapide et suivie d'un résultat qui flatte l'œil : le lambeau retombé, vrai cache-misère, dissimule entièrement la vaste plaie, mais il n'en comble pas les anfractuosités.

Pour recommander la rapidité, il faut pouvoir assurer que la sécurité y sera jointe : *citissime si tuto.* Mais en ce temps de chloroforme, alors qu'il s'agit de gagner des secondes, tout au plus des minutes, *sat cito, si sat bene.* A quoi bon lutter de vitesse avec les charcutiers suisses dont parle Mayor? Leurs victimes, les quatre membres bas, criaient encore!

Syme assisté de Liston qui comprimait l'artère, à Édimbourg, en 1823, avait opéré vite, en 10 secondes peut-être, comme il l'avait vu faire à Lisfranc. Il s'attendait à une vascularisation extraordinaire, il avait l'habitude du sang, l'artère fémorale venait d'être liée ; cependant il faillit perdre la tête, croyant à première vue qu'il ne pourrait jamais arrêter les forts et nombreux jets de sang artériel qui se croisaient dans tous les sens. Syme en fut quitte pour la peur ; mais que d'opérés sont morts de procédés imprudents et dont on n'a pas confié l'histoire au papier!

A côté de ce tableau un peu chargé (il en est de plus sombres encore), en voici un autre bien différent : « Pendant que le membre tombait à terre le lambeau tombait sur la plaie, tellement mes aides (Velpeau et Guersant) furent prompts et habiles pour lier l'artère fémorale. L'opéré ne perdit pas deux cuillerées de sang. » (Vidal, V, 961.) Une observation pareille, si elle n'est pas une gasconnade, est un encouragement dangereux. En général, quand on taille en plein drap, il faut lier 15, 20, 25 artères et artérioles. Vidal faisait, sur un adulte, un étudiant blessé d'une balle, une opération très retardée; les artères avaient sans doute perdu leur perméabilité, car l'opérateur a divisé certainement de grosses branches de la fémorale profonde, sinon le tronc lui-même, et des rameaux de l'obturatrice, de l'ischiatique et de la fessière. Il y a des exceptions à la règle relative à la multiplicité des voies hémorrhagiques, c'est vrai, mais elles sont rares.

Raquette antérieure.

Les deux principaux avantages de ce procédé sont : 1° de parer tout de suite au plus grand danger par la ligature des deux gros vaisseaux fémoraux primitifs ; 2° de conduire directement et facilement sur l'articulation, quel que soit l'état du fémur, brisé ou non, tuméfié ou non.

En outre, l'écoulement des liquides est parfaitement assuré.

Le pansement antiseptique ouvert est possible ; la réunion l'est également avec un drainage facile.

L'ischion est bien enveloppé : les chairs se rapprochent d'un côté à l'autre et la cicatrice se porte en avant.

L'exécution est aussi rapide que celle de n'importe quel autre procédé hémostatique. Elle n'exige pas qu'on soit prestidigitateur. Il suffit que l'opérateur ait quelques connaissances anatomiques. Les premiers venus peuvent lui servir d'aides. Aucun obstacle n'existe donc à ce que l'opération soit faite *hic et nunc* dans les cas traumatiques pressés.

Malheureusement pour sa vulgarisation, ce procédé n'est qu'excellent ; son résultat immédiat n'est pas beau. La plaie reste béante et choque les yeux..., tandis qu'avec un rideau quelconque de peau et de muscle le malade est à peine opéré qu'il semble déjà guéri !

La filiation du procédé qui va être décrit me paraît devoir être établie de la manière suivante.

Dominique Larrey, dans sa clinique en 1829, dit qu'après avoir lié les vaisseaux à l'aide d'une incision longitudinale, il faut diviser la peau tout autour du membre. Il figure sur la face antérieure de la cuisse une véritable raquette. J'ignore s'il opéra jamais ainsi, mais peu importe, car, par le procédé qu'il décrit dans ses *Mémoires* (II, 1812), comme ayant été employé dès 1793, il arrivait au même résultat. La ligature faite au-dessus des vaisseaux fémoraux profonds, il plongeait le couteau dans la partie inférieure de la plaie, taillait de l'intérieur vers l'extérieur (comme pour l'épaule) ce qu'il appelle le lambeau interne, à la surface duquel il faisait immédiatement lier les vaisseaux. Il désarticulait ensuite et, après avoir écarté la cuisse en dehors, découpait le lambeau externe en sortant. Quelquefois, il entaillait les chairs pour former les lambeaux.

A. Cooper, en janvier 1824, traça une véritable raquette, après avoir lié et relié l'artère. Ses incisions furent faites beaucoup trop haut et la queue de la raquette trop courte, si toutefois elle a existé. Le procédé décrit dans *Principles and practice of Surgery*, III, p. 488, 1836, est bien amélioré.

En 1856, à Marbourg, Roser employa la méthode ovalaire antérieure exécutée avec un long bistouri. Voici les expressions de sa *Chirurgie anatomique* (trad. fr., 1870, p. 765) : « Naturellement, on choisira la méthode selon les particularités du cas donné; en général, cependant, on donnera la préférence à la *méthode ovalaire antérieure* qui consiste à faire d'abord la ligature de l'artère fémorale au-dessous du ligament de Poupart, avant la naissance de la fémorale profonde, et à ajouter à la section cutanée qui a servi à mettre l'artère à nu une section ovalaire autour de la cuisse. Si l'on prend la précaution, en opérant de cette manière, de ne diviser la capsule articulaire qu'à son insertion inférieure au col du fémur, et de ne couper les muscles rotateurs qu'immédiatement sur l'os, on n'atteindra les vaisseaux plus petits, l'obturatrice, l'ischiatique, etc., qu'à leurs dernières ramifications; on aura donc une hémorrhagie en somme assez minime et une plaie musculaire et cutanée relativement peu étendue. »

Fr. Kœnig (*Lehrbuch der speciellen Chirurgie*, 1re édition, II, 857) se félicite d'avoir opéré lui-même par la méthode ovalaire antérieure. Pitha l'aurait fait également, etc.

Enfin, le professeur Verneuil a exposé et défendu ce procédé devant l'Académie, en y ajoutant des soins particuliers pour lier les artères de second ordre avant de les couper, fidèle à sa méthode *d'extirper les membres comme des tumeurs.*

S'il m'est permis de me citer moi-même, je dirai que j'ai entretenu la Société de chirurgie de cette question en 1878 et que le procédé en *raquette antérieure* où j'ai mis mon grain de sel n'a rencontré aucune opposition.

Opération. — Je suppose, bien entendu, que la lésion vous laisse maître de choisir votre procédé.

Muni de tout ce qu'il faut pour lier des artères, vous aurez aussi nombre de pinces hémostatiques et mon davier à double articulation.

L'expression du membre va être faite jusqu'à mi-cuisse par la bande en caoutchouc qui restera à demeure sans lien constricteur. Le compresseur aortique est en place, si vous en avez un.

Vous disposez des aides que le temps vous a permis de trouver.

Le malade est endormi, couché sur le dos, le siège au bout du lit, la jambe saine repliée et tenue écartée; la jambe malade étendue dans les mains d'un aide ou provisoirement sur une petite table portative.

Vous vous tenez en dehors du membre et cherchez le grand trochanter, le milieu de l'arcade crurale et les battements de l'artère.

1° *Ligatures des vaisseaux.* — Incisez, à partir du milieu du pli de l'aine (a), dans une direction intermédiaire à celles du col fémoral et des vaisseaux, c'est-à-dire en bas et un peu en dehors (b).

Après un trajet rectiligne de quatre doigts au moins, recourbez l'incision en dedans, jusqu'au bord interne du moyen adducteur, à six doigts, $0^{m},10$ au-dessous du pli génito-crural (incision I, fig. 506). — Mobilisez la lèvre interne de cette plaie, afin qu'elle perde sa convexité et découvre bientôt la ligne des vaisseaux. — Aidé par des écarteurs (c), fendez longuement la gaine vasculaire devant l'artère, sur la sonde introduite de haut en bas, immédiatement au-dessous de l'arcade crurale. Liez l'artère d'abord, puis la veine, à coup sûr au-dessus de leur bifurcation (d).

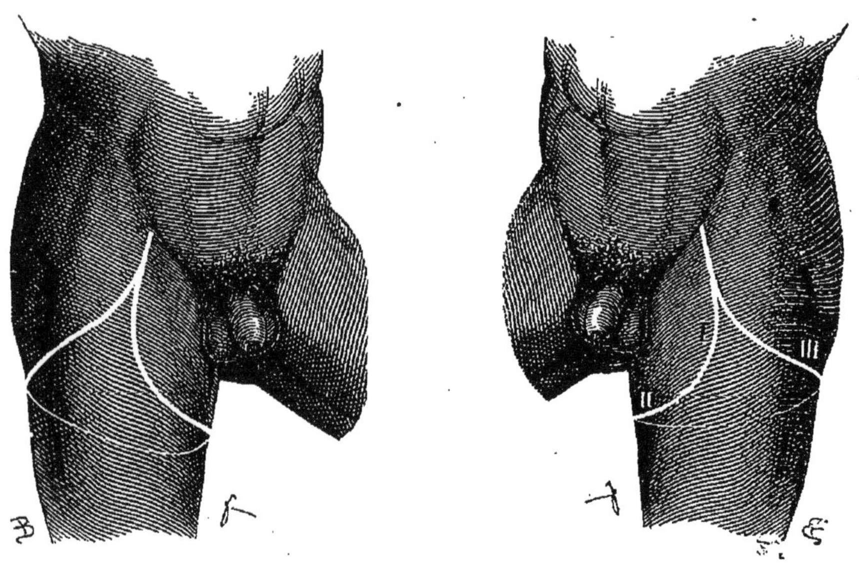

Fig. 505 et 506. — Désarticulation de la hanche. Tracé de la raquette antérieure.

2° *Incision tégumentaire autour de la cuisse.* — Complétez maintenant la division des téguments. Passez donc le bistouri sous le membre pour reprendre l'incision sur le bord de l'adducteur moyen, croiser la face interne de la cuisse perpendiculairement (fig. 506, II), remonter obliquement en dehors (fig. 506, III) et passer en terminant devant le fémur, à trois doigts au-dessous du sommet du trochanter. Vous pouvez regagner ainsi le premier coup de bistouri, à quelques doigts du pli de l'aine; mais pour y arriver avec facilité, faites plutôt une reprise devant la cuisse de haut en bas et de dedans en dehors. — Vous devez avoir incisé les téguments, peau et graisse, dans toute leur épaisseur; sinon faites-le, afin que la lèvre supérieure soit déjà notablement rétractée. Commandez de poser lestement, pour y rester jusqu'à la fin de l'opération, des pinces hémostatiques sur toutes les veines qui peuvent saigner.

3° *Dénudation du fémur.* — Vous allez à présent entailler le lambeau externe, par sections successives à ras de la lèvre externe et supérieure de la plaie (fig. 507). Donc, pincez le couturier du bout des doigts gauches et coupez-le; plus en dehors, pincez et divisez de même le tenseur du fascia lata et cette aponévrose elle-même à mesure que le doigt gauche la soulève de plus en plus en dehors; allez ainsi jusqu'à entamer notablement et mieux encore jusqu'à détruire les insertions du grand fessier derrière le fémur. Cela facilite beaucoup la suite de l'opération. — Revenez en avant soulever et couper le muscle droit antérieur (e).

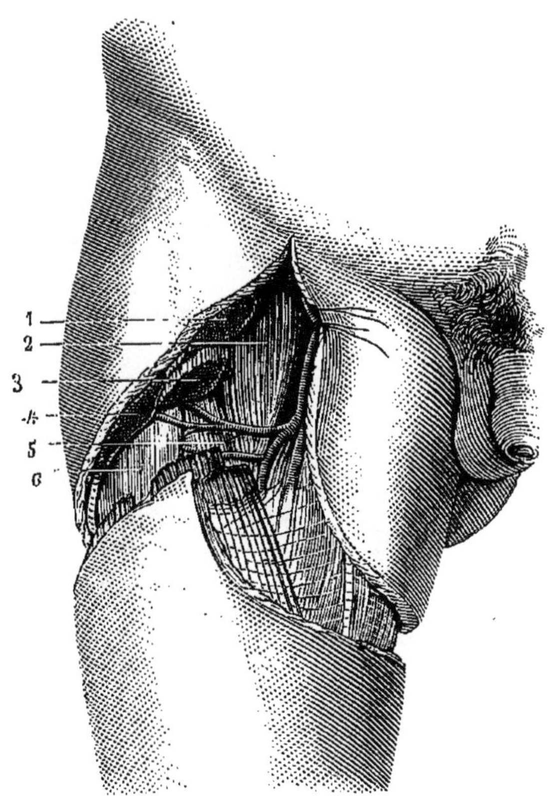

Fig. 507. — Désarticulation de la hanche, raquette antérieure. Une double ligature a été posée sur l'artère et la veine fémorales primitives. — Le couturier (1), le tenseur (4) et le fascia lata, le droit antérieur (3) ont été coupés et se sont rétractés, découvrant le psoas (2), les vastes interne (5) et externe (6). — On voit qu'ici, l'artère circonflexe antérieure croise le psoas; on la couperait entre deux pinces.

Le psoas est devenu visible (fig. 507, 2); il s'agit de le séparer des vaisseaux et du fémur pour l'attirer dans le lambeau externe.

Placez donc un ou deux larges écarteurs qui attirent les vaisseaux en dedans et les protègent, et commandez la rotation externe de la cuissea, fin de pouvoir fendre la gaine du psoas le long de son bord interne, sur le nerf qui sera divisé obliquement. — Ajoutez ensuite un peu de flexion à la rotation externe, pour que l'index gauche puisse accrocher le psoas et l'attirer en dehors, pendant que le tranchant va le désinsérer ou le diviser sans danger, devant la base du col fémoral. Rejetez le muscle dans le lambeau externe, de manière à largement découvrir la capsule et l'insertion du petit fessier.

Suivant la direction du col, *fendez la capsule* d'un bout à l'autre,

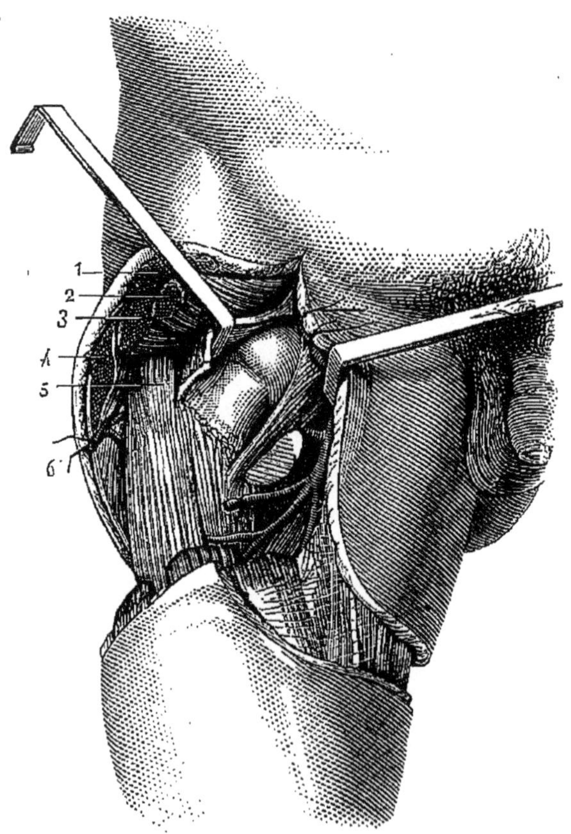

Fig. 508. — Désarticulation de la hanche, raquette antérieure. La capsule a été fendue et sa lèvre externe, soulevée par un crochet, désinsérée. Un autre crochet attire en dedans et protège les vaisseaux. L'attaque du tendon petit fessier (5) va avoir lieu, etc. L'artère circonflexe antérieure (6) a dû être coupée entre deux ligatures pour permettre sans danger la section du tendon du psoas. — 1. Coupe du couturier; 4, du tenseur du fascia lata; 3, du droit antérieur; 2, du psoas.

sur le milieu de sa face antérieure. Grâce à la flexion légère qui n'est que l'extension incomplète, accrochez la lèvre capsulaire externe du bout du doigt ou du crochet de l'écarteur et détruisez complètement ses attaches fémorales (fig. 508). Sans désemparer, accrochez à son tour le tendon petit fessier et désinsérez-le au plus près. Continuant à raser le trochanter en dehors, grâce à un peu de *rotation interne*, détachez de même le tendon du moyen fessier de la ligne oblique. Aussitôt après, manœuvrant toujours dans la même attitude, et de la même manière, coupez les tendons qui se fixent au bord trochantérien supérieur jusque derrière (f).

En opérant ainsi, aucun vaisseau notable n'a pu être rencontré et la partie lente et pénible de l'opération est terminée. Le reste ne va pas, ne doit pas durer longtemps.

Conservant encore la flexion légère, ordonnez un peu de *rotation externe* et désinsérez la lèvre interne de la capsule en serrant le fémur de près. C'est l'affaire d'un instant et bien facile avec la collaboration de l'aide rotateur.

4° *Désarticulation.* — Abandonnez maintenant la cuisse à son propre poids dans l'extension et la rotation en dehors. La plaie étant béante grâce aux crochets de vos aides, transformez en T l'extrémité supérieure de la fente capsulaire, le fémur se luxera, surtout si vous faites forcer l'extension et la rotation externe (g).

Du fait de cette rotation, le ligament rond se présente; un coup de pointe, tombant à pic dessus, le divise.

La cuisse pend verticale; l'aide la soulève pour *faire surgir* le fémur, que de la main gauche vous saisissez par la tête. Rasez attentivement, mais vivement, la face postérieure du col; coupez le tendon de l'obturateur externe dans le fond de la cavité digitale et continuez à dépouiller l'os de haut en bas jusqu'au niveau de l'incision sous-fessière. Si vous n'avez pas quitté le grand couteau (je vous le conseille sur le cadavre pour vous y habituer), sortez alors prestement, mais en surveillant la peau de la fesse, à travers toutes les parties molles jusqu'ici épargnées et qu'un assistant a saisies à pleines mains au-dessus de la lame.

Un assez grand nombre d'artérioles peuvent jeter du sang : ce sont, en particulier, des branches ischiatiques voisines du nerf sciatique; d'autres saignent en bavant : la fémorale elle-même et ses branches alimentées par les voies anastomotiques. Les mains des aides, plongées dans la plaie avant la fin de l'opération, courent au plus pressé, et vous jetez des pinces lestement sur tout ce qui saigne. Ensuite, vous posez des fils en nombre suffisant pour réaliser une hémostase parfaite.

Il est généralement nécessaire de parer le moignon en réséquant quelques bribes musculaires ou tendineuses qui, du côté de la fesse, peuvent dépasser la peau. L'on pourrait au besoin enlever aux ciseaux la capsule fibreuse, mais il faudrait être bien attentif pour ne pas ouvrir la porte à de nouvelles hémorrhagies.

Quant au nerf sciatique, il convient d'en réséquer un long bout, après l'avoir bien isolé et exploré pour lier au préalable les vaisseaux qui le pénètrent. Malgré toutes ces précautions, il peut arriver que le nerf coupé saigne. Beaucoup mieux vaut alors en fendre le bout pour trouver le vaisseau central et le lier, que d'étreindre le nerf dans une ligature.

La plaie peut être laissée béante et couverte d'un pansement antiseptique. L'on peut suturer la queue de la raquette seulement devant les vaisseaux fémoraux, ou bien réunir toute la plaie suivant une ligne à peu près antéro-postérieure, en ayant soin de garder une large ouverture déclive et de drainer absolument bien l'intérieur du moignon. J'ai vu guérir lentement un moignon laissé béant et plus vite un autre tenu relativement fermé.

Pour rapprocher et accoler les lèvres minces et élastiques de la queue de la raquette, pourtant sans perte de substance, il faut placer un grand nombre de points de suture à cause de la rétractilité extrême de la peau de cette région. Je pense qu'il serait bon d'agir à distance à l'aide de bandelettes agglutinatives ou autrement, pour aider ces sutures à réaliser le contact parfait des lèvres de la plaie antérieure.

Notes. — (a) Il est inutile d'écouter A. Cooper et de commencer l'incision à deux pouces au-dessus du ligament de Poupart : il suffit de partir du pli de l'aine. C'est assez pour lier les vaisseaux commodément : cette tête de l'incision remonte encore bien trop haut sur le ventre, quand la peau a été coupée tout autour du membre.

(b) Je conseille cette obliquité sans y tenir beaucoup. Elle m'a paru commode et rationnelle pour conserver une largeur notable au lambeau interne très rétractile, et pour atteindre facilement le double but : les vaisseaux d'abord, le col du fémur et le grand trochanter ensuite.

(c) Il est bon de faire tirer en haut le commencement de l'incision, pour bien découvrir l'arcade. Le meilleur écarteur pour cela serait un élévateur de la paupière supérieure.

(d) A ce moment, vous pourriez imiter M. Verneuil et couper les vaisseaux, après avoir placé deux secondes ligatures, à distance et au-dessous des premières, mais encore au-dessus de la bifurcation.

(e) Maintenant le lambeau externe est suffisamment rétracté pour que l'on aperçoive le psoas, le bord antérieur du trochanter où s'attache le petit fessier, et plus bas, croisant le fémur, les vaisseaux circonflexes antérieurs. On doit couper ceux-ci entre deux ligatures ou entre deux pinces, s'ils sont assez haut placés pour embarrasser le champ opératoire, c'est-à-dire pour masquer le psoas.

(f) Il est un peu plus facile d'opérer cet isolement du grand trochanter sur la cuisse droite que sur la cuisse gauche. Un concurrent qui aurait le choix devrait opérer sur le côté droit. On peut se servir avantageusement d'un petit bistouri à résection, véritable détache-tendon. De forts ciseaux seraient aussi d'un bon emploi.

(g) En cas de fracture, n'oubliez pas d'employer le davier. Vous saisirez le fémur par le col et sans même inciser en T, vous ferez, en tirant brusquement, sauter la tête fémorale hors du cotyle.

Remarques opératoires sur la méthode ovalaire antérieure.

J'ai déjà indiqué, dans l'étude de la filiation du procédé, la manière de faire de Larrey, de Cooper et surtout celle de Roser dont je me suis inspiré.

Il me reste à donner en abrégé les conseils de Verneuil (*Bull. de l'Ac. de méd.* 1877, p. 1159).

1° Inciser la peau en raquette passant à deux bons travers de doigt du pli génito-crural. Lier, chemin faisant, les vaisseaux divisés.

2° Couper successivement l'artère et la veine fémorales primitives entre deux ligatures.

3° Sectionner les muscles en commençant *ab libitum* en dedans ou en dehors. En dedans, découvrir les vaisseaux obturateurs par la section du moyen adducteur, pour les lier avant de les couper.

4° Désarticuler et raser la face postérieure de l'extrémité supérieure du fémur.

5° Pour terminer, diviser à petits coups les chairs de la fesse, liant au préalable ou à mesure les vaisseaux rencontrés. Réséquer le nerf sciatique.

Raquette externe.

C'est le procédé que Ravaton se proposait d'appliquer en 1743 de la manière suivante : fendre en long la face externe de la cuisse, saisir le fragment supérieur du fémur qui était brisé, l'énucléer en décollant le périoste et la capsule, puis terminer par une section circulaire (fig. 530, p. 681.

Veitch, Lacauchie, Esmarch, Volkmann et d'autres ont fait ou recommandé quelque chose d'analogue en commençant par une amputation circulaire pour fendre ensuite en dehors, jusqu'au-dessus du trochanter, et extirper l'extrémité fémorale avec le bistouri ou le grattoir (fig. 531, p. 681).

Foullioy de Brest, en 1841, après avoir lié l'artère fémorale au pli de l'aine, dessine une magnifique raquette à queue trochantérienne (fig. 527, p. 679). Malgaigne dit avoir appliqué ce procédé.

Au lieu d'une raquette externe, beaucoup d'opérateurs, Kerr (fig. 524, p. 677), Guthrie (fig. 525, p. 679), Langenbeck, Cornuau. Scoutetten, Velpeau, Günther (fig. 526, p. 679), se sont contentés d'une incision ovalaire dont le sommet se trouvait dans l'intervalle du grand trochanter et de l'épine iliaque antéro-supérieure.

De ce point, deux incisions descendaient obliquement en bas et en dedans, l'une devant, l'autre derrière, pour se joindre à la face interne du membre, à une distance variable au-dessous du pli génito-crural. La plaie se réunissait en fente oblique transversale et la cicatrice remontait ensuite en avant.

Le grand avantage attribué à la méthode ovalaire externe, c'est de permettre, sans rencontrer de vaisseaux importants, d'atteindre l'articulation et, pendant une adduction forcée de la cuisse, de passer le couteau d'arrière en avant et de dehors en dedans par-dessus la tête fémorale, avant d'avoir coupé les gros vaisseaux, qu'il est possible alors de faire saisir à pleine main par un aide, au moment où l'opérateur va entamer, de l'intérieur vers l'extérieur, les chairs de la partie antéro-interne. C'est, en un mot, de traiter la hanche comme on traite l'épaule dans le procédé en raquette ordinaire.

Mais la hanche n'est pas l'épaule : le col fémoral enfonce la tête à une grande profondeur et les artères de la fesse sont là dans le voisinage, dangereuses et nombreuses.

Veut-on raser les os de très près, fournir une plaie juxta-périostée, la besogne est pénible et longue; F. Guyon nous l'a dit.

Ose-t-on circonscrire le grand trochanter hardiment, l'on divise d'emblée, en avant, en dessus et en arrière, des rameaux de la fémorale de la fessière et de l'ischiatique.

Dans les deux cas, la désarticulation proprement dite est difficile; D. Larrey l'avait bien vu.

Pour exécuter la désarticulation de la cuisse par l'incision ovalaire externe, il faut tenir le malade couché sur le côté sain ; cela interdit et la compression de l'artère fémorale et celle de l'aorte. Il faut donc un aide absolument sûr.

Voici comment on opère.

Le malade est couché sur le côté sain. La cuisse saine peut être repliée ou bien fortement étendue. Dans ce dernier cas, un assistant la soutient par l'intermédiaire de la jambe fléchie à angle droit. La cuisse malade allongée repose dans les mains d'un aide qui devra exécuter les mouvements commandés.

L'opérateur se place de préférence en face du malade.

A. Procédé rapide (a). — Armé d'une lame de 20 centimètres, faites deux entailles de 15, profondes jusqu'à l'os, qui commencent à deux doigts au-dessus du grand trochanter, descendent obliquement en dedans, l'une en arrière, l'autre en avant, et enserrent cette éminence dans le sinus d'un V renversé Λ.

Commandez à un aide d'exécuter la rotation interne avec adduction et flexion légère, à un autre d'attirer en arrière toute la lèvre postérieure de la plaie et allez vite, votre doigt gauche éclairant la marche du couteau, chercher l'articulation et l'ouvrir : (côté gauche) en dessus, en arrière et en dessous; (côté droit) en dessous, en arrière et en dessus. — Aussitôt la luxation produite, divisez le ligament rond, franchissez la tête fémorale et engagez le plein du tranchant avec précaution, pendant que la cuisse pend dans l'adduction et la rotation interne forcées. — Avant d'aller plus loin, dites à votre aide de confiance de plonger profondément les doigts dans la plaie, en laissant le pouce dehors ou inversement, et de saisir les vaisseaux.

Quand il sera sûr de lui, terminez l'opération en divisant toutes les parties molles internes jusqu'ici épargnées, à quelques travers de doigt du pli génito-crural.

B. Procédé lent (b). — Commencez par inciser les téguments en forme d'ovale ou de raquette; disséquez un peu la lèvre supérieure et liez tout ce qui saigne. A partir de deux doigts au-dessus du trochanter, incisez en long l'aponévrose fascia lata; puis débridez-la obliquement : en avant, en incisant son muscle; en arrière, en divisant les trousseaux fibreux du grand fessier.

Désinsérez l'énorme tendon du petit fessier en glissant le bistouri de haut en bas entre ce tendon et le bord antérieur du trochanter. Coupez ensuite la lame tendineuse qui fixe le moyen fessier à la ligne oblique trochantérienne; puis enfin les insertions qui se font au bord supérieur de l'os. Alors, la plaie prend une certaine béance, surtout à l'aide d'écarteurs. Coupez le tendon obturateur externe dans la cavité digitale.

Pendant que la cuisse est dans la rotation interne et après avoir désinséré, s'il l'a fallu, le muscle carré du bord trochantérien postérieur, enfoncez le court bistouri jusqu'au sourcil cotyloïdien pour fendre, en tirant, la partie postérieure de la capsule et, si cela n'est fait déjà, diviser en travers le tendon obturateur externe. Aussitôt, vous devrez poser une pince à demeure sur chacune des lèvres de la plaie, car vous venez de diviser l'arcade vasculaire rétro-cervicale.

Cela fait, désarticulez après avoir débridé, transformé en T la fente capsulaire près du sourcil cotyloïdien. Saisissez de la main gauche la tête fémorale amenée au dehors et continuez l'espèce de résection sous-capsulo-périostée jusqu'à ce que vous ayez dépassé le petit trochanter.

A ce moment, vous commandez à un aide de plonger les doigts dans la plaie pour s'assurer de l'artère; vous engagez une grande lame et vous terminez l'opération par une section rapide des chairs jusqu'alors épargnées.

Notes. — (a) Je dis procédé rapide et procédé lent, ne considérant que l'action du tranchant. Mais les procédés rapides à ce point de vue, sont souvent les plus longs à cause de l'hémostase consécutive dont la durée fait partie du temps consacré à une opération.

(b) Dans l'exécution de ce procédé lent, la main gauche jouant un grand rôle pour attirer et soulever les tendons, etc., qu'il s'agit de couper, l'opérateur fera bien de se mettre, pour la cuisse gauche, en face du malade couché sur le côté, et derrière pour la cuisse droite. Dans ce dernier cas, le membre sain devrait être fléchi et replié.

Lambeau antérieur.

On dit toujours que Lalouette décrivit, en 1748, un procédé à lambeau interne. Cela n'est pas tout à fait juste. Il conseillait d'inciser en arrière, du dessus du trochanter à l'ischion, d'entrer dans l'articulation, de franchir la tête fémorale et de découper en sortant un grand lambeau antéro-interne. Le premier procédé de Lenoir, en 1831, n'était pas autre chose et, à dire vrai, tous les lambeaux antérieurs sont ainsi un peu rejetés en dedans (fig. 520, p. 675).

En 1805, Plantade (fig. 514, p. 673) recommandait de découper à la Ravaton un lambeau antérieur carré, d'attaquer l'articulation d'avant en arrière et de sortir au-dessous de la fesse.

Béclard apprit à tailler par transfixion le lambeau antérieur de son procédé à deux lambeaux (fig. 517, p. 675). A son imitation, Baudens usait de la ponction dès 1826, dit-il, pour tailler un grand lambeau unique antérieur dont il indique les limites avec précision (fig. 518, p. 675. Vers la même époque, Manec (fig. 519, p. 675, et Lenoir enseignaient le même procédé, exécuté sensiblement de la même manière.

J. Roux, au dire de Malgaigne, commençait par inciser et disséquer le contour du lambeau antérieur; il ponctionnait les muscles ensuite, liait les vaisseaux, désarticulait; mais, avant de découper les chairs postérieures, il en incisait et disséquait un peu les téguments. Plusieurs avaient déjà recommandé d'inciser la peau et même les muscles du pli fessier, de dehors en dedans, pour plus de régularité.

Enfin, Sanson et Bégin, comme Ashmead, disséquaient tout à fait un lambeau antérieur cutané arrondi pour découvrir et lier l'artère (fig. 515 et 516, p. 673).

Nous trouvons dans ce bref historique tous les éléments des deux manières, actuellement en usage, de tailler un lambeau inguinal antérieur, à savoir : la manière rapide ou la ponction, et la manière lente, l'entaille, c'est-à-dire la dissection plus ou moins méthodique de dehors en dedans, qui permet de découvrir les vaisseaux et de les lier avant de les couper.

Parmi ceux qui aujourd'hui voudraient recourir à la transfixion, il en est plusieurs qui ne le feraient pas sans avoir dessiné les contours du lambeau comme J. Roux. Quant à ceux qui acceptent l'entaille (Verneuil, Rose, M. Duval, etc.), je pense qu'ils n'ont qu'à imiter ce que faisait Verneuil avant d'adopter la méthode ovalaire antérieure comme méthode d'élection.

A. Procédé rapide. — Il s'agit de tailler un lambeau en U de 20 centimètres environ, en enfonçant une lame de 25, le plus grand des couteaux, entre le trochanter et l'épine iliaque antéro-supérieure, pour la faire sortir à un doigt derrière le relief du bord interne du muscle moyen adducteur, ou inversement (a).

Placez-vous en dedans de la cuisse droite ou en dehors de la cuisse gauche.

Pendant que le membre est légèrement fléchi, empoignez de la main gauche les chairs du futur lambeau pour les rétrécir, les rétracter et les soulever. Plongez le couteau d'abord vers la tête du fémur et ouvrez la capsule sans insister; puis, rapprochant le manche du tronc, dirigez la pointe vers son issue et, à longs traits, détachez un long lambeau qui sera immédiatement relevé par vous et saisi par un aide de confiance.

Pendant que celui-ci tient le lambeau et les vaisseaux y contenus, incisez la capsule le plus largement possible, à ras du sourcil, en avant et en dedans; ordonnez ou pratiquez vous-même un peu de rotation externe pour, le poids du membre aidant, amener le ligament rond sous la pointe qui le divise et s'engage à l'instant derrière la tête et le col.—A ce moment, la cuisse doit pendre verticale, poussez-en l'extrémité inférieure devant vous pour dégager le grand trochanter, afin que le couteau le franchisse en arrière et bientôt, à plein tranchant, sorte dans le pli fessier suivant une courbe régulière (c).

Sans vous occuper encore des vaisseaux antérieurs qui sont en sûreté dans les mains qui tiennent le lambeau, précipitez-vous sur les jets de sang qui sortent de la fesse, etc.

B. Procédé lent. — Tracez d'abord le lambeau à la teinture : du milieu de la distance qui sépare le grand trochanter de l'épine iliaque antéro-supérieure, descendez longitudinalement; traversez la face antérieure de la cuisse à 20 centimètres du point de départ et remontez sur la face interne, à un doigt derrière le bord interne tangible et visible du muscle moyen adducteur, jusque près du pli périnéo-crural. En arrière, vous unirez les deux têtes de l'U antérieur, ou mieux ses deux branches, un peu au-dessous des têtes, par une incision qui viendra passer à un doigt au-dessous du pli fessier (d).

Opération. — Tenez-vous en dehors du membre légèrement écarté et tordu en dehors. Incisez d'un trait le contour du lambeau, en commençant en dedans de la racine de la cuisse pour descendre, croiser la face antérieure et remonter en dehors. Passez le couteau sous la cuisse pour le remettre près du départ de la première incision et diviser les téguments postérieurs (e).

Vous devez, sans la disséquer, libérer tout à fait la lèvre supérieure de la plaie, aussi bien en avant qu'en arrière, de manière à produire une rétraction par glissement de plusieurs centimètres. Les veines intéressées doivent être pincées dès à présent.

Sous le bord du lambeau antérieur, en dehors, incisez le fascia lata et l'extrémité de son muscle tenseur; plus en dedans, le couturier soulevé par vos doigts; entre les deux, le droit antérieur; et relevez le tout, en le décollant pour découvrir les vaisseaux fémoraux le plus haut possible. Coupez ceux-ci entre deux ligatures et relevez-en le bout supérieur avec le lambeau. Un peu plus haut, traitez de même les vaisseaux fémoraux profonds. Tout de suite après, divisez le muscle moyen adducteur, ce qui vous permettra de jeter un fil sur un rameau de l'obturatrice.

Entaillez maintenant le psoas pour atteindre la capsule, l'ouvrir, luxer la tête et inciser le ligament rond comme d'habitude. Cela fait, vous contournerez l'extrémité supérieure du fémur en serrant l'os (f) pour éviter les vaisseaux postérieurs; quand vous serez arrivé au niveau du pli fessier, vous terminerez en divisant le nerf et les muscles. Dans ce dernier temps, il vous arrivera peut-être d'apercevoir des vaisseaux et de pouvoir les pincer avant de les couper.

Notes. — (a) Le couteau doit glisser entre l'artère et la tête du fémur, fuyant l'artère pour ne pas l'atteindre, lui tournant le dos, cherchant l'articulation pour en ouvrir la capsule en passant, à la manière de Baudens. Pour que cela soit possible, il faut opérer pendant que la cuisse est légèrement fléchie, car la flexion éloigne l'artère de la tête fémorale.

La transfixion est impraticable lorsque les chairs sont parsemées d'esquilles ou soulevées par une grosse tumeur.

(b) Quelques opérateurs ont recommandé de faire introduire les doigts d'un aide dans la plaie pour aplatir l'artère dans la base du lambeau, peu après que le couteau a fait sa voie, c'est-à-dire avant la section de l'artère fémorale. Le mieux est de faire vite, car si le couteau ne divise qu'en dernier lieu les vaisseaux fémoraux superficiels, il est à peine introduit qu'il a déjà coupé les gros vaisseaux fémoraux profonds.

(c) Il vaut mieux, quand l'articulation est ouverte, passer le couteau sous le membre pour inciser les téguments, sinon les muscles, de dehors en dedans. L'on revient après, contourner l'extrémité fémorale et terminer à la manière ordinaire.

(d) L'incision postérieure devrait même descendre plus bas, si les téguments antérieurs faisaient défaut pour tailler un lambeau suffisamment long. Quand on opère pour quelque énorme ostéosarcome, le ventre a prêté de la peau qu'il reprendra aussitôt que les incisions seront faites. Il faut tailler en conséquence.

(e) L'on peut remettre à plus tard la section des téguments postérieurs.

(f) La cuisse, avons-nous dit, doit à ce moment pendre verticale, soutenue, soulevée même par un aide. Vertical aussi sera tenu le couteau, la pointe basse, rasant successivement la face externe du grand trochanter et la face postérieure du col (cuisse droite) ou inversement (cuisse gauche), sans abandonner le contact de l'os, malgré les secousses que la droite du chirurgien imprime nécessairement à l'instrument pour trancher les parties fibreuses.

Remarques. — Quand on ampute par un procédé rapide, le couteau travaille vingt secondes; les pinces vingt minutes, rarement moins, souvent plus. Un tel procédé n'est évidemment pas plus rapide que tel autre réputé très lent dans lequel l'action du couteau durerait vingt minutes, mais se terminerait en même temps que l'hémostase.

Abstraction faite du danger d'hémorrhagie foudroyante, s'il était prouvé qu'avec la transfixion ou l'entaille hardie la dernière ligature est plus vite posée que dans les autres procédés, il faudrait hésiter à recourir à ces derniers. Il vaut mieux, en effet, perdre 200 grammes de sang, en cinq minutes, par quelques grosses artérioles, que 500 en une heure par une longue série de petites hémorrhagies.

Dans tous les procédés, la lenteur est un défaut si elle n'est pas exigée par la sécurité. Ici, dans la désarticulation de la cuisse, il faut redouter, presque autant que les hémorrhagies de la fémorale, celles qui durent, venant des petites artères ou des capillaires. C'est pourquoi je crois bon non seulement de fuir les artérioles en rasant les os, mais encore de préférer à la raquette externe la raquette antérieure, qui permet d'aller vite et facilement, quel que soit l'état des os.

Quelques chirurgiens ont entaillé un lambeau antérieur après avoir passé une longue et forte aiguille, une broche, en travers sous les vaisseaux fémoraux primitifs, et jeté par-dessus un fil de caoutchouc entortillé plusieurs fois de manière à produire une striction temporaire.

Autres procédés.

Comme l'a dit Barbet, il faut souvent choisir un procédé suivant les circonstances, et c'est pour que mon lecteur ne soit jamais pris au dépourvu que j'ai indiqué et figuré ici tant de procédés historiques applicables seulement à des cas exceptionnels.

A plusieurs reprises, on a dû se contenter du *lambeau interne* de Moublet (fig. 511, p. 671), allongé par Delpech (fig. 512, p. 671), transformé par Blasius (fig. 513, p. 673), qui malheureusement s'est quelquefois gangrené.

Le *lambeau postérieur* unique, indiqué par Puthod et Wöhler (fig. 509, p. 671), a servi à Langenbeck et à Bryce.

Le *lambeau externe* a plusieurs fois été employé accidentellement, dans des cas ou il s'agissait de compléter par l'extirpation de l'extrémité supérieure du fémur une amputation sous-trochantérienne faite par cette méthode (fig. 510, p. 671).

Béclard, Sanson, Bégin et M. Duval coupent les téguments postérieurs à une certaine distance au-dessous du pli de la fesse, après avoir taillé un lambeau antérieur. C'est donc un procédé à *deux lambeaux antérieur et postérieur*. Mais je ferai remarquer qu'à moins d'entamer la fesse comme

Lalouette, on en garde toujours la totalité des parties molles quand on pratique le lambeau antérieur, dit unique un peu à tort, comme on le voit.

Les *lambeaux latéraux* paraissent dater de Larrey (fig. 522, p. 677) et d'A. Blandin, mais nous avons vu que le premier faisait à la hanche, comme à l'épaule, quelque chose qui est devenu la raquette, externe ici, antérieure là.

Dupuytren (premier procédé), Lisfranc (fig. 523, p. 677), Kerst, Hammick, Syme, Unger et Walter taillaient de vrais lambeaux latéraux, les uns par transfixion, les autres par entaille, en commençant tantôt en dedans, tantôt en dehors.

Lisfranc ponctionnait d'avant en arrière, en dehors de l'artère et même de l'articulation qu'il ouvrait ou rasait en passant, pour aller ressortir plus en dedans, sous l'ischion, et tailler de suite le lambeau externe ou plutôt postéro-externe. Faisant tirer en dedans les chairs internes, il ramenait le couteau à l'attitude du départ, passait cette fois en dedans de la tête fémorale et faisait saisir l'artère avant de terminer le lambeau interne, toujours de l'intérieur vers l'extérieur. La désarticulation venait après.

Quant à B. Bell, en conseillant, après avoir coupé circulairement, de fendre en avant et en arrière (fig. 529, p. 681), il a fourni également un procédé à lambeaux latéraux que Roser, entre autres, a employé pour extirper l'extrémité du fémur à la suite d'une amputation préalable.

Alanson, Abernethy, Sanson (fig. 528, p. 679), Cornuau, Græfe incisaient *circulairement* ou plutôt un peu obliquement comme le pli de l'aine ; puis, creusant le moignon de plus en plus, atteignaient l'articulation.

Voici du reste, comme pour l'épaule, un petit **atlas historique** incomplet sans doute, mais qui cependant représente avec une exactitude approximative et d'après des textes authentiques, les principaux procédés proposés ou employés jusqu'à ce jour.

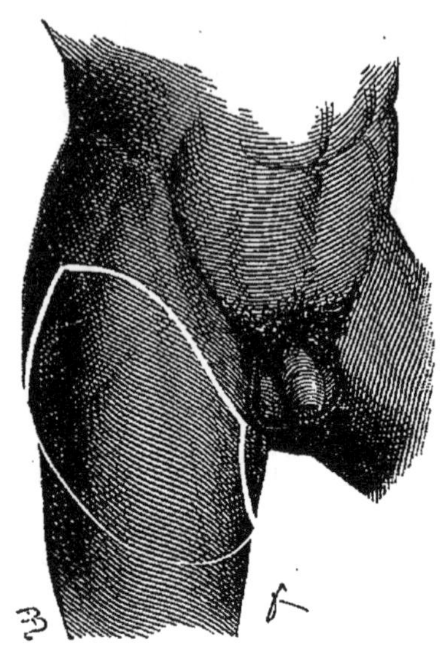

Fig. 509. — Lambeau postérieur indiqué par Puthod et Wöhler (1739), employé par Bryce (1827).

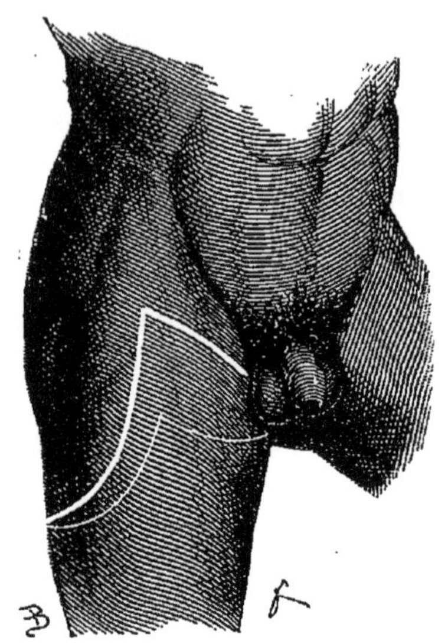

Fig. 510. — Lambeau externe résultant d'une incision dite elliptique coudée. Soupart.

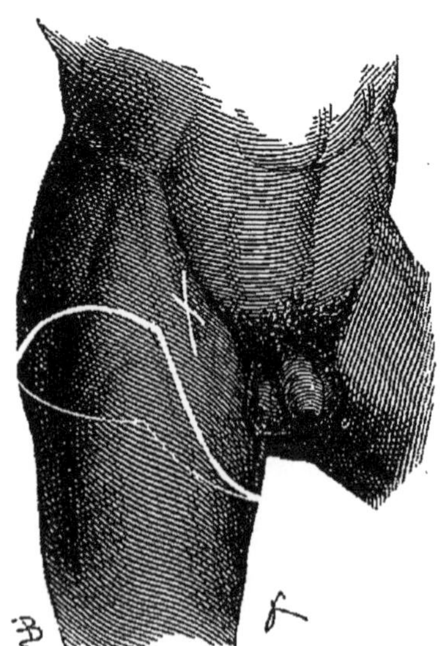

Fig. 511. — Lambeau interne de Moublet (1739), après ligature de l'artère fémorale.

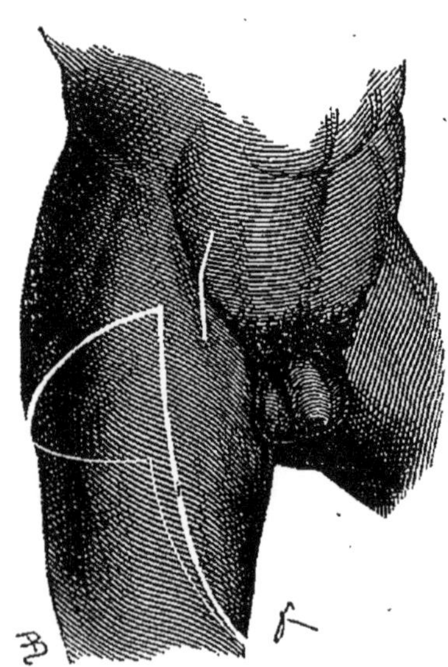

Fig. 512. — Lambeau interne très long de Delpech (1828), après ligature de l'artère fémorale.

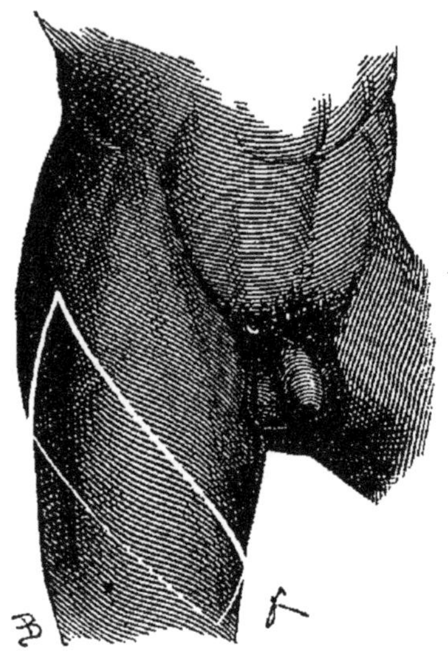

Fig. 513. — Lambeau interne pointu, résultant d'incisions formant losange (Schrägschnitt), de Blasius (1839).

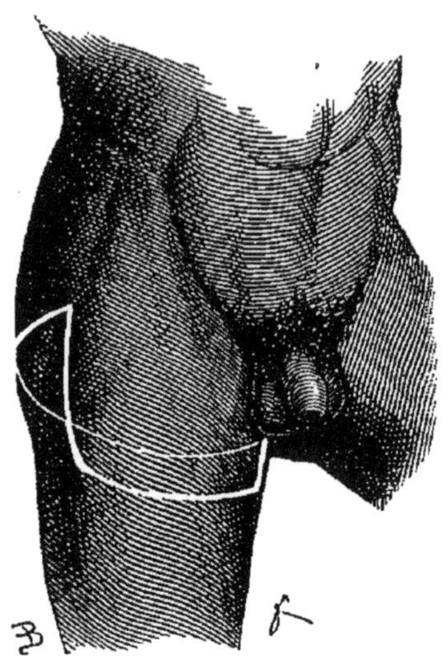

Fig. 514. — Lambeau antérieur carré, musculo-cutané, entaillé à la Ravaton Plantade (1805).

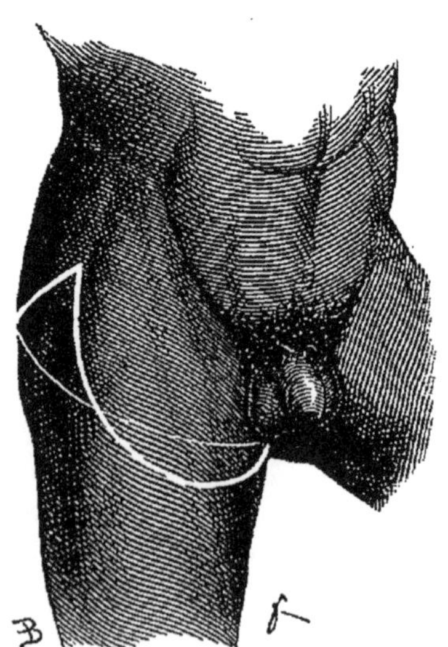

Fig. 515. — Lambeau antérieur arrondi cutané, disséqué pour lier l'artère avant de désarticuler : Ashmead (XIXe).

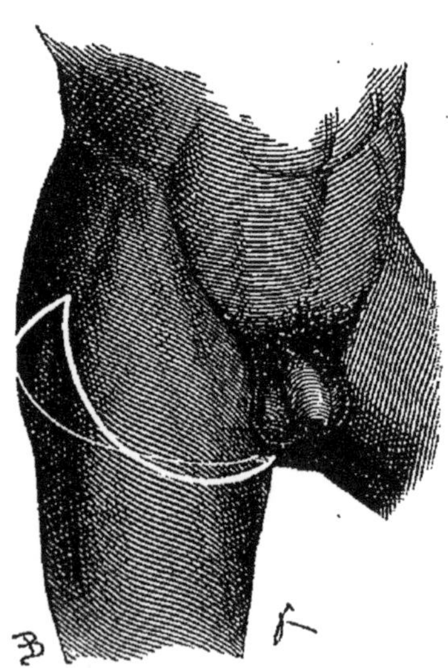

Fig. 516. — Lambeaux arrondis antérieur et postérieur, courts, l'antérieur cutané, disséqué : Sanson et Bégin.

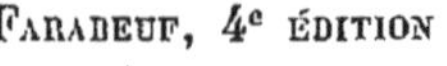

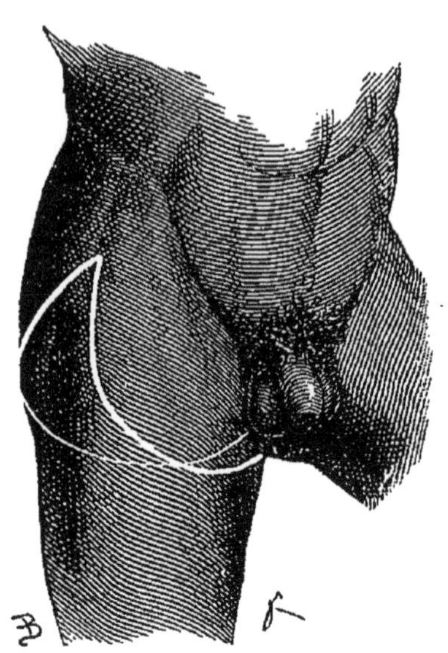

Fig. 517. — Lambeaux arrondis, courts, antérieur et postérieur, l'antérieur, ponctionné Béclard.

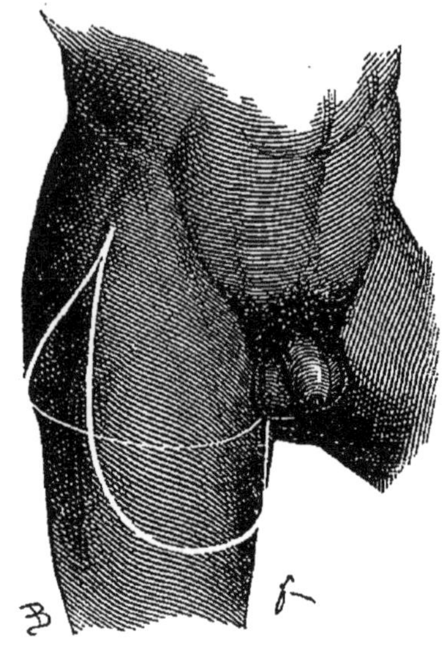

Fig. 518. — Lambeau antérieur prédominant, très long, ponctionné à la Béclard : Baudens (1826 ?), Lenoir.

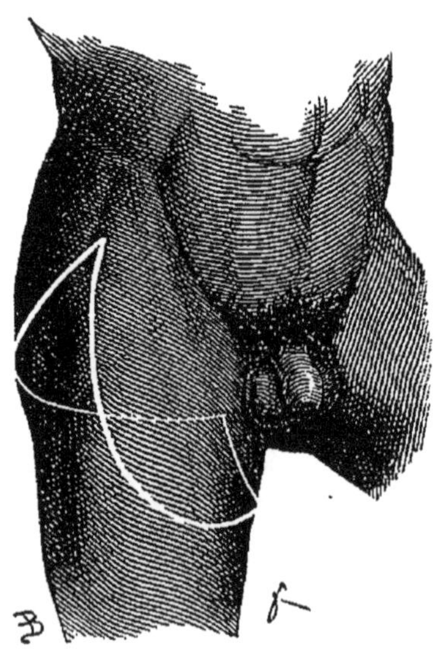

Fig. 519. — Lambeau antérieur un peu interne, ponctionné, l'incision postérieure précède la désarticulation : Manec.

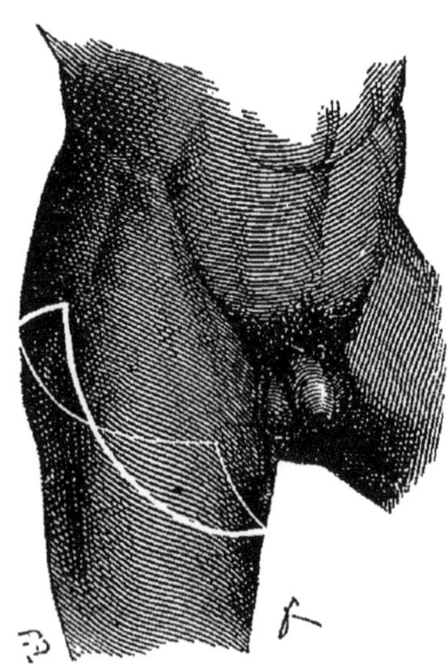

Fig. 520. — Lambeau antéro-interne taillé en sortant, après désarticulation. Lalouette (1748), Lenoir (1831).

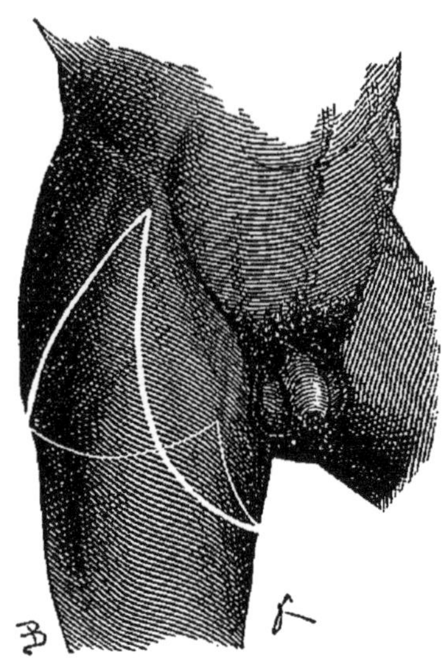

FIG. 521. — Lambeau antéro-interne circonscrit, puis entaillé : 2e procédé ou procédé d'élection de Dupuytren.

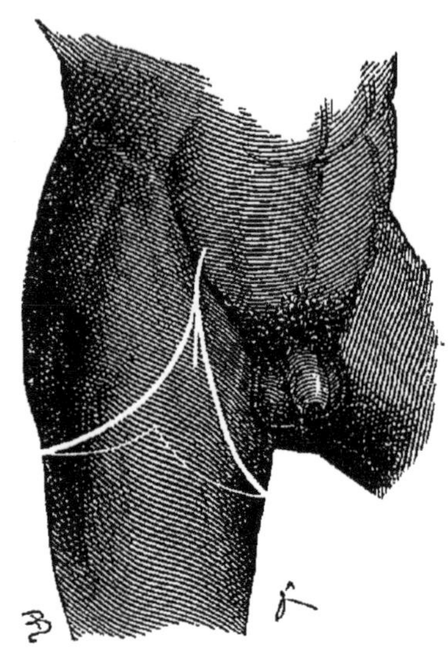

FIG. 522. — Lambeaux interne et externe entaillés (A. Blandin); ponctionnés (D. Larrey). Ligature préalable.

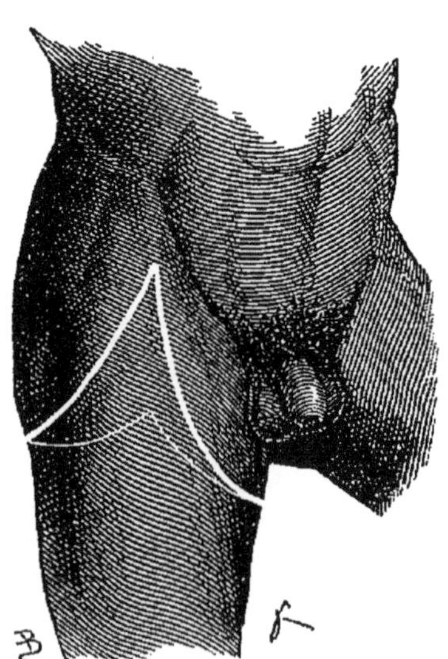

FIG. 523. — Lambeaux int. et ext. ponctionnés (Lisfranc); il commençait par l'ext. et finissait par la désarticulation.

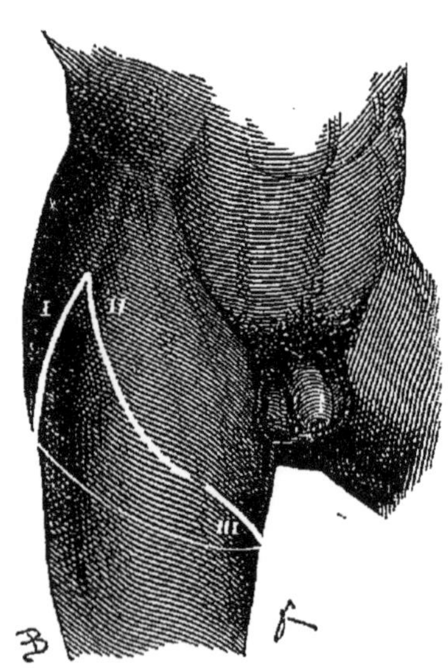

FIG. 524. — Ovalaire (Kerr, de Northampton) avant 1795. Il coupait I et II, désarticulait et divisait III.

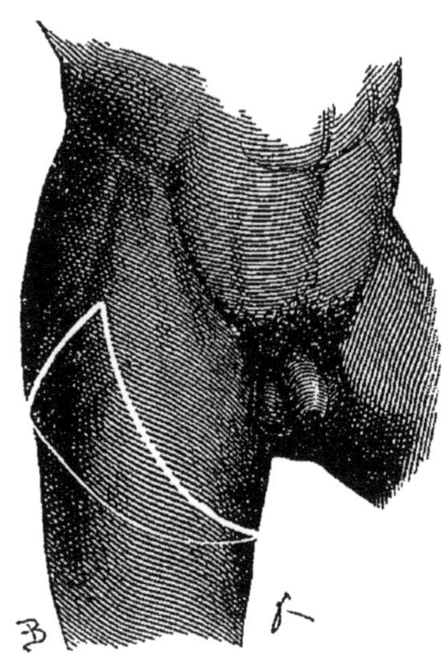

Fig. 525. — Ovalaire, deux courts lambeaux obliques, entaille précédant la désarticulation (Guthrie).

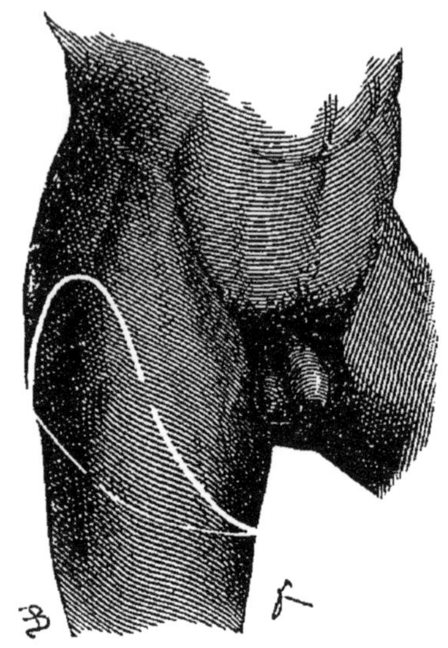

Fig. 526. — Ovalaire ou elliptique à lambeau interne destiné à s'unir à la concavité sus-trochantérienne (Günther).

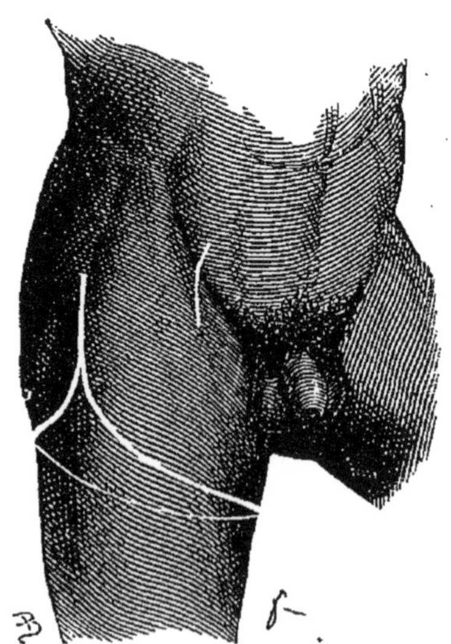

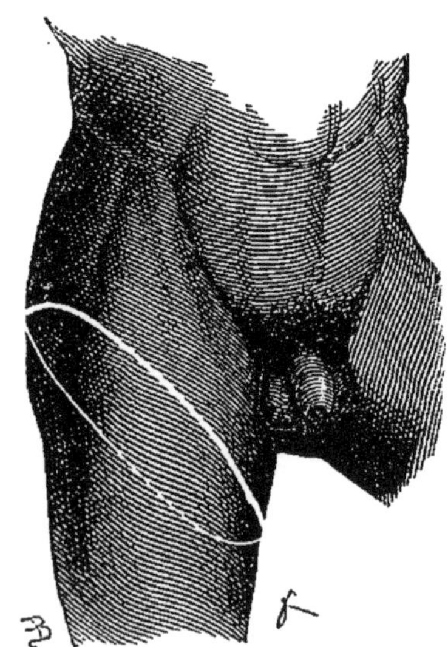

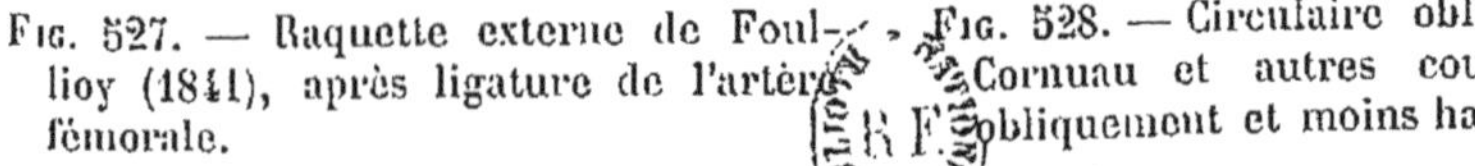

Fig. 527. — Raquette externe de Foullioy (1841), après ligature de l'artère fémorale.

Fig. 528. — Circulaire oblique (Sanson). Cornuau et autres coupaient moins obliquement et moins haut.

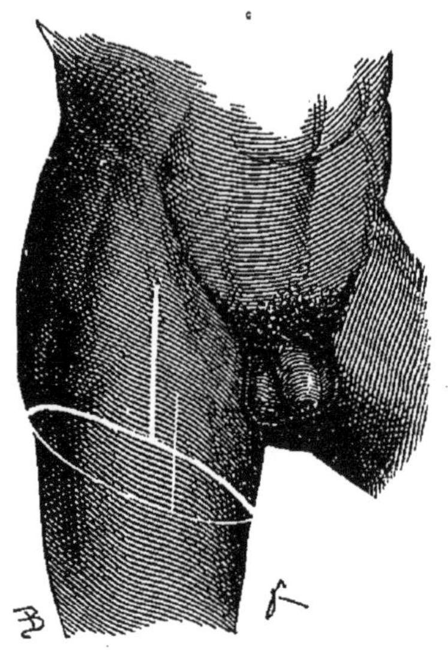

Fig. 529. — Circulaire doublement fendue, en avant et en arrière, donnant deux lambeaux carrés (Benjamin Bell).

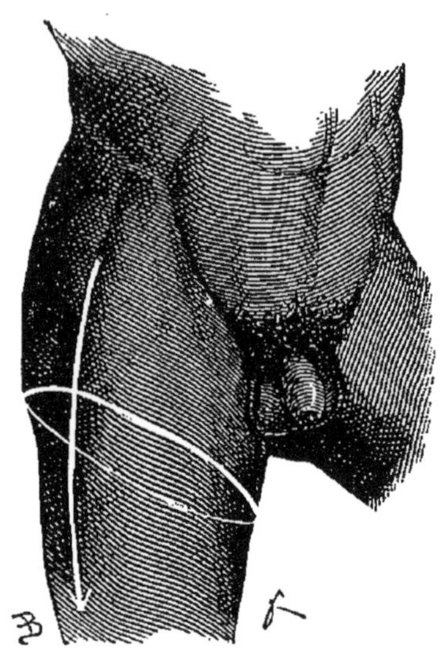

Fig. 530. — Circulaire à grande fente externe préalable, désarticulation sous-périostée (Ravaton).

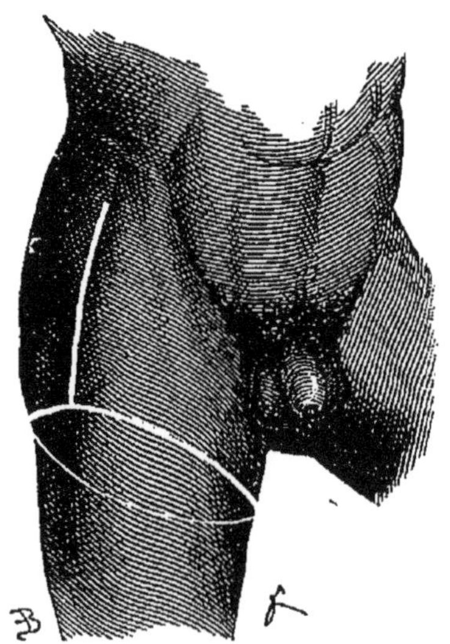

Fig. 531. — Circulaire à fente ext. consécutive (Veitch, Lacauchie, Esmarch). L'opération peut être juxta-osseuse.

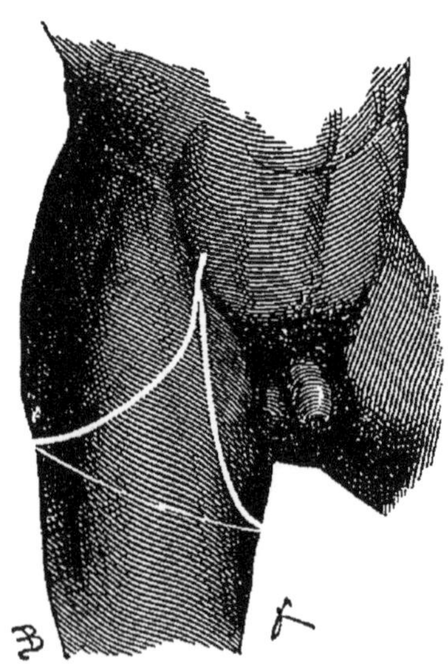

Fig. 532. — Raquette antérieure (A. Cooper, Roser, Verneuil). Ligature au premier temps de l'opération.

TABLE DES MATIÈRES

I. — LIGATURES DES ARTÈRES

PREMIÈRE PARTIE

SECONDE PARTIE

II. — AMPUTATIONS DES MEMBRES

PREMIÈRE PARTIE

DEUXIÈME PARTIE

25,899. — Imprimerie Lahure, 9, rue de Fleurus, à Paris.

PRÉCIS

DE

MANUEL OPÉRATOIRE

PAR

L. H. FARABEUF

PROFESSEUR A LA FACULTÉ DE MÉDECINE DE PARIS

TOME PREMIER

AVEC 532 FIGURES DANS LE TEXTE

I. LIGATURES DES ARTÈRES

CINQUIÈME ÉDITION AUGMENTÉE DE NOMBREUSES FIGURES

II. AMPUTATIONS

QUATRIÈME ÉDITION ENTIÈREMENT REVUE

PARIS

G. MASSON, ÉDITEUR

LIBRAIRE DE L'ACADÉMIE DE MÉDECINE

120, BOULEVARD SAINT-GERMAIN, 120

—

M D CCC XCIII

25899. — Paris. Imprimerie LAHURE, rue de Fleurus, 9.

www.ingramcontent.com/pod-product-compliance
Ingram Content Group UK Ltd.
Pitfield, Milton Keynes, MK11 3LW, UK
UKHW022317190726
13856UKWH00001B/49